LES
PTOSES VISCÉRALES

(ESTOMAC — INTESTIN — REIN — FOIE — RATE)

DIAGNOSTIC ET NOSOGRAPHIE

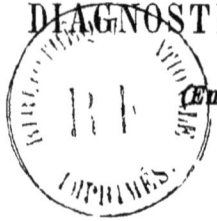

(Entéroptose – Hépatisme)

FRANTZ GLÉNARD

Correspondant de l'Académie de Médecine et de la Société Médicale des Hôpitaux de Paris,
Membre des Sociétés Médicales de Lyon,
Médecin de l'Hôpital Thermal de Vichy

Avec 224 figures et 30 tableaux synoptiques

ANCIENNE LIBRAIRIE GERMER BAILLIERE & Cie

FÉLIX ALCAN, ÉDITEUR

108, BOULEVARD SAINT-GERMAIN, 108

1899

LES

PTOSES VISCÉRALES

DU MÊME AUTEUR

SUR LES MALADIES DE LA NUTRITION

Application de la méthode naturelle à l'analyse de la dyspepsie nerveuse. Détermination d'une espèce. De l'Entéroptose. Communic. à la Soc. de méd. de Lyon. Lyon-Médical, mars-avril 1885, et Paris, Masson, 1885. 104 p., 19 pl. gravées sur bois.

De la maladie du rein mobile. Communic. à la Soc. de méd. de Lyon, mars 1885.

Entéroptose et neurasthénie. Communic. à la Soc. med. des hôp. de Paris, 15 mai 1886. Semaine méd., 19 mai 1886. Voir aussi la reproduction *in extenso*, in Revue de médecine, 10 janv. 1887.

Indication de la néphrectomie dans le traitement du rein mobile. Lyon-Médical, nov. 1885 (procès-verbal de la Soc. de méd. de Lyon).

Note sur la sangle pelvienne. Communic. à la Soc. de méd. de Lyon. Province medicale, février 1887, p. 125.

A propos d'un cas de neurasthénie gastrique (Entéronéphroptose traumatique). Diagnostic de l'Entéroptose. Conférence clinique faite à l'Hôtel-Dieu de Lyon, le 8 mars 1887. Province medicale, 16 avril 1887 et numeros suivants, et Paris, Masson, 1887, 72 pages, 4 planches gravées sur bois.

Exposé sommaire du traitement de l'Entéroptose. Lyon-Medical, 19 juin 1887, p. 239 et numeros suivants, et Paris, Masson, 40 pages, 2 figures dans le texte.

De la palpation du foie par le « procédé du pouce » in thèse Françon : Etude sur les hépatites chroniques et leur curabilité (thèse Lyon, 1888); tirage à part: Lyon, Bonnaviat, 15 pages.

Conférence sur l'Entéroptose, faite à l'hôpital civil de Mustapha-Alger, le 17 janvier 1889. Presse médicale belge, 24 février 1889, n°ˢ 8, 9, 10.

Observations de neurasthénie hépatique et d'agoraphobie, par précirrhose éthylique, in Thèse Raphély: Essai sur les phenomenes psychiques de nature mélancolique liés aux troubles fonctionnels du foie. Th. Lyon 1889. Lyon, assoc. typog. 1889

Note sur l'exploration manuelle du rein. Gazette hebd., 1889, n° 8, p. 122.

Des résultats objectifs de l'exploration du foie chez les diabétiques. Communic. à l'Académie de méd., 21 avril 1890. Lyon-Medical, 20 avril 1890, et tirage à part: Paris, Masson, 1890, 72 p. et 342 diagrammes litgographiés de foies et 8 tableaux synoptiques.

Palpation bi-manuelle du foie par le « procédé du pouce ». Introduction à l'étude de l'Hépatisme. Lyon-Medical, 3 janvier 1892 et numeros suivants, et Paris, Masson, 1892, 47 pages, 6 planches dans le texte.

Hépatisme et arthritisme. Revue theorique et pratique des maladies de la nutrition, 15 janvier 1893.

Introduction du livre du Dr Monteuuis : les déséquilibrés du ventre. L'Entéroptose ou maladie de Glénard. Paris, Baillière, 1893.

De la pseudo-lithiase. Ibid.

Néphroptose et Entéroptose. Communic. à la Soc. méd. des hôpitaux de Paris, 22 déc. 1893. Bulletins et·mémoires de la Société médicale des hôpitaux de Paris, 28 déc. 1893, 19 pages..,

Exploration méthodique de l'abdomen dans les maladies de la nutrition. Fasc. I, palpation de l'estomac. In Revue théor. et prat. des maladies de la nutrition, et tirage à part, Paris, Masson, 1894, 107 pages, 9 figures dans le texte.

Palpation de l'intestin dans les maladies de la nutrition. Revue théor. et prat. des maladies de la nutrition, 1894.

De l'hydronéphrose. In : thèse Legerot, contribution à l'étude de l'hydronéphrose intermittente. Th. Lyon, 1894.

Du diabète alcoolique dans ses rapports avec l'Hépatisme. 1er congrès de méd. int. de Lyon, oct. 1894. Comptes rendus, Lyon, 1895, et Revue des maladies de la nutrition, 1894.

De la sensibilité épigastrique à la pression comme signe précoce des affections du foie. Ibid.

Le procès du chimisme stomacal devant le Congrès de Lyon. Bulletin médical, février 1895, Lyon-Médical, février 1895, et Revue des maladies de la nutrition.

De la palpation du rein dans les maladies de la nutrition. Revue théor. et prat. des maladies de la nutrition, 1895.

Bibliographie de l'Entéroptose, à propos d'une publication de M. H. *Treub,* de Leiden, sur l'Enteroptose. Rev. mal. nutr., 1895.

Étude expérimentale sur les modifications de l'aspect physique du foie cadaverique par les injections aqueuses dans les veines de cet organe. Lyon–Médical et Revue des maladies de la nutrition, 1895.

De la palpation du foie dans les maladies de la nutrition. Revue des maladies de la nutrition, 1896, 1897, 1898.

Entéroptose et pression intra-abdominale, à propos d'un travail de *Schwerdt,* de Gotha. Revue mal. nutr., 1896.

Entérocolite, appendicite et ptose. Bulletin de l'Académie de médecine de Paris, 20 avril 1897, p. 465.

L'Entéroptose éclairée par un nouveau stigmate neurasthénique, d'après un travail de *Stiller.* Rev. mal. nutr., 1897.

A propos d'un cas d'Entéroptose d'origine inflammatoire (adhérences épiploïques), d'après un travail de *Delbet.* Revue des maladies de la nutrition, 1898.

De la palpation de la rate dans les maladies de la nutrition. Revue des maladies de la nutrition, janvier 1899.

Indications de la cure de Vichy. Bulletin médical, 22 mars 1899.

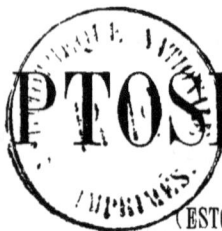

LES
PTOSES VISCÉRALES
(ESTOMAC — INTESTIN — REIN — FOIE — RATE)

DIAGNOSTIC ET NOSOGRAPHIE

(Entéroptose — Hépatisme)

PAR

FRANTZ GLÉNARD

Correspondant de l'Académie de Médecine et de la Société Médicale des Hôpitaux de Paris,
Membre des Sociétés Médicales de Lyon,
Medecin de l'Hôpital Thermal de Vichy

Avec 224 figures et 30 tableaux synoptiques

PARIS

ANCIENNE LIBRAIRIE GERMER BAILLIERE & Cie

FÉLIX ALCAN, ÉDITEUR

108, BOULEVARD SAINT-GERMAIN, 108

1899

PRÉFACE

Ce Livre est la reproduction des études, consacrées à la palpation des organes abdominaux, que j'ai publiées successivement, mois par mois, durant ces six dernières années, dans la Revue des Maladies de la Nutrition. *Les études publiées dans la* Revue des Maladies de la Nutrition *n'étaient elles-mêmes que le développement, sous la lumière et le contrôle de faits incessamment renouvelés, des notions que j'avais acquises et successivement mises au jour, devant les Sociétés savantes et dans la Presse médicale, durant le cours des dix années précédentes. Ma première communication sur l'Entéroptose a été présentée à l'Institut en 1885, ma première sur l'Hépatisme a été présentée à l'Académie de Médecine en 1890. Une telle persévérance à revenir sur les mêmes faits, à défendre les mêmes opinions, indique à coup sûr une conviction profonde.*

Placé depuis bientôt vingt ans dans un milieu d'observation unique au monde, à Vichy, que le soin de ma santé m'a fait choisir comme champ d'activité, m'appuyant sur l'analyse, minutieusement transcrite, de plus de dix mille malades de la même famille pathologique, ne parlant que de ce que j'ai observé moi-même, j'ai tous les éléments d'une conviction, et il serait vraiment singulier, si ma conviction est erronée, que, à quinze années d'intervalle, en dépit de la masse de documents passés au crible durant cette période, je ne me fûsse pas aperçu de l'erreur, que je n'eusse pas été averti, au moins par quelque vague instinct, de la fausse route dans laquelle je me serais engagé. Loin de là, une secrète et invincible force me pousse en avant dans la même voie et m'impose d'y appeler.

Les idées que je défends sont, dans leur ordre d'acquisition, les suivantes :

Il existe une espèce morbide qu'on doit désigner sous le

nom d'« *Entéroptose* », et dans laquelle rentrent une foule de
maladies parmi celles actuellement désignées sous les noms
de dyspepsie, névropathie, neurasthénie, maladie d'estomac,
maladie d'intestin, affection utérine.

Il y a une *Entéroptose* primitive ou idiopathique et une
Entéroptose secondaire ou symptomatique. L'*Entéroptose* primitive, dès qu'elle arrive à la seconde période de son évolution,
présente le même aspect que l'*Entéroptose* secondaire.

L'*Entéroptose* secondaire ou symptomatique, l'*Entéroptose*
primitive, à partir de sa seconde période, sont de la même
famille que les « maladies de la nutrition ».

Les maladies de la nutrition, y compris l'*Entéroptose*, sont,
au même titre que les maladies hépatiques proprement dites,
symptomatiques d'une affection du foie.

L'affection du foie qui cause les maladies de la nutrition
(y compris l'*Entéroptose*) obéit à un processus d'évolution, se
poursuivant à travers les années, durant la vie du malade.
Cette affection a ses causes, ses prodrômes, son début, ses
périodes d'état, de déclin, ses exacerbations, ses rémissions,
ses complications, son traitement causal et symptomatique, etc.
Les maladies de la nutrition (*Entéroptose* secondaire comprise)
se succèdent dans un ordre déterminé et trahissent chacune une
des phases de l'affection hépatique. Si je puis ainsi dire, elles
gravitent à petit orbite dans le cycle à grand orbite de
l'affection du foie.

Du groupe des dyspepsies et des névropathies, il y a lieu
de faire rentrer dans le cadre des maladies de la nutrition
non-seulement les dyspepsies et les névropathies entéroptosiques,
mais encore d'autres dyspepsies et névropathies d'origine
hépatique, qui trahissent elles aussi une phase spéciale de
l'affection du foie. Il existe, entre autres, une neurasthénie
hépatique (sans *Entéroptose*), des dyspepsies, des névropathies
précirrhotique, prélithiasique, etc., etc.

Les causes premières de l'affection hépatique (celle-ci étant seulement une cause seconde vis à vis des maladies de la nutrition) peuvent être intervenues aussi bien chez le malade lui-même, l'affection est alors « acquise », que chez ses ascendants, l'affection dans ce cas est héréditaire. Les quatre principales de ces causes sont : la cause toxique, la cause infectieuse, la cause émotive, la cause traumatique (Entéroptose primitive).

Il y a autant de variétés d'affection hépatique qu'il y a de causes de cette affection ; plusieurs causes peuvent se rencontrer chez un même sujet ; chez le même sujet peuvent se combiner les causes d'affection héréditaire et d'affection acquise. Les aspects variés des maladies de la nutrition, leur ordre de succession chez un même sujet, dépendent de la cause ou des causes premières, chez l'individu ou chez ses ascendants, de l'affection du foie dont elles sont la manifestation symptomatique. Ils dépendent également du traitement qui leur est opposé. Le seul traitement efficace est celui qui répond : 1° à l'indication tirée de la cause ou des causes premières ; 2° à l'indication tirée de la cause seconde (qui est l'affection du foie); 3° à l'indication tirée des organes (estomac, intestin, rein, rate) ou systèmes (système circulatoire, système nerveux) dont la fonction a été troublée par le retentissement sur eux de la perturbation hépatique. La fonction de ces organes ou systèmes est, directement ou par l'intermédiaire, soit des humeurs, soit du système nerveux, subordonnée, dans ces maladies, à celle du foie (hépatonéphrétisme, hépatosplénisme, etc.); à son tour ce trouble fonctionnel des organes ou systèmes réagit sur la fonction du foie. Ainsi se trouve réalisé le cercle vicieux qui explique la chronicité morbide.

Dans cette doctrine l'affection du foie, ou cause seconde, joue le rôle que la viciation des humeurs, cause seconde également, joue dans la doctrine de l'arthritisme. C'est à ce rôle que l'on donne le nom de diathèse. Il convient donc de donner à la nouvelle doctrine le nom de « diathèse hépatique », ou « hépatisme ». On trouvera dans le cours de ce livre, d'abord a l'introduction, ensuite à une seconde introduction placée au début du chapitre spécial au foie, enfin dans le chapitre qui synthétise l'histoire de l'hépatoptose, les arguments qui plaident en faveur de la doctrine de l'hépatisme.

Trois conditions sont indispensables pour qu'on puisse apprécier, en connaissance de cause, la doctrine de l'hépatisme ou une doctrine quelle qu'elle soit des maladies de la nutrition. La première réside dans une connaissance approfondie des maladies de la nutrition, des dyspepsies, des névropathies et des maladies chroniques du foie : c'est la multiplicité des cas, c'est l'occasion incessante de comparer entre elles les espèces morbides, qui permettent d'acquérir la notion de leur parenté hépatique. La seconde condition c'est d'avoir pu suivre chez un même sujet, atteint d'une de ces maladies chroniques, l'évolution de sa maladie dans le cours des années, cinq, dix, quinze années et plus, et d'avoir multiplié ces observations pour chacune des espèces nosologiques : ainsi sera acquise la notion d'évolution d'un principe morbide et celle d'un processus hépatique parallèle à cette évolution. Enfin, troisième condition indispensable, c'est de bien connaître la question des ptoses viscérales, avec les procédés spéciaux d'exploration physique qui permettent de les déceler, et avec ceux qui en dérivent; grâce à elles, grâce à la connaissance de signes objectifs tant avant-coureurs que résiduels des maladies, s'imposera, après la notion de la parenté hépatique, après celle d'un processus hépatique, la notion de l'hépatisme, c'est-à-dire la notion de la valeur causale (cause seconde, diathésique) de l'affection du foie vis à vis des maladies de la nutrition, la notion du rôle primordial, — « cotylédonaire », comme je l'ai appelé, — du foie dans la classification de cette famille nosologique.

Sans le concours simultané de ces trois conditions on est exposé, 1° si l'on n'envisage que les maladies de la nutrition, à les placer sous la dépendance d'une viciation humorale toujours héréditaire, c'est-à-dire à méconnaître les cas de diathèse acquise, à négliger l'indication tirée des causes premières, à dédaigner celle qui relève du foie malade; ou bien, 2° si l'on

n'étudie que les dyspepsies ou névropathies, à ne tenir compte
que de la répercussion locale sur tel ou tel organe, tel ou tel
système, de la maladie générale ; ou enfin, 3° si la question de
ptoses a absorbé l'attention, à ne voir, dans tous les cas où
il s'en rencontrera une, que maladie par faiblesse nerveuse
héréditaire, parfois acquise, ou maladie par infériorité originelle des tissus, ou même moins, par affaissement du plancher
périnéal, ou bien enfin, simple maladie locale.

Mais, en dépit de la réunion de ces trois conditions, on
n'arrivera à une conviction personnelle, vraiment raisonnée,
que si l'on procède par étapes successives, en ne demandant à
chaque ordre de faits que les enseignements qu'il comporte.
Quand l'analyse a été scrupuleuse et méthodique, la synthèse se
fait d'elle-même. La première de ces étapes est évidemment
celle de la symptomatologie et, parmi les symptômes, ce sont
les symptômes physiques perceptibles par le médecin qui sont
les plus importants, cela ne fait pas de doute. Or, il se trouve
que, dans les maladies de la nutrition, c'est précisément cette
première étape qui a toujours été « brûlée ». C'est précisément
la symptomatologie des maladies de la nutrition qui, de tous
les chapitres relatifs à ces maladies, présentait le plus de
lacunes. Personne aujourd'hui ne le conteste, alors qu'ont été
partout vérifiés et reconnus exacts tous les signes objectifs que
j'ai relevés dans ces maladies réputées encore dépourvues de
signes objectifs abdominaux, ptoses viscérales, entérosténose,
anomalies physiques multiples du foie. Le but des recherches
consignées dans ce livre a été de combler cette lacune, de prendre
chaque organe l'un après l'autre et de démontrer pour chacun
que la palpation est la vraie méthode d'exploration, que la
palpation doit chercher systématiquement les signes objectifs
puisque la théorie classique de la maladie se trompait en les
croyant absents, et enfin que la palpation doit les chercher
méthodiquement à l'aide des procédés spéciaux à chaque organe
et à chaque caractère objectif de cet organe, puisque la palpation
classique passait à côté d'eux sans les voir.

J'ai naturellement insisté, dans ma description, sur les

signes objectifs nouveaux dont la connaissance était due à cette méthode d'enquête. Enumérons-les rapidement :

C'est, dans le chapitre sur la palpation de l'estomac, la « localisation hépatique de la douleur de l'épigastre à la pression », c'est la « gastroptose » mise en parallèle avec la dilatation, le « bruit de gargouillement provoqué » qui la trahit, le « procédé de glissement » qui décèle ce bruit ; c'est la prise de possession, par la clinique, de la « biloculation fonctionnelle » anormale de l'estomac.

C'est, quand il s'agit de la palpation de l'aorte, la notion d'un battement épigastrique par défaut d'interposition du côlon transverse, c'est la connaissance de cette petite « masse préaortique », d'apparence ganglionnaire, constituée par la corde colique au moment où elle croise l'aorte. Fait d'observation d'apparence bien insignifiant et qui, pourtant, a donné la clef d'un domaine inconnu, celui de la splanchnoptose !

S'agit-il de la palpation de l'intestin, c'est l' « entérosténose », ce sont les signes trahissant la « corde colique », le « boudin cœcal », le « cordon iliaque » et les preuves objectives, indiscutables, de la nature réelle (atonie, ischémie) et des conséquences pathogéniques inévitables de ces déviations morbides.

Les faits nouveaux d'observation révélés par la palpation du rein et par le « procédé néphroleptique », dont les enseignements sont plus précis que ceux donnés par tout autre procédé, ont été partout vérifiés : fréquence extrême du rein mobile, degrés de néphroptose, mobilité respiratoire du rein abaissé. La « théorie de l'Entéroptose » elle-même, théorie qui explique le mieux le syndrôme du rein mobile, est généralement adoptée.

Mais voici le chapitre de la palpation du foie ! Alors que 400 et quelques pages ont suffi à exposer les faits précédents, à lui seul le foie va occuper 500 pages. A ce moment l'auteur s'arrête, il va entrer dans un autre domaine, il quitte le domaine de la splanchnoptose pour entrer dans celui de l'hépa-

tisme. *Deux voies conduisent à l'hépatisme. Il y a celle qu'il
a suivie jusque là, la voie de la splanchnoptose, et c'est l'hépatoptose qui sert de transition : des jalons plantés de distance
en distance, soit à l'occasion de la sensibilité de l'épigastre à
la pression, soit dans le chapitre sur la palpation du cœcum,
ont fait pressentir l'approche de l'hépatisme. La seconde voie
est celle antérieurement tracée, dans d'autres travaux du même
auteur, par l'acquisition successive des notions suivantes :
existence des types objectifs nouveaux du foie, en particulier
celui des foies souples, reconnus par un procédé spécial de
palpation (procédé du pouce 1888) ; parenté hépatique de
certaines dyspepsies et névropathies avec les maladies de la
nutrition (1889) ; fréquence des localisations hépatiques dans
les maladies de la nutrition (foie dans le diabète, 1890) ;
évolution cyclique des signes et symptômes hépatiques, d'un
côté, de l'autre, des syndromes constitutifs des maladies de la
nutrition (palpation bimanuelle du foie, introduction à l'étude
de l'hépatisme, 1892) ; étude expérimentale de l'influence
exercée par la tension intrahépatique sur les caractères physiques du foie et sur la tension abdominale (1895).*

*Dans une introduction à la palpation du foie, écrite trois
ans après celle (« arthritisme et hépatisme ») qui est placée au
début du livre, après avoir exposé mes propres recherches dans
la voie qui conduit à l'hépatisme, puis celles qui les ont suivies
dans la même voie, j'ai la satisfaction, que j'exprime dans
un chapitre sur l' « évolution actuelle de l'arthritisme vers
l'hépatisme », de constater que je ne m'égare pas, que, jusque-là,
mes faits d'observation continuent à être contrôlés et vérifiés.
C'est maintenant par l'étude du « foie mobile », qui se trouve à
l'intersection des deux voies, — celle de la splanchnoptose, et celle
de la symptomatologie physique du foie, — qui conduisent dans
le domaine de l'hépatisme, c'est par l'étude du « foie mobile »,
interprété comme hépatoptose, que j'aborde le domaine de
l'hépatisme.*

*Déjà, alors que deux ans seulement se sont écoulés depuis
le début de mon enquête sur le foie mobile, il m'a été donné*

de voir d'éminents auteurs confirmer l'extrême fréquence du foie mobile, la confusion des descriptions publiées jusqu'à ce jour, la valeur clinique de la définition que je propose, la relation que j'établis entre la mobilité du foie et une affection de cet organe le reliant à la pathologie hépatique générale, et enfin l'interprétation ptosique de cette mobilité, telle que je l'ai admise.

L'étude du foie mobile me donne l'occasion, que je saisis avec une vive curiosité, et tout prêt à me courber devant ses enseignements, quels qu'ils soient, de comparer les quatre-vingts observations connues de foie mobile, avec toutes les observations, au nombre de quatre-vingts également, relevées sur un total de mille malades pris au hasard et groupées sans élimination aucune. C'est d'après l'existence du type objectif nouveau, que je propose, au nom de l'anatomie et de la nomenclature nosologique, de considérer comme seul type vrai du foie mobile, que ces observations ont été groupées. L'épreuve était décisive, tant pour la légitimité du syndrôme entéropto-sique, dont l'hépatoptose est un des éléments constitutifs, que pour la valeur de classification attribuée aux caractères objectifs du foie, ou enfin pour l'avenir de la doctrine de l'hépatisme. Tout mon édifice en dépendait. Je l'eusse impitoyablement rasé si cette épreuve lui eût été défavorable.

Or, à moins de considérer ces observations comme apocryphes, — et il faut alors rejeter toutes celles qui, dans la littérature, se présentent sans le contrôle des assistants d'un service clinique, — ou comme dénuées de valeur par l'absence de vérification nécropsique, — et il faut renoncer alors à s'occuper d'autres malades que de ceux qui meurent à l'hôpital, — il me semble impossible que, de ces observations, on ne conclue pas : à l'importance de la classification étiologique ; à la haute valeur nosologique de la doctrine de l'hépatisme ; à l'absorption dans cette diathèse d'une foule de dyspepsies, de névropathies et de maladies du foie ; à l'équivalence qui existe, et permet de l'élever à la dignité d'espèce morbide, entre le syndrôme Entéroptose et les syndromes classiques des maladies de la nutrition, mais à sa place et en son rang comme phase d'un processus diathésique ; et enfin, à la nécessité d'une palpation systématique et méthodique de l'abdomen, et en particulier du foie, dans toutes les maladies générales mal déterminées. Car ce sont les signes objectifs nouveaux que je signale, ces signes qu'on doit rechercher de parti pris, qui sont faciles à déceler à l'aide des procédés que je conseille, ce sont eux qui ont transformé ce coin de la pathologie et imposent une nosographie nouvelle. Or, toutes ces notions sortent triomphantes de l'épreuve clinique à laquelle elles ont été soumises par l'étude nosologique de l'hépatoptose.

Les chapitres suivants sur la forme du bord inférieur du foie, sa consistance, la sensibilité de son tissu à la pression, signes d'autant plus intéressants à étudier que la suprématie hiérarchique du foie sur les autres organes abdominaux se trouve dès lors consacrée, confirment les errements de toute classification, qui méconnaîtrait l'importance du rôle primordial dévolu à l'organe hépatique dans la pathogénie des maladies chroniques.

Un court chapitre sur la palpation de la rate, sur la splénoptose, sur les rapports des anomalies spléniques avec les anomalies hépatiques, ne fait qu'accentuer, au nom de l'observation clinique, la subordination de la rate au foie, et étendre encore le domaine de l'hépatisme.

Je n'ai aucun motif de croire que mes conclusions à cet égard ne seront pas, dans l'avenir, adoptées, comme le sont aujourd'hui déjà mes conclusions antérieurement posées. Car la méthode d'observation, le souci de la rigueur dans le raisonnement inductif, l'incessant contrôle de chaque fait, de chaque hypothèse, l'indépendance la plus absolue vis à vis toute autre École que celle des faits d'observation, ont été, de ma part, les mêmes à chacune des étapes que j'ai parcourues dans mon œuvre. J'ai la conviction que cette œuvre est utile, c'est pour me libérer vis à vis de moi-même que je lui ai donné le jour, c'est parce que j'ai foi en son avenir que je l'abrite aujourd'hui sous le couvert du livre.

Paris, avril 1890.   F. G.

INTRODUCTION

HÉPATISME ET ARTHRITISME

« Tout est dans tout »
(ENERG)

« Il n'y a pas de pratique médicale sans doctrine », a dit Bouchard, et plus loin : « Tant vaut le médecin. tant vaut sa pathologie générale », paroles d'autant plus dignes d'être méditées que l'éminent maître dit encore ailleurs : « tandis que les maladies aiguës guérissent seules, les maladies chroniques, ces maladies qui viennent des hommes, comme dit Sydenham, peuvent être empêchées par l'homme et ne peuvent être guéries que par l'homme. Car les maladies chroniques ne tendent pas spontanément à la guérison, et c'est précisément pour cela qu'elles sont chroniques. L'intervention médicale, même si elle doit être inefficace, est obligatoire. L'expectation est souvent la règle de la conduite médicale dans le traitement des maladies aiguës, l'action s'impose au médecin dans le traitement des maladies chroniques » (1)

Je me propose de défendre ici une doctrine que, dans mes publications antérieures, j'ai, dès 1889, formulée, d'abord timidement, puis avec plus d'assurance à mesure que s'accumu-

---

(1) BOUCHARD. *Maladies par ralentissement de la nutrition* — Paris, Savy, 1882, 372 p.

laient mes observations (1), jusqu'à ce qu'aujourd'hui je me croie en droit de la regarder comme vraie et de la juger digne des efforts que, pour la faire prévaloir, peut inspirer une conviction sincère en sa haute portée pratique. C'est la doctrine de l'*hépatisme*, de la *diathèse hépatique*.

L'idée de diathèse est née de cette observation clinique que certaines maladies, en apparence fort disparates, peuvent coïncider, se succéder, alterner chez un même individu et se léguer l'une l'autre de cet individu à sa descendance. L'exemple le plus frappant de cette sorte d'équivalence pathologique se trouve dans le groupe des maladies suivantes, que la clinique a de tout temps rapprochées en raison même de cette équivalence : lithiase biliaire, gravelle, goutte, obésité, diabète, etc. Il est donc évident que ces maladies ont un principe morbide commun, que ce principe morbide persiste chez l'individu dans l'intervalle de santé apparente qui sépare les maladies, considérées dès lors comme les manifestations de ce principe morbide, et que c'est ce principe morbide qui doit pouvoir se transmettre d'une génération à l'autre.

C'est à ce principe morbide qu'on a donné le nom de *diathèse*.

Il est évident que ce principe doit avoir chez l'individu, qui en présente de temps à autre les manifestations accidentelles, lesquelles sont l'une ou l'autre des maladies du groupe, un substratum quelconque, mais permanent, que ce soit dans une organe, un appareil, un tissu, un système, une humeur, un vice dynamique, etc., de son organisme : ce sera la *localisation de la diathèse*.

Il est évident, puisque le principe morbide existe, qu'il doit se trahir par quelque signe et que l'individu, imprégné de ce principle morbide, doit présenter des caractères différents

---

(1) F. GLÉNARD. *De l'Entéroptose,* conférence faite à l'Hôpital de Mustapha-Alger. *Presse médicale belge* 1889, n⁰⁵ 8, 9, 10 et tirage à part. Bruxelles, Mayolez, p. 26 (en note). — *Des résultats objectifs de l'exploration du foie chez les diabétiques,* communic. Acad. med., *Lyon médical* 1890, et Paris, Masson, 72 p. — *De l'exploration bimanuelle du foie. Lyon méd.* et Paris, Masson, 1891, 47 p.

de ceux de l'individu qui en est indemne ou qui est imprégné d'un autre principe morbide ; ces signes seront les *caractères de la diathèse*.

Il est évident enfin que les caractères de la diathèse, trahissant un principe morbide permanent, aussi bien pendant les phases d'accalmie que pendant les manifestations accidentelles (les maladies) de la diathèse, doivent, par leur fixité, occuper une place hiérarchiquement plus élevée dans la pathogénie que les caractères spéciaux à chacune de ces maladies : les plus fixes trahiront *la cause de la diathèse*.

La cause de la diathèse sera le premier anneau organique de la pathogénie, celui qui est en rapport immédiat avec les causes extraorganiques, les causes premières de maladie.

La recherche de la diathèse est donc la recherche de la subordination des caractères, qui n'est autre chose, en nosologie, que la recherche des causes ; or la notion de cause est la seule lumière qui guide sûrement le médecin vers le but qu'il poursuit : thérapeutique et prophylaxie des maladies. La classification étiologique des maladies est la seule, à mon avis, à laquelle il doive aspirer. Que nous en sommes encore loin !

Le terme *diathésique,* appliqué à une maladie, signifie que le principe morbide, déposé dans l'organisme par la cause extérieure de cette maladie, devient à son tour une cause, inhérente à l'organisme, des rechutes de cette même maladie ou d'éclosion de maladies *équivalentes :* cette cause, que j'appellerai « seconde » ou, si l'on permet, « endogène », interviendra, même s'il surgit quelque maladie étrangère, pour lui imprimer une allure spéciale, attestant l'identité anormale de l'organisme dans toutes les épreuves qu'il traverse.

Non seulement donc le médecin ne peut et ne doit se soustraire à la notion de diathèse, mais il doit encore l'accueillir avec gratitude comme un guide précieux, l'orientant aussi bien dans la synthèse, qui le conduira à la cause première, que dans l'analyse qui en expliquera les effets. L'indication thérapeutique se posera d'elle-même, et, si la cause « première » échappe au médecin ou qu'il manque d'armes pour la combattre, il aura au

moins la satisfaction de lutter contre une cause « seconde », la
cause de diathèse, au lieu de se cantonner et de s'épuiser en vain
dans ces médications symptomatiques qui combattent des effets
et non des causes.

En résumé. la diathèse existe, c'est une réalité et non une
vue de l'esprit. Elle a une localisation, des caractères propres,
une cause spéciale, et elle comporte une indication thérapeutique personnelle.

La diathèse est donc une maladie ; mais comme, dans la
nomenclature nosologique, le terme maladie s'applique déjà
aux entités spéciales, il faut un autre mot pour désigner les
entités générales. Le terme « affection » ayant donné lieu à
une foule de controverses, c'est l'expression « tempérament
morbide » qui a prévalu et qui, en effet. satisfait l'esprit. C'est
celle qu'ont acceptée les deux représentants actuels les plus
autorisés des doctrines rivales de Paris et de Montpellier, Bouchard (1) et Grasset (2). Pour tous deux la diathèse doit être, par
définition (tempérament *morbide),* une maladie générale prédisposant à des maladies spéciales, « s'équivalant » entre elles.

Où les doctrines divergent, c'est lorqu'il s'agit de caractériser la diathèse, de préciser le tempérament morbide.

La notion de diathèse, née de ce desideratum, que pour
pénétrer l'essence de certaines maladies à cause « seconde », il
importe non-seulement de connaître la cause première, mais
encore et surtout cette cause seconde, puisque c'est celle qui,
permanente, entretient la chronicité ; la nation de diathèse,
dis-je, serait sans valeur pratique et sans but si, dans l'application, on ne la qualifiait à l'aide de deux termes fixant, l'un la
cause seconde, l'autre la cause première.

Là git toute la difficulté : la science sera faite et la classification nosologique parfaite, lorsque ces inconnues seront
dégagées.

Dans son œuvre magistrale sur les maladies par ralentisse-

(1) BOUCHARD. Loc. cit.
(2) GRASSET. Art. *Diathèse.* — *Dict. sciences médicales.*

ment de la nutrition, Bouchard s'est attaché à préciser la cause seconde et la cause première du groupe diathésique qu'il a choisi comme type, celui des : lithiase biliaire, goutte, gravelle, diabète, etc., et il a caractérisé cette diathèse par les termes de « diathèse bradytrophique héréditaire », l'hérédité étant la cause première, la bradytrophie (héréditaire, originelle) la cause seconde. Il est arrivé à cette synthèse par l'abstraction d'un des caractères communs aux maladies diathésiques qu'il étudiait, celui de la formation et de l'accumulation dans les humeurs de matières peccantes et, comme ce caractère diathésique est un effet mais non une cause de la diathèse, il a émis l'hypothèse que cette perturbation nutritive était due à une habitude vicieuse du mouvement nutritif. Et enfin, comme la caractère diathé- sique choisi, c'est-à-dire la formation de l'accumulation de matières peccantes, peut se rencontrer accidentellement chez des malades, en dehors de toute diathèse, et qu'il faut pourtant expliquer pourquoi la bradytrophie est cause de diathèse chez l'un et pas chez l'autre, il fait intervenir une prédisposition originelle ; c'est ainsi qu'il est conduit à admettre comme cause première l'hérédité, qui peut être, en effet, un des facteurs importants dans la genèse de toutes ces maladies.

Bouchard n'admet qu'une diathèse, la diathèse bradytro- phique, parce qu'il n'admet comme diathésiques que les maladies satisfaisant à cette double condition : de n'être pas infectieuses et de résulter d'un trouble antécédent de la nutrition, c'est-à-dire d'être originelles. Il dénie donc le caractère diathésique aux maladies engendrées par le microbe de la tuberculose, le virus de la syphilis, le miasme de l'impaludisme, la toxicité de l'alcool, etc.

Toute la question, pour mettre d'accord sa doctrine avec celle de Montpellier, si brillamment défendue par Grasset, qui admet neuf diatheses (syphilis, goutte, scrofule, tuberculose, herpétisme, cancer, rhumatisme, impaludisme, alcoolisme), est de savoir si les conditions de non infection et de trouble antécédent de la nutrition sont implicitement contenues dans la notion de diathèse.

Ce n'est pas à l'étymologie du terme qu'il faut le demander : elle serait contraire à une telle interprétation, car *diathésis* en grec, *(dispositio, habitus)* veut dire simplement disposition et non disposition préétablie, existant dans l'organisme avant l'intervention d'une cause première cosmique « exogène ».

On pourrait, comme dit Grasset, changer le mot. Demandons auparavant avec lui le sens de diathèse à la clinique.

Or, la clinique avait dit seulement qu'il lui fallait un terme pour exprimer la notion d'une unité morbide, d'un fond morbide commun qu'elle avait remarqués dans certains groupes de maladies ; elle demandait, en outre, que ce terme fût qualifié de telle sorte qu'il indiquât pour chaque groupe sa caractéristique familiale et fasse connaître ainsi une cause de la persistance du principe morbide. C'est bien cette cause qu'elle demandait, en plus de la cause première, afin d'y puiser une nouvelle indication thérapeutique.

Il semble donc bien que le mot de diathèse convienne également pour traduire cette notion de fond morbide commun, d'unité morbide, quelle que soit la diathèse, que la diathèse soit héréditaire ou acquise, que sa cause première soit un agent infectieux, virulent ou un toxique, que sa cause seconde siège dans l'altération d'un organe, d'un appareil, d'un tissu ou d'une humeur, ou dans une dynamique nutritive morbide.

C'est dans ce sens que l'école de Montpellier a appliqué l'expression de diathèse et qu'elle a pu, d'accord avec l'observation clinique, admettre plusieurs diathèses, c'est-à-dire plusieurs principes morbides groupant chacun autour d'eux un certain nombre de maladies reliées entre elles par ce seul principe commun, spécial à chaque diathèse. Le défaut d'accord à Montpellier même, et à Paris aussi, sur le nombre des diathèses n'est pas une objection contre cette interprétation : il prouve simplement que l'esprit synthétique ne se plie pas à la même méthode chez tous les médecins, il prouve surtout que la science des causes, seule base d'une classification naturelle des maladies, est encore un domaine bien incomplètement défriché.

Ce qui manque à la doctrine des diathèses multiples, c'est

la caractéristique familiale du fonds morbide commun de chaque diathèse, analogue à cette « formation et accumulation de matières peccantes » par lesquelles Bouchard a caractérisé sa diathèse bradytrophique ; ce qui leur manque aussi c'est l'unité de nomenclature. Des neuf diathèses acceptées par Grasset, les unes sont spécifiées par un terme impliquant l'idée de la cause première, comme la syphilis, la tuberculose, l'impaludisme, l'alcoolisme ; le terme qui caractérise les autres : cancer, goutte, herpétisme, scrofule, rhumatisme, n'évoque que des syndromes ; peut-être leur cause première se confond-elle avec celle d'autres diathèses? Ne voit-on pas les quatre dernières être déjà revendiquées par la diathèse bradytrophique? Quant au cancer, on ne sait encore s'il ne renferme pas en lui-même l'idée d'une cause première.

En résumé, et si l'on admet que la classification étiologique soit la seule classification naturelle des maladies, il n'y a que quatre familles diathésiques dont la classification soit naturelle ; la syphilis, la tuberculose, l'impaludisme, l'alcoolisme ; une cinquième, la famille bradytrophique n'obéit qu'en partie à la méthode naturelle de classification ; sa caractéristique familiale, la formation et l'accumulation des matières peccantes (acides organiques, cholestérine, graisse, sucre, acide urique) est dégagée ; mais le vice bradytrophique, invoqué comme cause de diathèse, est hypothétique, et l'hérédité, appelée à jouer ici le rôle de cause première, n'est pas à proprement parler une cause première de maladie.

La famille bradytrophique, jadis appelée famille arthritique (on voit en comparant les deux termes quel immense progrès a été réalisé au point de vue de la classification, puisqu'un caractère fixe a été substitué à un caractère inconstant) n'en est pas moins celle, parmi les diathèses de classification discutable, dont la connaissance soit le plus près d'être achevée, c'est bien celle dont l'étude est le plus faite pour tenter le nosologiste ; car, une fois bien connu et bien construit, cet édifice, dont les assises auront été scrutées méthodiquement, de l'élément composé à l'élément simple, du superficiel au fondamental, servira de modèle pour la reconstitution des autres et jettera ainsi une vive lumière sur toute la nosologie.

La famille bradytrophique comprend, d'après Bouchard, les maladies suivantes : rachitisme, ostéomalacie, oxalurie, lithiase biliaire, obésité, diabète, gravelle, goutte, rhumatisme chronique, asthme, migraine, enfin la scrofule (1), qui a elle seule forme un embranchement spécial de cette famille.

§

C'est dans la classe des maladies diathésiques, et en particulier dans la famille des maladies groupées sous le nom de diathèse bradytrophique ou arthritique, qu'ont été poursuivies les études, dont les conclusions tendent à faire prévaloir un mode de classement nouveau d'un certain nombre de maladies, basé sur les caractères tirés de l'état fonctionnel du foie, et à constituer ainsi une famille naturelle sous le nom d'« hépatisme », de « diathèse hépatique ».

On arrive à cette synthèse sans la moindre préconception doctrinale et sans sortir du strict domaine de la clinique : 1° en procédant à un inventaire rigoureux de tous les caractères séméiologiques, tant subjectifs qu'objectifs ; 2° en fixant la subordination hiérarchique de ces caractères d'après les principes de la méthode naturelle de classification.

Or, cet inventaire a été jusqu'ici singulièrement incomplet (2), puisque dans les quatre cinquièmes de ces maladies, où toute la nutrition est pourtant en jeu, on négligeait l'exploration physique de l'abdomen, puisque dans les autres cas on méconnaissait, en l'absence de procédés de palpation propres

(1) LEGENDRE. *Traité de médecine.* Paris, Masson, 1892, 264 p.

(2) F. GLÉNARD. *Entéroptose et neurasthénie.* Communic. à la Soc. méd. des hôp. de Paris. *Semaine méd.*, 19 mai 1886.

à les déceler, des signes aussi importants que la mobilité du rein, la sténose intestinale, certaines formes objectives anormales du foie, telles que la déformation, l'abaissement, le ressaut ou la sensibilité de son bord sans hypertrophie; de même, dans le domaine des symptômes subjectifs, certains signes, obscurs étaient négligés et laissés dans l'ombre, tels que la nature·de l'alimentation, l'heure diurne ou nocturne de l'exacerbation ou de l'apparition des symptômes, l'état des garderobes, du sommeil et des forces, en un mot les caractères séméiologiques afférents au trouble des fonctions de la vie végétative.

On conçoit le désordre qu'on dû apporter dans les classifications la méconnaissance de signes objectifs, qui sont évidemment le substratum de symptômes subjectifs, et l'adoption comme caractère diagnostiques de symptômes subjectifs superficiels; aussi, avons-nous vu adopter comme caractéristique familiale d'un même groupe de maladies, l'éventualité, tantôt de douleurs articulaires (arthritisme), tantôt d'une éruption cutanée (herpétisme); aussi, avons-nous vu et voyons nous encore se multiplier le nombre des névropathies et des dyspepsies, c'est-à-dire des maladies indéterminées, « poussière cosmique » de l'arthritisme plus encore que des névroses. Or, c'est dans le domaine de ces dernières maladies, considérées à tort jusqu'ici comme un domaine distinct de celui de l'arthritisme, que la méthode naturelle va faire la plus grande brèche.

Il se trouve précisément que, dans le groupe des maladies dont nous proposons de faire une famille hépatique, les symptômes subjectifs les plus constants, ceux qui persistent dans toutes les phases de la maladie chronique, sont les suivants, qui étaient négligés et possèdent pourtant une véritable valeur de classification : périodicité régulière quotidienne ou quotinocturne du retour ou de l'exacerbation des malaises ; anomalie du sommeil ; anomalies des gar te-robes.

Il se trouve précisément que les signes objectifs cherchés de propos délibéré chez tous les malades et avec les procédés spéciaux de palpation qui les découvrent (procédé du pince-

ment pour la néphroptose (1), du glissement pour l'entérosténose (2), procédé du pouce pour l'exploration du foie et de la
rate) les rencontrent avec une telle fréquence (3), fréquence
exclusive à ces maladies, qu'on est bien obligé, lorsqu'on
dresse la pathogénie, de leur faire une place prépondérante.

Comme caractères de classification, les signes objectifs ont
évidemment plus de valeur que les symptômes subjectifs,
ceux-ci n'étant le plus souvent que la traduction des anomalies
révélées par les signes physiques.

Alors que dans les maladies du groupe que nous étudions
(bradytrophies, dyspepsies, névropathies, etc.) on rencontre la
néphroptose dans la proportion de 12 % des cas, et la sténose
intestinale dans la proportion de 14 %, on trouve des signes
objectifs anormaux du côté du foie chez 60 % des malades. Il
est impossible de ne pas s'arrêter devant cette constatation si
imprévue. La voici précisée dans le tableau suivant qui donnera
la proportion et la répartition des signes objectifs du foie,
suivant les maladies et suivant les sexes (pourcentage) :

MALADIES	Foie normal		Foie sensible ou tuméfié		Foie hyper- trophie		Foie déforme allongé ou abaissé		Foie petit	
	H	F	H	F	H	F	H	F	H	F
Dyspepsies	26	48	32	28	3	6	38	16	1	»
Névropathies	21	46	31	30	5	»	36	23	5	»
Enteroptose	33	34	11	21	»	»	55	44	»	»
Lithiase biliaire ...	10	30	32	25	12	15	37	39	7	»
Gravelle.....	24	30	12	37	18	»	39	33	6	»
Diabète..........	36	30	12	8	35	33	12	8	2	»
Goutte	35	»	32	»	»	»	33	»	»	»

Il y a là de vraies révélations, puisque des sept maladies
envisagées, et dans chacune desquelles on trouve un minimum

(1) F. GLÉNARD. *A propos d'un cas de neurasthénie gastrique,
diagnostic de l'entéroptose*, conférence faite à l'Hôtel-Dieu de Lyon.
Province médicale et Paris, Masson, 1887, 72 p.

(2) F. GLÉNARD. *Application de la méthode naturelle à l'analyse de
la dyspepsie nerveuse, détermination d'une espèce. De l'Entéroptose.
Lyon médical.* Paris, Masson, 1885, 104 p.

(3) La fréquence que j'ai signalée de la mobilité du rein, considérée
jusque-là comme une rareté clinique, a été vérifiée par tous les cliniciens.

de 60 °/₀ des cas chez l'homme, 50 °/₀ des cas chez la femme, où le foie est objectivement anormal ; il n'en est qu'une, la lithiase biliaire, que l'on interprète comme une maladie dans laquelle le foie soit affecté.

Que dire également de l'existence possible de lésions aussi marquées que l'hypertrophie ou l'atrophie, dans les maladies classées comme dyspepsies, névropathies, gravelle ou diabète ? Que dire de la fréquence de l'hypertrophie dans le diabète (1) ?

Cela indique à coup sûr quelles lacunes existaient dans la symptomatologie, puisque les symptômes ne conduisaient pas à explorer l'abdomen ; quelle lacune dans la méthode d'exploration de l'abdomen, puisque lorsqu'on l'explorait on ne cherchait que le clapotage gastrique ou la seule notion sur les dimensions du foie ; quelle lacune dans la séméiologie du foie, puisqu'il n'était suspect que dans la lithiase biliaire ; quelle lacune énorme pour la classification, puisqu'il s'agit d'un caractère fondamental, méconnu jusqu'ici, et dont la fixité laisse bien loin derrière lui tous les autres caractères.

On est donc largement autorisé, à la suite de pareilles constatations, à remanier la pathogénie des maladies dans lesquelles on les a faites, surtout lorsque l'interprétation, et par conséquent la classification de ces maladies, prêtent à la critique ; il est indispensable que dans la pathogénie nouvelle le foie joue un rôle, et que ce rôle soit important.

A cet égard, il est une des maladies de la diathèse arthritique dont l'étude est un trait de lumière, c'est le *diabète*.

Dans le diabète, considéré jusqu'ici comme une maladie dans laquelle le foie est normal, on trouve une altération objective de cet organe dans 60 p. 100 des cas et, chez 35 p. 100 des malades, cette altération est une hypertrophie, et cette hypertrophie est, chez 23 p. 100 des diabétiques, accompagnée de dureté et d'indolence, c'est une cirrhose hypertrophique.

---

(1) La fréquence que j'ai signalée de l'hypertrophie du foie dans les maladies par ralentissement de la nutrition vient d'être confirmée par M. Bouchard. (Acad. med. *Discussion sur les albuminuries*, sept., 1892).

On observe, en outre, que le foie du diabétique, exploré à des semaines et des années d'intervalle, est le siège d'un processus évolutif constant, ainsi que le prouve la variabilité des signes objectifs, et que cette évolution se poursuit par une alternative de stades d'arrêt et de stades d'aggravation.

Lorsque le processus hépatique du diabète s'est traduit par des signes objectifs de l'hypertrophie, le foie ne retrouve plus jamais son intégrité objective ; il existe toujours une limite à sa régression (à part les cas d'évolution atrophique), et cette limite, qui implique une vulnérabilité anormale latente de l'organe très manifeste par sa susceptibilité à des causes minimes de maladie, se traduit par une altération objective du lobe droit (ressaut, déformation), qui est un stigmate indélébile.

Bref, l'évolution du foie dans le diabète se comporte comme l'évolution du diabète lui-même, comme celle d'une maladie diathésique : chronicité, stades d'arrêt, rechutes, persistance du fond commun, etc.

Mais il y a plus : l'observation comparée du foie, dans le diabète, avec le foie dans d'autres maladies, comme l'alcoolisme et la lithiase biliaire, apprend qu'il y a réellement des types objectifs de prédilection pour chacune de ces maladies. Ainsi, l'hypertrophie est plus souvent localisée à un lobe (lobe droit) dans le diabète, à deux lobes (lobes droit et carré) dans la lithiase biliaire, aux trois lobes dans l'alcoolisme. Le lobe qu'on rencontre le plus souvent atteint, soit isolément, soit simultanément avec les autres, est plutôt le lobe droit dans le diabète, le lobe épigastrique dans l'alcoolisme, le lobe carré dans la lithiase (1).

Voilà donc, en outre de la notion du foie morbide, caractère persistant d'une maladie diathésique, la notion d'une forme morbide du foie, spéciale à cette maladie.

Il y a plus encore ; la parenté du diabète avec l'alcoolisme et la lithiase biliaire est manifeste non seulement par certains

(1) Chauffard a confirmé, pour la lithiase biliaire, le siège de prédilection de l'hypertrophie locale du foie au niveau du lobe carré. *Traité de médecine*. t. III, Paris, 1892.

caractères communs de leur détermination sur le foie, mais encore par l'existence de variétés objectives qui sont exclusives, d'un côté au diabète et à la lithiase biliaire (hypertrophie souple), de l'autre au diabète et à l'alcoolisme (hypertrophie monobolaire droite, indurée, indolente).

Voilà donc maintenant le foie suspect non seulement d'être principe morbide d'une maladie diathésique, mais encore d'être principe morbide commun à trois maladies diathésiques, c'est-à-dire principe de diathèse.

Mais de ces trois maladies, il n'en est que deux, la lithiase biliaire et le diabète, dont la clinique ait jusqu'ici consacré la parenté, au point que toutes les écoles les réunissent dans la diathèse arthritique. Comment se fait-il que l'alcoolisme, diathèse spéciale pour Grasset, affection non diathésique pour Bouchard, en tous cas affection ou diathèse de cause incontestablement exclusive, soit assez voisine des précédentes pour que ses caractères hépatiques les plus minutieux soient calqués sur ceux, tantôt de la lithiase, tantôt du diabète ? Et nous avons vu d'ailleurs quelle importance il fallait attacher aux caractères tirés du foie. Le foie morbide pourrait donc être non seulement le principe morbide d'une maladie diathésique, non seulement le principe morbide commun d'une diathèse, mais encore le principe morbide commun de plusieurs diathèses?

L'existence que j'ai démontrée du *diabète alcoolique* (1) prouve qu'il en est bien ainsi. La clinique, ainsi que je l'ai conclu, affirme, en dépit de la médecine expérimentale ou de l'anatomie pathologique, le rôle important joué par le foie dans le diabète, la clinique affirme l'existence d'un diabète *vrai*, produit uniquement par une affection du foie, d'origine exclusivement alcoolique (65 cas sur 234 hommes diabétiques). Elle affirme enfin que, dans cette maladie, l'intensité du diabète et l'intensité de l'altération objective du foie ont une marche parallèle.

L'existence du diabète alcoolique au point de vue de la

(1) F. GLÉNARD *Du foie chez les diabétiques* Loc. cit.

pathologie générale prouve que : 1° les classifications des diathèses sont artificielles, puisqu'une maladie considérée jusqu'ici comme exclusivement arthritique, peut être causée par
l'alcool ; 2° la notion de diathèse est distincte de la notion de
cause première, puisqu'une même maladie diathésique peut
avoir des causes premières différentes : tous les diabètes ne
sont pas alcooliques ; 3° les diathèses peuvent être acquises,
puisqu'une maladie diathésique, considérée jusqu'ici comme
arthritique, peut être engendrée par un toxique ; 4° le trouble
fonctionnel du foie, trahi par son altération objective, peut être,
non seulement le principe morbide d'une maladie diathésique,
ou le principe commun de plusieurs maladies diathésiques, ou
même de plusieurs diathèses, il peut être encore la cause même
de ce principe, une cause de diathèse, ce que j'ai appelé la
cause seconde ; 5° l'état morbide du foie joue dans la pathogénie
d'une des maladies diathésiques un rôle si prépondérant que, la
simple constatation de cet état morbide a pu évoquer pour cette
maladie une cause première méconnue avant cette constatation.

Mais l'étude du diabète alcoolique n'est pas moins instructive que la notion de son existence. On peut voir, en effet, en
recherchant les syndromes qui, chez un même alcoolique, peuvent avoir précédé le diabète, que ces syndromes sont précisément ceux des maladies diathésiques considérées, partout,
comme parentes du diabète. C'est ainsi que dans les antécédents du diabète alcoolique on peut retrouver, à partir de
l'intervention de la cause première et dans l'ordre de succession suivant, l'un ou l'autre ou plusieurs des syndromes :
dyspepsie alcoolique, obésité alcoolique, lithiase biliaire, gravelle alcooliques, rhumatisme ou goutte alcooliques, entéroptose
alcoolique (1), neurasthénie alcoolique (2), et enfin le diabète
alcoolique, qui peut, en dernier lieu, faire place à l'ascite

(1) Il s'agit ici de l'entéroptose secondaire, maladie diathésique ayant le
foie comme cause de diathèse et, comme cause première, l'une des différentes causes de maladies de foie (parmi lesquelles se trouve aussi l'entéroptose
primitive, c'est-à-dire la dislocation viscérale traumatique ou par effort.)

(2) La neurasthénie est l'un des syndromes de la diathèse hépatique ;
je n'ai jamais dit que la neurasthénie fut toujours d'origine entéroptosique,
mais il y a une neurasthénie hépatique entéroptosique, de même qu'il y a

terminale, significative d'un syndrôme qui, lui, n'est plus considéré comme diathésique ; l'ordre de ces divers syndrômes, sauf le premier et le dernier, peut être interverti, quelques-uns d'entre eux peuvent être simultanés, leur succession peut aussi être interrompue par des périodes de santé apparente ou des manifestations légères, que la méconnaissance de l'état diathésique et de sa cause première fait le plus souvent appeler dyspepsie simple ou névropathie. Je ne m'arrête pas à l'objection que ces maladies diathésiques surviennent chez l'alcoolique parce qu'il y était prédisposé ; pareille objection reposerait sur une pétition de principe.

Or, l'on peut constater que, dans chacune de ces maladies de l'alcoolique, lorsqu'il en présente le syndrôme, toujours le foie présente des signes de perturbation objective et dès la première manifestation diathésique ; c'est ainsi, par exemple, que la dyspepsie pituiteuse du début s'accompagne toujours de tuméfaction avec hyperesthésie du foie (F. Glénard). La perturbation objective du foie varie du reste avec les divers syndrômes : ce sont les formes de sensibilité et de tuméfaction dans les phases de début ou d'exacerbation, les formes plus fixes d'hypertrophie avec ou sans rénitence dans les phases plus avancées, les formes stigmatiques de déformation ou d'abaissement dans les phases intercalaires aux maladies diathésiques ou dans leurs périodes d'accalmie ; enfin, la vraie cirrhose de Laennec peut terminer le processus ; et si cet alcoolique vient à contracter quelque maladie de cause étrangère à l'alcool, cette maladie revêtira une allure hépatique alcoolique.

En désignant ces diverses maladies de l'alcoolique par les noms de diabète hépatique alcoolique, dyspepsie hépatique alcoolique, lithiase, entéroptose hépatiques alcooliques, etc., on comble au delà le desideratum de la clinique, exprimé par l'idée de diathèse. Il y a chez ce malade un principe morbide

une neurasthénie hépatique paludéenne, alcoolique, en rapport avec la cause première de la diathèse hépatique. Je n'ai jamais dit non plus que l'entéroptose s'accompagnât toujours de neurasthénie (dans le sens de Charcot) ; elle ne devient neurasthénique que lorsqu'elle passe à sa troisième période, lorsqu'elle est devenue hépatique, diathésique.

commun, reliant entre elles, en expliquant leur parenté, toutes
les manifestations morbides qui se succèdent dans le cours
de sa vie ; ce principe morbide persiste pendant les phases de
santé relative qui séparent les maladies ; il est localisé dans
le foie ; ses caractères sont ceux d'une maladie du foie et on
les retrouvera, patents ou larvés, durant toute la vie du malade ; sa cause réside dans un trouble fonctionnel du foie ; la
cause de ce trouble fonctionnel est d'origine toxique ; en combattant la cause première, abus de l'alcool, en luttant contre
la cause seconde, trouble fonctionnel (affection du foie), en
corrigeant les conséquences variées (dyspepsie, lithiase, neurasthénie, etc.) de ce trouble fonctionnel, on aura répondu à
toutes les indications. Bien plus, on pourra prévenir les maladies
en germe dans la diathèse en combattant le trouble fonctionnel,
prévenir même la persistance du trouble fonctionnel, c'est-à-
dire la diathèse, en supprimant à temps la cause première.

C'est bien ici diathèse hépatique et non diathèse alcoolique
qu'il faut dire, puisque le desideratum de la notion de diathèse,
tel qu'il est posé par la clinique, est de fixer la nature et
la cause de permanence dans l'organisme d'un principe morbide semé dans cet organisme par une cause première.

La qualification « hépatique » ne pourrait être supprimée
que si le terme diathèse impliquait forcément celui d'état morbide, de disposition morbide du foie, de tempérament hépatique. Cela pourrait être, s'il n'y avait qu'une diathèse, si
toutes les causes de maladies diathésiques n'aboutissaient
à leur diathèse respective que par l'intermédiaire du foie. Mais
il n'en est pas ainsi : parmi le très petit nombre de causes premières, reconnues jusqu'à ce jour comme capables de déposer
dans l'organisme un principe morbide, susceptible de devenir
diathésique (syphilis, tuberculose, cancer, impaludisme), il en
est trois dans lesquelles le principe diathésique paraît ne pas
siéger dans le foie, ce sont la syphilis, la tuberculose et le cancer.
(Est-ce pour cela que l'Ecole de Paris leur dénie le caractère
de maladies diathésiques ?) Reste l'impaludisme ; or, j'espère
pouvoir démontrer que sa diathèse est encore une diathèse

hépatique : il y a une dyspepsie, un diabète, une neurasthénie, des lithiases, un rhumatisme paludéens, et le foie, dans la diathèse paludéenne, trahit objectivement son trouble fonctionnel ; à toutes les manifestations de la diathèse, la thérapeutique puise de précieuses indications dans l'affection hépatique.

Voilà donc deux causes de diathèse hépatique : il est donc nécessaire de qualifier encore le terme diathèse hépatique par la cause première de l'hépatisme : car il s'agit évidemment de deux affections du foie différentes l'une de l'autre.

En procédant ainsi, et sans cesser d'obéir à la méthode la plus rigoureuse, on est conduit à chercher si les maladies diathésiques de l'arthritisme ne cachent pas d'autres variétés d'affections du foie, relevant d'autres causes premières. J'espère pouvoir démontrer en effet qu'il en est bien ainsi, pouvoir démontrer que l'expression d' « arthritisme », *cause première* indéterminée, doit disparaître devant l'expression de causes premières nuisibles ou réputées néfastes au foie, analogues, telles que l'alcool ou le miasme paludéen, la puerpéralité, l'hygiène vicieuse, etc., de même que l'expression « arthritisme », cause indéterminée de diathèse, *cause seconde*, disparaît devant celle d' « hépatisme ». C'est ma conviction. L'hérédité n'est pas une objection, car une affection du foie peut se transmettre d'une génération à l'autre, aussi bien qu'un mouvement nutritif vicieux, mieux encore même, s'il est vrai que ce mouvement vicieux soit, comme je le crois, la conséquence et non, comme on le soutient, la cause possible d'une affection du foie.

La doctrine de la diathèse hépatique se rapproche de la doctrine de Bouchard en proposant une caractéristique familiale des maladies diathésiques, sise dans l'organisme ; elle se rapproche de celle de Grasset, en montrant que la diathèse peut être une maladie acquise et qu'il y a plusieurs causes premières de diathèse. Elle se sépare des deux en admettant qu'une même diathèse peut avoir plusieurs causes premières et qu'il peut exister des variétés d'une même diathèse en rapport avec la variété de ses causes.

Si la diathèse hépatique est une réalité clinique et qu'elle comporte, ainsi que j'essaierai de le prouver, dans ses manifestations spécifiques autant de variétés de dyspepsie, de névropathie, de lithiase, de diabète, de rhumatisme, d'entéroptose, etc., qu'il y a de causes variées d'hépatisme, n'est-il pas à craindre que les efforts gigantesques qui cherchent à classer les dyspepsies par la qualité des sécrétions gastriques, et les névropathies par la qualité des symptômes subjectifs, ne soient d'avance frappés de stérilité ?

Si les diverses maladies diathésiques de l'hépatisme, qui se succèdent, alternent ou récidivent, loin d'être des entités morbides, ne sont que les manifestations successives d'un processus hépatique dont elles trahissent les phases d'évolution ; si les dyspepsies, les névropathies chroniques (y compris la neurasthénie) doivent être rangées, ainsi que je le crois, parmi les maladies diathésiques de l'hépatisme, qu'augurer d'une pathogénie qui, dans ces deux dernières maladies par exemple, prend, d'emblée et sans motif impérieux, pour caractère primordial celui tiré, par exemple, des variations du chlore ou des variétés d'allure de la céphalalgie ? la conclusion fatale sera cette surannée et commode étiologie « névrose, nervosisme » qui est le réservoir commun et hospitalier de toutes les affections mal déterminées.

Quand même la diathèse hépatique ne serait pas vraie, est-ce que le simple fait d'avoir été conduit irrésistiblement par la méthode naturelle à formuler une pareille hypothèse ne montre pas la voie que doit suivre le nosologiste pour ne pas risquer de s'égarer dans ses recherches ?

N'est-ce pas de fixer tout d'abord la subordination hiérarchique des caractères sur lesquels il s'appuiera pour décrire, expliquer et classer les maladies ? En procédant ainsi, il évitera l'écueil de s'acharner en vain à l'étude de symptômes secondaires, superficiels, qu'il aura eu l'illusion de considérer comme des causes, et la déception de voir ensuite, qu'au bout de ses efforts, il n'y a de conquête à enregistrer, ni pour l'étiologie, ni pour la pathogénie, ni pour la thérapeutique.

Quand même la notion de diathèse serait inutile au médecin pour traiter le malade, elle lui sera toujours utile, nécessaire pour faire de bonne nosologie.

Il a suffi à l'auteur de ce travail que la question de l'hépatisme-diathèse se soit imposée au cours de ses recherches pour qu'il ait cédé devant la nécessité de surseoir, tant qu'il n'aurait pas résolu cette question, à toute étude sur les maladies spéciales, suspectes d'hépatisme, qui avaient, jusque-là, captivé son attention. La connaissance de leur « nature » exacte, c'est-à-dire de toute leur architecture, pouvait être à ce prix.

§

Résumons en quelques mots les notions sur lesquelles nous ouvrons la discussion.

D'après la *doctrine de l'hépatisme*, qui présente sous une forme concrète l'idée de diathèse, on pourrait relier tout un groupe de maladies, et parmi elles celles précisément qui font partie déjà du groupe arthritique par un caractère commun, celui de présenter comme substratum une perturbation fonctionnelle du foie. C'est cette perturbation fonctionnelle du foie qui, en devenant chronique, crée un tempérament morbide, une affection constitutionnelle, *totius substantiæ*, pouvant se traduire par des manifestations, c'est-à-dire des maladies multiples et variées, successives ou alternantes et qui répondent chacune à l'une des phases du processus hépatique. Ces maladies justifient leur groupement en un faisceau de l' « *hépatisme* » non seulement par leur localisation dans le foie, mais par une pathogénie, une étiologie, un diagnostic et une thérapeutique dont l'état fonctionnel du foie forme la clef, le pivot, l'élément capital d'indications.

L'hépatisme, « disposition » morbide du foie, serait considéré comme un *tronc* intermédiaire ayant d'un côté pour
racines les éléments étiologiques qu'on peut déceler à l'origine
de ces maladies et qui sont aussi des causes premières de
maladie du foie, telles que l'hérédité avec ses transformations,
la puberté, la puerpéralité, la menstruation, la ménopause, les
écarts de régime, le surmenage nerveux (excès génitaux, chagrins, terreur), certains toxiques (alcool, plomb, essences, etc.),
certains agents infectieux (malaria, influenza, dysenterie,
rhumatisme aigu, typhus, syphilis), quelques-unes des dislocations viscérales de l'abdomen ; de l'autre côté, ce tronc aurait
comme *branches d'émanations* les diverses modalités de ce
qu'on a appelé arthritisme, de ce que je crois précisément pouvoir appeler « hépatisme ». Dans ce groupe issu de l'hépatisme je ferais rentrer, en outre des maladies bien étique-
tées et qui de tout temps ont été considérées comme faisant
partie de la même famille, telles que la lithiase biliaire, la gravelle, le diabète, la goutte, l'obésité, certains rhumatismes, la
migraine, l'asthme, certaines affections cutanées [eczéma,
acné, urticaire, zona, herpès, « xanthides » (1)], quelques-uns
des syndrômes, parmi ceux mal déterminés et classés artificiellement encore aujourd'hui sous les noms de dyspepsie
chimique, nervomotrice ou nerveuse ou gastro-intestinale,
catarrhe gastrite chronique, dilatation d'estomac ; colite
chronique pseudo-membraneuse ; névropathie, gastralgie,
neurasthénie primitive ; rhumatisme goutteux, etc. C'est
parmi ces syndrômes que se trouvent l'une ou l'autre des
affections pour lesquelles j'ai proposé l'interprétation soit
d' « entéroptose », soit de « précirrhose », soit de « prélithiase » biliaire ou urique.

Chacune de ces maladies ne serait qu'une phase, une
modalité syndrômique d'un fonds pathologique commun dont

---

(1) Je crois qu'on pourrait réunir sous ce néologisme le xanthelasma,
le xanthome, les éphélides, le « masque » de la grossesse, le chloasma, les
taches dites hépatiques, peut-être le vitiligo, toutes dermatoses dont j'espère
pouvoir, dans un chapitre spécial, montrer l'étroite relation avec les vicis-
situdes du foie.

le trouble fonctionnel du foie serait la cause et non la conséquence. C'est ce trouble fonctionnel du foie qui trahirait la
première réaction, le premier retentissement de l'organisme
aux causes cosmiques ou somatiques, susceptibles de provoquer la maladie : il serait le premier anneau pathogénique de
la chaîne ; c'est à la persistance de ce trouble fonctionnel que
serait due la persistance du principe morbide et c'est sous sa
dépendance qu'il faudrait placer l'habitude vicieuse du mouvement nutritif, qui se traduit par la perturbation des métamor-
phoses de la matière, la formation et l'accumulation dans les
humeurs de matières peccantes, toutes perturbations qu'on
peut abstraire du fonds pathologique commun de ces maladies :
ce fonds commun serait créé par l'état morbide du foie.

Chacune des causes que nous avons énumérées plus haut
est perturbatrice du foie, mais elle n'aboutit à l'*état diathésique* que lorsque cette perturbation a été, par l'intensité
d'action ou la persistance de la cause, suffisamment profonde ou suffisamment durable. Une telle perturbation
est nécessaire pour que la fonction du foie ne puisse
plus être restituée *ad integrum*, pour que l'*affection* constitutive
de l'hépatisme devienne chronique, c'est-à-dire pour que le
tempérament devienne hépatique, enfin pour que la *maladie*,
avec ses aspects divers, répondant aux diverses phases évolu-
tives de cette affection hépatique, puisse être réalisée. La
fièvre paludéenne, l'intoxication par l'alcool, la dislocation ou
la contusion des viscères, etc., ne deviennent des affections
chroniques constitutionnelles (impaludisme, alcoolisme, entéroptose neurasthénique, hystéroneurasthénie traumatique, etc.)
que lorsque le foie, qui a été intéressé dès le début dans
le processus morbide, a été définitivement « forcé », malgré sa
résistance. Alors il présentera désormais, par sa susceptibilité à
retentir aux causes occasionnelles pathogènes, par son aptitude
à engendrer des états morbides attestant la mise en jeu de
cette vulnérabilité, par les stigmates objectifs persistants qu'il
trahit à la palpation, les signes d'une déchéance fonctionnelle
plus ou moins accentuée, mais dont il ne se relèvera plus ;

ce peut ne pas être toujours la maladie, mais ce n'est pas non plus la santé, c'est pour toujours le tempérament morbide, c'est l'affection hépatique, c'est l' « hépatisme ».

L'expression d'hépatisme implique donc un état morbide, une disposition morbide, parfois héréditaire, le plus souvent acquise, du foie, pouvant être latente, mais pouvant, sous l'influence des causes les plus minimes ou par le seul fait de l'évolution spontanée de cet état morbide, devenir apparente, c'est-à-dire réaliser une maladie. L'état morbide latent du foie constitue donc une prédisposition aux maladies caractéristiques du groupe de l'hépatisme.

L'hépatisme est donc une diathèse, un fond morbide dominant toute la pathogénie du sujet qui en est atteint et le prédisposant, durant toute sa vie, à partir du jour où d'hépatique il est devenu « hépatisant » aux manifestations prouvant l'existence persistante de ce fonds commun : tantôt ce seront les maladies caractéristiques du groupe de l'hépatisme, tantôt ce sera l'allure hépatique revêtue par des maladies accidentelles relevant d'un autre groupe.

Une pareille doctrine est-elle donc tellement subvertive ? Mais c'est celle de Galien (1), c'est la doctrine qui, durant quinze cents ans, jusqu'à la découverte des chylifères, de leur canal et de leur réservoir, a régné en souveraine maîtresse sur la pathologie générale ; c'est la doctrine de la pathogénie hépatique. « Une grande partie de la pathologie de Galien, écrit Beau (2), que je prends pour guide dans ce court historique, repose sur son système physiologique de l'appareil splénohépatique. Ainsi, outre les affections propres du foie et de la rate, telles que les obstructions, les inflammations, les abcès, etc., Galien rattache à ces deux viscères la plupart des maladies générales comme au foyer d'où elles émanent. » *Sanguificatio vitiatur, hepate vitiato*, dit le médecin de Pergame, pour

(1) GALIEN (128-201 ap. J.-C.) *De usu partium,* trad. Daremberg.
(2) BEAU. *Etudes analytiques de physiologie et de pathologie sur l'appareil splénohépatique,* arch. gén. méd. Paris, 1851, 99 p.

lequel le foie est un organe de sanguification, un instrument d'hématose, faisant subir aux aliments qu'il reçoit par la veine porte, alors qu'ils ont déjà subi une première modification dans les veines mésaraïques, une dernière élaboration les transformant « exactement » en sang proprement dit. C'est aussi pour lui le siège principal de la chaleur.

Lorsque, à la suite de la découverte des chylifères par Aselli (1622), des lymphatiques et du canal thoracique par Bartholin et surtout du réservoir par Pecquet, il fut démontré que le chyle était absorbé par les chylifères au lieu de l'être par les radicules de la veine porte, ainsi qu'on l'avait cru jusque-là, le foie fut complètement dépossédé de ses fonctions hématosiques ; la tradition galénique sur l'importance de cet organe dans la genèse des maladies fut ébranlée de fond en comble et Bartholin prononça l'oraison funèbre du foie, écrivit même son épitaphe (1). Ce fut le poumon qui recueillit la succession d'organe de l'hématose et le cœur celle de source des maladies, grâce à la récente découverte de la circulation harvéienne, « et comme cela arrive ordinairement quand il s'agit de grandes vérités scientifiques, la discussion sortit du monde médical et vint passionner le public, qui entra en violente réaction contre les idées de l'ancienne médecine. Celles-ci mêmes furent traînées sur le théâtre et livrées à la risée générale ». Beau, auquel j'emprunte ces lignes, fait ailleurs la réflexion suivante : « Il est curieux de considérer que la découverte d'un organe aussi petit que le réservoir de Pecquet ait pu produire un si grand bouleversement dans la physiologie et dans la pathologie. »

Dès lors, en dépit des efforts de Riolan (2), qui défendait contre Bartholin la médecine de Galien, en dépit de la puissante intervention de Stahl (3) et de son école, le système

(1) BARTHOLIN *Vasa lymphatica in animantibus inventi, et hepatis exequiæ.* Paris, 1653.

(2) RIOLAN. *Responsiones duæ et judicium novum de venis lacteis* Paris, 1655.

(3) STAHL. *De vena portæ, portâ malorum hypochondriaco-splenitico-suffocativo-hystérico-colico-hæmorrhoidariorum.* Halle, 1698.

de Galien disparut et Portal (1) pouvait écrire en 1813 : « Ils (les anciens) avaient imaginé que le foie était l'organe de la sanguification, la source de la chaleur animale, le siège des facultés naturelles, etc., etc., et, par une conséquence de leur mauvaise théorie, ils se faisaient de très fausses idées sur la nature des maladies de cet organe et souvent sur leur traitement, » et Bichat ne pouvait que dire : « Le foie doit servir à faire autre chose que de la bile.» On niait jusqu'à l'intervention du foie, admise déjà par Galien, dans la production de l'ascite. Il fallut à trois reprises (Lower 1671, Van Swieten 1775, Bouillaud 184C) la découvrir de nouveau.

Quelle éclatante revanche ont donnée aux idées physiologiques des anciens les recherches modernes ! Est-il besoin de le dire? Est-il besoin de rappeler les expériences de Magendie, prouvant le premier l'absorption et le transport par la veine porte, puis le passage à travers le foie, de matières alimentaires autres que le chyle ; celles de Tiedemann et Gmelin, de Blondlot, établissant une action propre du foie sur les matières absorbées pour les assimiler au sang ; la grande découverte de Bernard sur la glycogénie hépatique, et les conquêtes récentes prouvant « combien est grande et variée l'activité biochimique du foie, à quel summum de différenciation et de puissance de travail est arrivée la cellule hépatique (2) » avec ses fonctions cholépoiétique, glycogénique, uréogénique, hématopoiétique, chromopoiétique, celle d'arrêt des poisons, multiples fonctions dont on ne peut même encore dire que la liste soit close.

Mais si la physiologie a justifié avec tant d'éclat la conception que se faisait Galien du rôle immense joué par le foie dans l'organisme, combien nous sommes encore loin de la conclusion nécessaire qui, pour mettre en harmonie la pathologie avec la physiologie, doit restituer au foie la place prépondérante qu'il occupait dans la pathogénie galénique.

(1) PORTAL. *Observations sur les maladies du foie*, introd., p. 5. Paris, 1813.
(2) CHAUFFARD. *Maladies du foie et des voies biliaires. Traité de médecine*, t. III. Paris, 1892.

En ce qui concerne le groupe des maladies chroniques de la nutrition (groupe dans lequel je fais rentrer les dyspepsies et les névropathies), nous voyons que la participation du foie est encore méconnue dans les quatre cinquièmes de ces maladies et que, dans le cinquième restant, cette participation est admise seulement à titre de processus secondaire ou de complication. Il semble que nous soyons encore sous le coup des foudres lancées par Bartholin contre le foie et par Molière contre le galénisme (1)!

Pourtant il est juste de dire que la tradition galénique n'a jamais été complètement interrompue.

Riolan écrivait encore en 1626 (2) : « *Sic medici in eo viscere quod vitæ et nutricatus fundamentum est, diligenter occupari debent.* » Nous le voyons toujours sur la brèche, trente ans après, pour défendre le foie contre les attaques de Bartholin.

En 1698, Stahl, « parlant de la découverte des vaisseaux lactés qui ont fait perdre de vue les fonctions de la veine porte…, prend une opinion mixte et regarde l'absorption des matières chyleuses comme se faisant tout à la fois par les vaisseaux lactés et la veine porte (3), » et il expose les altérations de la veine porte, qui pour lui est la porte d'un grand nombre de maladies. Ces maladies résultent de l'épaississement du sang, produit entre autres causes par l'introduction dans cette veine de certains *ingesta*, et des lésions passives de mouvement de cette humeur qui en résultent dans la circulation porte. Cet épaississement du sang peut avoir pour conséquence l'affection du foie : il n'a cessé depuis l'époque de Stahl de préoccuper les savants allemands sous le nom de pléthore abdominale ou de dyscrasie

---

(1) « Molière a attaqué, moins qu'on ne le croit, la médecine en général. Il a surtout pris parti dans la discussion qui eut lieu à cette époque, d'un côte entre les galénistes, représentés par Riolan, et de l'autre côté Bartholin, soutenant les idees nouvelles ; et il a eu raison d'attaquer le galénisme dans ce qu'il avait de réellement faux et de ridicule, à savoir la bile noire de la rate et son influence délétère. »
« On sait que Molière était mis au courant des choses et du style de la médecine par Mauvilain, professeur de la Faculté. » (Beau, loc. cit.)

(2) RIOLAN. Anthropographia : *De Hepate*, p. 198. Paris, 1626.

(3) BEAU. Loc. cit.

veineuse, et de nos jours la doctrine de Stahl se retrouve dans les idées de Cazalis et Sénac (1) sur la diathèse congestive, idées basées sur la solidarité existant entre la circulation du système veineux général et la circulation du système porte. Sénac, au lieu de la limiter au système porte, étend à tout le système veineux la cause « des mouvements variés qui agitent les organes (intestins, mésentère, rate, estomac) et qui, repoussant le sang de l'un vers l'autre, sont suivis tantôt d'une congestion abondante de l'un deux, tantôt de l'irruption du sang et de son évacuation au dehors » (Stahl) et il place cette cause sous l'influence d'une congestibilité diathésique de l'organisme. Pour Sénac, cette congestibilité est la caractéristique de l'arthritisme. En est-elle bien la cause et non plutôt la conséquence ?

La pathogénie de Stahl, reprise et modifiée par Sénac, n'est pas encore la pathogénie hépatique de Galien, mais au moins elle s'en rapproche singulièrement en admettant implicitement, par l'altération du sang porte, l'imminence morbide du foie. S'en rapprochent de plus près encore les études récentes de Poucel (2) et de Cherchewsky (3), sur lesquelles nous reviendrons.

Beau, en 1851, terminait l'étude remarquable que j'ai citée et largement mise à contribution, par les lignes suivantes : « ..... puisque nous sommes revenus à la physiologie de « Galien, il faut absolument que nous mettions la pathologie « en harmonie avec cette physiologie ressuscitée et modifiée. « C'est là le progrès. »

La doctrine de l'hépatisme propose de reprendre la tradition galénique en s'appuyant sur de nouveaux procédés d'exploration méthodique du foie, sur l'étude des stigmates hépa-

---

(1) SÉNAC. *Notions générales sur la diathèse congestive.* Clermont-Ferrand, Thibaud, 1882.

(2) POUCEL. *Influence de la congestion chronique du foie sur la genèse des maladies.* Paris, Delahaye, 1884.

(3) CHERCHEWSKI. *Contribution à la pathologie et au diagnostic des affections du foie. Progrès médic.,* 29 août 1891.

tiques dans la période d'accalmie des processus de déviation de la nutrition générale, sur une interprétation plus rigoureuse des symptômes subjectifs qui accompagnent ces processus.

Les considérations qui s'opposent à ce qu'on repousse *a priori* la notion d'une diathèse hépatique sont, en dehors de la tradition galénique, les suivantes :

Lacune dans nos connaissances sur la pathogénie des symptômes subjectifs, puisque, dans des maladies où le foie est plus ou moins gravement atteint, ils ne conduisent pas même à soupçonner sa perturbation fonctionnelle (1) ;

Lacune dans la séméiologie objective du foie, puisque les deux tiers de ses manifestations objectives échappaient à la palpation classique ;

Lacune dans la pathogénie d'un certain nombre de syndrômes, puisque dans ces syndrômes, où le foie est malade, la pathogénie a été dressée sans lui ;

Fréquence extrème et inattendue d'une tare objective du foie dans le groupe des maladies dites de l'arthritisme ;

Nécessité d'une localisation répondant au desideratum de l'idée de diathèse ;

Importance organique du foie, permettant de soupçonner l'influence perturbatrice de ses maladies, sur toute la nutrition ;

Multiplicité de ses fonctions, pouvant expliquer tout à la fois la diversité des affections du foie, leur similitude d'allures, leurs variétés symptomatiques, leurs indications pronostiques et thérapeutiques communes ;

Défaut d'accord sur les causes, la pathogénie et l'essence

---

(1) Je possède un grand nombre d'observations tant de cirrhose hépatique, que de lithiase biliaire, dans lesquelles, jusqu'à la veille du jour où ont paru soit l'ascite, soit la colique calculeuse, le diagnostic n'avait jamais parlé que de gastralgie, hyperchlorhydrie, dyspepsie ou neurasthénie ou encore gastrite, dilatation, etc. Il est pourtant évident sans démonstration que pour en arriver à provoquer l'ascite ou produire le calcul, le foie a dû être malade durant plusieurs mois, peut-être plusieurs années ! La gastralgie, l'hyperchlorhydrie, la dyspepsie, la neurasthénie, etc., étaient donc, dans ces cas, des syndrômes hépatiques méconnus.

de la diathèse arthritique, par conséquent, absence d'un caractère fondamental de classification ;

Existence d'un grand nombre de maladies indéterminées, proches voisines des maladies de l'arthritisme, et imputées, en l'absence d'une cause connue, à une dynamique vicieuse du système nerveux (neurasthénie essentielle), non seulement comme cause première, mais aussi comme cause seconde, encore plus hypothétique.

Je me propose, pour répondre à la question : *Arthritisme, herpétisme* ou *hépatisme?* de me conformer au plan suivant d'étude des maladies classées sous l'un ou l'autre de ces trois vocables :

1° Recherche des signes objectifs ;

2° Syndrômes objectifs et subordination hiérarchique des caractères objectifs ;

3° Recherche des symptômes subjectifs ;

4° Syndrômes subjectifs et subordination hiérarchique des caractères subjectifs ;

5° Relation entre les caractères objectifs et subjectifs. Séméiologie hépatique ;

6° Recherche des causes. Pathogénie ;

7° Exemple de transformation possible, sans être nécessaire, d'une maladie en diathèse et de l'existence des formes soit essentielle (primitive), soit diathésique (secondaire) d'une même maladie. *Entéroptose.*

8° Exemple du processus hépatique et de la succession des symptômes dans une maladie diathésique. *Diabète hépatique alcoolique ;*

9° Exemple du processus hépatique et de la succession des syndrômes dans une diathèse. *Diathèse hépatique alcoolique ;*

10° Existence d'espèces variées de l'hépatisme. Dichotomie, caractères spécifiques ;

11° Recherche des caractères spécifiques, en rapport avec les causes premières, dans les maladies de l'hépatisme. Diagnostic différentiel (1) ;

12° Indications pronostiques et thérapeutiques générales et spéciales. *Tableau synoptique de l'Hépatisme.*

(1) Dyspepsies (dilatation, « dyschlorhydrie », ulcère, atonie, etc.), névropathies (neurasthénies, « dysneurisme » etc.), par *Prélithiase, Précirrhose,* etc , hépatiques, d'origine puerpérale, éthylique « bromatique », impaludique, psychique, etc ; diabètes, lithiases, migraines, rhumatismes, etc., hépatiques, d'origines analogues.

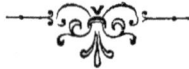

PREMIER LIVRE

RECHERCHE DES SIGNES OBJECTIFS

DANS LES MALADIES DE LA NUTRITION (HÉPATISME)

MÉTHODE

On donne en séméiologie le nom de *signe objectif* à tout caractère anormal de l'organisme que le médecin peut percevoir lui-même à l'aide de ses sens et analyser sans que le malade ait rien à expliquer ou interpréter, sans qu'il intervienne autrement que pour faciliter l'exploration.

La dénomination de *symptôme subjectif* est réservée aux caractères reposant essentiellement sur des sensations anormales perçues par le malade et que le médecin ne peut connaître ni analyser sans qu'ils lui soient racontés, expliqués ou interprétés, en tant que sensations, par celui qui les éprouve.

Pour prendre des exemples dans le domaine de notre étude, je dirai que l'hypertrophie du foie, le clapotage, le ballonnement par insufflation de l'estomac, les taches hépatiques, etc., sont des signes objectifs ; de même sont l'état de la langue, bien que le malade doive ouvrir la bouche, ou les trois premiers degrés de la néphroptose ou le « ressaut » du foie mobile, pour la constatation desquels le malade doit intervenir en faisant de profondes inspirations. Par contre, sont classées parmi les symptômes subjectifs les diverses manifestations spontanées de la douleur, les diverses sensations attestant un trouble perçu dans le jeu des fonctions organiques : tels les névralgies, la faiblesse, l'oppression, la constipation, la diarrhée, le vomissement, la nausée, l'insomnie, l'obsession, l'agoraphobie, etc., etc.

On peut enfin sous le nom de *symptômes mixtes* désigner les caractères objectivo-subjectifs qui reposent sur la sensation subjective provoquée chez le malade par la recherche des signes objectifs ; de ce groupe sont les caractères tirés de l' « épreuve de la sangle », ceux tirés des sensations locales ou éloignées, autres que la douleur banale, éveillées par l'exploration d'un organe donné. Ce sont les signes *expérimentaux*, ceux dont la recherche implique déjà la connaissance d'un certain nombre des symptômes subjectifs et des signes objectifs présentés par le malade.

Quant aux caractères tirés de la qualité, de la quantité des sécrétions, excrétions, rejections, ils ne peuvent être classés parmi les précédents. Dans l'édification du diagnostic, leur analyse ne doit intervenir que lorsque, par l'inventaire des symptômes et signes et leur interprétation, le médecin est déjà sur la piste d'une localisation.

La *marche logique de l'enquête* qui conduira au diagnostic doit être en effet la suivante : de la plainte du malade, c'est-à-dire du symptôme subjectif, conclure à l'organe atteint, c'est-à-dire au signe objectif : l'exploration fera la preuve ; de l'organe atteint, conclure au trouble de la fonction : l'analyse de la fonction (recherche des symptômes mixtes, étude des sécrétions, excrétions) fera la preuve ; du trouble de la fonction, conclure à la pathogénie : les anamnestiques et l'étiologie, celle-ci comportant la notion finale d'une cause première cosmique, feront la preuve. L'indication thérapeutique sera ainsi posée d'elle-même et le traitement, par ses résultats, servira de contrôle à la justesse du raisonnement.

Il faut savoir se passer de la sanction définitive donnée soit par la pathologie expérimentale, soit par l'anatomie pathologique ; telle maladie pouvant ne se réaliser que par l'action progressive de petites causes agissant durant des années et dans des conditions impossibles à reproduire chez les animaux ; telle autre, ce qui est le plus souvent le cas, parce qu'il s'agit de maladies non mortelles, ne se prêtant pas à l'autopsie, l'autopsie même n'étant pas toujours décisive sur la nature de la maladie et la cause de la mort. On y suppléera par analogie, en se basant sur la relation entre les phénomènes observés et les notions d'anatomie et de physiologie normales et pathologiques qui peuvent leur être adaptées, et en appelant le concours de la statistique clinique.

Cette *méthode d'investigation*, tout en partant de l'hypothèse que les maladies dérivent de l'altération d'un organe, n'exclut pourtant pas la possibilité de leur existence sans localisation. Mais *cette méthode exige que l'absence de localisation soit prouvée*. Si les symptômes subjectifs n'évoquent aucun trouble d'organe, il faut, avant de conclure à l'absence du trouble, s'assurer que : 1° tous les caractères subjectifs ont été inventoriés ; 2° qu'aucun trouble d'organe ne peut leur donner naissance, et 3° qu'effectivement aucun organe n'est altéré. Si les symptômes subjectifs ont conduit à l'idée de la localisation dans un organe et qu'on ne trouve aucun signe objectif, il faut, avant de conclure que cet organe n'est pas altéré, s'assurer que 1° tous les signes objectifs ont été inventoriés ; 2° que l'organe incriminé ne peut être malade sans présenter de signes objectifs ; 3° qu'effectivement cet organe fonctionne normalement et qu'aucun des symptômes subjectifs ne lui est imputable.

L'élément fondamental du *diagnostic* des maladies repose donc essentiellement sur la connaissance approfondie de chaque organe ; de la fonction ou de chacune des fonctions de cet organe, s'il en a plusieurs ; des signes objectifs et des symptômes subjectifs auxquels donnent naissance chacune de ses maladies.

Comme il est possible (!) après tout que, dans l'état actuel de la science, nos notions sur ces divers points recèlent encore, sans que nous nous en doutions, quelques inconnues, il faut procéder méthodiquement, comme s'il y avait des inconnues à dégager, surtout dans l'étude des maladies considérées comme exemptes de localisation, en particulier dans les dyscrasies, comme le diabète, la goutte ou la gravelle, les dyspepsies, les névropathies, etc.

Or, la *méthode d'investigation systématique* que je préconise est fertile en surprises. C'est sur ses enseignements que repose toute l'argumentation permettant de proposer une doctrine nosologique en désaccord avec les doctrines classiques. C'est l'exploration de l'abdomen dont les révélations ont été le plus suggestives et en même temps le point de départ de toutes ces recherches.

Quelques exemples vont de suite justifier la valeur de la méthode et l'importance de son application systématique. Je suis obligé de donner les observations détaillées, car ce sont les détails le plus ordinairement négligés qui ont précisément en l'espèce la plus haute portée doctrinale.

OBS. I. — Diagnostic classique : *diabète nerveux;* diagnostic proposé : *Diabète hépatique alcoolique.*

M. B..., 38 ans, entrepreneur, gros, grand, coloré, se plaint d'éprouver depuis un mois une lassitude telle « qu'il ne peut plus aller » ; depuis trois semaines, il a constamment soif, il se lève la nuit pour boire. Il boit en moyenne quatre à cinq litres en vingt-quatre heures et urine à peu près autant. Depuis six mois, le sommeil est médiocre. M. B... s'endort difficilement, il a des cauchemars : il attribue cette insomnie aux soucis d'un procès, aujourd'hui terminé, qu'il a eu il y a six mois. Il se plaint en outre actuellement d'enervement et d'une sensation de « feu intérieur ». Le diagnostic de *diabète* s'impose. Comme cette maladie ne comporte l'idée d'aucune localisation, on procède de suite à l'analyse des urines, dont la teneur en sucre doit confirmer la justesse du diagnostic présumé. On trouve 55 gr. de glucose par litre. C'est donc bien un diabète, et l'on trouve dans les antécédents du malade l'étiologie nerveuse classique de cette maladie. Pronostic grave, traitement par le régime strict, les toniques spiritueux, les alcalins (l'observation de ce malade a été relevée le 12 août 1882).

Procédons autrement et assurons-nous que, conformément à la théorie, aucun organe n'est atteint. Il s'agit d'une dyscrasie, c'est-à-dire d'une maladie générale de la nutrition : c'est dans l'abdomen que se trouve l'appareil fondamental de la nutrition, l'appareil digestif. Palpons l'abdomen. Or, voici que l'on trouve avec autant de facilité que de surprise une énorme *hypertrophie du foie*

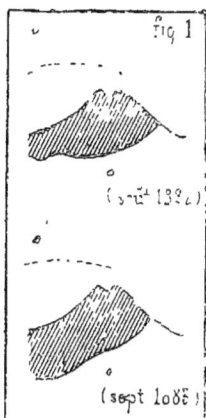

Le foie, qui est indolent et dont la consistance est indurée, déborde la dernière côte au point de mesurer 14 centimètres de hauteur dans la région épigastrique ; sa hauteur totale sur la ligne mammaire est de 18 centimètres (fig, 1).

Est-ce une complication de diabète nerveux ou la coïncidence d'une affection alcoolique, à laquelle on songerait de suite en palpant le foie si le malade n'avait présenté les signes caractéristiques du diabète ?

M. B. n'a jamais été malade; depuis trois ans, au contraire, il a engraissé de 15 kilogr., au point de peser aujourd'hui 182 livres; depuis plusieurs années il a très fréquemment la pituite le matin; depuis l'âge de 20 ans, il boit de quatre à cinq litres de vin par jour et des apéritifs avant chaque repas.

Aujourd'hui, il boit encore beaucoup de vin non seulement pour calmer sa soif, mais encore pour lutter contre sa faiblesse, suivant le conseil, si logique en apparence, qui lui en a été donné. Cette faiblesse se trahit encore par des sueurs profuses, que le malade a depuis longtemps du reste. S'il lui arrive de ne pas transpirer, il a des maux de tête et des vertiges.

L'*alcoolisme* est patent : l'hypertrophie du foie a évidemment précédé le diabète, elle n'en est pas une complication ; au reste, le foie ne peut atteindre un volume ni une densité pareils en trois semaines ; il y a dans les antécédents du malade tout ce qu'il faut pour expliquer cette hypertrophie : d'un côté excès alcooliques, profession, de l'autre pituite, obésité, sueurs qui sont signes d'alcoolisme. Est-ce alors le diabète qui est une complication, causée par les soucis, de la maladie alcoolique du foie ?

Voilà la sagacité du médecin mise en éveil sur la possibilité d'un diabète hépatique d'origine alcoolique. Il devra chercher désormais chez ses diabétiques dont le foie est malade s'il y a des antécédents alcooliques, s'il existe des cas dans lesquels l'alcoolisme puisse à lui seul, et sans l'intervention d'aucune autre cause, comme le chagrin ou les soucis, provoquer l'apparition du diabète. S'il vérifie que cela peut se passer ainsi, il devra chercher si chez les diabétiques non alcooliques l'étiologie trouvée ne peut causer d'abord une maladie de foie avant d'arriver au diabète et, dans le cas où le foie ne présenterait aucun signe objectif anormal, vérifier s'il ne peut arriver que le foie soit malade, bien que sa maladie ne puisse être constatée par les doigts du médecin.

Quoi qu'il en soit, l'hypothèse d'un diabète hépatique alcoolique chez M. X... modifiait d'emblée et le pronostic, placé désormais sous la dépendance de la maladie du foie, et le traitement qui devait être, en outre du régime, la suppression des boissons spiritueuses, les alcalins et l'hydrothérapie.

Ainsi fut fait.

Dès les premiers jours de traitement, réapparition des forces et de sommeil, cessation de l'énervement et de la sensation de feu intérieur ; la miction se réduit à un litre et demi par vingt-quatre heures, il n'y a plus de soif et le malade se félicite de la disparition de deux symptômes dont il n'avait pas parlé : ceux de lourdeur dans l'hypochondre droit et de ballonnement abdominal, qui sont symptômes hépatiques.

Mais son foie a conservé le même volume et la glycosurie est encore : après une semaine, de 55 gr. par litre ; apres trois semaines, de 35 gr.

Il s'agissait donc bien d'un *diabète vrai*, et comme les symptômes rationnels ont disparu, l'hypothèse d'une relation entre les signes persistants de l'hypertrophie du foie et la glycosurie se confirme de plus en plus.

L'année suivante (septembre 1883), le malade declare s'être bien porté après sa cure et durant les huit mois qui suivirent; pendant les trois premiers mois, le poids du corps, qui était obèse, diminua de 6 kilogr. (de 91 à 85 kilog.); à partir du neuvième mois (mai 1883) réapparurent lassitude, faiblesse des jambes, sueurs, soif, polyurie de quatre litres ; les urines renfermaient à ce moment 72 gr. de sucre par litre et des traces d'albumine, en même temps efforts de vomir le

SIGNES OBJECTIFS

matin, une fois vomissement de sang. En septembre, le malade revient
à Vichy : il est à peu près dans le même état, il urine quatre litres en
vingt-quatre heures, a 50 gr. de glycosurie : il se plaint en outre
d'oppression à la montée et depuis quinze jours il ne peut avaler la
viande. Sa gorge est sèche ; il a de l'insomnie au milieu de la nuit,
le foie est dans le même état que l'an passé.

Le traitement dissipe de nouveau tous ces malaises, mais il reste
encore hypertrophie du foie et glycosurie, ramenée à 30 gr.

Le malade avoue que durant l'hiver il avait repris ses habitudes
alcooliques.

Je ne pus dans la suite me procurer d'autre renseignement sur
M. X... que celui concernant sa mort. Il mourut de pneumonie deux
ans après, en 1885.

Cette observation, la première de ce genre que j'aie relevée,
suffit à prouver qu'il faut se méfier des pathogénies et des
étiologies toutes faites et que l'exploration systématique de l'abdomen peut ouvrir des horizons nouveaux pour l'interprétation,
l'étiologie et le traitement des dyscrasies.

Voici un autre cas :

OBS. II. — **Diagnostic classique** : *dyspepsie nerveuse* ; **diagnostic
proposé** : *Entéroptose avec tumeur stercorale, secondaire à une
affection du foie d'origine psychique.*

M. P..., 54 ans, receveur d'enregistrement, se réveille un matin
d'avril 1872 avec la tête lourde comme si elle portait un poids de
100 kilogr., et il a dans la matinée des vomissements répétés ; pendant
un à deux mois il conserva cette sensation de lourdeur, il ne pouvait se
baisser sans éprouver de vertige et il lui semblait que tous les objets
soumis à sa vue étaient animés d'un mouvement « flottant ». Il pesait
alors 83 kilogr., pouvait marcher et même chasser. Il attribua cette
fatigue aux soucis causés par l'un de ses fils, puis il se mit à maigrir,
sans autre malaise, jusqu'en 1875. A partir de ce moment, il se porta
fort bien durant six ans, jusqu'en 1881. A cette époque, nouveaux
ennuis causés par son fils ; la digestion devient mauvaise, douleurs en
ceinture, céphalalgie.

Le 31 mars 1882, entre deux et quatre heures du soir, le malade
éprouve une sensation subjective de secousse et durant une minute
se trouve paralysé du bras droit et du côté droit de la face. A
partir de ce moment surviennent constipation, faiblesse et céphalalgie deux à trois heures après le repas, en particulier si le malade

mange des corps gras ou de la viande bouillie ; insomnie au milieu de la nuit. L'appétit est bon. L'amaigrissement fait de rapides progrès, le malade perd 28 kilogr.; à deux reprises il a eu des défaillances avec sensation de vertige, obligation de s'asseoir; il a des battements subjectifs à l'épigastre qui lui font redouter un anévrisme.

Le médecin consultant très connu auquel il demande conseil en 1884 conclut que la paralysie survenue en 1882 a été due à une embolie, que le malade est atteint actuellement d'une dyspepsie nevropathique, que son battement épigastrique est nerveux et a pour siège le tronc cœliaque ; le malade, après échec du traitement prescrit, se rend à Vichy, où je le vois en juillet 1884.

Les mêmes symptômes ont persiste, le malade est maigre, a un teint pâle un peu bistre. Il ajoute à l'énumération de ses malaises que vers deux heures du soir il a les traits tires, une sensation de delabrement et qu'il se soulage toujours en s'asseyant ou se couchant sur le dos. Il m'apporte une analyse d'urines ainsi résumée : densité 1033, urée 27,83, phosphates 3,5 par litre pour une miction de un litre et demi en vingt-quatre heures; ni sucre, ni albumine.

En 1884, on ne parlait encore ni de neurasthénie, ni de dilatation d'estomac, ni d'artériosclérose. On ne pouvait hésiter ici qu'entre les diagnostics de dyspepsie nerveuse ou d'anémie cérébrale, en redoutant quelque épine cachectisante : un homme qui est tombé malade à la suite de chagrins, qui, à 54 ans, maigrit graduellement de 20 kilogr., a eu une embolie, des défaillances, est pâle et obligé de temps à autre de s'asseoir ou de s'étendre à cause de sa faiblesse, est un homme gravement atteint. L'existence d'un battement à l'épigastre n'est pas faite pour éclairer la situation. Le traitement devait être tonique et antidyspeptique.

Explorons cependant l'abdomen :

On ne trouve rien à la palpation classique en dehors de ce battement épigastrique, mais on remarque pourtant que le ventre est très flasque et alors, en recourant méthodiquement à de nouveaux procédés de palpation, voici ce qu'on découvre : le battement n'est autre que le *pouls de l'aorte* qu'on délimite parfaitement; par le « procede de glissement » spécial à l'intestin, on trouve au niveau de l'ombilic un *cordon transversal;* dans le flanc gauche, un *cordon très mince;* dans le flanc droit, un *boudin étroit :* on les fait rouler, en glissant les doigts dessus, sur les plans sous-jacents. Par le « procéde du pincement » spécial au rein, on trouve dans l'hypochondre droit une *masse mobile* du volume du rein, mais qui semble plus malléable, et finalement, sous la pression prolongée entre le médius et le pouce de la main gauche, donne une sensation légèrement crépitante. Par le « procédé du pouce » spécial au foie, on constate que le pouce parcourt la face inférieure de cet organe d'arrière en avant, atteint le *bord du foie* qui est tres souple et tranchant et le franchit en donnant une sensation de ressaut, puis peut remonter sur la face antérieure du foie qui dépasse le rebord costal de deux travers de doigt.

Chez M. P..., on trouve donc que le côlon est sténosé, abaissé ; qu'il y a dans l'hypochondre droit une tumeur stercorale ; que le foie est abaissé et déformé. L'interprétation de son état actuel et le traitement devaient s'inspirer de cette constatation.

Durant les huit premiers jours, sous l'influence de la cure alcaline et des laxatifs salins quotidiens, la situation s'améliora : les digestions, le sommeil, les fonctions intestinales se régularisèrent, mais le malade se plaignait toujours, en en paraissant fort impressionné, de son délabrement, de sa faiblesse avec les yeux cernés et les traits tirés dans l'après-midi. Je lui conseille une *sangle* pour serrer et relever l'hypogastre, soupçonnant que la diminution de tension de l'abdomen et le prolapsus de l'intestin pouvaient fournir des indications. Les malaises dont il se plaignait encore disparurent le jour même et ne reparurent plus que lorsque la malade quittait sa ceinture. Quant à la tumeur stercorale, elle persista, mais en diminuant de volume, et à chaque exploration on la sentait se dissiper sous la pression des doigts en produisant du gargouillement : elle devait sans doute se reformer peu après. M. P... me quitta en état tres satisfaisant, ayant repris 700 grammes de son poids, alors que depuis longtemps il ne cessait de maigrir.

Je ne le revis plus. Mais cinq ans plus tard (aout 1889), sa femme me dit que M. P. . s'était de mieux en mieux porté depuis que je ne l'avais vu, qu'il garda sa sangle durant un an sans la quitter, puis qu'il ne la prenait ensuite que lorsqu'il se sentait fatigué ; enfin qu'il ne la porte plus depuis deux ans, qu'il engraisse depuis dix-huit mois et qu'il a pu se départir peu à peu du régime que je lui avais conseillé.

De cette observation ne doit-on pas conclure que non seulement l'exploration de l'abdomen doit être systématique, mais encore qu'on doit systématiquement explorer chacun des organes par le procédé de palpation qui lui est spécial ? Est-ce qu'elle n'éveille pas dans l'esprit cette idée nouvelle, que seule pouvait évoquer l'exploration abdominale, d'un syndrôme spécial, entretenu par le prolapsus des organes ; celui-ci engendré par l'amaigrissement, la coprostase et la sténose intestinale ; ces phénomènes placés sous la dépendance d'une fonction viciée du foie ; vice fonctionnel du foie (prouvé par le *stigmate* de l'abaissement et par la dyspepsie) qui aurait lui-même été causé par des impressions morales pénibles et aurait évolué, une fois la cause supprimée, avec la lenteur et la durée si caractéristiques des maladies de foie ? Quoi qu'il en soit de la justesse de l'hypothèse d'une entéroptose secondaire symptomatique d'une maladie du foie d'origine psychique, elle a rendu service au malade, et le fait qu'elle ait pu être posée justifie amplement la haute valeur de la méthode systématique d'exploration de l'abdomen.

Voici un autre exemple :

OBS. III. — **Diagnostic classique**: *tuberculose*. **Diagnostic proposé**: *Entéro-néphroptose puerpérale, compliquée de prélithiase biliaire*.

Mᵐᵉ L... est très maigre, se plaint de faiblesse, d'oppression, elle a une laryngite chronique et la voix est éteinte. Depuis six ans elle est considérée comme phtisique et suit un traitement dont les toniques à l'intérieur et la révulsion aux sommets pulmonaires font la base. Depuis longtemps elle ne consulte plus de médecin. Elle pèse 44 kilogr.

Lorsque je la vis pour la première fois, en avril 1888, le moral et le physique me parurent également déprimés.

Mᵐᵉ L... a eu trois enfants dont l'aîné à une sizaine d'années et le cadet seize mois. A sa deuxième grossesse elle eut une douleur au côté droit et après l'accouchement une douleur localisée au flanc droit qui s'exaspérait par la marche. Après trois semaines cette douleur disparut. Lors de sa troisième grossesse elle eut durant les trois derniers mois une douleur pongitive dans le dos et après la couche elle resta durant trois mois faible « à ne pouvoir se traîner ».

Elle se plaint actuellement de faiblesse, d'oppression et de son extinction de voix. Elle ne tousse pas ; règles régulières, douleurs sacrées et hypogastriques pendant six jours avant.

A l'auscultation on ne trouve rien de vraiment caractéristique.

Je cherchai alors s'il n'y avait pas dyspepsie et je trouvai que la malade avait des pesanteurs après le repas et ne pouvait digérer ni le lait, ni le vin, ni les légumes. L'exploration de l'abdomen s'imposait.

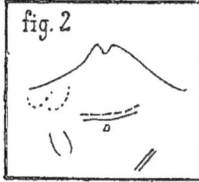

A la palpation abdominale, rien de notable si l'on se borne à la méthode classique ; mais en appliquant systématiquement le procédé du pincement à l'hypochondre droit, c'est-à-dire en pinçant largement la taille au-dessous du rebord costal et faisant respirer profondément la malade, on sent descendre un rein qu'on peut saisir, au-dessus duquel on peut déprimer l'hypochondre, et qui, pendant l'expiration, si on desserre les doigts, remonte entre eux en donnant la sensation de ressaut : c'est une *néphroptose du troisième degré*. En même temps on constate la *sténose des trois segments du côlon* et l'*élongation du lobe droit déformé du foie* (fig. 2).

Je portai le diagnostic d'entéroptose puerpérale et conseillai à la malade de se soumettre au traitement de cette maladie, y compris, en raison de la douleur du côté droit pendant la deuxième grossesse, de la douleur dorsale pendant la troisième, douleurs que je considérai comme prémonitoires de la lithiase biliaire, — et enfin en raison du stigmate hépatique, — y compris, dis-je, la cure de Vichy.

En juillet 1888 fut installé le traitement (sangle, laxatifs, régime, cure alcaline). *Dès l'application de la sangle, disparition instantanée de l'extinction de voix et de l'oppression*, et retour des forces ; la cure s'acheva sans incident. Dès que la malade quittait sa sangle, l'oppression, la faiblesse et l'extinction de voix reparaissaient. Les digestions, bien qu'améliorées, n'étaient bonnes que si le régime était strictement suivi.

En février 1889, Mme L... est enceinte de trois mois, se plaint de pesanteur pendant ses digestions. Je conseillai l'acide chlorhydrique et, malgré sa grossesse, l'usage persistant des laxatifs salins, auxquels Mme L... avait, du reste, recouru jusque-là chaque matin, suivant mes prescriptions.

Le 23 avril, état très satisfaisant. Mme L... a pu supprimer HCL sans perdre l'amélioration qu'elle lui a due.

Le 12 octobre 1889 j'apprends que Mme L... est accouchée depuis six semaines, elle a gardé le lit durant dix-huit jours après sa couche et ses digestions ont été excellentes durant tout le temps de son séjour au lit. Elle avait, sur mon conseil, remis sa ceinture dès le lendemain de l'accouchement, l'extinction de voix qui tendait à reparaître les premiers jours s'est rapidement dissipée. Mais Mme L... ne peut encore s'écarter de son régime, prendre des légumes par exemple, sans douleurs d'estomac. A part cela, les forces sont revenues, l'appétit est bon. Son mari parle de « resurrection ».

Le 27 décembre 1889, Mme L... a pu ajouter à son régime carné des farineux et des légumes, mais les digestions, quoique n'étant plus douloureuses, sont encore lentes ; il y a en outre parfois du gonflement après le repas, parfois une sensation de faiblesse ou de froid général. Considérant ces symptômes comme d'origine hépatique, je conseille une seconde cure à Vichy pour l'été suivant.

Le 12 juillet 1890 deuxième cure de Vichy. Mme L... a de bonnes digestions, malgré qu'elle commence à manger des légumes ; il lui suffit de prendre un laxatif tous les trois ou quatre jours pour avoir des selles régulières ; mais elle est encore peu forte, a l'humeur triste et une douleur constante à l'angle de l'omoplate droite et dans le dos. Elle ne quitte pas sa ceinture qu'elle a renforcée à l'aide d'une pelote semi-lunaire au-dessus du pubis. — On retrouve à la palpation le néphroptose du troisième degré. — La langue est grisâtre. — La cure se passa sans incident et la malade peut sans malaises prendre de tout sauf les haricots verts, les choux et le vin. La douleur de l'omoplate persiste.

Le 2 octobre j'apprends que tout va fort bien, sauf la douleur de l'omoplate droite.

8 mai. Rechute depuis un mois ; Mme L... se plaint de douleurs à l'omoplate droite, à l'hypochondre et à l'épaule du côté droit ; elle a dû se remettre au régime strict et à l'usage des laxatifs quotidiens. Il y a des douleurs d'estomac après le repas. — Néphroptose du troisième degré, élongation de l'extrémité externe du lobe droit du foie, qui est sensible à la palpation. — Je conseille une troisième cure de Vichy, et en attendant, régime strict, bicarbonate de soude avant et HCL après les repas.

4 juin 1891. Mme L... a été améliorée. Elle se porte bien, à condition de ne pas manger de légumes, ni boire de vin ou de lait ; elle prend des laxatifs salins tous les matins. Si elle essaye de se passer de ceinture, elle est essoufflée et ne peut plus parler; elle la prêta comme modèle pendant trois jours et pendant ce temps elle ne pouvait plus monter ses escaliers. Elle se plaint de sa douleur à l'omoplate, douleur qui s'étend à tout le côté droit quand elle est plus fatiguée. Réveil et courte insomnie à deux heures du matin.

A la palpation, boudin cœcal, corde, cordon iliaque, néphroptose du troisième degré, foie déformé.

Cette fois, la cure de Vichy fut plus incidentée : vers le huitième jour, à la suite d'une période menstruelle qui fut en avance de cinq jours, anorexie, insomnie après deux heures du matin, langue saburrale, céphalalgie, brisement général, constipation, urines troubles, sensation de fièvre. Cet état dura une huitaine de jours, en dépit du traitement approprie et de la suspension de la cure qui fut ensuite reprise et pendant la fin de laquelle la malade se porta bien. C'était une congestion hépatique dite « crise thermale », un de ces incidents si fréquents de la cure que je considère comme salutaires et qui me font classer la cure de Vichy parmi les médications substitutives.

Le 29 octobre 1891, c'est-à dire quatre mois après, j'apprends que Mme L... alla bien pendant deux mois, après lesquels elle eut la douleur de perdre un de ses enfants : retour de l'insomnie, de l'anorexie, de douleurs aux reins et à l'hypochondre droit, lourdeurs et crampes d'estomac, obsession, céphalalgie, puis le mieux reparut et il ne restait plus que la douleur du côté droit qui se dissipait progressivement.

Le 1er mai, j'apprends que Mme L... va fort bien depuis six mois, que d'octobre à décembre 1891 il y eut deux crises d'estomac de quelques heures de durée, qu'à partir de décembre la douleur du côté droit s'est définitivement dissipée, le sommeil devenu bon, l'appétit régulier. Mme L... continue à porter sa sangle et à prendre des laxatifs quotidiens. Je crois pouvoir dispenser Mme L... de la nouvelle cure de Vichy, au sujet de laquelle elle me demande mon avis, et je l'engage à passer une saison aux bords de la mer (Arcachon).

En octobre 1892, Mme L... m'écrit qu'elle a continué de se bien porter, va fort bien actuellement, n'est plus obligée, qu'à de rares intervalles, de surveiller son régime ou de prendre quelque laxatif, mais qu'elle ne peut se passer de sa ceinture. Elle se considère néanmoins comme guérie.

Ne retenons pour le moment de cette observation, si intéressante à plusieurs points de vue, que la conclusion suivante : grâce à l'exploration méthodique de l'abdomen, une jeune femme condamnée depuis six ans à mourir de phtisie se trouva au contraire avoir une affection curable, dont on la guérit en effet. Il a suffi pour cela de compléter l'inventaire des signes subjectifs et objectifs et, conformément à la pathogénie indiquée par un signe nouveau, de faire passer au second plan des symptômes subjectifs très apparents, pour mettre au premier des symptômes effacés, mais beaucoup plus importants dans leur signification.

Autre exemple :

Obs. IV. — **Diagnostic classique** : *Dyspepsie gast. o-intestinale.*
Diagnostic proposé : *Hépatisme éthylique (précirrhose?)*

(Aout 18 8.) M. V..., degustateur, quarante ans, se plaint de douleurs d'estomac et de ballonnement abdominal depuis deux ans.

Il y a douze ans il a eu un rhumatisme aigu, garda le lit durant
six semaines, puis dut se servir de bequilles pendant quinze jours
encore. Depuis cette époque, il a eprouve de temps à autre des douleurs, mais depuis trois ans il n'en a plus souffert, depuis une douche
tellement chaude qu'elle le brula et qu'il dut faire soigner cette brulure suivie de desquamation.

Il dit avoir abuse de la bière. Il l'a supprimée et s'il en reprend, le
lendemain matin il se leve avec une céphalalgie qui ne se dissipe que
par des vomissements.

Il y a deux mois, il eut pendant une quinzaine de jours de
l'anorexie, du dégout, des pesanteurs, une douleur à l'epigastre ne
lui permettant pas meme de supporter le poids de son drap et un
amaigrissement de 8 kilogrammes en ces quinze jours.

Actuellement, outre ses douleurs d'estomac et le ballonnement, il
se plaint de faiblesse des jambes, d'insomnie au milieu de la nuit, de
constipation. L'appetit est très bon.

La langue est rose, pàle, il n'y a ni sucre ni albumine dans les urines.

A la palpation, la région epigastrique est sensible à la pression.
Rien autre à noter.

C'est donc là une dyspepsie gastrique, il y a de la sensibilité de l'estomac à la pression et des douleurs spontanées ;
dyspepsie gastro-intestinale, puisqu'il y a en même temps du
ballonnement ; préludant peut-être à un catarrhe gastrique,
puisqu'il y a du rhumatisme et de l'éthylisme dans les antécédents, puisque le moindre écart ramène la pituite le matin

Explorons plus méthodiquement l'abdomen.

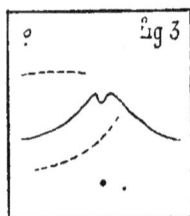

On remarque alors que la zône sensible de
l'epigastre est limitee en bas par une ligne coupant
obliquement le mesogastre. Si, deprimant a l'aide
du pouce gauche la paroi au-dessous de cette
ligne pendant que la main droite en comprimant
le ventre au-dessous fait saillir l'epigastre, on
fait faire au malade un mouvement d'inspiration, on sent très nettement sauter sur la pulpe
du pouce le bord du foie, qui est tranchant, souple et sensible sur

toute la longueur de cette ligne. En déplaçant le pouce le long de
cette ligne du côté de l'hypochondre droit, toutes autres conditions
requises pour l'application du « procédé du pouce » étant remplies, on
constate que le bord du foie saute sur le pouce dans tout l'hypochondre
à quatre travers de doigt du rebord costal (fig. 8). C'est une hypertrophie du foie spéciale, car la région est sonore et souple, c'est une
déformation, un *allongement* (le bord supérieur est à sa place) de la
partie antérieure du foie, dont le développement dans cette région
n'est trahi que par le projettement en bas de son bord antérieur. Le
foie n'était sensible qu'à l'épigastre et c'est le foie qui était sensible à
la pression de l'épigastre et non l'estomac.

Un traitement par la cure alcaline, les laxatifs, le régime, les douches froides, dissipa très rapidement tous les symptômes : le sommeil
reparut, les selles redevinrent régulières, et cette régularité persista
malgré la suppression des laxatifs. Au bout d'une douzaine de jours,
les maux d'estomac, la faiblesse des jambes disparurent. Le malade
dit pouvoir maintenant serrer sans souffrir la ceinture du pantalon.

L'épigastre, de son côté, est redevenu indolent, mais la déformation du foie persiste.

Est-ce que la pathogénie n'est pas entièrement à modifier ?
Le malade présente les symptômes gastro-intestinaux d'une
affection hépatique ancienne ; celle-ci a dû être à un moment
donné soit une congestion, soit une hypertrophie, dont la
déformation est le stigmate. La profession du malade, les habitudes éthyliques, la crise de rhumatisme sont autant de facteurs qu'on peut invoquer pour expliquer la maladie du foie,
peut-être même l'état du foie a-t-il été une prédisposition au
rhumatisme. Depuis lors, le foie conserve une susceptibilité
mise en jeu par le moindre écart et qui se traduit, soit par des
vomissements à jeun, soit, il y a deux mois, par un complexus
symptomatique, qui doit être évidemment rapporté à une
congestion hépatique; la sensibilité à la pression en était le
vestige subsistant encore, et le traitement la fit disparaître en
même temps qu'il rendit au foie une nouvelle activité fonctionnelle.

C'est encore ici l'exploration méthodique de l'abdomen et
le procédé de palpation spécial au foie qui ont ouvert la discussion sur la pathogénie de cette prétendue dyspepsie gastrique.

Je ne puis me résigner à tirer la conclusion qui ressort de ces observations sans en citer encore au moins une dont l'intérêt sera d'autant moins méconnu qu'el'e est l'histoire pathologique d'un de nos confrères; malheureusement pour moi, je n'ai pu voir le malade que deux fois.

Obs. V. — **Diagnostic classique : *Entérite pseudo-membraneuse ; tuberculose probable*. Diagnostic proposé: *Entéroptose symptomatique d'une affection du foie d'origine infectieuse.***

(Mars 1889.) Le Dr X..., cinquante ans environ, est malade depuis dix ans. Il eut alors une période de surmenage, soigna un de ses malades qui mourut d'une maladie virulente, fut atteint lui-même, à la suite, d'un furoncle grangreneux et, parti en Suisse pour s'y reposer, y contracta, à l'occasion d'un refroidissement, une dysenterie infectieuse.

Depuis cette époque il eut a plusieurs reprises, une fois par an, des crises d'entérite glaireuse.

Il y a dix-huit mois, à l'occasion encore d'un surmenage cérébral, parurent les symptômes de dyspepsie flatulente et d'insomnie, et bientôt des troubles persistants des fonctions intestinales.

Deja, depuis sa maladie, il lui arrivait toutes les nuits ou à la suite d'un diner copieux d'avoir de l'insomnie entre trois et six heures du matin : le vin rouge, le lait, les crudités surtout le fatiguaient. Les vacances ne lui faisaient aucun bien, ce qu'il attribuait au manque d'incitation cérébrale, et une cure, suivie, dit-il, irrégulièrement à Vichy il y a trois ans, fut sans bénéfice.

Actuellement il se plaint de son insomnie. Trois nuits sur quatre il se réveille à trois heures sans pouvoir se rendormir avant six heures : il a pris le parti de se lever à trois heures, de travailler jusqu'à six, de prendre alors un petit déjeuner d'œufs, the, palmers et de se recoucher pour dormir jusqu'à neuf. Il a des alternatives de diarrhée et de constipation. Ses selles renferment glaires et membranes, il eprouve des douleurs abdominales presque constantes et des épreintes rectales qui l'obligent a se présenter jusqu'à six a sept fois et presque pour rien à la garde-robe.

Le Dr X... s'amaigrit, eprouve une sensation de lassitude surtout s'il reste debout a la même place. Il s'abstient de vin, lait, crudités, ne prend le soir que des purées et des legumes. Il essaya une diete lactée exclusive de quatre litres par jour, en fut fatigue et vit s'aggraver les symptômes de flatulence.

Après avoir consulté plusieurs sommités médicales, il s'arreta il y a trois mois au diagnostic qui fut posé chez lui d'entérite glaireuse avec entéroptose ; on lui trouva la corde colique. Il se munit alors d'une ceinture de flanelle qu'il bourrait de coton, dont il obtint du soulagement, et qu'il serre davantage quand il est plus fatigué. Enfin il prit 3 grammes de sulfate de soude chaque matin ; les douleurs abdominales et le ténesme rectal persistèrent. Il le remplaça alors par 1 centigramme de calomel, eut une selle plus abondante et fut un peu soulagé.

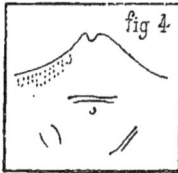

A la palpation je trouve du *gargouillement gastrique* par le procédé du glissement, une *corde colique* très nette, le coude droit du côlon empâté. En faisant inspirer le malade, on sent descendre entre les doigts qui enlacent l'hypochondre (procédé du pouce) le foie qui s'abaisse en masse, est arrondi, indolent, sans qu'on puisse trouver une arête à son bord (fig. 4). C'est un *foie empâté*, mobilisé et dont l'axe transversal est déplacé (le Dr X.. me dit à ce moment qu'à plusieurs reprises il a eu une sensation de gonflement et de douleur dans l'hypochondre droit).

L' « épreuve de la sangle » est positive.

Je proposai le diagnostic : entéroptose secondaire symptomatique d'une affection du foie d'origine infectieuse, le catarrhe pseudo-membraneux n'étant qu'un caractère accessoire de variété, et je conseillai le traitement de l'entéroptose (régime avec suppression des légumes ; sulfate de soude jusqu'à 8 grammes le matin, cascara au besoin le soir ; bicarbonate de soude ; sangle élastique jour et nuit avec pelote à air ; plus tard douches froides (dont le Dr X... était grand partisan).

Le 8 avril je revois le Dr X..., qui, durant les trois premières nuits, dit-il, dormit sans réveil, comme cela ne lui était pas arrivé depuis longtemps : il l'attribue à la suppression des légumes, au sulfate de soude et au bicarbonate de soude ; mais depuis trois jours, à la suite d'une douche froide après laquelle il croit s'être refroidi, il a des douleurs erratiques, de l'anorexie, un mouvement fébrile de 38,5 à 39, de l'insomnie, de la faiblesse, la langue saburrale. Il s'est purgé et soulagé ses douleurs à l'aide de l'antipyrine, plus efficace, dit-il, que le salicylate de soude.

Je ne revis plus le malade, mais j'appris dans le courant du mois (avril 1889) que dans le monde médical on regardait notre confrère comme atteint d'entérite tuberculeuse. Il vit encore aujourd'hui (avril 1892) et donne les preuves d'une activité qui paraît heureusement ne pas devoir se démentir de longtemps.

Si j'ai rapporté ici cette observation, interrompue pour moi au moment de cet accident que j'impute à une congestion du foie, accident auquel sont prédisposés les foies anormaux et qui souvent a une portée critique favorable, si, dis-je, j'ai rapporté ici cette observation, c'est qu'elle montre la haute portée doctrinale et le grand intérêt pratique qui peuvent s'attacher à la constatation de tous les signes objectifs et en particulier de ceux que des procédés nouveaux d'investigation ont fait connaître.

Il n'est pas de peu d'importance dans cette dernière observation de savoir que l'on peut, à la place du diagnostic d'entérite glaireuse, qui équivaut à celui, pour une affection pulmonaire, d'expectoration muqueuse, discuter la substitution d'un diagnostic comprenant : le symptôme entérite, le syndrôme entéroptose, la cause seconde : hépatisme, la cause première : infection dysentérique. Ce diagnostic est rationnel et ses indications thérapeutiques peuvent être fertiles. Il permet d'expliquer la maladie sans faire intervenir la tuberculose.

Enfin, un dernier exemple et je termine :

Obs. VI. — **Diagnostic classique :** *Goutte arthritique.* — **Diagnostic proposé :** *Goutte hépatique*

(Déc. 1889.) M. X..., cinquante ans, ingénieur des mines, a jusqu'à l'âge de vingt-cinq ans joui d'une parfaite santé. Il n'a jamais commis d'excès, mais est gros mangeur. Sa vie est régulière et active, et au moment de s'embarquer pour Madagascar, le médecin par lequel il se fait examiner ne trouve à noter qu'un peu d'herpes inguinal.

Après trois mois de séjour à Madagascar, à la suite d'une nuit passée dehors (incendie de Tamatave), il prend un accès de fièvre intermittente qui cède facilement à une seule dose de quinine. Il rentre en France, où chaque semaine, durant huit mois, il prend régulièrement encore un accès. Enfin, à partir d'un jour où il eut une abondante sudation, il en est débarrassé.

A vingt-neuf ans, alors qu'il habitait depuis trois ans la Californie, pays très sain, dit-il, il est atteint d'un premier accès de goutte au gros orteil.

A partir de l'année suivante et durant dix ans il réside au Japon où il exerce les actives fonctions d'ingénieur en chef des mines du Mikado ; là, à trente-deux ans, deuxième accès, puis les accès dès lors reviennent tous les ans en s'aggravant.

A quarante ans, M. X... rentre en France : les accès continuent à augmenter en nombre et en intensité : toutes les jointures se prennent successivement : pieds, genoux, articulations coxofémorales, épaules, coudes, poignets, doigts et region inférieure de la colonne vertébrale ; chaque année, depuis dix ans, durant l'hiver, il y a ainsi un long et douloureux accès qui cloue le malade durant deux à trois mois au lit et pendant le reste de l'année plusieurs petits accès surviennent encore ; de telle sorte que M. X... a dû renoncer à l'exercice actif de sa profession et que la plupart du temps il marche avec des cannes et les pieds dans des chaussons.

Aucun traitement n'a pu modifier cette pénible situation : ni les cures de Baden ou de Wiesbaden, ni la poudre de Pistoïa (?), prise pourtant avec la ponctualité d'un croyant, ni le régime, dans lequel on avait recommandé de ne laisser qu'une petite place à la viande, ni les alcalins. Quant aux crises aiguës, le malade les traverse en mangeant le moins possible et en supprimant la viande durant les neuf premiers jours, car au moment de la digestion les douleurs augmentent d'intensité ; il combat la douleur par la morphine en injections, le salicylate à la dose de 8 grammes en vingt-quatre heures ne procurant aucun soulagement ; une fois la période aiguë passée, liqueur de Laville et sulfate de magnésie tous les trois jours ; plus tard, contre les douleurs et l'engorgement persistants des jointures, pointes de feu, qui sont efficaces. Il y a deux ans, une des crises a été si grave qu'une consultation a été jugée nécessaire et le pronostic des médecins fut réservé.

Lorsque je vis le malade en 1890, à son passage à Lyon, je le trouvai vieux pour son âge (quarante-huit ans), épaissi, marchant difficilement, sujet à des sueurs profuses après le moindre effort ; l'appétit est bon, il y a deux selles par jour, le sommeil est interrompu presque toutes les nuits durant dix à quinze minutes, la langue est blanchâtre, nul trouble digestif. Les urines ne renferment ni sucre ni albumine.

A la palpation, on trouve le foie debordant le rebord costal de deux travers de doigts sur toute la longueur ; le tissu du foie est résistant, sensible à la pression, l'arête tranchante un peu épaissie.

Considérant que ce foie anormal pouvait jouer un rôle, sinon dans le processus goutteux, tout au moins dans la déchéance de l'organisme, qu'il présentait de grandes analogies avec le foie de certains diabétiques, je me bornai à conseiller à M. X... de manger viande et légumes, mais de supprimer les farineux, y compris le pain, de boire peu de vin et seulement très étendu d'eau, jamais de spiritueux ou de bière entre les repas, de prendre chaque matin, au premier réveil, une dose de 7 gr. de sulfate de magnésie et de faire un exercice suffisant.

En février 1892, deux ans après, M. X... m'écrit ceci : « C'est en automne 189) que j'ai commencé à suivre le régime que vous m'avez indiqué : une cuillerée à café de sulfate de magnésie toutes les nuits et suppression des farineux ; je ne prends à mes repas qu'une petite croute de pain pour manger du fromage. L'hiver 189)-91 a été bien meilleur que les précédents ; je n'ai eu qu'un accès peu douloureux au bras droit...; l'été, sauf un petit accès qui n'a duré qu'une semaine à peine, s'est bien passé. Grâce à vous, je n'ai rien eu depuis cette époque et l'hiver de 18J1-1892 est le seul depuis quatorze ans où je n'aie ressenti aucune douleur. »

M. X... ne se plaint plus que d'un peu d'engorgement au pourtour de la rotule gauche qui l'empêche de marcher plus d'une heure de suite et de ses transpirations trop abondantes dès qu'il se fatigue. Le genou gauche fait entendre des craquements lorsqu'il l'étend ou le fléchit.

Enfin, j'eus encore l'occasion de revoir M. X... en 1893 : les accès ne sont pas encore revenus, la marche est bien plus facile, les forces en bon état, les sueurs moins abondantes ; M. X... a perdu son embonpoint, il est alerte et se propose d'aller au Tonkin.

Il a continué rigoureusement le traitement fort simple que je lui avais conseillé. A deux reprises il a tenté de reprendre l'usage des farineux et dès le quatrième ou cinquième jour il voyait avec terreur reparaitre les douleurs prémonitoires de ses accès. On pense s'il se hâtait de revenir au régime.

Voici donc un homme dans la force de l'âge qui est obligé de renoncer à sa carrière, dont la vie devient de plus en plus insupportable depuis dix ans ; chez ce malade, une interprétation différente de son processus morbide, basée sur les résultats de l'exploration systématique de l'abdomen, conduit à une thérapeutique nouvelle. Celle-ci, d'une simplicité extrême, suffit à produire en fort peu de temps une transformation absolument remarquable et qui, après trois ans, ne s'est pas encore démentie. On peut certes discuter dans ce cas la valeur du raisonnement inductif qui conduit d'abord à explorer le foie,

parce que le malade a la langue blanche, deux selles par jour,
quelques minutes d'insomnie au milieu de la nuit, de la
faiblesse à marcher ; puis à rendre le foie responsable de la
maladie parce qu'il est hypertrophié, induré et sensible et que
les causes susceptibles d'altérer le foie ont de longtemps
précédé l'éclosion de la goutte ; ensuite à trouver dans l'impaludisme ou peut-être l'excès de nourriture, ou peut-être l'hérédité qui tous trois sont des causes avérées de maladie de
foie, la cause première de l'hépatisme du malade ; enfin,
conformément à ces indications, à traiter l'hépatisme et à le
traiter comme on traite le diabète, parce que ce foie ressemble
à celui des diabétiques et parce que l'on peut attribuer l'efficacité du traitement diététique du diabète à son action salutaire contre l'hépatisme dont le diabète ne serait comme la
goutte qu'une des manifestations. Tout cela peut être discuté.
Ce qui est indiscutable, c'est qu'avec ce raisonnement et ses
conséquences on a rendu au malade un signalé service.

En résumé, et ces quelques observations suffisent largement à le prouver, une voie pleine de promesses peut être
ouverte à l'étude, à la connaissance et par conséquent au traitement des maladies, et en particulier de celles qui sont encore
mal déterminées, par l'adoption des principes suivants que je
propose :

A. — *Dans toute maladie chronique dont l'espèce est
indéterminée ou la pathogénie discutable, se méfier des symptômes apparents, redouter une subordination artificielle des
caractères subjectifs et rechercher de parti pris ceux qui
pourraient trahir un trouble dans les grandes fonctions de la vie
végétative : alimentation, excrétion, état des forces, sommeil.*

B. — *Dans toute maladie où l'on peut déceler un trouble
quelconque des grandes fonctions de la vie végétative, — alimentation, excrétions, état des forces, sommeil, — explorer
l'abdomen.*

C. — *Surseoir à toute classification des maladies tant que la physiologie pathologique des symptômes subjectifs, tant que la subordination hiérarchique des signes objectifs ne seront pas irréfutablement établies.*

Ces notions ne sont certes pas irréfutablement établies puisque, dans les six observations que j'ai citées, la découverte de la cirrhose hypertrophique de l'observation I, de la coprostase de l'observation II, de la néphroptose de l'observation III, de la déformation du foie de l'observation IV, de la corde colique et du stigmate hépatique de l'observation V, de l'hypertrophie du foie dans l'observation VI, a été chaque fois l'objet d'une surprise. Cette surprise eût pu être évitée si les symptômes subjectifs révélateurs n'avaient été, conformément à l'interprétation classique, attribués, sans démonstration péremptoire, dans l'observation I à la glycosurie, dans l'observation II à la névropathie, dans l'observation III à la tuberculose, dans l'observation IV au rhumatisme, dans l'observation V au surmenage nerveux ou encore à la tuberculose, dans l'observation VI à la dyscrasie goutteuse.

Il faut donc, avant de s'arrêter aux diagnostics de résignation, tels que ceux de dyscrasie, dyspepsie, « dysneurisme » (neurasthénie), qui sont des diagnostics par élimination, vérifier si l'on a suffisamment éliminé, chercher tout de même et encore des signes objectifs ; si l'on vient à en trouver contre son attente, il faut savoir bravement abdiquer et ne pas pousser l'idée préconçue jusqu'à considérer les signes objectifs comme une conséquence et non une cause de la dyspepsie, du dysneurisme ou de la dyscrasie, c'est-à-dire comme une conséquence et non une cause des symptômes subjectifs ou des excrétions ou sécrétions viciées ! Il me serait facile de citer des auteurs, même fort distingués, qui, sous l'étreinte d'idées à priori, ont soutenu ce singulier raisonnement.

En un mot, et pour me servir de l'expression charmante employée par Féré (1) à propos des études sur la psychiatrie,

(1) FÉRÉ. *La Pathologie des émotions.* Paris, 1892.

il faut *laïciser* la méthode, trouver à tout prix les faits somatiques qui sont les conditions physiques nécessaires des phénomènes d'ordre subjectif.

Mais, autant il faut savoir parfois repousser au dernier rang
les symptômes subjectifs les plus apparents et ceux mêmes répu-
tés les plus « nobles », autant on doit être prudent dans la subordination des signes objectifs, dont les plus silencieux, les plus
difficiles à déceler ont parfois le plus de valeur pathogénique.

Avant tout, il importe de connaître par quels symptômes
subjectifs se traduit tel ou tel signe objectif, de telle sorte que le
diagnostic soit conduit logiquement, comme cela doit être, des
premiers au second. Seule, la statistique clinique, puisque les
autres sources ne nous ont rien appris, peut résoudre le problème, en prenant l'un après l'autre chacun des signes objectifs
et cherchant pour chacun parmi tous les symptômes subjectifs
celui ou ceux qui lui correspondent le plus souvent.

L'analyse des caractères objectifs doit donc, pour cette
étude, précéder celle des symptômes subjectifs qui leur sont
parallèles dans le but d'arriver plus tard à conclure du symptôme subjectif au trouble fonctionnel, même lorsque, ce qui
peut se présenter, l'organe dont la maladie cause ce trouble ne
trahit son altération par aucun signe ou du moins aucun signe
qui soit accessible à la palpation.

Nous en avons dit assez, dans les pages précédentes, pour
montrer que lorsqu'il s'agit d'une « maladie de la nutrition »
il faut systématiquement explorer les organes qui président à
la nutrition, les organes fondamentaux de la vie végétative.
Ces organes sont placés dans la cavité abdominale.

**Il faut, de propos délibéré, explorer l'abdomen
dans toutes les maladies de la nutrition.**

EXPLORATION « MÉTHODIQUE » DE L'ABDOMEN

En général, on n'explore l'abdomen que lorsqu'on est amené par l'analyse des symptômes subjectifs à soupçonner l'existence, soit d'une inflammation locale, soit d'une tumeur, d'un épanchement, soit d'un déplacement d'organe, une hernie par exemple, ou bien lorsque, sous l'empire d'une doctrine pathogénique, on incrimine délibérément l'altération de tel ou tel organe et qu'on cherche le signe objectif correspondant à cette altération, comme par exemple le clapotage dans la dilatation de l'estomac. Dans tous les cas, l'opportunité de l'exploration abdominale est subordonnée à l'interprétation des symptomes subjectifs.

L'exploration classique consiste alors, le malade étant dans le décubitus dorsal, l'abdomen découvert, les genoux pliés, à chercher le signe objectif soupçonné et, si on ne le trouve pas, à déprimer avec la main, puis percuter les différents points de la paroi antérieure de l'abdomen pour y recueillir les anomalies éventuelles de tension, de sensibilité, de densité ou de sonorité qui s'y peuvent présenter. Pendant ce temps, on a noté tout ce que peut apprendre l'inspection.

L'exploration « méthodique » que j'ai proposée (1) diffère de l'exploration classique par quatre points essentiels :

1° Au lieu d'intervenir éventuellement pour vérifier l'altération soupçonnée de tel ou tel organe, pour chercher tel ou tel signe anormal prévu, elle *intervient systématiquement*, en particulier dans les maladies dont la localisation est douteuse ou la pathogénie discutable, pour vérifier si chacun des organes abdominaux est objectivement normal. Elle cherche l'imprévu. Le principe de l'exploration classique repose sur une connaissance, supposée absolue, et le principe de l'exploration méthodique sur l'ignorance, supposée au moins relative

(1) F GLÉNARD. *Méthode d'exploration abdominale in :* à propos d'un cas de neurasthénie gastrique, etc. Province médicale, 1887.

et possible, de la signification vraie des symptômes subjectifs. L'exploration méthodique va au devant des signes objectifs, l'exploration classique attend qu'ils viennent au devant d'elle;

2° Au lieu que l'exploration classique borne la palpation à ne rechercher les signes objectifs que par la paroi antérieure de l'abdomen, et laisse ainsi inexplorés les deux tiers de la cavité abdominale, l'exploration méthodique se compose de : 1° la palpation par la paroi antérieure ; 2° la *palpation par les parois latérales*. Celle ci comprend: (*a*) la palpation bimanuelle de la région lombaire ; (*b*) la palpation, que j'appelle la « *fouille* » des *hypochondres*.

3° En outre des caractères tirés par l'exploration classique de la situation, de la forme, du volume, de la densité, de la sensibilité des organes, l'exploration méthodique *recherche les caractères tirés du mode de fixation des organes et des déplacements qui leur sont imprimés par les mouvements respiratoires.*

4° L'exploration méthodique applique des *procédés spéciaux de palpation* inconnus de la méthode classique, ceux que j'ai proposés sous les noms de « *procédé du glissement* » pour l'exploration de l'intestin ; « *procédé néphroleptique* » ou du « pincement », pour l'exploration du rein ; « *procédé du pouce* » pour l'exploration du foie et de la rate.

En un mot, ce que j'appelle « l'exploration méthodique » est une *palpation* qui doit être systématique, dont les enseignements doivent être toujours recueillis, en particulier dans les cas où la palpation classique a déclaré que tout était normal, et à l'issue de laquelle le médecin doit être en état d'affirmer *ou de nier* l'existence ou la possibilité de constatation des caractères suivants: battement épigastrique, clapotage de l'estomac; ceux que j'ai fait connaître sous les noms de « boudin cœcal, corde colique, cordon sigmoïdal ; » ceux de rein mobile avec les « degrés de mobilité » que j'ai signalés ; ceux de foie « déformé, abaissé, sensible sans hypertrophie, à ressaut, » que j'ai récemment décrits; de rate mobile, tumeur stercorale, calcul enchatonné, etc.; tous caractères que rien, le plus souvent ne

fait soupçonner, qu'on méconnait si on n'y a pas songé, si on
ne les a pas spécialement cherchés et qui échappent par conséquent à une palpation générale, faite au hasard, de la paroi
antérieure de l'abdomen. Dans combien d'observations de
dyscrasies, dyspepsies ou névropathies, même parmi les plus
savamment relevées, trouve-t-on la preuve de l'existence *ou
de l'absence* de ces caractères ?

A côté du précepte qu'il faut explorer l'abdomen dans
tous ces cas, je puis donc placer le suivant :

*Toute exploration de l'abdomen doit être méthodique et
comprendre la palpation de la paroi antérieure, la palpation
bimanuelle de la région lombaire et la fouille des hypochondres. En outre, chacun des organes doit être interrogé par le
mode de palpation qui lui est spécial. Enfin, chacun des caractères objectifs anormaux, que peut présenter un organe, doit
être recherché de propos délibéré.*

J'insiste parce que ces préceptes ne sont nulle part appliqués ni recommandés et qu'avec la palpation classique on
passe, sans les relever, à côté de caractères très importants,
auxquels il faut songer pour les chercher, et qu'il faut savoir
chercher pour les trouver. En un mot, il faut agir pour le foie,
le rein, le tube digestif, comme on agit pour le cœur, le
poumon ou l'utérus. Il faut pouvoir affirmer qu'on n'y a rien
trouvé d'anormal.

. Quant à la *percussion* appliquée à l'exploration des organes
abdominaux, son rôle, bien que mis au premier plan par tous
les auteurs, n'a réellement ici qu'une portée restreinte. La
percussion ne doit intervenir que pour compléter, s'il est besoin,
les données fournies par la palpation. En dehors de cela, elle est
inutile ; elle peut même égarer le diagnostic par les fausses
indications qu'elle donne, soit en raison de la « pénombre
sonore », si j'ose ainsi dire, qu'un organe creux répand sur les
organes pleins de son voisinage, soit en raison des différences
de sonorité allant parfois jusqu'à la matité (Piorry) que peut
présenter un organe creux suivant la tension gazeuse de son
contenu (tumeurs fantômes).

Une fois ces principes posés, je me bornerai, ne prétendant pas faire œuvre didactique, à relever, parmi les caractères tirés de l'exploration abdominale, ceux qui intéressent les maladies de la nutrition (arthritisme, hépatisme) et plus spécialement ceux que de nouveaux procédés de palpation ont fait connaître. Les signes objectifs seront étudiés en procédant par organe et non par région, la plupart des organes abdominaux exigeant, pour que leur description séméiologique objective ne soit pas éparpillée, l'exploration de plusieurs régions et l'emploi de plusieurs modes de palpation. Nulle étude ne saurait mieux faire valoir l'importance d'adjoindre systématiquement, à l'exploration classique par la paroi antérieure, l'exploration, que je préconise, de l'abdomen par ses faces latérales.

Je suivrai dans ma description l'ordre naturel imposé par l'anatomie à la palpation, celui qui va des organes superficiels aux organes plus profondément situés, des organes dont l'exploration est le plus simple à ceux dont elle est le plus compliquée. Il est tout à fait remarquable que ce soit précisément suivant cet ordre qu'on apprenne à connaître les divers procédés dont je propose l'adoption ; suivant ce même ordre, qu'on soit amené à détrôner du premier rôle pathogénique, — dans la perturbation digestive à laquelle prennent part tout les organes reliés par la solidarité fonctionnelle, — d'abord l'estomac, auquel le réserve encore l'école actuelle, et qui doit être destitué de ce rôle au profit de l'intestin, puis, ensuite l'intestin que l'on destitue en dernière analyse au profit du foie. Arrivé là, on acquiert la conviction que la nouvelle hiérarchie pathogénique ne peut plus être bouleversée, qu'elle répond à la nature des faits. On se convainc surtout qu'il n'y a pas de signe pathognomonique, ou que, du moins, ils sont fort rares, que les éléments d'un diagnostic *utile* sont multiples et que l'analyse objective, fut-elle parfaite, ne donnerait qu'une idée incomplète, et souvent erronée, de la maladie sans le concours des anamnestiques et des symptômes subjectifs.

Pour s'en persuader, il faut savoir « *écarter tout appareil livresque* » et se placer résolument en face de la nature.

CHAPITRE I

INSPECTION ET PALPATION GÉNÉRALE
DE L'ABDOMEN

L'exploration méthodique des organes abdominaux à l'aide de la palpation spéciale à ces organes doit être précédée, bien entendu, de l'*inspection* et de la *palpation générale* de la face antérieure de l'abdomen, qui sont les opérations préliminaires obligées, je dirais presque involontaires, de toute investigation. Je me bornerai à relever, parmi les signes qui peuvent nous intéresser et dans le cadre restreint des maladies dont nous nous occupons, ceux qui sont de notion peu courante ou ceux qui, négligés jusqu'ici, méritent d'être tirés de l'obscurité.

Position du Malade et du Médecin

Le malade sera couché sur le dos, sans cambrure aucune, les épaules à peine relevées par un coussin, les bras allongés le long du corps, les *jambes étendues, et non fléchies*, ainsi qu'on le recommande généralement, en résolution complète, *périndè ac cadaver*. L'abdomen doit être mis tout à fait à nu entre deux lignes passant, l'une par le pubis, l'autre par le sillon sous mammaire (1).

(1) Cslbi (*Die klinischen Untersuchungsmethoden bei Magenkrank-heiten, Wiener Klinik,* Juin 1892 p. 180), après avoir reproduit ma description des signes objectifs de l'Enteroptose et en avoir confirmé la justesse et la valeur clinique, ajoute : « en ce qui concerne l'exploration abdominale chez les femmes, je placerai ici cette remarque générale, que nous pratiquons cette exploration toujours à nu, ainsi que le comporte toute investigation medicale, en ménageant, bien entendu, le plus possible la pudeur feminine. »

Quant au médecin, il se placera indifféremment à gauche ou à droite du malade ou, du moins, il devra s'être exercé à palper aussi bien, qu'il soit de son côté gauche ou de son côté droit. Son attitude variera suivant les différents procédés de palpation auxquels il devra avoir recours, c'est-à-dire suivant la position qu'il devra donner à ses mains sans leur rien faire perdre de la surface de contact, de la souplesse, de la douceur, parfois en même temps de la fermeté, nécessaires à une palpation qui veut se renseigner exactement ; or, pour conserver ces qualités, la main doit, autant que possible, rester dans l'axe de l'avant-bras, l'avant-bras, par conséquent, se mouvoir dans le plan du malade ; de plus, l'avant-bras doit être fléchi à angle obtus, presque à angle droit, sur le bras et celui-ci être à peine écarté du tronc ; en un mot, aucun effort inutile, pouvant nuire à la délicatesse du toucher, ne doit intervenir dans la position des mains.

La palpation méthodique doit s'exercer d'abord avec une seule main, et avec la paume des doigts et non leurs extrémités, afin de ne pas provoquer de contractions des muscles abdominaux, puis ensuite avec les deux mains. L'emploi simultané des deux mains est nécessaire, soit dans la palpation antérieure, pour comparer les régions symétriques des deux côtés de la ligne médiane ou se renvoyer une sensation tactile de l'une à l'autre, soit, dans la palpation latérale, pour appliquer les procédés spéciaux à la « fouille » des hypochondres ; or, les conditions anatomiques des parois de l'abdomen, aussi bien que la topographie des viscères, comme nous le verrons plus tard, exigent que l'abdomen soit abordé de bas en haut par les mains, dont l'extrémité est dirigée vers la partie supérieure du corps, et que les avant-bras du médecin, qui fait face au malade, soient, non seulement dans le plan du malade, mais qu'ils soient placés et puissent se mouvoir l'un à gauche (l'avant-bras droit), l'autre à droite, (l'avant-bras gauche), de la ligne médiane du sujet examiné.

Si donc, pour la palpation avec une main, on peut rester dans la station verticale, *pour la palpation abdominale à deux mains, le médecin doit être assis sur le bord de la couche où repose le malade.* C'est la seule attitude qui lui permette de palper méthodiquement, quelle que soit la hauteur de la couche, et, sans changer de place, de palper chaque région, de palper chaque organe dans les conditions requises par l'application du procédé qui leur est spécial. Dans cette position, un des

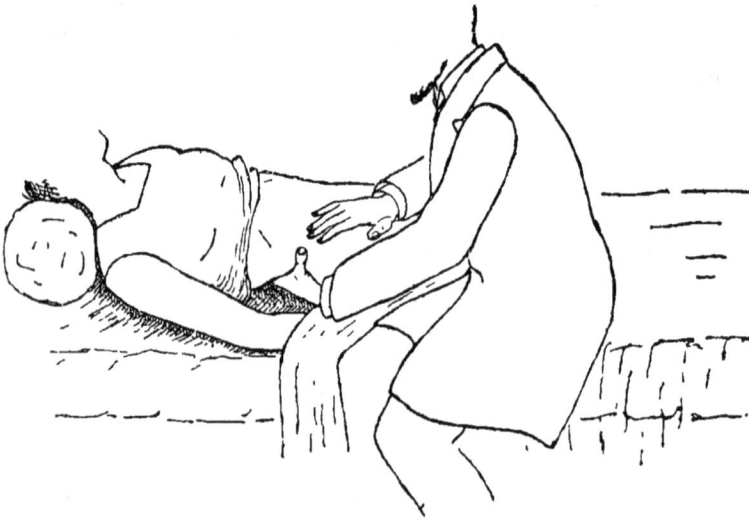

(Fig 5)

Position du médecin pour l'exploration « méthodique » de l'abdomen

(Les mains occupent, dans cette figure, la place qu'on doit leur donner pour la « fouille » de l'hypocondre et en particulier pour la recherche de la mobilité du rein droit, suivant le procédé « néphroleptique » ou du « pincement » de Glénard).

avant-bras du médecin, (le droit s'il est assis à droite du malade, le gauche s'il est assis à gauche), se transporte de l'autre côté de la ligne médiane du sujet. Il faut donc que celui-ci ait les jambes étendues et non pliées, non seulement pour que la résolution musculaire soit complète, mais pour permettre le libre jeu du bras du médecin dont le coude, sans cela, heurterait les genoux du malade. (Voir figure 5.)

Cette attitude ne choquera aucun malade si le médecin a soin de commencer son examen en se tenant debout et en paraît vouloir s'asseoir que pour apporter, ce qui est vrai,

plus de rigueur à son exploration. Le malade lui en saura
gré au contraire. « Tout peut se faire décemment en médecine »
a dit Féréol (1), en parlant de l'attitude que je recommande
et après avoir reconnu qu'elle était une condition indispensable
à la recherche des signes objectifs que j'ai signalés (2).

Charpentier (3) et Trastour, de Nantes, (4) ont récemment
recommandé, pour l'exploration de l'abdomen, de palper le
malade par la méthode de l' « amplexation », telle que l'em-
ployait Chassaignac lorsqu'il recherchait la crépitation dans
les fractures des côtes. Dans cette méthode, ou bien, le malade
étant debout, le médecin se place derrière lui et lui embrasse
le tronc avec les bras, de manière à appliquer la face palmaire
des mains sur la région abdominale du malade (Charpentier),
ou bien, le malade étant dans la position assise et antéfléchie,
le médecin s'assied lui-même à sa droite, pose à plat la main
gauche sur la région lombaire, en pressant d'un côté puis de
l'autre, pendant qu'il explore, avec la main droite, toute
la cavité abdominale (Trastour). Les sensations ainsi perçues
par les mains seraient plus nettes et plus délicates.

Il est bien certain qu'en matière de technique l'habitude
est un facteur important, que la virtuosité peut s'acquérir de
façons différentes et que l'équation personnelle joue un rôle
dans les résultats que donne telle ou telle méthode, suivant

(1) *Bull. acad. med.* Rapport de FÉRÉOL. Séance du 17 juin 1890. N° 604.

(2) Il sera préférable, quand on le pourra, d'examiner le malade couché
sur un lit plutôt que sur une chaise longue, celle-ci étant le plus souvent
trop courte pour que le malade soit complètement étendu, ou trop étroite
pour que le médecin puisse s'asseoir sur le bord, le malade étant couché.
Comme, d'un autre côté, l'exploration de l'abdomen a le triple inconvénient.
dans le cabinet du médecin, d'obliger le malade (surtout s'il s'agit d'une femme) à l'ennui de se dévêtir et revêtir seule, de faire perdre un temps précieux
pendant l'heure des consultations, de s'exercer en pleine activité digestive
des organes à examiner, il sera préférable, quand on le pourra, de renvoyer
au lendemain matin, avant le lever de la malade, l'exploration de son abdomen,
c'est la pratique des médecins exerçant à une station thermale, pratique, il
est vrai, singulièrement facilitée pour eux par le groupement de leur clientèle
dans un périmètre restreint.

(3) CHARPENTIER *De la palpation de l'abdomen et du thorax par
l'amplexation.* Rev. gén. de clinique. 2 juil. 1890.

(4) TRASTOUR. *De la technique de l'amplexation.* Ibid. 16 juillet 1890.
— *Les déséquilibrés du ventre; entéroptosiques et dilatés.* 2° étude. Paris
Coccoz. 1892.

le clinicien qui l'applique. En ce qui me concerne, et je le dis
en toute humilité, j'ai trouvé, après l'avoir expérimentée, la
méthode de l'amplexation passible, en tant que méthode générale
de palpation de l'abdomen, des quatres objections suivantes :

1° L'accès des organes logés dans l'hypochondre est moins
facile dans la station debout que dans le décubitus dorsal ; ou
bien le malade se cambre et alors la tension de la paroi nuit à
la pénétration des doigts ; ou il se courbe en avant, et alors
l'accroissement du diamètre antéropostérieur de l'abdomen
éloigne de la paroi les organes profondément situés ; en outre,
le diaphragme est refoulé par les viscères (Potain);

2° L'effort que doit faire le médecin pour déprimer la paroi
abdominale et, quand il le faut, en sens inverse, la région lombaire, est bien plus pénible, bien moins efficace : le médecin
est mal placé;

3° Le champ de mobilité des organes sous l'influence des
mouvements respiratoires, champ dont l'étendue peut être si
bien utilisée par les procédés de palpation que je recommande,
se trouve réduit par l'abaissement des organes sous l'action
de la pesanteur;

4° Les vêtements du malade sont un réel embarras, quand
ils sont relevés : il faudrait alors, ou mettre le malade complètement à nu, ou les faire relever par un tiers.

Je dirai donc, à mon tour : qu'on essaye la palpation abdominale telle que je la préconise, le médecin assis au bord de la
couche et faisant face au malade, ses mains placées comme je
le conseille pour l'application des procédés spéciaux à chaque
organe, et l'on verra bien s'il est possible d'espérer plus,
d'espérer même autant de n'importe quelle autre méthode
générale de palpation. Ceci n'exclue nullement l'adoption, pour
certaines recherches spéciales, de la station assise ou debout
du malade, recommandées par les éminents cliniciens que j'ai
cités.

Inspection

On notera d'abord la *forme générale du ventre*, à laquelle les notions récentes sur le rôle pathogène de la Splanchnoptose donnent un intérêt séméiotique tout nouveau : on ne pouvait le soupçonner alors qu'on ignorait même la possibilité d'une relation entre la tension abdominale et la statique des organes, entre celle-ci et les fonctions de l'appareil digestif. Le ventre est-il volumineux, il peut être proéminent, se soutenant bien, relevé, ou bien, au contraire, être étalé, cédant à son propre poids, s'affalant sur les côtés, descendant sur les cuisses. Cette dernière forme est celle des ventres étudiés par Guéniot (1) et, chose remarquable, ce n'est pas, en général, avec de pareils ventres que se rencontre le syndrome de l'Entéroptose : de tels ventres sont rarement des ventres de dyspeptiques, encore moins des ventres de névropathes. C'est un prolapsus graisseux cutané qui, loin d'impliquer le prolapsus splanchnique ou le défaut de tension de l'abdomen aurait, au contraire, un résultat opposé d'après Guéniot, qui l'explique de la façon suivante: « privés de l'appui que leur fournissaient les couches tégumentaires, bientôt ils (les muscles de la paroi) se contractent d'une façon exagérée, du moins quand la femme est debout, afin de soutenir à eux seuls le poids des viscères abdominaux. Cette sorte de contracture, ou mieux cette tension anormale, ne tarde pas à provoquer en eux de la fatigue et une certaine irrégularité d'action. D'autre part, la pression intra-abdominale s'en trouve accrue et la masse intestinale quelque peu rapetissée ». Quoi qu'il en soit, notons le fait que les conditions de la « Laparoptose » ne sont pas les mêmes que celles de « l'Entéroptose », et d'un ventre prolabé ne concluons pas à des viscères abaissés, ni à

(1) GUÉNIOT. *Du Prolapsus graisseux de l'abdomen chez la femme.* Arch. tocologie, 1878. — Je reviendrai plus tard sur la deuxième étude de M. Guéniot : « Du prolapsus pariéto-viscéral », qui a paru en 1885 seulement, trois mois après mon premier mémoire sur l'Entéroptose. C'est donc à tort que Bouveret, entre autres (Traité des maladies de l'estomac, 1893), considère Guéniot comme un précurseur de la doctrine de la Splanchnoptose.

de l'hypotase abdominale. Soupçonnons plutôt l'Entéroptose si le ventre est en sablier, gourde, bissac, avec sillon intermédiaire passant un peu au dessus de l'ombilic, ou encore s'il est aplati à l'épigastre et globuleux dans la région sous-ombilicale ; on le voit également revêtir cette forme, soit dans la Maladie de Reichmann, soit lorsqu'il y a Ectasie gastrique ou Gastroptose. L'aspect contraire peut exister et l'on peut voir l'abdomen ballonné à l'épigastre et le reste du ventre flasque : il s'agira de décider si ce ballonnement est le fait du foie, du colon ou de l'estomac. Enfin, le ventre peut être rétracté, peut être creusé en bateau, etc., etc.

On aura noté, en passant, la valeur de l'angle sous lequel se rencontrent, vers l'appendice xyphoïde, les lignes des rebords costaux de chaque côté : très obtus, il doit laisser soupçonner une hypertrophie chronique du foie dont on trouvera soit les anamnestiques, soit les signes actuels, soit les stigmates (mobilité, abaissement) persistants ; est-il presque aigu, il faut s'attendre à une déformation hépatique avec prolapsus du foie et des autres viscères.

Un autre signe présomptif en faveur de l' « Hépatoptose », c'est la *forme de l'ombilic* qui, dans ces cas, se présente comme s'il était tiré en arrière et en bas dans la direction du promontoire. C'est le ligament suspenseur du foie (grande faux de la veine ombilicale) qui est tiré en bas par le poids de l'organe abaissé et dont la résistance oblige même le foie à s'échancrer profondément en se bilobant pour obéir à la pesanteur. Nous aurons à revenir, à ce propos, sur les remarquables travaux de Faure (1). L'ombilic est fréquemment le siège d'une hernie, surtout si le ventre est gros et proéminent, et surtout chez les femmes.

Chez les sujets très maigres, on peut voir les mouvements péristaltiques de l'estomac onduler lentement sous la peau. Nous y reviendrons. Nous reviendrons aussi, à l'occasion du

(1) FAURE. *L'appareil suspenseur du foie, l'hép itoptose et l'hepatopexie.* Th. Paris 1892.

battement épigastrique, sur les pulsations qui sont visibles dans cette région. De même, on peut voir dans le flanc droit le cœcum formant un ovoïde saillant bien limité, qui s'efface spontanément pour reparaître après ; notons encore la possibilité de voir la vésicule biliaire distendue, formant sous le rebord costal droit une tumeur érigée, saillante à l'œil nu, ainsi que j'en ai vu plusieurs cas.

On aura pu noter en outre parfois quelques *éruptions caractéristiques*, telles que les éphélides, que je considère comme des«stigmates hépatiques» et qu'on voit le plus souvent rangées en série linéaire transversale à la ceinture, le plus souvent à gauche du tronc ; ou les excoriations causées par le grattage dans le prurit des ictères, ou enfin les arborisatrions dessinées sous la peau par les *veines sous-cutanées dilatées.* Ott (1) a signalé dans l'Entéroptose la présence, observée par lui chez neuf malades atteints de cette maladie, de varices des veines épigastriques qu'on voit se dessiner sous la peau à partir des régions inguinales sous forme de cordons vasculaires bleuâtres ; il en rapporte la cause à la gêne de la circulation en retour des veines cave et iliaques par le fait des conditions anatomiques de l'Entéroptose.

Citons, en dernier lieu, les *vergetures* dont le nombre et les dimensions donneront une idée des désordres mécaniques et peut-être trophiques (Kirschstein, Cerné) qu'a pu causer la grossesse et du rôle possible de celle-ci dans l'étiologie.

L'*aspect de la peau* sera également noté : elle peut être lisse, cireuse, luisante, s'il y a de l'œdème ; sèche, terne, couverte d'écailles furfuracées dans le diabète maigre ; elle forme parfois une membrane flétrie, horriblement ridée. Les grandes rides concentriques à l'ombilic et formant un arc de cercle au niveau du pubis et des plis inguinaux sont signes d'entéroptose. Parfois la peau paraît si mince qu'on la croirait susceptible de se rompre au moindre effort.

(1) Oтт. *Ueber die Glenard'sche Krankheit. Prager med. Woch.* 1892, n° 46.

Palpation générale

Avant de procéder à la palpation, dite profonde, que
j'appelle palpation spéciale des organes, on déprime lentement,
légèrement, à l'aide de la paume des doigts juxtaposés, les
divers points de la surface abdominale afin d'y recueillir et
apprécier par comparaison les signes relatifs à la sensibilité ou
à l'élasticité de ces points. A l'état normal, l'abdomen doit être
partout indolent et d'une souplesse modérément élastique
partout homogène.

On aura noté si la peau est sèche ou moite ou mouillée par
la sueur, si elle est visqueuse ou rugueuse, si le pannicule
adipeux est plus ou moins épais, si la température au toucher
est partout la même ; on peut remarquer, en particulier chez les
sujets gras, uricémiques, que la région épigastrique donne
parfois une sensation de fraîcheur qui contraste avec celle
donnée par les autres points de l'abdomen. Il faut alors
soupçonner l'hypertrophie du lobe gauche du foie. Un auteur,
Karl Kettlé (1), croit pouvoir délimiter les organes abdominaux
par la différence de sensation thermique qu'ils donnent à la
main appliquée sur les téguments qui les recouvrent.

En ce qui concerne la **sensibilité**, on peut rencontrer, en
particulier chez les sujets gras, ou, à ce qu'il m'a semblé,
chez ceux atteints soit de lithiase rénale, soit d'alcoolisme,
une véritable hyperesthésie, une sensibilité au chatouillement
telle qu'on doit renoncer à toute exploration.

Il est très fréquent que la pression éveille de la douleur en
l'un des points suivants :

a. Sur une zone de deux travers de doigt à partir et au-dessus
de l'ombilic ; moins fréquemment plus haut, presque jamais au-
dessous : le côlon transverse est le siège de cette douleur:

_____

(1) KETTLÉ *Wiener medizin. Blatt*, 1889 n° 22.

b. à l'extrémité de la neuvième côte droite : c'est le foie qui
est sensible et non, comme le pensent G. Sée et Mathieu,
le pylore, nous y reviendrons; c. dans le flanc droit, parfois dans
le flanc gauche : c'est le cœcum ou l'S iliaque, et non, ainsi
qu'on le croit, l'ovaire.

La douleur a souvent pour origine une occlusion gazeuse
que dissipe la pression. Dans l'hypochondre droit l'hyperesthésie peut atteindre un si haut degré que la pression la plus
légère, la percussion la plus superficielle y sont intolérables.
Dans le flanc droit, il est des cas où le moindre frôlement
peut provoquer des crises nerveuses. Il est bon d'en être
prévenu pour que cette recherche des points sensibles soit
toujours commencée avec ménagement. C'est ainsi que, chez
une malade, la palpation, pourtant très légère, provoqua,
à deux reprises, une crise pendant laquelle la tête était agitée
d'un mouvement alternatif rapide de rotation à droite et à
gauche sur l'oreiller; chez une autre il y eut instantanément
de l'oppression, un flux de larmes, et cela, dans ces deux cas,
sans aucune trace d'inflammation aigue de la région cœcale.

Parfois, le malade appelle l'attention du médecin sur un
point profondément situé à droite ou à gauche de l'ombilic
dont il a découvert, lui-même, que la pression était douloureuse. Il n'est pas facile de préciser le siège de cette douleur,
après qu'on en a vérifié l'existence : elle peut siéger dans l'un
ou l'autre des uretères. Nous y reviendrons.

Il est des malades chez lesquels la sensibilité exagérée d'un
organe sous-jacent provoque, dès l'approche de la main, une
contracture des muscles de la paroi : on observe en particulier
cette contracture dans le muscle droit antérieur du côté droit,
vers son attache costale. Il y aura lieu de soupçonner chez de
tels malades que le lobe médian du foie est le siège de
quelque inflammation ou congestion; le muscle se contracte
pour le mettre à l'abri de la douleur que provoquerait la
pression. C'est une autre variété de ce qu'on a appelé les
« tumeurs fantômes » de l'abdomen.

On ne se bornera pas à noter que tel ou tel point est sensible à la pression, il faudra : — délimiter exactement le siège précis et la zône de cette sensibilité ; — préciser le caractère de la douleur provoquée localement et la nature des malaises que la pression peut éveiller à distance ; — observer si les sensations du malade diffèrent suivant que la pression est limitée à un point ou étendue à une zône plus large, — si sa douleur s'aggrave ou se calme par la persistance de la pression, — si la pression cause plus ou moins de douleur qu'un léger tapotement.

Ces signes seront souvent précieux, ainsi que nous le verrons, pour le diagnostic de la localisation organique de la douleur, lorsqu'il s'agira, par exemple, de décider si une douleur éveillée par la pression à l'épigastre a pour siège le foie, l'intestin ou l'estomac ; ils seront parfois précieux pour fixer sur la nature de la maladie,

Une fois notés les points sensibles, on relèvera ceux où la main rencontre une **résistance anormale**, on en précisera le caractère de densité, de sonorité et les limites. Il est trois sortes de tuméfaction qu'il faut toujours chercher systématiquement dès la palpation générale, parcequ'elles peuvent exister sans que les symptômes subjectifs, du moins ceux jusqu'à ce jour utilisés, mettent sur la voie : ce sont l'hypertrophie du foie, l'utérus en gestation et le fibrôme utérin (1). Maintes fois j'en ai fait la découverte absolument inattendue.

Avant de procéder à la palpation spéciale, il faut encore avoir apprécié le degré de la **tension abdominale**. En l'absence d'un élément de mesure qui nous manque encore, on aura une idée approximative tout d'abord par le « degré de depressibilité » sous la pression, par celui de la « mobilité latérale et surtout verticale » qu'on peut imprimer au ventre.

(1) **Ce ne sont** évidemment pas ces malades que voient les chirurgiens dont l'avis est que tous les fibrômes utérins doivent être opérés. (Congrès de chirurgie. Paris 1893),

La distinction acceptée par Trastour (1) entre les *ventres mous* et les *ventres tendus* est absolument clinique.

La tension et le volume de l'abdomen sont loin d'être parallèles ; un ventre maigre peut être dur et tendu, un ventre gros, même se soutenant apparemment bien, peut être mou et flasque, c'est-à-dire, dépressible au point qu'il soit facile d'en explorer les moindres recoins : c'est avec des ventres présentant ce dernier contraste, ventres « mobilisables » dans tous les sens, qu'on trouve souvent les symptômes de l'Entéroptose.

Il existe des cas dans lesquels la tension abdominale est de telle sorte qu'on croirait palper un ventre en caoutchouc ; les intestins sont bosselés, saillants, sonores, on les prendrait avec les doigts ; en les comprimant ils ont l'air de diminuer de volume au lieu de se déplacer : dans des cas pareils, il y a dilatation intestinale sans tension et celle-ci s'accompagne de dilatation vraie de l'estomac.

Dans d'autres cas, le ventre est rigide mais sans élasticité, il est pâteux et l'on ne peut le faire mouvoir latéralement : il y a lieu alors de soupçonner des adhérences péritonéales, fixant entre elles les anses de l'intestin et de rechercher dans les antécédents un processus inflammatoire, de nature tuberculeuse ou autre. Dans quelques cas, il paraîtra manifeste qu'on se trouve en présence de quelqu'une de ces brides épiploïques qu'on rencontre si souvent sur le cadavre, et il y aura lieu de chercher si la pathogénie s'éclairerait du trouble soupçonné dans la dynamique gastro-intestinale.

Parfois le déplacement latéral imprimé au ventre provoque une sensation de serrement, presque de colique, au niveau du mésogastre : ce peut être un indice de sténose du côlon transverse et l'on n'oubliera pas, plus tard, de rechercher avec soin la « corde colique ».

(1) TRASTOUR, loc. cit.

Dans certains cas, le déplacement latéral s'obtient avec une telle facilité, sous la moindre impulsion, que certains ventres gros paraissent réellement flottants.

On n'aura pas oublié de penser à l'ascite (et, par la même occasion, à l'œdème des pieds), s'il y a quelques indices, et de les rechercher par les procédés classiques.

On peut encore apprécier la tension abdominale par l'état de la paroi dans sa partie musculo-membraneuse. L'étude de la *ligne blanche* et des *flancs*, dans la résolution musculaire et dans l'effort de redressement du tronc, pour passer du décubitus dorsal à la station assise sans le secours des bras, comporte des enseignements utiles. Dans le décubitus, à l'état normal, la palpation ne peut reconnaître la ligne blanche, mais dans l'effort du redressement, si le sujet est très musclé, peu gras, on voit se dessiner la saillie des deux droits et l'interstice médian qui les sépare ; si le sujet est très maigre, on peut voir dans la partie au dessus de l'ombilic se creuser, pendant l'effort, un sillon médian d'un demi centimètre de largeur, de profondeur à peu près égale. Quant aux flancs, pendant l'effort, ils se contractent également et, en somme, tout le ventre se réduit.

Il en est tout autrement si la ligne blanche a perdu son élasticité. S'il en est ainsi, on peut, dans le décubitus dorsal, pénétrer entre les droits et « entrer dans le ventre » pour palper les organes. Qu'à de telles malades on conseille de faire effort pour se redresser, alors on voit se former un énorme boudin vertical, par la poussée de l'intestin entre les bords contigus des droits. Chez une malade neurasthénique, morphinomane, encore grasse, que j'observai il y a deux ans, et qui avait été opérée cinq ans auparavant pour un kyste de l'ovaire, la ligne blanche formait une fenêtre à travers laquelle les doigts pouvaient s'engager, puis, se sentir pincés par la contraction des droits antérieurs, lorsque la malade se redressait. Cette malade présentait une tumeur dans le flanc droit qu'un diagnostic avait considéré comme un rein mobile : c'était l'intestin qui, faisant hernie à travers la ligne blanche

dans sa ·partie hypogastrique, venait se loger dans le tissu
cellulaire entre la paroi musculo-aponévrotique et la peau très
chargée de tissu adipeux. Voilà un exemple de vraie « éventration », d'éventration opératoire (1).

Toute section de la paroi abdominale peut d'ailleurs être
suivie ultérieurement de hernie, celle latérale, qui intervient
contre l'appendicite (Roux) , aussi bien que celle médiane qui
fraye la voie à l'ablation des kystes de l'ovaire ou des annexes
malades. Toute section doit donc être suivie séance tenante
d'une suture en surjet à triple étage dont la suture de la
couche aponévrotique est le point essentiel (2).

Lorsque les tissus aponévrotiques sont relâchés, on peut
voir, pendant l'effort de redressement, les deux flancs, au lieu
de se réduire, faire une grosse saillie ovoïde, à grand axe
parallèle au pli de l'aîne. Dans des cas pareils, il y aura lieu
de soupçonner l'Entéroptose, encore plus probable ici que dans
les cas d'éventration, car l'Entéroptose, la maladie Entéroptose
procède bien plus des viscères aux parois que des parois aux

---

(1) F. GLÉNARD. *Etude physiologique sur la paroi abdominale des
femmes enceintes et sur le souffle maternel.* Arch. Tocol. fév. et mars 1876.
Dans cette étude, parue en 1876, je concluai de recherches anatomiques
et expérimentales que l'on devait réserver le terme d'*éventration* au seul cas
où la ligne blanche serait rompue dans les 7 à 8 centimètres inférieurs de
son étendu; dans ce cas seu ement, l'utérus distendu par la grossesse peut
basculer hors des droits et former le ventre en besace et j'ajoutai : « Pour
sauvegarder l'intégrité physiologique de la paroi abdominale, on doit, autant
que possible, sur un abdomen distendu restreindre le champ opératoire à un
losange (*Losange de dilatation de l'abdomen.* F. Glénard) qui se forme aux
dépens de la ligne blanche seule, et qui constitue, dans les ventres distendus
par une tumeur, la grossesse ou l'ascite, ce que je désigne sous le nom de
«région albuginée». Cette région de forme losangique, a son angle inférieur
à 8 centimètres du pubis, l'angle supérieur remonte jusqu'au sternum, les
angles latéraux sont invariablement placés à 17 centimètres de l'épine iliaque
(du bord interne le plus écarté du muscle droit à l'épine iliaque du même
côté). La crainte d'affaiblir la résistance de l'abdomen par la section de la
ligne blanche dans ses trois quarts supérieurs (à partir de 8 centimètres au
dessus du pubis) est il usoire; car c'est précisément le défaut de résistance
de la ligne blanche dans ces trois quarts supérieurs qui constitue son état
normal, son rôle physiologique et qui explique sa présence en cette région.
Mais ce qu'il faut respecter, c'est le quart inférieur (8 cent.) de la ligne
blanche que renforcent vers cette hauteur le fascia de Cooper et les muscles
pyramidaux, prouvant bien ainsi que sa solidité est nécessaire en ces
points. »

(2) GOULLIOUD. *De l'Eventration opératoire,* Lyon médical 1892.

viscères ; la paroi s'affaiblit et se relâche parce qu'il y a Entéroptose. Il s'en faut de beaucoup qu'une éventration primitive de
la paroi soit toujours suivie d'Entéroptose.

On ne manquera pas de vérifier, quel que soit l'état de la
paroi, l'absence de *hernie* soit à l'hypogastre, soit à l'épigastre.
Cette vérification sera faite de parti-pris, car les hernies, quand
elles sont très petites, peuvent ne se traduire par aucun symptôme subjectif local et, cependant, provoquer des symptômes
généraux plus ou moins intenses dont on ne finit par trouver
l'explication et le traitement que lorsque l'on a découvert la
hernie qui en était la cause. Je citerai, en particulier, la hernie
épigastrique, sur la fréquence de laquelle Coutaret (1) a encore
insisté tout récemment et qui se présente sous forme d'une
petite tumeur arrondie, grosse comme une aveline, immobile
et sensible à la pression, qu'on pince au travers de la peau et
qu'on peut réduire sans difficulté ; leur siège est surtout à
droite, à deux ou trois travers de doigt au-dessus de l'ombilie
et ordinairement distant de deux à six centimètres de la ligne
médiane (Coutaret) ; leur étranglement peut donner lieu à des
symptômes simulant ceux de colique hépatique ou de crise
néphrétique, ou d'empoisonnement, qu'on fait disparaître en
réduisant la hernie ; mais il faut avoir pensé à la chercher pour
la trouver.

On peut encore apprécier les modifications de la tension
abdominale par l'examen comparatif du sujet dans la station
debout et les décubitus divers, par l'« épreuve de la sangle »
et par les variations soit de la capacité respiratoire, soit de la
fréquence et de la tension du pouls suivant ces conditions
variées. J'ai signalé (2), chez l'entéroptosique, l'influence de
la ceinture sur la respiration, qui de lente et de superficielle
devient plus fréquente et plus profonde ; j'ai signalé également
chez lui la chute du pouls de 15 à 20 pulsations, lorsqu'il passe de

(1) COUTARET. *Dyspepsie et Catarrhe gastrique.* Paris, Masson 1890.

(2) F. GLÉNARD. *Dyspepsie nerveuse etc.* p. 84.

la station debout à la station couchée, l'augmentation chez lui
de fréquence du pouls sous l'influence de la compression exercée par la ceinture. Ce sont là de bons signes d'Entéroptose.
Nous reviendrons plus tard sur l'étude de ces éléments de
diagnostic, étude qui ne doit intervenir que lorsque, après
l'application des procédés spéciaux de palpation, il y a présomption d'Entéroptose ou tout au moins indécision sur la
nature de la maladie, malgré la rigueur de l'enquête objective
poursuivie jusque là.

Retenons pour le moment, en ce qui concerne la tension
abdominale que les éléments suivants serviront de base
d'appréciation : dépressibilité du ventre sous la pression, —
mobilité latérale et verticale du ventre, — influence de l'effort
sur l'aspect de la ligne blanche et des flancs, — modifications
de la forme du ventre, de l'amplitude respiratoire, de la fréquence du pouls, des sensations subjectives par les changements de décubitus ou d'attitude (debout ou couchée), par
l'épreuve de la sangle. La *diminution de tension de l'abdomen*
pour laquelle j'ai proposé le terme d' « hypotase abdominale »
a une valeur pathogénique beaúcoup plus grande que l'augmentation, en tout cas fort intéressante à discuter. C'est une
étude toute nouvelle, car jusqu'à ce jour, on n'a tiré de signe
que de l'augmentation de tension qu'on traduit par les expressions de ventre « dur », « ballonné », « tendu ». Le ventre
« flasque », « détendu » doit aussi avoir sa place dans la
séméiologie. Nous reviendrons sur cette question en analysant
les « symptômes de la Sangle ».

CHAPITRE II

PALPATON SPÉCIALE DES ORGANES
ABDOMINAUX

L'inspection et la palpation générale de la paroi antérieure de l'abdomen donnent des notions préliminaires sur la forme, la sensibilité, la densité, la tension de l'abdomen. Si l'on trouve quelque signe objectif plus localisé, quelque point dont la pression dénote un excès de sensibilité ou de densité, on ne pourra se défendre de compléter de suite par la palpation spéciale l'examen de l'organe qu'on croit pouvoir incriminer. Mais, si l'on n'a rien relevé d'anormal, il faut se garder, comme on l'a fait jusqu'à ce jour, de considérer l'enquête comme terminée.

En effet, la recherche des points sensibles de l'abdomen ne les fait pas toujours découvrir si l'on se contente de procéder au hasard ou de palper l'abdomen par sa face antérieure ; il faut, avant de déclarer qu'un organe est indolent, l'avoir palpé méthodiquement. Prenons le foie pour exemple: on peut le trouver très-sensible alors que la palpation antérieure ne s'en doutait pas, et que le malade n'y accusait aucune douleur spontanée; on peut le trouver indolent, mais par la pression dans un sens spécial réveiller ou exaspérer à distance un malaise subjectif dont la relation avec cet organe eut été impossible à prévoir.

De même pour l'altération de densité: le foie peut-être dur comme du bois, ainsi que le prouvera sa palpation spéciale, et pourtant la palpation générale s'est terminée en concluant qu'il était normal.

Enfin la palpation générale ne donne aucun indice sur l'existence ou l'absence de signes tels que la mobilité du foie, de la rate ou des reins, la déformation du foie, les sténoses intestinales, le clapotage gastrique, etc.

La seule conclusion qu'il soit donc permis de tirer de ce premier temps de l'exploration, auquel pourtant, à part la recherche systématique du clapotement dans l'estomac, se borne presque toujours l'exploration classique, c'est, si l'on ne trouve rien d'anormal, qu'il n'y a pas d'altération manifeste appréciable à la palpation abdominale antérieure, et voilà tout. A la palpation spéciale d'intervenir maintenant, pour vérifier si tout est réellement normal.

La **palpation spéciale**, (« profonde » des auteurs), peut être entravée et les organes rendus inaccessibles par l'*obésité*, l'*hyperesthésie* qui provoque des contractures de la paroi, ou l'*excès de tension* de l'abdomen. On ne peut supprimer le premier obstacle ; le second pourra être parfois évité par une extrême délicatesse dans le palper, en tout cas il faudra préciser la cause et les limites exactes de l'hyperesthésie ; pour le troisième obstacle, une purgation permettra souvent de le faire disparaître. Quant à tourner la difficulté en explorant le malade dans un bain, grâce auquel les muscles droits seraient relachés et la palpation moins douloureuse, ainsi que l'indique Chlapowski (1), c'est là un moyen dont on reconnaîtra tout au moins qu'il est peu pratique ; avant d'y recourir, et en admettant qu'il soit efficace, on aura cherché si l'exploration ne peut être favorisée par quelque décubitus spécial du malade, soit latéral droit ou gauche, soit génucubital ou encore par la station assise (amplexation), ou même la station debout, (Cherchevsky, Rheinstein) ; mais nous verrons que, à part quelques constatations tout-à-fait spéciales, lorsque l'exploration dans le décubitus dorsal ne peut être poursuivie, il est exceptionnel qu'aucun moyen puisse permettre d'obtenir davantage.

On procédera en palpant d'abord par la paroi abdominale antérieure, puis on palpera par les parois latérales de l'abdomen.

(1) CHLAPOWSKI. *Wien. med. Woch.*, N° 22. 1892.

Les organes pour la palpation desquels on ne peut recourir qu'à l'exploration par la paroi abdominale antérieure sont l'estomac, l'aorte et l'intestin. Le pancréas est inaccessible aux doigts, à moins qu'il ne soit le siège d'une tumeur volumineuse, ou à part certains cas gastroptose très accentuée. Quant aux reins, au foie, à la rate, les enseignements donnés sur ces organes par la palpation latérale sont tellement précieux que, à part le cas de tumeur ou d'hypertrophie presque visible à la simple inspection, leur étude appartient à l'exploration de la région latérale de l'abdomen. Il en est de même des coudes du côlon, qui sont vraiment distincts par leurs maladies du reste de l'intestin, et sont d'ailleurs inaccessibles à la palpation abdominale antérieure.

Rappelons, avant de commencer cette description, que *l'enquête des signes objectifs ne doit pas être livrée au hasard de la palpation*, comme cela s'est pratiqué jusqu'à ce jour. *Elle doit être systématique et procéder méthodiquement à la recherche de chacun des signes connus*, de telle sorte que le médecin soit en état d'affirmer l'absence aussi bien que l'existence de chacun de ces signes. La liste des signes à chercher s'accroîtra avec les progrès de la séméiotique.

I

PALPATION DE L'ESTOMAC

Il est, dans les maladies de la nutrition, deux signes objectifs importants à rechercher et à étudier par la palpation de l'estomac, ce sont : 1° la *sensibilité épigastrique à la pression* ; 2° les *bruits provoqués par la palpation*. On peut encore, je crois, présenter sur ces points quelques aperçus nouveaux.

Quant aux *indurations et tumeurs* de l'épigastre, causées soit par le cancer, soit par la gastrite scléreuse, les cicatrices d'anciens ulcères, les épaississements de la périgastrite scléreuse etc., ces signes objectifs intéressent les maladies de la nutrition surtout comme éléments de diagnostic différentiel.

Ajoutons ici que, à moins d'une exquise netteté rendant
superflue toute discussion, ce diagnostic est fort souvent insoluble autrement que par élimination ; à ce point de vue, le
« procédé du pouce » (nous le verrons en étudiant la palpation
du foie) restreint certainement le champ d'erreur. J'espère
montrer plus tard que les symptômes subjectifs et l'anamnèse
sont assez caractéristiques, en particulier dans le cancer, pour
que ce soit sur leur constatation qu'on puisse et qu'on doive
établir les vrais signes diagnostiques de la maladie.

§ I

De la sensibilité épigastrique à la pression

A l'état normal, la pression de la région épigastrique est
indolente. Si elle éveille de la douleur en quelque point, et que
la région ait en même temps conservé sa souplesse et sa
sonorité habituelles, on en conclue que c'est l'estomac qui est
sensible à la pression. Quelle autre localisation pourrait, en
effet, avoir cette douleur, chez un sujet qui d'ailleurs le plus
souvent se plaint en même temps de troubles dyspeptiques ? Il
semble donc que la réponse à la question ne puisse être discutée.
En fait, elle ne l'a, je crois, jamais été.

Et pourtant est-on réellement bien sûr que ce soit l'estomac
que l'on ait pressé ? A l'état normal le lobe gauche du foie
recouvre l'estomac sur une hauteur de deux travers de doigt
à la partie supérieure de l'épigastre ; à très peu de distance
se trouve déjà, entre l'estomac et la paroi de l'abdomen, le
côlon transverse ; que d'autopsies dans lesquelles on ne peut
découvrir l'estomac qu'en écartant l'un de l'autre le côlon
transverse et le foie !

Mais la clinique est encore plus instructive que l'anatomie.

Voici un malade se plaignant de vives douleurs à l'estomac,
la moindre pression de l'épigastre, le poids seul du drap dans
le lit, aggravent cette même douleur, la localisation gastrique
ne paraît pas douteuse ; et cependant, si ce malade vient à

ingérer des aliments dont le contact avec l'estomac est pourtant
bien plus direct, plus durable, plus excitant que celui des
doigts du médecin, sa douleur spontanée non-seulement ne
s'aggrave pas, mais elle se dissipe presque instantanément.
Il ne subsiste plus que la douleur à la pression. N'est-il pas
évident que cette douleur, provoquée par la pression de l'épigastre, n'a pas l'estomac pour siège, que la douleur spontanée et
la douleur provoquée n'ont pas la même localisation, ou, si
cette localisation est la même, qu'elle n'est pas à l'estomac,
ainsi que le croit le malade ? Car, il faut bien le remarquer,
c'est le malade qui, par l'interprétation de ses symptômes
subjectifs, impose au médecin la localisation gastrique de ses
souffrances. C'est au médecin à vérifier si le malade ne se trompe pas, si la sensation subjective a véritablement le point de
départ que le malade lui attribue, si nul autre organe ou trouble fonctionnel ne peut être invoqué à l'origine de cette sensation douloureuse. « Dans la moitié des cas peut-être »,
a déjà dit Trousseau des symptômes subjectifs, « ce qu'on
appelle de la gastralgie n'est rien autre chose que de la
colalgie. » Je dirai à mon tour, des signes objectifs, que cette
douleur à la pression peut être aussi de l'*hépatalgie*.

Or, voici un autre malade chez lequel la pression même
légère de l'épigastre provoque une « douleur d'estomac », suivant son expression. Mais, on remarque que cette région
sensible n'a pas la souplesse habituelle, qu'elle est submate ;
de plus elle est limitée, en haut et en dehors par le rebord
costal, en bas par une arête rectiligne très nette, qui n'est autre
que le bord inférieur du lobe gauche du foie ; au dessous de cette
arête, la sensibilité à la pression cesse brusquement ; la zône
sensible appartient donc toute entière au foie, et le malade
rapporte pourtant à l'estomac la douleur que lui cause la
pression.

Chez un malade, la limite inférieure de la zône sensible
que l'on supposait correspondre à l'estomac, ne se pouvait
apprécier que par l'absence au dessous de cette ligne de toute
douleur à la pression : dans la zône sensible située au dessus

de la ligne et s'étendant jusqu'au rebord costal, nul empâtement, nulle submatité ; la ligne marquant la limite inférieure
de la zône sensible avait la forme d'une branche d'accolade
et se continuait sans interruption dans l'hypochondre droit
qu'elle parcourait dans toute son étendue à trois travers de
doigt du rebord costal. Là, il était manifeste que cette ligne
correspondait au bord tranchant du foie, puisqu'on pouvait le
faire sauter sur le pouce (voir plus loin le « procédé du pouce »),
et tous les points de l'hypochondre situés au dessus de cette
ligne éveillaient à la pression une douleur identique à celle
qu'on provoquait en palpant l'épigastre. Il était donc évident
que la sensibilité épigastrique à la pression appartenait au
lobe gauche du foie abaissé ou déformé et non à l'estomac.

Chez un autre, en imminence de colique hépatique, l'épigastre était hyperesthésié à la pression et empâté, puis il redevint,
après la crise, souple et indolent, tandis que la pression sur
l'hypochondre droit éveillait encore une sensation douloureuse
qui, non seulement, était identique à celle qui avait existé à
l'épigastre, mais que le malade rapportait encore au creux de
l'estomac.

Chez un dyspeptique l'épigastre était indolent, souple et
tympanique à jeun ; après le repas, le tympanisme était rejeté
à gauche et l'on trouvait l'épigastre résistant, sensible et
submat, c'est-à-dire envahi par le foie.

Dans un autre cas, la douleur rapportée au creux de l'estomac était provoquée, dans la région épigastrique, non par
la palpation du creux de l'épigastre, qui était indolent, mais
par la pression du foie, seulement dans la région du lobe carré
sous l'extrémité antérieure de la neuvième côte droite. Nous
verrons à la « palpation spéciale du foie » comment on reconnait
qu'il s'agit bien ici du foie et que c'est encore au foie qu'on doit
attribuer cette douleur si fréquemment éveillée par la pression
en ce point, et non au pylore.

Enfin, dans quelques cas où l'épigastre est sensible, on

voit que cette sensibilité, diffuse en apparence, occupe précisément un lobule du foie dont on peut, grâce au procédé du pouce et durant un lent et profond mouvement d'inspiration, faire sauter le bord, qui était caché derrière les côtes ; nulle part ailleurs que dans la zone inscrite par ce bord, la pression n'éveille de sensibilité. Comment enfin expliquer, avec la localisation gastrique, ces cas dans lesquels la douleur à la pression en un point sous l'appendice cesse brusquement si on abaisse un peu le doigt, alors que l'estomac, plus bas encore, fait entendre son clapotement ?

G. Sée et Mathieu (1) ont noté et j'ai fait une observation identique, que trois fois sur quatre la sensibilité se trouve localisée à l'angle droit d'un triangle épigastrique ayant pour base la ligne passant par les rebords costaux. Cette sensibilité, pensent-ils, appartient au pylore. J'espère démontrer qu'elle a pour siège le lobe carré du foie : elle est éveillée immédiatement derrière la paroi et non au point profond où se trouve le pylore ; c'est par une pression de bas en haut derrière la côte, et non par une pression d'avant en arrière, qu'elle se révèle le mieux.

La pression, même légère, de l'épigastre peut non-seulement éveiller localement une douleur de caractère identique à celle éveillée manifestement dans le foie par la pression de l'hypochondre, mais elle peut éveiller à distance des sensations caractéristiques de la pression du foie malade, telle que toux, nausée, baillement, étouffement, sueurs, etc. Ce sont ces sensations à distance qui m'ont donné le premier éveil sur l'origine hépatique possible de la douleur épigastrique.

De même que le foie dans l'hypochondre peut n'être sensible que sur la ligne précise de son bord tranchant, alors que la face antérieure est indolente, de même, on peut observer parfois à l'épigastre que la pression n'est douloureuse que sur

(1) G. Sée et Mathieu. *De la dilatation atonique de l'estomac*. Revue de medecine, mai et sept. 1884.

une ligne étroite traversant l'épigastre à deux ou trois travers de doigt de l'appendice. Il faut tenir compte de ce fait pour ne pas se hâter de localiser la douleur, ainsi limitée, soit à l'estomac soit au côlon.

Enfin, la pression peut être très-douloureuse à l'épigastre, sans que le malade y ait jamais éprouvé la moindre douleur subjective. Or, il en est de même pour le foie dans l'hypochondre ; dans ce dernier cas, rien n'égale la surprise du malade d'avoir un foie si sensible, et... du médecin, de le trouver ainsi, alors que ce malade n'en a jamais souffert spontanément.

Ces exemples sont suffisants pour justifier l'aphorisme suivant :

La douleur dite d'estomac, provoquée par la pression de l'épigastre, peut avoir son origine, son siège en dehors de l'estomac. Elle peut-être dûe au foie dont l'interposition entre l'estomac et la paroi abdominale a été oubliée ou méconnue.

Cette vérification du siège de la douleur exige une exploration minutieuse, car la présence du foie au devant de l'estomac peut ne se trahir ni par de l'empâtement ni par de la submatité de la région : il peut s'agir d'un lobe très-mince et très-souple. Il faut donc étudier avec soin la zône sensible et surtout la forme de la ligne inférieure qui la limite : on remarquera que cette ligne, située à une distance variable, parfois très-petite, du rebord costal, est régulière, droite, ou courbe à large rayon avec la concavité tournée en haut ; elle ne se déplace pas par les changements de décubitus, elle s'abaisse pendant l'inspiration, elle se poursuit au loin derrière le rebord costal à droite et nullement à gauche. Enfin, dans les cas favorables, si le bord du foie est mince, il peut arriver qu'en la prenant par dessous on puisse la faire sauter sur le pouce avec la sensation d'une arête fine, tranchante et souple. Le diagnostic est alors évident ; et, quand il aura été constaté une fois, on n'oubliera plus jamais de penser au foie, si l'épigastre est sensible, et d'en chercher, par le « procédé du pouce », le bord (arrondi du tranchant) dans l'épigastre, même si l'épigastre est indolent, souple et sonore.

Il est rare qu'au début de la dyspepsie on ne trouve pas quelque point sensible à l'épigastre, ce point sensible correspond-il au foie ? l'intervention du foie pourrait-elle être si précoce dans la dyspepsie ? est-ce donc le foie qui commencerait et non l'estomac ? *la dyspepsie serait-elle un syndrôme hépatique ?*

On voit par là quel intérêt présentent ces questions de détail en apparence oiseuses.

Loin de moi la pensée que l'estomac ne soit jamais le siège de cette douleur. Ce que je veux dire, c'est qu'avant de se prononcer sur la localisation, il faut avoir vérifié s'il ne s'agit pas du foie. Il faut le vérifier même dans le cas où l'on se trouve en présence d'un ulcère de l'estomac. La douleur à la pression, dans l'ulcère de l'estomac, n'a rien de spécial, peut ne pas exister, ainsi que je l'ai noté trois fois la veille ou le lendemain ou le jour même d'hématémèses. Elle ne doit même pas exister théoriquement, comme le dit Bernheim (1), qui va jusqu'à signaler des cas où il put la mettre sur le compte de la suggestion. Cette douleur peut manquer également dans le syndrôme de Reichmann dont les crises gastralgiques sont si douloureuses. Si elle existe, soit dans l'ulcère rond, soit dans le syndrôme de Reichmann, elle peut avoir son siège dans le foie, quelle que soit son intensité ou son caractère. Quant aux points douloureux à la pression que M. Burkart a observés chez les hystériques et surtout chez les neurasthéniques atteints de dyspepsie nerveuse et qu'il attribue, que Debove et Rémond (2) attribuent aussi à l'hyperesthésie des plexus du sympathique abdominal, ils existent, tous les observateurs les ont toujours notés, mais cette localisation m'a paru fort

(1) BERNHEIM. *De la douleur dite caractéristique de l'ulcère rond de l'estomac.* Bull. méd. 23 juillet 1890

(2) DEBOVE et RÉMOND. *Traité des maladies d'estomac.* Paris. Rueff. 1893.

rare ; c'est aussi l'avis de Bouveret (1). J'ai lieu de croire que la localisation de ces points douloureux n'a pas été suffisamment précisée : on peut démontrer, à mon avis, que, presque toujours, c'est le foie ou l'intestin ou le rein qui en sont le siège.

L'estomac peut cependant être lui-même le siège de la douleur éveillée par la pression de l'épigastre ; en voici un exemple : ainsi qu'on en peut souvent faire la remarque, la pression avec un doigt est douloureuse, elle ne l'est plus si l'on comprime largement toute la région, puis la douleur provoquée au début de cette large compression, et qui disparaissait sous son influence, reparait dès qu'on enlève les mains. Que de malades soulagent leurs « crampes d'estomac » en procédant ainsi, en le comprimant en masse, en se couchant sur le ventre, le poing placé sous l'estomac ! ce n'est pas là, à proprement parler, de l'hyperesthésie gastrique, c'est de la colique d'estomac.

Ces crampes d'estomac peuvent être dues à une occlusion gazeuse et à l'effort de contraction des muscles gastriques pour vaincre cette occlusion, la pression localisée augmente la douleur parce qu'elle a pour effet, (nous verrons qu'il en est de même pour l'intestin), d'exciter la contraction de l'estomac et d'augmenter encore de la sorte une tension déjà douloureuse. La pression en masse agit au contraire en dilatant peu à peu l'orifice sténosé et favorisant ainsi l'issue des gaz.

Chez un de mes malades, l'estomac formait après chaque repas une tumeur volumineuse, très dure, ronde et sonore à l'épigastre, le malade se tordait de coliques, ne pouvait supporter le moindre frôlement dans cette région, la pression en masse ne le soulageait pas et il souffrait tellement, et depuis si longtemps, qu'il ne voyait d'autre issue à ses maux que le suicide. En vain il prenait alors excitants, absorbants, éther, morphine, etc., il ne pouvait arriver à se soulager tant que durait la crise, la crampe ; enfin celle-ci se terminait à la fin d'elle même, par l'issue de gaz à travers le cardia.

(1) BOUVERET. *La palpation de l'estomac.* Rev. clin. et thér. 17 mai 1893.

Je reviendrai sur les motifs qui m'ont fait attribuer (1) les crises de ce malade à une occlusion spasmodique intermittente de l'orifice interloculaire gastrique.

Lorsque la douleur épigastrique à la pression a pour siège le lobe gauche du foie, que la pression soit localisée en un point ou exercée sur toute la région, le résultat est le même : la douleur s'accroit avec l'étendue de la région comprimée et avec la force ou la persistance de la pression.

Autre différence à signaler : chez le malade dont la douleur épigastrique relève de l'estomac, la palpation est quelquefois suivie d'une accalmie, pendant 24 heures, de malaises qui jusque-là étaient continus ; chez celui dont c'est le foie qui doit être incriminé comme siège de la douleur à la pression, on peut voir au contraire, si la palpation n'a pas été discrète, s'éveiller une douleur subjective qui n'existait pas et qui peut persister durant plusieurs heures après l'exploration.

En résumé, ces signes distinctifs :

Siège et forme de la zône sensible et, en particulier, de la ligne virtuelle qui la limite inférieurement,

Caractères locaux et à distance de la douleur provoquée,

Influence sur cette douleur de la pression locale ou générale et du sens dans lequel la pression est exercée,

Symptômes consécutifs à l'exploration,

Sont autant d'éléments de **diagnostic différentiel entre l'hépatalgie épigastrique** et la **gastralgie épigastrique** *à la palpation.*

La séméiologie classique ne voit dans l'épigastre que l'estomac et n'étudie dans les effets de la pression que la question de savoir si cette pression cause de la douleur ou bien si elle soulage une douleur préexistante : elle dit « gastrite » dans le premier cas, « gastralgie » dans le second. Les considérations qui précèdent me font proposer de ne pas conclure

(1) F. GLÉNARD. *Dyspepsie nerveuse, etc.* Paris. Masson 1885 p. 91.

avant d'avoir vérifié si une troisieme interprétation, celle d'« hépatalgie » ne pourrait trouver place dans un cas donné. On en arrivera comme moi, en procédant sans parti-pris, à se demander si le diagnostic d'hépatalgie ne doit pas être presque toujours substitué à celui de gastrite dans les cas où c'est la palpation qui donne son avis. En vérité, **la douleur épigastrique à la pression appartient à la séméiologie du foie.**

§ II

Des bruits provoqués par la palpation de l'épigastre

Ce sont les bruits observés et relatés par les malades eux-mêmes qui ont conduit le médecin à tenter de les provoquer dans le but de les faire concourir au diagnostic des affections gastriques.

Il existe trois espèces de bruits dont le malade peut avoir à se plaindre au médecin et qu'il attribue à son estomac : le bruit d'*éructation*, le bruit de *clapotement* et le bruit de *borborygme* (nous laissons de côté le hoquet qui est un bruit aryngé, nous le retrouverons parmi les symptômes subjectifs).

Le *bruit d'éructation* est dû au rejet, au renvoi par la bouche, des gaz renfermés dans l'estomac : tantôt ce rejet est involontaire, tantôt il est provoqué par le malade qui, pour l'obtenir, dilate le pharynx, tend l'œsophage et comprime l'estomac par un effort de l'abdomen. La situation verticale du tronc est le plus souvent, mais pas toujours, indispensable. Il arrive fréquemment que, malgré ses efforts, le malade ne puisse réaliser l'éructation qui le soulagerait. Enfin l'éructation peut se présenter comme un véritable vomissement gazeux, succédant à des mouvements précipités de déglutition d'air.

Le *bruit de clapotement* est un bruit hydroaérique que le malade entend à l'épigastre, ou dans l'hypochondre gauche, lorsqu'il fait un mouvement brusque du tronc ou qu'il alterne brusquement les efforts de rétraction et de projection de l'abdomen.

Le *bruit de borborygme gastrique* est un bruit de glouglou, qui s'entend dans l'hypochondre gauche, est isochrone aux mouvements respiratoires, indépendant de la volonté. Il paraît être exclusif à la femme. Si la femme chez laquelle il se produit est serrée dans un corset, parfois, mais non toujours, la suppression du corset fait disparaître le bruit. Il cesse toujours dans le décubitus horizontal, même si la taille est serrée par le corset. Il cesse également par la suspension des mouvements respiratoires [Bouveret, Chapotot (1)].

Les éléments qui rendent ces bruits possibles peuvent exister pour chacun d'eux sans que pourtant le bruit soit réalisé, puisqu'il faut dans certains cas, pour le bruit d'éructation, que le malade comprime son estomac par un effort ; pour le bruit de clapotement, qu'un brusque mouvement soit imprimé à l'estomac ; pour le bruit de borborygme, que le tronc soit dans la station verticale et serré dans un corset. Or, comme ces bruits sont autant de signes diagnostiques, le médecin doit chercher si leur absence chez le malade n'est pas imputable à la seule absence de la condition « extrinsèque » nécessaire à sa réalisation. Il devra donc, s'il y a lieu chez un malade de soupçonner la possibilité de ces bruits, les rechercher systématiquement, en comprimant l'estomac de celui-ci, serrant la taille de celle-là, secouant l'épigastre de ce dernier.

La *compression de l'épigastre* ne suffit pas à reproduire le bruit d'éructation, même chez le sujet dont l'estomac est dilaté par les gaz, même chez celui qui, incommodé par leur présence, fait tous ses efforts pour les chasser : inutile donc de chercher à provoquer ce bruit, il reste à expliquer pourquoi on ne peut le produire ainsi.

(1) CHAPOTOT, *L'estomac et le corset.* Thèse Lyon 1892 et Paris, Baillière. 106 pages.

La *secousse de l'épigastre* peut très-aisément et très-fréquemment, même chez un malade ne se plaignant d'aucun bruit gastrique analogue, même chez un malade ne présentant aucun symptôme digestif, éveiller le bruit de clapotement. C'est sur cette constatation que M. Bouchard (1) a fondé sa théorie de la Dilatation d'estomac.

La *constriction de la taille* peut, chez une femme dont l'estomac fait entendre des borborygmes, et dont les borborygmes ont cessé par la suppression du corset, les faire reparaître (Chapotot). Dans un cas où ce bruit persistait, malgré la suppression du corset, Bouveret (2) l'arrêta par la manœuvre que j'ai décrite sous le nom d' « épreuve de la sangle », c'est-à-dire en comprimant et relevant fortement la partie sous ombilicale de l'abdomen à l'aide des deux mains. Mais on peut en outre provoquer le bruit de borborygme dans l'estomac, même chez des sujets où il n'existe pas spontanément, en recourant au « procédé du glissement » que j'ai proposé et qui agit par constriction de l'estomac. A l'aide de ce procédé on peut, toutes conditions requises, obtenir un bruit de borborygme identique au bruit spontané ; je l'ai signalé et désigné en 1886 sous le nom de « *gargouillement gastrique* » (3).

§ I. — Procédés de recherche et variétés des bruits provoqués par la palpation de l'épigastre

Les procédés de recherche des bruits gastriques doivent être, à mon avis, distingués au nombre de quatre : trois pour le bruit de clapotement, un pour le bruit de borborygme. Ces procédés sont les suivants :

A. — *Pour le bruit de clapotement.*

---

(1) BOUCHARD. *Du rôle pathogénique de la dilatation d'estomac.* — Bull. soc. méd. hop. juin 1884.

(2) CHAPOTOT, loc cit.

(3) F. GLÉNARD. *A propos d'un cas de neurasthénie gastrique, etc.* loc. cit. 1886.

1º Le procédé hippocratique, qui consiste à imprimer au torse légèrement soulevé du malade, à l'aide des mains appliquées sur ses hanches ou de chaque côté du thorax à sa base, deux ou trois secousses latérales brusques ; on peut également produire le bruit de clapotement par la dépression brusque et alternative des deux flancs. Enfin le malade peut le provoquer lui-même en faisant de grands et brusques mouvements du tronc ou de l'abdomen. C'est le « *procédé de la succussion totale.* »

2º Un second procédé suivant lequel on agit sur la région mésogastrique soit à l'aide de pressions alternatives des deux mains ou d'une même main, (pouce d'un côté et quatre doigts de l'autre), placée à droite et à gauche du mésogastre, soit (Bouchard) en frappant deux ou trois fois, presque d'un seul mouvement, et comme par une vibration, la paroi abdominale relâchée, un peu à gauche de la ligne médiane à l'aide des doigts et sans les détacher de la paroi, c'est le « *procédé de la succussion partielle* ».

3º Le troisième procédé consiste à déprimer subitement, en une seule fois, une petite zône de la région épigastrique à sa partie médiane à l'aide de la face palmaire de trois doigts juxtaposés, en guettant (Mathieu) le moment de l'acte respiratoire, intermédiaire à la fin de l'expiration et au commencement de l'inspiration ; parfois (Bouveret, Chapotot) en maintenant déprimée avec l'autre main la région voisine, soit celle du pylore, soit plutôt celle de l'hypochondre droit, on peut dans certains cas faciliter la production du bruit de clapotement et en augmenter la netteté. Ce procédé, nous le dénommerons « *procédé de la pression brusque.* »

La distinction de ces trois procédés n'est pas indifférente : non-seulement il peut arriver que le bruit de clapotement soit produit par un seul des trois à l'exclusion des deux autres, mais encore le bruit lui-même revêt un caractère distinct suivant le procédé employé.

On confond, en effet, sous le terme de clapotement deux bruits qu'il importe de séparer : l'un est un *bruit hydroaérique*,

analogue à celui qu'on produit en agitant un récipient renfermant gaz et liquides, l'autre est un *bruit de claquement*,
de cliquetis humide, semblable au bruit produit lorsqu'avec la
paume des doigts juxtaposés on frappe brusquement à la
surface de l'eau ou encore, comme dit élégamment Thiébaut, (1) qui a bien distingué ces bruits, « semblable à celui
que donnent les petites vagues venant frapper une nacelle en
marche ».

Obrastzow (2) qui a fait la même distinction désigne le
premier sous le nom de « *plätscherndes Schlaggeräusch* » et le
second sous celui de « *plätscherndes Erschütterungsgeräusch* ».

Or les procédés de succussion totale et de succussion
partielle donnent lieu au bruit hydroaérique, tandis que,
avec le procédé de pression brusque, c'est le bruit de claquement que l'on provoque. Celui-ci se localise et se perçoit
sous les doigts, à l'endroit qu'ils frappent ; le bruit hydroaérique s'étend à une distance plus ou moins éloignée de la
région secouée par les doigts.

B. — *Pour le bruit de borborygme*:

Il n'y a qu'un seul procédé, et ce procédé est tout différent
des trois qui précèdent. Pour obtenir le bruit de « gargouillement gastrique », il faut, avec le bord radial de la main ou
les extrémités juxtaposées des quatre derniers doigts, déprimer
suivant une ligne transversale la région épigastrique à sa
partie moyenne sur la ligne médiane à la fin d'un mouvement
d'inspiration : il peut arriver, toutes conditions requises, si
l'on abaisse la ligne de compression « par glissement »,
c'est-à-dire sans cesser cette compression, qu'il se produise un
bruit de gargouillement sous les doigts, analogue au bruit
connu du gargouillement iliaque ; j'appelle le procédé qui a
permis de provoquer ce bruit, « *procédé du glissement* ».

(1) THIÉBAUT. *De la Dilatation de l'estomac.* Th. Nancy, 1882.
(2) OBRASTZOW. *Zur physik. Untersuch. des Magens u. Darms.* Deutsche
Archiv f. klin. Med. Leipzig 1888 Bd 43.

En résumé, des trois variétés de bruits qui appartiennent à la séméiologie gastrique, bruit d'éructation, bruit de clapotement, bruit de borborygme, il en est deux dont l'étude relève en partie du chapitre sur la palpation de l'estomac, ce sont les bruits de clapotement et de borborygme, parce que ces bruits peuvent être reproduits par le médecin, qui explore cet organe, à l'aide de certains artifices de palpation.

Voici le tableau résumant les notions qui précèdent :

A. Bruit gastrique ne pouvant être reproduit par le médecin.

1°. *Bruit d'éructation.*

B. Bruits gastriques pouvant être provoqués par le médecin.

2°. *Bruit* { 1re var. *Bruit hydroaérique* { *a.* Par « succussion totale ».
de } { *b.* Par « succussion partielle ».
clapotement { 2e var. *Bruit de claquement.*— *c.* Par « pression brusque ».

3°. *Bruit de gargouillement gastrique.* — *d.* Par « glissement ».

§ II. — Conditions physiques des bruits gastriques.

On peut étudier sur un estomac, détaché du cadavre avec 4 à 5 centimètres de duodénum et 8 à 10 centimètres d'œsophage, les conditions physiques des bruits gastriques, et chercher pourquoi les uns et pas les autres peuvent être reproduits par le médecin. Voici ce que nous apprendra l'exploration de cet estomac que nous aurons plus ou moins distendu soit par les gaz seuls, soit par un mélange en proportions variées de liquides et de gaz, soit par les liquides seuls.

a) L'ESTOMAC RENFERME SEULEMENT DES GAZ.

Ou bien le volume des gaz est suffisant pour distendre l'estomac en tous ses points ou bien les gaz sont en trop petite quantité : dans ce cas, ils se collectent en une région du viscère et les parois muqueuses restent accolées dans les autres régions.

1° - Le *bruit d'éructation* peut être produit avec l'estomac du cadavre par une compression qui chasse les gaz à travers le cardia (il le serait également si l'on chassait les gaz à travers le pylore). On remarque que le bruit se produit, non pas au cardia, mais au niveau de la section de l'œsophage. Si l'extrémité de l'œsophage est plongée dans l'eau, il n'y a plus de bruit provoqué (sauf un bruit de barbottement, bien entendu). Les conditions qui paraissent indispensables à la réalisation du bruit d'éructation sont : *a*) l'ouverture de l'œsophage à l'air libre ; la direction rectiligne de l'œsophage, pour que les gaz ne perdent pas à le redresser la force de propulsion nécessaire à la production du bruit ; l'écartement des parois de ce canal à partir d'une certaine distance de l'estomac pour que leur déplissement ne soit pas un obstacle supérieur à la force de propulsion du gaz ; *b*) une pression subite et soutenue portant sur toute la surface de l'estomac ou de la partie de l'estomac distendue par les gaz, et dirigée vers le cardia, afin que les gaz soient projetés avec assez de force et en masse suffisante pour produire un bruit. Si la pression porte sur une partie seulement de l'estomac et en particulier que le grand cul-de-sac ne soit pas comprimé, c'est dans ce grand cul-de-sac que se refugieront les gaz et sa distension, par l'oblitération du cardia qui en est la conséquence, rendra fort difficile toute issue gazeuse à travers cet orifice.

Le bruit d'eructation est dû à la vibration de l'air à son passage de l'œsophage au pharynx : il exige une compression subite et soutenue de tout l'estomac et, en particulier, de son grand cul-de-sac supérieur.

On s'explique pourquoi le bruit d'éructation ne peut être reproduit par le médecin qui ne peut comprimer qu'une région limitée de l'estomac à sa partie inférieure, on s'explique également que le malade ne puisse éructer à volonté même s'il en éprouve le besoin : ou bien l'estomac est trop distendu et le grand cul-de-sac ballonné oblitère le cardia, ou bien il y a trop peu de gaz et l'effort du malade est insuffisant à les comprimer de tous côtés. Il est probable enfin que l'agent le plus efficace de l'éructation est la contraction du muscle gastrique lui-même. Que montre en effet la clinique ? il y a *l'éructation involontaire* dûe à la contraction des parois de l'estomac ; *l'éructation volontaire*, pour laquelle le malade entr'ouvre le pharynx et la partie supérieure de l'œsophage, tend l'œsophage et fait effort de l'abdomen ; *l'effort impuissant d'éructation* qui est le précédent non suivi d'effet. Mais comme dans ce dernier cas l'effet recherché peut être obtenu, soit si le malade avale préalablement de l'air ou quelque poudre gazogène ou quelque boisson gazeuse, soit s'il absorbe quelque excitant (boisson chaude, cognac, etc.) de la contractilité gastrique, on en peut conclure que la masse gazeuse était insuffisante ou l'estomac trop atone pour que sa contractilité soit mise en jeu. En fait, dans l'atonie simple de l'estomac, l'éructation involontaire est un symptôme de debut, l'éructation volontaire le symptôme d'une phase plus avancée de l'atonie gastrique, l'éructation difficile un symptôme trahissant peut-être ou la distension, ou la dilatation, ou la gastroptose. Nous reviendrons plus tard sur le phénomène de l'éructation, sur la valeur diagnostique des variétés de ce symptôme si intéressant (éructations doulou-reuses, acides, amères, sulfhydriques, etc.). Ce que nous avons dit ici de son mécanisme suffit à expliquer pourquoi le médecin ne peut songer à reproduire ce bruit par l'exploration de l'estomac.

2° — Le *bruit de clapotement*, dans la variété que nous avons désignée sous le terme de *bruit de claquement*, peut être réalisé avec l'estomac du cadavre alors qu'il ne contient absolument que des gaz, par le procédé qui consiste à déprimer brusque-ment, légèrement et en une seule fois, la paroi antérieure jusqu'à sa rencontre avec la paroi opposée. Ce bruit a un timbre liquidien tellement net qu'il est impossible, par le caractère seul de ce bruit de le distinguer d'un bruit semblable produit de la même manière dans un estomac renfermant des liquides. On peut du reste, sans rien changer au contenu

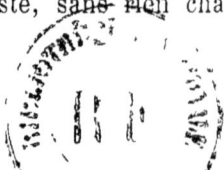

gastrique, reproduire le claquement à autant de reprises qu'on le veut. Deux conditions sont nécessaires, c'est : *a*) que les gaz soient en quantité suffisante pour maintenir les parois écartées, mais sous tension assez faible pour que la pression puisse accoler sur une certaine étendue les parois opposées en déplaçant la couche gazeuse interposée entre elles ; *b*) que la pression brusque s'exerce normalement à la surface de l'estomac sur la paroi soulevée par les gaz.

Il est une variété de clapotement, le bruit liquidien de claquement, qui peut être produit par pression brusque dans un estomac ne renfermant que des gaz ; ce bruit est dû à l'accolement, au choc subit sur une certaine étendue de deux muqueuses opposées de la paroi gastrique ayant simplement leur humidité normale ; il est identique au bruit qu'on produirait par le même procédé dans un estomac renfermant des liquides.

Le fait curieux et incroyable à priori que le clapotement puisse être provoqué et entendu sans qu'il y ait de liquide a été avancé tout récemment par M. Debove (1). Frappé de ce fait d'observation qu'on peut déceler le clapotement épigastrique chez des sujets dont l'estomac ne contient aucun liquide, ainsi que le prouve le résultat négatif de l'emploi de la pompe, M. Debove se demande si le bruit ne pouvait avoir dans ce cas son siège dans une anse d'intestin voisine de l'estomac et, comme l'intestin ne renferme pas non plus de liquide à ce niveau, si une anse d'intestin, modérément distendue par les gaz seuls ne pouvait à la percussion donner la sensation tactile et auditive de clapotement. Or il en fit la démonstration et conclut que le clapotement, perçu à l'épigastre et attribué à la rétention des liquides par l'estomac, pouvait avoir son siège dans l'intestin et s'obtenir sans qu'il y ait de liquide, pourvu que l'intestin renfermât des gaz sous tension modérée.

(1) DEBOVE. Discussion sur une communication de M. Mathieu (*des vomissements dans le rein mobile*). Bull. soc. méd Hop. 27 oct. 1892. p. 701. — *La dilatation d'estomac et le clapotage gastrique*, ibid. 8 déc. 1892 p. 849.

Il est facile de vérifier l'assertion de M. Debove ; mais la conclusion qu'il en a tirée, au point de vue de la localisation dans l'intestin du clapotement perçu à l'épigastre, n'est pas nécessaire. Je dirai plus : l'expérience de M. Debove pratiquée sur l'estomac est bien plus convaincante, son identité avec un bruit liquidien bien plus nette que lorsqu'on la pratique sur l'intestin, parce que les parois mises en contact par la pression brusque le sont sur une surface plus large. Cette objection à la localisation intestinale est d'autant plus fondée que cette localisation est spécifiée par M. Debove comme ayant son siège dans l'iléon et non dans le côlon, où, à la rigueur, elle serait plus admissible. Mais en fait, chez le vivant, le côlon, comme l'iléon, réglent leur calibre d'après le volume des gaz qu'ils renferment : ceux-ci sont toujours sous une tension relative qui exclue la condition de flaccidité reconnue indispensable à la possibilité du bruit de claquement. Jamais on n'a pu produire de bruit de claquement à l'hypogastre. En outre, le bruit que produit M. Debove par la pression brusque de l'iléon du cadavre modérément insufflé, a un timbre sec et soufflant bien distinct du timbre du bruit de claquement ; il est dû au passage brusque du gaz d'une anse à l'autre à travers une couture de l'intestin.

Dans tous les cas, il était nécessaire d'ajouter qu'on doit distinguer dans le bruit de clapotement deux variétés et que seule la variété que je désigne sous le nom de « bruit de claquement » peut être reproduite en l'absence de toute liquide.

3° — Le *bruit de borborygme gastrique* comprend deux variétés : le bruit spontané et le bruit provoqué par le médecin, qui doivent être étudiés séparément.

a. Le bruit spontané de borborygme gastrique peut être reproduit dans un estomac renfermant des gaz, et l'on peut imiter le rhythme auquel il obéit chez le malade. Pour cela il faut étrangler, à l'aide d'un anneau, la partie moyenne de l'estomac ; celui-ci se trouvera ainsi partagé en deux loges communiquant entre elles par un orifice : la pression alternative de chacune des loges, en forçant les gaz à franchir le passage étroit qui les sépare de l'autre, produira à ce niveau un bruit identique au bruit spontané de borborygme, et qui pourra être rhythmé de la même manière. Trois conditions sont essentielles pour que l'expérience réussisse : *a*) il faut que la masse gazeuse de chaque loge soit suffisante pour que la loge soit distendue par les gaz ; *b*) il faut que l'orifice de communication soit étroit : il ne doit pas dépasser 2 centimètres de diamètre (les conditions les plus favorables existent lorsque l'étranglement est complet et obtenu par un lien de caoutchouc, celui-ci assez souple pour que ce soit la pression des gaz qui ouvre elle-même la communication entre les loges) ; *c*) il faut que la pression soit exercée sur une surface étendue de la loge et que sa direction converge du côté de l'étranglement.

Le bruit spontané de borborygme gastrique, isochrone aux mouvements respiratoires, est dû à la biloculation de l'estomac et au passage alternatif, sous l'influence des mouvements alternatifs de pression du diaphragme, des gaz gastriques, sous tension, d'une loge à l'autre de l'estomac à travers un orifice interloculaire étroit.

Pour que le bruit de borborygme se produise spontanément, il faut une anche vibrante et cette anche, pour être réalisée, exige la formation d'un anneau de la largeur d'un doigt. De ce que le borborygme est spécial à la femme, de ce qu'il peut être dans certains cas arrêté par la suppression du corset ou ramené par la constriction de la taille, MM. Bouveret et Chapotot (1) en ont conclu, comme Obrastzow (2) l'avait déjà fait, que l'étranglement indispensable à la production du bruit, était dû à la pression exercée sur l'estomac par le corset ; cette même action du corset est également invoquée par M. Trolard (3)

---

(1) CHAPOTOT. *L'estomac et le corset.* Thèse, Lyon 1892.

(2) OBRASTZOW. *Zur physik. Untersuchung des Magens und Darms.* Deutsches Archiv für klinische Medizin. Leipzig 1888, vol. 43.

(3) TROLARD. *Note sur l'état biloculaire de l'estomac.* Alger médical, 1890.

pour expliquer la biloculation qu'il a parfois rencontrée sur
le cadavre ; de son côté Rasmussen (1) incrimine la pression
exercée par le rebord costal. J'ai le regret de ne pas partager
ces opinions. Le corset peut tout au plus déterminer, par
l'intermédiaire du rebord costal, une très légère dépression
circulaire, mais nullement cette atrésie nécessaire à la formation d'un bruit. Il est probable d'ailleurs que le terme « biloculation » n'a pas pour ces auteurs la même signification
que pour moi, ainsi qu'on le constate en comparant les figures
insérées dans la thèse de Chapotot, par exemple, et celle,
ci-jointe, que j'ai publiée en 1885 (2).

Je n'ai pas le premier signalé
l'existence, mais je crois être le
premier à avoir proposé l'adoption
de la biloculation comme un temps
normal de la contraction physiologique de l'estomac et adapté certains symptômes aux troubles de
cette contraction interloculaire.
Ce qui peut être anormal, c'est
le moment de sa réalisation ou la
durée de son existence après le

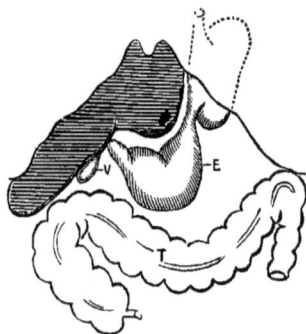

(Fig. 6)
**Biloculation « fonctionnelle »
de l'estomac.** (Glénard, 1885)

repas. Que l'action du corset favorise ce qu'il peut y avoir
d' « anachrone » dans cette contraction, qu'il intervienne pour
exciter les contractions et rendre bruyante, par le fait de la
respiration, une disposition qui sans lui resterait silencieuse,
c'est à mon avis tout ce dont on peut l'accuser, mais le corset
ne peut par lui-même causer la biloculation suffisante à la
possibilité d'un bruit. Le borborygme, avons-nous vu, peut
persister même quand on a enlevé le corset. Chapotot, dans
sa thèse, a bien voulu transcrire mon opinion à cet égard. Je
constate aujourd'hui avec plaisir que, dans son remarquable

(1) RASMUSSEN. *Centralblatt f. med. Wiss* 5 mars 1887.

(2) F GLÉNARD. *Note sur l'estomac biloculaire : Appendice in: dyspepsie nerveuse, etc.* loc. cit 1885. p. 105-107.

traité sur les maladies de l'estomac, Bouveret (1) accepte
la possibilité de la biloculation physiologique et qu'à
côté de l'étranglement par compression il admet l'étranglement par « spasme des fibres circulaires ». C'est avec
grande raison qu'il traite de la biloculation, tant au chapitre de
l'ulcère rond qu'au chapitre de la gastroptose. L'ulcère rond
peut-être une cause, mais je crois aussi qu'il peut être une
conséquence (2) de la biloculation ; quand avec la gastroptose
coïncide la biloculation, celle-ci en est toujours la conséquence ;
elle suffit même, et je suis d'accord à cet égard avec Clozier (3)
Bouveret et Chapotot, à affirmer le diagnostic de gastroptose
et non, comme le veut Strümpell (4) celui de dilatation qu'elle
exclue au contraire à mon avis. Concluons donc que *le bor-*
borygme spontané est causé par la biloculation gastrique
« *fonctionnelle* », *il est un signe de gastroptose.*

b. Le bruit provoqué de gargouillement gastrique peut être
produit dans un estomac renfermant soit des gaz seulement,
soit des gaz mélangés avec des liquides ; dans le premier cas il
est sec, dans le second ce bruit est humide. Pour le réaliser, il
faut que deux conditions soient remplies : *a*) une tension assez
modérée des gaz pour que la pression puisse mettre en contact
des parois opposées ; *b*) la formation d'une sorte de diverticulum en cul-de-sac de la cavité gastrique, dans lequel les gaz
puissent être emprisonnés par les doigts, de telle sorte que
toute issue leur soit interdite, sauf celle que les doigts voudront bien leur ouvrir au-dessous d'eux. Si les gaz ont été
refoulés suffisamment pour que leur tension soit accrue, ils
s'échapperont avec force, et par conséquent bruit, à travers
cette issue et le gargouillement sera entendu.

Le bruit de gargouillement gastrique, provoqué par la

(1) BOUVERET. *Traitement des maladies de l'estomac.* Paris Baillière
1893.

(2) F. GLÉNARD. *Ibid.* 1885.

(3) CLOZIER. *Rev. clin. et thérap.* 1888 n° 40.

(4) STRUMPELL. Berl. Klin. Woch. 1879.

pression avec glissement, est dû au reflux à travers les interstices
de la ligne de compression, des gaz, sans tension, refoulés dans
un cul-de-sac étroit de l'estomac.

Il est évident que le mécanisme du bruit est le même dans
les deux variétés, spontanée et provoquée, du borborygme
gastrique. Dans les deux cas il y a formation d'un orifice rétréci
à travers lequel sont projetés les gaz, mais dans le premier cas
l'anneau naturel est immobile et ce sont les loges qui chassent
leur gaz l'une dans l'autre ; dans le second, c'est la loge qui est
immobile et c'est l'anneau artificiel formé par la compression
qu'exercent les doigts qui se déplace en écrasant la loge et
forçant les gaz à en sortir. Mais alors que, pour le bruit de
borborygme spontané, il faut admettre une certaine tension
gazeuse et une tonicité suffisante de la musculature gastrique,
les conditions qui rendent possible le gargouillement provoqué
sont tout différentes et, la meilleure preuve, c'est que, ainsi que
je l'ai noté, *le bruit de gargouillement ne peut être reproduit*
chez un sujet présentant le bruit de borborygme spontané.

La réalisation du bruit de gargouillement chez un malade,
par le procédé qui est spécial à la recherche de ce bruit et que
j'ai désigné sous le nom de « procédé du glissement », prouve
tout d'abord que l'estomac est flasque, sans quoi les gaz seraient
sous tension et le gargouillement impossible à produire ; elle
prouve que l'on a atteint la *limite inférieure de l'estomac* et
il est à remarquer que dans ce cas elle se trouve placée *tou-*
jours au-dessus de l'ombilic ; elle prouve enfin que l'estomac,
à sa partie inférieure ainsi déterminée, forme un cul-de-sac
étroit, que par conséquent la grande courbure, loin d'être
plus bas, remonte immédiatement dans l'hypochondre gauche.
C'en est assez pour conclure que l'estomac n'est pas dilaté,
qu'il est même petit, mais alors, que sa région pylorique est
abaissée : or, c'est là un bon signe d'entéroptose, car le
prolapsus de l'intestin peut seul, par l'intermédiaire du ligament
pyloricolique (Glénard), avoir ainsi abaissé, sans cette dilatation préalable exigée par Ziemssen pour la variété qu'il avait

en vue (1), la région pylorique de l'estomac. C'est d'ailleur
la règle, avec le gargouillement gastrique, de trouver la corde
colique, que nous étudierons plus loin, un peu au-dessous de
l'estomac. On trouve également de l'hépatoptose.

Obrastzow (2) a confirmé l'existence que j'ai signalée du
bruit provoqué de gargouillement gastrique ; il le rapproche
également du bruit spontané de borborygme produit par la
biloculation qu'il attribue, à tort suivant moi, nous l'avons vu,
à la constriction de l'estomac par le corset ou les cordons des
jupes. Il est aussi d'avis avec moi que ces bruits impliquent un
estomac abaissé.

b) L'ESTOMAC RENFERME UN MÉLANGE DE GAZ ET DE LIQUIDES.

Voyons maintenant, sur l'estomac détaché du cadavre, quels
bruits peuvent être produits, lorsqu'il renferme un mélange
de gaz et de liquides.

1° — Le bruit de *clapotement*, dans sa *variété hydroaérique*,
peut être reproduit, quel que soit le mode de palpation, pourvu
qu'on *secoue* l'estomac (succussion totale ou partielle). C'est un
bruit hydroaérique qu'on entend; le bruit s'irradie plus ou moins
loin des doigts. Le timbre en est caverneux, amphorique, s'il y
a beaucoup de gaz et peu de liquides ; il devient de plus en plus
bref, aigu, et peut s'accompagner de la perception par les doigts
d'une sensation de flot, à mesure que les liquides augmentent
au détriment des gaz. La secousse nécessaire pour produire le
bruit est d'autant plus faible qu'il y a plus de liquides et moins
de gaz ; même avec une très petite quantité de liquides et une
quantité de gaz assez grande pour remplir et distendre l'estomac, on peut, avec une forte secousse, produire le clapotement (3).

(1) ZIEMSSEN. *Handbuch der speciellen Path. u. Ther.* Bd. VII, 2ᵉ partie
1878.

(2) OBRASTZOW. loc. cit. 1888.

(3) THIÉBAUT, chez un malade atteint de dilatation d'estomac et après
évacuation préalable du liquide gastrique, introduit l'eau destinée au lavage
par quantités de 100 cent. cubes dans le but de rechercher les conditons
dans lesquelles se produit le plus facilement le bruit de flot et obtient les
résultats suivants : « il faut 150 à 200 cent. pour le produire ; de 200 à 1200
cent. cubes, il est éclatant et devient perceptible à une grande distance ; de

La variété du bruit de clapotement, qu'on doit distinguer sous le nom de « bruit hydroaérique », obtenu par la secousse de l'estomac, est dû à la présence simultanée de gaz et de liquides dans la cavité gastrique; l'intensité et le timbre du bruit hydroaérique de clapotement dépendent des proportions relatives des gaz et des liquides, nullement du volume de chacun d'eux ou de la capacité du récipient.

On ne peut donc, à l'aide de ces seuls caractères, conclure à la capacité de l'estomac.

2º — L'autre variété du bruit de clapotement, le *bruit de claquement*, peut être également produite par pression brusque dans un estomac renfermant gaz et liquides. Ce bruit est identique, si la pression est légère, à celui que nous avons noté dans l'estomac renfermant des gaz seulement. Trois conditions sont indispensables pour qu'il soit ici obtenu : *a*) une couche gazeuse suffisante entre le point déprimé et la surface du liquide ; *b*) une direction de la pression exactement normale à la surface du liquide ; *c*) une zône de dépression suffisante. Mais si la pression est un peu forte, on perçoit, en même temps que le bruit de claquement, qui se passe sous les doigts, une ondulation, un choc en retour (Legendre) (1); et l'on vérifiera, si alors on secoue l'estomac (succussion totale, succussion partielle), que le bruit hydroaérique peut être également produit.

Ld variété du bruit de clapotement, qu'on doit distinguer sous le nom de « bruit de claquement », peut être produite dans un estomac, renfermant liquides et gaz, par pression brusque de la paroi ; il est dû au choc direct d'une surface liquide par rapprochement brusque de la paroi qu'une petite couche de gaz séparait de ce liquide. Il est identique au bruit produit par le même procédé dans un estomac ne renfermant que des gaz ; on l'en distinguera en ce que, dans le cas de la présence de

1200 à 1500 cent. cubes, Il faut rapprocher l'oreille pour l'entendre ; mais dès qu'on cherche à dépasser cette quantite, non seulement il n'est plus ouï, mais le malade commence a se plaindre. » *De la dilatation de l'estomac.* Paris, Baillière 1882 p. 172.

(1) LEGENDRE. *Gargouillement intestinal et clapotage gastrique.* Bull. soc. med. Hop. 3 nov. 1892 p. 705.

liquides, on peut en outre, par secousse de l'estomac, produire le bruit hydroaérique.

Il suffit d'être prévenu. Les considérations précédentes auront justifié la distinction que je propose, après Thiébaut, entre le « bruit de claquement » et le « bruit hydroaérique », jusqu'ici confondus sous le nom de clapotement. On ne doit désormais plus se contenter de dire « clapotement » lorsqu'on veut désigner la présence de liquides dans l'estomac, il faut dire « clapotement hydroaérique », car le clapotement peut être simplement dû au claquement que fait entendre la pression brusque d'un estomac ne renfermant que des gaz sous tension modérée.

3º — Le *bruit de gargouillement* peut être également produit, nous l'avons dit plus haut, soit dans un estomac ne renfermant que des gaz, soit dans un estomac renfermant gaz et liquides. Ici la présence de liquides sera trahie par le timbre humide du bruit et surtout par la possibilité de provoquer dans ce même estomac un bruit hydroaérique par succussion. Nous avons vu que les conditions nécessaires pour le bruit de gargouillement sont : tension modérée des gaz, formation d'un diverticulum, abaissement de la région pylorique, capacité de l'estomac plutôt réduite. Lorsqu'il y a des liquides en même temps que des gaz, une autre condition est indispensable, c'est qu'il y ait peu de liquide. Sans cela la pression des doigts porterait uniquement sur la partie liquide du contenu gastrique et, en l'absence des gaz, placés alors dans une région inaccessible aux doigts, le glissement s'opérerait sans provoquer aucun bruit.

J'ai noté le fait clinique suivant : bien que le bruit de gargouillement et le bruit hydroaérique puissent être provoqués dans un même estomac pendant la même séance, l'observation montre que d'habitude *ces deux signes s'excluent l'un l'autre;* de même on n'obtient pas de bruit hydroaérique quand il existe un borborygme spontané, c'est dire que les conditions qui permettent de refouler les gaz dans un diverticulum excluent celles nécessaires à la rétention des liquides ou, en d'autres termes, étant posées les conditions analysées dans les paragraphes précédents, qu'*un estomac trop étroit ne retient pas les liquides.*

En outre, dans plusieurs cas, j'ai observé chez un même malade, mais à des séances différentes, *tantôt le bruit hydroaérique, tantôt celui de gargouillement.* La condition qui a varié, c'est bien celle de la dimension de l'estomac ou encore de sa tension ; car celle de l'abaissement, prouvée par la possibilité à un moment donné de provoquer le bruit de gargouillement, n'aurait pu être modifiée d'une séance à l'autre La valeur de différentiation du caractère « gargouillement » est plus grande que celle du caractère « bruit hydroaérique », sa portée pathogénique par conséquent plus haute, son importance séméiologique plus digne d'attention.

c) L'ESTOMAC NE RENFERME QUE DES LIQUIDES.

Alors : qu'il n'y ait qu'une cuillerée de liquide (les parois se maintenant accolées dans le reste de l'estomac) ou que le liquide remplisse la cavité gastrique, aucun bruit ne peut être provoqué, quel que soit le procédé de palpation auquel on ait recours.

Dans un estomac ne renfermant que des liquides, aucun bruit ne peut être provoqué.

On peut voir, chez des sujets présentant le bruit de clapotement hydroaérique, ce bruit cesser instantanément d'être perceptible à la suite d'une éructation gazeuse, et pourtant il est probable qu'à ce moment les liquides sont encore dans l'estomac.

Si la palpation, quel que soit le procédé employé, ne réussit à provoquer aucun bruit gastrique, il n'en faut nullement conclure que l'estomac soit vide. *En l'absence de tout bruit provoqué* on peut faire les hypothèses suivantes :

a. L'estomac est complètement vide et ses parois par conséquent accolées.

b. Le contenu de l'estomac est de consistance pâteuse.

c. L'estomac renferme des gaz ; mais leur tension est trop

forte pour que l'on puisse déterminer l'accollement des
muqueuses nécessaire à la réalisation, soit du bruit de claquement, soit du bruit de gargouillement ; la présence des gaz
dans l'estomac sera alors vérifiée, en introduisant un liquide
dans sa cavité : on obtiendra le bruit hydroaérique. C'est l'expérience de M. Bouchard.

d. L'estomac renferme des liquides ; mais il n'y a aucun
gaz. Si l'hypothèse est juste, ce qui est possible, on la vérifiera
en introduisant de l'air dans l'estomac : le bruit hydroaérique
pourra dès lors y être provoqué par succussion.

e. Une dernière hypothèse peut être formulée et c'est la plus
curieuse : on ne perçoit aucun bruit, malgré qu'il y ait des gaz
sans tension, ou même des gaz et des liquides, parce que les
gaz, qu'il s'agit d'emprisonner avec les doigts ou de mettre en
conflit avec les liquides, sont réunis en une masse isolée et
inaccessible à la palpation. Il suffirait, s'il en est ainsi, de
déplacer cette masse gazeuse pour que le bruit puisse être
désormais provoqué.

Un mot d'anatomie est ici indispensable.

Lorsque le sujet est dans le decubitus dorsal (decubitus
d'exploration) et que son estomac est flasque, non rétracté
et empli seulement au tiers ou à moitié de gaz, conditions
indispensables à la réalisation des bruits de gargouillement
ou de claquement qu'on va tout à l'heure produire, voici comment l'estomac est disposé (on peut le vérifier facilement sur le
cadavre, d'après lequel ont été dessinées les figures demi schématiques ci-jointes): le grand cul-de-sac de l'estomac pend dans
l'hypochondre gauche, seules, la région pylorique, la région
du cardia et la petite courbure se trouvent en avant de la
colonne vertébrale, à un niveau plus élevé (dans le décubitus
dorsal) que le grand cul-de-sac ; or les gaz qui se trouvent
toujours collectés en une petite masse, sont rélégués non pas dans
la région pylorique, quoiqu'elle soit la plus élevée, mais dans
le grand cul-de-sac, bien qu'il soit le plus déclive, (Fig. 7, A, *a*);
la raison en est que le poids de l'estomac, le poids de sa

paroi antérieure applique celle-ci contre la paroi postérieure
dans les points où l'estomac repose sur une saillie, comme est

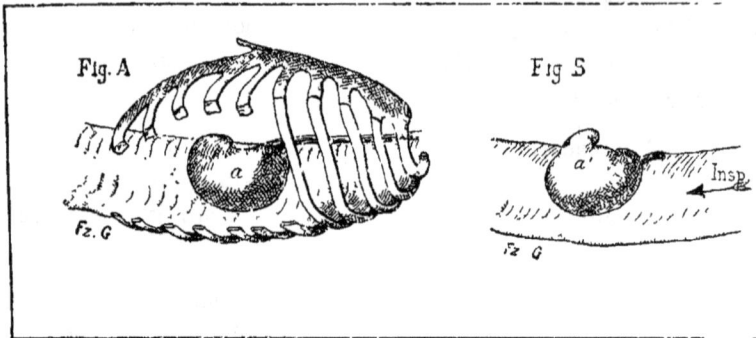

Fig. 7. — **Situation de l'estomac dans le décubitus dorsal** (*décubitus d'exploration*) **et influence des mouvements resp'ratoires.**

[*Si l'estomac est flasque, et qu'il renferme une petite masse gazeuse, insuffisante par conséquent à le remplir, cette petite masse sera reléguée à la partie déclive du grand cul-de-sac pendant l'expiration (a, fig. A), elle sera repoussée vers l'antre pylorique pendant l'inspiration (a' fig. B).*]

celle formée par la colonne ; l'estomac est donc, à l'épigastre,
vide et ses parois sont accolées à ce niveau, nul bruit ne peut
en conséquence y être produit, à moins de déplacer la masse
gazeuse, en la faisant passer du grand cul-de-sac à l'antre
pylorique.

Or, et c'est là ce qui justifie l'hypothèse proposée plus haut,
cette masse gazeuse peut être déplacée, et le bruit être dès
lors perceptible, par l'un des deux artifices suivants, réalisables
en clinique : soit en faisant faire au malade, au moment où on
l'explore, une *profonde inspiration* (Glénard), soit en lui
prescrivant l'*ingestion d'eau* à dose même minime (80 gr.)
avant de lui palper l'estomac (Bouchard).

J'ai déja fait allusion à ces deux artifices d'exploration dans
la description des procédés de recherche des bruits gastriques
de gargouillement et de claquement.

1° Que le sujet fasse un profond mouvement d'inspiration,
le diaphragme, en comprimant le grand cul-de-sac, refoulera
la masse gazeuse qui, n'ayant d'autre issue que l'antre pylorique, s'insinuera entre ses parois et se placera à l'épigastre

(Fig. 7. B, *a'*). C'est alors que l'on pourra produire en cette
région soit le bruit de claquement, soit le bruit de gargouillement;
avec le mouvement d'expiration, ces bruits cesseront de nouveau d'être réalisables.

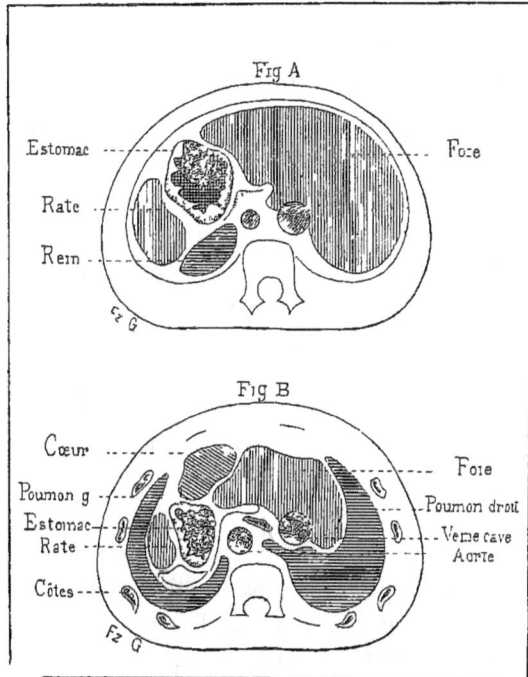

Fig. 8. — Coupes transversales du tronc d'un cadavre
congelé pratiquées :
Fig. A : au niveau de l'appendice xyphoïde.
Fig. B : quatre centimètres au dessus

[*La cavité de l'estomac,, dans le decubitus d'exploration clinique, est
plus déclive à la partie moyenne qu'à la partie inférieurs du grand cul-
de-sac.*]

Cet artifice d'exploration est une des applications du principe que j'ai posé et qui fait intervenir les mouvements respiratoires dans l'exploration méthodique de l'abdomen. L'opinion
classique doit être abandonnée que seuls le foie et la rate
soient abaissés par l'inspiration. Cet abaissement peut-être
également constaté pour l'estomac, le rein, même le côlon

transverse et, de même que nous venons de le faire pour l'estomac, être utilisé pour l'exploration de ces trois autres viscères, ainsi que je l'ai démontré (1).

2° C'est encore par déplacement de la masse gazeuse, reléguée dans le grand cul-de-sac, qu'agit l'artifice qui consiste à faire ingérer un tiers de verre d'eau au sujet. Cette petite quantité d'eau vient se loger, dans le décubitus dorsal, non pas à l'épigastre, mais dans le grand cul-de-sac qui, ainsi que le montrent bien les figures ci-jointes (Fig. 8 (2), est la partie la plus déclive de l'estomac.

Pour que le liquide ingéré se plaçât à l'épigastre, il faudrait que l'estomac fût complètement rétracté [la rétraction normale de l'estomac parait réduire cet organe au calibre d'un canal uniforme d'une largeur de 2 travers de doigt (Glénard)], mais alors il ne renfermerait aucun gaz et nul bruit ne serait réalisable après l'ingestion d'eau. Si donc l'ingestion d'eau permet d'obtenir le bruit de clapotement à l'épigastre, où il ne pouvait être provoqué auparavant, c'est que les parois de l'antre pylorique ont été écartées par une masse gazeuse préexistante, déplacée et chassée du grand cul-de-sac par l'eau qui prend sa place. Pour que l'objection à la possibilité d'un bruit de clapotement sans liquide, objection tirée par M. Legendre (3) de l'absence de ce bruit avant l'ingestion de ce liquide, puis de son existence après l'ingestion, fût irréfutable, il faudrait donc démontrer que le bruit obtenu à l'épigastre ne peut pas n'être qu'un bruit de claquement, et qu'il ne suffit pas du simple écartement des parois par une masse gazeuse, sans aucun liquide, pour que ce bruit puisse être provoqué; en d'autres termes, il faudrait démontrer que le bruit est hydroaérique.

On a pu remarquer, dans la description du procédé de « pression brusque », que les auteurs insistent, pour l'obtention

(1) GLÉNARD. *loc. cit.* 1886.

(2) Ces figures ont été relevées d'après le décalque inédit de coupes pratiquées par M. TESTUT sur des sujets congelés (congelés dans la station debout) et que le savant Professeur d'anatomie de Lyon a bien voulu mettre gracieusement à ma disposition.

(3) LEGENDRE. *loc. cit.*

du clapotement, soit sur la nécessité de « guetter un mouvement de la respiration » (Mathieu), soit sur celle de déprimer un
point voisin de la petite surface interrogée (Bouveret). Or n'est-il
pas évident que le premier réalise ainsi l'immobilité de
l'estomac à un moment de l'acte respiratoire où il n'y ait ni trop
ni trop peu de gaz à l'épigastre pour que le clapotement soit
possible et que le second ramasse dans la région épigastrique,
par sa pression latérale, la petite couche gazeuse, indispensable pour que les muqueuses de l'antre pylorique soient écartées
l'une de l'autre, ou, s'il y a du liquide, pour que cette masse
gazeuse vienne s'interposer entre le liquide et les doigts
explorateurs.

De quelque façon que le problème des bruits soient envisagé, la loi suivante domine tout :

*La présence de gaz dans l'estomac est indispensable à la
production de tout bruit gastrique, quel qu'il soit, qu'il soit
spontané ou provoqué.* **La rétention des gaz** *est le caractère fondamental que doive dégager la clinique de la
constatation d'un bruit gastrique. La rétention des liquides,
seule envisagée jusqu'ici, est un caractère important mais
secondaire.*

Rétention des gaz : voilà donc le fait capital qui se
dégage de la constatation d'un bruit, quel qu'il soit. L'absence
de bruit spontané ou provoqué ne prouve pas l'absence des
gaz, mais, dans tous les cas où l'on perçoit un bruit, c'est
qu'il y a des gaz dans l'estomac. — Est-ce que cette notion
et la **rétention gazeuse**, laissée dans l'ombre, et surtout
depuis que l'on attache une si grande importance à la rétention
des liquides, n'est pas plus conforme aux enseignements que
donne la clinique des dyspepsies ? Est-ce que la séméiologie
subjective, les plaintes des malades ne pivotent pas sur les
gaz qui les incommodent, soit qu'ils ne puissent les expulser,
soit qu'ils les expulsent avec douleur, soit enfin qu'ils éprouvent du fait de leur présence les sensations de ballonnement,
de gonflement, d'oppression, d'étouffement, de « crampe

d'estomac » (« colique duodénale », « colique monoloculaire gastrique », « colique de la première anse transverse »)? Ce sont là les malaises dont ils nous demandent de les débarrasser. Mais ce n'est pas l'accumulation du gaz qu'il importe de combattre, ce n'est pas seulement non plus la cause de leur formation, c'est surtout la cause *active ou passive* de leur **rétention** que l'on doit s'attacher à bien déterminer d'abord, ensuite à *compenser* et, si on le peut, à supprimer.

§ III. — Signes tirés des bruits gastriques

Il résulte des considérations relatives, d'un côté, à la *variété des bruits gastriques* pouvant être provoqués par le médecin (bruits de clapotement hydroaérique, de claquement, de gargouillement), et à la *diversité des procédés de palpation* qui permettent de les provoquer (succussion totale, partielle ; glissement ; intervention des mouvements respiratoires, de l'ingestion d'eau par le malade); relatives, de l'autre côté, aux *différentes conditions physiques* nécessaires à la réalisation de tel ou tel bruit, suivant tel ou tel mode de palpation, il résulte, ainsi que le trahit l'expérimentation sur le cadavre, que le médecin peut tirer de la recherche systématique de ces bruits des notions utiles au diagnostic.

Si, aux caractères tirés de la *nature du bruit* et du *mode de palpation* qui a permis de le percevoir, on ajoute ceux tirés de la *zône* dans les limites de laquelle la palpation peut le déceler sur la paroi abdominale antérieure, et de *l'heure*, par rapport à l'heure des repas, à laquelle le bruit est perceptible, on aura des éléments d'appréciation relatifs aux notions suivantes : *Contenu de l'estomac, — Forme de l'estomac, — Tension de l'estomac, — Dimension de l'estomac, — Situation de l'estomac.*

Sur ces notions s'édifiera la pathogénie qui aboutira au diagnostic de la maladie, car il faut distinguer avec soin l'interprétation physique d'un signe et son interprétation pathologique. Que de confusions eussent été évitées si l'on

eût toujours procédé par étapes, en ne demandant à chaque
signe que ce qu'il pouvait donner !

I. — SIGNES RELATIFS A LA NATURE DU CONTENU DE L'ESTOMAC

Tout bruit gastrique, quel qu'il soit, spontané ou provoqué, implique la présence de gaz dans l'estomac.

A. Le bruit d'**éructation** ne peut être provoqué par le
médecin = Il implique la présence de gaz, peut-être de gaz et
de liquides dans l'estomac.

B. Le bruit de **clapotement** peut être spontané ou
provoqué par le médecin.

   a. spontané.
C'est un bruit hydroaérique = L'estomac renferme gaz et
liquides.

   b. provoqué :
1° par la succussion du tronc ou la succussion partielle de
l'épigastre. C'est un *bruit hydroaérique* = L'estomac renferme
gaz et liquides. — *a)* le bruit est grave, difficile à obtenir = il y
a beaucoup de gaz et peu de liquides ; — *b)* le bruit est aigu,
facile à déceler (les doigts peuvent même percevoir la sensation
de flot) = il y a beaucoup de liquides et peu de gaz.

2° par la pression brusque et légère de l'épigastre. C'est un
bruit de claquement = l'estomac renferme ou bien un mélange
de gaz et de liquides ou bien des gaz seulement. — *a)* On peut
en même temps produire un bruit hydroaérique = l'estomac
renferme un mélange à proportions voisines de gaz et de
liquides ; — *b)* on ne peut produire le bruit hydroaérique =
l'estomac renferme seulement des gaz.

C. bruit de **borborygme**. Peut être reproduit par le
médecin.

   a. spontané = l'estomac renferme des gaz et pas de
liquides.

   b. provoqué par le médecin = l'estomac renferme peu de

gaz, peu ou pas de liquides (la recherche du bruit hydroaérique tranchera la question).

D. **Absence de bruit.**

1° en faisant faire une profonde inspiration, si l'on applique le procédé du glissement, on provoque le bruit de gargouillement = l'estomac renferme des gaz seulement ou un mélange de gaz et de liquides.

2° en faisant ingérer au malade un tiers de verre d'eau, on peut déceler le bruit de clapotement = l'estomac renfermait des gaz seulement.

3° après insufflation de gaz, on provoque le bruit hydroaérique (?) = l'estomac renfermait des liquides seulement (?)

4° aucun de ces procédés ne permet de provoquer de bruit = a) l'estomac est vide. = b) il s'y trouve un contenu pâteux (chyme).

Le seul fait de pouvoir constater, à l'aide d'un bruit, spontané ou provoqué par la palpation, que l'estomac contient quelque chose, et certainement des gaz, implique déjà un trouble de sa fonction. Rien n'autorise à admettre que la présence, et à fortiori le séjour prolongé de gaz dans l'estomac, ne soient déjà un phénomène anormal. En aucun cas, à l'état normal, la présence des gaz ne peut donner lieu à la constatation d'un bruit provoqué, à moins, nous l'avons vu, que l'estomac ne soit flasque ou qu'il ne renferme en même temps des liquides, or la *flaccidité*, c'est-à-dire le *défaut de tension*, est un phénomène anormal. Egalement anormale est la présence de liquides, ou tout au moins la possibilité de produire un bruit trahissant la présence de ce liquide. Le bruit de clapotement est toujours un phénomène anormal, non seulement parce qu'il trahit la présence de gaz, mais parce que les liquides ne doivent pas séjourner dans l'estomac. Faites ingérer 100 grammes d'eau à un homme bien portant, son estomac ne clapotera pas ; avec la même quantité ou même une quantité moindre, on fera clapoter un estomac flasque, non tendu (Boas).

On ne doit pas admettre, je ne le crois pas du moins, ni la physiologie ni la clinique ne l'autorisent, que le bruit de clapotage, et en général un bruit quelconque, puisse être physiologique pendant un intervalle donné après l'ingestion d'aliments ou de liquides et devenir pathologique une fois cet intervalle franchi. Ce qu'on doit seulement admettre c'est que l'état pathologique, trahi par la possibilité de provoquer un bruit dans l'estomac, peut être considéré comme d'autant plus accentué que ce bruit sera constaté à une heure plus éloignée de l'ingestion. Mais il s'agit du même processus morbide. Chomel l'a compris ainsi, en rangeant sous la désignation de « dyspepsie des liquides » tous les cas « où le médecin constate facilement et presque constamment le clapotement, *à quelque distance du repas qu'il examine le sujet* ». Pour M. Bouchard, ce bruit de clapotement devient signe de dilatation, quand on le constate à un intervalle éloigné du repas et en particulier le matin à jeun, et pour lui ce terme de dilatation implique la perte d'élasticité de la musculature de l'estomac (avec ou sans agrandissement absolu de la cavité gastrique), il implique par conséquent une lésion organique de ce viscère.

Nous reviendrons sur cette question si discutable. Bornons-nous, pour le moment, à constater par la seule exploration physique le phénomène anormal d'un bruit ayant pour origine la présence, c'est-à-dire la **rétention** *de gaz dans l'estomac, compliquée de* **rétention** *des liquides.* Cette rétention peut être le fait de causes multiples que la simple constatation du clapotage ne doit, en aucun cas, suffire à déterminer, quelle que soit l'heure de l'examen. Les liquides, les gaz peuvent être, soit des résidus des substances ingérées, soit des produits de sécrétion de l'estomac ou d'excrétion par cet organe, comme Oppolzer, le premier, en 1863, et tout récemment, le dernier, von Mering (1893) l'ont admis pour les liquides. La rétention des gaz et des liquides, constatée par le bruit de clapotement hydroaérique, ne suffit pas, même quand cette constatation est faite à jeun le matin, à prouver l'existence d'une lésion organique comme la dilatation. L'hypothèse d'une dilatation étant admise, il resterait encore à démontrer si cette dilatation n'est pas, dans un cas donné, *la conséquence plutôt que la cause* de la rétention des gaz et des liquides.

Concluons donc :

Tout bruit gastrique provoqué par la palpation de l'estomac est pathologique, quelle que soit sa nature, quel que soit l'intervalle qui sépare du repas précédent le moment où ce bruit est provoqué. Il trahit la **rétention, qui est toujours anormale,** *soit de gaz seuls, soit de gaz et de liquides.*

II. — SIGNES RELATIFS A LA FORME DE L'ESTOMAC

Le bruit de borborygme est le seul qui puisse fournir une indication relativement à la forme de l'estomac.

a. borborygme spontané = *estomac biloculaire.* Nous avons vu d'ailleurs que l'estomac biloculaire était toujours *abaissé.*

b. borborygme provoqué (bruit de gargouillement) = *estomac vertical.*

Ici encore la forme de l'estomac implique une autre notion, notion beaucoup plus importante à abstraire que celle de la déviation de forme, c'est la notion de *gastroptose,* dont la « dislocation verticale » de l'estomac n'est, à mon avis, qu'une variété, ainsi que l'a reconnu Bouveret.

III. — SIGNES RELATIFS A LA TENSION DE L'ESTOMAC

Il est nécessaire de dégager, sous la désignation du terme *physique* de « tension », et indépendamment de toute interprétation pathogénique, un caractère exclusivement *physique,* tel que doit se borner à l'enregistrer l'exploration *physique* de l'estomac, le caractère qui résulte du rapport entre la capacité de l'estomac et le volume de son contenu. Suivant les variations de ce rapport l'estomac peut avoir une tension exagérée, moyenne ou diminuée : il peut être tendu, distendu, détendu (flasque), quelle que soit du reste sa dimension, c'est-à-dire sa capacité.

Voici à cet égard ce qu'apprend l'analyse des bruits gastriques :

A. le bruit d'**éructation** implique :

    a. s'il est involontaire = *excès de tension.*

    b. s'il est volontaire = *tension modérée.*

    c. s'il est difficile = *a)* tantôt c'est la *distension* ; dans ce cas l'épigastre est dur et ballonné. Il y a un obstacle dû, soit à la compression du cardia par la distension du grand cul-de-sac ; soit à la contracture de l'anneau interloculaire ; *b)* tantôt c'est le *défaut de tension* ; alors l'épigastre est déprimé et flasque et les forces expulsives, soit gastriques, soit « paragastriques », insuffisantes pour évacuer le contenu de l'estomac.

B. le bruit de **clapotement** implique :

    a. dans sa variété hydroaérique = aucun signe relatif à la tension.

    b. dans sa variété : bruit de claquement = *défaut de tension.*

C. le bruit de **borborygme** signifie :

    a. s'il est spontané = *tension modérée* de l'estomac.

    b. s'il est provoqué (bruit de gargouillement) = *défaut de tension.*

D. enfin l'**absence de bruit** signifiera :

    a. tension normale, ou :

    b. excès de tension. Dans ce cas ou bien l'estomac est distendu, et l'on trouvera l'épigastre dur et sonore, ou bien il n'en est pas ainsi et les symptômes subjectifs trahiront l'excès de tension (éructations involontaires, vomissements, etc.).

On doit concevoir en effet que l'estomac puisse être *trop tendu sans être distendu.* Il est admissible que lorsqu'une cause quelconque intervient pour déterminer un excès de tension, l'estomac puisse être surpris à un moment de sa fonction pendant lequel sa capacité est réduite ; il est admissible que sa résistance soit suffisante pour qu'il y ait alors *excès de tension sans distension*, c'est-à-dire sans que l'estomac cède jusqu'à atteindre sa capacité normale maxima. Il est encore admissible que l'excès de tension ait pour origine non l'augmentation intempestive du contenu, mais la réduction intempestive du contenant. La clinique exige cette distinction, aussi nécessaire dans les termes, qu'elle existe dans les faits.

L'estomac est un organe dont la fonction est de recevoir, emmagasiner, puis évacuer les ingesta. Pour que cette fonction s'exécute normalement, l'estomac doit atteindre une capacité donnée, s'y maintenir durant un certain temps, puis trouver en lui-même la force de diminuer progressivement cette capacité, jusqu'à ce que soient évacués les derniers fragments des ingesta transformés en chyme ; il y arrive en proportionnant toujours sa capacité au volume du contenu, en restant toujours en état de tension. Dans l'intervalle qui sépare du repas suivant l'évacuation complète d'un repas, l'estomac doit être tout à fait vide, non seulement parce que ses parois sont appliquées l'une contre l'autre et sa cavité devenue virtuelle, mais parce qu'il est réduit sur lui-même, rétracté, tout comme le fait la vessie lorsqu'elle est vide. Après un intervalle de temps donné, l'estomac, — sollicité, soit par les besoins de nutrition ou de fonction de sa paroi, soit par des excitations parties du foie et surtout de l'intestin qui a terminé son rôle dans l'acte digestif et se rétracte à son tour —, l'estomac se détend peu à peu, ses parois s'amincissent et s'étalent, l'organe devient de plus en plus flasque et pendant, sa tension diminue. C'est cette diminution graduelle de tension qui, à mon avis, cause les sensations successives d'*appétit*, de *faim*, de *creux*, *vide*, *fringale*, signes d'opportunité ou d'urgence du repas trop retardé. Ce sont ces mêmes sensations qu'on retrouve à l'état de symptômes pénibles à peu près constants et permanents, traduits encore sous les termes de *délabrement*, de *faiblesse d'estomac*, chez les malades, dont l'estomac est toujours en **état de tension diminuée**, c'est ce qu'on observe dans la *gastroptose*, la *dilatation fonc-*

tionnelle, chez les sujets où la palpation décèle du *gargouille-ment épigastrique*, du *clapotement par la pression brusque*. Tous ces phénomènes s'accusent ensemble : ils signifient **défaut d'accommodation** de l'estomac par diminution de tension. La tension intestinale diminue de son côté, d'où résulte un « appel ». Cet appel se traduit par la sensation de la faim.

Il est à remarquer que l'excès de tension de l'estomac a le plus souvent pour cause première une diminution de tension qui a permis à l'estomac de laisser outre mesure augmenter son contenu soit par un excès d'ingesta, soit par des gaz de fermentation ou d'excrétion (appel de gaz?), soit par des liquides de sécrétion ou d'osmose (appel de liquides?); c'est la réaction trop tardive qui cause l'excès de tension à un moment donné et indirectement la distension. Cette réaction elle même peut manquer ou être insuffisante, c'est dans ce cas que le lavage d'estomac trouve ses plus nettes indications. La diminution de tension, l'*hypotase gastrique*, est donc le phénomène morbide le plus important à élucider et l'on peut écrire :

*Le problème qui se pose par la constatation d'un bruit gastrique quel qu'il soit, est le problème de la tension de l'estomac et des causes qui la font varier, en particulier de celles qui la font diminuer, de celles qui produisent l'*hypotase gastrique.

IV. — SIGNES RELATIFS A LA DIMENSION DE L'ESTOMAC. — DILATATION.

Les bruits gastriques provoqués ont été proposés comme signes de la dimension de l'estomac, grâce à deux des caractères de ces bruits, celui tiré de la limite extrême des points de la paroi abdominale antérieure où le bruit peut être provoqué par la palpation, celui tiré de l'intervalle qui sépare de l'heure du repas précédent l'heure à laquelle on constate ce bruit.

Les seuls bruits utilisables dans ce but sont ceux que le médecin peut provoquer, qu'il peut faire naître et sentir, localiser sous ses doigts : ce sont le bruit de gargouillement et le bruit de clapotement par les procédés de glissement, de succussion partielle ou de pression brusque. Le procédé de succussion totale n'apprendrait évidemment rien, et même, comme le remarque Obrastzow (1) des deux bruits de clapotement, c'est celui de claquement *(plætscherndes Schlaggeræusch)*, par le procédé de pression brusque, et non le bruit hydroaérique *(plætscherndes Erschütterungsgeræusch)*, qui donne les résultats les plus precis parce que seul il peut être bien localisé, parce que seul il ne peut se produire qu'immédiatement sous les doigts. Obrastzow va même jusqu'à dire que la valeur diagnostique du « bruit de clapotage de Chomel-Bouchard », au point de vue des dimensions de l'estomac, est douteuse parce que ces auteurs n'ont pas fait la distinction des deux variétés du bruit de clapotage.

Chomel (2) qui, en 1857, proposa le premier d'utiliser comme signe le bruit de clapotement qu'il venait de décrire, n'en tire aucune déduction sur la capacité de l'estomac; il se borne à dire que c'est un symptôme toujours anormal, qu'on le constate, chez le malade qui le présente, « à peu près constamment et à quelque distance du repas qu'on examine le sujet », que c'est un signe de dyspepsie des liquides et que le meilleur traitement est le régime sec.

Les choses en étaient encore là sur le bruit de clapotement en 1884, il était même bien oublié, comme dit Bouveret, lorsque, à cette époque, dans une mémorable communication à la Société médicale des hôpitaux de Paris, M. Bouchard (3) reprit l'étude de ce bruit et en fit un des signes, le signe capital de la dilatation de l'estomac. « Le *seul signe*, dit Bouchard, qui permette de reconnaitre l'existence d'une dilatation stomacale est un signe objectif; c'est un bruit de clapotement que l'on perçoit en percutant légèrement la paroi abdominale relâchée. Deux conditions sont nécessaires pour que le bruit de clapotement

(1) Obrastzow, loc cit.

(2) Chomel. *Des dyspepsies*. Paris, Masson. 1857 p. 99.

(3) Bouchard. *Du rôle pothogénique de la dilatation de l'estomac et de ses relations avec diverses manifestations morbides*. Paris Soc. méd. hop., 13 juin 1893.

ait la signification que je lui accorde, il faut qu'il soit perçu le matin à jeun ou, si l'on craint que l'estomac ne soit tout à fait vide, après avoir fait ingérer au sujet un demi-verre d'eau : il faut en outre qu'il siège au-dessous du milieu d'une ligne qui réunirait l'ombilic au rebord costal inférieur gauche. Dans le cas de dilatation ce signe est constant, on le retrouve toujours au même niveau, quel que soit l'état de réplétion de l'estomac. Le bruit de clapotement, tel que je viens de le décrire, est pathognomonique de la dilatation stomacale. »

Dans la discussion qui suit, M. Bouchard répond que la *dilatation* se distingue de l'*atonie* par l'augmentation de la zône où se perçoit le clapotement, et de la *distension* par la perception du clapotement chez le malade à jeun, après ingestion ou non d'un tiers de verre d'eau.

Quelques jours après, MM. G. Sée et Mathieu (1) objectent à M. Bouchard qu'il n'y a pas de signe pathognomonique de la dilatation; qu'on ne peut attribuer au phénomène du clapotement ainsi localisé dans le temps et dans l'espace une valeur diagnostique absolue; que le moyen le plus important d'élucider la question est de chercher par la percussion les limites horizontales supérieure et inférieure de la sonorité, la limite inférieure pouvant encore être déterminée par le foyer du clapotage après ingestion d'un verre d'eau, et enfin, qu'on ne peut se prononcer avec certitude en faveur de la dilatation que lorsqu'on a constaté au moins une fois un écart de 12 à 14 centimètres entre les deux lignes horizontales de la sonorité, qu'on a constaté en outre l'existence constante du clapotement et du bruit de succussion; enfin un cortège de symptômes attestant le trouble digestif.

A mon tour (2), je me permis quelques mois plus tard (1885) de discuter la valeur du caractère tiré du siège sous-ombilical du clapotement comme signe de dilatation, ainsi que l'admettait M. Bouchard, qui était conduit de la sorte à diagnostiquer

(1) G. Sée et Mathieu, *De la dilatation atonique de l'estomac*. Revue de médecine, 1884.

(2) F. Glénard, *De l'Entéroptose*. Paris. Masson, 1885.

la dilatation chez 30 % de la totalité des malades, chez 60 % des malades chronicitants. J'objectai : la rareté relative de la dilatation dans les autopsies de chronicitants (2 sur 40 au lieu de 12 sur 40 qu'on eût dû trouver); la présence constante du catarrhe gastrique dans les cas de dilatation constatée sur le cadavre; la difficulté de savoir, même chez le mort où commence, où finit la dilatation, étant donnée la variété qu'on observe dans la capacité des estomacs. J'insistai surtout sur la confusion à laquelle pouvait être exposé le diagnostic, basé sur les seuls signes du siège et de l'heure du clapotement, entre la *dilatation* et l'*atonie gastrique*, que je signalai dès lors (ce que plus tard on devait appeler la myasthénie gastrique) comme la cause la plus commune et la plus simple à invoquer de la rétention des liquides; entre la dilatation et la *gastroptose* dont je faisais connaître l'existence, la fréquence et la grande valeur clinique. Enfin la confusion possible entre le siège gastrique et le siège dans le côlon transverse du bruit de clapotement était également invoquée contre l'utilisation que M. Bouchard proposait de tirer de ce bruit.

La portée de pareilles objections, en particulier de celle relative à la gastroptose ne pouvait les faire éluder. Aussi, deux ans après, voyons-nous M. Bouchard (1) changer la valeur du terme « dilatation » qu'il tient apparemment à conserver, et l'appliquer, non plus à l'augmentation de capacité, mais à la perte d'élasticité de l'estomac. Dès lors, laissant de côté le signe tiré du siège sous-ombilical du clapotement, il ne s'attache plus qu'au caractère tiré de l'existence de ce bruit le matin à jeun :

« J'accepte encore par courtoisie, dit-il, qu'il faille percevoir le clapotage au-dessous du milieu d'une ligne tirée de l'ombilic sur le point le plus proche du rebord costal gauche. Mais en réalité cette ligne importe peu. Tout estomac qui ne se rétracte pas quand il est vide est un estomac dilaté. La dilatation n'est pas la distension. Un estomac dilaté est un estomac forcé, dont la cavité n'est que virtuelle quand il est vide, parce que

---

(1) BOUCHARD. *Leçons sur les auto-intoxications* Paris, Savy 1887, p. 169.

ses parois s'accolent, mais qui n'est plus capable de s'amoin-
drir en se rétractant. »

El M. Bouchard ajoute : « Ce n'est pas tout de savoir que
l'estomac est dilaté; il faut connaître d'une façon précise les
dimensions de cet estomac dilaté, connaître son extrême limite
en bas et son extrême limite à droite de la ligne médiane, poursuivre la recherche du clapotage jusqu'à ce qu'il disparaisse
de haut en bas et de gauche à droite, et établir ainsi ses limites
par la détermination de deux lignes, tracées sur les confins de
la zone où l'on observe le clapotage : l'une de ces lignes étant
horizontale, l'autre verticale, parallèle à la ligne médiane et
située à droite de cette ligne... J'insiste encore sur la nécessité
de s'assurer de la constance du phénomène, qui, recherché
dans les mêmes conditions, doit toujours être perçu dans les
mêmes points. » Quelques lignes plus haut, M. Bouchard avait
écrit : « La percussion est difficile et délicate à pratiquer, quelquefois insuffisante, faussée dans ses résultats par la sonorité
du côlon; la succussion ne fournit pas de signe certain; elle
peut amener le bruit de flot dans un estomac normal. »

J'ai tenu à reprodu're ces lignes dans lesquelles l'éminent
professeur de Paris expose le principe fondamental de sa doctrine. Ne découvre-t-on pas à leur simple lecture le secret de
toutes les « disputations » qu'a soulevées cette question de la
dilatation?

Ce secret, c'est que le terme de « dilatation » a été employé
pour désigner plusieurs choses essentiellement différentes, et il
n'est pas possible d'aborder une étude sur les dimensions de
l'estomac ou sur n'importe quoi sans fixer d'abord un sens précis et univoque aux termes qu'on emploiera.

Voyons d'abord ce qu'avant M. Bouchard, on s'entendait,
pour désigner sous le nom de « dilatation d'estomac », grâce aux
travaux de Lieutaud, Frank père et fils, Duplay, Leube, Küss-
maul, etc. ; le tableau suivant doit figurer dans tout chapitre
sur l'exploration de l'estomac :

Il y a « dilatation d'estomac » si, chez un sujet plutôt maigre, l'épigastre est bombé ; si cette voussure plus prononcée du côté gauche, a une direction transversale (*Valsalva*), s'étend jusqu'au côté droit, a une limite inférieure mousse également transversale au niveau ou au-dessous de l'ombilic (*Duplay*) ; surtout si le bas-ventre est déprimé ; si, par la pression de la partie proéminente, on a la sensation d'un coussin d'air assez tendu, mais élastique ; si l'on voit à travers la peau se dessiner des mouvements peristaltiques spontanés ou provoqués par une rapide percussion avec l'extrémité des doigts (*Kussmaul*) ; si les mouvements brusques de latéralité imprimés au tronc ou ceux transmis à l'estomac par les deux mains, agissant à contre-temps de chaque côté du mésogastre, produisent un bruit de large clapotage, et donnent une sensation de flot ; si la sonorité de l'estomac a 12 à 14 cent. de hauteur ; si les vomissements sont périodiques, à intervalles plus ou moins éloignés (*Lieutaud*) ; si le siphonage de l'estomac amène de telles quantités de liquides à la fois, qu'un estomac ayant une capacité normale n'eût pu les contenir (*Leube*) ; si l'on a lieu de soupçonner soit un catarrhe gastrique, soit une angustie du pylore ou de la partie supérieure de l'intestin grêle.

Tel est le tableau. On voit qu'en parlant de « dilatation d'estomac » on parle d'une maladie spéciale dans laquelle il y a agrandissement de la capacité de l'estomac, lequel agrandissement joue un rôle pathogénique d'une importance évidente. Il n'y a pas de signe pathognomonique, le diagnostic se base sur un ensemble de caractères.

Or voici aujourd'hui que ce même terme de « dilatation d'estomac » est appliqué à des complexus absolument différents, n'ayant pas, ne pouvant même pas avoir le moindre rapport avec le précédent :

Dilatation d'estomac = l'agrandissement absolu, par cause mécanique, de la capacité de l'estomac.

Dilatation d'estomac = la « dyspepsie des liquides » de Chomel, où l'agrandissement supposé de l'estomac est abstrait de la symptomatologie pour être placé au premier plan, alors qu'il n'existe peut-être pas ou n'est que relatif, ou bien est transitoire, ou enfin, ne joue qu'un rôle accessoire dans la pathogénie [dilatation de Bernheim, dilatation neurasthénique sans obstacle de G. Sée et Mathieu, dilatation de Bouchard (1er type)].

Dilatation d'estomac = l' « estomac forcé » (2e type de Bouchard) où il y a perte supposée de l'élasticité de la musculature gastrique et dans lequel l'estomac peut être non seulement de capacité normale mais même de capacité inférieure à la normale.

La distinction de ces trois types : **type classique** (dilatation par obstacle), **type de Chomel** (dyspepsie des liquides ; 1er type de Bouchard avec clapotement à jeun et au-dessous de l'ombilic), **type de Bouchard** (« estomac forcé » ; 2e type de Bouchard avec clapotement à jeun après ou sans ingestion d'eau, quelle que soit la hauteur au dessus de l'ombilic) est parfaite en clinique comme en théorie; mais pourquoi désigner ces trois types par le même terme « dilatation » alors que l'agrandissement absolu de capacité, qui a imposé ce nom au premier type, peut être absent dans le second, n'existe pas à coup sûr dans le troisième? Ce n'est certes pas là seulement une querelle de mots. Nous voyons bien au point de vue pratique quelles sont les conséquences de cette confusion, sous un terme unique, de maladies differentes : c'est la lutte thérapeutique concentrée sur l'augmentation de capacité ; ce sont le régime sec, ce sont les repas espacés et, pour beaucoup de médecins, le lavage de l'estomac dans tous les cas; or, qui de nos jours contesterait que ces prescriptions, appliquées à tous les malades classés sous la rubrique « dilatation », prise dans le sens que nous combattons, ne nuiraient au moins au tiers ou même à la moitié d'entre eux ?

Le groupement de ces trois types morbides est fondé sur l'existence d'un signe objectif qui leur est commun, celui de la rétention des liquides, et encore, dans le 3e type, faut-il le plus souvent fournir le liquide. Que l'on abstraie ce caractère commun pour en faire la chef de voûte d'une pathogénie commune, alors qu'il n'existe pourtant entre ces trois types ni constante anatomique, ni analogie de syndrômes, on le peut certes. Mais désigner ce caractère commun par un terme, qui en exprime, non pas la nature, mais la cause hypothétique ; de plus choisir un terme, comme celui de « dilatation », qui, pouvant être pris dans des sens différents, se plie à signifier tantôt l'augmention de capacité, tantôt la diminution de tension, ici un trouble fonctionnel, là un fait anatomique, c'est créer une source de confusion. Les théories les plus solides n'y résisteraient pas.

La « retention », est un fait général, commun à plusieurs maladies d'estomac, c'est toujours de la retention gazeuse ; la « retention des liquides » est un cas particulier de la retention, dans lequel les liquides sont retenus en même temps que les gaz ; la « dilatation », qui veut dire agrandissement, est une maladie spéciale où l'on trouve, en outre des caractères de la retention des gaz et des liquides, des caractères spéciaux à l'agrandissement de l'estomac.

Ne pourrait-on donc réserver le terme « dilatation » pour le syndrôme de la « dilatation classique » qui est une maladie bien caractérisée avec agrandissement absolu et certain de la capacité de l'estomac? quant au « type de Chomel » dans lequel l'agrandissement n'est pas certain, dans lequel il est encore moins certain que cet agrandissement ait le rôle pathogène le plus important ; quant au « type de Bouchard » (estomac forcé), où cet agrandissement n'existe pas, où il peut s'agir d'un estomac absolument réduit dans sa capacité ; quant à ces deux derniers types, laissons la porte ouverte aux interprétations qui peuvent surgir et désignons les par le seul caractère incontestable qu'ils présentent, celui de l'hypotension, de l' « hypotase » gastrique.

Hypotase gastrique, telle est donc la première conclusion à tirer d'un bruit gastrique provoqué par la palpation. C'est à l'ensemble des symptômes objectifs et subjectifs, aux anamnestiques, à l'étiologie, à l'épreuve thérapeutique qu'on demandera ensuite si cette hypotase s'accompagne d'une dyspepsie des liquides, d'une hypersecretion ou excretion gastrique, d'une atonie simple, d'une gastroptose partielle ou totale, d'une dilatation etc , etc.; il restera encore à vérifier, avant de donner le nom. à la maladie, si ces états morbides sont bien des causes, soit prochaines, soit primitives, ou bien s'ils ne seraient pas au contraire sous la dépendance d'autres causes; alors ce serait la suppression de celles-ci, qui, seule digne de motiver l'effort capital de la thérapeutique, obvierait à la rétention et préviendrait ou corrigerait la dyspepsie des-liquides, l'hypersécrétion, l'atonie, la dilatation, etc. qui en sont la conséquence.

J'ai en effet la conviction que la clef des maladies de l'estomac ne se trouve pas dans l'estomac, mais bien dans l'intestin et surtout dans le foie, et que la thérapeutique gastrique basée sur les viciations, considérées comme primitives, de la sensibilité, de la motilité ou de la sécrétilité de l'estomac est d'avance frappée d'impuissance. La clinique le démontre à chaque pas.

Mais, avant d'arriver à cette interprétation, il y a une foule d'étapes à franchir. L'étape de l'exploration objective apprend qu'on peut distinguer trois types cliniques de l'hypotase gastrique avec rétention, le type de Bouchard où cette hypotase est seule en cause, celui de Chomel où, en même temps que l'hypotase, il y a abaissement de la limite inférieure de l'estomac, le type classique où existent, en même temps que l'hypotase et l'abaissement de la limite inférieure de l'estomac, les signes objectifs caractéristiques et l'agrandissement pathologique de l'estomac au delà de sa dimension maxima.

Le diagnostic objectif constatera d'abord l'hypotase gastrique, puis il éliminera la « maladie de la dilatation » s'il ne rencontre pas l'ensemble des signes qui caractérisent cette maladie et que nous avons énumérés plus haut. Il lui restera dès lors à décider s'il s'agit du type de Bouchard ou du type de Chomel.

Le signe du clapotement à jeun plaidera en faveur soit du type de Bouchard, soit du type de Chomel suivant que, pour l'obtenir, il aura fallu, ou non, faire ingérer préalablement de l'eau au malade. De ce que ce signe se rencontre également dans la maladie dilatation où il y a perte d'élasticité du muscle

gastrique, M. Bouchard a conclu que la perte d'élasticité existait dans les trois types ; nous avons vu plus haut que cette conclusion n'était pas inévitable, en tout cas l'exploration objective
est insuffisante à la poser.

Le signe capital, celui sur lequel pivotera le diagnostic
différentiel entre le type de Bouchard et le type de Chomel,
sera le signe tiré du siège de la limite inférieure de l'estomac ;
comme cette limite est également abaissée dans la maladie
dilatation et dans le type de Chomel, M. Bouchard en a conclu
que l'estomac était agrandi dans le type de Chomel, comme
dans la maladie dilatation. Cette conclusion suppose résolues
les questions suivantes que nous allons maintenant examiner :

1° Quel est le siège normal de la limite inférieure de
l'estomac ?

2° Le siège de la limite inférieure de l'estomac est-il en
relation avec la dimension de cet organe ? peut-il servir de
mesure à cette dimension ?

Siège de la limite inférieure de l'estomac.

Deux bruits peuvent être utilisés pour apprécier la limite inférieure de l'estomac, le bruit de clapotement et le bruit de
gargouillement gastrique.

Mais avant de conclure de leur limite inférieure à la limite
inférieure de l'estomac, la question préalable à résoudre est celle
de savoir si ces bruits ont réellement l'estomac pour siège, ou
bien s'ils ne sont pas produits dans le côlon transverse. *Le clapotement et le gargouillement provoqués sont-ils gastriques ou
intestinaux ?*

C'est une chimère que de vouloir par la percussion décider
si l'on a faire, en un point donné de l'épigastre, à l'estomac

ou au côlon. J'ai cru pouvoir en 1885 (1) proposer l'aphorisme suivant :

« Etant donnée une région sonore dans une zône comprise « entre deux lignes transversales passant l'une par les mame- « lons, l'autre par le pubis, il est impossible (sauf pour la région « cœcale) d'affirmer par la seule percussion que cette sonorité « n'est pas provoquée par le côlon transverse. »

La *distinction entre le clapotement gastrique et le clapotement intestinal* serait donc en vain cherchée dans une délimitation préalable, impossible à faire par la percussion ou la palpation, (sauf le cas de corde colique), entre l'estomac et l'intestin (2).

Déjà Chomel s'était préoccupé de cette objection : « Le clapotement du gros intestin, dit-il, se produit également par le mouvement de totalité du tronc, mais mieux encore par la pression rapide de la main sur les régions occupées par les

(1) F. GLÉNARD. *Dyspepsie nerveuse. Enteroptose*. Paris, Masson, 1885, p. 65.

(2) Lorsque le *transverse* est dilaté par les gaz, qu'il atteint le volume du poing, comme il s'allonge en même temps qu'il s'élargit, on peut le rencontrer dans tous les points de l'abdomen, sauf le flanc droit ; il peut être trouvé dans le thorax où il peu s'élever jusqu'à la cinquième dorsale en avant du foie ou de l'estomac, à l'hypogastre, dans le flanc gauche, aussi bien qu'à son siège normal, c'est-à-dire à l'épigastre et sous les hypochondres ; il peut occuper à lui seul la moitié de la cavité abdominale.

C'est en vain que j'ai essayé, sur dix cadavres, de figurer sur la peau de l'abdomen la topographie du tube digestif, d'après les resultats de la percussion, en tenant compte des nuances les plus délicates de tonalité, que je désignais par des notes de musique : l'aiguille exploratrice tombait fréquemment sur un segment digestif different de celui soupçonne, et donnait un démenti au diagnostic ; c'est ainsi qu'il m'arriva plusieurs fois, dans les cas où j'avais lieu de supposer l'estomac sonore et dilaté, de tomber sur le transverse et non sur l'estomac, en perçant l'épigastre sous l'appendice typhoïde, ou en perforant la paroi thoracique dans le sixième espace intercostal, sur la ligne du mamelon.

Pour diagnostiquer le siège du côlon, qui permet à son tour le diagnostic differentiel de quelques tumeurs abdominales (le côlon se trouve en avant des tumeurs du rein, en arrière des tumeurs de la rate ou de l'épiploon , on n'a d'autre recours que le gonflement artificiel de l'intestin, soit avec des gaz (bicarbonate de soude et acide végétal), soit avec de l'air insufflé par une poire de Richardson (Fruchs, Fenwick, Wagner, Ziemssen, Ebstein, Runeberg), procédé qui a été aussi applique a l'estomac pour le délimiter par la sonorité ainsi développée

Cependant, il est parfois possible de déceler par la seule percussion le siège du transverse, quand la sonorité a le même ton, le même timbre que celle du cœcum et qu'elle est ininterrompue entre ces deux régions, en passant par le coude colique droit. (F. Glénard. *Entéroptose*, 1885.)

côlons. On le rencontre particulièrement chez les sujets qui ont pris récemment un lavement (1), et chez ceux qui sont atteints de diarrhée séreuse. La connaissance de ces conditions et le siège spécial du clapotement suffisent pour distinguer le clapotement stomacal qui, produit dans une cavité plus grande, donne un bruit différent. » (2)

Ziemssen attache peu d'importance au bruit de clapotement, car, dit-il. outre qu'il peut se produire dans un organe normal, il peut aussi avoir lieu dans le côlon (3).

Bouchard répond que le clapotement intestinal s'entend plus bas, que le clapotement gastrique, ne s'étend jamais jusqu'au bord costal ; que l'arrivée de l'eau dans l'estomac est immédiatement suivie du bruit de clapotage, alors qu'elle n'a pas encore eu le temps d'arriver dans le côlon ; que le clapotement intestinal exige, pour être perçu, que les malades aient la diarrhée, tandis que les dilatés sont généralement constipés (4).

Certainement il est très rare que la confusion soit possible. Pourtant j'ai observé un cas dans lequel le clapotement sur la ligne médiane de l'épigastre correspondait très nettement avec un clapotement identique dans le flanc droit. J'ai observé également l'existence soit du clapotement colique, soit du clapotement duodénal sur des cadavres avant et après ouverture de l'abdomen, alors que je croyais fermement qu'il s'agissait d'un clapotement gastrique. Thiébaud cite dans sa thèse (5) deux cas de clapotement énorme de la région épigastrique où l'on trouva à l'autopsie le côlon très dilaté et l'estomac petit. Trastour (6) a montré combien était fréquente la dilatation colique.

La possibilité de la confusion est admise par G. Sée et

<hr/>

(1) Il est à peu près certain que le clapotement produit à la suite d'un lavement a pour siège, non pas le colon transverse, mais l'S iliaque qui, lorsqu'il est distendu, peut atteindre le voisinage de l'ombilic et s'étaler à l'hypogastre.
(2) CHOMEL. Loc. cit.
(3) ZIEMSSEN. Hdb. etc. T. VII, 2ª partie, 1878.
(4) BOUCHARD. Loc. cit.
(5) THIÉBAUT. De la Dilatation de l'estomac. Thèse de Nancy, 1882.
(6) TRASTOUR. De la Dilatation gastrocolique. Sem. med , sept. 1887.

Mathieu et nous avons vu que Debove a soutenu à la Société des Hôpitaux, non-seulement que l'intestin pouvait être le siège du bruit de clapotement, mais que ce bruit pouvait être produit sans qu'il y ait de liquide. Nous avons exprimé notre opinion à cet égard.

Dans tous les cas, qu'il s'agisse de clapotage ou de gargouillement, l'ingestion d'eau dans l'estomac permettra toujours de trancher la question. On pourra même vérifier si, en pompant les gaz de l'estomac, le claquement cesse d'être perceptible. S'il ne cessait pas, on concluerait au clapotement intestinal. Le timbre du bruit permettra souvent aussi d'éviter la confusion, que je crois en somme assez rare pour qu'on puisse commettre une erreur de diagnostic sur la topographie du bruit ; cela arrivera d'autant plus rarement que les malades à clapotement épigastrique sont en général constipés, ont le ventre flasque et les intestins peu dilatés, plutôt même sténosés.

Quant à la *distinction entre le gargouillement gastrique et le gargouillement côlotransverse*, obtenu par le procédé de glissement, elle reposera sur les éléments suivants de diagnostic différentiel : Des gaz ont été emprisonnés par les doigts (voir plus haut) dans un cul-de-sac ; leur tension est modérée puisqu'on a pu appliquer les parois de leur contenant l'une contre l'autre ; il y a au-dessus de la ligne de compression un espace dans lequel ils peuvent se répandre, puisque, lorsque cette ligne est abaissée, ils s'échappent avec bruit en remontant au-dessus d'elle ; l'ouverture de ce cul-de-sac regarde en haut. Ce ne peut-être, dans cette région, que l'estomac ou une anse à rayon très court du côlon transverse rétréci. Ce ne peut être l'iléon, car, pour se trouver dans cette région, il faudrait qu'il fût distendu par les gaz et la distension serait trop prononcée pour qu'on puisse emprisonner les gaz par une pression transversale ; la pression serait en outre inefficace, en raison du coussin d'air formé derrière cette anse de l'iléon par le reste également gonflé de cet intestin. Pour que le côlon transverse réalise les conditions voulues, il faut qu'il renferme peu de gaz, afin de former une anse à court rayon, qu'il soit par conséquent étroit. Mais alors il est abaissé et de plus le doigt, en glissant sur lui, sentira le relief, au-devant de la colonne, d'un cylindre aplati, transversalement placé et mobile. C'est en effet ce qu'on observe lorsque le gargouillement siège dans le côlon : il se passe dans un cordon aplati siégeant au niveau de l'ombilic. En dehors de ce cas, c'est dans l'estomac que se trouve le siège du bruit de gargouillement.

Grâce à ces éléments d'appréciation, nous supposons qu'on se soit assuré, dans un cas donné, que ces bruits avaient bien une origine gastrique et que par conséquent la limite inférieure de la région où on les provoquait correspondait à la limite inférieure de l'estomac : il s'agit de décider maintenant si cette limite est à sa place.

La place normale de la limite inférieure de l'estomac varie évidemment suivant le degré de contraction de l'estomac au moment de l'exploration ; cette limite remonte à mesure que l'estomac se contracte, elle s'abaisse à mesure que l'estomac se relâche.

La situation de la limite inférieure de l'estomac peut donc servir à apprécier les anomalies dans la contraction ou le relâchement de l'estomac à un moment donné, si cette limite inférieure ne se trouve pas à ce moment au siège qu'elle devrait occuper ; mais elle devient en outre le signe d'une anomalie spéciale, si on la rencontre en des points situés en dehors de la zône dans laquelle elle se meut normalement, entre sa plus grande élévation et son plus grand abaissement.

Il peut donc exister une anomalie relative et une anomalie absolue dans le siège de la limite inférieure de l'estomac.

Le fait de pouvoir constater le siège de la limite inférieure de l'estomac, implique toujours une anomalie relative, car les procédés intragastriques qui permettent, chez l'homme vivant et bien portant, de rendre ce siège évident, placent l'estomac dans des conditions anormales ; à plus forte raison et d'après tout ce que nous avons dit, si les procédés extragastriques (limite inférieure du bruit de clapotement) suffisent à déceler cette limite inférieure, on est donc en droit d'écrire :

Tout estomac dont on peut à l'aide de la palpation déceler la limite inférieure est un estomac anormal.

Cette anomalie est à coup sûr et dans tous les cas de l'hypotension, de l'hypotase gastrique.

Pour apprécier s'il s'agit d'une anomalie absolue , il faut connaître quelles sont les limites extrêmes d'élévation ou d'abaissement entre lesquelles se meut le bord inférieur de l'estomac, dans la généralité des cas d'anomalie relative ; au-delà de ces limites l'anomalie est absolue, il s'agit d'une maladie à part.

Or voici quelle limite a été considérée comme étant celle du *maximum d'abaissement de la grande courbure* à l'état normal (question de tension mise à part) :

Pour Wagner (1), cette limite se trouve aux 6/7 de la distance qui sépare l'appendice xyphoïde de l'ombilic, ou, en fixant à 15 centimètres cette distance, à un peu plus de 2 centimètres au-dessus de l'ombilic.

Pour Luschka (2), et d'après l'étude de l'estomac sur les cadavres congelés, cette limite est également à 2 centimètres au-dessus de l'ombilic.

Guttmann (3) la place à égale distance de l'appendice et de l'ombilic.

Eichhorst (4) dit que, si l'estomac est rempli, cette limite peut atteindre l'ombilic.

(1) WAGNER. *Ueber die Percussion des Magens nach Auftreibung mit Kohlensauere.* Marburg, 1869. Dissertation.
(2) LUSCHKA. *Anatomie des menschlichen Bauches,* 1863.
(3) GUTTMANN. *Lehrb. d. klin. Untersuchungsmethoden,* 1884.
(4) EICHHORST. *Lehrb. der phys. Untersuchungsmethoden innerer Krankheiten,* 1886.

Pacanowsky (1), s'en référant à la percussion, fixe cette limite à 3-5 centimètres au-dessus de l'ombilic chez l'homme, 4-7 centimètres chez la femme, ou autrement dit, aux 2/3 de la distance qui sépare l'appendice de l'ombilic chez l'homme, à la moitié de cette distance chez la femme.

Dehio (2), se fondant sur les résultats de la percussion après ingestion d'eau, admet qu'un estomac sain n'atteint pas l'ombilic ; qu'un estomac malade, atone ou dilaté, le dépasse.

Obrastzow (3) conclue de l'examen de 116 hommes et 103 femmes, explorés par la percussion de l'épigastre dans le décubitus horizontal avec la tête relevée à l'aide d'un coussin. que :

1° La limite inférieure de l'estomac se trouve le plus fréquemment, chez l'homme comme chez la femme, dans le tiers inférieur de la distance (16 centimètres) qui sépare l'appendice de l'ombilic ;

2° Chez les hommes de la classe moyenne de la société. cette limite siège un peu plus haut que chez les femmes de la même classe ;

3° Chez les ouvrières, indépendamment de l'influence des maladies qui peuvent abaisser cette limite, elle est plus élevée que chez les femmes de la classe aisée ;

4° Relativement à l'âge : au-dessous de 15 ans, la limite s'abaisse rarement jusqu'à l'ombilic ; au-delà de 50 ans, on la trouve plus souvent qu'avant cet âge au-dessous de l'ombilic ; entre la quinzième et la cinquantième année, l'âge ne parait avoir aucune influence ;

5° Les grossesses antérieures influent sur le siège de cette limite en l'abaissant ;

6° C'est l'état de la constitution et de la nutriton qui exerce l'influence la plus prononcée : chez un homme robuste, la

(1) PACANOWSKY. Beitr. z. perc. Bestimmung d. Magengrenzen. Deutsches Archiv f. klin. Med. 1887.

(2) DEHIO. 7e Congrès allemand, 1888.

(3, OBRASTZOW. Loc. cit.

limite inférieure de l'estomac se trouve dans le tiers supérieur
de la ligne xyphoombilicale et reste au moins à 3-5 centimètres
de l'ombilic. Chez une femme délicate, cette limite se rencontre
dans le tiers inférieur et, le plus souvent même, peut atteindre
l'ombilic.

On voit, d'après ce qui précède, qu'on peut adopter la ligne
passant par l'ombilic, ce que je puis appeler le « parallèle
ombilical » comme limite extrême de l'abaissement du bord
inférieur de l'estomac ; au-dessous de cette limite, il s'agit
d'une maladie spéciale, qui serait, d'après M. Bouchard,
l'agrandissement absolu de la capacité de l'estomac.

Existe-t-il un *maximum d'élévation de la grande courbure*
au delà duquel on pourrait se trouver également en face d'une
anomalie absolue, mais en sens contraire de la précédente ?

D'après Labbé (1), la ligne fictive horizontale passant par
la base du cartilage des deux neuvièmes côtes (2) correspond à la
position la plus élevée que puisse atteindre la grande courbure
à l'état normal. D'un autre côté, Kelling (3) dit que si, malgré
des insufflations répétées, on ne trouve jamais la limite inférieure à moins de 4 à 5 centimètres au-dessus de l'ombilic, on
pourra admettre une diminution (absolue) de la capacité de
l'estomac.

Comme la capacité de l'estomac normal doit être théoriquement réduite à zéro, une fois la digestion gastrique achevée,
l'expression *estomac trop petit* ne peut s'entendre que d'un
estomac qui ne s'agrandit pas assez, et non d'un estomac qui
se rétrécit trop. On conçoit quelles sont les difficultés d'une
pareille étude, aussi l'histoire de l'estomac trop petit n'a-t-elle

(1) *In* H. PETIT. Traité de la gastrostomie, Paris, 1879, p. 54 et
comptes-rendus de l'Académie des Sciences, 1876.

(2) Le cartilage de la neuvième côte se trouve immédiatement au-dessus
de la première dépression que rencontre le doigt, en suivant de bas en
haut le rebord des fausses côtes. Cette dépression est elle-même limitée en
bas par le cartilage très mobile de la dixième côte.

(3) KELLING. Dissertation, Leipzig, 1890.

été qu'ébauchée. C'est, du reste, un fait très rare, et les causes de l'inaptitude de l'estomac à s'élargir (cicatrices d'ulcères, tumeurs intragastriques ou du voisinage) effacent, par leur importance pathologique, le rôle de l'insuffisance de capacité gastrique.

Quand on parle de la dimension de l'estomac, on n'a donc jamais en vue que l'*estomac trop grand* ou l'estomac normal. Nous avons vu plus haut que le terme « dilatation » a été appliqué indifféremment pour désigner l'estomac qui ne se rétracte pas assez et celui qui s'agrandit trop, que cet agrandissement soit *relatif*, c'est-à-dire plus prononcé qu'il ne devrait être à un moment donné, mais sans dépasser ou même atteindre son maximum, ou bien qu'il soit *absolu*, c'est-à-dire qu'il dépasse la plus grande capacité que puisse avoir un estomac moyen. Nous avons proposé de réserver le terme dilatation pour l'agrandissement *absolu*.

Tous les auteurs sont unanimes, comme M. Bouchard, à conclure du siège de la limite inférieure de l'estomac à la dimension de la cavité gastrique et du siège au-dessous du « parallèle » ombilical à l'agrandissement absolu de l'estomac.

Le raisonnement est le suivant, qui paraît inattaquable : La petite courbure de l'estomac étant supposée fixe, la grande courbure seule se déplaçant de haut en bas pendant le relâchement ou la réplétion de l'estomac, il est évident que l'estomac sera d'autant plus grand que le siège de la grande courbure sera plus abaissé. Le siège de la grande courbure pourra donc servir de mesure à la dimension de l'estomac par la distance qui sépare la grande de la petite courbure. Si l'abaissement de la grande courbure est insuffisant au moment où il devrait être à son maximum, c'est que l'estomac est *trop petit*, car la petite courbure ne peut avoir remonté au delà de son siège normal, les conditions anatomiques s'y opposent : c'est évident sans démonstration.

Si, au contraire, l'abaissement de la grande courbure est tel que l'écart entre la petite et la grande courbure dépasse les proportions de la moyenne habituelle, c'est que l'estomac est *trop grand* et tous les auteurs sont d'accord pour admettre que l'estomac est trop grand lorsque sa limite inférieure s'abaisse au-dessous de l'ombilic, pris comme point de repère, car, pensent-ils, la petite courbure reste toujours à sa place et ne peut être abaissée.

C'est là précisément ce qu'il eût fallu démontrer, que la petite courbure ne peut jamais s'abaisser. Si elle peut s'abaisser, toutes les déductions tirées du siège de la limite inférieure de l'estomac relativement à la dimension de cet organe peuvent être entachées d'erreur, tant que, du moins, l'on n'a pas fixé en même temps le siège de la limite supérieure de l'estomac ; car c'est l'écart entre les deux limites qui seul peut servir de mesure à la dimension.

Nous allons bientôt revenir sur cette question. Mais, supposons, pour le moment, que la limite supérieure de l'estomac soit à sa place : ce siège normal se trouve, d'après Pacanowski (1), qui l'a déterminé par la percussion, sur la ligne parasternale, dans le cinquième espace intercostal ou sur le bord inférieur de la cinquième côte ; sur la ligne mamillaire, du cinquième espace à la septième côte ; sur la ligne axillaire antérieure, du bord inférieur de la septième côte à celui de la huitième côte, jamais au-dessous de cette dernière limite. Entre la ligne qui réunit ces différents points et celle du rebord costal gauche, s'étend un espace de forme plus ou moins ovalaire, espace semi-lunaire de Traube, au niveau duquel le son pulmonaire est remplacé par le tympanisme stomachal.

Si cette limite supérieure, appréciée par la percussion, est à sa place, et, *à fortiori*, si elle est plus élevée, et que cette élévation soit due à une modification de l'estomac et non des organes voisins (atrophie du lobe gauche du foie, symphyse phrénocostale) ; si, en même temps, la limite inférieure est placée au-dessous de l'ombilic, on devra conclure à une hauteur

(1) PACANOWSKI *Deutsches Archiv. f. klin. Méd.* Bd XI, cité par BOUVERET, *Traité des Maladies d'estomac*. Paris, 1893, p. 89.

plus grande de l'estomac. On déterminera ensuite, par la percussion, la distance qui sépare les limites latérales de l'estomac. A l'état normal, et d'après les mensurations de Pacanowski, la plus grande hauteur varie de 10 à 14, et la plus grande largeur, de 18 à 21 centimètres Au delà de ces limites, on peut conclure à la dilatation absolue.

Nous sommes donc acculés, comme dernière ressource, à l'exploration de l'estomac par la percussion. Après tout le mal que j'ai dit plus haut de la percussion dans son application au diagnostic des affections abdominales, je ne puis donc conclure autrement qu'en disant que le diagnostic objectif de la dilatation, celle-ci comprise dans le sens d'agrandissement absolu que je lui réserve, est des plus « chanceux ». Il ne peut être considéré comme positif que s'il s'appuie sur un ensemble de signes, parmi ceux que nous avons énumérés plus haut et qui sont les signes de la « maladie de la dilatation » (type classique), tels que, en outre de l'abaissement de la grande courbure, la voussure sus-ombilicale l'asymétrie des hypochondres (Bouveret), l'ondulation péristaltique de l'épigastre, le ballottement épigastrique, le clapotement par succussion du tronc, etc., et le cortège des syptômes subjectifs ; en dehors de ce complexus, le diagnostic de dilatation absolue ne peut plus être posé qu'après élimination ; ce n'est plus alors qu'un diagnostic d' « impression de clinicien » ou de définition du terme « dilatation » ; et même, le diagnostic de dilatation supposé juste, le fait de la dilatation n'a qu'une minime importance, comparée à l'importance capitale de la nature et de la cause de cette dilatation qui reste encore à déterminer pour chaque cas (hypersécrétion continue, sténose pylorique, neurasthénie hépatique (F. Glénard), catarrhe chronique, relâchement primitif de la tunique musculaire, gastroptose).

L'insufflation de l'estomac, la gastrodiaphanoscopie peuvent bien être appliquées au diagnostic de la dilatation ; mais ces procédés d'exploration ne sont décisifs que si les dimensions de l'estomac sont considérables, et alors le diagnostic a déjà été posé par les autres moyens d'investigation. Leur intervention ne peut être réellement utile que pour le diagnostic différentiel de la dilatation et de la gastroptose, c'est-à-dire de l'estomac dont la limite supérieure est abaissée, et dont nous allons parler maintenant.

Car la question qui se pose la première, étant donné que l'abaissement de la limite inférieure de l'estomac a fait soupçonner la dilatation, et que cette dilatation est assez peu évidente pour nécessiter l'application de « procédés d'hôpital », la question qui se pose la première est celle de savoir si la limite supérieure ne pourrait pas être également abaissée.

Si la petite courbure peut s'abaisser, le siège de la grande courbure, apprécié, soit par l'inspection après distension gazeuse, soit par la gastrodiaphanie, soit enfin par la limite inférieure du bruit de clapotement, n'a plus aucune valeur comme signe de la dimension de l'estomac.

V.— SIGNES RELATIFS A LA SITUATION DE L'ESTOMAC. Gastroptose.

J'ai fait connaître en 1885 une cause extrêmement fréquente de perturbation des fonctions gastriques, je veux parler de l'abaissement, soit de la région pylorique de l'estomac, soit de l'estomac dans sa totalité, abaissement que j'ai proposé de désigner sous le nom de *gastroptose;* j'insistai sur cette objection toute nouvelle que l'abaissement de la limite inférieure de l'estomac, trahie par le siège du clapotement, pouvait être le fait, non pas d'une dilatation, mais d'une « *gastroptose* »; « ... combien ajoutai-je, n'est-il pas fréquent de noter l'abaissement en masse de l'estomac? Sur 22 sujets féminins pris au hasard, je l'ai noté 10 fois et, dans deux cas, une aiguille enfoncée à travers l'ombilic passait au-dessus de sa petite courbure alors que d'ailleurs l'estomac devait être considéré plutôt comme petit ». C'était récuser du même coup la valeur des procédés imaginés par Leube, Rosenbach, Thiébaut pour fixer la limite inférieure de l'estomac, c'était les récuser en tant du moins que signes propres à permettre de conclure du siège de la limite inférieure à la capacité de l'estomac ; j'insistai sur la confusion possible de la dilatation avec la gastroptose et je montrai que la gastroptose n'était, dans la plupart des cas, qu'un des éléments d'un processus morbide plus général, processus que je proposai de désigner sous le nom d'**Entéroptose**; le prolapsus de l'intestin, en effet, non seulement existait avec celui de l'estomac, mais en était la cause, donnait en même temps la clef de la symptomatologie des différentes ptoses des viscères abdominaux, dont je montrai l'existence et la fréquence, et fournissait les réelles indications thérapeutiques dans des maladies considérées jusque là comme de pures névropathies, des cachexies mal déterminées, ou de la dilatation d'estomac.

La *gastroptose*, par sa valeur pathogénique, sa grande fréquence, son étiologie et sa thérapeutique spéciales, a rapidement conquis la place qui lui est due en nosologie. Bien que M. Bouchard, en dépit de ma publication de 1885, en dépit d'une communication à la société des hôpitaux de Paris en 1886, du rapport de Féréol et de la discussion dont ce rapport fut la même année l'objet au sein de la société des hôpitaux, bien que M. Bouchard, dans ses leçons de 1887 sur la dilatation de l'estomac, ait passé sous silence la question de gastroptose, il n'en est pas moins vrai que c'est une notion aujourd'hui partout acceptée. Il faut bien dire aussi que c'est aux dépens de la dilatation d'estomac que la gastroptose s'est taillé la plus grande partie de son domaine. La question abordée par les auteurs à son sujet n'est plus celle de sa valeur clinique, qui est incontestée, mais celle des caractères nosographiques qui en précisent et fixent l'identité. J'en appelle aux travaux de Féréol, Trastour, Ziemssen, Grasset, Dujardin-Beaumetz, Bouveret, de Sanctis, Cuilleret, Tuffier, Chlapowski, Ewald, Mathieu, Coutaret, Hayem, Roux (de Lausanne), Obrastzow, Hufschmidt, Hecker, Chapotot, Poltowicz, Krez, Ott, Cséri, Einhorn, Monteuuis, Meinert, Landerer, etc., etc., pour ne parler que des auteurs qui ont contribué à jeter de la lumière sur le domaine si intéressant de l'Entéroptose.

Le programme que je me suis tracé comportera dans la suite une étude approfondie de cette maladie, je n'en veux retenir ici que ce qui a trait aux signes objectifs relevés par la palpation abdominale dans la « ptose » de l'estomac.

On doit distinguer, parmi les signes objectifs de la gastroptose, les signes indirects et les signes directs.

Les **signes indirects de la gastroptose** sont tirés des organes dont le prolapsus, plus facile à déceler que celui de l'estomac, implique, par leurs connexions anatomiques avec ce viscère, son abaissement. C'est ainsi que l'*entéroptose* (corde colique), parce que le côlon transverse est suspendu à l'estomac par le ligament pyloricolique (Glénard), c'est ainsi que l'*hépatoptose,* parce que la région pylorique de l'estomac est suspendue au foie par l'intermédiaire du ligament gastro-hépatique, doivent être considérés comme des signes de gastroptose. Or rien n'est facile, avec les procédés que je recommande, comme de déceler le prolapsus, soit du foie, (procédé du pouce), soit du côlon transverse (procédé du glissement). Parmi les signes indirects doivent être également placés ceux que peut relever le mode d'exploration que j'ai désigné sous les termes d' « *épreuve de la sangle* ».

Les **signes directs de la gastroptose** résultent des constatations suivantes :

1° La **perception de reliefs** au devant de la colonne vertébrale, par le procédé du glissement (si le sujet est très maigre bien entendu) : *relief du pancréas, relief de la plicature supérieure de l'estomac, relief du côlon transverse sténosé.*

Deux conditions paraissent nécessaires pour que le *relief du pancréas,* quand il n'est pas le siège d'une tumeur, soit accessible aux doigts : l'abaissement du pancréas et l'abaissement de la petite courbure de l'estomac. Dans des cas pareils on peut même sentir, comme un ruban un peu épais, le *relief de la plicature supérieure de l'estomac ;* en même temps on trouve toujours d'ailleurs la *corde colique*, déjà signe de gastroptose, de telle sorte qu'en glissant la ligne de pression transversale exercée par les doigts, qui les perçoit en les franchissant, on peut sentir échelonnés de haut en bas *trois reliefs* au-devant la colonne vertébrale : le relief pancréatique, le ruban gastrique, la corde colique ; celle-ci est facile à distinguer des autres reliefs par sa forme cylindrique, sa mobilité bien plus grande, son siège parfois plus bas que l'ombilic, la crépitation fine qu'on peut le plus souvent y percevoir. Quant à la plicature inférieure de l'estomac, bien moins épaisse que la supérieure, il est assez rare qu'on en puisse préciser le relief.

Mais il est un autre signe qui, indiquant le siège de la grande courbure, est en même temps un signe de gastroptose.

2° C'est le **bruit de gargouillement gastrique** par glissement ; je l'ai décrit plus haut, en m'efforçant de justifier sa valeur diagnostique au point de vue du prolapsus gastrique ; toujours d'ailleurs on sent au-dessous de lui le relief de la corde colique. Le bruit provoqué de gargouillement gastrique, de même que le bruit de borborygme spontané de l'estomac sont, nous l'avons vu plus haut, signes que la gastroptose est limitée à la région pylorique, que la grosse tubérosité n'est point abaissée, que le cardia est resté à sa place, au niveau de la onzième vertèbre dorsale ; c'est la « gastroptose partielle », ce que Bouveret appelle la « dislocation verticale » de l'estomac.

Ce que nous avons dit, dans les pages précédentes, du bruit de clapotement suffit à montrer que ce signe, s'il est propre à indiquer le siège de la grande courbure, ne peut à lui seul conduire au diagnostic de la gastroptose, sinon... celle-ci serait depuis longtemps connue ; mais nous verrons plus tard qu'en l'absence de tout autre signe objectif, le clapotement peut être un élément important d'appréciation pour le prolapsus gastrique, suivant les symptômes subjectifs qui l'accompagnent.

3° **L'abaissement visible de la petite courbure de l'estomac** est certainement, de tous les signes de gastroptose, le plus décisif ; mais vouloir l'exiger pour faire le diagnostic, c'est volontairement méconnaître la grande majorité des cas et ce serait d'autant plus fâcheux qu'il s'agit d'une maladie dont le diagnostic précoce peut prévenir l'aggravation. Or, pour être devenue *visible* par l'abaissement de la petite courbure, abaissement qui est pourtant la condition essentielle du prolapsus, la gastroptose doit évidemment avoir évolué jusqu'à une phase avancée du processus.

On peut constater cet abaissement de la petite courbure de l'estomac —, qui se présentera de plus en plus rarement à l'observation à mesure que sera plus connue l'histoire de la gastroptose et par conséquent cette maladie plutôt combattue—, dans deux conditions, soit en le rendant visible à l'aide de l'insufflation ou de la translumination (gastro-diaphanoscopie), soit parce qu'il s'offre spontanément à la vue.

a. L'insufflation de l'estomac a été appliquée au diagnostic de la gastroptose par Ewald (1), Roux (de Lausanne) (2), Chapotot (3), Poltowicz (4). Avant eux on ne demandait au ballonnement artificiel de l'estomac que les notions sur la capacité de de cet organe et la situation de sa grande courbure ; « c'est, comme le dit fort bien Ewald, la situation de la petite courbure qu'il importe surtout de connaître, car elle permettra de ne pas confondre, comme on l'a fait jusqu'ici, la dilatation avec la gastroptose. »

Le procédé le meilleur consiste à introduire à l'aide de la sonde de l'air dans l'estomac ; celui de Frerichs et Mannkopf, basé sur la production de CO_2 par un mélange d'acide tartrique

---

(1). EWALD. Enteroptose et rein mobile. *Berl. klin. Woch.* 24 et 31 mars 1890.

(2). ROUX. Cholecystotomies idéales ; cholecystectomies ; ptose et lithiase. *Rev. méd. Suisse Romande*, oct. 1890.

(3). CHAPOTOT. L'estomac et le corset. *Th. Lyon*, 1892.

(4) POLTOWICZ. Contribution à l'étude de la *maladie de Glénard* et du carcinome de l'estomac à l'aide de l'insufflation directe. *Thèse Lausanne* et *Rev. méd. Suisse Romande*, avril à juillet 1892.

et de bicarbonate de soude, est à peu près abandonné. L'air peut être introduit soit à l'aide d'un double ballon (Runeberg, Oser, Ewald) soit par déplacement de l'air contenu dans un flacon par l'eau qu'y déverse un autre flacon placé à un niveau plus élevé (gastrovolumètre de Jaworski, procédé de Chapotot), soit par l'insufflation buccale (Roux, Poltowicz).

Je regarde, après l'avoir expérimenté, le procédé d'insufflation buccale comme le plus simple, le plus pratique. Voici la description que donne Poltowicz de la méthode de Roux, méthode qui permet également le dosage facile du volume d'air comme de la pression sous laquelle celui-ci pénètre dans l'estomac :

« On insuffle l'estomac au moyen d'une sonde œsopha-
« gienne. Nous croyons plus commode l'emploi d'une sonde
« de petit calibre (diamètre 11mm), la grosse sonde qu'on em-
« ploie pour le lavage d'estomac étant inutile dans ce cas. La
« sonde mince est introduite facilement, même aux malades
« non habitués et très sensibles ; l'insufflation n'est pas portée
« dès l'abord au maximum parce que, dans ce cas, les limites
« de l'estomac ne se dessinent pas d'une manière assez nette.
« Le malade, dans le décubitus dorsal, est découvert du pubis
« jusqu'à l'appendice xyphoïde. Au moment d'insuffler, on
« regarde la région stomachale ; on donne un premier coup
« d'air correspondant approximativement à un cinquième de
« la capacité vitale des poumons, c'est-à-dire 700 m. d'air
« environ, et l'estomac, à peine tendu, se dessine rapidement
« derrière les parois abdominales par ses limites supérieure et
« inférieure, qui apparaissent dans la règle avec une netteté
« parfaite. C'est à ce moment surtout que se révèle la supé-
« riorité de l'insufflation buccale sur tous les autres procédés
« de ballonnement de l'estomac.

« Avec un peu d'exercice, l'opérateur arrive à doser son
« premier *coup de piston* à quelques centimètres cubes près,
« et, utilisant un volume qui ne saurait en aucun cas causer
« une distension dangereuse de l'organe, il fait pénétrer *brus-*
« *quement* dans l'estomac une quantité de gaz telle qu'on ne

« saurait l'obtenir d'une poire ordinaire. En cet instant, les
« contours du viscère apparaissent instantanément, *la petite*
« *courbure aussi vite et aussi nettement que la grande*, et ceci
« à un moment où il ne saurait être question de surdisten-
« sion de l'organe... Si le ballonnement n'est pas *brusque*,
« on n'a pas aussi clairement les contours de l'organe au
« complet.

« Fermant l'orifice extérieur de la sonde, en comprimant

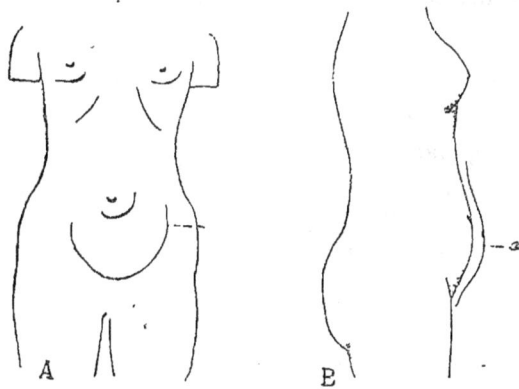

Fig. 9. — Gastroptose. Diagnostic par l'insufflation de l'estomac.
A. Vue de face.
B. Vue de profil (enregistrée à l'aide de la chambre claire), après insufflation (a).
[*La voussure produite est située au-dessous de l'ombilie ; la petite courbure est abaissée.*]
D'après Poltowicz (*Mal. de Glénard. Th. Lausanne* 1892).

« celle-ci avec deux doigts, on conserve à l'estomac son volume
« actuel à volonté. Ensuite, en insufflant par coups successifs,
« on observe la mobilité des limites de l'estomac. D'après la
« quantité de l'air insufflé, nous pouvons juger, très approxi-
« mativement, du degré de dilatation stomacale, aussi exacte-
« ment qu'avec un appareil plus compliqué. »

On peut, ainsi que l'a fait Poltowicz, enregistrer à l'aide de
la chambre claire des dessinateurs, le profil de l'abdomen avant
et après l'insufflation ; la voussure produite est tout entière

au-dessus de l'ombilic si l'estomac est à sa place, elle commence un peu au-dessus ou même au niveau de l'ombilic pour s'étendre presque jusqu'aux pubis s'il y a gastroptose. (Fig. 9).

« Dans la gastroptose, dit Ewald, dès que l'estomac est
« insufflé, la petite courbure se dessine au-dessous de l'appen-
« dice xyphoïde, passant même au milieu de l'intervalle qui
« sépare l'appendice de l'ombilic... l'estomac fait saillie comme
« un coussin plein d'air et à la place de la voussure épigastrique
« se creuse une dépression plus ou moins accentuée... C'est
« dans des cas pareils que l'on peut sentir le relief du pancréas
« au-dessus de la petite courbure. »

La gastroptose peut être compliquée de dilatation, cette coïncidence est fréquente d'ailleurs (Poltowicz). La dilatation peut être, dans ce cas, la conséquence soit de la gastroptose, soit d'une occlusion par tumeur ou bride cicatricielle. Dans le cas de tumeur, l'insufflation pourra rendre de grands services au diagnostic : « En premier lieu, écrit Poltowicz, la progres-
« sion de la tumeur à chaque coup d'insufflation indique que
« la tumeur appartient à cet organe ou lui est attachée. Ensuite,
« en voyant le relief de l'estomac se dessiner derrière les parois
« abdominales, nous pouvons trouver les rapports de la tumeur
« avec les différentes parties de cet organe. En outre, l'insuf-
« flation fait descendre et apparaître la tumeur, quand elle est
« cachée sous le rebord costal (carcinome de la grosse tubé-
« rosité) ou quand elle est masquée par le foie. Enfin l'insuf-
« flation permet de contrôler avec la plus grande facilité la
« mobilité et l'opérabilité du carcinome, par exemple. »

b. La « gastrodiaphanoscopie » imaginée par Einhorn en 1889 a été appliquée au diagnostic de la gastroptose par Einhorn (1), Heryng et Reichmann (2). C'est un procédé d'exploration qui

---

(1) EINHORN. on gastrodiaphany. New-York, méd. Monatsschrift, nov. 1889. New-York, med. journal, 3 déc. 1892.
— Enteroptosis, or Glenard's disease. The Postgradua'e, vol. VIII, n° 2, 1893.

(2) HERYNG und REICHMANN. Ueber elektrische Magen- und Darm-durchleuchtung. Therap. Monatssch., mars 1892, p. 128.

consiste à éclairer la cavité gastrique à l'aide d'un foyer de
lumière électrique introduit par une sonde et à apprécier par
transparence, par « translumination » (gastrodiaphanie), les
dimensions et la situation de l'estomac. N'ayant pas l'expérience de ce procédé, doutant qu'il soit supérieur au procédé
d'insufflation, dont l'instrumentation est si simple, je me con-

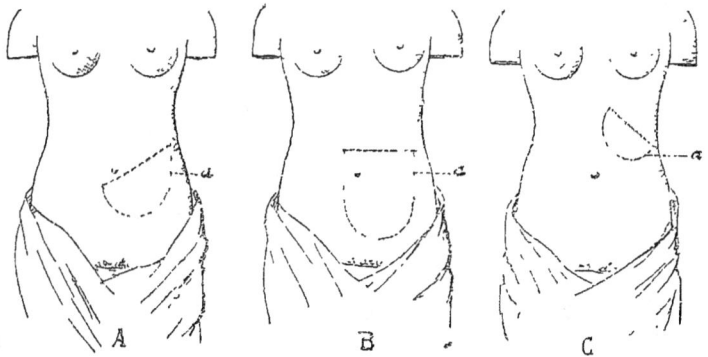

Fig. 10. — Gastroptose. Dilatation. Estomac normal. Diagnostic différentie
par la gastrodiaphanie.

A. *Siège de la zone translumineuse (a) : dans la gastroptose.*
B.   —   —   *: dans la dilatation.*
C.   —   —   *: dans l'estomac normal.*

                    D'après Einhorn (*Glénard's disease, Postgraduate* 1893).

tente de reproduire ici les figures (Fig. 10) du mémoire d'Einhorn
qui montrent la situation de la zone translumineuse dans la gastroptose, dans la dilatation et dans l'estomac normal, et les trois
conclusions qu'il adopte, à savoir : à l'aide de la gastrodiaphanoscopie on peut, 1° reconnaître avec exactitude la dilatation de
l'estomac ; 2° déceler avec certitude la gastroptose ; 3° l'absence
de gastrodiaphanie signifie que la paroi gastrique est épaissie
ou qu'elle est le siège d'une tumeur.

Heryng et Reichmann ajoutent que, pour avoir les meilleurs résultats, il faut au préalable avoir rempli l'estomac

d'eau en quantité suffisante ; si l'estomac est vide ou qu'il renferme des aliments, même du lait, les notions fournies par l'éclairage sont défectueuses. Dans certains cas, disent-ils, où la percussion est incapable de distinguer la limite supérieure de l'estomac, parce que sa sonorité se confond avec celle du côlon, la translumination peut la préciser : « C'est à cause de cette « difficulté pour la per- « cussion de fixer la posi- « tion de la petite cour- « bure, que la dilatation « d'estomac est bien plus « souvent diagnostiquée « que la gastroptose. » De même, le siège exact du bord du foie et de celui de la rate sont marques par une ligne intermédiaire à la clarté de l'estomac et à l'opacité de ces organes. (Fig. 11.)

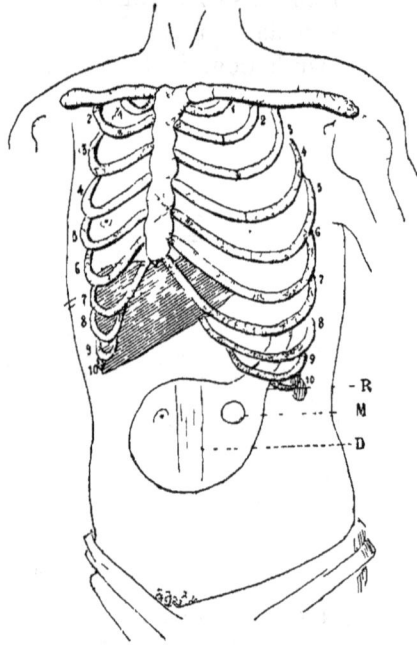

Fig. 11. — Gastroptose. Diagnostic par la gastrodiaphanie.

M *Maximum d'intensité de la lumière vue par transparence.*
R. *Ombre de la rate.*
D *Ombre des muscles droits.*

D'après Heryng et Reichmann (Magendurchleuchtung. Therap. Monatssch. 1892).

c. *L'abaissement visible, sans intervention instrumentale, de la petite courbure* peut exister dans certains cas de tumeur pylorique, où *l'estomac en gastroptose est spontanément distendu par les gaz.* Je crois ne pouvoir mieux faire que de reproduire ici les diagrammes gastriques avec l'histoire de deux malades parmi ceux déjà assez assez nombreux qui se sont présentés avec ces caractères à mon observation.

OBS. VII. — Gastroptose compliquée. (Occlusion pylorique par
tumeur inflammatoire).

Mme J., 28 ans, tréfileuse d'or, deux enfants de 3 et 5 ans, bonnes
couches   fièvre typhoïde de   semaines de durée il y a 3 ans, quelques maux d'estomac dans sa jeunesse, est malade depuis 1 an ;
pendant les 6 premiers mois, digestions difficiles , gonflement d'estomac, puis, durant 5 mois, vomissements 5 à 6 heures après chaque
repas d'une masse liquide et alimentaire qu'elle évalue à 2 litres, ces
vomissements, d'abord tous les 15 jours, puis tous les 8, 6 jours, enfin
tous les jours ; elle souffrait toute la nuit jusqu'à ce qu'elle eut vomi ;
pendant qu'elle souffrait, son abdomen se bosselait dans la région
ombilicale, l'épigastre se creusait à y loger le poing et la douleur ne
se dissipait que par le vomissement ; selles régulières, scybaliques ;
règles régulières. Bientôt survinrent amaigrissement, faiblesse,
pesanteurs, la malade marchait courbée, enfin elle dut s'aliter il y a
6 semaines à cause de la faiblesse et des vertiges. La ceinture Glénard qui lui fut conseillée lui a permis de se redresser pendant la
marche, lui a enlevé la sensation de pesanteur, mais n'a pas amélioré les digestions. Les vomissements ne cessèrent de fréquence, et
il y a de cela 1 mois 1/2, que lorsqu'on eût prescrit une alimentation
exclusive d'œufs et de lait ; la malade a quitté le lit depuis 15 jours ;
il y a 8 jours, elle a fait trois jours de suite des lavages d'estomac,
les douleurs qui précédaient les vomissements ont disparu, depuis lors
le sommeil est devenu bon ; constipation, jamais d'hématémèses.

La malade mangeait vite et buvait beaucoup ; sa profession l'obli-
geait à tourner le bras durant toute la journée ; pas d'autre étiologie.

Je fus appelé à soigner cette malade, à Vichy, du 22 juin au
11 juillet 1891 et, dans cette intervalle, procédai à quatre reprises à l'exploration de son estomac dont voici les diagrammes
successifs (Fig. 12) avec les notes principales relevées dans
l'observation. En l'absence du chimisme stomachal, qui ne put
être fait parce que le temps matériel me manquait pour y procéder moi-même et que je ne pouvais imposer de frais à cette
pauvre femme, cette observation est néanmoins fort intéressante au point de vue des résultats de l'exploration objective
de son abdomen.

Palp. — Estomac gonflé, saillant, à petite et grosse courbures visibles, dans la région ombilicale — dépression de l'épigastre — clapotement — ; à la région pylorique, tumeur irregulière, sans bord net, rénitente, indolente, peu déplaçable, peu mobile à l'inspiration, de la grosseur d'une châtaigne — pas de nephroptose, ni de bord du foie, ni de corde colique, malgré la maigreur —

Poids, 42 k. — peu d'appétit, bouche mauvaise. T' : laxatifs, régime viande et œufs, 2 verres de 120 gr. d'eau alcaline (source Hôpital) par jour.

Palp. — Clapotement — tumeur douteuse, peu nette (tractus adhérentiels ?) —

Langue molle, un peu sale — pas de vomissements, malgré viande rôtie ; selle par le laxatif — sommeil bon, digestions bonnes, souvent soif ; le 9e jour, vomissement liquide à 11 heures du matin ; à partir du 12e jour, douches froides.

Palp. — Clapotement, biloculation de l'estomac par un anneau contractile se déplaçant lentement et visiblement à l'œil nu, de gauche à droite ; tumeur ? —

Pas de vomissement, sent son estomac se bossuer apres les repas, mais sans douleurs comme auparavant ; apprécie ses douches froides, suit son regime de viande et œufs, mais pas de légumes, qui causent du gonflement.

Palp. — Pas de tumeur, estomac toujours saillant, animé aujourd'hui d'un mouvement de reptation très lent avec déplacement d'un sillon annulaire de gauche à droite ; stade d'arrêt, puis la contraction recommence ; on ne saurait dire cette fois si c'est l'anneau qui se déplace ou si c'est le segment gastrique en aval qui se contracte —

Appetit bon, mange la viande avec plaisir ; poids 45 k.

Fig. 12 — Gastroptose compliquée (occlusion pylorique par tumeur inflammatoire).

r. *Estomac.*

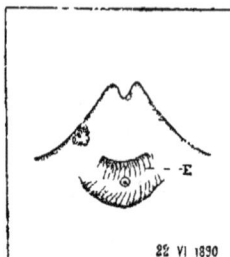

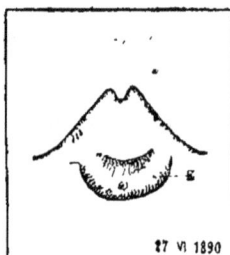

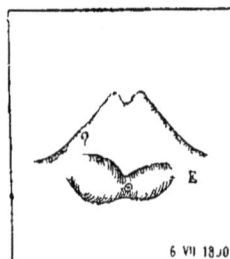

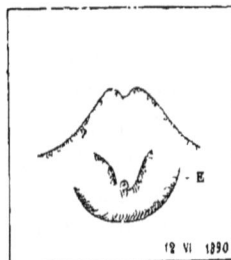

Il s'agit là vraisemblablement soit d'une maladie de Reichmann, soit d'une gastroptose, maladie qui, au dire même de
Bouveret et Devic « simule à un haut degré les symptômes de
la maladie de Reichmann » (1) ; malgré l'absence des caractères
chimiques, cette observation est intéressante par les signes tels
que la tumeur, la gastroptose, le clapotement, les vomissements qui pouvaient faire soupçonner un cancer ; par la disparition de la tumeur, la biloculation de l'estomac, les mouvements
de cet organe, toujours péristaltiques (2), enfin par les bons
résultats d'un traitement (régime azoté, laxatifs, sangle, cure
de Vichy à petites doses, douches froides) pendant lequel la
malade augmente de 3 kilos en 3 semaines.

Le distingué confrère qui avait si bien évité l'écueil du diagnostic de cancer, prescrit la sangle et la diète lactée, puis
envoyé cette malade à Vichy, le docteur Branche, de Lyon, a
bien voulu m'écrire (le 12 janv. 93) que Mme J., qui est retour-
née l'été passé à Vichy, (où elle a pu se passer de l'intervention
médicale), est « en parfaite santé, grasse, fraîche ; la ptose reste
la même, elle l'atténue par la sangle et les pelotes. Chaque
matin elle pratique un lavage de l'estomac ; les fonctions de
cet organe sont aujourd'hui très satisfaisantes, puisqu'il y a une
transformation absolue de l'état général. Dans la région pylorique ne se perçoit plus l'induration douloureuse (plaques de
péritonite) qui y était constatée il y a deux ans ; là n'existe plus
la moindre sensibilité à la pression. Son regime n'a pas changé
depuis son retour de Vichy. »

Une telle observation devait bien figurer dans un chapitre sur
l'exploration objective de l'estomac, sur la difficulté du diagnostic
différentiel entre la dilatation et la gastroptose. Cet estomac
est sans doute dilaté, à coup sûr il est prolabé ; le prolapsus,
qui ne s'accompagne que rarement de ballonnement permettant

(1) BOUVERET et DEVIC. Les dyspepsies par hypersécrétion gastrique,
Paris, Baillière, 1892, p. 262.
(2) OPENCHOWSKI. (Soc. méd. int. Berlin, juin 1889) a établi que le
vomissement ne se produit pas sans une intervention active de l'estomac sous
la forme de mouvements péristaltiques et jamais antipéristaltiques.

de préciser le siège de la petite courbure, peut donc être une cause d'erreur dans un diagnostic, qui se baserait sur l'abaissement de la seule grande courbure (et non en même temps sur la situation de la petite courbure) pour conclure à la dilatation. La dilatation la plus légitime en apparence peut être à tort invoquée dans des cas où il ne s'agit que d'une gastroptose avec atonie compliquée ou non de distension gazeuse.

Je tiens à placer de suite en parallèle une observation de cancer d'estomac également accompagnée de gastroptose, intéressante au point de vue de l'exploration objective.

OBS. VIII. — **Gastroptose compliquée (Occlusion pylorique par tumeur cancéreuse).**

Mme R., 73 ans, teint cachectique, vient de sa propre initiative, à Vichy, le 19 aout 1891, pour des troubles digestifs remontant à 7 mois. Elle a toujours joui d'une bonne santé, a eu 11 enfants; à 50 ans elle pesait 86 kilogs, lorsqu'est survenue la ménopause ; elle eut alors des métrorrhagies pendant deux mois, resta 4 mois avec de l'insomnie, de la fièvre, de l'anorexie, en particulier de l'anorexie du pain. Elle s'était amaigrie, à ce moment, de 30 kilogs. Depuis lors sa santé fut bonne durant 22 ans.

Il y a 7 mois, digestions lentes et constipation ; pendant les deux mois suivants, vomissements alimentaires à 2 heures du matin, et quelquefois dans la journée, 6 à 7 heures après le repas ; la malade souffrait surtout 2 heures après le repas, avec une sensation de « gros estomac ».

Actuellement : anorexie ; la malade se nourrit de potages, bouillon, lait bouilli (le lait cru est indigeste) ; depuis deux mois, repugnance pour le pain et la viande ; après le repas, « coliques d'estomac » avec état nauséeux, peu durables si elles surviennent de suite, persistant pendant 4 à 5 heures, si elles paraissent 2 heures après le repas ; selle tous les 2 ou 3 jours ; urines jadis troubles, foncées, sédimenteuses pendant les maux d'estomac, aujourd'hui claires ; sommeil bon, quand elle ne souffre pas ; à la moindre fatigue, douleur du côté gauche.

Voici les diagrammes relevés par l'exploration de l'estomac (Fig. 13) :

Fig. 13. — Gastroptose compliquée (occlusion pylorique par tumeur cancéreuse).
A. Foie (procédé du pouce).
B. Tumeur.
E. Estomac.

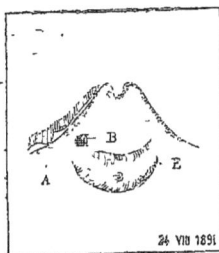

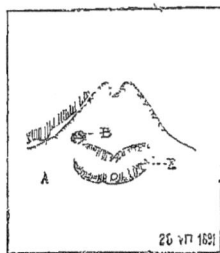

Palp. — Estomac en cornemuse à l'ombilic ; tumeur dure (B) du volume d'une amande, indolente, assez mobile au niveau du pylore abaissé ; foie « à ressaut » derrière la côte, souple, présentant en A un nodule induré (noyau cancéreux ? ou calcul ?)

La diète de lait et bouillon exclusifs (suppression des potages) a supprimé les coliques, mais il y a gonflement et pesanteur après chaque ingestion. — Traitement : acide lactique après chaque ingestion de lait ; maltine après le bouillon.

Palp. — Estomac idem, bilobé, pas de mouvement visible ; tumeur B, très nette, plus grosse ; nodule A idem ; foie un peu sensible ; clapotage.

La malade digère mieux ; mais ses coliques ou ses pesanteurs reviennent dès qu'elle interrompt l'un ou l'autre des remèdes précédents, après ses repas de lait ou de bouillon ; fatigue générale ; sensation febrile ; pas de fièvre.

Ici le diagnostic était facile ; la malade, bien entendu, ne but pas d'eau de Vichy, sauf, pendant les 8 premiers jours, les 80 grammes exigés par la médication « euthanasique » ; le 18e jour, le diagnostic fut confirmé par des vomissements mélaniques. La malade mourut quelques semaines après, chez elle, ayant cru jusqu'à la veille de sa mort à la crise salutaire, annoncée comme conséquence de sa petite cure de 8 jours.

Mais on voit par les diagrammes à quel point, sauf les mouvements, ici invisibles, cet estomac ressemble au précédent : ce sont les anamnestiques et les symptômes subjectifs qui ont fait tout le diagnostic. Nous aurons plus tard à chercher quelle lumière on pouvait demander à l'état objectif du foie si distinct chez ces deux malades ; à discuter si, dans des cas pareils, la gastroptose a précédé l'occlusion pylorique ou peut en être la conséquence ; si elle a précédé ou suivi la dilatation, et à quels signes subjectifs on reconnaît la combinaison de la dilatation avec la gastroptose.

Notons pour le moment que, le diagnostic de gastroptose une fois établi, le point le plus important n'est pas élucidé : c'est la cause de la gastroptose qu'il faut déterminer. Dans les deux observations que je viens de citer, l'occlusion pylorique par une tumeur peut être invoquée ; mais, dans la plupart des cas, c'est un autre mécanisme qu'il faut faire intervenir ; c'est, en général, celui de l'entéroptose.

Retenons seulement, de ces considérations sur la gastroptose, les notions suivantes :

*Il existe une anomalie de situation de l'estomac qui consiste en l'**abaissement** total ou partiel de cet organe* (F. Glénard).

*L'abaissement de l'estomac (**gastroptose**) est caractérisé, au point de vue objectif, par l'abaissement simultané de sa limite inférieure et de sa limite supérieure.*

L'abaissement de la limite inférieure de l'estomac, apprécié par le siège du bruit de clapotement, et considéré à tort jusqu'ici comme un signe pathagnomonique de la dilatation, n'a pas de relation nécessaire avec la dimension de l'estomac.

L'abaissement de la limite inférieure de l'estomac ne peut être utilisé comme signe relatif à la dimension de cet organe, qu'autant que le siège de la limite supérieure aura été préalablement fixé ; seul l'intervalle entre ses deux limites supérieure et inférieure peut servir de mesure à la dimension de l'estomac.

Récapitulons ce chapitre sur la séméiologie de l'estomac d'après les enseignements fournies par les bruits gastriques.

Le caractère tiré du siège de la limite inférieure de l'estomac (appréciée par la limite inférieure de la zône où le bruit peut être provoqué) est insuffisant pour classer les types morbides présentés par la clinique. Si cette limite est au-dessus de l'ombilic, elle suffit bien à caractériser un type, celui que nous avons proposé d'appeler *type de Bouchard* (2ᵉ type de dilatation de Bouchard) ; mais si cette limite est abaissée jusqu'au niveau ou au-dessous du niveau de l'ombilic, on peut se trouver en présence de deux types essentiellement distincts en clinique, celui que nous avons dénommé *type de Chomel* (dyspepsie des liquides de Chomel ; 1ᵉʳ type de dilatation de Bouchard) et celui auquel nous avons réservé l'acception de *type de la dilatation classique*.

Faisant intervenir alors un caractère nouveau, celui tiré du siège de la limite supérieure de l'estomac (appréciée indirectement par l'entéroptose et par le bruit de gargouillement, directement par l'insufflation, la diaphanoscopie, le relief par le procédé du glissement), nous voyons surgir encore un nouveau type dans lequel la limite inférieure de l'estomac est abaissée, le *type de la gastroptose* (Glénard). Peut-on distinguer l'un de l'autre ces trois types dans lesquels la limite inférieure de l'estomac est abaissée ?

Or, la clinique montre que, autant sont éloignés l'un de l'autre le type de la dilatation classique et le type de Chomel, autant sont rapprochés le type de Chomel et le type de la gastroptose. Il est donc permis de penser que, puisque, en pratique, ces deux types se retrouvent chez les mêmes malades, ils doivent, en théorie, présenter les mêmes caractères. Cette hypothèse est d'autant plus justifiée, que la notion de gastroptose est toute récente, que la connaissance des signes qui trahissent l'abaissement de la limite supérieure de l'estomac date d'hier, et aussi, ajoutons-le dès maintenant, que l'abaissement de la limite supérieure de l'estomac peut exister sans être cependant assez accentué pour que la démonstration en soit bien nette. Le type de Chomel, dont Chomel lui-même n'a présenté aucune interprétation puisqu'il s'est borné à le désigner sous le nom de dyspepsie des liquides, rentrerait ainsi dans le type de la gastroptose.

En réalité, cliniquement, il n'y a que trois types entre lesquels doive discuter le diagnostic différentiel, basé sur les

caractères des bruits gastriques provoqués par la palpation :
ces bruits signifient toujours d'ailleurs rétention et hypotase
gastrique, qui impliquent forcément une interprétation pathogénique que nous pouvons dès maintenant traduire par le
terme d'atonie ou mieux encore, parce qu'il est plus nouveau,
par le terme de myasthénie.

La myasthénie est-elle simple (type de Bouchard) ou compliquée, soit de dilatation (type classique), soit de gastroptose
(type de Glénard) ?

**Myasthénie simple, dilatation vraie ou gastrop-
tose?** *Telle est la question à résoudre. Le diagnostic objectif*
(physique) *ne se prononcera pour la dilatation* (limite inférieure
de l'estomac seule abaissée) *qu'après avoir éliminé la gastroptose*
(limites inférieure et supérieure abaissées) ; *il ne se prononcera
pour la myasthénie simple* (limites de l'estomac non abaissées)
qu'après avoir éliminé la gastroptose et la dilatation.

Ce diagnostic physique sera souvent fort difficile à
établir, car les types sont loin d'être toujours bien accusés, il
est entre eux une foule d'intermédiaires ; peut-être peuvent-ils
évoluer de l'un à l'autre ; en outre, la dilatation et la gastroptose peuvent se combiner dans un même estomac. Mais,
hâtons-nous de le dire, le diagnostic physique ne constitue
qu'une première étape dans l'enquête sur la nature de la
maladie. La cause de ces anomalies gastriques, non seulement
la cause première, mais la cause prochaine, la cause seconde
de la myasthénie, de la dilatation, de la gastroptose, voilà
surtout ce qu'il importe de connaître ; car c'est cette cause qui
fournira les véritables indications, soit pronostique, soit thérapeutique. Or, cette cause prochaine-a le plus souvent son principe hors de l'estomac ; à cette cause doit être appliqué le nom
de la maladie et non à l'anomalie gastrique qui n'en est qu'une
conséquence. C'est d'un côté la prépondérance tout à fait
arbitraire donnée à l'estomac sur les autres organes de l'appareil digestif, de l'autre l'ignorance des réactions réciproques

exercées par ces organes les uns sur les autres qui ont fait commettre cette erreur de classification nosologique, d'élever à la dignité de maladie, soit l'atonie gastrique, soit la dilatation, soit la gastroptose.

CONCLUSIONS

Pour terminer ce chapitre sur la palpation de l'estomac, je rappellerai ici les conclusions qui m'ont paru motiver une nouvelle étude, après tant d'autres, sur la séméiologie gastrique :

1° La sensibilité de l'épigastre à la pression a le plus souvent pour siège le lobe gauche du foie.

2° Les bruits gastriques provoqués par la palpation sont toujours le signe d'une rétention gazeuse avec hypotase gastrique. La rétention des liquides n'est qu'un signe accessoire.

3° Il existe deux espèces de bruits : le bruit de clapotement (avec ses variétés : bruit hydroaérique, bruit de claquement) et le bruit de gargouillement, que l'on peut appeler à éclairer le diagnostic.

4° Il y a trois types anormaux de l'estomac entre lesquels doit se prononcer le diagnostic différentiel basé sur les bruits gastriques provoqués : le type de la Myasthénie simple (deuxième type de la dilatation de Bouchard), le type de la Dilatation vraie, le type de la Gastroptose (duquel relèvent la dyspepsie des liquides de Chomel et le premier type de la dilatation de Bouchard). Le diagnostic objectif de la Dilatation ne doit être posé qu'après élimination de la Gastroptose, le diagnostic de Myasthénie doit avoir éliminé le diagnostic de Gastroptose et le diagnostic de Dilatation.

II

PALPATION DE L'AORTE A L'ÉPIGASTRE

Du Battement épigastrique

Il est un phénomène qui éveille parfois l'attention pendant l'exploration de l'épigastre, et sans que, le plus souvent, il soit besoin de le rechercher d'une façon préméditée , c'est la présence de battements isochrones au pouls dans cette région ; c'est ce qu'on a désigné encore sous le nom de « pulsations épigastriques », de «palpitations cœliaques », de « battements nerveux de l'aorte » ; c'est « l'anévrysme des étudiants. » A l'état normal il n'est pas de battement perceptible à l'épigastre.

Parfois on est prévenu de l'existence de ces battements par le malade lui-même qui les perçoit subjectivement ; dans d'autres cas, ils sont visibles à l'œil nu : c'est alors tantôt une ondulation générale de l'épigastre, tantôt au contraire une légère pulsation correspondant au trajet de l'aorte. Le plus souvent c'est seulement en palpant l'épigastre qu'on en peut trahir l'existence : parfois très superficiels au point que la simple application du doigt, sans pression, permet de les recueillir, d'autres fois, ils sont situés plus profondément, et exigent une pression assez forte pour être perçus. La maigreur du sujet n'est pas une condition indispensable : on peut les déceler même si la région hyperesthesiée ne permet qu'une exploration légère ; même s'il y a du météorisme, pourvu que, dans ce cas, la ligne blanche soit distendue.

Plusieurs interprétations, justifiées par la difficulté de se reconnaître au milieu des organes de l'épigastre, ont été proposées pour la localisation de ce battement qui a été attribué tantôt au foie, tantôt au tronc cœliaque, à l'artère gastroépi-ploïque (Brinton), tantôt à l'aorte, tantôt au cœur. Il n'est pas douteux qu'il ne puisse avoir un siège variable, mais à mon avis, l'aorte, le foie et le cœur sont les seules localisations qu'on doive admettre. Les autres sont exceptionnelles.

La localisation de beaucoup la plus fréquente, dans les maladies de la nutrition, les dyspepsies, les névropathies, est l'**aorte** (1). On peut s'assurer, par une palpation attentive, que le battement épigastrique a le plus souvent son siège à gauche de la ligne médiane, sur un trajet exactement correspondant à celui de cette artère, sur une longeur qui peut varier de 2 à 5 centimètres, limitée en haut par l'extrémité antérieure de la neuvième côte gauche, en bas par l'ombilic ; la largeur de cette ligne pulsatile atteint, mais ne dépasse pas un centimètre. Chez un malade très maigre, je sentais le battement cesser brusquement au niveau de l'ombilic ; puis en descendant je trouvais de suite ceux des deux iliaques, que je pus suivre jusqu'au promontoire. Il s'agissait donc bien de l'aorte, dont la bifurcation était dans ce cas plus élevée qu'à l'état normal. Dans d'autres cas, la pression sur un seul point de la région pulsatile de l'épigastre fit disparaître le battement qu'on sentait au-dessous de ce point ; enfin, dans quelques cas, on sent le relief de l'aorte elle-même.

Chez quelques malades on ne les perçoit que durant l'expiration ; le mouvement inspiratoire en empêche la perception, soit en éloignant de l'aorte la paroi antérieure de l'abdomen, soit en interposant le lobe gauche du foie ou le contenu gazeux de l'estomac refoulés de haut en bas par l'abaissement du diaphragme.

La pression de la région pulsatile est d'habitude indolente, pourtant il y a des exceptions : dans trois cas j'ai observé que l'épigastre était indolent, mais qu'on éveillait une sensibilité anormale au seul point où le doigt comprimait l'aorte ; dans un cas au contraire, toute la région étant hyperesthésiée, un seul point était indolent à la pression, celui où siégeait le battement

(1) F. GLÉNARD *Dyspepsie nerveuse, etc.* 1885.

épigastrique. Enfin une sensibilité anormale peut être éveillée
sur le trajet de la ligne pulsatile, parce que le doigt aura rencontré au point où elle traverse cette ligne le côlon ramassé sur
lui-même sous forme de corde, qui parfois est sensible à la
pression.

Chez une de mes malades que j'observai en 1886 et qui
depuis 4 ans se plaignait de vertiges, dont les vertiges présentaient leur maximum d'intensité le matin à jeun, de suite
avant les repas, et une heure après les repas, et ne se dissipaient
que dans le lit ou après 4 heures du soir, enfin chez laquelle le
vertige n'avait cessé dans l'intervalle de ces quatre années que
pendant la durée d'une grossesse, je notai, avec un ventre
gros et de forme globuleuse, un battement épigastrique très
superficiel. Or, en explorant dans le décubitus dorsal la
région du battement, lorsque les doigts appuyaient sur la ligne
de l'aorte, et seulement sur cette ligne, la pression ramenait le
vertige; celui-ci disparaissait si l'on cessait de comprimer, pour
revenir à nouveau lorsque la pression recommençait à s'exercer.
Cette malade ne pouvait se passer de corset, sans lequel ses
vertiges étaient encore plus pénibles ; une sangle élastique lui
rendit grand service contre ce symptôme.

C'est là le seul cas où j'aie noté une sensation à distance
nettement éveillée par la palpation de l'aorte.

Bien que le plus souvent le battement perçu à l'épigastre
soit dû à la pression directe de l'aorte, il n'en est pas moins
vrai que dans quelques cas cette localisation ne peut être
admise.

Le **foie** peut être le siège de battements isochrones au
pouls. Chez une malade la zône pulsatile était très nettement
superficielle et elle commençait de suite au-dessous de l'appendice. Or, en ce point, il ne peut être question de l'aorte sur
laquelle les doigts ne peuvent avoir accès qu'à partir d'un
intervalle minimum de 5 ou 6 centimètres au-dessous de cet
appendice ; mais l'épigastre était rénitent et il me parut
manifeste que la pulsation était transmise par le foie et que

son origine était encore aortique. Toute tumeur placée dans une situation analogue produirait le même effet.

Dans un cas où la pulsation s'accompagnait d'un thrill systolique, chez une malade atteinte de dilatation gastrique par obstruction pylorique, Sidney Martin (1) admit que le caractère de cette pulsation était dû à la transmission des battements de l'aorte par la masse liquide contenue dans l'estomac.

Mais tout autre doit être l'interprétation lorsqu'il s'agit d'un battement perçu à droite de la ligne médiane (2) ou dont on ne peut tracer le maximum sur une ligne correspondant au siège de l'aorte ; l'interprétation est fort difficile. On connaît les pulsations hépatiques veineuses de l'insuffisance tricuspide, dont le siège se trouve dans la veine cave et les veines du foie. Lebert a rencontré des pulsations hépatiques artérielles dans la maladie de Basedow, et Rosenbach dans l'insuffisance aortique.

Enfin, on ne peut méconnaître dans quelques cas, que les battements ne soient sous la dépendance du cœur lui-même : ils revêtent alors plutôt la forme d'ondulations de la région épigastrique, isochrones au pouls, et sont dûs à l'abaissement du ventricule droit, consécutif à l'emphysème, à l'hypertrophie cardiaque ou à la péricardite.

Mais le vrai type des battements que l'on observe dans les maladies de la nutrition et en particulier dans les dyspepsies et les névropathies que je classe parmi ces maladies, c'est le **battement aortique.**

---

(1) *Clinical Society*. Bull. méd. 8 Décembre 1889.

(2) Chez une malade que j'observai en 1889 et dont l'affection remontait à une chute violente sur le ventre à la suite de laquelle elle souffrit durant 6 mois d'une douleur intraabdominale à droite de l'ombilic, puis enfin de crises pseudo hépatiques, la palpation décelait une néphroptose du 3ᵉ degré, une corde colique fort basse, un boudin cœcal tellement induré par les fæces agglomérées q l'on l'eut pris pour une tumeur, et enfin un battement épigastrique très accentué. Ce battement présentait son maximum sur une ligne verticale placée à droite de la ligne médiane ; à partir de l'ombilic cette ligne se dirigeait en dehors et en bas, et la pression de la région pulsatile à sa partie supérieure faisait disparaître les pulsations sur tous les points où on les avait perçues au-dessous.

La perceptibilité du pouls de l'aorte implique de toute évidence la suppression des conditions qui empêchent à l'état normal d'arriver jusqu'à l'aorte pour en sentir les pulsations, elle implique diminution de tension de l'abdomen et déplacement, affaissement des organes interposés entre la paroi antérieure et l'aorte.

Mais, en dehors de ce caractère physique, commun à tous les battements épigastriques d'origine aortique, il y a une distinction profonde à faire entre eux suivant qu'ils sont aussi perçus subjectivement par le malade ou bien que leur constatation est seulement objective. Suivant l'un ou l'autre cas il s'agit de maladies différentes. Ce peut être dans le premier cas une dyspepsie, ou une névropathie symptomatique, ou une entéroptose compliquée : voici, par exemple, un malade (pérityphlite, puis coliques hépatiques) qui ressent son battement aussitôt qu'il éprouve une émotion ; telle autre malade (dyspepsie, névropathie, migraine périodique, âge critique) sent « battre tous les pouls » et, en particulier, celui de l'épigastre, quand elle a la migraine ; celle-ci (dyspepsie d'origine utérine) les perçoit une heure et demie après chaque repas, et durant deux heures, à l'épigastre et sur toute la longueur de l'œsophage, accompagnés d'une sensation de tiraillement, de brûlure, de constriction dans ces régions : ces battements sont plus forts avant et pendant les règles. Chez quelques malades, leur manifestation subjective alterne avec une sensation de congestion à la tête ; chez de tels malades le doigt du médecin perçoit parfois la pulsation aortique le frappant sec et dur comme le marteau d'eau ; il y a là vraisemblablement des troubles d'innervation locale des parois vasculaires (Eichhorst).

Dans le second cas, alors que le battement est purement objectif et se trouve perceptible ainsi que l'aorte elle-même, sans que le malade en ait conscience, il y a présomption en faveur de l'*Entéroptose* simple. Il est évident qu'à lui seul, le battement épigastrique ne peut être un signe d'Entéroptose.

C'est gratuitement qu'Ewald (1) m'attribue une pareille
assertion ; je l'ai d'autant moins dit que j'admets le siège
extraaortique de ce battement et par conséquent son déter-
minisme en dehors des conditions qui facilitent l'accès de
l'aorte ; mais, le battement est relativement fréquent dans
l'Entéroptose, il est souvent accompagné de la corde colique,
je devais le signaler parmi les symptômes habituels de cette
maladie; je ne retire nullement l'explication, que j'ai le premier
présentée, en disant :

*On peut attribuer une des variétés du battement épigastrique,
celle dans laquelle le siège du battement est aortique et
le relief de l'aorte perceptible, à l'abaissement pathologique
du côlon transverse, qui normalement est interposé entre l'aorte
et la paroi, c'est-à dire à l'Entéroptose.*

Ceci n'implique nullement que dans les cas d'abaissement
du côlon transverse on doive toujours rencontrer le battement
aortique ; car d'autres organes (estomac ballonné, foie prolabé) peuvent s'interposer entre l'aorte et la paroi antérieure
de l'épigastre ; cette paroi est souvent, en outre, assez épaisse
(pannicule adipeux) pour qu'on ne puisse, à l'épigastre, la déprimer jusqu'à la rencontre de la colonne, alors que pourtant,
plus bas, au mésogastre, il est facile de déceler l'existence de
la corde. Mais ce qu'on peut dire, c'est que, dans tous les cas
où l'aorte est accessible aux doigts, à l'épigastre, on trouve la
corde colique transverse. On sait d'ailleurs qu'il ne suffit pas
qu'un sujet soit maigre, même très maigre, pour que l'aorte
soit palpable à l'épigastre. Il faut une autre condition, et cette
condition, je crois la trouver dans la sténose et l'abaissement
du côlon transverse (corde colique).

La coïncidence du battement épigastrique avec un état
névropathique a été signalée de toute antiquité. Il y a lieu, en
présence de la variété de ce battement dans laquelle l'aorte en

---

(1) ERWALD. *Entéroptose et rein mobile.* Loc. cit.

est le siège nettement perceptible, de vérifier si cette névropathie ne cache pas une Entéroptose. Voilà ce qu'il convient
de dire.

Quant à admettre avec Christophe Heath (1) la coïncidence
fréquente entre le battement épigastrique et l'ulcère de l'estomac, je n'ai, pour mon compte, rien noté qui confirme une
relation entre ces symptômes. Il est certain pourtant qu'il
existe de la dyspepsie dans tous les cas où l'on constate le
battement épigastrique.

Il est un caractère qu'on peut relever dans l'exploration de
l'aorte et dont j'ai réservé la mention à la fin de ce paragraphe
sur le battement épigastrique, parce qu'il me servira de transition pour passer à l'étude de la palpation intestinale. En
explorant la face antérieure de l'aorte dans la région épigastrique, chez ces sujets très maigres où le vaisseau artériel se
détache nettement en relief sur la colonne vertébrale, on peut
être parfois surpris de trouver que, à 2 centimètres 1|2 au plus
au-dessus de l'ombilic, les battements sont perçus avec plus
d'intensité qu'ailleurs ; on peut remarquer alors que là ils sont
transmis au doigt par l'intermédiaire d'une petite masse modérément résistante, pâteuse, mesurant au plus un centimetre
d'épaisseur, deux centimètres 1/2 de hauteur, bien limitée à
ses bords supérieur et inférieur, et assez mobile de haut en bas
le long de l'aorte sur laquelle se dessine son relief. En quoi
consiste cette petite masse ? Je la retrouvai chez quelques
malades, et me demandai, fort intrigué, s'il s'agissait d'un
ganglion préaortique, d'un lobule aberrant du pancréas ou
d'une ectopie de cet organe, ou enfin, à la rigueur, de
quelque anomalie siégeant dans la couche musculo-aponévrotique de la paroi abdominale antérieure, ou tout simplement d'un des segments, intermédiaire aux intersections aponévrotiques, du muscle droit antérieur de l'abdomen.

Or c'est l'étude de cette *petite masse préaortique* qui a ouvert

(1) *Clinical Society*. Bull. méd., 8 décembre 1880.

la porte d'un vaste domaine inexploré jusque là, domaine dont l'existence n'avait pas été soupçonnée, et dont l'acquisition importe non moins à la pathologie générale qu'à la thérapeutique, c'est le domaine de la **splanchnoptose.**

Cette *petite masse préaortique* n'est autre chose que le côlon transverse sténosé et abaissé, ce que j'ai proposé d'appeler la « corde colique » ; l'étude de la corde colique conduit à celle du « cordon sigmoïdal » et du « boudin cœcal » ; la recherche et la cause de ce rétrécissement conduit à explorer les coudes du côlon ; les procédés nouveaux de palpation que nécessite cette recherche font trouver le « rein mobile latent », inconnu jusqu'alors ; l'analyse des symptômes subjectifs, qui coïncident avec ce rein mobile latent, prouve que ce sont des symptômes digestifs de nature spéciale et non, comme on le croyait jusque là chez les malades atteints de rein mobile, des symptômes nerveux ; la coïncidence fréquente de ces symptômes avec le rein mobile et la corde colique. l'action efficace contre ces mêmes symptômes de la compression et du relèvement de l'abdomen, à l'aide de la sangle indiquée par la mobilité du rein, font abstraire de l'ectopie rénale le caractère de « ptose » au lieu de celui de mobilité, seul envisagé jusque là ; la constatation du même syndrome digestif spécial dans des cas où il n'y a pas de « néphroptose », la coïncidence fréquente de ce syndrôme avec la corde colique, l'efficacité de la sangle malgré l'absence de néphroptose conduisent à la notion d' « entéroptose », celle-ci implique anatomiquement la « gastroptose », et finalement se dégage la notion de la « splanchnoptose » généralisée. Pendant ce temps la technique de la palpation se perfectionne ; un nouveau procédé, dérivé de celui qui a fait trouver le rein mobile latent, se fait jour pour l'exploration du foie, les mains deviennent plus habiles à saisir les nuances ; à la notion d' « hépatoptose » s'ajoute la notion des signes révélateurs de la « précirrhose » et de la « prélithiase », ces notions nouvelles s'édifient avec les matériaux résultant du démembrement de la vieille dyspepsie et du dysneurisme rajeuni (neurasthénie), sous lesquels

elles étaient dissimulées. Ces notions vont jusqu'à ébranler
la théorie de l'arthritisme en conduisant à lui substituer la
doctrine de l' « hépatisme » ; elles prétendent même exercer
leur influence sur la méthode d'enquête séméiologique et sur
les principes suivis en nosologie pour la classification des
états morbides.

L'avenir dira si ces horizons sont réels, si ces prétentions
sont justifiées. Enregistrons pour le moment ce fait que la
notion de splanchnoptose a acquis droit de cité dans la
science. C'est une première étape.

Il était juste, dans ce chapitre sur le battement épigastrique, de rappeler pour les médecins, s'il en existe, qui mécon-
naissent la portée des signes objectifs, que ces signes, quelque
insignifiants qu'ils puissent paraître au premier abord,
doivent toujours être étudiés jusqu'à ce qu'on soit fixé sur leur
valeur réelle. La valeur réelle du battement épigastrique n'était
pas connue, ne l'est même pas encore tout-à-fait. Son étude a
été fertile.

*La notion de splanchnoptose a eu pour origine la rencontre
au devant de l'aorte, — au cours des recherches sur les caractères objectifs du battement épigastrique —, d'une petite masse
molle, épaisse d'un centimètre, et de la largeur du pouce.*

III

PALPATION DE L'INTESTIN

DANS LES MALADIES DE LA NUTRITION

Si l'exploration *systématique* de l'estomac dans les maladies de la nutrition, les dyspepsies et les névropathies date des travaux de M. Bouchard sur le clapotage gastrique, il m'est bien permis de dire que l'exploration *systématique* de l'intestin dans ce même groupe de maladies, lorsqu'elle sera adoptée, aura eu pour origine les notions que j'ai proposées de l'Entérosténose et de l'Entéroptose, celle de la dilatation gastrocolique de Trastour, et la recherche des signes objectifs qui trahissent à la palpation ces états anormaux de l'intestin.

Avant M. Bouchard, on ne palpait l'estomac, dans le groupe des maladies dont je m'occupe, que lorsqu'on soupçonnait une tumeur cancéreuse ; avant que l'on parlât de sténose, de prolapsus de l'intestin ou de dilatation intestinale, on ne palpait jamais l'intestin dans les maladies de la nutrition, les dyspepsies ou les névropathies ; on ne palpait même pas l'abdomen. Quels signes objectifs y eût-on cherchés ? Le malade ne se plaint d'aucune localisation subjective dans cette région, ou bien, s'il signale du ballonnement, du gonflement ou quelque sensibilité anormale, ce sont là symptômes dont la constatation est inutile. On trouvera l'abdomen plus ou moins tendu, plus ou moins sensible à la pression. Cela ne vaut vraiment pas la peine de faire déshabiller un malade dans le cabinet de consultations. On sait, et l'on croit n'avoir pas à en douter, que ces maladies ont pour principe une dyscrasie humorale ou un trouble fonctionnel du système nerveux, que les troubles fonctionnels de l'intestin, quand il y en a, sont secondaires, et du reste, n'a-t-on pas la ressource, si l'on tient à être fixé sur l'état de la fonction intestinale, d'interroger le malade sur la fréquence et la nature de ses garde-robes ?

En fait, la séméiologie objective de l'intestin, il est aisé
de s'en assurer en lisant les descriptions qui lui sont consacrées, se borne à noter, au paragraphe relatif à la palpation,
les signes qui trahissent la typhlite, l'appendicite, l'invagination, l'étranglement, le volvulus, le cancer, la tuberculose, la
fièvre typhoïde, etc. Le clapotage intestinal n'y est pas mentionné, il faut le chercher dans le chapitre sur la palpation de
l'estomac; de même la coprostase, elle est réservée au chapitre
du diagnostic différentiel des tumeurs abdominales. Il n'est
nulle part fait mention, bien entendu, des signes objectifs
relatifs soit à la sténose chronique, soit à la ptose de l'intestin, dont la connaissance est toute récente. En un mot, dans
l'énumération des signes fournis par la palpation intestinale,
les auteurs n'en décrivent aucun qui puisse s'appliquer aux
maladies de la nutrition.

Réciproquement, dans l'exposé des symptômes objectifs
qu'on peut rencontrer dans telle ou telle maladie de la nutrition,
il n'est pas question de l'intestin, il n'est pas même question
de l'abdomen. La théorie le veut ainsi, car ce ne sont pas, dit-
elle, des maladies localisées dans l'abdomen, encore moins des
maladies localisées dans l'intestin. Celles-ci ont un syndrôme
tout à fait distinct. Les maladies de la nutrition ne relèvent
pas de l'appareil digestif; quant aux dyspepsies, elles ne relèvent que de l'estomac.

Quel enseignement pourtant ne résulte pas, en particulier
pour l'étude des dyspepsies, que l'Ecole moderne confine dans
l'estomac, de ce fait qu'un chien auquel on a enlevé l'estomac,
non seulement peut vivre (Czerny), mais peut même se bien
porter et augmenter de poids (Carvallo et Pachon) (1).

_____

(1) CARVALLO et PACHON. *Etude de la digestion chez un chien gas-
trectomisé.* Societe Biol , 25 nov. 1893. Ce chien vivait encore cinq mois
après la gastrectomie, il digerait parfaitement chaque jour une soupe de
220 gr de viande cuite hachee et de 150 gr de pain, et même un jour 100
gr. de viande pourrie; les selles etaient normales, les urines acides, et
l'animal, qui n'avait à aucun moment rien perdu de sa vivacite ordinaire,
pesait 500 gr de plus qu'avant l'operation (10 k. 600 au lieu de 10 k. 100),
mais il ne pouvait encore digerer ni la viande crue ni le lait, sans vomissements ou diarrhee.

Mais procédons d'une manière différente. Laissons la théorie de côté, cherchons à « laïciser » dans toutes ces maladies sans localisation et explorons, de propos délibéré, l'abdomen dans les maladies de la nutrition. Non seulement cela, mais pour nous conformer au principe que j'ai établi plus haut, et qui propose d'examiner successivement chaque organe, palpons méthodiquement l'intestin, segment par segment, cherchons systématiquement, et par des procédés spéciaux (s'il en est) qui les mettent en évidence, les caractères qu'on peut tirer de la sensibilité, du calibre, du contenu de la tension, de la situation, du mode de fixation de chacun des segments intestinaux; nous verrons alors quels précieux enseignements le diagnostic des maladies de la nutrition peut puiser non seulement dans la palpation systématique de l'abdomen, mais dans la palpation méthodique de l'intestin.

Une fois notre attention appelée sur ce point, les notions banales, que leur banalité même faisait négliger, telles que celles de météorisme, sensibilité anormale, ventre dur, ventre mou, notions que se bornait à relever, quand elle les relevait dans les maladies de la nutrition, la palpation générale de l'abdomen, — avec laquelle se confondait jusqu'ici la palpation de l'intestin, — ces notions banales pourront nous fournir déjà des indices sur la *localisation dans tel ou tel segment du tube intestinal;* à ces notions s'ajouteront celles des signes objectifs tirés des *anomalies* de *sensibilité :* hyperesthésie, dysesthésie reflexe ; de *calibre :* dilatation ou stenose ; de *contenu :* coprostale ou rétention liquide; de *tension :* distension ou hypotase ; de *situation* et de *mode de fixation :* ptose, adhérences. etc. Des procédés spéciaux de palpation auront apporté leur concours : *procédé de glissement,* pour la sténose ; *procédé néphroleptique* pour la tumeur stercorale de la première anse transverse; et l'on verra que bien des maladies jusqu'ici indéterminées ont une localisation intestinale, et que cette localisation intestinale, tantôt deviendra un signe précieux de diagnostic pathogénique, tantôt pourra être interprétée comme la cause même de la maladie, de cette maladie dans laquelle pourtant on n'admettait pas que l'intestin fût intéressé.

C'est ainsi, et j'espère le démontrer, que nous découvrirons dans ces mêmes maladies de la nutrition, des rapports étroits entre les signes tirés du cœcum, du côlon transverse ou du côlon descendant et les troubles fonctionnels du foie, de l'estomac et du rein ; ainsi nous verrons, grâce à une enquête objective plus minutieuse, la pathogénie de ces maladies indéterminées s'enrichir de notions telles que la « dilatation passive de l'S iliaque » et la « dilatation gastrocolique » de Trastour, la « dilatation du cœcum et du côlon ascendant » de Bouveret, la « névrose intestinale » de Cherchewsky, l' « entérosténose » et l' « entéroptose », que j'ai cru pouvoir proposer, et dont la dernière constitue une réelle entité morbide ; bien plus, nous serons conduits à trouver dans les signes tirés du calibre de l'intestin, suivant qu'il est habituellement dilaté ou sténosé, non seulement des indications sur le régime à instituer ou même sur la nature de la maladie, mais encore des caractères différentiels d'une plus haute portée, des caractères permettant en effet de baser sur eux une première et grande dichotomie des états dyspeptiques (Trastour), plus encore, une dichotomie des maladies de la nutrition elles-mêmes, de « l'hépatisme » (hépatisme proprement dit, hépato-néphrétisme), ainsi que je voudrais pouvoir le prouver, comme c'est prouvé pour moi par la clinique.

La recherche des signes tirés de l'intestin sera donc d'autant moins négligée dans les maladies de la nutrition, que ces maladies sont plus pauvres en signes objectifs et que sans doute l'importance du rôle de l'intestin, si bien indiquée par la biologie, est en raison inverse du peu de place qui est en général attribuée à cet organe dans la pathogénie.

Pour procéder à cette recherche, on devra recourir systématiquement à ce que j'appelle la « *palpation spéciale méthodique de l'intestin* ».

La **palpation spéciale méthodique de l'intestin** *consiste a explorer systématiquement les diverses parties du côlon* (transverse, cœcum, S iliaque, coudes du côlon) *et de l'intestin grêle* (iléon, duodénum) *au point de vue de la sensi-*

bilité à la pression, du calibre, du contenu, de la tension, de la situation et du mode de fixation.

Les **procédés de palpation** varient suivant le caractère objectif qu'il s'agit de chercher et aussi suivant la région dans laquelle se trouve l'organe exploré. Ce seront :

la *pression,* soit sur une large surface, soit sur un point limité pour déterminer la sensibilité et la tension ;

le « *procédé du glissement* » pour découvrir la sténose. Nous décrirons ce procédé en étudiant les signes de rétraction de l'intestin ;

le *procédé de la succussion,* pour rechercher la rétention des liquides ;

le « *procédé néphroleptique* » pour étudier plus spéciale-ment les coudes du côlon et en particulier une variété de coprostase que je me propose de décrire à part sous le nom de « tumeur stercorale de la première anse transverse ».

Quant aux caractères tirés de la situation et du mode de fixation, en ce qui concerne en particulier le côlon transverse, nous verrons qu'on a proposé de contrôler les résultats des divers procédés que je viens d'énumérer par les procédés de *l'insufflation* et de *l'entéroclyse.*

Je cite seulement pour mémoire le procédé recommandé et mis en œuvre par Nussbaum (1860), Maunder (1868), Simon (1872) et qui consiste à explorer le rectum en y introduisant la main entière, même suivie de l'avant-bras. Ce procédé dan-gereux, que peut seule justifier une indication urgente, n'a rien à voir avec les maladies de la nutrition.

Il conviendra de procéder à la palpation spéciale de l'intes-tin, en commençant par le côlon transverse, qu'on a pour ainsi dire sous la main au moment où l'on termine l'exploration de l'estomac par celle de l'aorte pour la recherche du battement épigastrique. Il peut arriver qu'en explorant l'aorte on ren-contre la corde colique, formée par le transverse rétracté. On explorera ensuite le cœcum et l'S iliaque. Quant à l'étude du duodénum et des coudes du côlon (y compris la recherche de la tumeur stercorale), on la réservera pour la fin de l'exploration intestinale, en raison de la région différente (hypochondre) dans laquelle se trouvent ces organes et du procédé spécial de palpation (procédé néphroleptique) qu'il y aura lieu de mettre en œuvre. On se trouvera après cela tout porté pour la palpation spéciale du rein, qui doit succéder à celle de l'intestin dans l'exploration méthodique de l'abdomen.

§ I

Palpation du côlon transverse

A l'état normal, il est extrêmement difficile, pour ne pas dire impossible, de préciser le siège du côlon transverse, son calibre à un moment donné et la variation de ce calibre en ses différents points. C'est que, lorsque le jeu du canal alimentaire est régulier, une tension moyenne équilibre ses différentes parties, la tension totale de l'abdomen reste à peu près uniforme; dans la succession des phases de contraction et de relâchement par lesquelles passe chaque anneau contractile du tube digestif, le segment qui se rétracte fait place au segment qui se dilate, par le glissement lent et insensible, par la reptation des anneaux, par leur enroulement les uns autour des autres.

Deux conditions seulement, jusqu'ici, permettaient d'apprécier par la palpation la situation du côlon transverse dans l'abdomen, où il peut se rencontrer dans tous les points (sauf le flanc droit), c'est : 1° lorsque la sonorité à la percussion de l'épimésogastre, siège présumé du transverse, a le même son, le même timbre que la sonorité du cœcum et qu'elle est ininterrompue entre ces deux régions, en passant par le coude colique droit; 2° lorsque le mésogastre est le siège d'un bruit de clapotage qui persiste après l'évacuation totale de l'estomac et surtout que ce bruit de clapotage coïncide avec un bruit analogue dans le cœcum.

A part ces cas, réellement exceptionnels, on ne peut que présumer le siège du côlon transverse en un point donné et maintenir des réserves basées sur la possibilité de confusion soit avec l'estomac, soit parfois avec l'S iliaque, soit surtout avec l'intestin grêle. Nous avons déjà insisté sur ce point; nous le démontrerons dans le chapitre sur l'anatomie pathologique de l'Entéroptose.

Aussi voyons-nous les auteurs qui, avec grande raison, font jouer un rôle important à la **distension intestinale** dans la pathogénie de certains états morbides mal définis, ne pouvoir désigner les signes objectifs relatifs au côlon transverse que par les signes objectifs de la région de l'abdomen dans laquelle est censée se trouver cette partie du gros intestin.

Dans son étude remarquable sur les *« névroses intestinales »* Cherchevsky (1) signale, parmi les caractères objectifs de cette maladie, les suivants, qu'on relève dans ses six observations et qui peuvent être rapportés au transverse : proéminence très irrégulière de l'abdomen et saillie plus forte correspondant à la région du coude colique droit et du côlon transverse..., ballonnement dans la région des fausses côtes..., abdomen ballonné dans sa partie supérieure, etc. Mais encore le point sur lequel il insiste le plus, c'est la « localisation du météorisme dans certaines parties parfaitement limitées de l'abdomen, semblables à des tumeurs et se déplaçant parfois très rapidement. »

De son côté, Trastour, de Nantes (2) dans ses études si profondément cliniques sur la *« dilatation gastrocolique »* parle de météorisme, distension gazeuse, son tympanique, quelquefois scybales dans la région du côlon transverse.

Un chapitre sur la **dilatation colique transverse** défierait donc toute exactitude, non seulement à cause de

(1) CHERCHEVSKY. *Des névroses intestinales.* Revue de médecine, 1884.
(2) TRASTOUR. *Du rôle pathogénique de la dilatation gastrocolique.* Sem. méd., 15 sept. 1886. — *Nouvelle étude clinique de la dilatation gastrocolique commune.* Sem. méd., 7 sept. 1887.

l'absence de signes caractéristiques permettant de distinguer la dilatation de la distension, mais à cause de l'absence de lignes permettant d'affirmer le siège même du côlon transverse dans l'abdomen ; nous verrons qu'il n'en est pas de même pour l'S iliaque ou surtout le cœcum, dont la localisation dans l'abdomen est beaucoup moins sujette à erreur que celle du côlon transverse.

Nous avons dit plus haut combien il était parfois difficile de distinguer le clapotement colique transverse du clapotement gastrique. La rareté du premier sera une forte présomption en faveur de la localisation gastrique et ce n'est qu'avec les plus expresses réserves qu'on basera un diagnostic de dilatation du côlon transverse sur le siège présumé du signe de clapotage dans cet intestin.

Ajoutons ici que l'abondance des gaz expulsés par l'anus n'implique nullement le ballonnement ou la distension de l'intestin. Dans un cas pareil j'ai trouvé au contraire le ventre souple et petit.

Il est un signe objectif que j'ai fait connaitre en 1885 et qui, lorsqu'on le rencontre, non seulement permet de préciser le siège du transverse, mais trahit une anomalie non encore décrite de son calibre ; anomalie persistante, qui peut être le point de départ d'une interprétation pathogénique nouvelle des états morbides dans lesquels on la rencontre. Je veux parler d'un état de rétraction du côlon sur son axe, qui le rend perceptible par le relief de cet intestin au devant de la colonne vertébrale, sous forme d'une corde plus ou moins épaisse ; c'est ce signe que j'ai proposé de désigner sous le nom de « corde colique transverse ».

La « corde colique transverse » mérite une description spéciale. Nous relèverons seulement ici les faits qui ressortissent à la palpation abdominale, ceux relatifs à l'anatomie et la physiologie pathologiques devant trouver place dans un chapitre sur l'Entéroptose.

Corde colique transverse

Exposons d'abord les faits et revenons à ce malade chez lequel nous avons trouvé le battement épigastrique et dont le battement est exclusivement limité au trajet de l'aorte ; chez ce sujet on sent du reste à merveille le relief du vaisseau au devant de la colonne vertébrale, grâce à la dépression de l'épigastre. C'est dans les cas faciles comme celui-là qu'on acquiert le « doigté » nécessaire pour chercher et discerner ensuite les sensations analogues dans les cas difficiles.

Or, voici que, chez ce sujet, nous trouvons en un point de la face antérieure de l'aorte, à deux centimètres environ au-dessus du parallèle ombilical, cette petite masse résistante dont nous avons parlé et par l'intermédiaire de laquelle les battements sont perçus avec plus d'intensité.

« Cette petite masse, écrivais-je en 1885 (1), donne la sensation d'une corde aplatie, large de 1 centimètre 1/2 au plus et épaisse à peine de 1 centimètre, dont la direction transversale croise perpendiculairement celle de l'aorte et cette corde se continue à droite de ce vaisseau en avant de la colonne où elle est encore appréciable avec les mêmes caractères sur une longueur de 5 à 6 centimètres. Elle est mobile de haut en bas ; mais tandis qu'en la poussant en haut, le doigt ne tarde pas à la perdre, en la tirant en bas, on a la sensation qu'elle résiste à cet abaissement ; bientôt même et après une excursion de 2 centimètres, lorsqu'on est au niveau de l'ombilic, elle échappe au doigt qui voulait l'abaisser encore, le force, glisse sous lui et remonte à sa position première ; on la sent « ressauter » sous le doigt et le malade lui-même éprouve cette sensation. Cette petite manœuvre est absolument indolente. »

I. — CARACTÈRES OBJECTIFS

Revenons sur ces différents caractères d'accessibilité, de siège, de longueur, de forme, volume, consistance, contenu, mobilité, sensibilité de la corde colique :

(1) F. GLÉNARD. *Entéroptose*. Paris, Masson, 1885.

a. *Accessibilité.*

Il est des cas analogues à notre « cas d'étude », dans lesquels la corde est tellement superficielle, ou du moins la peau de l'épigastre tellement « collée aux os » de la colonne, que l'accès de cette corde est d'une extrême facilité ; on y arrive dès la moindre pression. Ce sont ces cas dans lesquels *on voit* l'aorte battre sous la peau, il suffit alors de glisser la pulpe du doigt le long de l'aorte pour trouver la petite saillie formée par la corde, mais c'est l'exception. Le plus souvent l'intervalle qui sépare la paroi abdominale de la colonne est assez grand, et l'on doit recourir à une certaine pression pour déprimer la région mésogastrique, mettre la paroi en contact avec le plan osseux et faire glisser sur lui, de haut en bas, cette paroi sans lâcher la ligne de compression, jusqu'à ce qu'on rencontre le relief de la corde profondément placée.

Il s'en faut de beaucoup que la corde soit exclusive aux sujets maigres, on peut la rencontrer *fréquemment chez les sujets gras,* à condition que ce soient des sujets *à ventre flasque.* Il est donc indiqué de rechercher la corde dans les cas où l'abdomen, quoique gros, est « détendu », surtout si l'on constate, ce qui est assez fréquent, une dépression transversale, comme un sillon circulaire, au-dessus de l'ombilic.

Il ne faudrait pas croire non plus que l'absence du battement épigastrique implique l'absence de la corde. La coïncidence de ces deux signes objectifs est bien moins fréquente que l'existence de la corde à l'exclusion du battement épigastrique, signe objectif d'ailleurs bien plus rarement rencontré que la corde. Sur 200 cas de corde (120 femmes, 80 hommes) examinés à ce point de vue (statist. de 1890), je n'ai rencontré les deux signes réunis que chez 36 malades (22 femmes, 14 hommes), c'est-à-dire dans 18 0/0 des cas. J'ai dit plus haut, en parlant du battement épigastrique, que, lorsqu'on pouvait palper l'aorte elle-même, on trouvait toujours la corde et j'ai tenté d'expliquer pourquoi la réciproque n'était pas vraie, pourquoi l'on pouvait trouver la corde, mais sans constater de battement aortique. Aux motifs que j'ai proposés (inter-

position de l'estomac ballonné, du foie prolabé), j'ajoute
ici le suivant : si, tout en constatant la corde, l'on ne
peut arriver sur l'aorte, c'est que, chez les sujets dont le ventre
est gros et flasque, et de tels sujets sont la majorité des cas où
l'on rencontre la corde, l'hypotase (détension) de l'abdomen
est tout juste suffisante pour qu'on puisse déprimer la paroi
épigastrique jusqu'à sa rencontre avec la colonne vertébrale :
on n'atteint dès lors celle-ci que sur sa ligne médiane où elle
est le plus proéminente ; comme l'aorte est couchée sur le côté
gauche de la colonne, elle échappe à l'étroite zóne de contact
réalisable par la pression.

Signalons enfin les cas dans lesquels on perçoit le battement aortique, mais sans pouvoir percevoir la corde, à cause
de la contracture des droits antérieurs de l'abdomen. Dans ces
cas, le siège aortique du battement est prouvé par le siège de la
ligne pulsatile, mais les doigts ne peuvent percevoir non plus
le relief de l'aorte.

Il est fréquent de ne pas rencontrer la corde lorsqu'il y a
du clapotage gastrique, bien que l'on puisse en revanche produire le bruit de clapotage gastrique chez la plupart des malades qui ont une corde transverse ; mais il est exceptionnel de
ne pas trouver cette corde chez les malades où l'on peut produire dans l'estomac le bruit de gargouillement.

Après tout ce que nous avons dit sur les conditions physiques des bruits gastriques provoqués par la palpation, il est
facile de trouver l'explication de ces faits : dans le premier cas
il y a dilatation ou abaissement total de l'estomac avec réten-
tión gazeuse (et liquide) et distension plus ou moins grande ;
la corde, si elle existe, est inaccessible derrière l'estomac qui
la recouvre, ainsi qu'en témoignent maintes autopsies ; dans
le second cas, il y a seulement abaissement partiel de la région pylorique, et fort peu de gaz, aucun obstacle par conséquent qui, de ce fait, s'interpose entre les doigts et la corde,
dont l'existence constante dans ces conditions a un réel intérêt
pathogénique.

Ajoutons ici que, chez les malades présentant en même

temps le signe du clapotage et le signe de la corde colique, le
clapotage peut, sous l'influence du traitement, disparaitre
alors que la corde colique reste perceptible.

Lorsque toutes les conditions d'accessibilité de la corde sont
réunies et qu'on ne la trouve pas, on peut dire qu'elle n'existe
pas, mais elle peut exister sans qu'elle soit accessible. Son
existence n'est pas liée, comme celle du battement aortique par
exemple, à une question d'accessibilité. De là, la grande inégalité de valeur pathogénique entre ces deux signes, la valeur
de la corde étant beaucoup plus grande que celle du
battement.

b. *Siège*.

Le point le plus élevé où l'on puisse percevoir la corde se
trouve à deux centimètres au-dessus de l'ombilic, le point le
plus déclive est à 5 centimètres du pubis ; pût-elle d'ailleurs se
rencontrer plus haut qu'on ne la trouverait pas, parce que la
paroi abdominale tendue entre les arcs costaux ne se laisse
plus dans cette région déprimer jusqu'à la colonne, plan résistant indispensable pour que la saillie formée par la corde
repoussée sur lui puisse être reconnue ; plus bas, où du reste
elle n'a jamais été rencontrée, la corde se perdrait dans la
cavité du petit bassin et d'ailleurs on ne peut guère, quelle que
soit la maigreur du sujet, atteindre par la palpation abdominale antérieure les corps vertébraux du sacrum. L'essayer
serait en tout cas fort brutal. Toutes les fois que, chez un malade, on a lieu de soupçonner l'existence de la corde, c'est
entre les deux limites signalées plus haut qu'il faut la chercher. C'est entre ces deux limites qu'on la rencontre quand on
la trouve.

Le plus souvent on ne perçoit la corde que sur la ligne
médiane ; cependant assez fréquemment on trouve, mais alors
dans la région mésogastrique seulement, c'est-à-dire suivant un
plan situé un peu au-dessus du parallèle ombilical, la corde
non pas médiane mais latérale ; elle est alors plus courte et on
la fait rouler dans ces cas, non pas sur la face antérieure de la

colonne, mais sur ses faces latérales droite ou gauche, un peu
au-dessous des hypochondres. Nous décrirons bientôt le petit
artifice de palpation qui permet de ne pas la méconnaître dans
ces conditions.

c. *Longueur.*

La longueur de la corde est variable, en général elle mesure 4 à 6 travers de doigt de longueur, elle commence un peu
à gauche de l'aorte, passe au devant et se prolonge davantage
à droite de ce vaisseau ; à ses deux extrémités on la perd, précisément parce qu'il n'y a plus de plan résistant sur lequel on
puisse la déprimer pour en sentir le relief. Parfois cependant,
mais c'est alors lorsque la corde est plus épaisse, on peut la
palper sur un trajet qui s'étend d'un hypochondre à l'autre (ou
mieux d'une fosse lombaire à l'autre) ; dans ces cas on observe
qu'elle décrit un arc à concavité tournée en haut et dont les extrémités se perdent dans chaque hypochondre ; il arrive aussi qu'on
peut, en la suivant à droite, aboutir sans quitter la corde jusqu'au coude droit du côlon et de là jusqu'au cœcum et l'on se
rend parfaitement compte que la corde, le coude du côlon et·le
cœcum sont bien les parties successives d'un même organe,
que cet organe dont on dessine par la palpation le relief inin-
terrompu et qui se continue en s'élargissant jusqu'au cœcum,
après avoir formé sous l'hypochondre hépatique un angle droit
ouvert en dedans, ne peut être que le coude hépatique fortement abaissé du côlon.

d. *Forme. Volume.*

La corde a habituellement le volume d'un doigt, on la sent
régulièrement cylindrique et l'on arrive sur la colonne ou sur
l'aorte aussi bien au-dessus qu'au-dessous de la corde ; la saillie
est la même, soit de son bord supérieur, soit de son bord inférieur. C'est avec ces caractères qu'elle se présente lorsqu'on la
trouve au-dessus de l'ombilic.

Mais on peut aussi la trouver épaisse de deux, même
trois travers de doigt, et c'est un vrai boudin transversal qui se

détache en relief au-devant de la colonne. Quand il en est
ainsi, la corde se rencontre dans une situation beaucoup plus
déclive que lorsqu'elle est moins épaisse ; plus la corde est
grosse, plus abaissée elle se trouve au-dessous de l'ombilic.

e. *Consistance. Contenu.*

La corde, lorsqu'elle est située au-dessus de l'ombilic,
médiane, du volume du doigt, a une consistance homogène
comparable à celle d'un faisceau musculaire en relâchement ; la
consistance augmente avec le volume ; elle est pâteuse, ou
même dure lorsqu'elle atteint le diamètre de deux ou trois
travers de doigt, et c'est alors fort au-dessous de l'ombilic
qu'elle a son siège. Elle peut être moniliforme, marronée, et
présenter tous les caractères d'un intestin qui serait chargé de
scybales.

La pression légère, mais continue de la corde, lorsque celle-
ci siège au voisinage de l'ombilic et qu'elle a le volume du doigt,
peut, après quelques secondes d'application et par le fait
évident de contractions provoquées par cette pression, déterminer l'éclosion sous les doigts et dans la corde même d'une
crépitation fine, de petits borborygmes, sons crépitants, dont la
progression s'effectue manifestement le long de cette corde et
dans la direction de droite à gauche. On s'en assure encore
mieux en comprimant légèrement la corde avec les trois doigts
juxtaposés du milieu de la main : c'est le doigt le plus à droite
(droite du malade) qui le premier sent la crépitation, le dernier
doigt à gauche qui la sent en dernier lieu. Du reste la contraction de la corde est parfois manifeste, on la sent se durcir sous les
doigts pendant qu'on perçoit le bruit provoqué ! En outre de ce
gargouillement fin produit dans la corde sous les doigts, et
par la pression qu'ils exercent, on peut noter la coïncidence
de borborygmes, soit dans le côlon ascendant, soit dans le descendant, et il n'est pas douteux qu'on ait agi sur la contractilité
de ces segments du côlon par la pression de la corde. Parfois on
voit, durant cette pression de la corde, se dessiner une bosselure
dans le flanc droit ; c'est le cœcum qui se contracte.

Une malade (dyspepsie, neurasthénie, rein mobile) qui s'étudiait beaucoup, s'était aperçue depuis longtemps de l'existence de cette corde et avait noté qu'elle cessait d'être perceptible lorsqu'elle avait la diarrhée.

Je ne l'ai jamais rencontrée chez les diarrhéiques, et pourtant la diarrhée artificiellement provoquée par un laxatif ne la fait pas disparaître ; Les malades à corde sont générale-ment constipés, à moins qu'ils n'aient une diarrhée paradoxale. Mais les malades constipés sont fort loin d'avoir tous la corde colique ; La plupart ont au contraire l'intestin plus ou moins distendu, soit par les gaz, soit par les fécès (Trastour, Potain) (1). Il n'y a pas à mon avis de relation de cause à effet entre la corde et la constipation ; Lorsque ces symptômes coexistent, c'est que leur cause est commune, mais elle est placée en dehors d'eux. Je parle ici de la corde la plus fréquente, celle qui siège au niveau de l'ombilic et qui est formée par le transverse rétracté et vide, corde bien distincte de celle constituée par le transverse rempli de fécès, dont le poids l'entraîne vers le pubis. Cette dernière, qui correspond à un type morbide différent, disparaît par l'usage des purgatifs.

f. *Mobilité.*

La corde est mobile de haut en bas et de bas en haut, mais pas dans le sens latéral. Dans le sens vertical elle glisse très facilement sur les tissus sousjacents. L'excursion qu'on peut lui imprimer a une amplitude variable : elle est en général, pour la corde à siège sus-ombilical, de trois travers de doigt, un au-dessus de l'ombilic, deux au-dessous ; si on tente de la repousser plus haut que cette limite, les doigts la perdent ; on ne peut l'abaisser plus bas, les doigts la sentent tirée, retenue par en haut ; mais si la corde a son siège sous-ombilical, l'am-plitude de l'excursion qu'on peut lui imprimer, et dont la limite supérieure reste la même, est d'autant plus grande de bas en haut, que la corde est située plus bas au-dessous de

(1) POTAIN. *De la constipation.* Sem. méd., 14 août 1889.

l'ombilic. Dans un cas où la corde, placée très bas au-dessous de l'ombilic, ne pouvait être remontée par la pression des doigts, je crus devoir conclure à l'existence d'adhérences épiploïques la retenant au pubis. Ici la chirurgie eût pu sans doute intervenir avec succès. Déjà Landerer (1) et Lévêque (2) sont entrés dans cette voie que je crois féconde et c'est avec raison que Walthard (3) met en garde contre cette complication des laparatomies. Mais c'est pour mémoire seulement que je signale ici ces adhérences ; elles n'ont rien à faire, sinon à titre de complication exceptionnelle, avec la corde que nous étudions en ce moment et dont la pathogénie est toute différente.

La corde est mobile sous l'influence des mouvements respiratoires ; elle s'abaisse pendant l'inspiration puis remonte durant l'expiration. Mais cette mobilité respiratoire n'existe que dans le cas où la corde siège au-dessus de l'ombilic. Quoique de peu d'amplitude, ce déplacement respiratoire peut alors être utilisé pour le diagnostic objectif. Lorsque la corde est sous-ombilicale, la respiration n'exerce aucune influence sur son siège.

g. *Sensibilité.*

Très généralement la corde est insensible à la pression : on peut la mouvoir verticalement, la franchir brusquement (la faire « sauter ») sans que le malade éprouve d'autre sensation que celle de ce ressaut.

Souvent même la pression de la corde procure du soulagement au malade : l'un disait qu'on « lui enlevait un poids », l'autre, boulimique, qu'on lui faisait du bien en comprimant le « siège de sa fausse-faim ».

On trouve la corde, en particulier chez les dyspeptiques,

(1) LANDERER. 65e Congrès allemand. Nurnberg. 1893 (detachement de brides fibreuses dans 3 cas de gastroptose par adherences)

(2) LEVÊQUE. *Union médicale du nord-est.* Decembre 1891 (section d'une bride épiploïde, consécutive à un traumatisme, et comprimant le côlon).

(3) WALTHARD. *Corr. Blatt f. schweiz. Aerzte.* 1er août 1893.

disant qu'ils sont obligés, pour dormir, de se coucher dans le decubitus abdominal avec le poing fermé placé sous l'épigastre.

Dans certains cas, la pression de la corde provoque chez le malade des inspirations profondes ; chez plusieurs j'ai vu ces inspirations être suivies d'une courte horripilation, puis d'un baillement, et parfois enfin d'une pandiculation. Chez un neurasthénique inanitié, arrivé au degré de la plus extrême maigreur, que j'ai soigné durant trois ans, et qui est guéri aujourd'hui en dépit du pronostic fatal que tout pouvait faire prévoir à mon premier examen, la pression légère et appliquée durant quelques secondes sur la corde provoqua une pandiculation générale suivie de baillement et bientôt d'un flux de larmes avec sanglots, et ceci indépendamment de tout phénomène d'ordre suggestif.

Il semble bien réellement qu'il y ait une relation étroite entre la pandiculation, le baillement d'un côté, de l'autre les conditions relatives au fonctionnement et en particulier à la contraction du côlon transverse. Du même ordre sont sans doute les faits suivants : la sensation de calme, le besoin de sommeil, signalés par le malade lorsque l'on exerce une compression douce et persistante sur le siège de la corde colique à 2 centimètres au-dessus de l'ombilic ; le sommeil réel qu'on peut obtenir chez lui par l'application d'un poids de 5 ou 600 grammes (sous formes de petits sacs de plomb ou d'un galet, ce qu'on pourrait appeler le « galet somnifère ») sur la région mésogastrique, la nuit dans le décubitus dorsal. J'ai signalé ces faits dans des publications précédentes, faits à rapprocher de l'action somnifère, que j'ai également signalée chez les mêmes malades, d'une petite dose de 6 à 7 grammes de sulfate de soude, prise au moment où débute l'insomnie durant la nuit.

Il est des cas pourtant dans lesquels la corde est sensible à la pression ; dans ces cas, en même temps que le malade se plaint, les doigts perçoivent dans la corde un bruit de borborygme, de déplacement gazeux qui met fin à cette douleur. Ou bien encore la pression de la corde peut provoquer une colique, ou une douleur soit dans le flanc droit, soit dans l'hypochondre gauche, et cette douleur de l'hypochondre gauche est signa'ée tantôt en avant, tantôt en arrière de la région axillaire.

J'ai parlé plus haut, à propos du siège de la corde, des cas dans lesquels, au lieu de se trouver sur la face antérieure médiane de la colonne, elle est rencontrée sur l'une ou l'autre des faces antéro-latérales : dans ces cas elle a moins de longueur, c'est ce qu'on pourrait appeler une demi-corde ; or tandis que la pression de la corde, lorsqu'elle siège à droite, provoque dans le cœcum soit une colique, soit un borborygme, la pression de la corde, lorsqu'elle siège à gauche, éveille une douleur dans l'hypochondre gauche. Il semble que les deux parties droite et gauche de l'organe, que l'on sent sous la forme d'une corde, jouissent d'une indépendance fonctionnelle l'une vis-à-vis de l'autre et que cette indépendance puisse s'accentuer parfois par une sorte d'obstacle à leur libre communication.

Parfois la sensibilité éveillée par la pression de la corde s'accompagne chez le malade d'une sensation de « mal de cœur », en même temps que l'on sent se produire du gargouillement sous les doigts ; de ce caractère je rapprocherai la sensation de nausée, avec douleur à l'hypochondre gauche, que je provoquai chez une malade par la pression légère d'une hernie dont elle était atteinte à l'ombilic.

Une malade, sujette à des crises douloureuses dans l'abdomen , présentait une corde très nette et sensible à la pression. Elle même en avait depuis cinq ans noté l'existence et elle me disait que lorsque, après une colique hépatique (c'étaient des coliques calculeuses) survenait une crise épigastrique, c'était cette corde qui était le siège de la douleur : pendant ces crises épigastriques, il y avait de l'algidité et de la diarrhée bilieuse. Une ceinture fut conseillée à cette malade et fut efficace. Au dire de la malade elle-même qui s'observait bien, c'est grâce à cette ceinture, d'ailleurs inefficace contre ses coliques hépatiques, que fut empêché le retour des crises épigastriques.

Lorsque la corde transverse est sensible à la pression, il arrive qu'on ne la retrouve pas dans les examens ultérieurs du malade ; mais lorsqu'elle est indolente, je la crois définitive ; je l'ai du moins toujours retrouvée chez les sujets où je l'avais une première fois rencontrée, même après plusieurs années d'intervalle.

Indolente, la corde colique est signe d'Entéroptose et indique la sangle ; sensible, elle signifie spasme reflexe (d'origine hépatique ?), la sangle n'est pas indiquée, l'affection digestive est subaiguë et ne deviendra pas chronique si le traitement convenable est judicieusement appliqué.

Pour terminer ce chapitre sur les caractères objectifs de la colosténose transverse (corde colique), voici un spécimen des trois types objectifs principaux que l'on peut rencontrer et dont le type A est le plus fréquent :

Diagrammes, de la « corde colique ». d'après les caractères objectifs.

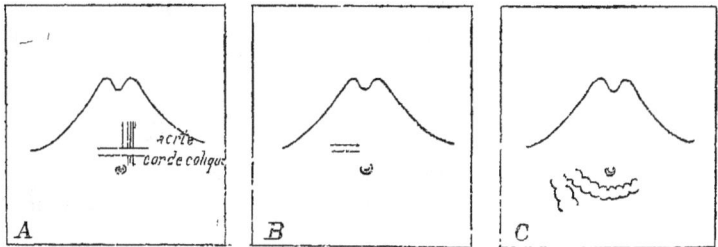

A corde colique commune, susombilicale, et ses rapports avec l'aorte.
B demi-corde transverse droite.
C corde sous-ombilicale, avec coprostase.

II. — TECHNIQUE DE PALPATION. PROCÉDÉ DU « GLISSEMENT »

Des notions relatives aux caractères variés d'accessibilité, de siège, de longueur, de forme, de volume et consistance, de mobilité de la corde transverse, se déduisent les règles qui doivent présider à sa recherche.

Le procédé de palpation qui m'a paru le meilleur est celui que j'ai décrit sous le nom de « procédé du glissement ».

Le « **procédé du glissement** », *appliqué à la recherche d'un segment sténosé du gros intestin, comprend deux temps : —* **Premier temps** : *déprimer à l'aide, soit du bord radial ou du bord cubital de la main, soit des extrémités juxtaposées des doigts, la paroi abdominale antérieure jusqu'à sa rencontre avec le plan osseux sous-jacent. La paroi sera déprimée suivant une ligne voisine du segment cherché, et parallèle à sa direction.* — **Deuxième temps** : *faire glisser sur le plan osseux la ligne de compression parallèlement à elle-même, jusqu'à ce que les doigts atteignent et franchissent le relief formé par le segment intestinal, dont on soupçonne et dont on recherche la sténose.*

Si le côlon est sténosé, les doigts le feront « sauter », le feront rouler en le franchissant.

Pour la recherche de la corde transverse à l'aide de ce procédé, il faut se souvenir que les limites extrêmes entre lesquelles on peut rencontrer la corde sont, en haut, le parallèle passant à 2 centimètres au-dessus de l'ombilic, en bas, le parallèle passant à 5 centimètres au-dessus du pubis ; que, plus haut, la corde échappe aux doigts qui la font remonter ; que, plus bas, au contraire, elle résiste à la progression et que, par conséquent, la perception de son relief s'augmente de la perception de résistance ; que la corde est mobile dans le sens vertical ; et enfin qu'elle s'abaisse sous l'influence des mouvements d'inspiration, lorsqu'elle siège au-dessus de l'ombilic, d'où les règles suivantes :

Pour chercher la corde transverse à l'aide du procédé du glissement il faut, 1° à la fin d'un mouvement d'inspiration, déprimer la paroi antérieure de l'abdomen jusqu'à la face antérieure de la colonne vertébrale, suivant une ligne transversale placée à 3 centimètres au-dessus de l'ombilic, puis 2° faire glisser *de haut en bas* la ligne de compression autant que le permet la mobilité verticale de la paroi antérieure de l'abdomen. *Si l'on perçoit un relief,* qu'on puisse le faire « rouler » sur le plan sous-jacent et le franchir alternativement de haut en bas et de bas en haut, le faire « sauter » sur chacun de ses bords supérieur et inférieur, ce relief n'est autre que la corde transverse. *Si l'on ne perçoit aucun relief,* il faut déplacer de plus en plus bas la ligne primitive de compression, jusqu'à ce qu'elle atteigne la limite inférieure où peut siéger la corde, et à chaque reprise, autant que le permet la mobilité de la paroi, glisser de haut en bas sur le plan osseux cette ligne de compression. Alors seulement, si l'on n'a rien trouvé, on pourra dire qu'il n'y a pas de corde transverse chez le malade examiné.

Ce procédé de palpation est parfait lorsqu'il s'agit de la corde transverse médiane. Mais lorsque la corde transverse est latérale, lorsqu'il s'agit de ce qu'on pourrait appeler une demi-corde, l'accès en est plus sûr si on aborde la corde, non par la paroi antérieure du mésogastre, mais par la paroi latérale, car c'est sur la face latérale de la colonne qu'il faut la faire glisser. Dans ce cas, c'est avec la pulpe du pouce que l'on cherchera la corde ; pour cela la paume de la main étant placée sous la région lombaire du côté examiné, de telle sorte que le pouce laissé en avant puisse déprimer la paroi antérieure jusqu'à sa rencontre avec la face latérale de la colonne, on n'a plus qu'à faire glisser de haut en bas cette ligne de compression exercée par le pouce pour sentir, quand il existe, le relief de la demi-corde transverse.

III. — DIAGNOSTIC OBJECTIF

Les détails dans lesquels je suis entré, au sujet des caractères objectifs de la corde et de la technique de palpation nécessaire pour la déceler, étaient indispensables à la discussion que je vais maintenant aborder avec les auteurs qui ont traité ce sujet, relativement à l'existence et la nature de cette corde.

Je ne m'occuperai pas de ceux qui paraissent n'avoir jamais entendu parler de ce signe objectif ; il n'est connu que depuis neuf ans, on le trouve cité dans tous les ouvrages qui depuis cette époque ont traité soit de la dyspepsie, soit de la neurasthénie, soit du diagnostic médical, mais ces sujets n'intéressent pas au même titre tous les médecins ; je me bornerai à discuter l'opinion de ceux qui, ayant cherché la corde et ne l'ayant pas trouvée, nient l'existence de ce signe objectif, et l'opinion de ceux qui reconnaissent bien, pour l'avoir vérifiée, son existence, mais n'admettent pas que la corde soit, qu'elle puisse être constituée par l'intestin.

a. *La corde transverse existe-t-elle ?*

Il me parait difficile d'admettre que ce signe objectif ait pu être inventé de toutes pièces ; les caractères spéciaux, signalés dès sa première description, semblaient prouver qu'il ne s'agissait pas d'une illusion grossière comme celle par exemple qui prendrait quelque repli de la peau ou un segment du muscle droit antérieur pour un signe intra-abdominal non encore connu.

Voici comment on peut expliquer que quelques auteurs, (Dujardin-Beaumetz, Blanc, Fromont), aient pu ne pas trouver la corde malgré qu'ils l'aient recherchée ; ou que quelques uns, parmi ceux qui l'ont rencontrée (Féréol, Bouveret), déclarent qu'elle est très rare et difficile à déceler :

1° Ce signe n'est pas très fréquent, je ne l'ai rencontré que chez 200 malades sur 3500, dans le groupe des maladies de la nutrition, c'est-à-dire dans 7 % des cas (6 % dans le sexe masculin, 8 % dans le sexe féminin).

Il est un peu plus fréquent dans le groupe des dyspepsies et névropathies, où je l'ai rencontré chez 9 % des malades ; dans les affections attribuées à la lithiase biliaire, je l'ai trouvé dans 5 % des cas.

2° On ne le rencontre que dans certaines maladies, en particulier dans celles qui sont qualifiées de névropathiques, maladies dans lesquelles très généralement on omet de palper l'abdomen.

3° Dans ce groupe même, on ne peut trouver la corde que

chez les sujets dont le ventre est non seulement souple, mais encore flasque, que ce ventre soit gras ou maigre.

4° La corde existe, mais on ne la trouve pas parce qu'on ne la cherche pas assez profondément ou parce qu'on ne la cherche pas où elle est.

Pour trouver la corde transverse, il faut en connaître les caractères, la chercher chez les malades où elle peut être trouvée, et, chez ces malades, dans les points de l'abdomen où elle peut être rencontrée. Il faut enfin appliquer à cette recherche un procédé spécial de palpation.

On s'assurera ainsi qu'elle existe, et dans la proportion que j'ai signalée (j'insisterai plus tard sur les enseignements qui peuvent être tirés de la fréquence de la corde transverse). On s'assurera que, grâce à la technique de palpation décrite plus haut, la recherche en est très facile. C'est certainement parce qu'il n'a pas appliqué le « procédé du glissement » que M. Potain (1) a pu écrire, en parlant de la rétraction de l'intestin, qu'il interprète comme un signe de colite chronique « Elle (la rétraction) échappe, pour le côlon transverse ; en effet, outre que cette partie du gros intestin est rarement atteinte, elle fuit aussi devant la main qui l'explore. »

b. *Quelle est la nature de la corde transverse ?*

Bien des constatations avaient déjà été nécessaires pour se rendre compte que la petite masse, trouvée au devant de l'aorte pendant l'étude du battement épigastrique, faisait partie d'une corde transversalement tendue au devant de ce vaisseau ; bien plus nombreuses durent être les recherches, avant que j'eusse acquis la conviction que cette corde était le côlon transverse lui-même.

Quand on songe que cet intestin, quand il est dilaté, occupe la moitié de la cavité abdominale, quand on pense aux descrip-

(1) POTAIN. *De la colite chronique.* Sem. méd., 31 août 1887, p. 841.

tions anatomiques classiques et aux gravures qui le représentent dans son état normal, on conçoit quelle surprise on éprouve, combien il faut de constatations multipliées et de preuves péremptoires pour admettre sur le vivant, et chez un sujet dont la dyspepsie nerveuse est le plus souvent la seule maladie, que cette corde étroite puisse bien être le côlon transverse.

Il s'en faut beaucoup que ce signe objectif présente chez tous les malades où on le rencontre cet ensemble de caractères que j'ai décrits et dont plusieurs sont la preuve évidente qu'il s'agit de l'intestin. Mais une fois la conviction faite à l'aide de ces caractères probants, reconnus dans quelques cas, il n'y a plus l'ombre d'un doute que, même en l'absence de certains d'entre eux, toute corde ne soit constituée par l'intestin (à part quelques cas dont je vais parler). « Il est naturellement recommandé, dit fort judicieusement Obrastzow (2) à propos de la corde colique, à ceux qui débutent dans l'exercice de l'exploration, de choisir de préférence des sujets maigres, constipés, à parois abdominales minces et molles. »

Rappelons les caractères objectifs qui, par leur netteté dans certains cas, établissent pour tous les cas la nature anatomique de la corde et prouvent qu'il s'agit d'un côlon transverse :

Continuité de la corde avec le cœcum par l'intermédiaire du coude droit abaissé du côlon.

Crépitation, borborygme ou gargouillement dans la corde même, sous les doigts qui la palpent et qui la sentent parfois devenir dure, se contracter, lorsqu'on exerce sur elle une pression douce et prolongée.

Direction de droite à gauche de la contraction (dans le sens du péristaltisme).

Borborygmes dans les côlons ascendant et descendant, contracture visible du cœcum sous l'influence de la pression de la corde. Borborygmes dans la corde. par la pression du cœcum.

Forme nettement cylindrique de la corde.

(2) OBRASTZOW, Loc cit.

Contenu parfois scybalique.

Disposition en anse, à concavité tournée en haut et à large rayon, les extrémités se perdant dans les hypochondres.

Siège dans la région où l'on peut rencontrer le transverse dans les autopsies.

Mobilité verticale, limitée en bas seulement, impliquant ainsi l'attache supérieure des organes de suspension.

Relation entre certains phénomènes dont la corde peut être le siège et certaines anomalies des gardes-robes.

De l'ensemble de ces signes on peut conclure sûrement :

La corde transverse est constituée par le côlon transverse sténosé.

Cette localisation qui est évidente n'a du reste été contestée que par un seul auteur, Ewald ; en revanche on la trouve acceptée sans discussion par tous les auteurs qui ont cherché et trouvé la corde transverse chez leurs malades et en ont relaté l'observation, tels que Féréol, Trastour, Cuilleret, Doyon, Perret, Obrastzow, Roux de Lausanne, Poltowicz, Bouveret, Mathieu, etc., etc.

Parmi ces auteurs, je citerai en particulier Obrastzow (1), qui a consacré aux recherches sur la corde colique une importante publication, dans laquelle il confirme l'existence des principaux signes que j'avais décrits comme caractéristiques (forme cylindrique, mobilité verticale, continuité avec le cœcum, gargouillement) ainsi que la valeur du procédé d'exploration que j'avais recommandé. Enfin, il l'a trouvée chez ses malades dans une proportion de cas très voisine de celle que j'ai donnée plus haut, après avoir pensé tout d'abord qu'il s'agissait d'une anomalie exceptionnelle, la première fois qu'il la rencontra, « la première fois, dit-il, qu'il lui arriva de pouvoir toucher le côlon transverse » chez le vivant.

Du reste, si des arguments plus décisifs étaient nécessaires, je citerais les autopsies dans lesquelles a été signalée la corde

(1) Obrastzow. Loc. cit.

colique, à côté des autres anomalies caractéristiques de l'Entéroptose, les autopsies de Legroux, de d'Astros, Gratia, Kundrat,
Roux, etc.; celle que nous avons pratiquée avec Cuilleret (1) et
dans laquelle fut retrouvée la corde constatée avant la mort ;
enfin, les deux cas de laparotomie dans lesquels Roux, de
Lausanne, (2) put voir et toucher dans le ventre ouvert de la
malade la corde transverse qu'il avait palpée et diagnostiquée
avant l'opération.

La question est tranchée ! les arguments précédents répondent, sans qu'il y ait lieu d'insister davantage, à l'objection
d'Ewald (3) d'après lequel la corde transverse ne peut pas
être le côlon. Cette opinion, que je me contente de transcrire,
le savant professeur de Berlin l'appuie sur les arguments suivants : 1° le côlon transverse ne se trouve contracté sous forme
d'un cordon réellement solide, palpable, que lorsqu'il y a une
occlusion presque ou tout à fait complète au niveau du côlon
ascendant ; 2° On peut s'assurer sur le cadavre que le côlon, à
cause de sa souplesse, à cause de la minceur de sa paroi relativement à sa lumière, à cause de sa mobilité, est extrèmement
difficile à palper à travers la paroi abdominale, à moins qu'il
ne soit rempli de scybales ; 3° Lorsque, le doigt sur cette
corde, on insuffle l'estomac, la corde au lieu de s'abaisser en
même temps que la grande courbure, comme cela devrait être le
cas s'il s'agissait du côlon transverse, reste profondément
située et le doigt en est écarté à mesure que se gonfle
l'estomac.

Ces objections, s'appuyant sur des faits qui, eux mêmes,
demanderaient à être démontrés, ne peuvent prévaloir contre
des faits positifs que tous les autres auteurs s'accordent à déclarer concluants en faveur de la nature intestinale de la corde
transverse.

(1) Cuilleret. Loc. cit.
(2) In Poltowicz. *Maladie de Glénard.*
(3) Ewald. *Entéroptose et rein mobile.* Berl. klin. Woch., 1890, n° 14.

IV. — DIAGNOSTIC DIFFÉRENTIEL

Une fois bien « dans les doigts » la sensation tactile que donne la corde colique, on la trouve facilement et sa nature intestinale ne fait aucun doute. Il est pourtant des cas où le diagnostic est moins aisé, lorsqu'il s'agit en particulier de la corde placée au-dessus de l'ombilic ou des cordes latérales (demi-cordes) dont j'ai parlé. Enfin il peut arriver que l'on constate l'existence de deux, même de trois cordes superposées ; il importe alors de déterminer la nature de chacune et d'en préciser suffisamment les caractères distinctifs pour que, lorsqu'il n'y a qu'une corde, on sache nettement déterminer à quel organe on a réellement à faire.

Le diagnostic différentiel doit être posé, si la corde est médiane, entre la *corde colique transverse*, les reliefs formés en avant de la colonne par les *plicatures inférieure et supérieure de l'estomac* et par le *pancréas*. Si la corde est latérale (demi-corde), entre la *corde colique* de la première ou de la deuxième anses transverses, et, à droite, la *plicature inférieure du duodénum* et celle de la *vésicule biliaire*.

La *plicature inférieure de l'estomac* peut se déceler à la palpation sous forme de saillie au devant de la colonne ; ce qu'on trouve le moins rarement, c'est, sur la ligne médiane, deux cordes transversales, l'une située au-dessous, l'autre au-dessus de l'ombilic. Dans des cas pareils, la corde supérieure, formée par l'estomac, est plate, mince, molle, l'inférieure est cylindrique : la première « ressaute » sous le doigt à son bord inférieur seulement et n'a pas de bord supérieur ; la seconde ressaute et sur son bord inférieur et sur son bord supérieur, ses deux bords font la même saillie au devant de la colonne ; alors que la pression délicate et soutenue de la corde inférieure y provoque une fine crépitation, la pression, le ressaut de la corde supérieure sont accompagnés de gargouillement et les bulles sont assez volumineuses au toucher pour qu'il ne soit pas douteux qu'il ne s'agisse de l'estomac. Obrastzow, à propos de ce même diagnostic différentiel, fait la remarque

que, lorsqu'on peut provoquer des bruits à grosses bulles
dans les deux organes, le bruit du côlon se transforme de suite
en une fine crépitation, tandis que celui de l'estomac ne change
pas de caractère. J'ai déjà, à l'occasion du bruit de gargouillement gastrique provoqué, présenté les caractères qui en distinguent le gargouillement colique.

Mais le plus souvent, lorsqu'on trouve les deux cordes, la
corde supérieure est constituée par toute la portion pylorique
de l'estomac rétractée sous forme de canal, de boyau. On peut
rencontrer, dans les autopsies, l'estomac revêtant cette forme
non seulement dans sa région pylorique, mais dans toute son
étendue du pylore au cardia et dans ce cas il occupe toujours
exactement le siège que nous avons trouvé à notre corde supérieure ; la corde perçue alors par la palpation au-dessus de la
corde colique s'en distingue par son calibre plus gros, parce
qu'elle est plate et non cylindrique ; je la trouve notée dans
mes observations expéditives sous le nom de « câble gastrique ». Cela prouve que son volume m'a frappé.

Dans un cas où une malade présentait les deux cordes à la
palpation, l'ingestion d'eau ne détermina aucune modification
dans la corde supérieure, qu'on pouvait pourtant faire gar-
gouiller par la pression. J'en conclus, non pas que cette corde
supérieure était autre chose que l'estomac, mais qu'il y avait
sténose (momentanée) de la région prépylorique et que l'eau
ingérée était restée dans le grand cul-de-sac, séparé de cette
région par l'occlusion interloculaire, assez souvent rencontrée
sur le cadavre. Chez cette malade on pouvait voir à travers la
peau très mince de la ligne blanche écartée descendre et
monter sous l'influence des mouvements respiratoires la corde
supérieure, tandis que la corde inférieure, sous-ombilicale,
subissait à peine l'influence du diaphragme.

Chez une autre malade on voyait très bien à l'épigastre une
petite nodosité saillante traverser l'aire de la ligne blanche distendue, de droite à gauche ; la pression sur cette nodosité détermina du gargouillement et la nodosité même disparut bientôt.
Ce mouvement se produisait pendant la palpation profonde de

l'hypochondre droit à l'aide de la main gauche embrassant la taille de ce côté : il est probable que la pression par le pouce, soit du duodénum, soit du pylore, avait éveillé une contraction antipéristaltique de l'estomac. Ce n'était certainement pas le côlon transverse, car on en avait trouvé la corde très nette au-dessous de l'ombilic.

Dans deux cas j'ai noté cette petite nodosité mobile, fugitive, nœud de contraction vermiculaire, onde contractile de l'estomac.

Enfin, j'observai un malade dont le « câble gastrique » était saillant à l'ombilic, tandis que la corde sous-ombilicale était pleine de scybales : il ne pouvait subsister aucun doute sur leur nature respective.

Ainsi donc, le siège, la superposition, la forme, le caractère des bruits provoqués, la nature du contenu (scybales) permettront de distinguer l'estomac du côlon, lorsque tous deux se présenteront sous forme de corde palpable dans la région mésoépigastrique.

Quant au relief de la *plicature supérieure de l'estomac,* il se reconnaît, en dehors des cas où toute la portion prépylorique de l'estomac est sténosée, à ce caractère qu'il ne donne la sensation de ressaut que sur son bord supérieur et qu'il n'a pas le bord inférieur saillant.

Je ne parlerais pas du diagnostic différentiel avec le *pancréas* si M. Ewald (1) n'avait soutenu l'opinion que la corde transverse, non-seulement ne pouvait être constituée par l'intestin (nous en avons parlé plus haut), mais n'était autre chose dans la plupart des cas que le pancréas lui-même. L'idée que la corde transverse puisse être causée par le relief du pancréas est tout naturellement la première qui vienne à l'esprit de celui qui palpe cette corde sans avoir jamais entendu dire qu'elle pût être constituée par l'intestin. Mais si cette idée lui vient, c'est pour être écartée de suite. Le pancréas n'est accessible que si le

(1) EWALD. Loc. cit.

sujet est d'une extrême maigreur, la corde colique peut être sentie même chez les personnes grasses, pourvu que le ventre soit flasque ; le pancréas ne s'abaisse jamais au-dessous d'une ligne transversale partageant l'épigastre en deux moitiés égales, la corde colique ne s'élève jamais au-dessus d'une ligne intermédiaire au tiers inférieur et aux deux tiers supérieurs de l'épigastre; c'est à peine si le pancréas est mobile, son excursion dépasse tout au plus 1 centimètre et on le sent adhérent sur le plan postérieur, la corde est très mobile, son champ d'excursion est de plusieurs centimètres et elle roule avec facilité sur le plan sous-jacent ; alors que le pancréas est plat, la corde est cylindrique; on note enfin, dans le relief pancréatique, l'absence de tout gargouillement ou crépitation, de tout phénomène à distance, soit vers le cœcum, soit vers le coude gauche du côlon.

Lorsqu'on perçoit le relief de pancréas, c'est que l'estomac est en gastroptose avec petite courbure très abaissée et l'on peut alors déceler trois reliefs étagés à l'épigastre : le relief inférieur est la corde colique, le moyen le câble gastrique, le supérieur le ruban pancréatique.

Ces cas sont exceptionnels ; rarement il y a lieu de poser un diagnostic de différenciation et ce diagnostic, quand il se présente, offre à peine de difficulté. Le plus souvent il n'y a qu'une corde sur la ligne médiane et les caractères d'identité de la corde colique ne font pas l'ombre d'un doute.

La difficulté d'interprétation est bien plus grande lorsqu'on se trouve en présence d'une *corde latérale*, d'une « demi corde », et quand on la trouve sous l'hypochondre droit, car sous l'hypochondre gauche ce ne peut être encore que le côlon transverse.

Sous l'hypochondre droit, la corde latérale mesure d'habitude 2 à 3 travers de doigt de longueur, son extrémité gauche atteint à peine la ligne médiane et, ce qui complique la difficulté, c'est qu'on peut ici percevoir plusieurs cordes étagées et qu'il y a lieu de se demander s'il s'agit du côlon transverse, du *repli duodénal*, du *repli pylorique* ou du repli formé par la *plicature inférieure de la vésicule biliaire.*

Ce diagnostic est facile si en même temps il y a corde latérale et ptose du coude droit : en suivant la corde avec le doigt on arrive sans la perdre jusque sur le cœcum ; en dehors de ce cas on devra le plus souvent procéder par exclusion en tenant compte de la forme, de la direction, des signes provoqués *in situ* ou à distance ; mais, chez certains malades, et jusqu'à plus ample enseignement, je crois qu'on devra rester indécis. Le phénomène est en somme rare, c'est seulement en multipliant les recherches qu'on pourra trouver des éléments plus précis de diagnostic.

Orbastzow (1) donne, comme élément de diagnostic entre la corde duodénale et la corde colique, ce caractère que seule la corde colique passe au-devant de l'aorte ; mais la corde colique est souvent limitée à la première anse transverse. Il donne comme signe de présomption en faveur de la corde colique la rétraction simultanée du cœcum et de l'S iliaque ; mais le transverse peut être sténosé sans que les autres parties du côlon aient diminué de calibre. Enfin, il signale l'extension du clapotement gastrique au duodénum, après ingestion d'une verrée d'eau, dans les cas où la corde est constituée par le pli inférieur du duodénum ; c'est une difficulté à la place d'une autre.

Mais, hâtons-nous de le dire, le fait même de l'existence d'une corde et *à fortiori* de plusieurs cordes superposées, alors même qu'on ne pourrait arriver à préciser l'organe trahi par telle ou telle de ces cordes, suffit déjà à éclairer la voie du diagnostic. Que ce soit le côlon transverse que l'on sente de la grosseur du petit doigt, que ce soit le pli inférieur du duodénum, du pylore ou de la vésicule, dont on perçoive l'épaisseur, ces signes trahissent une flaccidité toute particulière de l'abdomen permettant de les déceler, et une disposition toute anormale de ces organes les rendant accessibles sous forme de relief linéaire ; on peut conclure à une disposition morbide commune, dont il ne reste plus qu'à trouver le rôle dans la pathogénie.

(1) OBRASTZOW. Loc. cit.

V. — Valeur séméiotique

Le signe de la colosténose transverse, de la « corde colique » comporte, au point de vue séméiologique, trois caractères principaux dont la valeur respective doit être considérée : *a.* le caractère tiré de la localisation du transverse dans l'abdomen, *b.* le caractère tiré de la sténose du transverse, enfin, *c.* le caractère tiré de l'ectopie du transverse sténosé.

a. Localisation du côlon transverse.

Le signe de la corde colique a déjà une certaine valeur quand on pense que c'est le seul signe qui permette, quand on le constate, de savoir où se trouve le côlon transverse et, par conséquent, où il ne se trouve pas. S'il n'est pas permis, lorsque l'abdomen est ballonné, d'affirmer qu'une région sonore quelconque de l'abdomen ne corresponde pas au transverse (sauf la région cœcale), d'un autre côté on ne peut davantage affirmer, pour une région donnée de l'abdomen, qu'il s'agisse bien de cet organe. Dans plusieurs cas, j'ai vu l'aiguille de contrôle percer une anse dilatée de l'iléon sous l'appendice xyphoïde, alors que je me croyais en droit d'y supposer le côlon transverse. Le chirurgien qui pratique la gastrotomie ne peut savoir si le premier organe qui apparaîtra à travers la plaie ne sera pas le côlon transverse. Il saura que non, s'il a pu toucher la corde colique.

b. Sténose.

N'est-il pas évident tout d'abord que, si le côlon transverse est rétracté, les organes dont à l'état normal il empêcherait l'accès par la palpation de l'épigastre, l'aorte entre autres, peuvent se trouver maintenant directement placés sous la peau? De là la fréquence du battement épigastrique dans les cas de corde colique ; de là la conclusion que, lorsqu'on peut à l'épigastre *palper l'aorte* (je ne dis pas seulement percevoir le battement aortique), on est autorisé à penser que le transverse est sténosé, même si la palpation ne décèle pas la corde colique.

Déjà nous avons été amenés, par le diagnostic différentiel de la corde et des organes qui peuvent se présenter sous une forme analogue, à abstraire le caractère de flaccidité, *d'hypotase abdominale*, sans lequel ces signes ne pourraient être perçus.

Au milieu de tous ces organes atoniques, dilatés, flaccides, abaissés, est-ce que cette contradiction d'un côlon sténosé et conservant définitivement cet aspect n'est qu'apparente, est-ce que cette rétraction ne cacherait pas, non pas une contracture, mais un mode spécial d'atonie, comparable à l'atonie concomitante des autres organes, cette atonie se traduisant dans le côlon par de la rétraction, tandis que dans les autres organes il se traduit par les signes de la dilatation relative? Peut-être alors faut-il faire intervenir, pour expliquer la contradiction, soit la fonction différente, soit la situation topographique, soit le mode de fixation du côlon et les effets spéciaux du mode de fixation sur les variations de capacité de cet intestin. En général, on trouve une capacité inverse du côlon transverse et de l'estomac, au moins à une certaine phase de la maladie. Je suis en outre d'accord avec Gratia (1), et contrairement à l'opinion de M. Potain et de M. Monteuuis (2) pour admettre que la rétraction du côlon ne doit pas être attribuée à une colite chronique. Je ne crois pas davantage qu'on doive, comme le fait M. Mathieu(3), l'attribuer à un état spasmodique de l'intestin.

c. Ptose.

Est-ce que, si l'estomac, si le pylore, si le duodénum, si la vésicule sont accessibles, dans les points où on les trouve, par le repli de leur bord inférieur, cette condition anormale n'évoque pas, en outre de la *flaccidité* de ces organes, leur abaissement, leur *ptose*, peut-être leur dilatation ? Mais le côlon transverse sténosé, qu'on rencontre dans les mêmes cas, que

---

(1) GRATIA. *Le raccourcissement de l'intestin dans la cirrhose du foie.* Soc. sc. méd., Bruxelles, 6 janvier 1890.

(2) MONTEUUIS. *Les déséquilibrés du ventre. L'Entéroptose ou maladie de Glénard.* Paris, Baillière, 1894, 344 pages.

(3) MATHIEU. *Discussion sur l'Entéroptose.* Bull. soc. méd. Hop., 28 déc. 1893, p. 900.

nous retrouverons comme satellite fréquent de la néphroptose, et dont le siège est si anormal que l'on ne pouvait croire qu'il s'agit du côlon, n'est-il pas également ptosé ?

L'étude de cette nouvelle question posée à l'occasion de la corde colique et que nous approfondirons bientôt avec la solution que nous croyons pouvoir présenter, est féconde pour la pathogénie ; la réponse affirmative, se trouve confirmée par la thérapeutique. La corde colique trahit non seulement la sténose de l'intestin, mais la ptose de cet organe, *l'Entéroptose*. C'est donc tout un horizon nouveau ouvert à l'interprétation des maladies dans lesquelles on la rencontre. Répétons encore que la corde colique est *exclusive* aux dyspepsies et aux névropathies, groupe dans lequel on la rencontre dans la proportion de 9 p. 100 des cas, et aux affections attribuées à la lithiase biliaire, où elle existe chez 5 p. 100 de ces malades. Par sa présence elle peut donc contribuer au diagnostic et à l'interprétation de ces maladies, et, de même que le caractère de ptose a été dégagé par analogie avec la ptose des organes voisins, provoquer à son tour la recherche des autres splanchnoptoses.

Nous avons vu les efforts dirigés vers la recherche des moyens diagnostiques propres à caractériser la gastroptose, nous pouvons voir aussi, déjà, se faire jour les moyens propres à déceler le prolapsus du côlon transverse. C'est ainsi qu'Ewald (1) a proposé, pour le diagnostic de l'entéroptose, l'insufflation de l'intestin par le rectum à l'aide d'une sonde adaptée à un double ballon, et Boas (2) l'injection, dans le même but, de 500 à 600 grammes d'eau tiède au moyen d'une sonde munie d'un entonnoir. Lorsque le côlon transverse est abaissé, on voit, avec le premier procédé, se former un « saucisson » (*wurst*) transversal, saillant *au-dessous* de l'ombilic et, avec le second, on peut déterminer *au-dessous* de l'ombilic un bruit de clapotage qu'on n'y trouvait pas avant l'injection. Il s'agit là bien entendu des cas dans lesquels le transverse est abaissé sans être sténosé, ou du moins sans que cette sténose soit perceptible à la

(1) EWALD. Loc. cit.
(2) BOAS. *Diagn. u. Thérap. der Magenkrankh.* 2ᵉ éd., Leipzig, 1891.

palpation : car la corde, lorsqu'elle existe, suffit à fixer le diagnostic sur le siège du côlon transverse.

Rappelons ici que, en outre des trois caractères principaux tirés de la perception de la corde colique, il est des caractères accessoires importants à relever, relatifs à sa consistance, son contenu, sa mobilité, sa sensibilité. Le transverse sténosé renferme-t-il des scybales ou est-il sensible à la pression ? L' « Entéroptose » est peu probable, il suffira de purger dans le premier cas, de traiter un état congestif du foie dans le second, pour voir se dissiper la sténose. Est-il immobile dans son ectopie? Ce peut être l'indication d'une intervention chirurgicale pour libérer les adhérences qui font échouer toute autre thérapeutique.

Enfin nous verrons que la corde colique présente une étroite relation avec cette forme spéciale de dyspepsie dans laquelle les malaises surviennent deux ou trois heures après le repas et sont en rapport avec la nature des aliments. La constatation de la corde colique entraîne donc l'indication d'un régime spécial et, le plus souvent, l'exclusion des légumes et crudités. Les herbivores ont une surface intestinale bien plus étendue que les carnivores; l'intestin, en se sténosant, devient un intestin de carnassier. Cette sténose ne paraît se fixer dans cette forme définitive que par l'intermédiaire d'un processus hépatique. La corde colique doit conduire à interroger le malade sur les antécédents de son foie et à explorer cet organe.

Des diverses considérations auxquelles nous a conduit l'étude de la corde colique, concluons en définitive :

La corde colique transverse, qui trahit la sténose et la ptose du côlon, est un signe objectif d'une haute valeur séméiotique, en raison des questions nouvelles de pathogénie, et par conséquent de thérapeutique, que soulève la constatation de son existence chez le vivant.

Je ne puis mieux terminer ce chapitre sur la palpation du

côlon transverse qu'en disant que la notion de ptose intestinale, si facile à constater sur le côlon sténosé, conduit peu
à peu, ainsi que je l'ai fait remarquer en 1885, à la notion générale de **dislocation de l'intestin**, même dans le cas où il est
dilaté et sa topographie exacte si difficile à préciser. C'était
transporter dans le domaine de la clinique, en leur adaptant un
de ces syndrômes sans pathogénie formelle dont abonde la
nosologie, un ensemble de faits qui jusque-là n'avaient paru
relever que de l'anatomie pathologique

Il me sera bien permis de citer ici les paroles suivantes de
Virchow(1) qui plus que tout autre a insisté sur une variété de
ces dislocations intestinales, celles qui sont consécutives soit à
la péritonite chronique partielle, soit aux affections aiguës
diphthéritiques ou dysentériques de la muqueuse. Virchow
s'exprime ainsi, avec la haute autorité qui lui appartient, dans
la discussion soulevée par la communication d'Ewald : « Je crois
« que M. Ewald, lorsqu'il aura analysé un plus grand nombre
« de cas, ne tardera pas à se convaincre que M. Glénard a parfai-
« tement raison d'admettre l'extraordinaire fréquence des dislo-
« cations. Il n'est pas douteux, pour moi, que la majorité des
« hommes cultivés, arrivés à l'âge adulte, n'aient une certaine
« déviation, une tendance à la dislocation de leurs intestins.
« J'ajouterai pour compléter ma pensée : il n'est pas douteux
« que le plus grand nombre de ces dislocations ne consistent en
« abaissement des viscères, qu'il n'y ait une ptose, une descente
« des intestins. Pourtant la disposition inverse peut se présen-
« ter : il existe aussi des dislocations de bas en haut; par exem-
« ple, c'est le coude splénique qui se place au-dessus de la rate
« sous le diaphragme, c'est le coude hépatique qui s'élève sur
« une grande étendue au devant du foie... Tous ces désordres
« peuvent être l'occasion de symptômes graves et justifient au
« plus haut titre l'attention des cliniciens (2). »

(1) VIRCHOW. *Historisch., Kritisch. u. Positiv. z. Lehre v. d. Unter-
leibsaffect.* Arch. f. Path. u. Phys., 1853, V. 281.
(2) VIRCHOW. *Ueber Enteroptose und Wanderniere* Berl. klin. Wocb.,
1890, n° 15.

La palpation spéciale du côlon transverse, qui est le siège prédominant des plus importantes dislocations, se trouve amplement justifiée, ne fut-ce qu'à ce point de vue. Il était impossible jusqu'ici de constater les signes de ces dislocations. Désormais il y faudra penser quand on trouvera quelque portion sténosée du transverse, car il est fréquent, Virchow le reconnaît aussi, que les dislocations du transverse s'accompagnent de rétraction de l'intestin ; or, c'est cette rétraction qui se traduit par le signe que j'ai décrit sous le nom de « corde colique transverse. »

Il se trouve finalement que l'objectif capital de la palpation du côlon transverse doit être précisément la recherche des signes qui traduisent une ectopie, une dislocation de cet organe; nous avons parlé des signes que fournit l' « anse transverse », dont nous sommes ainsi justifiés d'avoir abstrait le caractère de « ptose » à côté de celui de « sténose » ; nous étudierons bientôt, lorsque nous aurons terminé l'étude des signes objectifs, fournis par les autres segments de l'intestin à la palpation de la face antérieure de l'abdomen, nous étudierons bientôt les signes non moins importants, mais plus obscurs, que fournissent les extrémités de l'anse transverse, c'est-à-dire les coudes du côlon, et en particulier son coude sous-hépatique.

§ II

Palpation du cœcum

Il semblerait qu'un organe, comme le cœcum, dont la localisation dans l'abdomen est si étroitement limitée par ses moyens de fixation, dont l'accès est si facile en raison de sa situation superficielle, et dont l'exploration peut-être si complète, puisqu'il repose sur un plan résistant, dût être connu dans ses moindres détails objectifs et ne pût que mal se prêter à enrichir la séméiologie de quelque signe diagnostique nouveau.

En réalité, — et nous retrouvons ici comme ailleurs la fâcheuse conséquence de cette détestable doctrine qui, dans une maladie donnée, n'interroge que les organes incriminés par la théorie pathogénique actuellement en vigueur dans cette maladie, — en réalité la contribution séméiotique du cœcum est fort pauvre. On n'interroge guère cet organe que, dans la *fièvre typhoïde*, pour y chercher le signe du gargouillement, ou bien, lorsque le malade appelle l'attention du médecin sur cette région, on ne l'explore que pour vérifier l'existence des signes prévus soit d'une *appendicite* ou d'une *perityphlite*, soit d'une *adénite suppurée*, d'une *annexite*, d'une *psoïte* ou d'une *invagination*.

En dehors de ces maladies, dans lesquelles s'impose l'examen, on n'explore pas le cœcum ; on ne l'explore jamais dans les maladies de la nutrition (dystrophies, dyspepsies, nevropathies) et si, par aventure, chez une névropathe, il arrive qu'on palpe le flanc droit et qu'on y trouve une sensibilité anormale, c'est, en vertu de la doctrine pathogénique régnante, l'interprétation d'*ovarie* qui est acceptée et le diagnostic d'*hystérie* formulé.

Mais que, instruit par la découverte de la corde colique transverse, l'on applique au cœcum les enseignements que comporte ce nouveau signe, c'est-à-dire : 1° l'existence d'une anomalie objective de l'intestin, que les symptômes subjectifs n'avaient pas fait prévoir et qu'il faut par conséquent rechercher systématiquement ; 2° la possibilité d'une coarctation analogue dans les autres segments du côlon et, en particulier, d'une colosténose cœcale ; 3° la nécessité d'un procédé spécial de palpation pour déceler cette sténose, si elle existe ; alors on découvrira, précisément dans ces seules maladies de la nutrition, où rien ne le faisait soupçonner, et, caractère plus remarquable, dans un certain groupe de ces maladies, toujours le même, un autre signe objectif nouveau ; ce signe, dont la portée acquiert, de ce fait, une réelle importance autant au point de vue de la pathogénie qu'à celui du diagnostic, est celui que j'ai proposé, en 1883, de désigner sous le nom de « *boudin cœcal déjeté en dedans* ».

La connaissance de ce signe, qu'on rencontre fréquemment,

doit primer toute autre notion sur la symptomatologie objective
du cœcum, d'autant plus que c'est le premier en date qui ait fixé
l'attention, en dehors des maladies dans lesquelles il s'agit
d'une affection inflammatoire ou chirurgicale de la région du
flanc droit. La notion de « dilatation cœcale », que nous
étudierons ensuite, est bien postérieure à celle de la sténose
de cet organe.

A. — *Boudin cœcal déjeté en dedans*

« Dans le flanc droit, écrivai-je lors de ma première description (1), la palpation rencontre un cœcum déjeté en dedans,
cylindrique, résistant, dont la sensation ne peut mieux se
comparer qu'à celle donnée par un *boudin*, de 4 à 5 çent. de
diamètre ; il est modérément sonore. La pression y détermine
une sensation que les malades comparent à une piqûre, et qui
est parfois vraiment douloureuse, (sensation attribuée généralement à l'ovarie), et un *fin gargouillement*, contrastant avec
la constipation ; mais il est à noter que cette sensation disparaît si l'on maintient la pression quelque temps ou que l'on
malaxe le flanc ; si l'on veut suivre en haut la direction de ce
boudin cœcal, tantôt on le perd en remontant à l'hypochondre,
tantôt il conduit à une région gonflée et mal limitée, tantôt
il se recourbe en dedans, et on peut sentir le coude qu'il forme
avec le côlon transverse et sur lequel on arrive sans avoir
perdu l'intestin. »

Etudions de plus près ces différents caractères.

I. — Caractères objectifs

A l'état normal, la palpation ne peut distinguer le cœcum
des autres éléments de la région du flanc droit, l'exploration
ne décèle ni organe limité, ni caractère spécial de densité
distincte du reste de l'abdomen, ni sensibilité particulière, ni
bruit spécial. S'il en est autrement, ce sont tout autant de

(1) F. Glénard. *De l'Entéroptose, etc.* Paris, Masson, 1885

signes anormaux dont chacun doit comporter un enseignement. Je ne crois donc pas que Bouveret (1), dans le remarquable chapitre qu'il a consacré à l'Entéroptose, ait raison quand il dit qu'« on sent le cœcum dans la fosse iliaque droite, même à l'état normal ». Si on le sent, c'est à dire si on peut le délimiter, seul cas dans lequel on soit sûr qu'on palpe le cœcum, c'est, à mon avis, anormal. Il en est ainsi pour le boudin cœcal, dont l'étude comporte tous les cas dans lesquels le cœcum présente ce caractère capital, de pouvoir être délimité par la palpation.

Mais, d'un autre côté, le boudin de la « colosténose cœcale » ne présente aucune analogie avec le boudin cylindrique, énorme et immobile, qui, dans la pérityphlite, dessine sous les téguments le cœcum parésié et encombré de matières fécales ; il n'a aucun rapport avec la tuméfaction qui, dans l'inflammation péricœcale consécutive à l'appendicite, soulève le flanc, donne à la palpation la sensation de résistance du « carton mouillé » (Roux) et dans lequel la pression la plus légère provoque une douleur aiguë au malade.

Les caractères du boudin cœcal méritent donc d'être étudiés avec soin.

a. *Accessibilité.*

Dans les cas où existe le boudin de la colosténose cœcale, *la palpation générale du flanc droit ne trouve rien*, à part une sensibilité anormale profonde que l'absence de localisation précise fait attribuer soit à l'ovarie, soit à l'hyperesthésie de quelque plexus mésentérique. Il faut soupçonner le boudin cœcal pour le chercher, le chercher où il est placé et encore, pour le trouver, *il faut appliquer un certain procédé de palpation*. Ce procédé est celui du « glissement » que nous avons décrit.

Le boudin cœcal peut exister et être décelé non seulement chez les sujets maigres, mais aussi chez ceux dont le ventre

---

(1) Bouveret. *L'Entéroptose ou Maladie de Glénard.* In traité des maladies de l'estomac. Paris, Baillière, 1893, p 361-380.

est gros, le pannicule adipeux épais, à la condition toutefois que, chez ces derniers, le ventre soit flasque.

Lorsque le malade est maigre, que la paroi abdominale est mince, et le flanc creusé, le boudin cœcal peut être *parfois visible à l'œil nu ;* il se présente alors comme une saillie ovoïde de la grosseur d'un œuf de poule ; on peut voir s'ériger et se tendre cette saillie par l'effet d'une contraction lente, intermittente, tantôt spontanée, tantôt provoquée par la pression des doigts ; dans ces cas, on peut très bien se rendre compte que le contenu est surtout gazeux et l'idée d'un obstacle en aval se présente de suite à l'esprit. Il est des malades disant qu'ils ont souvent observé cette grosseur dans leur flanc et qu'elle disparaît avec un bruit de borborygme sous l'influence de la pression ou du massage.

b. *Siège.*

Le plus souvent, le boudin cœcal se trouve profondément situé ; le cœcum est ramassé sur lui-même vers la partie la plus interne du flanc, couché sur le psoas ; il est donc *dejeté en dedans* du siège qu'il occupe lorsque sa capacité est normale ; sa direction fait avec celle du pli inguinal un angle très aigu ouvert en dehors et en haut ; un plan antéropostérieur passant, en avant de la cavité abdominale, le long du bord externe du droit antérieur droit et, en arrière, par la symphyse sacro-iliaque droite, rencontrerait le boudin cœcal. C'est dans ce plan qu'il faut le chercher.

c. *Forme. Volume.*

Le boudin cœcal se présente sous forme d'un gros cordon cylindrique dont l'épaisseur très variable est celle d'un à trois travers de doigt au maximum, soit 2 à 5 centimètres de diamètre. Rien n'est surprenant comme de trouver sous cette forme et surtout avec ce volume réduit un organe qui, « après l'estomac, est la partie la plus volumineuse du canal alimentaire » (Cruv.) ; la tuméfaction qu'il forme est très nettement circonscrite latéralement. Le boudin cœcal est perceptible sur une longueur de 4 à 5 travers de doigt ; ses extrémités se perdent, pour la palpation, en dehors de ses limites, sauf dans certains cas où l'extrémité supérieure se continue palpablement par le côlon ascendant avec la corde colique. Dans ce cas, le coude hépatique du côlon est ectopié et placé dans la région lombaire en avant du muscle carré ; il faut un artifice de palpation pour en discerner le relief ; cet artifice consiste à relever la région lombaire et à lui donner de la solidité à l'aide de la main gauche appliquée fortement sous cette région pendant que palpe la main droite ; d'habitude le coude du côlon est trop souple, trop mou, trop haut placé pour qu'on puisse en distinguer le contour. Ce qu'on trouve assez souvent c'est, en dedans du boudin cœcal, un autre boudin intestinal accolé à lui en un point et s'en écartant peu à peu pour se diriger vers l'hypogastre ; il s'agit ici de la corde colique lorsqu'elle est encombrée de matières fécales (voir plus haut fig. C. des *diagrammes de la corde colique*, que l'on pourra comparer avec les diagrammes ci-joints du cœcum) ; dans ce cas le contenu du cœcum est de même nature, et le boudin cœcal revêt la forme noueuse des scybales qu'il contient.

Diagramme du « boudin cœcal » d'après les caractères objectifs.

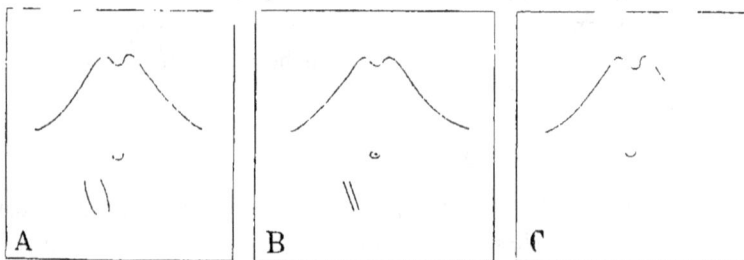

A. Boudin cœcal, dejeté en dedans, de l'Entéroptose
B. Cœcum de Merlain, le 3e jour de son jeune.
C. Cœcum normal, trahi seulement par la sonorité à la percussion.

d. *Consistance. Contenu.*

Le boudin cœcal offre à la pression soit, le plus souvent, une résistance élastique trahissant le contenu surtout gazeux de cette cavité, et alors la tumeur est sonore ; soit une consistance pâteuse ou même dure, analogue à celle d'un gros ganglion ou d'une tumeur solide, indiquant sa replétion par des matières solides ; c'est dans ce dernier cas qu'on trouve en dedans de lui la corde colique avec coprostase ; dans le premier cas, on voit plutôt coïncider la corde sus-ombilicale, laquelle est le plus souvent vide, les parois du transverse étant ramassées sur leur axe. Mais le cœcum peut avoir aussi, lorsqu'il est réduit au diamètre d'un doigt, la consistance d'un faisceau musculaire en relâchement, je l'ai noté avec cette consistance et ce volume chez *Merlatti*, dont j'ai palpé le ventre le 33e jour de son jeûne (1) ; chez lui je ne trouvai pas de sténose dans les autres segments du côlon ni de clapotage gastrique, bien que depuis 33 jours il ingérât 3 à 4 litres d'eau par 24 heures, et c'était bien réellement sa seule nourriture, car ce jeûne m'a paru sévèrement contrôlé.

La pression du boudin cœcal, lorsqu'il est résistant, élastique, y éveille presque toujours un bruit de borborygme fin, qui contraste avec l'étroitesse du cœcum et la constipation qui l'accompagne presque toujours ; on peut obtenir ce bruit caractéristique, soit par une pression douce et prolongée à l'aide d'un doigt, soit en écrasant par une pression plus forte le boudin cœcal sur la paroi sous-jacente ; ni l'étroitesse du cœcum, ni même sa forme noueuse ne s'opposent à la production au moins d'un crépitement ; mais l'existence d'un bruit provoqué n'est pas plus nécessaire dans le cas de sténose, que l'existence d'une sténose n'est indispensable pour qu'il soit possible de produire un bruit. Dans quelques cas très rares (il faut s'enquérir alors si le malade n'a pas pris récemment quelque laxatif), il peut se produire un bruit liquidien de gargouillement, trahissant la présence de liquides, parfois même un vrai clapotage analogue à celui de l'estomac.

---

(1) Il a été gracieusement, et à mon insu, fait mention de ma visite à Merlatti, au Grand Hôtel où il observait son jeûne à Paris, par le journal *Le Voltaire*, qui relatait chaque jour les observations relevées par les médecins de garde auprès du jeûneur. Ces observations ont été réunies en un volume.

La tuméfaction circonscrite du cœcum sténosé se dissipe en général très rapidement, sous l'influence d'un court massage pendant lequel les doigts perçoivent le bruit du crépitement provoqué ; mais, et c'est là ce qui est remarquable, le boudin résistant se reproduit presque aussitôt avec la même forme, la même consistance, les mêmes dimensions. Pareille remarque a sa place ici, relativement à l'action des laxatifs, qui reduisent le volume du boudin cœcal, mais sans le faire jamais disparaitre ; il semble que les choses se passent comme s'il y avait en un point élevé du côlon ascendant un obstacle, que les gaz chassés par le massage peuvent atteindre, mais qui les refoule aussitôt. Au reste la tension relative du boudin sténosé, qui pourtant ne réussit pas à évacuer son contenu, ne pourrait s'expliquer sans l'hypothèse d'un obstacle en aval ; l'obstacle necessaire en aval du cœcum peut siéger, soit entre le cœcum et le côlon ascendant, soit dans le coude droit du côlon ; on peut parfois déterminer par le massage du boudin cœcal un gargouillement sous le foie, dans d'autres cas on peut provoquer des bruits dans le côlon ascendant alors que dans le boudin cœcal on ne les a pas obtenus. Une de mes malades, dont le cœcum sténosé donnait un facile bruit de gargouillement à la pression, disait qu'il lui suffisait dans le décubitus dorsal, lorsque sa garde-robe du matin se faisait attendre, de soulever, à l'aide de la main, la région lombaire droite pour avoir presque aussitôt une colique suivie de selle. Il est difficile de ne pas faire intervenir ici quelque rôle mécanique dans cette action et par conséquent dans la disposition qu'elle combattait.

La tension du boudin cœcal peut être augmentée par la pression et l'on sent l'intestin se durcir sous les doigts ; on peut encore dans certains cas augmenter la tension en palpant de la main droite le boudin cœcal, pendant qu'avec la main gauche embrassant l'hypochondre on exerce une constriction au-dessous du thorax. Il paraît évident que, en procédant ainsi, on a refoulé dans le cœcum la colonne gazeuse du côlon ascendant et augmenté l'obstacle qui empêche sa libre communication avec le côlon transverse. Ce petit fait peut être utilisé pour faciliter la palpation du boudin cœcal ; il est un des arguments qu'on peut faire valoir en faveur d'une angustie vers le coude droit du côlon dans la pathogénie de l'Entéroptose, dont le boudin cœcal est un des signes les plus constants.

e. *Mobilité.*

Le boudin cœcal est mobile latéralement, mais non de haut en bas. Cette mobilité, qui s'exerce entre d'étroites limites, est d'autant plus marquée que le cœcum sténosé, c'est-à-dire formant une tumeur circonscrite, est plus gros. Les choses se passent ici comme si le cylindre cœcal était directement adhérent à la paroi abdominale postérieure suivant une ligne longitudinale : plus l'intestin est gros, plus est éloignée de la ligne d'insertion du mésentère la ligne qui passe par l'autre extrémité du diamètre, plus est grand l'arc de cercle qu'on peut faire décrire à cette dernière ligne.

f. *Sensibilité.*

Les sensations subjectives anormales rapportées par les malades à leur flanc droit sont si fréquentes chez celles (car il s'agit surtout de femmes) qui ont en même temps un boudin cœcal, que l'analyse des sensations éveillées par la pression mérite tout intérêt : douleur pongitive, colique, sensation de boule, irradiations au membre inférieur droit, relations de ces douleurs avec les garderobes, les règles, les couches. la marche, les douleurs gastriques etc., etc., toutes ces sensations, ont-elles bien réellement pour origine exclusive un état anormal de l'utérus ou de ses annexes, ainsi qu'on les interprète toujours ?

Or, maintenant que nous pouvons nettement. lorsqu'il est sténosé, délimiter le cœcum au milieu des éléments anatomiques de la région du flanc droit, il nous sera facile de discerner, parmi les sensations douloureuses que provoque la pression du flanc, celles dont le foyer d'origine est dans l'intestin de celles qui relèvent de tout autre organe.

La sensibilité éveillée par la pression du cœcum, alors que l'on est bien certain de presser le cœcum et de ne presser que lui, doit être considérée suivant ses caractères, ses irradiations, sa durée.

La pression localisée au boudin cœcal cause une *légère douleur pongitive*. Il est à remarquer que cette douleur pongitive *se dissipe lorsqu'on prolonge la pression* ; chez le même malade si, au lieu de ne presser que le cœcum, on comprime tout le flanc droit, il n'y a pas de douleur provoquée. Un fait assez remarquable est le suivant : la douleur provoquée, quelquefois vive au début de la pression, se dissipe et ne reparaît plus tant qu'on maintient le cœcum comprimé, mais si l'on vient à lâcher la compression, la douleur reparaît et il faut à nouveau déprimer le flanc pour faire disparaître cette « cœcalgie ».

Ces faits sont utiles à connaître ; d'abord ils prouvent que la douleur à la pression du flanc n'est pas une contrindication de la sangle, si celle-ci est d'ailleurs jugée opportune, et, en second lieu, qu'une large pelote peut être bien mieux tolérée qu'une petite. L'expérience de l'application de la sangle prouve qu'il en est bien ainsi. Chez une de mes malades, dont le flanc droit était hyperesthésié et dont la vive douleur à la pression du cœcum se dissipait à la condition de maintenir cette pression, mais revenait plus vive encore dès qu'on enlevait la main, j'appliquai une large pelote sur le flanc droit et, sans cesser la compression, ne retirai ma main qu'après avoir fait appliquer au-dessus d'elle une bonne sangle élastique que j'avais fait tenir à ma disposition ; la douleur ne reparut pas, la malade voulut garder sa sangle jour et nuit et, à partir de ce moment, la marche, qui depuis longtemps était impossible à cause de la douleur du flanc droit, pût être reprise, il y eut dans la santé générale une transformation heureuse et une atténuation rapide des symptômes neurastheniques ; on avait continué d'ailleurs à remplir les autres indications therapeutiques.

Chez une autre malade atteinte de rein mobile du 3ᵉ degré, on ramenait, au moment précis où l'on plaçait, où l'on faisait « sauter » le boudin cœcal, la même douleur que celle spontanée dont elle se plaignait habituellement dans le flanc droit.

Une autre malade comparait à une colique la douleur provoquée par la pression du cœcum. On voit souvent disparaître simultanément, et en même temps qu'on perçoit un bruit de crépitation ou de borborygme, la sensation de douleur provoquée et la tuméfaction du boudin cœcal ; la douleur est bien ici la preuve qu'il y avait un obstacle à l'évacuation du cœcum.

Dans plusieurs cas j'ai noté le fait suivant, qui est bien suggestif : chez des malades présentant un rein mobile et un boudin cœcal et chez lesquelles la pression du rein n'éveillait aucune sensation subjective, sinon celle du « ressaut », lorsqu'après avoir pincé le rein il s'échappe brusquement des doigts , ces malades, lorsqu'on venait à palper et faire rouler le boudin cœcal, accusaient aussitôt, et seulement alors, une sensation identique à la sensation spontanée de « boule » migratrice qu'elles avaient souvent éprouvée dans le côté. Lorsque, par le massage du cœcum, on avait fait disparaître avec bruit de borborygme la tumeur intestinale, la sensation de boule cessait d'être perçue. J'en conclus :

La sensation de « boule » migratrice, accusée dans le côté droit par les malades affectés de mobilité du rein, peut avoir une origine intestinale et reconnaître pour cause une occlusion gazeuse dans le cœcum.

Le rein mobile n'y est donc pour rien. Il serait d'ailleurs fantaisiste de le faire intervenir pour comprimer, en aval du cœcum, le côlon ascendant ; c'est impossible, anatomiquement.

La pression du boudin cœcal peut éveiller, en outre de ces phénomènes locaux, des *sensations irradiées*, soit dans les autres segments de l'intestin, soit dans des organes différents ou des régions éloignées.

Les plus fréquentes irradiations sont les suivantes : on

peut noter chez le malade lorsqu'on presse le cœcum, et
quelquefois au moment même où se produit un bruit de
gargouillement, une douleur subjective, soit dans la région
retrolombaire droite vis-à-vis du point comprimé ; soit en arrière
de l'hypochondre gauche ou vers l'extrémité antérieure des 9ᵉ
et 10ᵉ côtes de ce côté, et alors la pression de l'hypochondre
gauche éveille une douleur dans le flanc droit ; soit à l'épigastre
ou au mésogastre, alors même que, dans la région susombilicale, on n'ait trouvé aucune sensibilité à la pression ; soit dans
le flanc gauche ; soit enfin, et en même temps, à l'hypochondre
droit et au mésogastre.

Il ne paraît pas douteux que ces douleurs à distance ne
soient dûes à la pression, à la progression des gaz, et que la
douleur ne soit éveillée par des obstacles à cette progression
dans les points où la douleur est accusée par le malade ; la
meilleure preuve, c'est que, dans certains cas, à la place de
la douleur irradiée en ces points, on observe dans ces mêmes
points, par le fait de la pression du cœcum seul, des bruits
de borborygmes, provoqués ainsi à distance. On ne peut
moins faire que de conclure chez ces malades à une inégalité
de tension intraintestinale et par conséquent à des angusties
locales de l'intestin, qu'elles soient spasmodiques ou anatomiques, ou mécaniques.

Une interprétation différente peut être donnée à la douleur
éveillée dans l'hypochondre droit. Il est fort probable que
celle-ci peut être attribuée à la pression du foie par la colonne
gazeuse refoulée sous lui. Il existe une coïncidence fréquente
entre la sensibilité du cœcum et la sensibilité indépendante du
foie ; à ce point, que de l'hyperesthésie de l'un on pourrait
presque conclure à celle de l'autre et étudier, dans la séméiologie du foie, les signes tirés de la palpation du cœcum.
Or, si le foie est hyperesthésié, il est aisé de comprendre que
la pression d'une colonne gazeuse contre lui puisse y éveiller
de la douleur.

Parmi les irradiations plus éloignées de la douleur éveillée
par la pression du cœcum, je citerai les suivantes : dans

plusieurs cas j'ai vu la pression, nettement localisée au cœcum, provoquer une douleur dans la jambe droite sur le trajet du crural ou y ramener la douleur dont le malade se plaignait souvent. Je possède dans mes observations l'histoire absolument remarquable d'une malade de 65 ans que des douleurs intolérables dans les jambes et surtout le pied droit (crampes) condamnaient depuis 5 semaines à la chambre, presque au lit : cette malade avait un foie déformé et abaissé, avait eu de l'ictère 5 ans auparavant ; la pression du boudin cœcal aggravait la douleur du pied, tout traitement antialgique échouait contre ces douleurs ; le traitement hépatique (régime, laxatifs, alcalins) sembla seul un peu efficace : la douleur céda du jour au lendemain et la malade put sortir, lorsqu'à ce traitement hépatique j'ajoutai, bien qu'il n'y eût pas de rein mobile, une sangle élastique avec pelote sur le flanc droit, relevant et comprimant fortement l'hypogastre. Je puis bien remarquer en passant que la douleur de la jambe droite à été signalée comme une conséquence de la mobilité du rein. Ici son origine intestinale doit être rapprochée de l'origine intestinal de la sensation de boule que nous avons notée plus haut, en opposition avec l'interprêtation qui l'attribue aussi à la mobilité du rein. Le rapport de cette douleur du membre inférieur droit avec le cœcum est encore prouvée par le fait suivant : j'ai observé une malade qui se plaignait d'une douleur persistante dans la jambe droite, 15 ans après la typhlite qui en avait été la cause, cette typhlite avait retenu la malade pendant 17 jours au lit avec gonflement et douleur du flanc droit, fièvre et constipation. Je puis donc écrire :

La douleur accusée dans la zone d'innervation du crural de la jambe droite, la **névralgie crurale droite,** *peut avoir une origine intestinale, et en particulier, cœcale.*

Voici l'exemple d'une autre douleur irradiée :

Chez une de mes malades (février 1888) qui avait eu de l'eclampsie, des crises hystériques, de l'anorexie nerveuse pendant 6 mois, et qui outre cela était sujette à des états syncopaux, des accès de suffocation et des crises pseudo-angineuses de douleur cardiaque retentissant au bras gauche, je trouvai un abdomen très flasque, très déformé, très prolabé, un foie abaissé ; la pression du cœcum provoquait chez elle une douleur cardiaque identique à celle qu'elle éprouvait pendant ses crises pseudo-angineuses. Le traitement de l'Entéroptose, et en particulier la sangle, lui rendit un service éclatant, tel que nul autre traitement n'avait pu jusque là le faire croire possible.

Est-ce que la connaissance de faits pareils n'est pas du plus haut intérêt ? Est-ce que la possibilité d'une localisation intestinale de douleurs subjectives incompréhensibles n'apporte pas un élément précieux d'information dans la pathogénie ? est-ce que la thérapeutique n'y doit pas puiser de formelles indications ?

Le boudin cœcal n'est pas toujours sensible, la sensibilité du flanc n'est pas toujours fonction d'un cœcum sténosé ; mais la question doit toujours se présenter d'une localisation intestinale possible même lorsqu'on trouve, en l'absence du boudin cœcal, une hyperesthésie de la région du flanc droit et qu'on n'a pas les motifs suffisants pour l'interpréter comme un symptôme d'origine génitale. C'est ainsi que, dans certains cas où le flanc droit était hyperesthésié et où l'on ne pouvait palper qu'avec le plus grand ménagement, je crus pouvoir localiser dans le cœcum l'origine de sensations provoquées à distance par la légère pression de cet organe, telles que, dans un cas un état de mal de cœur, dans un autre des spasmes nerveux et des larmes (comme nous l'avons déjà vu pour la corde colique), dans un troisième, une menace de syncope ; j'ai cité plus haut cette jeune malade chez laquelle la pression la plus discrète du cœcum provoquait chaque fois durant près d'une minute un mouvement rapide de rotation de la tête alternativement d'un côté et de l'autre. Dans aucun de ces cas il ne s'agissait bien entendu d'affection inflammatoire du cœcum ou des autres organes de la région.

Qu'on invoque pour les expliquer un état de nervosisme général, je l'accepte, mais il est tellement net, lorsque le cœcum est sténosé, que ces irradiations ne sont provoquées que par la seule pression du cœcum, que la question doit être posée si, chez ces malades, le point de départ du nervosisme général ne réside pas dans un trouble fonctionnel de l'intestin, causé lui-même par quelque adhérence vicieuse entre deux organes voisins ou quelque fissure ou érosion de la muqueuse.

En fait, j'ai eu maintes fois l'occasion de m'assurer en suivant les services d'hôpitaux que des malades, chez lesquels on venait de désigner comme signe d'*ovarie* une douleur provoquée dans le flanc droit, présentaient un boudin cœcal et que la douleur du flanc n'était éveillée que lorsque le boudin cœcal était pressé, qu'elle se dissipait sous l'influence d'une pression prolongée ou du massage.

Au reste on est loin d'être d'accord sur l'interprétation de la douleur iliaque à la pression, que Charcot, auquel on en doit la connaissance, attribuait à l'ovaire, en dépit de la situation, profonde et inaccessible aux doigts, de cet organe dans le petit bassin. Ewald l'attribue à une sensibilité anormale du plexus hypogastrique, Landau à une névralgie viscérale, Mendel à une douleur musculaire provoquée par la pression des muscles abdominaux (1) ; Debove (2) a cité un cas d'hystérie chez l'homme où il y avait une douleur iliaque dans la région de l'ovaire, il a cité des femmes ovariotomisées qui conservent la douleur ovarienne et il attribue cette douleur à l'hyperesthésie d'un plexus abdominal. Cette question ne manque pas d'importance, car la notion de l'ovarie a conduit à extirper les ovaires sains dans le but de guérir l'hystérie.

Je crois donc qu'on ne saurait assez appeler l'attention sur la proposition suivante que j'ai cru pouvoir dégager de mes observations :

*La douleur iliaque à la pression, celle qui est interprétée comme « **ovarie** », peut avoir une origine intestinale : on la*

(1) MENDEL. *L'hystérie chez l'homme.* Soc. méd. int. Berlin et *Discussion.* Sem. méd. 10 avril 1884, p. 150.
, (2) DEBOVE. *Hystérie chez l'homme.* Soc. méd. hop., 11 avril 1884. Sem. méd., 17 avril 1884, p. 157.

*trouve fréquemment associée à la colosténose cœcale et
nettement localisée au boudin formé par le cœcum sténosé.*

S'il s'agit du flanc gauche, on devra s'assurer si la douleur
iliaque n'a pas son origine dans le colon sigmoïdal. Nous
verrons bientôt que la douleur à la pression de l'uretère revêt
des caractères tout différents.

En terminant ce qui a trait à la sensibilité du boudin cœcal,
je dois signaler des cas dans lesquels la douleur éveillée par
la pression subsiste longtemps encore après l'examen, cas à
opposer à ceux où la palpation réussit au contraire à enlever,
pour un laps de temps quelquefois de 24 heures, une douleur
spontanée constante et rebelle de cette région. Dans ce dernier
cas, il s'agissait vraisemblablement d'une occlusion gazeuse
dans le cœcum, dissipée par le massage, dans le premier cas
d'une douleur hépatique éveillée par le refoulement de la
colonne gazeuse sous le foie; car c'est un signe presque caractéristique de la localisation hépatique d'une douleur à la
pression, que la persistance de cette douleur longtemps après
l'exploration.

II. — TECHNIQUE DE PALPATION DU BOUDIN CŒCAL

Avant de procéder à la palpation spéciale du cœcum,
il faut inspecter la région du flanc pour noter, quand elle
existe, chez les sujets à ventre maigre et flasque, la petite
tumeur ovoïde que peut dessiner sous la peau le boudin
cœcal en se contractant ; il faut « tâter » la sensibilité de la
région qui est peut-être hyperesthésiée et où une pression peu
ménagée risquerait de causer une douleur très vive. Ces précau-
tions prises, on procédera de la façon suivante à l'application du
« *procédé du glissement* », qui est celui auquel on doit avoir
recours ; la palpation classique par simple pression a passé,
en effet, jusqu'ici à côté du boudin cœcal sans se douter de son
existence.

Pour pratiquer la *palpation spéciale du cœcum par le procédé du glissement*, il faut : 1° *déprimer la paroi abdominale*

antérieure, qui recouvre le flanc droit, suivant une ligne verticale parallèle au cœcum et placée en dehors du siège présumé du boudin cœcal, c'est-à-dire, entre lui et l'épine iliaque antérieure, à 3 travers de doigt environ en dedans de cette épine ; la dépression rectiligne sera opérée par les extrémités juxtaposées des doigts, soit de la main droite, si l'on est à droite du malade, soit de la main gauche, si l'on est à sa gauche, soit même des deux mains réunies et placées dans le même plan ; la compression sera dirigée d'avant en arrière vers l'angle sacrovertébral ; — 2° *faire glisser la ligne de compression* sur le plan sous-jacent : a. *d'abord de dehors en dedans* jusqu'à ce qu'on rencontre la tuméfaction cylindrique formée par le boudin cœcal et qu'on ait franchi de dehors en dedans le relief formé par l'intestin sténosé : b. *puis de dedans en dehors* après avoir augmenté la pression ; le cœcum étant ainsi « accroché » par les doigts, on le sentira « sauter », « rouler » sur le plan sous-jacent et le diagnostic de la tuméfaction sera fait.

Il est préférable d'aborder le boudin cœcal par son bord externe, parce qu'en ce point la paroi abdominale est plus mobile, se prête plus facilement à un déplacement latéral et parce que, du côté interne du cœcum, se trouve le muscle droit antérieur dont la contraction peut gêner l'accès de cet intestin ; puis de le faire sauter de dedans en dehors, parce que le relief du boudin cœcal s'accuse encore par la résistance de ses moyens d'attache à la propulsion en dehors que lui imprime la main.

Si le sujet est maigre, il suffira de comprimer directement d'avant en arrière la paroi abdominale dans les points désignés ; s'il est gras, avec pannicule adipeux très épais, on devra au préalable déplacer de droite à gauche la masse abdominale à l'aide de la main droite, puis, avec la main gauche déprimer le flanc par sa partie la plus externe, immédiatement en dedans de l'épine iliaque ; la ligne de compression sera alors dirigée obliquement en dedans et en arrière vers l'angle sacrovertébral ; on pourra dans certains cas augmenter la saillie du cœcum en pinçant l'hypochondre droit au dessous du rebord costal, ou en soulevant la région lombaire droite.

Il importe de se rappeler que le boudin cœcal peut être étroit et profondément situé et qu'il faut parfois, pour le trouver où il est, pour parvenir à l'« accrocher », exercer une assez forte pression.

III. — DIAGNOSTIC.

Avec les caractères que nous avons énumérés, la technique que nous venons de décrire, le diagnostic ne peut faire aucun doute : tumeur cylindrique de 2 à 5 centimètres de diamètre, sonore, verticalement couchée sur l'angle sacrovertébral, de consistance élastique ou pâteuse, dans laquelle une pression soutenue provoque, d'abord une tension plus grande, puis du borborygme, du crépitement ou du gargouillement ; une tumeur qui, si elle était volumineuse, se réduit par le massage, est mobile latéralement et dont la sensibilité, en général peu marquée, exige le plus souvent, pour être provoquée, une pression assez forte, et sur les seules limites de la tumeur ; cette sensibilité disparaît par le fait même que l'on prolonge la compression : avec ces caractères il est difficile qu'il y ait place pour une confusion avec toute autre tumeur.

J'ai observé trois malades chez lesquels le cœcum étroit et empâté par un amas stercoral durci, avait été pris pour un *rein mobile*, la ressemblance est en effet assez grande, mais un examen plus attentif permet d'éviter l'erreur ; la malaxation modifie, si elle ne fait pas de suite disparaître, au moins momentanément, le boudin cœcal. Dans le cas où le cœcum serait réduit à un cordon mou, nulle autre anomalie connue ne peut revêtir pareils caractères : s'il s'agit d'une *bride épiploïque*, le flanc, ainsi que nous l'avons vu en étudiant la palpation générale de l'abdomen, manque de souplesse, la bride est plus mince, moins nette et placée sur un plan plus antérieur et plus médian que le cordon cœcal ; celui-ci, il faut aller le chercher profondément sur la face antérieure de la symphyse sacro-iliaque droite. L'*appendicite*, dans l'intervalle de ses crises, ne se traduit par aucun signe objectif pouvant la faire confondre avec un intestin sténosé ; l'appendice, même lorsqu'il forme un cordon épais et allongé, est inaccessible dans le petit bassin où il est plongé ; si, dans ce cas, le cœcum est le siège de coprostase, celle-ci se traduit par de la rénitence de la fosse iliaque, mais non par la forme de boudin isolable, mobile, étroit et déjeté en dedans. L'existence du boudin cœcal, son identité, ont été de suite reconnues exactes. Le « boudin cœcal de l'Entéroptose » est devenu expression courante. Je n'insiste donc pas.

Il n'y a vraiment pas lieu de consacrer un paragraphe plus circonstancié au diagnostic différentiel.

Dans le cas où l'on ne pourrait circonscrire le cœcum, soit parce qu'il n'est pas sténosé, soit parce que la sensibilité trop grande de la région rend l'exploration impossible par le procédé du glissement, le siège réel de la douleur provoquée pourra rester douteux. On concluera en faveur du cœcum, — dont la sensibilité à la pression peut faire présager la sténose, celle-ci étant toujours précédée par une phase pendant laquelle le cœcum est gonflé et sensible, — si la douleur provoquée, par sa zône exacte, ses irradiations intestinales ou éloignées, se rapproche des caractères analogues que nous avons relevés en étudiant la sensibilité du boudin cœcal. Quant à la douleur provoquée par la pression de l'uretère malade, nous en parlerons à propos de la palpation du rein.

IV. — VALEUR SÉMÉIOTIQUE.

a. Localisation intestinale.

Déjà avec les seuls éléments de la description qui précède, on peut juger de l'importance comme signe du boudin cœcal ; nous l'apprécierons de plus en plus lorsque nous étudierons plus tard les symptômes subjectifs qui lui sont associés. Tout d'abord c'est un *signe intestinal* relevé dans des maladies qui étaient si pauvres en signes objectifs. C'est un fait remarquable que le boudin cœcal est, de même que la corde colique, exclusif aux maladies de la nutrition, bien plus, parmi ces maladies, au seul groupe qui comprend les névropathies, les dyspepsies et les maladies paroxystiques attribuées à une affection du foie ; la présence du boudin cœcal doit donc donner l'éveil sur la probabilité d'une de ces maladies.

Nous avons vu dans la description des signes objectifs, que l'étude de la sensibilité du cœcum permet de localiser dans cet organe certains symptômes dont la nature, jusque-là indéterminée, avait paru trahir des maladies toutes différentes, attribuées soit au système nerveux général ou local, soit à la mobilité du rein, symptômes tels que la sensation de boule, la névralgie crurale, l'hyperesthésie dite ovarienne. Ce serait grand tort que de ne pas attacher à ces faits, qui contredisent l'interprétation classique, la valeur qu'ils ont au point de vue de la pathologie générale et surtout de la nosologie.

b. Sténose et rétention.

Dans tous les cas, le boudin cœcal a une valeur incontestable, en tant que *localisation cœcale* avec *sténose* et *rétention*.

Le processus de *sténose* doit être interprété ; il ne s'accompagne pas nécessairement de rétention. Nous avons vu le cœcum réduit à un mince cordon, au trente-troisième jour de son épreuve, chez le jeûneur *Merlatti* ; son cœcum était complètement vide et ne faisait entendre aucun bruit à la pression ; il n'y avait nulle rétention. Merlatti n'eut pourtant aucune ·garde-robe pendant toute la durée de son jeûne et la selle qui suivit son premier repas renfermait, parait-il, des résidus reconnaissables du repas qui avait précédé ce jeûne ; Merlatti, qui n'était pas du tout entéroptosique, avait un cœcum sténosé, mais non un boudin cœcal. La sténose n'en présente pas moins à elle seule un réel intérêt ; nous savons que, chez les animaux qui se nourrissent de substances azotées, le cœcum est très réduit (chez le chien), ou même n'existe pas (chez le chat) ; d'un

autre côté l'expérience apprend, ainsi que je l'ai signalé pour la
corde colique, que les malades présentant un segment d'intestin
sténosé exigent un régime carné et la suppression des légumes ;
quand la constatation du boudin cœcal ne servirait déjà qu'à
l'indication d'un régime, ne serait-ce pas un signe précieux ?

La *rétention* gazeuse dans le boudin cœcal sténosé, et c'est
là le vrai « boudin cœcal », le boudin cœcal de l'Entéroptose,
n'est pas moins digne d'intérêt. Qu'un intestin soit dilaté,
ballonné, soit tendu, quand il se vide difficilement, cela se
comprend, mais qu'on trouve cette rétention dans un intestin
rétréci, voilà ce qu'il est plus difficile de se représenter, surtout
quand il s'agit d'un phénomène qui ne provoque le plus souvent
aucune sensation subjective ; d'autant plus que cette rétention
avec sténose s'accompagne d'atonie du segment sténosé, puisque la pression de ce segment rétréci et retenant des gaz en
provoque la contraction ; cette contraction peut être encore
provoquée par une pression à distance sur la corde colique ;
l'application d'une sangle, avec pelote compressive correspondant au cœcum, rend service au malade, parfois contribue à
combattre la constipation. Tous ces faits, en apparence contradictoires et reposant sur des constatations objectives, font pressentir tout l'intérêt symptomatique du boudin cœcal. Ce n'est
pas ici le lieu d'approfondir ce mécanisme ; nous allons en parler déjà plus longuement à l'occasion de la « dilatation du cœcum », mais ce qu'il convient de signaler, c'est qu'il est nécessaire d'admettre, en même temps que l'atonie du cœcum, une
angustie spasmodique, mécanique ou inflammatoire, ou peut
être aussi, simplement atonique, en aval de cet intestin. Voilà
tout un horizon ouvert à la pathogénie des maladies où l'on
rencontre le boudin cœcal. Voilà surtout une indication formelle pour la thérapeutique, qui doit, sans discussion, recourir
aux désobstruants, lorsque la rétention cœcale est constatée.

c. *Signe d'Entéroptose.*

Le boudin cœcal est un signe important parce qu'il implique
une dynamique viciée de l'intestin. A lui seul, il ne constitue

certes pas l'élément capital du diagnostic, comme *signe d'Enté-roptose* ; mais ce diagnostic est probable et doit être vérifié quand le cœcum est étroit, tout en ayant au moins le volume d'un œuf, déjeté en dedans, sa sensibilité peu prononcée et profonde, lorsqu'il est sonore, qu'on n'y perçoit pas de scybales, que le bruit provoqué par la pression se résume en un très fin crépite-ment, et que les laxatifs ne le font pas disparaître ; lorsqu'il se présente avec de tels caractères, le cœcum est presque toujours accompagné de la corde colique. M. Potain (1) qui a confirmé l'existence et la valeur, comme signe, de mon boudin cœcal, « sorte de cylindre résistant que l'on constate avec facilité au niveau du cœcum », le considère comme l'expression d'une variété de colite chronique ; il a vérifié comme moi que cette variété de colite est « infiniment plus fréquente chez la femme que chez l'homme et que c'est une maladie, spéciale, pour ainsi dire, aux gens nerveux ». J'ai le regret de ne pas partager l'opinion qu'il s'agisse toujours d'une colite, et que cette colite soit l'élément capital d'indications ; le boudin cœcal de l'Entéroptose ne présente pas le moindre épaississe-ment inflammatoire de ses parois ; il se résoud complètement sous l'influence du massage, et séance tenante, pour reprendre il est vrai de suite sa forme de boudin. Je m'efforce de faire prévaloir l'interprétation qui considère le boudin cœcal comme une sténose atonique, et qui place la sténose intestinale sous la dépendance d'un trouble hépatique, engendré soit par l'En-téroptose (dont la sténose est la troisième période) soit par une autre cause de maladie du foie, celle-ci produisant à son tour, et par voie réflexe, une sténose suivie d'Entéroptose secondaire.

Il y aurait ainsi un « processus de sténose » ou plutôt « *sténogène* », processus à la suite duquel la « décalibration » de l'intestin paraît être définitive.

L'Entéroptose est le plus fréquemment (dans 60 p. 100 des cas) d'origine puerpérale. J'ai observé chez une jeune femme, pendant un accouchement, au moment même où

(1) POTAIN. *De la colite chronique.* Sem. méd., 31 août 1887, p. 841.

l'enfant venait de franchir la vulve, un gonflement subit de la
fosse iliaque droite, provoqué par la distension brusque du
cœcum. En même temps elle se plaignit d'une sensation de
légère douleur sous l'hypochondre droit, « comme si une boule
en avait été détachée ». Le cœcum était très nettement isolable
et la malade (qui avait d'ailleurs une Entéroptose et un rein
mobile) disait, alors que je palpais le cœcum dans la fosse
iliaque, que je tenais sa « boule » entre les doigts. Des faits
pareils rentrent dans la catégorie des arguments qu'on peut
faire valoir en faveur de l'origine, par un prolapsus du coude
droit du côlon, de l'Entéroptose traumatique. Comme je le
conseille en pareil cas, la malade fut de suite munie d'une
sangle élastique avec épaisse couche d'ouate sur le flanc droit.
De la sorte fut évité chez elle cet état de faiblesse prolongée
auquel on a donné le nom d'« anémie des suites de couches »
et qui est, pour moi, l'expression la plus nette de l'Entéroptose
puerpérale.

En tous cas, et quelle que soit l'étiologie, les signes tirés du
cœcum, qu'il s'agisse d'occlusion gazeuse dans un cœcum de
dimension normale ou dans un cœcum sténosé, ont dans la
pathogénie de l'Entéroptose une grande importance : car les
signes anormaux du cœcum, qui, au début, se traduisent par
de la sensibilité à la pression et du gonflement, et plus tard
par de la sténose avec rétention, d'abord gazeuse puis stercoral, sont les plus précoces de tous, ceux qui persistent les
derniers, ceux qu'on retrouve à toutes les phases de la maladie.

La sténose du cœcum répond à une période avancée de
l'Entéroptose ; je la crois définitive. Il faut savoir la prévoir et
la prévenir.

d. *Signe d'hépatisme.*

Le boudin cœcal, en raison de ses multiples variétés objectives, toutes appréciables, par le fait de sa situation topographique si propice à la palpation, et répondant chacune à une
variété nosologique, a une valeur moins spéciale que la corde

colique ; avec celle-ci, il suffit de savoir si elle existe ou non, si elle est sensible ou non, si elle renferme ou non des scybales. Mais le boudin cœcal a une valeur peut-être plus grande que la corde colique au point de vue de la pathogénie, parce qu'il est bien plus fréquemment rencontré (10 p. 100 au lieu de 5 p. 100 sur 3,500 malades atteints de maladies de la nutrition), et qu'il traduit ainsi un principe morbide hiérarchiquement plus élevé ; il importe de ne pas le méconnaître. J'ai déjà fait allusion à la portée séméiotique des caractères tirés du cœcum, comme *signes d'hépatisme.* Nous y reviendrons plus tard à loisir, quand nous étudierons les syndromes objectifs ; pour le moment, et afin de justifier l'intérêt de ce signe, je signalerai les coïncidences suivantes que j'ai cru pouvoir démêler dans les cas où le cœcum présente ce caractère spécifique de pouvoir être circonscrit par la palpation [je désigne sous le nom d'hépatisme objectif (Hp) les anomalies quelconques, classiques ou non, relevées par la palpation du foie] :

boudin cœcal, gros, sensible, gargouillant, Hp. = congestion simple du foie.

boudin, gros, sensible, non gargouillant, Hp. = lithiase biliaire, crampes gastriques, vomissements.

boudin, large, indolent, gargouillant, sans Hp (*petit foie*) = cirrhose, foie alcoolique.

boudin, large, indolent, non gargouillant, Hp. = ex-dysenterie, ex-maladie des pays chauds.

boudin étroit, indolent, non gargouillant, Hp ou non = Entéroptose.

Il ne faut, bien entendu, attribuer à ces indications que la valeur d'... indications. Il faut, lorsqu'on rencontre le boudin cœcal, penser au foie et chercher si l'on doit donner au foie une place, dans la pathogénie que l'on cherche à édifier chez le malade où on rencontre le boudin cœcal.

Les considérations précédentes m'autorisent à écrire :

Le boudin cœcal, qui trahit la sténose du cœcum avec

*rétention, et qui évoque les processus, soit de l'Entéroptose,
soit de l'Hépatisme, est un signe objectif de haute valeur.*

Je dois rappeler en terminant que, chez la presque totalité
des malades où l'on rencontre le boudin cœcal, on n'avait jusqu'ici porté, comme chez ceux ayant une corde colique, que les
diagnostics de névropathie, neurasthénie, dyspepsie, gastralgie,
c'est-à-dire maladies indéterminées.

B. — *Dilatation du cœcum*

Sous le nom de « dilatation du cœcum et du côlon ascendant », M. Bouveret (1), en 1887, a réuni un certain nombre de
signes objectifs dont il a donné la description, et qu'il a relevés,
par l'exploration du cœcum, chez cinq malades atteints d'obstruction intestinale. Le savant clinicien lyonnais fait à juste
titre ressortir l'intérêt de cet élément de diagnostic au point de
vue du siège de l'obstruction et, par conséquent, du lieu
d'élection pour l'opération de l'anus contre nature. Si le cœcum
est dilaté, on en conclue que l'obstacle siège en aval de cette
partie du gros intestin ; au contraire, si la dilatation du cœcum
n'existe pas, c'est que l'obstacle se trouve, en amont, sur le
trajet de l'intestin grêle.

Mais les signes objectifs, tirés de l'exploration du cœcum
au cours des accidents d'obstruction qui comportent une intervention chirurgicale, sont encore intéressants à un autre point
de vue, qui touche de près les maladies de la nutrition. Comme
caractères objectifs, ils ajoutent à la séméiologie du cœcum des
signes pouvant permettre de préciser la valeur de signes
analogues, mais atténués, qu'on observe dans ce groupe de
maladies ; comme signes de dilatation, ils complètent les
données, relatives à la dimension de l'intestin, que nous avons
déjà recueillies en parlant de la sténose ; comme signes d'ob-

(1) BOUVERET. *Note sur la dilatation du cœcum et du côlon ascendant.*
Lyon médical, 31 juillet 1887, p. 445. — *Sur le diagnostic du siège de
l'obstruction intestinale.* Bull. méd., 1890, p. 297.

struction, ils ratifient la pathogénie, que j'ai proposée, de certaines crises paroxystiques que l'on observe dans les maladies
de la nutrition.

I. — CARACTÈRES OBJECTIFS

Les signes de la dilatation du cœcum et du côlon ascendant
sont, d'après Bouveret, les suivants, au nombre de cinq :

1° Un *clapotement* permanent, et à timbre amphorique,
constaté dans la fosse iliaque droite.

Ce clapotement, qui établit une certaine analogie entre la
dilatation de l'estomac et celle du cœcum, est obtenu, soit en
secouant le tronc du patient saisi par le bassin, soit en déprimant vivement la paroi abdominale, au niveau de la fosse
iliaque, avec le bord cubital de la main droite. La collision des
gaz et des liquides produit un bruit tout à fait comparable à
celui qu'on obtient en secouant un estomac dilaté (Bouveret).

2° Un *soulèvement de la paroi abdominale du flanc droit,
au moment des contractions douloureuses de l'intestin*, allongé
en dos d'âne de la fosse iliaque vers le rebord costal.

Ce soulèvement se distingue assez bien au milieu de la
tension générale de l'abdomen, du moins si l'on apporte une
attention suffisante à l'examen de cette région de la fosse
iliaque droite. Il se forme là une saillie allongée, oblique,
dirigée de la fosse iliaque vers les côtes, et plus prononcée en
bas qu'en haut où elle se perd dans la déformation générale du
ventre. La palpation vient au secours de la vue. Elle donne
assez bien la sensation d'une paroi tendue et lisse ; parfois on
peut, en percutant vivement la paroi abdominale dans la fosse
iliaque droite, y provoquer une forte contraction de la tunique
musculaire qui soulève la paroi abdominale et dessine la forme
du cœcum dilaté ; cette déformation est d'autant plus caractéristique que, pendant quelques instants, elle existe seule, indépendamment de la contraction de la masse intestinale (Bouveret).

3° Le *météorisme asymétrique, même dans l'intervalle des
coliques*, plus prononcé à droite qu'à gauche de l'ombilic.

4° Le *début, dans la fosse iliaque droite, de la contraction* de la masse intestinale au moment des coliques.

5° Le *maximum, à droite, de la douleur*, spontanée ou provoquée.

Dans l'intervalle des accès, la pression de la paroi abdominale augmente un peu l'endolorissement de la région ; mais, au moment des crises douloureuses, cette pression est tout à fait insupportable ; même au plus fort du paroxysme, la pression de la paroi abdominale est beaucoup mieux tolérée autour de l'ombilic et dans le flanc gauche (Bouveret).

On remarque que, parmi ces caractères, les uns sont plus spécialement **signes de dilatation**, les autres plus spécialement **signes d'obstruction**. Je crois utile d'en séparer l'étude.

II. — SIGNES DE DILATATION

Pour Bouveret, ce sont, parmi les signes de dilatation que nous venons d'énumérer, le *clapotement* et la *déformation de la fosse iliaque* qui ont le plus de valeur. Ce sont ceux qu'il faut rechercher particulièrement et bien mettre en évidence. La réunion de ces deux signes paraît nécessaire pour éviter toute chance d'erreur, et pour établir sûrement le diagnostic de la dilatation du cœcum.

Il faut s'assurer d'abord qu'il s'agit bien du cœcum, ensuite que le cœcum est réellement dilaté.

a. *Diagnostic de la localisation intestinale.*

S'il est difficile de confondre le clapotement de l'estomac avec celui du cœcum, il n'en est pas de même pour le *clapotement de l'intestin grêle*. Des anses de l'intestin grêle peuvent être très dilatées par le météorisme et occuper la fosse iliaque droite. Elles renferment aussi des gaz et des liquides dont la collision, par la succussion du bassin ou la dépression brusque de la paroi abdominale, produit également un bruit de clapotement. Or le clapotement de l'intestin grêle est variable, mobile, paraît et disparaît à de courts intervalles, dans la fosse iliaque droite, comme dans les autres régions de la cavité abdominale, tandis que le clapotement cœcal est fixe, permanent et peut être toujours perçu dans la fosse iliaque, toutes les fois qu'on y déprime vivement la paroi abdominale ou bien qu'on secoue fortement le bassin du patient. De plus le clapotement cœcal a toujours un timbre amphorique très manifeste ; or ce n'est guère que dans les cas de dilatation extrême que les anses de l'intestin grêle peuvent donner, par la succussion ou la percussion, un bruit à caractère amphorique (Bouveret).

Chez une de ses malades, Bouveret lui-même prit pour un clapotement cœcal le clapotement de l'intestin grêle : le bruit était permanent et à caractère amphorique dans la fosse iliaque droite ; malgré l'absence du soulèvement de la paroi abdominale, Bouveret crut pouvoir conclure que l'occlusion devait être sur le gros intestin. Il n'en était rien, l'autopsie montra que l'obstacle siégeait sur l'intestin grêle, à 15 centimètres environ de la valvule iléocœcale. Il s'agissait du pincement d'une anse intestinale dans le collet d'un sac herniaire, remonté dans la fosse iliaque, à plusieurs centimètres au-dessus de l'orifice interne du canal inguinal. Le cœcum et le gros intestin étaient tout à fait vides et affaissés. Trois anses de l'intestin grêle très dilatées occupaient la fosse iliaque et l'hypochondre; ces anses donnaient un clapotement comparable à celui que donne le cœcum dilaté. Un tel cas est bien instructif. Bouveret en conclut que le clapotement même permanent et à caractère amphorique n'a point une valeur absolue et que, pour établir sûrement le diagnostic de la dilatation du cœcum, il faut y joindre la déformation spéciale de la paroi abdominale.

Quant au soulèvement de la paroi de la fosse iliaque, lorsqu'il est le fait d'un *soulèvement de la paroi par l'iléon*, la palpation sent, au lieu d'une paroi tendue et lisse, des saillies globuleuses et multiples formées par les anses dilatées de l'intestin grêle.

b. Diagnostic de la dilatation.

Le bruit de clapotement se passe bien dans le cœcum, c'est bien le cœcum qui en se contractant cause le soulèvement de la paroi iliaque. A quels signes distinguer qu'on se trouve en présence d'un cœcum dilaté, ou d'un cœcum distendu, ou d'un cœcum simplement tendu ?

Bouveret put faire l'autopsie de deux des malades chez lesquels il avait trouvé pendant la vie les signes de la dilatation du cœcum. Voici ce qu'il a noté : dans un cas (obs. I ; épithéliôme annulaire de l'angle droit du côlon, le calibre de l'intestin était considérablement rétréci au niveau de la tumeur, mais sans que l'obstruction fût totale) « le côlon descendant et le cœcum, énormément dilatés, remplissaient l'hypochondre et la fosse iliaque et ressemblaient à un second estomac. Les parois en étaient notablement hypertrophiées, et cette hypertrophie portait presque exclusivement sur la tunique musculaire. La dilatation s'étendait aussi à l'intestin grêle, mais elle y était beaucoup moins prononcée que sur le cœcum et le côlon ascendant. Le péritoine était vivement enflammé ; cette péritonite était d'ailleurs toute récente ». Dans un autre cas (obs. III, cancer de l'S iliaque) « l'intestin grêle était vide, mais le gros intestin était encore très dilaté et rempli de gaz et de liquides fétides, emprisonnés entre un cancer oblitérant de l'S iliaque et la valvule iléocœcale toujours suffisante ».

Dans deux des autres cas, ce fut le chirurgien (M. Poncet), appelé à pratiquer un anus cœcal, qui constata l'état du cœcum pendant l'opération. Chez l'un (obs. IV) il trouva le cœcum « extrêmement dilaté », chez l'autre (obs. V) le cœcum était « bien réellement dilaté ».

Ailleurs, M. Bouveret dit que, dans certains cas d'occlusion à développement graduel et lent, le cœcum peut atteindre et même dépasser un litre de capacité.

Il est à présumer d'après ces citations impliquant des capacités fort différentes du cœcum, que M. Bouveret n'attache pas au terme « dilatation » ces diverses significations qui nous ont obligé à une glose si fastidieuse à propos de la dilatation de l'estomac.

Si la question présentait un intérêt réel quand il s'agissait de l'estomac, qu'importe, pour le cœcum, de savoir « combien » il est grand, puisque ce cœcum grand n'a de valeur séméiologique que s'il clapote et soulève le flanc et que, lorsqu'il clapote et soulève le flanc, il est toujours signe d'obstruction ? tout l'intérêt se concentre sur la question de savoir « pourquoi » il est grand, et sur la recherche de la cause et du siège de l'obstruction.

Il est d'ailleurs juste de faire remarquer que les signes objectifs tirés du bruit de clapotement et du soulèvement de la paroi abdominale suffisent à permettre de juger si le cœcum est grand ou non : on peut apprécier directement à la vue les dimensions du cœcum par celles de la saillie qu'il fait dans le flanc droit lorsque, en se contractant, il se dessine lui-même ; quant au bruit de clapotement, avec timbre amphorique, tel que le décrit Bouveret, il ne semble avoir été rencontré que dans les cas d'obstruction chirurgicale en aval du cœcum, c'est-à-dire précisément dans les cas où le cœcum est forcément grand. En ce qui me concerne je ne crois pas avoir jamais trouvé ce signe dans les maladies de la nutrition ; ce que j'ai observé, c'est, dans certains cas où la diarrhée, l'amaigrissement, la flaccidité abdominale avec intestins larges et atones pouvaient autoriser le diagnostic superficiel d'entérite, l'existence d'un bruit de claquement à la pression brusque du flanc droit, mais sans clapotement par la succussion hippocratique. Lorsque le bruit de clapotement cœcal existe, il peut également, par l'étendue de ses limites et par les qualités de son timbre, fournir des données sur la grandeur de l'intestin.

Mais le cœcum peut être grand sans soulever le flanc pendant qu'il se contracte, sans faire entendre le bruit de clapotement. Il y a donc dans la génèse de ces deux signes un autre élément à faire intervenir que celui de la capacité. Le cœcum soulève le flanc en se contractant parce que cette contraction ne diminue pas sa capacité et que, par conséquent, il y a un

obstacle à l'issue du contenu cœcal : le soulèvement du flanc
est donc signe d'obstruction ; le cœcum laisse entendre un
bruit de clapotage, parce qu'il y a rétention des gaz, et qui
dit rétention dit atonie (myasthénie). Cette atonie se manifeste
d'ailleurs par l'intermittence des contractions, par la possibilité
de faire contracter l'intestin sous l'influence de la percussion
et surtout par le fait qu'on peut provoquer un bruit par la
palpation.

En définitive, *les seul vrais signes de « dilatation » du cœcum
doivent être tirés non du soulèvement de la paroi ou du bruit de
clapotement, qui impliquent seulement l'obstruction en aval du
cœcum et la rétention des excreta, mais ils doivent être tirés de
l'amplitude de ce soulèvement de la paroi abdominale et de
l'étendue de la zône où l'on perçoit ce bruit de clapotage.*

Même dans ces conditions, on ne doit admettre la « dilatation » que si ce soulèvement et cette étendue du bruit de
clapotage sont tels qu'ils dépassent ceux réalisés par un cœcum
normal qui serait distendu.

III. — SIGNES D'OBSTRUCTION

C'est comme signes d'obstruction que les signes attribués
à la dilatation présentent tout leur intérêt, car ils conduisent
directement à la cause de la maladie, l'occlusion, dont ils permettent même de préciser le siège. A part le bruit de clapotement qui, dans aucun cas, n'est, à lui seul, ni un signe de
dilatation, ni un signe d'obstruction, mais seulement un signe
d'atonie et de rétention, les quatre autres signes, relevés par
Bouveret comme signes de dilatation, sont bien signes d'obstruction.

Le *soulèvement de la paroi abdominale*, pendant la contraction, indique, nous venons de le voir, que le cœcum ne se vide
pas en se contractant : il y a donc un obstacle.

Le *météorisme asymétrique* plus prononcé à droite, même
dans l'intervalle des contractions, n'existerait pas non plus s'il

n'y avait un obstacle à la libre communication du cœcum avec
le transverse ; l'uniformité de tension dans l'intestin ne peut
être rompue qu'à cette condition.

Le *maximum* ou même l'*existence localisés au cœcum de
la douleur spontanée ou provoquée*, indiquent également que
la contraction ou la pression du cœcum augmentent la tension
intérieure au lieu d'en évacuer le contenu et que, par conséquent, l'issue n'est pas libre.

Enfin *le début, dans la fosse iliaque droite, de la contraction*
de la masse intestinale au moment des coliques prouve, de
toute évidence, que le point de départ de la colique se trouve
en aval du cœcum et à peu de distance de lui. Qui dit colique,
dit contraction en amont d'un orifice sténosé. Si la colique
débute par le cœcum, c'est que l'obstacle se trouve à l'orifice
de sortie de cet intestin.

*Tous les signes attribués à la dilatation du cœcum sauf le
bruit de clapotement* (qui n'est pas par lui-même un signe de
dilatation) *sont des signes d'obstruction*.

Au reste Bouveret lui-même, nous l'avons vu (1), attache de
l'importance aux signes de la dilatation du cœcum surtout au
point de vue du diagnostic de l'obstruction en aval de cet
intestin.

IV. — IMPORTANCE DE LA DISSOCIATION DES SIGNES, ATTRIBUÉS A LA
DILATATION, EN SIGNES DE DILATATION ET SIGNES D'OBSTRUCTION

En mettant au premier plan la dilatation du cœcum, en
faisant de l'augmentation de capacité du cœcum le substratum
nécessaire de tous les signes objectifs qui lui sont associés, en
exigeant de ces signes qu'ils établissent d'abord le diagnostic
de dilatation, puis, en second lieu seulement, celui d'obstruc-

(1) Remarquons que le premier mémoire de Bouveret porte le titre de :
Dilatation du cœcum et que le second, revenant sur les mêmes faits pour
les compléter, s'intitule : *Sur le diagnostic du siège de l'obstruction
intestinale*.

tion, on aboutit à la conséquence suivante : l'obstruction en
aval du cœcum est très rare ou du moins le diagnostic en est
très rarement posé ; quand il est posé, ce n'est qu'à la phase
ultime de la maladie et presque exclusivement dans les affections cancéreuses. M. Bouveret, dans sa vaste pratique, n'a
observé que cinq cas dans lesquels il ait pu faire le diagnostic
d'obstruction en aval du cœcum et, sur quatre de ces cas, il
n'y avait plus d'autre alternative de salut au moment de
l'examen, que l'opération de l'anus contre nature : dans un cas
celle-ci fut refusée et la malade mourut, elle fut pratiquée dans
les trois autres cas. Je reviendrai dans un instant sur l'histoire
de son cinquième malade, celui qui recouvra la santé sans
opération.

Et pourtant cette obstruction en aval du cœcum doit être
fréquente ; on sait que les conditions d'obstruction intestinale sont plus favorables en aval du cœcum que partout
ailleurs, en raison des phénomènes inflammatoires de péri-
colite auxquels la région du coude droit du côlon est exposée
plus que toutes les autres par ses rapports avec le foie et la
vésicule biliaire. Il est évident, d'un autre côté, que l'occlusion du coude droit du côlon, avant d'atteindre un degré tel
qu'il n'y ait, pour le malade, d'autre salut que la création d'un
anus artificiel, doit se traduire par des signes permettant de la
trahir à une phase moins avancée. Enfin, on peut concevoir des
cas dans lesquels l'occlusion, d'origine inflammatoire, n'ait pas
la marche fatalement progressive des néoplasmes, reste limitée
à un certain degré de sténose qu'elle ne dépassera pas, ou
même se réduise à l'obstacle résultant d'une simple déviation
du tube intestinal. S'il en était ainsi, on devrait trouver fréquemment en clinique des signes permettant, en dehors des coliques
de l'*obstruction chirurgicale*, de ces coliques si redoutables
de l'iléus, de la « passion iliaque », du « miserere », de reconnaître ce que j'appelerai l'*obstruction médicale*, c'est-à-dire
l'encombrement passager ou la simple gêne dans la progression
des contenta à leur passage par le coude droit du côlon. Ces
signes auraient évidemment leur siège dans le cœcum, ce

seraient des signes d'obstruction, mais ils ne rappelleraient que sous une forme de plus en plus atténuée les signes de la « passion iliaque » avec lesquels ils auraient pourtant d'indéniables analogies.

Or ces signes existent, ils ont leur siège dans le cœcum, ils trahissent non seulement l'*obstruction médicale,* mais les différents degrés de cette obstruction et ils sont très fréquemment rencontrés en clinique. Ils nous intéressent ici d'autant plus qu'on ne les rencontre précisément que dans les maladies de la nutrition, confondus jusqu'ici, les uns avec les symptômes dysesthésiques, sans localisation précise, des nevropathies ou des dyspepsies, les autres avec les crises nerveuses de l'hystérie ou les coliques frustes de la lithiase biliaire. La notion et la détermination de ces signes sont bien les arguments les plus probants qu'on puisse faire valoir en faveur des principes que je défends relativement à la nécessité, soit d'une exploration systématique et spéciale de chaque organe, soit d'une subordination hiérarchique des caractères basée, non d'après les systèmes en vogue, mais suivant les principes de la méthode naturelle de classification.

En effet, parmi les caractères assignés par Bouveret à la dilatation du cœcum, *si on abstrait les signes d'obstruction,* de ceux qui impliquent l'augmentation de capacité du cœcum et *qu'on les cherche systématiquement* dans les maladies de la nutrition, on les trouve fréquemment, mais, phénomène remarquable, on les trouve le plus souvent associés à cette forme particulière du cœcum qui trahit une diminution de capacité de cet intestin, *on les trouve associés au boudin cœcal.* N'est-ce pas la meilleure preuve que cette dissociation des caractères était justifiée ?

Le boudin cœcal, nous l'avons vu, présente en effet tous les signes de l'obstruction, d'une obstruction en aval de cet intestin.

N'avons-nous pas, en effet, trouvé à l'état d'ébauche tous les signes de Bouveret, parmi les caractères du boudin cœcal sténosé ?

= Au lieu du clapotement c'est le gargouillement à la pression : ces deux bruits indiquent la rétention des gaz ;

= le soulèvement de la paroi abdominale, résultant des contractions, est représenté par cette proéminence ovoïde que l'on observe parfois chez ceux dont le cœcum est sténosé, quand il se contracte spontanément ou sous l'influence de la pression ;

= le météorisme asymétrique se traduit par la forme circonscrite du boudin, sonore à la percussion alors que les autres parties de l'intestin, et en particulier du côlon, sont molles ou même sténosées et submates ;

Et c'est seulement dans le flanc droit, et seulement en palpant le boudin cœcal, que l'on provoque une douleur à la pression en explorant l'abdomen ;

= quant au début des douleurs spontanées dans la fosse iliaque, on l'observe également dans certaines crises paroxystiques dont nous allons parler et qu'on rencontre assez souvent chez les sujets qui présentent de la colosténose cœcale.

Les caractères objectifs de la dilatation du cœcum sont, question de capacité de l'intestin mise à part, les mêmes que les caractères objectifs de la sténose du cœcum, dont ils ne diffèrent que par leur intensité plus grande. Ce sont, dans les deux cas, des signes d'obstruction en aval du cœcum.

V. — VALEUR SÉMÉIOTIQUE. — Obstructio « minor »

L'analyse des caractères objectifs de la « dilatation du cœcum », telle qu'elle a été décrite par Bouveret, nous éclaire d'une façon surprenante sur la physiologie pathologique de la « sténose du cœcum », de ce que j'ai appelé le « boudin cœcal », qui présente à l'état d'ébauche des caractères identiques à ceux de la dilatation, question de capacité de l'intestin mise à part ; cette analyse donne une éclatante confirmation, soit à la valeur que j'ai attribuée au boudin cœcal comme signe de ce que l'on pourrait appeler, par opposition à l' « obstructio major » ou « chirurgicale », *l'obstructio minor*, ou encore l'obstruction « médicale », dont la notion s'impose et dont la séméiologie manquait à la clinique ; soit au rôle important que je fais jouer à l'obstruction du coude droit du côlon dans l'Enteroptose dont le boudin cœcal, sans être toutefois pathognomonique, est le signe objectif le plus constant.

C'est là ce qui a fait dire à Cuilleret (1) que la dilatation du cœcum, lorsqu'elle n'est pas d'origine néoplasique, « ne représente qu'un fragment d'entité morbide, qu'un accident d'un syndrôme plus général, qui est l'Entéroptose ».

J'avais établi en effet, en 1885, que la symptomatologie de l'Entéroptose traduit surtout des phénomènes d'occlusion et que cette occlusion, d'origine et d'intensité variables, affecte principalement le coude droit du côlon. Après un exposé détaillé des arguments tirés de l'anatomie normale, de l'anatomie pathologique, de la symptomatologie, de la thérapeutique, j'écrivais :

« Pour mon compte, il résulte de l'étude que j'ai consacrée aux prolapsus viscéraux, dont je propose de grouper les descriptions sous le titre de Spanchnoptose (y compris, avec sa dyspepsie, l'abaissement utérin ou métroptose), il résulte qu'il y a lieu d'affecter un chapitre nosographique spécial à l'Entéroptose de la première anse transverse (2) ; dans ce chapitre se trouvent compris :

« 1° Le *rein flottant*, qui ne provoque de symptômes subjectifs que lorsque la néphroptose est compliquée d'Entéroptose de la première anse transverse (F. Glénard), complication fréquente (19 fois sur 22, F. G.) mais non nécessaire.

« 2° La *tumeur stercorale*, dont l'hypochondre droit est le siège de prédilection et dont les deux cas que j'ai observés étaient accompagnés de dyspepsie mésogastrique.

« 3° Les *coliques hypochondriaques ou sous-hépatiques*. Je propose de distinguer sous ce nom certaines crises caractéristiques pouvant atteindre exceptionnellement le tableau de

(1) CUILLERET. *L'Enteroptose.* Revue générale, in Gaz. hop., 22 sept. 1888, p. 1006.

(2) GLÉNARD. *Entéroptose.* Paris, Masson, 1885.

l'iléus et entraîner la mort dans le cas où l'obstruction pourrait être causée par une hypertrophie inodulaire ou une dégénérescence squirrheuse dont ce point de l'intestin est un lieu d'élection, et dont les adhérences — par les éperons qui en sont la conséquence et font saillie dans la lumière du tube intestinal — me paraissent être une cause prédisposante. J'ai noté, trois fois sur dix-neuf malades, atteints de dyspepsie avec rein mobile, ces crises attribuées par les auteurs, dans des cas pareils, soit à l'hydronéphrose (Landau), soit à l'incarcération du rein (Dietl), soit à une névrose du plexus sympathique rénal (auteurs français), soit à une compression du duodénum par le rein (Bartels). J'ai la conviction qu'elles sont causées par l'obstacle qu'apportent au cours des contenta gazeux ou autres, soit la dislocation par ptose du coude droit du côlon, soit les conformations vicieuses en U, en M, en S de la première anse transverse, que l'on rencontre si souvent dans les autopsies, et surtout chez les femmes, et auxquelles jadis (Ruysch, de Haen, Esquirol) on attachait, avec raison j'en suis convaincu, une si grande importance. Je me base, pour justifier cette conviction, sur l'existence des mêmes crises chez des malades dont le rein n'est pas mobile, sur l'identité étiologique du « moment » de l'Entéroptose et de la néphroptose (F. Glénard), sur les anamnestiques, sur la date de l'apparition de ces crises après le repas, sur les symptômes locaux de l'hypochondre, sur les bons effets d'un massage prudent au moment de la crise, et enfin sur l'efficacité contre leur retour du traitement que je propose d'opposer à la dyspepsie qui les accompagne (sangle, laxatifs, régime carné, alcalins). »

Il est clair que, dans cette doctrine, la dilatation du cœcum par occlusion néoplasique rentre, à titre de complication, dans la dislocation du coude droit du côlon ; il est juste d'ailleurs de faire rentrer dans un même chapitre toutes les déviations de la lumière du côlon au niveau de son coude droit, — que ces déviations soient dûes à une dislocation totale (ptose), ou à une dislocation partielle de l'intestin à ce niveau (adhérences péritonéales, cicatrices de fissures ou d'ulcère, néoplasmes, etc.) — parce que la symptomatologie (rétention) et les indications thérapeutiques fondamentales des obstructions sont les mêmes dans tous les cas. Il est juste de les décrire dans le chapitre de l'Entéroptose (traumatique, atonique, inflammatoire, compliquée, etc.) ; n'est-ce pas l'étude de l'Entéroptose qui a dégagé les analogies symptomatiques entre les formes simples et les formes compliquées ? n'est ce pas cette étude qui a fait connaître les premiers indices de la maladie, en a découvert les formes, les phases, la fréquence, les paroxysmes, les complications, complications jusque-là méconnues et dans leur rôle pathogénique et dans leur existence même ? n'est-ce pas enfin cette étude de l'Entéroptose qui a fait connaître les indications fondamentales de la sangle et des laxatifs, nécessaires dans tous les cas ?

Depuis dix ans que sont écrites les lignes reproduites plus haut, mon expérience m'a confirmé de plus en plus dans la justesse de cette appréciation, sur laquelle je suis d'ailleurs revenu à plusieurs reprises dans mes publications ultérieures, pour la faire prévaloir en clinique ; je citerai en particulier mon étude sur la « pseudolithiase » dans le livre de Monteuuis (1) et le paragraphe dans lequel j'ai encore insisté sur ce point lors d'une récente communication à la Société Médicale des Hôpitaux de Paris (2).

Or, c'est la palpation systématique du cœcum dans les maladies de la nutrition, et en particulier l'analyse des caractères objectifs du boudin cœcal, dont les signes trahissent si nettement l'obstruction au niveau du coude droit du côlon, qui ont la part la plus importante dans cette adaptation à la clinique de faits restés jusque là dans le domaine de l'anatomie pathologique. Ces faits sont de telle nature qu'on doit les avoir désormais présents à l'esprit toutes les fois que se discutera un diagnostic de dyspepsie, de névropathie ou de lithiase biliaire.

Grâce à la palpation du cœcum on saura discerner l'Entéroptose du coude droit sous les syndrômes de dyspepsie ou de névropathie, et distinguer les coliques sous-hépatiques des crises spécifiques de la lithiase biliaire.

(1) MONTEUUIS. De l'Entéroptose. Paris, Baillière, 1894.
(2) GLÉNARD. Nephroptose et Entéroptose. Bull. soc. med. Hôp., déc. 1893, et tirage à part, Paris, 1Mnasp91o. 4. 9s,8

En ce qui concerne les coliques sous-hépatiques, il résulte très explicitement du passage que j'ai cité plus haut, que j'attribue, non au péristaltisme douloureux primitif du côlon, ainsi que me le fait dire M. Bouveret (1), mais bien à une obstruction passagèrement aggravée de la première anse transverse, les coliques sous-hépatiques, que j'ai observées dans l'Entéroptose. Au reste, M. Bouveret lui-même vient à l'appui de ma doctrine par une de ses observations de dilatation du cœcum, celle de ce malade atteint d'une crise d'obstruction dont la guérison s'opéra sans intervention chirurgicale. Il s'agit d'un homme qui depuis 4 ans prenait chaque année deux à trois accès de coliques hépatiques, suivis chaque fois de l'expulsion de quelques calculs biliaires. M. Bouveret le soigne pendant sa dernière colique hépatique; « le malade sortit à peu près guéri de cet accès ; les douleurs avaient à peu près complètement disparu. Il nous revint une seconde fois un mois après (mai 1887), les douleurs, disait-il, avaient reparu dans le flanc droit et duraient depuis plusieurs jours. En y regardant de près je reconnus bien vite que ces douleurs étaient très différentes de celles de la colique hépatique. En effet, l'accès douloureux débute toujours dans la fosse iliaque droite, fort au-dessous du foie et de la vésicule biliaire ; si l'accès dure peu de temps, la douleur y reste limitée ; elle finit par s'étendre à la région sous-ombilicale et au flanc gauche, si l'accès se prolonge ou devient plus intense. *La palpation*, même au moment de l'accès, n'est réellement douloureuse qu'au niveau de la fosse iliaque droite. Le ventre est modérément météorisé ; il l'est surtout au moment des crises de coliques intestinales et le météorisme est alors beaucoup plus marqué du côté droit que du côté gauche. Je me rappelai ma première malade (obstruction par cancer annulaire du coude droit du côlon) et je constatai les mêmes signes que j'avais observés chez elle : le clapotement de la fosse iliaque droite, le soulèvement de la paroi abdominale provoqué par une vive percussion et prenant la forme d'une tumeur cylindroïde, allongée, la sonorité tympanique de cette tumeur.

(1) BOUVERET. *De l'Entéroptose*. In : traité des maladies de l'estomac. Paris, Baillière, 1893, p. 371.

— Sans doute, la dilatation du cœcum et du côlon ascendant est également dûe chez cet homme à un obstacle incomplet siégeant au niveau du coude droit du côlon. Il me paraît très probable que cet obstacle a bien quelque rapport avec la lithiase biliaire dont le malade souffre depuis plusieurs années. La vésicule biliaire distendue et enflammée par le séjour des calculs, peut être le point de départ d'une péritonite adhésive, très localisée. L'angle du côlon confine à la vésicule ; il est bien probable que cette portion du gros intestin peut être enserree dans les néomembranes de la perihépatite... On conçoit très bien que, dans les cas de ce genre, le défaut de mobilité ou la striction de l'angle du côlon puisse être porté assez loin pour qu'il en résulte quelques accidents d'obstruction intestinale plus ou moins durables... C'est très probablement ce qui s'est passé chez ce malade. Les accès violents de colique intestinale n'ont duré que pendant huit ou dix jours ; peu à peu ils ont diminué de fréquence et d'intensité, et le cours des matières, interrompu pendant trois jours, s'est à peu près complètement rétabli » (1).

Telles sont bien mes « coliques sous hépatiques », ces coliques habituellement classées dans la lithiase biliaire ou parmi les symptômes aigus et critiques du rein mobile, et dont j'ai vu de si fréquents exemples, à un degré plus ou moins atténué bien entendu, chez mes malades atteints d'Entéroptose. Nous sommes d'accord avec M. Bouveret sur leur interprétation et c'est bien la palpation du cœcum qui a fourni les principaux éléments du diagnostic. Seulement M. Bouveret les classe dans la « dilatation du cœcum », et moi dans les « coliques sous-hépatiques de l'Entéroptose », toutes deux impliquant d'ailleurs l'obstruction, trahie par les signes objectifs du cœcum, du coude droit du côlon et de la première anse transverse. C'est sans doute parce que je mets au premier plan les signes objectifs de l'obstruction et au second plan seulement ceux relatifs à la capacité de l'intestin, c'est parce que je n'attends pas les signes de dilatation cœcale, que je rencontre bien plus souvent les coliques sous-hépatiques.

(1) Bouveret. *Dilatation du cœcum*. Lyon médical, 1887. T. LV, p. 447.

La palpation du cœcum nous apprend aussi que, lorsque ces coliques surviennent dans l'Entéroptose accompagnée de néphroptose, c'est bien l'intestin qu'il faut incriminer et non, à mon avis, la névralgie du plexus rénal, ainsi que le soutient encore M. Mathieu(1), ou la rétention intermittente de l'urine dans le bassinet, comme tendent à l'admettre MM. Terrier et Baudouin. Nous verrons d'ailleurs que l'hydronéphrose intermittente est rare (soixante-dix cas dans la science), que ses proportions relativement au sexe, relativement au côté atteint (2), sont toutes différentes des proportions, relatives au sexe et au côté atteint, de la néphroptose, qui, à l'inverse de l'hydronéphrose, est très fréquente, bien plus fréquente chez la femme que chez l'homme, bien plus fréquente du côté droit que du côté gauche. Ce parallèle, au point de vue statistique, dont les éléments sont puisés dans l'ouvrage de Terrier et Baudouin, est une des objections qu'on peut faire à la doctrine de ces auteurs, d'après lesquels les crises qui accompagnent la mobilité du rein sont presque toujours des crises d'hydronéphrose, et celle-ci presque toujours une conséquence de la mobilité du rein. Or, je soutiens au contraire que ces crises sont le plus souvent des coliques sous-hépatiques, et que, s'il s'agit réellement d'hydronéphrose intermittente, celle-ci est une cause et non une conséquence de la mobilité rénale.

La « dilatation du cœcum » (Bouveret) *et les « coliques sous-hépatiques de l'Entéroptose »* (Glénard) *dérivent de la même maladie. Toutes deux traduisent le même processus. C'est une phase aiguë de l'obstruction de la première anse du côlon transverse; cette obstruction est, sans toutefois lui être exclusive, un caractère fondamental de l'Entéroptose.*

Il semble paradoxal au premier abord qu'on puisse classer dans le même cadre des états morbides se traduisant, du côté du cœcum, par des signes objectifs aussi opposés que, dans l'occlusion intestinale, les caractères de la dilatation et, dans

(1) MATHIEU. *Étude sur le Rein mobile.* Bull. soc. méd. hôp., 8 déc. 1893. — *De l Entéroptose,* gaz. hôp., 5 avril 1994.
(2) TERRIER et BAUDOUIN. *De l'hydronéphrose intermittente* Paris, Alcan, 1891.

l'Entéroptose, les caractères de la sténose. Pourquoi cette obstruction, caractéristique de l'Entéroptose, qui se traduit par des signes ébauchés de la dilatation du cœcum, ne s'accompagne-t-elle pas d'augmentation de capacité du cœcum, au lieu de cette sténose qui donne au cœcum la forme d'un boudin étroit déjeté en dedans?

Cette apparente contradiction cessera d'exister du jour où l'on aura bien voulu accepter ma proposition suivante :

L'étude comparée des caractères de la dilatation du cœcum dans l'obstruction « chirurgicale » de cet intestin, et de la sténose du cœcum (boudin cœcal), soit dans les coliques hypochondriaques de l'Entéroptose (obstruction « médicale »), soit dans la phase chronique de cette maladie, prouve que *la sténose permanente et indolente de l'intestin n'est pas un signe de spasme, de contraction active de cet organe*. La sténose de l'intestin, celle qui se traduit par les signes objectifs du boudin cœcal, de la corde colique transverse, loin d'exclure l'atonie de cet organe, doit en être considérée comme un signe diagnostique, *le canal intestinal dans son ensemble est pathologiquement calibré au-dessous de son calibre normal*.

S'il en était autrement, l'intestin sténosé serait spontanément douloureux, on ne le sentirait pas à la pression se contracter encore, il serait toujours sous tension, et le malade aurait des coliques constantes. Enfin, ce calibre anormal ne serait pas constaté pendant des années consécutives chez le même sujet et serait inconciliable, s'il était dû à un spasme permanent, avec la santé relativement bonne qu'on observe, lorsqu'ils sont soumis à un traitement approprié, chez ceux qui présentent les signes de l'entérosténose. Non! Il faut admettre qu'un calibre nouveau et définitif de l'intestin a été substitué au calibre normal, pour adapter le tube intestinal à des conditions fonctionnelles différentes, imposées par la maladie qui est à l'origine de cette évolution. C'est très certainement une déchéance, mais, avec un régime alimentaire approprié, l'organisme peut encore se faire à cet appareil nouveau. Si je puis emprunter un terme à la pathologie du cœur, je dirai qu'il s'est établi une véritable *compensation*.

Il résulte des considérations précédentes que l'atonie intestinale est un caractère commun à la dilatation et à la sténose du cœcum, et, en général, de l'intestin. Il nous a suffi d'analyser les signes objectifs pour nous convaincre que ces deux états, en apparence les plus contradictoires, avaient ce caractère commun fort imprévu. Quand nous étudierons plus tard les symptômes subjectifs, nous trouverons une entière confirmation de ce fait, en apparence si paradoxal.

Mais c'est également l'atonie que nous avons dû abstraire comme caractère commun aux divers états anormaux sous lesquels peut se présenter l'estomac à la palpation. Nous avons vu que l'atonie de l'estomac, la myasthénie gastrique, était indépendante de la capacité de ce viscère, qu'elle pouvait exister même avec une capacité réduite de l'estomac; nous avons même vu la subordination du vice de capacité au vice de tonicité s'imposer à ce point que les auteurs, pour lesquels la dilatation, c'est-à-dire l'augmentation absolue de capacité, était le phénomène dominant, ont dû changer la signification classique de ce terme pour pouvoir l'appliquer aux estomacs de capacité normale ou même diminuée, quand ils étaient atoniques. Ils parlaient alors de dilatation relative. Avec ce sens amphibologique, le terme « dilatation » pourrait s'appliquer au cœcum sténosé aussi bien qu'au cœcum dilaté, puisque le boudin cœcal présente à l'état d'ébauche tous les signes objectifs caractéristiques de la dilatation. C'est là, répétons-le en passant un nouveau motif pour rejeter ce terme de dilatation dans tous les cas où il n'implique pas une augmentation absolue de capacité.

De même que les signes *aigus* de la dilatation du cœcum ont confirmé la valeur des signes *chroniques* du boudin cœcal, de même les symptômes *aigus* de l'obstruction de la première transverse (coliques sous-hépatiques, « dilatation du cœcum ») confirment la valeur des symptômes *chroniques* de l'Entéroptose. C'est seulement en étudiant les syndromes dans tous leurs éléments qu'on peut établir leur parenté et montrer qu'ils ne sont séparés les uns des autres que par des degrés variés d'intensité des mêmes phénomènes, du même processus fon damental. Déjà avec les seuls signes tirés de la palpation du cœcum, on peut, je crois, esquisser les variétés suivantes, par ordre croissant de gravité, des syndrômes de l'**obstruction de la première anse transverse.**

Caractères objectifs du Cœcum
aux divers degrés de l'obstruction de la première anse du côlon transverse
(anse sous-hépatique).

Caractères objectifs du Cœcum	Signes souvent concomitants	Syndrôme et diagnostic class ques	Pathogéne proposée	Diagnostic proposé
1° DEGRÉ Cœcum non isolable, sensibilité du flanc droit a la pression.	Foie sensible a la pression (procede du pouce)	Dyspepsie simple	Spasme annul. de la première anse transverse reflexe de congestion du foie peut-être ptose au début	Congestion du foie, dyspepsie symptomatique, peut-être enteroptose au début.
2° DEGRÉ Cœcum isolable (boudin caliarge, depressible, sensible, gargouillement a grosses bulles	Nephroptose, clapot. gastriq.	Nevropathie, dyspepsie nerv hyperchlorhyd..	Dysterorrhee de la première anse transv. par ptose du coude coliq. droit.	Enteropt. prim. traumatique (prem période)
3° DEGRÉ Cœcum isolable étroit, dejete en dedans peu sensible, fine crepitation	Corde colique, nephroptose, gastroptose, parfois tum. sterc. de la 1re anse transv.	Neurasthénie.	Coprostase chronique de la première anse transv par ptose et colpst-nose, reflexe du foie.	Enteropt. prim. (2e période) ou enteroptose secondaire (3e période).
4° DEGRÉ Cœcum isolable du 2e degré, crises passagères de dilatation, symptomes de pseudolithiase) effic du massage	Foie sensible, debut de souplesse de l'hypochondre.	Coliques hepat (lithiase bil.) ou crises nerv.	Spasme de la première anse transvers, reflexe du foie ou de l'intestin, adher vicieuses; fissure d'un eperon (selles melaeniq.)	Enteroptose inflammatoire, avec occlusion spasmodique.
5° DEGRÉ Cœcum du 2e degre, crises durables de dilatation et symptomes d'occlusion, aggravation par le massage.	Tumeur neoplasique de la première anse transv.	Occlusion intestinale.	Complication neoplasique de la fissure d'un eperon intestin dans la prem. anse transverse	Occlusion neoplasique (ou calculeuse?) de la première anse transverse

La palpation du cœcum se recommande, quand les résultats en sont positifs, non seulement pour fixer le diagnostic sur la détermination intestinale d'une maladie, non seulement pour affirmer la localisation de cette maladie dans un segment du côlon, non seulement pour spécifier qu'il s'agit d'une obstruction en aval du cœcum, mais elle n'est pas moins utile pour caractériser le degré de l'obstruction. Elle apportera ainsi un précieux appoint au diagnostic de la cause prochaine de l'obstruction, qui est évidemment une occlusion, et concourra, avec les autres symptômes, à édifier sur la nature et le degré de cette occlusion : celle-ci peut être dûe à une coprostase par atonie, à un spasme intestinal, reflexe du foie ou de l'estomac ou d'une autre partie de l'intestin, à un processus sténogène du transverse (corde colique), à l'éperon résiduel d'adhérences vicieuses, à une fissure de cet éperon ou enfin à une complication néoplasique de cette fissure ; l'occlusion par dégénérescence squirrheuse avec dilatation consécutive du cœcum est le degré le plus élevé et le dernier de l'occlusion. Cette dégénérescence pourra être soupçonnée avant les graves accidents de l'obstruction « chirurgicale ».

La thérapeutique puisera dans l'examen objectif du cœcum de précieuses indications, entre autres celles des laxatifs répétés, de la sangle, des agents modificateurs de la cholépoïèse ; il lui sera ainsi donné d'intervenir efficacement dans bien des cas de dyspepsie, de névropathie, où elle se bornait à lutter et luttait en vain contre les troubles du chimisme gastrique ou de l'influx nerveux ; dans les cas où surviennent des crises paroxystiques, elle saura, s'il s'agit des coliques sous-hépatiques, les combattre et en prévenir le retour par le même traitement médical, elle saura, dans le cas où l'impuissance de la médication interne ferait conclure à des adhérences vicieuses des anses intestinales entre elles ou avec le foie, la vésicule, etc., intervenir à temps par la chirurgie et, peut-être prévenir, tout au moins arrêter à son début une dégénérescence néoplasique.

Ces importantes questions, soulevées par l'exploration

systématique du cœcum méritent d'être développées. Il suffit
pour le moment de nous souvenir que les signes objectifs, tirés
du cœcum dans les maladies de la nutrition, établissent une
relation étroite, et sans doute réciproque, entre les éléments
pathogéniques suivants : un obstacle en aval du cœcum, un
trouble fonctionnel du foie, de la splanchnoptose (avec hypotase abdominale), d'un côté, — et, de l'autre, des symptômes
de dyspepsie, de nevropathie ou de lithiase biliaire.

§ III

Palpation de l'S iliaque

Il semble que l'S iliaque ne puisse que difficilement se
prêter à des considérations de quelque intérêt au point de vue
de la séméiotique. Alors que le côlon transverse fixe l'attention
par la fréquence et la variété des plaintes que les malades
rapportent à la région dans laquelle il se trouve ; alors que le
cœcum, par les symptômes subjectifs dont le flanc droit est
parfois le foyer d'origine, par la dignité que lui donne en
pathologie l'éventualité d'une maladie qui lui est personnelle
(la pérityphlite), par la facilité de son exploration, peut encore
ne pas être oublié, même dans une enquête sommaire, il n'en
est pas de même de l'S iliaque. Il est rare, au moins dans les
maladies de la nutrition, que les malades se plaignent du flanc
gauche ; à part le cancer, qui peut là comme ailleurs, mais
moins souvent qu'à la première transverse, fixer sa localisation,
il n'est pas de maladie propre à l'S iliaque ; enfin la longueur
de son mesentère qui fait de l'S iliaque la partie la plus mobile
du gros intestin, sa fonction de réservoir des matières fécales
qui comporte les variations physiologiques les plus grandes
dans sa capacité, semblent défier d'avance toute possibilité
d'abstraire des signes, et dénier tout intérêt aux caractères
objectifs qu'on pourrait relever par la palpation.

Mais procédons systématiquement, méthodiquement, suivant les principes que je ne cesse de défendre ; vérifions si l'application du procédé spécial de palpation que nous avons décrit pour l'intestin, le « procédé du glissement » ne nous apprendra rien d'intéressant sur la capacité de l'S iliaque, assurons-nous si nous ne pouvons tirer aucun signe traduisant quelque trouble dans la fonction d'emmagasinage dévolue à cette partie du côlon. Si nous ne trouvons rien, nous en serons quitte pour enregistrer ce résultat négatif. Mais il n'en est pas ainsi, et, grâce à l'exploration systématique, il se trouve que, précisément dans les maladies de la nutrition, il y a lieu d'ouvrir deux chapitres sur les signes objectifs tirés de la palpation de l'S iliaque : l'un sur la « colosténose sigmoïdale », ce que j'ai appelé le « *cordon iliaque* ou *sigmoïdal* » (F. Glénard, 1885), chapitre dans lequel on peut faire rentrer, à l'occasion, soit des complications, soit du diagnostic différentiel, la « *sigmoïdite* » récemment décrite (Mayor, 1893), l'autre sur la « *dilatation de l'S iliaque* » (Trastour, 1886).

Bien que la notion de la dilatation soit antérieure à celle de la sténose, je commencerai par celle-ci afin de ne pas changer l'ordre de description que j'ai adopté pour les autres segments du gros intestin.

A. — *Cordon sigmoïdal.*

« Si, comprimant avec l'extrémité des doigts juxtaposés le flanc gauche sur une ligne parallèle à l'arcade de Fallope, on fait glisser cette ligne de compression parallèlement à elle-même, soit de bas en haut, soit de haut en bas, sur une largeur de 4 à 6 centimètres, on peut, dans certains cas, sentir et faire rouler un cordon dur et étroit, donnant par son volume et sa consistance une sensation analogue à celle que donne, dans le creux poplité, le tendon du muscle demi-tendineux en relâche-ment. » (1)

Tel est le « cordon sigmoïdal ». Vraiment, on ne pouvait

(1) F. Glénard. *Entéroptose*, etc., 1885.

s'imaginer qu'une telle sensation pût être produite par l'*S Romanum*, pas plus qu'on ne croyait possible que le transverse revêtit l'apparence d'une corde. Et cela, chez de simples dyspeptiques qui vivent, vont, viennent, n'ont aucun symptôme subjectif dans le flanc gauche, ont des selles régulières avec quelque laxatif de temps à autre et, grâce à quelques soins, une santé générale satisfaisante. Et pendant des années, chez eux, on trouve toujours l'S iliaque avec le même aspect de cordon étroit et résistant et j'en ai vu comme cela plus d'une centaine (114 sur 3.500 maladies de la nutrition).

L'existence du « cordon sigmoïdal », la nature intestinale de ce cordon n'ont été contestées par personne. S'il fallait donner une idée de l'utilité qu'il y avait de le décrire et d'être renseigné sur sa signification, il me suffirait de citer les deux faits suivants, l'un de Chaput, l'autre de Thiriar.

Dans le cas de Chaput (1), il s'agit d'un malade atteint d'occlusion intestinale chronique, chez lequel fut pratiquée l'entérotomie. Je ne cite qu'une partie de cette observation, celle qui se rapporte à notre sujet, et qui d'ailleurs, par les détails complémentaires qu'elle renferme au point de vue du diagnostic objectif des maladies de l'S iliaque, nous évitera d'y entrer à notre tour :

« J'apprends en arrivant, que, malgré les lavements purgatifs donnés avec la sonde œsophagienne, le malade n'a évacué aucune matière ni aucun gaz.

« Soupçonnant un obstacle, j'endors et fais une nouvelle exploration avec la sonde œsophagienne, introduite par l'anus. Cette fois, je sens l'instrument arrêté nettement à une faible distance, je dilate alors l'anus et introduis une main presque entière dans le rectum, je sens au bout de mes doigts une sorte de boudin ressemblant à une invagination, je m'abstins d'entrer ma main plus avant afin d'éviter la déchirure du rectum.

« Certain que l'obstacle au cours des matières est dans la fosse iliaque gauche, je me décide à faire la laparotomie dans cette région,

(1) CHAPUT. *Considérations sur le traitement de l'Occlusion intestinale, suivies d'une observation d'Occlusion traitée par l'anus contre nature,* France Médicale, 20 déc. 1888, **p. 1794** et deux numéros suivants.

afin de déterminer la nature de l'obstacle et dans le but de le supprimer si possible.

« L'incision est faite verticale, avec une longueur de 15 à 18 centimètres.

« Après quelques recherches, je découvre l'extrémité inférieure de l'S iliaque qui est de volume normal. Mais, en remontant, l'intestin se rétrécit au point de ne plus présenter que le *volume du petit doigt*, ce rétrécissement siège *sur une hauteur d'environ* 25 *centimètres* et je ne puis arriver a en apercevoir le bout. Les tuniques de l'intestin ont leur consistance normale.

« Il était impossible de songer a une résection d'une pareille etendue, aussi je pris le parti de refermer simplement le ventre. Le 5 novembre, la guérison de la plaie abdominale etait complète.

« Le 26 novembre, j'appris qu'a plusieurs reprises le malade avait évacué des gaz par l'anus, il avait aussi rendu deux noyaux de cerise, l'état général restait satisfaisant.

« Cette observation souleva un certain nombre de questions. Tout d'abord de quelle nature etait ce rétrécissement si étendu du côlon et de l'S iliaque. Jamais rien de pareil n'a ete observe par les auteurs, et, apres avoir fait quelques recherches dans la litterature, j'ai fini par rencontrer l'analogue de cette lesion dans le ratatinement que présentaient le côlon transverse et le côlon descendant dans l'Entéroptose de Frantz Glenard.

« Dans l'Entéroptose, les fonctions des malades s'exécutent, quoique avec difficulte, et l'occlusion intestinale est l'exception.

« Ceci est d'un pronostic favorable pour l'avenir. Il est en effet probable que les accidents de notre malade sont attribuables à la réunion du rétrecissement et des noyaux de cerise. Tel corps étranger, qui serait innocent avec un intestin normal, pourra obstruer un intestin rétréci. »

Cette observation, ainsi que le remarque Kaplan (1). qui la cite dans son travail, vérifie sur le vivant les caractères objectifs fournis par le cordon sigmoïdal à la palpation, car il s'agit certainement ici de mon cordon sigmoïdal ; peut-être l'exploration du flanc gauche par le procédé du glissement eût-elle pu la déceler avant l'opération, mais cela eût été fâcheux pour ma thèse, en me privant d'un document montrant si bien l'importance qu'il y a à connaître le cordon sigmoïdal.

(1) KAPLAN. *Contribution à l'étude de l'Entéroptose.* Thèse de **Paris,** 20 mars 1889, p. 44.

Le fait de Thiriar (1) est de tous points analogue : Le chirurgien de Bruxelles trouva, dans un cas de laparotomie pour un calcul intestinal dans l'S iliaque, le diamètre de cet intestin réduit au *volume du petit doigt*. Ce rétrécissement, dit-il, était tel qu'il se posa la question s'il ne le réséquerait pas avant de fermer la plaie : il ne le fit pas, sur l'avis du docteur Heger, qui l'attribua à un phénomène purement réflexe.

Dans sa thèse, Sabathier (2) cite plusieurs observations qu'il classe comme atrésie congénitale sus-ampullaire du rectum, constatées par le toucher rectal seulement chez des sujets constipés, et dont deux pourraient bien être revendiquées comme appartenant à la même catégorie que les cas de Chaput et de Thiriar ; ce que je dis là n'exclue nullement l'existence de ces rétrécissements congénitaux du côlon descendant, lesquels, du reste, sont restreints à la partie sus ou sous-ampullaire du rectum, et s'accompagnent de troubles congénitaux dans la défécation (Charpy). Sabathier fait à juste raison remarquer, pour ces derniers, qu'ils se distinguent de mon entérosténose parce que celle-ci disparaît sous l'influence de la malaxation, de l'insufflation ou du remplissage avec l'eau sous pression, ce qui n'est pas le cas pour le rétrécissement qu'il décrit. (3)

De tout ceci, il résulte que le « cordon sigmoïdal » mérite une description détaillée.

I. — CARACTÈRES OBJECTIFS

Pas plus que le cœcum dans le flanc droit, la palpation ne peut, à l'état normal, distinguer des autres éléments de la région l'S iliaque dans le flanc gauche. S'il en est autrement c'est anormal, et cette anomalie, grâce à laquelle on peut sentir et circonscrire nettement par la palpation le relief formé

(1) THIRIAR, *Congrès de Chirurgie de Paris*, 1891.
(2) SABATHIER. *Des Retrecissements congenitaux de la partie supérieure du Rectum*. Th. Montpellier, 1889.
(3) *Ibid.*, p. 28.

sur la fosse iliaque par l'S Romanum, relève de l'étude du cordon sigmoïdal.

a. Accessibilité.

Quels que soient sa forme et son volume, quelle que soit la forme du ventre, le cordon sigmoïdal est, je crois, *toujours accessible, lorsqu'il existe,* alors que la corde colique peut ne pas l'être, si elle est recouverte par l'estomac ou l'intestin grêle ; alors que le boudin cœcal peut, en raison de sa situation parfois profonde et dejetée en dedans, échapper à la constatation, surtout si le pannicule adipeux est épais.

b. Siège.

Le siège occupé par le cordon sigmoïdal explique cette accessibilité : il est couché sur la fosse iliaque, dans la partie de cette fosse qui est voisine de l'arcade de Fallope, parallèlement au pli de l'aine et à deux ou trois travers de doigt de distance de ce pli ; le plan sur lequel il se trouve est donc peu éloigné de la surface abdominale et, en ces points de la paroi, le pannicule adipeux est le plus souvent réduit dans son épaisseur ; le cordon semble être presque appliqué derrière la paroi. « Au niveau de l'S iliaque, qui repose sur un plan résistant, facilitant l'examen, on constate sans difficulté cette rétraction de l'intestin », dit M. Potain (1) confirmant ainsi l'existence du signe objectif sur lequel j'ai appelé l'attention.

c. Forme. Volume.

Sa forme, son volume le plus habituels sont ceux d'un cordon cylindrique, de la grosseur d'une plume d'oie, tout au plus d'un gros tendon comme celui de demi-tendineux en relâchement ; on peut le percevoir sur une longueur de 8 à 10 centimètres parfois. Plus rarement, on le trouve du volume d'un œuf, et alors il ressemble au boudin cœcal.

d. Consistance. Contenu.

Sa consistance est d'habitude celle d'un tendon en relâche-

(1) POTAIN. *De la Colite chronique*, Sem. méd. 31 août 1887.

ment, ou encore celle du nerf sciatique ; souvent on le trouve, et c'est lorsqu'il est le plus étroit, vraiment dur, d'une dureté comparable à celle d'une plume d'oie. Lorsqu'il est ainsi, il est évidemment vide, mais, fait remarquable, si l'on exerce une pression soutenue, on ne tarde pas à sentir que la dureté diminue, comme si se résolvait un spasme, et à percevoir un petit crépitement caractéristique de la progression des gaz à travers la lumière pourtant si rétrécie de l'intestin. Nous avons vu que le boudin cœcal et la corde colique se contractent, se durcissent au contraire sous l'influence d'une pression douce et prolongée.

La contradiction n'est qu'apparente : comme la corde colique, le cordon iliaque se durcit (se contracte) sous l'influence de la pression, mais comme cet intestin est vide, le relâchement fait place de suite à la contraction, qui est très fugace, tandis que, avec le boudin cœcal, le temps de contraction est prolongé jusqu'à évacuation de son contenu, alors le relâchement survient à son tour. Dans tous les cas, le premier effet de la pression est partout de faire contracter l'intestin.

La forme et la consistance peuvent revêtir un autre aspect, suivant le contenu de l'intestin ; le contenu de l'S iliaque réduit à rien dans la forme précédente, peut se trahir, soit par des nodosités moniliformes indiquant la présence de scybales, soit par une masse pâteuse donnant à l'intestin la forme d'un cylindre plein, gros et noueux, qui simule l'aspect d'une vraie tumeur ; cette tumeur stercorale en imposerait pour un néoplasme, si par la pression ou la malaxation on ne la sentait se déformer, se réduire, faire entendre quelque crépitement et finalement se dissiper. Cette pression doit être prolongée parfois beaucoup, avant que se réalise le crépitement cherché. Jamais je n'ai vu se produire ni gargouillement humide, ni clapotage ; celui-ci existe seulement parfois dans la dysenterie.

Le cordon sigmoïdal, encombré de fèces et pouvant être isolé par la palpation dans le flanc droit, m'a paru rare, sans doute parce que, suivant la remarque de Richet (1), il est

(1) RICHET. *Anat., Chirurg*, 2ᵉ éd., Paris, 1866, p. 657.

dans ce cas entraîné dans la cavité pelvienne, et par conséquent inaccessible. Du moins c'est ce que l'on constate sur
le cadavre ; nous verrons bientôt que l'encombrement sigmoïdal
peut être soupçonné par d'autres signes que celui de la
forme de cylindre isolable.

e. *Mobilité*.

La mobilité du cordon sigmoïdal est très grande, assez
grande pour qu'il paraisse dans certains cas flotter au-devant
de la fosse iliaque et qu'on puisse le déplacer parallèlement
à lui-même sur une étendue de 4 à 6 centimètres ; ce
déplacement est très facile, mais on sent en rapprochant le
cordon de l'arcade Fallope qu'il est tiré en dedans ; si on
s'éloigne trop de cette arcade, les doigts le perdent et ne peuvent
le suivre que jusqu'à 6 centimètres environ du pli de l'aine.

f. *Sensibilité*.

Le cordon sigmoïdal est en général indolent à la pression ;
lorsqu'il est sensible, la sensation exprimée par le malade,
tantôt est locale, tantôt seulement irradiée. L'un disait que
cette pression éveillait une douleur à l'épigastre, un autre
accusait une douleur dans le petit bassin, ou encore à l'hypogastre ; chez une de mes malades, la sensation provoquée à
distance était comparée à ce « point de côté » que l'on ressent, après une course, dans l'hypochondre gauche.

De ces faits je rapprocherai les suivants que j'ai observés :
l'alternative de douleurs spontanées au flanc gauche et à l'estomac ; la coïncidence assez fréquente d'une douleur de l'hypochondre gauche avec la présence du cordon sigmoïdal.

Lorsqu'en l'absence de cordon permettant d'affirmer la
localisation exacte de l'S iliaque, on détermine une douleur
par la pression du flanc gauche, on ne doit pas se hâter de
conclure à quelque hyperesthésie d'origine génitale ; il est fort
possible que l'on ait comprimé l'intestin. Si la douleur provoquée localement éveille en même temps une douleur à l'épigastre, ainsi que je l'ai souvent observé, il est fort probable

qu'elle a son point de départ à l'S iliaque, et qu'il ne s'agit pas
d' « ovarie » ; l'analyse des sensations provoquées dans l'intestin, lorsque sa forme de cordon permet de bien localiser la
pression, enseigne, pour le flanc gauche comme pour le flanc
droit, que les réflexes provoqués par la pression des flancs
peuvent ne pas avoir une origine exclusivement ovarique,
comme on l'a pensé jusqu'ici, mais aussi que leur point de
départ peut être intestinal.

II. — TECHNIQUE DE PALPATION

La technique de palpation est ici des plus simples, c'est
encore au « procédé du glissement » qu'il faut recourir ; en
dehors de ce procédé, on peut palper le flanc gauche, le déprimer
sans rencontrer le cordon sigmoïdal. S'il en était autrement,
ce signe objectif serait connu depuis longtemps.

Il faut se souvenir que le cordon cherché est le plus généralement du calibre d'une plume d'oie, qu'il est très mobile,
comme flottant et qu'on doit par conséquent palper avec adresse
et décision pour le trouver.

*Pour décéler le cordon sigmoïdal à l'aide « du procédé du
glissement »*, il faut : 1° *Déprimer la paroi antérieure du flanc
gauche*, délibérément et directement d'avant en arrière jusqu'à sa rencontre avec le plan sousjacent, et suivant une ligne
parallèle au pli de l'aine et placée à quatre travers de doigts de
ce pli : la dépression rectiligne sera exercée soit par les extrémités juxtaposées des doigts recourbés (la paume de la main
droite regardant l'épine iliaque antérieure gauche), soit par le
bord cubital de la main droite ; 2° *faire glisser de haut en
bas et de dedans en dehors la ligne de compression*, en la rapprochant du pli de l'aine. S'il y a un cordon sigmoïdal on le
rencontrera, on le franchira, on pourra le faire « rouler » en
passant alternativement sur lui de dedans en dehors et de
dehors en dedans,

Si le pannicule adipeux est épais, on placera les doigts
à peu de distance du pli de l'aine, et à leur aide on remontera

la paroi jusqu'à ce que la ligne de pression soit transportée à quatre travers de doigts du pli de l'aine, alors on les enfoncera directement dans le flanc. Cette manœuvre est absolument indolente, bien entendu.

Nous avons vu que le boudin cœcal devait être abordé par son bord externe, parce que la saillie de ce bord est plus prononcée que celle du bord interne et s'augmente encore de la sensation de résistance opposée aux doigts qui, le refoulant en dedans, le font tirer sur son méso ; avec le cordon sigmoïdal c'est au contraire en l'abordant par son bord interne et en poussant l'intestin en dehors et en bas que les mêmes conditions sont réalisées, mais en sens inverse.

III. — DIAGNOSTIC

Le diagnostic objectif du cordon sigmoïdal ne comporte aucune discussion. Il n'est pas douteux que ce cordon ne soit l'S iliaque lui-même : siège, mobilité, contractilité sous le doigt, crépitement. Il suffit d'avoir vérifié, soit par les autopsies, soit par la laparotomie, que cet intestin peut réellement revêtir cet aspect, pour n'avoir désormais plus de doute quand la palpation le rencontre et, si le cordon est épais, consistance, pâteuse, dépressibilité à la malaxation, disparition par le massage, etc., avec de tels caractères il n'y a pas de confusion possible.

Mais il peut arriver, quoique rarement, que, si l'on n'a pas d'hésitation sur la localisation du cordon, on en ait sur son intégrité histologique, en d'autres termes, et en particulier lorsque le cordon sigmoïdal est épais, du diamètre de deux travers de doigt, cette tuméfaction est-elle due exclusivement au contenu fécal de l'intestin ou bien les parois sont-elles infiltrées et alors s'agit-il de produits inflammatoires ou néoplasiques. Comme j'ai observé deux cas de dyspepsie dans lesquels j'ai dû me poser la question (question qui ne s'est présentée pour moi avec un tel caractère d'indécision, ni avec le boudin cœcal, ni avec la corde colique), il y a lieu d'esquisser ici un rapide diagnostic différentiel du cordon sigmoïdal pur, avec le *cancer annulaire infra-sigmoïdal* au début (avant l'occlusion) et la *sigmoïdite* de Mayor.

Relativement au **cancer infra-sigmoïdal**, j'ai observé en juin 1884 le cas suivant :

Obs — **Cordon sigmoïdal dans le cancer infra-sigmoïdal au début.**

M. F., 44 ans, dyspeptique depuis deux ans (aigreurs et pesanteurs une heure et demie après le repas), l'an passé, diarrhée de 3 à 4 selles par jour pendant trois mois et depuis lors constipation ; depuis quatre mois, selles glaireuses. Il y a dix jours, une purgation de séné nerprun provoqua vomissements, état syncopal, coliques sans aucune évacuation. Celle-ci fut obtenue à la suite d'un lavement purgatif, puis huileux, le lendemain. Des injections rectales avec une solution de nitrate d'argent, il y a six jours, n'ont pas modifié l'état glaireux des selles.

Quand je vois le malade à Vichy, où il vient pour accompagner sa femme, il se plaint d'*anorexie, éructations, aigreurs*, il lui semble que les aliments ingérés « tombent dans un puits » ; après les repas, il éprouve des douleurs périombilicales et il émet des glaires et des gaz par l'anus. Le malade n'a pas conscience que tel ou tel aliment soit plus indigeste qu'un autre. *Constipation :* les selles sont formées de scybales dures et blanchâtres. *Insomnie :* le malade ne dort que de 11 heures à minuit et de 2 heures à 3 heures du matin. *Hypochondrie.*

Mais deux symptômes surtout attirent l'attention : l'issue de *glaires rectales sanguinolentes* avec ténesme, sortant de l'anus, seules ou au moindre effort, même pendant celui de la miction, et, depuis 6 jours, une violente *douleur lombaire gauche*. Le teint est bon, le malade n'a pas maigri.

A la palpation, j'ai relevé, sur l'S iliaque, les signes objectifs suivants, que je transcris d'après les notes relevées aux examens successifs pratiqués dans l'intervalle de 25 jours :

5 juin. S étroit, avec nodule dur, sensible à la pression, la pression soutenue l'assouplit et fait circuler des gaz humides fins ;

11 juin. Nodosités dures, mais moins grosses ;

12 juin. Il n'y a plus de nodosités, on sent l'intestin pâteux ;

16 juin. S souple, indolent ;

25 juin. S très noueux.

On ne trouve rien d'anormal au toucher rectal.

Le traitement fut symptomatique : pas de cure thermale, mais régime, et laxatifs légers.

La persistance des glaires rectales sanguinolentes, du ténesme, des coliques, de l'irrégularité des selles, des signes objectifs du côté de l'S iliaque, malgré le traitement, me firent admettre un cancer infra-sigmoïdal du côlon et je posai l'indication d'une laparotomie.

(J'appris que le 22 août le malade avait eu une légère hémorrhagie rectale à la suite d'un lavement. Le 19 octobre 1884, il subit la colotomie iliaque pour des phénomènes d'obstruction et mourut.)

Le diagnostic repose ici sur un ensemble symptomatique et, relativement aux signes objectifs de l'S iliaque, sur leur irrégularité et leur intermittence. Lorsqu'il s'agit du cordon sigmoïdal « pur », le traitement rationnel de la dyspepsie (qui comporte celui de la constipation) ne laisse plus se former de scybales perceptibles à la palpation. Le cordon, qui d'ailleurs ne disparaît pas, devient désormais étroit, uni, cylindrique, souple. Il n'y a d'ailleurs jamais de coliques.

A la **sigmoïdite**, Mayor (de Genève), qui l'a décrite en 1893 (1), assigne les caractères suivants, que je transcris d'après cet auteur : '

« Le symptôme principal et le plus caractéristique de cette affection consiste dans la présence, au niveau de la fosse iliaque gauche, d'une tumeur douloureuse. Dans le cas où le processus inflammatoire est limité aux parois de l'intestin (Mayor distingue une sigmoïdite et une périsigmoïdite) le palper dénote, à la région occupée normalement par l'S iliaque, un corps cylindrique du volume d'un boudin, mobile sur la fosse iliaque et dont l'extrémité inférieure plonge dans le petit bassin, tandis que son extrémité supérieure semble se perdre au-dessus de la crête iliaque en se continuant avec le côlon descendant.

« Ce gonflement douloureux de l'intestin peut être confondu avec le cordon sigmoïdal décrit par Glénard chez les enté-roptosés ;... mais le cordon sigmoïdal de Glénard donne la sensation d'un corps plus grêle, plus régulièrement cylindrique ; en outre, il se caractérise par son état de

(1) MAYOR. *Quelques Mots sur une variété d'Entérite iliaque.* Rev méd. Suisse Romande, juillet 1893, no 7. — *La Sigmoïdite et son traitement*, Sem. méd. 2, août 1893

rétraction et de dureté. La sigmoïdite pourrait être encore confondue avec la colite mucomembraneuse. En effet, dans cette dernière affection, dont les relations avec l'hystérie et la neurasthénie sont connues, on trouve aussi une S iliaque dure, douloureuse, mais il s'agit ici du cordon sigmoïdal de Glénard et non du boudin inflammatoire de la sigmoïdite. En outre, les selles caractéristiques de la colite mucomembraneuse contribueront à établir le diagnostic différentiel.

« La dilatation gastrocolique de Trastour est un état spécial caractérisé par la coïncidence de l'ectasie stomacale avec la distension de l'S iliaque produite par l'accumulation des matières fécales. Mais, dans ce cas, ces amas de scybales ne provoquent pas l'inflammation parenchymateuse de l'intestin, ni les symptômes qui en sont la conséquence. »

A ces caractères distinctifs de la sigmoïdite, auxquels Mayor ajoute ceux qui évitent la confusion avec l'adénite iliaque ou le phlegmon iliaque, je n'ai, en ce qui concerne le cordon sigmoïdal, qu'à en confirmer l'exactitude, en ajoutant toutefois que le cordon sigmoïdal n'est pas sensible et qu'il se laisse affaisser par la malaxation ; que, dans la colite membraneuse, qui n'est pas une entité morbide, il n'y a pas non plus de sensibilité à la pression du cordon ; et enfin que, dans la dilatation de Trastour, le caractère fondamental est que l'S iliaque ne peut être circonscrit par la palpation, le flanc est proéminent, résistant et mat, voilà tout.

J'ai observé, en 1887, un malade qui, je le crois, doit être interprété comme un cas de sigmoïdite de Mayor.

Obs. — Sigmoïdite.

L'abbé X., 45 ans, se plaint de douleurs de reins et de douleurs intestinales. Il a eu à 10 ans une fièvre typhoïde depuis laquelle il a toujours éprouvé des douleurs au mésogastre et sous les deux hypochondres, douleurs remplacées par celles des reins dont il se plaint aujourd'hui. Il se plaint encore d'un point à l'épigastre et d'un point dorsal, de mauvaise bouche, malaises après les repas. La langue est saburrale.

A la palpation, on trouve, en outre de l'hyperesthésie du foie au niveau du lobe moyen et d'un crépitement en ce point qui laisse supposer que le côlon est adhérent au foie, on trouve un boudin sigmoïdal, long de 10 à 12 centimètres, formé en partie par la fin du côlon descendant, résistant, sensible, élastique, ne subissant aucun changement sous l'influence d'une pression prolongée. Ce boudin devient le siège de douleurs, de pesanteurs pendant la marche ; douze jours plus tard, je retrouvai l'S iliaque avec les mêmes caractères, en dépit d'un traitement (laxatifs, sangle, régime, alcalins), qui avait amélioré toutes les fonctions et supprimé les douleurs a la marche (sangle) ; les douleurs des reins avaient persisté.

Je ne sus rien depuis lors de ce malade, si non qu'il vit encore aujourd'hui, sept ans après, il n'avait conséquement pas de néoplasme. Il est vraisemblable que son S iliaque avait les parois infiltrées de produits inflammatoires chroniques et qu'elle doit rentrer dans le cadre de la sigmoïdite, par sa sensibilité, sa dureté, sa résistance, soit aux laxatifs, soit à la malaxation.

On doit également faire entrer dans la sigmoïdite de Mayor la variété signalée par Lauder-Brunton (1). Cet auteur admet l'existence d'une forme particulière de diarrhée qui ne se produit que le matin et qui aurait pour cause un état d'irritation ou de congestion chronique de l'S iliaque ou du rectum. Si cette congestion se répète trop fréquemment, elle se transforme peu à peu en un véritable état d'inflammation pouvant aboutir à la longue à la production d'ulcérations intestinales. Dans cette forme de diarrhée, la région de l'S iliaque est très sensible à la pression. En y pratiquant le palper, on trouve même souvent l'intestin *contracté sous forme d'une bride épaisse et dure.*

Ainsi que le reconnaît Mayor, ces formes d'entérite sigmoïdale, n'ont, en dépit de l'analogie de calibre, et de densité, rien à voir avec mon « cordon sigmoïdal » qui est beaucoup plus fréquent et exclue certainement toute pathogénie inflammatoire. Je n'ai même aucun motif d'admettre que la sigmoïdite puisse être une complication de la sténose sigmoïdale ; je n'ai jamais observé cette succession de phénomènes, même dans

_____

(1) LAUDER-BRUNTON.— *De la Diarrhée matinale et de son traitement* Sem. méd., 20 juin 1894.

l'affection dite entérite pseudo-membraneuse qui s'accompagne si fréquemment de sténose sigmoïdale. Au reste, Mayor lui-même, nous l'avons vu, repousse très nettement et à juste raison cette dernière variété du cadre de la sigmoïdite.

C'est très rarement qu'il y aura lieu de poser un diagnostic différentiel à l'occasion du cordon sigmoïdal, dont les signes sont très nets et très caractéristiques.

IV. — VALEUR SÉMÉIOTIQUE

La constatation, à l'S iliaque, de la sténose poussée au point que ce volumineux organe puisse être réduit au calibre d'une plume d'oie, présente incontestablement le plus grand intérêt. Le cordon sigmoïdal doit être à ce point de vue rapproché, soit de la corde colique, soit du boudin cœcal et conduire aux mêmes déductions. Il coïncide avec la constipation habituelle, ou parfois les selles glaireuses, pseudo-membraneuses ; il trahit une réduction de la surface intestinale. On ne le rencontre que dans les maladies de la nutrition à syndrôme dyspeptique ou neurasthénique et, par ce caractère, il relève bien de la même pathogénie générale que les autres sténoses.

Comme, d'un autre côté, de même qu'on l'observe pour le transverse et pour le cœcum, la sténose de l'S iliaque est permanente, indolente, peut être constatée durant des années chez le même sujet et que le premier effet de la pression est de la faire contracter, il est impossible d'admettre que la sténose soit, ici plus qu'ailleurs, causée par un état spasmodique, celui-ci peut se surajouter à la sténose, mais accidentellement ; ce n'est pas non plus, et je regrette d'avoir à cet égard une opinion opposée à celle de M. Potain (1), la conséquence d'une colite chronique, car, en premier lieu, si la sténose coïncide souvent avec la défécation pseudomembraneuse rien ne prouve réellement que cette anomalie des selles soit le fait d'une colite primitive, en second lieu, le foyer d'origine des glaires ou des membranes se trouve placé bien plus haut sur la

(1) POTAIN. *Loc. cit.*

muqueuse du côlon, probablement à l'un de ses coudes, enfin, en troisième lieu, plus souvent encore, on note avec le cordon sigmoïdal l'absence de membranes ou glaires dans les garde-robes ; d'ailleurs les selles peuvent, même avec un cordon sigmoïdal très étroit, s'il n'est pas compliqué de spasme accidentel, présenter l'aspect et les dimensions de selles normales. A cet égard le rectum, et non l'S iliaque, paraît être le vrai laminoir, c'est lui qui donne aux selles le calibre qu'elles présentent au moment de leur expulsion par l'anus.

Lorsque nous essayerons de cataloguer les syndrômes objectifs, c'est-à-dire de dégager les types d'association des signes objectifs relevés par l'exploration abdominale, nous trouverons peut-être soit une loi commune qui préside à la sténose du côlon, soit un rapport entre l'entérosténose d'un côté, de l'autre la perturbation fonctionnelle ou statique des autres viscères de l'abdomen ; nous trouverons alors des arguments en faveur d'un « processus de sténose » spécial. Mais, considéré isolément, le cordon sigmoïdal est loin de se prêter par l'analyse de ses caractères objectifs à des considérations séméiologiques aussi précises que celles que nous avons relevées dans l'étude des autres segments du gros intestin.

Alors que, en dehors de sa signification en tant que sténose, *la corde colique éveille l'idée d'ectopie, le boudin cœcal l'idée d'obstruction, et que tous deux évoquent un trouble fonctionnel hépatique, le cordon sigmoïdal présente plutôt les signes trahissant sa corrélation avec l'estomac.*

Dans certains cas, la sensation, éveillée par la pression de l'S iliaque, se traduit par une douleur à l'épigastre. Quelques malades signalent l'alternance entre la douleur spontanée du flanc gauche et celle de l'estomac : j'ai cité (1) l'observation d'un médecin qui a noté sur lui-même la coïncidence d'un cordon sigmoïdal petit et dur lorsqu'il souffrait le plus de ses

(1) F. GLÉNARD, *Obs. du Dr X...*, relevée par lui-même. Entéroptose. *Forme dyspeptique et neurasthénique*, in MONTEUUIS. De l'Entéroptose. Paris, Baillière, 1894, p. 332.

digestions, devenant plus large et plus pâteux lorsqu'il était dans une bonne période de santé, reprenant petitesse et dureté s'il y avait une rechute.

Dans l'observation du cancer infra-sigmoïdal que j'ai relatée plus haut, j'ajoute ici que, chez ce malade, outre l'insomnie causée par le tenesme rectal, le repas éveillait, 15 minutes après que le malade s'était mis à table, des douleurs hypo-gastriques avec coliques et tension très dure de cette région de l'abdomen, suivies peu après d'une selle. Ce retentissement de l'estomac sur le côlon doit être rapproché des cas si fréquents où les malades ont de la diarrhée de suite après le repas. L'S iliaque étant le réservoir des matières fécales ou, peut-être mieux, l'organe, analogue au ballon de l'« énema », qui emma-gasine la force propulsive, le « régulateur de la défécation », il est vraisemblable que l'expulsion des matières fécales est provoquée par sa contraction et que c'est un réflexe parti de l'estomac qui le provoque lui-même à se contracter.

L'analyse des symptômes subjectifs dans les maladies de la nutrition nous apportera, à l'appui de cette interprétation, des faits ayant toute la valeur d'expériences physiologiques.

Disons enfin, pour terminer, que le cordon sigmoïdal paraît être un signe précurseur. Dans trois cas, c'était le seul signe objectif que je pus relever chez des malades où l'année suivante je constatai, en outre de ce même cordon, du clapotement gastrique avec battement à l'épigastre.

Et, en résumé :

le cordon sigmoïdal, dont la connaissance peut mettre à l'abri d'erreurs de diagnostic, et qui évoque l'idée d'un processus soit d'Entéroptose, soit de « gastricisme », est un signe objectif digne d'attention.

B. — *Dilatation de l'S iliaque*

C'est le professeur Trastour (de Nantes) qui, le premier, en 1880, dans un travail sur la « Dilatation passive de l'S iliaque » (1)

(1) TRASTOUR. *De la dilatation passive de l'S iliaque et de ses consé-quences au point de vue clinique*, Revue mens. méd. et chir. 1880, p. 277.

puis dans diverses publications ultérieures, a démontré l'existence d'une ectasie du côlon sigmoïdal et insisté sur la valeur
pathogénique de cette ectasie dans les affections digestives,
montré ses relations avec la dilatation de l'estomac et mis en
lumière un type morbide, le type de la « dilatation gastrocolique ». Le parallèle de ce type avec un type opposé, celui de
l'Entéroptose, qui venait d'être dégagé du chaos des maladies
indéterminées, nous a valu, en 1889 (1), de la part de l'éminent
clinicien, un chapitre de pathologie générale dont nous aurons
maintes fois à apprécier la haute valeur.

Que doit-on entendre par « dilatation » de l'S iliaque?

Nous avons vu, en discutant la valeur du terme « dilatation », à propos de la dilatation gastrique, qu'on appliquait
indifféremment ce terme à l'atonie, à l'augmentation absolue
de capacité, à la simple distension, même à la ptose de l'estomac. Nous avons vu que, adopté avec cette compréhension
pour le cœcum, il conviendrait aussi bien au cœcum sténosé
qu'au cœcum distendu. Nous en avons conclu que, sous peine
de faire du terme de dilatation le synonyme d'atonie, d'hypotase, de myasthénie, de « rétractibilité insuffisante », il fallait
le réserver à l'augmentation absolue de capacité ; finalement,
nous avons émis l'avis que, cliniquement. le terme de dilatation devrait être réservé à un syndrôme spécial, tel que,
pour l'estomac, le syndrôme de la dilatation décrit par les
anciens auteurs et, pour le cœcum, si l'on veut, le syndrôme
de Bouveret, lorsqu'il est causé par un cancer annulaire en aval
du cœcum.

Dans la « dilatation de l'S iliaque » de Trastour, le terme
« dilatation » est encore pris dans le sens de retractibilité
insuffisante. Sous cette dénomination Trastour décrit un syndrôme objectif attestant la distension atonique de l'S iliaque,
avec rétention des excréta, mais non une augmentation

---

(1) TRASTOUR. *Les Déséquilibrés du ventre ; entéroptosiques et
dilatés.* Paris, Coccoz, 1889, 59 p.

absolue de la capacité de cet intestin au-delà des limites de
sa distension physiologique. L'exposé des caractères objectifs
en est la preuve.

I. — CARACTÈRES OBJECTIFS.

Les signes assignés par Trastour à la « dilatation de l'S
iliaque » sont les suivants, que je reproduis textuellement,
d'après les travaux du professeur de Nantes :

« Le ventre est rond, proéminent, tombant sur les cuisses ;
il n'y a pas de constipation, mais au contraire souvent c'est la
multiplicité des garde-robes (diarrhée paradoxale), les sécrétions glaireuses qu'indiquent les patients. Le trop-plein est
tel que, sitôt après le repas, il faut courir au cabinet.

« Chez ces malades on trouve à la région hypogastrique
gauche :

1º Tuméfaction ;

2º Tension, résistance ;

3º Matité souvent absolue et très étendue ;

4º Scybales constatées par la palpation ;

5º Résultats probants donnés par l'examen du rectum et
rétablissement progressif de la sonorité par des lavements
répétés. »

De l'exposé de ces caractères objectifs il résulte qu'il n'y a
pas de technique spéciale de palpation à employer pour reconnaître la dilatation de l'S iliaque, et que celle-ci est essentiellement constituée par la *rétention des matières stercorales dans
un intestin distendu*.

II. — DIAGNOSTIC

Des deux éléments, coprostase et distension, qui constituent la dilatation de l'S iliaque, suivant l'acception de Trastour, l'un, la *coprostase*, se trahit par les signes objectifs que

nous venons d'énumérer ; l'autre, la *distension*, par l'étendue de la zône dans laquelle ces signes sont perceptibles.

La coprostase, l'arrêt des matières fécales, peut se rencontrer non seulement avec la distension, mais aussi avec l'atonie simple, avec la sténose, avec la dilatation. Est-il des signes qui permettent de la reconnaître ? D'un autre côté, l'intestin peut être distendu, atonique, sténosé ou dilaté sans qu'il y ait pour cela coprostase, sans qu'il y ait d'autre contenu qu'un contenu gazeux. Peut-on, par la palpation, distinguer ces diverses modalités ?

Ces distinctions, déjà si difficiles à faire pour l'estomac à propos duquel se posent également les questions de contenu et de dimension, le sont encore bien davantage pour l'S iliaque, en raison de la grande mobilité de cet intestin, due à la longueur de son mésentère, en raison de l'absence du bruit de clapotage, dont les limites sont le seul élément qui puisse donner une idée de la dimension de l'S. Les résidus alimentaires déjà de consistance pâteuse dans le cœcum et le transverse, sont, dans l'S iliaque, solides, souvent même desséchés. Le bruit de clapotage a été signalé seulement dans la dysenterie ; Possa (cité par Trastour) relate pourtant deux observations dans lesquelles il aurait rencontré un clapotage de l'S iliaque identique à celui de l'estomac. En tous cas, c'est un phénomène excessivement rare. Les caractères d'un diagnostic différentiel portant sur ces diverses modalités de l'intestin ne peuvent donc être qu'ébauchés.

L'atonie simple sans coprostase, de l'S iliaque, se reconnaîtra à la possibilité d'y produire un bruit de gargouillement après une injection d'eau par le rectum. C'est le signe que Boas (1), a proposé pour déceler l'atonie du côlon transverse : « tandis que dans le côlon normal, dit Boas, il faut 500 à 600 gr. d'eau pour produire le bruit de gargouillement, dans un côlon atone on peut déjà provoquer ce bruit après un lavement de 200 à 300 gr. d'eau ». Or, je considère que le bruit de gargouil-

(1) Boas. Soc. méd. int. Berlin, 5 juin 1893.

lement a, dans ce cas, pour foyer d'origine, non pas le côlon transverse, ainsi que le pense Boas, mais bien l'S iliaque du côlon. En effet, avec 200 à 300 gr. d'eau dans un intestin atone, c'est-à-dire se laissant distendre, non seulement on ne pénètre pas dans le côlon transverse, mais on n'atteint même pas le coude gauche du côlon ; il faut songer que la capacité de l'S iliaque lui permet, sans que cet intestin soit forcé, de contenir près d'un litre de liquide ; et il ne s'agit ici que de 200 à 300 gr., et le rectum en retient bien une partie. Le signe de Boas pourrait donc servir comme signe d'atonie de l'S iliaque. Ajoutons ici que c'est une illusion, parce que, pendant un lavement froid, on éprouve une sensation croissante de fraîcheur à l'hypogastre, de croire que cette sensation soit due à la pénétration de l'eau dans le côlon transverse. C'est l'S iliaque qui se distend au-dessus du pubis pour recevoir le liquide injecté. Il en est très vraisemblablement de même avec l'« entéroclyse » de Hegar, Mossler, Cantani. Malgré tout ce qui en a été dit, je crois aussi qu'il faut encore vérifier si réellement, dans le « diaclysme » de v. Genersich (1), non seule-

(1) V. GENERSICH. *Die Ausspulung des Verdauungscanals* (Dia-clysmos) *bei Cholerakranken.* Deutsch. med. Woch. 13 oct. 1893. — *Genersich* attribue à un pareil traitement la guerison d'un cholerique qu'il y a exposé, mais « je ne vais pas jusqu'à dire, ecrit-il, que desormais aucun cholerique ne mourra, car il peut exister des contre-indications au dia-clysme » ; *Erlenmeyer* (ibid) injecte egalement, dans un cas d'ileus, 11 litres d'eau tiède, en une heure, sans se laisser arrêter par les cris que le malade poussait dès le 8ᵉ litre ; il ne cessa que lorsque le ventre fut « dur comme la pierre » ; il n'y eut pas de vomissements, le malade fit une petite selle après avoir rendu son eau par l'anus ; il y eût le lendemain de la paralysie des intestins que l'on traita par la strychnine et l'arnica et le malade finit par guerir.
Genersich s'est assuré sur le cadavre que le diaclysme, possible de l'anus à la bouche, ne pouvait se faire en sens inverse de la bouche à l'anus ; à partir du 5ᵉ litre injecté par la bouche à l'aide de la sonde œsophagienne, rien n'y fait, on ne peut obtenir qu'il en penetre davantage ; le liquide ne depasse pas la partie interieure de l'intestin grele. *Lesage et Dauriac* (Gaz. hop., 17 oct. 1893), verifiant sur le cadavre les assertions de V. Genersich, ont observe que l'eau injectee par l'anus penetrait dans l'estomac à partir du 6ᵉ litre *Greslou* (th. Paris 1875), avait etabli le même fait. *Dammann, Johne, Bauwerker, Weisseph, Putz* (Zeitsch. f. veterinar. Wissenschaften 1876 nᵒ 16), avaient applique le diaclysme dans certains cas de coliques, constipation, diarrhee chez les animaux ; il semble resulter des faits cons-tatés que chez le chien les injections peuvent penetrer jusqu'a l'intestin grele, peut-être jusqu'a l'estomac (Putz) que, chez le cheval, elles ne depas-sent pas le cœcum, malgre une dose de 90 litres qui fut une fois injectee en une même seance.

ment l'eau injectée par l'anus ressort par l'estomac, ainsi que le prétend cet auteur, ou même qu'elle atteigne l'iléon, mais si réellement elle franchit le coude gauche du côlon et dépasse l'S iliaque.

L'atonie avec coprostase de l'S iliaque semble ne pouvoir être diagnostiquée par la palpation abdominale ; c'est dans ce cas, en effet, qu'il faut sans doute ranger cette disposition de l'S iliaque, répondant à l'observation de Cruveilhier (1), et à celle de Richet (2), d'après lequel « presque toujours on la rencontre sur le cadavre remplie de matières fécales qui l'entraînent dans la cavité pelvienne. »

La *sténose sans coprostase* de l'S iliaque est reconnue par la présence du cordon que forme l'intestin, et que nous avons étudié sous le nom de « cordon sigmoïdal ».

La *sténose avec coprostase* de l'S iliaque présente avec la distension ce caractère essentiel de différentiation, qui sépare réellement le boudin sténosé le plus volumineux de la distension à son degré le plus minime, c'est que l'intestin sténosé peut être délimité, circonscrit par les doigts, tandis que, dans la distension, on ne suit pas exactement les bords de l'intestin encombré, on n'a pas la sensation d'un cylindre.

Quant à la *dilatation vraie* de l'S iliaque, il semble impossible d'en faire le diagnostic. Elle existe pourtant, mais tantôt on ne la soupçonne pas quand elle existe, tantôt on la soupçonne quand elle n'existe pas. L'S iliaque est, de l'avis de tous, le principal réservoir des matières fécales. C'est surtout parce que ses dimensions physiologiques peuvent varier dans de grandes proportions qu'on lui a attribué ce rôle.

Quand on l'insuffle sur le cadavre, on voit cet intestin, sans qu'on l'ait « forcé », se distendre au point de remplir l'hypo-

(1) CRUVEILHIER. *Anatomie.* 2ᵉ éd., Paris 1865-68, T. III, p. 161.
(2) RICHET. *Anat. médico-chirurgicale* 1886.

gastre jusqu'au cœcum et jusqu'à l'ombilic, en se déroulant en une large couronne qui remplit près de la moitié de la cavité abdominale. On a même vu l'S iliaque s'étendre jusqu'au foie par sa première courbure. Vulpian (1) cite un cas de dilatation de l'S iliaque simulant une cirrhose du foie avec ascite ; on fut sur le point de faire la ponction ; à l'autopsie, on trouva une masse tellement énorme de matières solides, liquides, sans compter les gaz, dans l'S iliaque et le rectum dilatés, qu'on l'évalua à 20 litres. Berry (2) cite un cas où l'S iliaque occupait toute la moitié gauche de l'abdomen et s'étendait en haut jusqu'à la rate et au foie, auxquels elle adhérait. Il s'agissait d'un homme de 73 ans, chez lequel la constipation habituelle avait été absolue pendant neuf jours et qui mourut de perforation ; il n'existait pas de rétrécissement de l'intestin, ni de compression par une tumeur ou une bride fibreuse. C'était simplement une obstruction consécutive à la constipation. Pye Smith (3) en a observé un autre, un homme de 43 ans, chez lequel fut diagnostiquée une obstruction par rétrécissement du côlon descendant ; on dut pratiquer la colotomie lombaire. Au bout d'un certain temps, le cours normal des matières se rétablit, l'anus lombaire s'oblitéra. Le malade succomba une année plus tard à une néphrite ; à l'autopsie on trouva le gros intestin normal, il n'existait pas de rétrécissement ; l'obstruction, qui avait été observée précédemment, avait été sous la dépendance de la simple atonie de l'intestin.

Ces exemples suffisent à montrer combien la topographie de l'S iliaque est difficile à préciser. On peut dire que c'est une loi générale pour tous les organes digestifs : dès que l'on sort du domaine de la palpation pour entrer dans celui de la percussion, il n'y a plus que des données approximatives et des sources d'erreur.

Pour en revenir à la « dilatation de l'S iliaque » de Trastour,

(1) VULPIAN (cité par Trastour). Clin. de la Charité, p. 247.
(2) Patholog. society. London, 6 fév. 1894. Voy aussi : LESPINASSE. *Sur un cas de dilatation de l'S iliaque constatée à l'autopsie.* Journal de médecine de Bordeaux. n° 39, 1893.
(3) Ibid.

ce n'est donc pas trop des cinq caractères donnés par cet éminent clinicien pour en établir le diagnostic.

III. — VALEUR SÉMÉIOLOGIQUE

Le meilleur moyen de faire apprécier la valeur symptomatique de la distension avec coprostase (dilatation) de l'S iliaque, c'est d'énumérer les conséquences que Trastour a tirées de ce syndrôme objectif. Ce sont :

1° La *pathogénie intestinale* de maladies le plus souvent mal interprétées, ainsi qu'on en peut juger par les formes symptomatiques sous lesquelles Trastour classe les principaux types dans lesquels il rencontre la dilatation de l'S iliaque et qu'il désigne ainsi : les dilatés dyspeptiques ou gastralgiques ; les dilatés cardiopathes ou pseudoasthmatiques ; les dilatés cérébraux ou neurasthéniques ; les dilatés herpétiques ou couperosés.

2° *L'existence d'un type de dilatation* dans lequel tout le tube digestif est distendu, le type de la *dilatation gastrocolique*, que Trastour a dégagé des « dilatés de l'estomac » de Bouchard, et qui comporte un rôle de l'intestin au moins égal à celui de l'estomac dans la pathogénie de ces dilatés.

3° *L'indication des laxatifs* chez des malades « qui ne sont pas constipés, qui vont une ou deux fois par jour à la garde-robe, souvent même en diarrhée, mais dont l'évacuation stercorale est chaque jour insuffisante et incomplète » (1). Cette médication puissante, que nous avons tant de peine à réhabiliter dans le traitement des affections digestives chroniques, même de celles qui s'accompagnent de constipation opiniâtre, et dont le discrédit immérité repose sur les vieilles et fausses doctrines de l'Irritation et de l'Anémie, prouve par l'efficacité de son action le rôle important de la coprostase dans la pathogénie.

4° Un *caractère dichotomique*, qui, par la comparaison des

(1) TRASTOUR. *Du rôle pathogénique de la dilatation gastrocolique.* Sem. méd., 15 sept. 1886, p. 361.

malades à intestin dilaté aux malades à intestin sténosé, permet de classer les affections digestives en deux groupes, d'allure symptomatique réellement différente, les « dilatés » et les « entéroptosiques ».

Ces deux groupes, en apparence si nettement séparés l'un de l'autre et par des caractères si tranchés, si faciles à distinguer par la palpation, se rapprochent pourtant par des caractères identiques. Dans la dilatation gastrocolique, comme dans l'Entéroptose, maladie à angusties et à dislocations, c'est la même substitution du rôle de l'intestin à celui de l'estomac ; toutes deux se recrutent de même parmi les dilatés de M. Bouchard ; dans toutes deux, ce sont les mêmes indications.

Outre celle des laxatifs, Trastour admet encore l'indication de la sangle, chez les dilatés comme chez les entéroptosiques. Un caractère plus général que celui des dimensions de l'estomac, comme le voulait Bouchard, un caractère plus général encore que celui des dimensions de tout l'appareil digestif doit englober ces traits communs. C'est ce caractère que l'éminent professeur de Nantes a désigné sous le nom de « déséquilibration du ventre », en généralisant à la Dilatation gastrocolique et à l'Entéroptose, le complexus que j'avais décrit sous le nom de « trouble de statique abdominale » ; j'avais abstrait ce trouble statique, cette déséquilibration, du syndrome de mes entéroptosiques et proposé de l'accepter comme une notion pathogénique nouvelle dont il y avait lieu de tenir compte désormais dans l'interprétation de certaines maladies jusqu'ici obscures et par conséquent indéterminées et j'en avais fait l'essence même de l'Entéroptose.

La proposition suivante, que je crois pouvoir déjà formuler à cette place, donne de la « déséquilibration abdominale » une analyse dont tous les éléments se retrouvent dans les signes relevés jusqu'ici par l'exploration de l'estomac et de l'intestin. L'exploration des autres viscères abdominaux en confirmera de plus en plus la justesse. Voici cette proposition :

La « perturbation de la statique abdominale », la « déséquilibration du ventre », reconnaît quatre facteurs principaux :

a. *Une dislocation viscérale ;*

b. *Un trouble de l'équilibre de tension des divers segments de l'intestin ;*

c. *Une « décalibration » du tube digestif dans son ensemble, que le tube digestif soit, par le fait d'une « régulation défectueuse » de son calibre, trop élargi, ou qu'il soit au contraire trop rétréci ;*

d. *Une perturbation de la tension générale du ventre.*

Ces quatre facteurs se combinent le plus souvent et s'engendrent l'un l'autre. Le plus intéressant est à coup sûr celui pour lequel je propose le terme barbare, mais significatif, de « **décalibration** »; intéressant parce qu'il s'applique à ce caractère, qui nous a tellement frappés, Trastour et moi, d'une anomalie persistante et palpable du calibre de l'intestin, intéressant encore parce qu'il permet de concevoir, conformément à ce que dit la clinique, la sténose et la distension, sans le spasme ou l'atonie qui leur sont à tort constamment associés, ou encore de concevoir l'atonie avec la sténose, le spasme avec la distension ; intéressant surtout parce qu'il évoque un facteur plus haut placé, celui qui préside à la *régulation du calibre général de l'intestin*. Or, c'est la notion, c'est l'étude de ce facteur, de ce régulateur, agissant, soit par l'intermédiaire du système nerveux, soit par l'intermédiaire de la circulation des parois intestinales, sans doute par tous les deux à la fois, qui importe surtout au progrès de nos connaissances dans le domaine des affections digestives. Lorsque j'aurai démontré, comme j'espère pouvoir le faire, que ce régulateur a son principe dans le foie, l'explication ne sera pas difficile à donner des caractères fondamentaux de similitude qui, en dépit des caractères si apparents de dissemblance, réunissent toutes les affections digestives dans lesquelles le tube digestif se trouve « déséquilibré » sous le même sceptre que les maladies de la nutrition, sous le sceptre de l' « hépatisme ».

Cette échappée dans le domaine de la pathologie générale serait ici à sa place, quand bien même elle ne surgirait pas

spontanément de la discussion sur la valeur des signes objectifs rencontrés par la palpation ; elle serait ici à sa place pour
affirmer une fois de plus de quelle importance est la palpation
abdominale dans les maladies de la nutrition et quels horizons
inexplorés elle découvre, lorsqu'elle est systématique et méthodiquement appliquée. Nous n'avons pourtant encore étudié
que l'estomac et le gros intestin et celui-ci seulement dans
les points qui sont accessibles à la palpation abdominale antérieure.

Pour ne pas interrompre l'exploration de la région abdominale antérieure et en raison des procédés différents de palpation auxquels il faudra désormais recourir, pour palper
l'abdomen par ses parois latérales, on remettra à la fin de l'examen, soit la recherche des signes objectifs tirés des coudes
du côlon, soit le toucher du rectum et la vérification des
hémorrhoïdes. Avant d'y arriver, il faut encore avoir exploré
l'iléon et le duodénum, qui appartiennent à la région antérieure de l'abdomen.

§ IV

Palpation de l'Iléon

Les enseignements fournis par la palpation de l'iléon sont
des plus restreints. Suivant l'expression de Barth (1) « l'intestin grêle est, si l'on peut s'exprimer ainsi, la grande inconnue
dans le palper abdominal, à cause de la place considérable
qu'il tient dans le ventre, à cause de sa mobilité extrême, de
son volume sans cesse changeant, des aberrations de lieu et de
forme qu'il peut offrir ». Dans les pages qui précèdent, nous
l'avons trouvé à l'épigastre, se prêtant à une confusion inévitable avec le côlon transverse ; dans le flanc droit, il a pu,

(1) BARTH. Dict. sc. méd., art. Palpation.

nous en avons eu la preuve, être pris pour le cœcum ; il peut
s'insinuer partout, et la percussion, dont les enseignements
sont si précaires dans le domaine de l'exploration abdominale,
est la seule ressource que le médecin ait à sa disposition
pour localiser l'intestin grêle. D'un autre côté, nous avons vu
que le gros intestin, lorsqu'il est distendu, peut recouvrir tout
le paquet intestinal, et c'est en vain que nous avons cherché
des signes pour le distinguer dans ce cas des anneaux distendus de l'iléon.

La palpation de l'intestin grêle se confond avec celle de
l'abdomen en général. Le ventre est-il gros et sonore, on en
peut inférer que l'iléon est plus ou moins distendu par les
gaz ; est-il maigre et submat, l'iléon est plus ou moins réduit
dans son calibre. La réduction du calibre de l'iléon, l'iléosté-
nose, ne se traduit pas, comme pour le gros intestin, par des
cordons dont le relief soit perceptible, soit parce que ces cordons sont trop mous, soit parce qu'ils sont trop petits ou trop
courts, trop contournés (par le fait de la disposition de leur
mésentère) pour pouvoir être palpés isolément et détachés en
relief sur le plan postérieur de l'abdomen.

Je n'ai jamais trouvé dans les maladies de la nutrition le
signe de sténose d'un segment de l'iléon, décrit par Obrastzow (1), signe que cet auteur n'a du reste rencontré que dans
la fièvre typhoïde. « Dans 60 °/₀ des cas de cette maladie, j'ai,
dit-il, pu sentir, outre le cœcum, une anse intestinale présentant
à peu près la grosseur de l'index, d'une consistance variable,
et au niveau de laquelle on déterminait, par la pression, de la
douleur et du gargouillement. Cette anse, située au fond de la
fosse iliaque droite, offre une longueur de 6 à 8 centimètres,
et se dirige obliquement de haut en bas et de dehors en dedans ;
son bout supérieur est en rapport avec la partie interne de la
surface extérieure du cœcum, l'inférieur se trouve près du

(1) OBRASTZOW. *De la valeur de la palpation de l'iléon et des ganglions mésentériques dans le diagnostic et le pronostic du typhus abdominal.* Congrès de Saint-Pétersbourg, janvier 1894., Sem. méd., 17 janv.
1894, p. 25.

détroit supérieur du bassin, dans le voisinage du bord externe du muscle droit abdominal. Une ligne, menée d'une épine iliaque antérosupérieure à l'autre, divise cette anse en deux parties égales, et le point de rencontre de l'anse et de cette ligne interépineuse est situé à une distance de 7 centimètres de l'épine iliaque antérosupérieure du côté droit. » Obrastzow a, dit-il, vérifié à l'autopsie que cette anse n'était autre chose que la partie terminale de l'iléon, qui vient s'aboucher dans le cœcum et il est arrivé à la conclusion clinique que, plus cette anse est grosse et douloureuse, plus le pronostic de la maladie est grave.

Cette description devait trouver sa place dans un travail où il a été si souvent question de la forme de cordon, que peut revêtir l'intestin, et qui le rend palpable et isolable.

En réalité il n'est, dans les maladies de la nutrition, que trois cas dans lesquels on puisse être fixé sur la topographie de l'iléon, et par suite sur l'état approximatif de son volume, de sa tension, de sa sensibilité, de son contenu, etc. Ces conditions sont les suivantes :

1° *Les anses distendues de l'iléon sont visibles* et se dessinent à travers la paroi abdominale amincie, soit dans le cas d'éventration consécutive à la laparotomie, soit dans le cas de vraie cachexie digestive, où l'amaigrissement de la paroi dans toute son épaisseur, sa flaccidité sont telles que la moindre saillie intestinale soulève la peau. Dans deux cas, je trouvai ainsi l'iléon, dont les doigts pouvaient isoler les anses visibles à l'œil nu et faire cheminer les gaz de l'une à l'autre. Le transverse était noueux, l'estomac clapotant, le cœcum gargouillant, tout le ventre donnait l'impression, par les bruits qu'on y provoquait, d'une vraie grenouillère. Il n'y eut rien à faire de ces malades dont on ne put enrayer la progressive cachexie.

2° *Le gros intestin est sténosé.* Lorsqu'on a pu éliminer, de la masse des viscères, les divers segments du gros intestin, et les localiser sous forme de boudin cœcal, de corde colique, de cordon sigmoïdal, il est évident que toute partie de l'intestin qui n'est pas constituée par le côlon ne peut être que l'intestin grêle. De là le conseil de commencer la palpation intestinale par celle du gros intestin. Lorsqu'on trouve le côlon sténosé et l'iléon assez largement calibré pour que le ventre conserve sa forme, ce peut être signe de l'entéroptose à son 2e degré.

3° *L'hypogastre est excavé.* Lorsque l'hypogastre présente sa voussure normale, il peut exister une confusion sur le nom de l'intestin qui se développe au-dessus du pubis, ce peut être l'S iliaque aussi bien que l'iléon. Mais lorsqu'il est excavé, c'est que ni l'un ni l'autre ne s'y rencontrent. Lorsque le ventre est plat, que l'on peut accéder à la face antérieure de la colonne même au-dessous de l'ombilic, parfois aussi y sentir le battement et le relief de l'aorte, on en doit conclure non seulement que l'iléon est rétréci, mais que le paquet de l'intestin grêle est ptosé dans le petit bassin. C'est ainsi qu'on le rencontre parfois dans les autopsies. Dans des cas pareils, il est rare que le gros intestin ne soit pas sténosé. C'est là le 3e degré de l'entéroptose ; il faut en tous cas vérifier s'il ne s'agit pas de cette maladie. Cette dislocation de l'intestin grêle implique en effet un tiraillement de l'iléon sur ce que j'appelle le ligament suspenseur du mesentère ; les conséquences fâcheuses qui en résultent pour la libre communication entre le duodénum et le jejunum sont inévitables, ainsi que le prouve l'anatomie ; de même que, nous le verrons plus tard, la ptose du côlon transverse implique une angustie mécanique au niveau du pylore.

Dans tous les cas, et il est bon de le rappeler en terminant ce court chapitre, il faut, avant de tenter toute localisation de l'iléon, s'être assuré par la palpation générale que l'hypogastre est souple, ne recèle aucune tumeur utérine, et que son contenu est mobile, que les anses intestinales semblent facilement glisser les unes sur les autres. S'il en est autrement, si les déplacements, même légers, imprimés à cette région, paraissent gênés, il faut soupçonner des adhérences consécutives à une ancienne péritonite : dans ce cas, les anses de l'iléon sont plus ou.moins soudées entre elles, et cet état pathologique peut donner le secret de mainte affection digestive rebelle, de maints échecs thérapeutiques inexpliqués.

§ V

Palpation du Duodénum

S'il est déjà difficile de consacrer quelques lignes utiles à la palpation spéciale de l'iléon, il paraît réellement téméraire qu'on puisse oser donner à un chapitre le titre de « Palpation du duodénum ». Les éléments de la région dans laquelle se trouve le duodénum sont complexes, la région est d'un accès difficile, le duodénum lui-même est placé à la partie la plus profonde de cette région, enfin, et qu'il s'agisse d'apprécier les anomalies de son calibre, sa sténose ne serait pas plus perceptible que celle de l'intestin grêle dont il fait partie, ni sa dilatation plus facile à déceler que toute autre dilatation du tube intestinal.

Pourtant il existe une « dilatation du duodénum », dilatation vraie, absolue, dont j'ai donné les preuves anatomiques et esquissé la pathogénie (1) ; il existe un « rétrécissement du duodénum » ; il y a un « ulcère du duodénum » ; enfin j'ai signalé l'existence de « coliques duodénales ». C'est dans les maladies de la nutrition que se retrouvent les syndrômes de ces divers états pathologiques. Il importerait donc que la palpation prêtât son concours à l'édification du diagnostic. Celui-ci ne repose, très approximatif, jusqu'à présent que sur les symptômes subjectifs. Mieux encore vaudrait dire que c'est un diagnostic de salles d'autopsies.

(1) F GLÉNARD. *Enteroptose*, etc., Paris, Masson, 1885, p. 61 et fig. , p. 70.

Pas plus dans la **dilatation du duodénum** que dans la sténose, il ne faut songer à trouver des indices certains par la palpation. Nous avons vu, en parlant de la demi-corde côlique droite, qu'on trouve parfois sur la face latérale droite de la colonne, un peu au-dessus du parallèle ombilical, trois cordons superposés, pouvant être formés, soit par la vésicule, soit par le duodénum, soit par le côlon transverse, soit enfin par la région pylorique de l'estomac. Nous avons ajouté que le diagnostic différentiel ne pourrait se faire que par élimination, dans les cas où pareille élimination serait possible. Si alors on peut s'assurer qu'une des cordes est constituée par la plicature inférieure du duodénum, on concluera à la ptose, et suivant le siège de cette corde, à la dilatation du duodénum, et il y aura lieu de vérifier si cette dilatation n'a pas pour mécanisme celui que j'ai indiqué dans l'entéroptose et que plusieurs autopsies ont vérifié, c'est-à-dire la compression de l'orifice duodéno-jejunal par le « ligament suspenseur du mesentère » (Glénard), qui passe au-devant de lui, au point où il devient le jejunum.

Obrastzow (1) a vérifié, mais seulement sur le cadavre, la possibilité que le duodénum formât par sa plicature inférieure une des cordes qui peuvent être confondues avec la corde colique lorsqu'elle siège à droite. Nous avons exposé les caractères diagnostiques qu'il donne pour les distinguer à la palpation et montré combien ces caractères étaient sujets à caution.   .

Dans l'**ulcère du duodénum**, voici, d'après Bucquoy (2), le premier auteur qu'on puisse citer sur ce sujet, les signes objectifs qui permettraient de soupçonner la localisation duodénale : « La palpation éveille la douleur dans un point particulier de l'hypochondre droit, entre le rebord des fausses-côtes et l'ombilic, vers le bord externe du muscle droit, au-dessous

(1) OBRASTZOW. Loc. cit.

(2) BUCQUOY. *Étude clinique sur l'ulcère du duodénum.* Archives de medecine, 1887.

de la face inférieure du foie, par conséquent en un point correspondant à la première partie du duodénum, siège de l'ulcération. »

Pour Dreschfeld (1), au contraire, la douleur à la pression
est localisée au niveau de la fosse iliaque droite, ce qui égare
le diagnostic vers la perforation de l'appendice.

Les « **coliques duodénales** » font partie du groupe des
coliques sous-hépatiques, que j'ai proposé de distinguer des
coliques hépatiques légitimes, dans lesquelles on englobe
encore aujourd'hui toutes les crises paroxystiques localisées
par les malades dans l'hypochondre droit. Les coliques duodénales doivent exister, de même que les coliques, soit de la
vésicule, soit de la première anse transverse, et elles se
trouvent parmi cette infinité de crises, dites hépatiques, dans
lesquelles il n'y a jamais ni ictère, ni calcul. Quelques faits
me portent à croire que, par la palpation, on peut arriver à en
poser le diagnostic, entre autres le suivant :

Obs. — **Diagnostic classique** : *Colique hépatique* ou encore *Crise
gastrique du rein mobile*. — **Diagnostic proposé** : *Colique duodénale*.

Juillet 1884. — Mme K..., 54 ans, trois enfants, a eu il y a 15 ans
un ictère à la suite d'une frayeur ; depuis cette époque, elle a toujours souffert d'une douleur sous l'angle inférieur de l'omoplate
droite, a fréquemment des « indigestions » tantôt la nuit, tantôt le
jour, jamais à jeun ; pendant ces crises elle ne vomit pas, mais elle a
l'estomac embarrassé, une sensation de pesanteur, suivie de sensation
générale de froid et enfin de sueurs. La première de ces indigestions
fut assez douloureuse pour qu'on lui ait appliqué le marteau de Mayor
et fait une injection de morphine.

Actuellement elle se plaint, en outre de la fréquence de ces
crises, de souffrance après tous ses repas, le plus souvent 8 heures
après et pendant 1 à 2 heures ; elle éprouve alors une sensation de

(1) Dreschfeld. *Brit. Med Journ.* p. 1269, 1891.

constriction au côté droit et à l'estomac ; les farineux, les corps gras la fatiguent. Peu d'appétit, mauvaise bouche.

Dès le premier jour de son arrivée, la malade prend une crise qui débute 2 heures après le déjeuner par des vomissements (fromage à la crème pris au repas) et s'accompagne de douleurs tordantes dans l'hypochondre droit ; je vois la malade à 5 heures du soir.

Le premier jour, 5 heures du soir : la crise continue ; la malade se tord de souffrances :

A la palpation : hyperesthésie de l'hypochondre droit limitée à une région circulaire placée entre l'ombilic et l'extrémité antérieure de la 9e côte droite ; rénitence et sonorité de cette région (A) ; en outre, rein mobile et foie déformé.

Suppositoire opium et belladone, puis, dès la douleur calmée, laxatif salin (8 gr. de sulfate de soude dans un 1/2 verre d'eau).

Fig. 16.— Diagramme du duodénum dans les « coliques duodénales ».

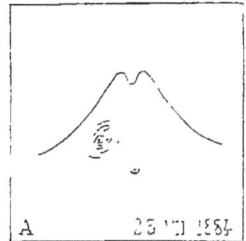

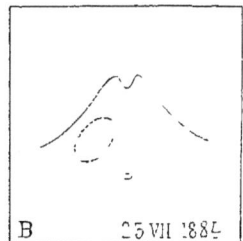

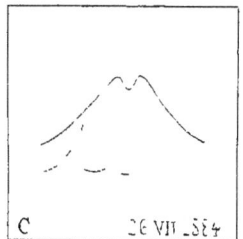

8 heures du soir : la crise céda de suite au traitement précédent.

A la palpation, tuméfaction assez nettement circonscrite, à peine sensible, submate (B).

3 jours après : retour des douleurs, cette fois localisées à l'estomac et au dos.

A la palpation : boudin sonore, verticalement placé, du rebord costal à l'ombilic, sur la ligne parasternale droite ; modérément sensible (C).

Piqûre morphine.

Le lendemain, quatrième jour, la malade va mieux, a bien dormi ; je notai : « sonorité du duodénum diminuée d'étendue et d'intensité ».

Le 5e jour il ne restait plus qu'un peu de sensibilité à la pression; coloration foncée des urines.

A partir du 6ᵉ jour tout va mieux, le teint s'est éclairci ; la cure alcaline fut continuée sans accroc (500 grammes de Grande-Grille par jour) et la malade non-seulement n'eut plus de crise, mais reprit l'appetit et vit même se dissiper ses malaises habituels après le repas.

Ce n'est pas ici le lieu de faire le diagnostic différentiel entre cette crise et les coliques de la vésicule ou d'autres coliques pouvant avoir leur siége dans la première anse transverse. Nous reviendrons plus tard sur ce sujet avec tous les détails qu'il comporte ; mais, pour nous restreindre aux faits relevés par la palpation, il parait infiniment probable qu'une tuméfaction sensible, bien circonscrite, *sonore*, verticalement placée à l'épigastre, de l'ombilic au rebord costal, sur la ligne parasternale, ne pouvait avoir d'autre siège que le duodénum.

Pendant ces crises, il n'y avait pas eu d'ictère, les calculs furent en vain cherchés ; il n'est pas douteux qu'il n'y ait eu un trouble fonctionnel du foie ; mais la cause de la colique ne résidait pas ici dans un obstacle en aval de la vésicule biliaire, l'obstacle était en aval du duodénum, de nature sans doute spasmodique et d'origine réflexe.

Dans ce cas, le rein mobile, que certaines théories accusent si facilement de provoquer des crises, n'a joué certainement aucun rôle.

Il semblerait, après l'examen successif du côlon transverse, du cœcum, de l'S iliaque, de l'iléon, du duodénum, que l'exploration objective de l'intestin fût terminée. On aurait d'autant plus le droit de le croire que, d'un côté, la séméiologie du gros intestin, considérablement enrichie par l'application systématique d'un procédé spécial de palpation, le « procédé du glissement » paraît être maintenant épuisée et que, d'un autre côté, la séméiologie de l'intestin grêle, puisqu'elle est si avare en ses données, ainsi que nous l'avons vu, paraît relever d'une méthode d'investigation autre que la palpation abdominale.

Il semblerait, en tous cas, que, s'il existe, comme nous l'avons dit, une « palpation des coudes du côlon », la description

en eût dû suivre immédiatement celle des autres segments
de cet intestin, au lieu que, en y procédant maintenant, nous
aurons intercalé entre l'étude du gros intestin et celle de ses
coudes, un chapitre sur la palpation de l'intestin grêle.

Or, il est vrai qu'il existe une « palpation des coudes du
côlon » et l'ordre de description que nous nous sommes imposé
est bien celui indiqué non seulement par le but de cette étude,
mais par la clinique même.

La palpation du côlon doit précéder celle de l'intestin grêle
parce que la localisation de l'intestin grêle dans la cavité abdominale n'est possible qu'après élimination du gros intestin,
et encore cette élimination ne peut-elle se faire que lorsque
le côlon se présente sous forme de cordons, isolables par le
procédé du glissement.

Alors que le transverse, le cœcum, l'S iliaque, l'iléon, le
duodénum sont accessibles à la palpation par la paroi antérieure de l'abdomen, les coudes du côlon qui sont fixés profondément sous les hypochondres, ne pourraient être atteints par
les doigts, si tant est que leur exploration soit possible, qu'à la
condition d'être recherchés par un procédé spécial de palpation
tout différent de celui qui a été employé jusque là.

Quand on veut prouver, ainsi que je m'efforce de le
faire, la nécessité de soumettre à une méthode l'exploration
des organes abdominaux, il faut prouver qu'avant l'application de cette méthode nombre de signes importants passaient
inaperçus où, ce qui revient au même, que, grâce à cette
méthode, le nombre de ces signes se trouve singulièrement
accru. Mais il faut plus, et c'est là le criterium d'une bonne
méthode, il faut que, en appliquant cette méthode, on soit
toujours sûr de ne laisser passer inaperçus aucun des signes
qui peuvent exister et en particulier aucun de ces signes que
la méthode avait précisément pour but de mettre en lumière.

Les principes de la méthode d'exploration de l'abdomen,
tels que je les ai posés plus haut, sont utiles à rappeler ici :

L'exploration de l'abdomen doit être **systématique** *dans toutes les maladies dont la pathogénie est indéterminée ou indécise.*

A l'issue d'une exploration de l'abdomen, le médecin doit être en état d'affirmer **ou de nier** *l'existence ou la possibilité de constatation de tel ou tel signe objectif.*

L'exploration de l'abdomen doit être **méthodique.**

J'ai donné de l'exploration *méthodique* de l'abdomen, que j'oppose à l'exploration *classique*, la définition suivante :

Toute exploration méthodique de l'abdomen doit comprendre la palpation de la paroi antérieure, la palpation bimanuelle de la région lombaire et la « fouille » des hypochondres. En outre, chacun des organes doit être interrogé par le mode de palpation qui lui est spécial. Enfin, chacun des caractères objectifs anormaux, que peut présenter un organe, doit être cherché de propos délibéré.

Aux procédés spéciaux d'exploration, décrits par les classiques, je proposai d'en ajouter trois : le procédé du glissement, le procédé néphroleptique, le procédé du pouce.

Aux caractères objectifs classiques, tirés de la situation, de la forme, du volume, de la densité, de la sensibilité des organes, je proposai d'ajouter ceux tirés du mode de fixation des organes et des déplacements qui leur sont imprimés par les mouvements respiratoires.

Restait à mettre en œuvre la méthode ainsi armée et à en assurer l'efficacité, qui pouvait en partie encore dépendre de l'ordre dans lequel seraient recherchés les caractères objectifs et appliquée la technique de palpation propre à les déceler. Fallait-il procéder par région, par organe ou par mode de palpation ?

Parmi les motifs qui m'ont déterminé à procéder par organe, des organes superficiels aux organes profonds, je signalai le suivant, c'est que c'est précisément suivant cet ordre qu'on arrive tout naturellement à se rendre maître des procédés dont je propose l'adoption. C'est en palpant l'estomac qu'on · trouve l'aorte lorsqu'elle est accessible, c'est en palpant l'aorte qu'on trouve la corde transverse quand elle existe : le procédé du glissement devient nécessaire pour analyser ce dernier signe objectif, et l'on est conduit à rechercher, par le même procédé, s'il existe quelque signe analogue dans les autres segments du gros intestin.

Or, c'est précisément le problème nouveau, à son tour émané de la rencontre des signes objectifs de la sténose intestinale, qui, évoquant l'idée d'une solution dont les éléments se trouvent dans une région différente de l'abdomen, la région de l'hypochondre, conduit à chercher un procédé d'exploration spécial à cette région. Ce procédé, on le trouve, en tenant compte des conditions anatomiques de la région qu'on va explorer.

Résumons donc ce que nous a appris le « procédé du glissement », appliqué à l'exploration de l'intestin. Ce sera la conclusion de cette longue étude sur l'intestin ; ce sera en même temps la preuve de l'*enchaînement logique*, qui justifie le nom de *méthode* donné à mon exploration et qui de plus fait de cette méthode une *méthode efficace* à mettre, sans qu'il ait à s'en préoccuper, le médecin en garde contre toute lacune dans l'inventaire des signes objectifs.

Conclusions
RELATIVES A LA PALPATION DE L'INTESTIN

1° L'application systématique d'un procédé nouveau de palpation, le « procédé du glissement », à l'exploration de l'intestin permet de découvrir un état pathologique non encore décrit du gros intestin, qu'on peut désigner sous le nom d' « entérosténose ».

2° L'entérosténose consiste en une réduction plus ou moins étendue du calibre du gros intestin, qui se présente sous forme de cordons cylindriques, plus ou moins étroits, isolables

par la palpation. On peut spécifier l'aspect objectif de chacun
des segments sténosés par les dénominations respectives de
« corde transverse », « boudin cœcal », « cordon sigmoïdal ».

3° Ces signes objectifs sont rencontrés dans des maladies
où l'intestin semblait hors de cause et presque exclusivement
dans le groupe des maladies classées parmi les dyspepsies,
les névropathies ou la lithiase biliaire.

4° L'analyse des caractères objectifs présentés par chacun de
ces segments, considérés à l'état isolé, permet de dégager de
la corde transverse la notion de « ptose », du boudin cœcal la
notion de « rétention », du cordon sigmoïdal la notion d'une
« relation entre l'anomalie objective du gros intestin et le
trouble fonctionnel des autres organes de l'appareil digestif ».
Cette relation existe plus spécialement entre le transverse et
l'intestin grêle (duodénum ?), entre le cœcum (moitié droite du
côlon) et le foie, entre l'S iliaque (moitié gauche du côlon) et
l'estomac.

5° On peut démontrer en outre, par la seule palpation,
l'existence d'une relation de cause à effet entre la sténose intestinale et certains symptômes subjectifs parmi ceux attribués à
tort, soit à quelque névropathie dite primitive, soit à la souf-
rance d'un autre organe que l'intestin. C'est ainsi que la pression, par les doigts, de la corde transverse peut provoquer une
sensation de sommeil, du baillement, des pandiculations, celle
du cœcum ramener les sensations dont se plaignait le malade,
de boule migratrice, de névralgie crurale, attribuees à la mobilité du rein, ou de douleur dite ovarique, celle du cordon
sigmoïdal une douleur épigastrique, ovarique, etc.

6° Les signes de sténose du gros intestin s'accompagnent,
non des signes de spasme, mais des signes d'atonie. Cette contradiction, en apparence paradoxale, exige que l'on admette,
pour l'interpréter, un processus morbide spécial qu'on peut
désigner sous le nom de « processus sténogène ».

7° La comparaison entre les signes objectifs dans les cas
de sténose chronique et les signes objectifs dans les cas de
dilatation (distension) permanente du gros intestin évoque

l'hypothèse d'un processus plus général qui serait celui d'une « décalibration » de l'intestin.

8° Qu'il s'agisse de sténose ou de distension, le caractère objectif commun aux anomalies de calibre de l'intestin est celui de l'atonie ; la notion d'atonie implique celle d'obstruction avec rétention (l'un quelconque de ces deux phénomènes pouvant précéder l'autre) et la notion d'obstruction avec rétention celle de trouble dans l'équilibre dynamique de tension, de « déséquilibration » intestinale.

9° Lorsque l'intestin est sténosé, un facteur nouveau intervient pour compliquer la pathogénie, c'est la diminution de tension, l'«hypotase abdominale»: il en résulte un trouble dans la statique des viscères abdominaux et l'intervention possible d'un « élément mécanique » dans la genèse des symptômes.

En résumé : **sténose, ptose, atonie, rétention, obstruction, décalibration, déséquilibration** telles sont les notions nouvelles qui se dégagent des signes objectifs relevés par la palpation de l'intestin. Il a suffi pour cela de palper systématiquement, méthodiquement à l'aide d'un procédé spécial, le « procédé du glissement », chaque segment intestinal l'un après l'autre. Ces notions sont d'autant plus importantes qu'elles s'appliquent à des maladies dans lesquelles jusqu'ici on n'explorait pas l'intestin, on ne soupçonnait même pas qu'il pût jouer un rôle spécial, dans lesquelles même faisaient défaut toute pathogénie précise et par conséquent toute indication thérapeutique formelle.

Dans tous les cas et quelque parti que la nosographie doive tirer de ces notions nouvelles (dont nous montrerons bientôt la fertilité), leur constatation prouve tout l'intérêt qui s'attache à une analyse minutieuse des signes objectifs. Si nous rapprochons de ces données les données nouvelles que nous avons acquises par l'exploration méthodique de l'estomac, c'est-à-dire la notion d' « hypotase avec rétention », la notion de « gastroptose », la « localisation dans le foie de la douleur épigastrique à la pression », il me paraît difficile qu'on puisse contester la valeur de la méthode d'exploration, de son inter-

vention systématique, des procédés qu'elle a fait naître et des
enseignements qu'on en peut encore espérer.

La voie à suivre maintenant se trouve toute tracée. Elle est
indiquée par la différence de caractères entre la *corde* transverse
et le *boudin* cœcal, impliquant, d'après tout ce que nous avons
dit, un obstacle, une obstruction au point de jonction de ces
deux segments intestinaux. Ce point de jonction, c'est le coude
du côlon, le coude du côlon se trouve dans l'hypochondre, c'est
l'hypochondre que nous devons explorer.

IV

PALPATION (« FOUILLE ») DES HYPOCHONDRES

C'est en vain qu'on chercherait dans les auteurs une étude spéciale sur la « palpation des hypochondres », qui, pour tous, fait partie intégrante de l'exploration de l'abdomen par sa paroi antérieure. On trouverait encore moins dans les auteurs un chapitre sur la « palpation des hypochondres dans les maladies de la nutrition », maladies dans lesquelles on ne doit, par définition, rien trouver d'anormal dans l'abdomen, encore moins dans une région spéciale de l'abdomen. Un titre pareil semble donc, de prime abord, ne figurer ici que pour se plier aux exigences d'un plan didactique préalablement conçu.

L'hypochondre est une des neuf régions en lesquelles a été artificiellement subdivisée la cavité abdominale « pour la précision du langage scientifique et la facilité des descriptions ». Deux lignes verticales parallèles, coupées à angle droit par deux lignes horizontales, servent à la délimitation de ces diverses régions, sur la paroi antérieure de l'abdomen. La situation de ces lignes varie quelque peu suivant les auteurs ; celles qui me paraissent les meilleures pour servir à déterminer les rapports des viscères avec la paroi abdominale, surtout au point de vue de la palpation auquel je me place, sont les suivantes : les deux lignes verticales montent perpendiculairement de l'éminence iléopectinée ou du milieu de l'arcade crurale au rebord costal qu'elles croisent au niveau de l'extrémité antérieure de la neuvième côte ; les deux lignes horizontales passent la supérieure au-dessous du cartilage de la neuvième côte, à deux travers de doigt au-dessus de l'ombilic, l'inférieure au niveau des crêtes iliaques. Que l'on fasse succéder par la pensée aux lignes précédentes autant de plans antéro-postérieurs, et la cavité abdominale se trouve divisée en trois zônes superposées, divisées chacune en trois comparti-ments ou régions secondaires, qui portent les mêmes noms que les divisions conventionnelles de la paroi : dans la zône supérieure se trouvent, sur la ligne médiane, l'épigastre, et, sur les côtés, les hypochondres ; dans la zône moyenne, le mésogastre ou région ombilicale, et les flancs (à la partie anté-rieure) ou régions lombaires (à la partie postérieure); dans la zône inférieure, l'hypogastre et les fosses iliaques.

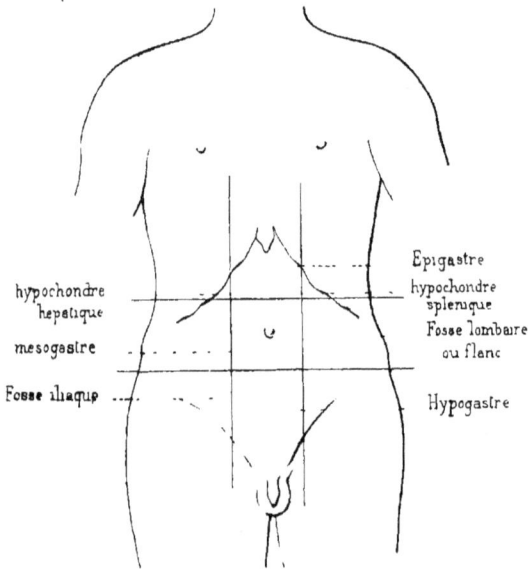

Fig. 2. — Délimitation des neuf régions de la cavité abdominale.

L'hypochondre, limité en haut par la voûte du diaphragme, en dehors par la cage thoracique, en bas par une ligne hori-zontale passant à deux travers de doigt au-dessus de l'ombilic, en dedans par une ligne verticale affleurant le cartilage de la neuvième côte, n'est accessible à la palpation que par la paroi abdominale antérieure, à travers l'aire d'un petit triangle dont le rebord costal forme le grand côté, dont les deux autres côtés se réunissent à angle droit, en un sommet placé à deux travers de doigt en dehors et au-dessus de l'ombilic *(voir la figure)*. Le reste de l'hypochondre est intra-thoracique. Il semble donc qu'on ne puisse concevoir de palpation de l'hypochondre autrement que par la paroi antérieure de l'abdomen, et c'est bien dans l'étude de l'exploration de cette paroi que rentrerait celle de la palpation de l'hypochondre.

Les organes principaux renfermés dans les hypochondres sont, dans l'hypochondre droit, le foie, la vésicule, le duodénum, le rein et le coude droit du côlon ; à gauche, le grand cul-de-sac de l'estomac, la rate, le rein, le coude gauche du côlon. Aucun de ces organes, lorsqu'il a sa situation et son volume normaux, n'est accessible à la palpation antérieure, ou du moins ne peut être spécifié par les doigts, pas même les organes denses comme le rein, dont la moitié inférieure appartient cependant à la région du flanc, ou comme le foie, dont une partie du lobe gauche appartient à l'épigastre.

Ainsi donc, si les organes de l'hypochondre ne sont accessibles à la palpation qu'à la condition d'être augmentés de volume ou ectopiés ; si la palpation de ces organes relève exclusivement de l'exploration par la paroi antérieure de l'abdomen ; si on admet en outre qu'ils ne puissent être ni augmentés de volume, ni ectopiés dans les maladies de la nutrition, sans quoi ce ne seraient plus des maladies de la nutrition, et enfin que l'augmentation ou l'ectopie de ces organes se traduisent toujours par des symptômes suffisants pour appeler l'attention, si tout cela est exact, on s'explique parfaitement la doctrine actuelle. La doctrine dit en effet : 1° l'exploration systématique de l'abdomen est inutile dans les maladies de la nutrition ; 2° il n'existe pas une « palpation de l'hypochondre dans les maladies de la nutrition » ; 3° il n'existe même pas une « palpation de l'hypochondre », distincte de la palpation de l'abdomen par sa paroi antérieure.

En concluant ainsi, nous sommes d'accord avec tous les classiques. Notre enquête sur les signes objectifs tirés de l'exploration abdominale dans les maladies de la nutrition serait donc terminée avec le chapitre sur l'exploration de l'abdomen par sa paroi antérieure.

Et pourtant ! Quel rôle n'a-t-on pas fait jouer pendant des siècles à ces organes de l'hypochondre, précisément dans les maladies dont nous nous occupons, les bradytrophies, les dyspepsies, les névropathies ? Déjà Galien n'avait-il pas décrit une « maladie hypochondriaque », dans laquelle il signalait la co-existence des symptômes abdominaux et des troubles psychiques et considérait ceux-ci comme consécutifs à la maladie des hypochondres ? Cette maladie, c'étaient « l'atrabile, les obstructions par un sang épaissi et corrompu, les vapeurs engendrées dans les viscères sous-diaphragmatiques et remontant dans le cerveau pour y altérer les esprits animaux », tantôt l'estomac, tantôt le foie, tantôt la rate étaient considérés comme le siège du mal. C'était, pour Stahl, le trouble de la circulation dans le système de la veine porte ; pour les solidistes, la maladie hypochondriaque était due à des sympathies émanées des viscères abdominaux, où Cabanis et Bichat plaçaient le siège des passions ; c'était pour Beau une maladie spléno-hépatique.

La maladie hypochondriaque n'est-elle qu'une théorie abdominale de l'hypochondrie, sans aucun fondement ? La palpation ne peut-elle réellement nous être d'aucun secours pour vérifier si, en dehors des cas où les organes de l'hypochondre traduisent leur maladie par de gros signes d'hypertrophie ou d'ectopie, palpables à travers la paroi antérieure de l'abdomen, il n'existe réellement aucun indice plus délicat, aucun soupçon de perturbation de ces organes permettant de mettre le doigt sur la maladie, non quand elle a atteint son apogée, mais quand elle commence, c'est-à-dire au moment où le médecin peut exercer sur elle une action plus salutaire, et plus rapide ? Et alors ne pourrait-on adapter les modestes troubles fonctionnels, trahis par ces perturbations, à des maladies ne criant pas que le foie, les reins ou la rate soient

malades et pouvant cependant relever de leur trouble fonctionnel. Est-ce que cette localisation de maladies mal déterminées n'a pas été rajeunie de notre temps par Beau et
Bouchard ? Est-ce que déjà, nous-mêmes, en décrivant des
anomalies non soupçonnées de l'estomac et de l'intestin, la
gastroptose, la sténose, nous n'avons pas fourni un substratum
anatomique à interpréter, dans des maladies qu'on croyait
dépourvues de tout signe objectif ? N'est-ce pas déjà absolument remarquable que la sténose soit exclusive aux affections
névropathiques ?

Or, nous allons voir qu'en terminant ici notre enquête sur
les signes objectifs tirés de l'abdomen dans les maladies de la
nutrition, alors même que cette enquête nous ait révélé
nombre de signes qui dépassent déjà singulièrement l'inventaire classique (signes de gastroptose, d'entérosténose, d'entéroptose), nous allons voir que, en terminant ici notre enquête,
nous eussions méconnu le plus riche « filon », le plus important au point de vue du diagnostic que puisse recéler l'abdomen. Suivons ce « filon » avec soin, soyons attentifs à tout,
serrons de près le raisonnement, ne nous écartons pas du
malade : Ce n'est pas seulement un diagnostic que nous allons
compléter, c'est tout un groupe de maladies que nous allons
mettre en lumière, le groupe de la « splanchnoptose » ; c'est
toute une théorie de pathologie générale que nous allons
édifier, la théorie de l' « hépatisme ».

Ces maladies, cette théorie, reposant cette fois sur des faits
bien positifs, c'est la palpation de l'hypochondre qui nous en
aura livré le secret.

Il y a, en effet, une « palpation de l'hypochondre » ; il y a
bien plus : il y a une « palpation de l'hypochondre dans les
maladies de la nutrition », et cette palpation doit être « systématique ».

Je crois indispensable, pour le démontrer, de passer par
les étapes successives qui séparent la palpation antérieure de
la palpation latérale, le « procédé du glissement » des procédés
dont se compose la « fouille de l'hypochondre ».

Fouille de l'hypochondre

Reprenons notre palpation abdominale et revenons à ce malade chez lequel nous avons trouvé une « corde colique » et un « boudin cœcal », signes objectifs qu'on rencontre fréquemment associés. Ce malade, qui est maigre et dont le ventre est flasque, n'a certainement, pensons-nous, rien d'anormal, ni au rein, ni au foie ; il ne se plaint d'aucun symptôme local ou général qui trahisse une maladie de ces organes ; l'hypochondre, la fosse lombaire sont souples, on peut déprimer la paroi antérieure de l'abdomen jusqu'à sa rencontre avec la paroi postérieure, sans éveiller de sensibilité anormale, sans trouver la moindre tuméfaction suspecte. Il n'y a plus rien à tirer de l'examen objectif.

Pourtant ! le boudin cœcal est un signe qui paraît impliquer un obstacle en aval du cœcum ; la sténose du transverse, ce que j'ai appelé la « corde colique », pourrait bien être elle-même cet obstacle, mais il se peut aussi qu'elle soit la conséquence d'un obstacle placé en amont, entre le cœcum et le transverse, au coude droit du côlon, obstacle ne permettant qu'un débit très fragmentaire des excreta, auquel s'est peu à peu adapté le calibre du côlon transverse. D'ailleurs, le boudin cœcal peut exister sans qu'il y ait corde colique, tandis qu'avec la corde colique il est exceptionnel de ne pas rencontrer le boudin cœcal. Il importerait de pouvoir palper le coude droit du côlon.

Théorie :

Le coude du côlon, de même que tout autre segment de l'intestin, ne peut être palpé, sauf le cas de tumeur indurée, d'un volume et d'une fixité suffisants, qu'à la condition de pouvoir se détacher sur un plan résistant ; en le faisant *glisser* sur ce plan, les doigts apprécieraient les plus petites anomalies dont il peut être le siège ; mais ici un triple obstacle s'oppose à la palpation du coude droit du côlon : *a*. la fosse lombaire, sur laquelle on repousserait le côlon, constitue un plan trop mou, pour que le relief d'un intestin puisse en être distingué ; *b*. le coude hépatique du côlon fuit dans l'hypochondre sous la pression imprimée à la paroi abdominale antérieure ; *c*. enfin, il est trop haut placé, derrière le rebord costal, pour qu'on puisse à ce niveau amener au contact les deux parois antérieure et postérieure de l'abdomen, afin de pouvoir repousser le côlon contre la fosse lombaire sur laquelle on cherche à dessiner son relief.

Or, ces obstacles peuvent être supprimés par les artifices suivants :

a. on obviera à la flaccidité de la fosse lombaire en appliquant solidement sous elle la face palmaire de la main gauche et la maintenant appliquée comme si elle voulait soulever la région lombaire, pendant que la main droite déprimera en sens inverse la paroi antérieure de l'abdomen. C'est ce qu'on appelle la « palpation bimanuelle ». Ce sera, si l'on veut, le premier temps de la fouille de l'hypochondre, celui qui assure la *rigidité de la fosse lombaire*.

b. on obviera à la fuite de l'intestin sous l'hypochondre en faisant contracter le diaphragme par un mouvement d'inspiration ; de la sorte sera réduite à son minimum la profondeur de la région et assurée, en un deuxième temps, la *rigidité de la voûte de l'hypochondre*.

c. le même artifice, c'est-à-dire le mouvement profond d'inspiration fera disparaître en partie l'obstacle résultant de la trop haute situation du coude colique ; il sera abaissé et l'on pourra déprimer la paroi antérieure de l'hypochondre en un point plus éloigné du rebord costal, où il soit possible d'appliquer cette paroi contre la paroi opposée de la cavité abdominale. C'est-à-dire, et ce sera le troisième temps, qu'on tentera de palper dans le flanc les organes de l'hypochondre, rendus accessibles en cette région par le fait de leur *abaissement sous l'influence d'un mouvement d'inspiration*.

Il est évident qu'én procédant ainsi et en utilisant toutes les ressources anatomiques pour faire plier la situation des organes au but qu'on se propose, on se sera placé dans les conditions les plus favorables pour palper, non seulement le coude du côlon, mais aussi tous les organes cachés dans l'hypo-hondre ; on pourra même, grâce à cette technique si rationnelle et si simple, dégager un caractère nouveau de ces organes de l'hypochondre, le caractère tiré de leur *mode de déplacement pendant le mouvement d'inspiration ;* pour que ce caractère, qui peut être important pour le diagnostic différentiel, ait toute sa valeur, pour que l'excursion de l'organe pendant la palpation ait le plus d'étendue, il faudra l'aborder par son extrémité inférieure au siège le plus élevé où il soit accessible, et, pour cela, placer les doigts au-dessous de lui en les plongeant dans l'hypochondre à la fin d'une expiration ; alors, les doigts restant « à l'affût », on ordonnera le mouvement d'inspiration qui, abaissant de plus en plus à leur rencontre l'organe dont on suit la piste en sens inverse, fera passer successivement sous les doigts son extrémité inférieure, puis sa partie moyenne, et enfin son extrémité supérieure. Si les choses se passent ainsi et que, de la sorte, on relève sur ces organes des caractères nouveaux, inconnus de tout autre mode de palpation, on aura alors agrandi d'autant le domaine de l'exploration abdominale, domaine dont les hypochondres constituent presque les deux tiers ; s'il en est ainsi, on aura bien le droit d'ajouter au chapitre sur la palpation de l'abdomen par la paroi antérieure, un chapitre sur la palpation de l'hypochondre. C'est ce procédé de palpation que, pour résumer d'un mot les artifices préliminaires qui peuvent en assurer les résultats, j'ai proposé de désigner sous le nom de « *fouille* » *des hypochondres.*

La « **fouille** » de l'**hypochondre** *est un procédé méthodique d'exploration de cette région de la cavité abdominale, basé sur la combinaison de la palpation bimanuelle de la région lombaire* (et du flanc correspondant) *avec les mouvements* *d'inspiration, combinaison dont le but est de donner de la rigidité aux plans profonds de la région et d'abaisser dans le flanc, où ils sont plus accessibles aux doigts, les organes renfermés dans l'hypochondre.*

Application :

Appliquons maintenant ces principes de palpation à la recherche du coude du côlon que nous avons pour but de trouver. C'était bien le seul organe que, chez notre malade, nous puissions espérer atteindre, le seul qui pût nous fournir quelque signe à enregistrer.

Or, nous trouvons bien en effet le coude droit du côlon, mais, — et là éclate l'incomparable supériorité de ce procédé de palpation —, alors que le coude du côlon est trouvé très rarement et ne peut être perçu que lorsqu'il est encombré de matières fécales, on trouve avec une très grande fréquence des signes objectifs tout à fait inattendus du côté du foie, signes que rien ne faisait prévoir ; mais surtout on est frappé de rencontrer, et avec une fréquence qu'il était impossible de soupçonner, une anomalie qu'on n'eût jamais pu deviner et dont ce mode de palpation ne semblait devoir en rien favoriser la rencontre. C'est... le rein mobile !

Le rein mobile peut donc exister sans qu'aucun symptôme le fasse prévoir ? Le rein mobile peut donc exister sans que la palpation de l'abdomen par sa paroi antérieure décèle la moindre tuméfaction dans la région du flanc ? Le rein mobile peut donc, contrairement à tout ce qui a été observé et écrit à son sujet, s'abaisser sous l'influence du mouvement d'inspiration ? Est-ce donc une « maladie du rein mobile » qu'a ce malade classé jusqu'ici dans les maladies de la nutrition ? Est-il fréquent que cette maladie soit méconnue ? etc., etc., toutes ces questions se précipitent, en se heurtant, devant l'esprit, à la suite de cette constatation aussi inattendue.

En présence de ces découvertes, de ce rein mobile, de ces signes hépatiques ou intestinaux, qui auraient passé inaperçus sans ce mode de palpation, signes au sujet desquels se posent des questions analogues, la première conséquence à tirer de ces faits c'est qu'il faut non seulement pratiquer la « fouille » de l'hypochondre d'une façon *systématique*, mais que dans cette fouille il faut viser spécialement soit le rein, soit l'intestin, soit le foie. De là sont nés les procédés spéciaux de palpation que j'ai décrits et dont j'ai réglé la technique sous les noms de « procédé nephroleptique » pour l'exploration du rein, procédé qui s'applique également à l'intestin, et de « procédé du pouce » pour l'exploration du foie, de la vésicule biliaire et de la rate.

Nous avons exposé la théorie de la fouille de l'hypochondre, nous en préciserons la technique d'application, soit au rein, soit au foie, dans les chapitres spéciaux qui doivent être désormais consacrés à la palpation de chacun de ces organes par la « fouille » de l'hypochondre.

La palpation spéciale et systématique du rein par le « procédé nephroleptique » nous apprendra la réelle fréquence du rein mobile et nous permettra de distinguer à cette mobilité quatre degrés, dont le quatrième (rein mobile classique, rein flottant), le plus rare, était le seul connu ; elle nous apprendra l'existence d'une tumeur stercorale de la première anse transverse.

La palpation spéciale et systématique du foie par le « procédé du pouce » nous permettra de décrire, en nous basant sur les modalités objectives de cet organe, un certain nombre de types morbides intermédiaires, inconnus jusqu'ici, et dont la notion éclaire subitement tout un horizon de la pathologie : ce sont les types nouveaux des foies abaissé, déformé, tuméfié, à ressaut, sensible sans hypertrophie ; nous saurons trouver le calcul enchatonné ; nous verrons alors le foie prendre définitivement dans la pathogénie des maladies de la nutrition ce rôle dont l'importance, toujours soupçonnée, a toujours été contestée en l'absence des preuves que, grâce au concours de la palpation spéciale et systématique par le « procédé du pouce », nous apportons aujourd'hui. Ce même procédé, appliqué à l'hypochondre gauche, nous permettra le diagnostic facile de la moindre hypertrophie de la rate et de sa mobilité.

Nous pourrons alors dresser le tableau suivant du progrès réalisé sur la palpation classique par la palpation systématique et méthodique de l'hypochondre. La place de ce tableau est bien ici, pour nous encourager dans l'étude que nous allons entreprendre.

Résultat comparatif de la palpation de l'hypochondre suivant le procédé classique et suivant les procédés spéciaux de la « fouille » de l'hypochondre.

PALPATION DE L'HYPOCHONDRE

Le *Procédé classique* (par la paroi abdominale antérieure) permet seulement de deceler :
- Tumeur du rein,
- Ectopie congenitale du rein,
- Rein flottant (4e degré),
- Hypertrophie du foie,
- Hypertrophie de la rate.

La « *fouille* » de *l'hypochondre* (palpation bimanuelle du flanc pendant un mouvement d'inspiration) décèle en outre :

par le *Procédé néphroleptique*
- 1er degré du rein mobile.
- 2e degre — —
- 3e degré — —
- Tumeur stercorale de la 1re anse transverse.

par le *Procédé du pouce*
- Foie sensible sans hypertrophie,
- Foie à ressaut,
- Foie déformé,
- Foie abaissé,
- Foie à calcul enchatonné,
- Rate mobile.

Il était donc juste de n'aborder l'étude de l'exploration spéciale du rein, du foie ou de la rate, qu'une fois en possession de leur appliquer tous les moyens de palpation qui permettent d'en « faire le tour » et de demander aux doigts tout ce qu'ils peuvent donner.

Dans l'exploration méthodique de l'abdomen telle que nous la décrivons, la palpation du rein et du foie succède donc logiquement à celle de l'intestin, et cela par l'intermédiaire du coude droit du côlon.

Ce serait ici le lieu de parler de la *palpation des coudes coliques,* mais le coude droit du côlon est le seul qui puisse être distingué par la palpation des autres éléments de l'hypochondre et encore cette distinction ne peut elle être faite que dans un cas, c'est lorsqu'il est le siège d'une tumeur stercorale, ce que je désigne sous le nom de *tumeur stercorale de la première anse transverse.* J'en ai donné une observation dans cette revue même (1). Cette tumeur ne peut être palpée qu'à l'aide du « procédé néphroleptique ». D'un autre côté elle ressemble tellement à un rein mobile que son étude ne peut être faite qu'après la description du procédé qui décèle la mobilité du rein, et qu'elle bénéficie de tous les enseignements fournis par l'étude du rein ; sa place réelle se trouve, en ce qui concerne ses caractères objectifs, les seuls dont nous nous occupons en ce moment, dans le chapitre sur le diagnostic différentiel du rein mobile. Nous avons vu d'ailleurs que le coude sous-hépatique du côlon pouvait se trouver parfois assez abaissé pour être reconnu par la palpation du flanc, indépendamment de tout mouvement respiratoire ; c'est lorsqu'il est en outre encombré de matières fécales et qu'on peut le suivre avec les doigts en passant du boudin cœcal à la corde colique. Dans des cas pareils, on est conduit tout naturellement à appliquer la palpation bi-manuelle, c'est-à-dire à augmenter par une main appliquée sous la région lombaire, la rigidité du plan sur lequel, à l'aide de l'autre main placée sur le flanc correspondant, on cherche le relief de l'organe soupçonné. Ainsi que nous l'avons vu, la palpation bi-manuelle n'est que le premier temps de la fouille de l'hypochondre ; elle suffit pour le diagnostic des tumeurs du rein ou de l'ectopie rénale flottante ; elle suffit également à déceler la sténose qu'on trouve parfois limitée, soit au côlon ascendant, soit au côlon descendant. Mais à cela se bornent ses indications, et la technique de la palpation bi-manuelle est si simple qu'une description

(1) *Revue des Maladies de la Nutrition.* T. I, nᵒ 3, p. 160 1893.

spéciale en est inutile. On y recourra forcément en plaçant les mains pour la fouille de l'hypochondre.

Je dois encore, avant de terminer, signaler quelques cas dans lesquels on peut soupçonner à la palpation qu'on a sous la main le coude droit du côlon ; c'est lorsque la région antérieure de l'hypochondre est résistante et sonore ; le défaut de souplesse, limité à cette région et contrastant avec la malléabilité des autres régions de l'abdomen, permet de croire à des adhérences du côlon à la face inférieure du foie, ainsi qu'on en rencontre si fréquemment dans les autopsies.

La pénurie de signes objectifs du côté des coudes coliques ne donne aucune idée du rôle important que l'étude pathogénique est obligée d'assigner à cette partie de l'intestin, tant dans l'histoire de l'Entéroptose que dans celle des affections hépatiques. Nous en avons parlé en traitant du boudin cœcal et de la dilatation du cœcum : l'existence d'une tumeur stercorale de la première transverse, qu'on n'observe précisément que dans l'Entéroptose, confirme la légitimité de nos déductions sur les phénomènes d'atonie, de rétention, d'obstruction dont le coude sous-hépatique du côlon devait être le siège ; nous en reparlerons longuement à l'occasion de l'Entéroptose ; nous allons parler de ses caractères objectifs à l'occasion de la palpation du rein.

V

PALPATION DU REIN

DANS LES MALADIES DE LA NUTRITION

Le rein n'est accessible à la palpation que lorsqu'il est augmenté de volume ou ectopié ; dans le premier cas, il s'agit d'un rein kystique, pyonéphrotique, cancéreux, hydronéphrotique, sarcomateux, etc.; dans le second cas, d'un rein occupant le flanc ou la fosse iliaque, qu'il soit mobile ou non. Dans les deux cas, — telle est du moins la doctrine classique, celle qui avait cours jusqu'en 1885, époque de ma première publication sur le rein mobile (1) — dans les deux cas, c'est un rein chirurgical : néphrectomie ou néphrotomie d'un côté, néphropexie ou prothèse de l'autre côté, telles sont les indications. De tels reins, et ce sont les seuls qu'on puisse palper, n'ont rien, dira-t-on, à voir avec les maladies de la nutrition. Ces anomalies sont des maladies des reins ; c'est le rein qui, par sa dégénérescence, son inflammation, son ectopie, cause tous les troubles de la santé. Chez de tels malades, ne peut, à aucun titre, être posée l'indication thérapeutique, à laquelle répond une cure thermale comme celle de Vichy.

Mais voici que, en pratiquant ce que j'appelle la « fouille de l'hypochondre », pour y chercher des signes objectifs éventuels au coude droit du côlon, dans des cas où il est sténosé dans sa partie transverse, tendu dans sa partie ascendante, chez des malades atteints apparemment d'une maladie générale de la nutrition, lithiase biliaire, affections digestives

---

(1) F. GLÉNARD. — *Du rein mobile*. Communication à la Société de médecine de Lyon, le 9 mars 1885. — Rapport du docteur Coirat sur le travail précédent. Société de medecine de Lyon. 16 mars 1885.

diverses d'allure plus ou moins névropathique, etc. ; voici que
nous trouvons, contre toute attente... un rein mobile ! Et il ne
s'agit pas d'une coïncidence exceptionnelle, il ne s'agit pas
d'une erreur de diagnostic : nous n'avons pas pris une « maladie du rein mobile » pour une maladie de la nutrition, ni une
tuméfaction quelconque de l'hypochondre pour une ectopie
rénale. La recherche du rein, que sa découverte inattendue
par la « fouille » de l'hypochondre nous oblige dès lors à pratiquer systématiquement dans toutes les maladies de la nutrition, nous prouve que la mobilité du rein se rencontre chez
14 pour 100 de ces malades pris en bloc, notre expérience de
l'exploration de cet organe s'accroît assez vite pour que nous
soyons à l'abri de toute erreur d'interprétation sur la nature
de la tuméfaction dont nous percevons la mobilité.

C'est donc un rein mobile, *cliniquement nouveau*, en présence duquel nous nous trouvons et ce nouveau rein mobile
nous oblige, en raison même de sa fréquence, à ouvrir un chapitre sur la palpation du rein dans les maladies de la nutrition, chapitre consacré à l'étude de la mobilité de cet organe.
La mobilité du rein n'est pas une maladie du rein. Le « rein
mobile » est sain par définition ; s'il est malade, il change de
nom pour prendre celui de la maladie du tissu rénal. Aussi,
voyons-nous les auteurs fort embarrassés pour classer en nosologie la « maladie du rein mobile » : tel traité des maladies du
rein, celui de Bartels par exemple, ne parle pas du rein mobile ;
ailleurs les auteurs n'en parlent qu'à propos de la dilatation de
l'estomac ; c'est, dans certains traités, parmi les malformations
qu'il faut la chercher ; mais c'est surtout dans les monographies
sur le rein en général, dans les articles de dictionnaires, par
exemple, ou dans celles consacrées spécialement à la mobilité
rénale que cette anomalie se trouve étudiée. C'est donc une
innovation réelle que de vouloir faire cadrer, ainsi que nous y
sommes amenés, la mobilité du rein dans les maladies de la
nutrition, c'est, du reste, dans ces maladies, la seule condition
qui rende le rein accessible à la palpation.

A vrai dire, la connaissance de ce rein mobile nouveau, précisément par les différences radicales qui le séparent du rein mobile classique, jette une lumière inattendue sur la pathogénie de la « maladie du rein mobile », car, en dépit de ces différences entre les deux espèces de rein mobile, on peut démontrer qu'il s'agit du même processus ; on rencontre, en comparant les divers malades entre eux, toutes les étapes intermédiaires entre le rein mobile nouveau et le rein mobile classique et, chez un même malade, on peut assister à la substitution graduelle des signes objectifs de ce dernier à ceux du premier.

Les différences qui séparent le *rein mobile nouveau*, — rein mobile des maladies de la nutrition, ou encore « rein mobile de l'hypochondre », — du *rein mobile classique*, — rein mobile de la « maladie du rein mobile », ou encore « rein mobile du flanc » sont les suivantes :

Le *rein mobile classique*, « rein mobile du flanc », se trahit, ainsi qu'il résulte de toutes les descriptions qui en ont été données, par des symptômes locaux spéciaux, sensations de « boule », de « tiraillement » dans le côté ; des symptômes généraux, tels que ceux de l'hystérie ou de l'hypochondrie ; il est accessible à la palpation par la paroi abdominale antérieure, sous forme d'une tumeur ressemblant à un rein, occupant le flanc ou la fosse iliaque ; la situation de cette tumeur n'est pas modifiée par les mouvements respiratoires. Le diagnostic direct est hérissé de difficultés ; on ne retrouve pas toujours le rein, mais quand on sait qu'il est mobile, il faut faire varier les attitudes du malade, appeler le concours de l'inspection et de la percussion de la région lombaire ; le diagnostic différentiel est tellement délicat que les annales de la science fourmillent d'erreurs à son sujet. Enfin il est très rare.

Le *rein mobile nouveau*, « rein mobile de l'hypochondre », celui que je décris, ne se laisse soupçonner par aucun symptôme spécifique, il faut y penser pour le chercher, il faut le chercher systématiquement ; il est inaccessible par la palpation classique à travers la paroi antérieure de l'abdomen, il faut le

chercher suivant un certain procédé pour le trouver ; sa situation varie avec les mouvements respiratoires ; son diagnostic
direct est facile avec le seul concours de la palpation, dans le
seul décubitus dorsal ; on le retrouve toujours une fois qu'on
l'a trouvé. Le diagnostic différentiel présente rarement des
difficultés. Enfin ce rein mobile nouveau est très fréquent.

Quel argument plus probant, en faveur du contraste qui
existe entre les deux espèces de rein mobile et par conséquent
de la révolution que ce contraste doit apporter dans l'enseignement sur la mobilité du rein en général, quel argument plus
péremptoire, contre les auteurs qui, s'assimilant les notions
nouvelles, écrivent naïvement que ces notions leur ont toujours
été familières, quel argument plus décisif, parce qu'il est brutal,
que celui tiré de la statistique ?

Fréquence du rein mobile dans les maladies de la nutrition.

Au lieu de la proportion de 1 à 2 p. 100 adoptée jusqu'en
1885, j'ai trouvé et proposé dès cette époque celle de 14 p. 100 ;
et c'était dans le groupe des maladies de la nutrition (y
compris les dyspepsies et les névropathies, que je crois devoir
y faire rentrer), dans ce groupe de maladies où la mobilité du
rein n'avait jamais été trouvée ni soupçonnée, que, après y
avoir recherché systématiquement la mobilité du rein, j'avais
trouvé cette proportion inimaginable de 14 p. 100. Je publiai
successivement, au fur et à mesure de mes recherches ma
statistique personnelle : celle-ci qui, en 1885 (1), se montait à
22 cas (statistique qu'un éminent chirurgien de Paris n'hésita
pas, en raison de ce chiffre de 22 cas qui lui semblait alors trop
élevé pour un seul observateur, à mettre sur le compte d'erreurs
de diagnostic de ma part), s'éleva en 1887 (2) à 148 cas,

(1) F. Glénard. — *De l'Entéroptose.* Lyon medical et Paris, Masson
1885. 107 pages, p. 75.

(2) F. Glénard. — *A propos d'un cas de neurasthénie gastrique.
Entéronéphroptose puerpérale. Diagnostic de l'Entéroptose.* Province
medicale, 16 avril 1887 et numéros suivants et Paris, Masson, 1887, 72 p.

en 1889 (1) à 215 cas, en février 1893 (2) à 481 cas. En
décembre 1893 (3), elle atteignait le chiffre de 537 cas, sur
un total de 4,215 malades soumis à mon observation et chez
lesquels la mobilité du rein avait pu être cherchée systématiquement, et toujours dans un milieu de malades où l'existence de
la mobilité du rein n'avait pourtant encore jamais été
signalée. Ce chiffre de 537 cas relevés par un seul médecin est,
à 60 près, égal au chiffre (605) qui, en 1885, avant mes recherches, exprimait l'addition de tous les cas de rein mobile relevés
dans la science depuis que Rayer, en 1839, avait découvert la
mobilité du rein. Ce qui confirme l'exactitude de ces chiffres,
c'est que, dans chacune des séries isolées et successives dont
se compose ma statistique, on retrouve les mêmes proportions
relativement au sexe et au degré de mobilité du rein.

La mobilité du rein se rencontre dans 14 p. 100 des cas, dans
le groupe des maladies où je l'ai cherchée; relativement aux
sexes: 27 p. 100 des hommes, 22 p. 100 des femmes sont
atteints de mobilité du rein (52 cas sur 2,013 hommes, 485 cas
sur 2,202 femmes).

Depuis mes recherches, ces chiffres ont été confirmés par
un grand nombre d'auteurs (Ewald, Kuttner, Litten, Landau,
Hilbert, Mathieu); la dernière statistique parue, celle de
Mathieu (4) donne comme fréquence la proportion, pour le
sexe féminin, de 27 à 28 p. 100 (85 cas sur 306 femmes dont
46 entrées à l'hôpital pour accidents dyspeptiques). De même
pour les autopsies : Fisher Bentzon (5) trouva à Kiel une proportion de 17 p. 100 en 1887, de 22 p. 100 en 1889, de cas de
rein mobile relevés dans les salles de dissection.

(1) CUILLERET. — Etude clinique sur l'Entéroptose ou maladie de
Glénard. Gaz. Hôp., 22 septembre 1888. — F GLÉNARD. Note sur l'exploration manuelle du rein Gaz. hebd., 22 février 18·9.

(2) F. GLÉNARD — In · MONTEUUIS, l'Enteroptose ou maladie de Glénard
Paris, Bailliere, 1894 344 p.

(3) F. GLÉNARD. — Néphroptose et Enteroptose. Communication à la
Soc. med. hôp. de Paris. Bull. et memoires, janv. 1894. 19 pages.

(4) MATHIEU. — Etude clinique du rein mobile chez la femme.
Bull. Soc Med. Hôp., 14 dec. 1893, p. 842.

(5) FISCHER BENZON. — Cite par Sulzer. Arch. f. chirurgie, 1891.
Bd XXXI.

A quel point tout cela est tellement récent, on l'a vu en 1890
encore, lors de la discussion approfondie que souleva, à la
Société de Médecine de Berlin, la communication d'Ewald (1)
sur l'Entéroptose ; au cours de cette discussion, à laquelle
prirent part Virchow, Litten, Landau, Guttmann, Fraenkel,
Senator, Israël et Zabludowski, l'état de la science ayant mes
recherches se trouve établi par les réflexions que suggérèrent
à Guttmann et à Senator les chiffres nouveaux, apportés en
confirmation des miens, par Ewald, corroborés par Litten et
Landau. (2) Guttmann (3) après avoir confirmé la rareté du rein
mobile en clinique et à l'autopsie et mis en garde contre la
confusion du rein avec le foie, reconnaît cependant que cette
rareté peut diminuer, puisque la mobilité respiratoire, rendue
évidente et utilisée par mon procédé (qu'Israël venait de faire
connaître à Berlin) permet de sentir le pôle inférieur du rein
dans le cas de faible mobilité ; toutefois, ajoute-t-il, sur 8,000
autopsies, il n'a pas trouvé plus fréquemment le rein mobile
que ses devanciers et cette mobilité eût pourtant dû le frapper.
Quant à Sénator (4), il incrimine également, pour expliquer
la fréquence nouvelle, les erreurs de diagnostic commises avec
le lobe du foie, la distension de la vésicule ; il n'a trouvé sur
4,000 cas de sa policlinique que 100 reins mobiles et n'admet,
après l'avoir relevée sur un total de 700 femmes en un an à la
Charité, que la proportion de 1 p. 100 chez les femmes.

Guttmann et Senator persistent donc à admettre le degré
de fréquence adopté jusqu'en 1885 ; degré de fréquence con-
cordant avec ce fait que Rayer, Trousseau, Grisolle, n'aient
vu que 10 à 12 cas de rein mobile dans le cours de leur pratique pourtant si étendue ; que l'on n'ait réussi, en quarante-

(1) EWALD. — *Ueber Entéroptose und Wanderniere.* Berl. Klin
Woch. 1890, n° 13, Vortrag Berl. med. gesellsch. 12 mars 1890. Discussion
Berl. Klin. Woch. 1890, n° 15.

(2) LANDAU. — *Discussion sur l'Entéroptose.* Berl med. gesellschaff.
Berl. klin. Woch. 1890, n° 15.

(3) GUTTMANN. — *Discussion sur l'Entéroptose.* Loc. cit.

(4) SENATOR. — Ibid.

einq années, qu'à recueillir 600 cas et publier 200 observations
seulement, ainsi qu'en témoigne la bibliographie du rein
mobile jusqu'en 1885 ; que sur 1,600 autopsies Durham n'ait
trouvé que 2 cas ; Schultze (1) 5 cas sur 3,638 autopsies,
à la Charité de Berlin ; Virchow (2) 4 cas sur 6,000 autopsies,
au même hôpital ; Rollet (3) 22 cas sur 5.300 autopsies à Vienne
et enfin que Landau (4) compulsant tous les recueils, n'ait pu
trouver dans toute la littérature que 17 relations d'autopsies
à discuter.

De ce rapide aperçu statistique et de ces opinions divergentes
sur la fréquence de la mobilité du rein, on ne peut moins faire
que de conclure qu'il y a eu quelque chose de changé dans l'histoire de cette anomalie entre la période qui a précédé 1885 et
celle qui a suivi cette date : on ne peut moins faire que de conclure à un malentendu entre les auteurs qui, même après 1885,
se tiennent à l'enseignement jusque là classique, et ceux qui,
depuis cette date, ont presque décuplé la fréquence de la
mobilité du rein.

C'est plus qu'il n'en faut pour justifier une étude spéciale
du *nouveau rein mobile*, cause de ce conflit, il y a donc lieu
d'en approfondir l'étiologie, la pathogénie, les symptômes, le
pronostic, le traitement, comme on le fait de toute maladie
nouvelle. Ce ne sera pas un des côtés les moins intéressants
de cette étude que de comparer, dans ses différents traits,
l'histoire de ce rein mobile avec celle du rein mobile classique
et de chercher les rapports qui peuvent exister entre l'une et
l'autre de ces maladies, entre ces maladies et les maladies de
la nutrition, auxquelles, en raison de sa fréquence, appartient
désormais le rein mobile de l'hypochondre.

(1) SCHULTZE. — *Ein Beitrag zur Casuistik der bew. Niere. Inaug.
Diss.* Berlin, 1867.

(2) VIRCHOW. — *Obductions Protocolle Charite* Berlin, 1870-1879.

(3) ROLLET. — *Path. und. Ther. der beweglichen Niere.* Erlangen,
1866.

(4) LANDAU. — *Die Wanderniere der Frauen.* Berlin, 1881.

Nous allons tenter, dans ce travail, d'asseoir le diagnostic objectif du rein mobile sur des bases solides. De toute l'histoire de cette maladie, c'est le chapitre du diagnostic qui a toujours été le plus important et toujours le plus décevant ; or, c'est précisément sur les caractères relevés par le diagnostic objectif que repose l'interprétation même de la maladie du rein mobile. Cette interprétation sera définitive quand sera définitivement tracé le tableau des signes objectifs de l'ectopie mobile du rein.

Palpation du Rein mobile

Nous ne nous occuperons ici que du rein mobile en lui-même et non de la ou des « maladies du rein mobile » ; nous ne traiterons que des caractères objectifs et de la technique de palpation. Cette étude d'ailleurs doit précéder toute autre, non seulement pour suivre l'ordre dans lequel ont été faites nos acquisitions sur la connaissance de cette maladie, mais parce que c'est le vrai point de départ de toute discussion.

En outre, la connaissance des signes de la mobilité du rein doit précéder toute étude sur les autres signes tirés de cet organe dans ses diverses maladies ; la mobilité du rein est de beaucoup la plus fréquente de ses anomalies pathologiques, il n'est pas de meilleure école, pour le diagnostic objectif des maladies des reins, que d'avoir appris, en touchant le rein ectopié, quelle situation le rein peut occuper dans l'hypochondre ; enfin c'est à la notion d'une mobilité rénale imprévue que nous devons celle de la nécessité d'une palpation spéciale systématique du rein et celle de la technique de cette palpation ; cette technique trouvera désormais son application dans toutes les affections rénales, surtout à leur début.

Je ne parlerai ici des tumeurs du rein, dont la palpation a fait l'objet d'études magistrales de la part de M. Guyon, que

sommairement, à propos de leur diagnostic différentiel avec le
rein mobile : les malades qui en sont atteints ont une maladie
des reins et non une maladie de la nutrition dans le sens donné
à cette expression, je ne traiterai non plus, et pour la même
raison, ni des déplacements du rein par des tumeurs du
voisinage, ni des déplacements congénitaux de cet organe, qui
sont l'ectopie fixe et non l'ectopie mobile du rein, ni enfin de
l'ectopie mobile ultérieurement fixée, qui a cessé par conséquent
d'être un rein mobile.

Les caractères objectifs du rein mobile nouveau, du « rein
mobile de l'hypochondre » sont si intimement liés au procédé
d'exploration qui permet de le déceler que, sans ce procédé,
le rein mobile nouveau n'existerait pas encore cliniquement;
c'est donc seulement par l'exposé de ce procédé que je puis
énumérer les faits d'observation que nous aurons ensuite à
discuter.

Etablissons d'abord les faits d'observation tels que je les ai
signalés dans ma première description. Cette description, qui a
été reproduite et commentée par la plupart des auteurs, doit
être conservée dans la forme qu'elle avait à la date à laquelle
elle a été publiée.

C'est aux descriptions antérieures à cette date qu'il convient
de se reporter, si l'on tient à connaître le progrès réalisé en 1885
et la cause pour laquelle, à partir de cette époque, la fréquence du rein mobile a été tout à coup décuplée ; si l'on
veut fixer équitablement l'attribution de priorité des notions
acquises depuis 1885 et acceptées aujourd'hui, à l'auteur qui
est réellement le premier à les avoir introduites dans la science.

La recherche du rein mobile de l'hypocondre, écrivais-je
en 1886 (1), comporte trois temps que je désigne sous les
termes de : *Affût, Capture, Echappement.*

(1) F. GLÉNARD. A propos d'un cas de neurasthénie gastrique Entero-
nephrophtose traumatique. Diagnostic de l'Enteroptose. Province méd. 1886
et Paris, Masson, 72 p.

« *Premier temps*. — **Affût**. Il faut placer les doigts de telle
sorte que, si pendant l'inspiration quelque chose d'anormal est
propulsé de haut en bas dans l'hypochondre droit, on le sente
passer entre les doigts et on puisse le saisir : pour cela, on
étreint solidement de la main gauche, pouce en avant medius
en arrière, la zone de parties molles immédiatement sous-
jacente au rebord costal. Les doigts forment ainsi un anneau
étroit qui sera complété à sa partie interne, en arrière par la
colonne vertébrale en avant par la main droite : celle-ci
déprime, en effet, la paroi antérieure dans le prolongement de
l'extrémité du pouce gauche qui se trouve à la hauteur et
au-dessous de l'extrémité de la 9e côte droite (il s'agit de l'hypochondre droit).

« Faisons inspirer profondément notre malade, or voici
précisément que nous sentons descendre quelque chose entre
nos doigts, une masse encore indécise, rétinente, du volume
d'une mandarine ; première constatation que j'exprime ainsi :
« Ptose » dans l'hypochondre droit car, à l'état normal, les doigts
ne doivent rien sentir descendre. Si rien n'était « descendu »
nous aurions pu affirmer l'absence de la ptose ; nous ne l'aurions
pas pu si nous ne nous étions assuré ainsi que rien ne descendait.

« Mais quel est cet organe ? Est-ce un lobe plus ou moins
déformé du foie ? Est-ce la vésicule biliaire distendue ? Est-ce
une tumeur stercorale ? Serait-ce une tumeur du mésentère ?
Enfin ne serait-ce pas un rein ?

« Cette dernière hypothèse est la première à vérifier. Pour
y arriver il faut procéder au deuxième temps de la palpation
« néphroleptique ».

« *Deuxième temps*. — **Capture**. Ce temps consiste à saisir
et retenir la ptose entre le médius et le pouce gauches ; pour
cela, après avoir placé les doigts, en tâtonnant, pendant deux
ou trois mouvements d'inspiration, sur le trajet exact de la

descente, sur la piste que nous avons constatée, on porte le
pouce le plus haut possible au-dessous du rebord costal, à la
rencontre de la ptose, à mesure qu'on la sent descendre
pendant l'inspiration ; lorsque la ptose paraît avoir atteint la
limite inférieure de son incursion, on augmente brusquement
la constriction exercée à travers les tissus par les doigts, en
rapprochant le plus possible l'un de l'autre les extrémités du
médius et du pouce gauches. Pendant ce temps, la main droite
veille à ce que la ptose ne soit pas divisée vers la ligne médiane,
et n'échappe ainsi à la pression ou à la préhension de la
main gauche.

« Chez notre malade, où nous avons ainsi procédé, nous
avons réussi à dépasser la ptose, à placer le pouce gauche au-
dessus d'elle, et à pincer entre ce doigt et le médius gauche
une région formant un « Sillon » transversal déprime. La
présence et la profondeur de ce sillon restreignent déjà le
diagnostic différentiel de la ptose, actuellement sous-jacente,
entre le rein mobile et la tumeur stercorale, située dans ce que
j'ai appelé la première anse transverse.

« Pendant que la ptose est ainsi *captive*, nous sentons, chez
notre malade, par l'effort de de compression que nous devons
exercer au-dessus d'elle pour la maintenir, qu'elle est tirée de
bas en haut et qu'il nous suffirait d'écarter un peu les doigts
pour la sentir s'échapper entre eux. Nous profiterons de ce
second passage pour apprécier les différents caractères de siège,
de forme, de consistance, de volume, de sensibilité, etc., de la
ptose. Ce sera le troisième temps de la palpation néphroleptique.

« *Troisième temps*. — **Echappement**. Ce moment de
la palpation consiste à écarter légèrement l'une de l'autre les
extrémités du pouce et du médius gauches et à abaisser en
même temps la ligne de compression ; la ptose remontera entre
eux. Si alors, après l'avoir examinée, on exerce une pression
brusque au moment où on va la perdre, on pourra apprécier

le degré de mobilité de la ptose dans l'hypochondre et ajouter un caractère précieux à ceux déjà observés.

« Nous opérons ainsi chez notre malade. La ptose remonte entre les doigts ; elle a bien le trajet, la forme, la consistance, le volume d'un rein, et, sous l'influence de la petite pression brusque que nous exerçons à la fin, nous sentons *sauter* quelque chose qui s'échappe en haut ; ce *ressaut* est visible à l'œil, et la malade, surprise par cette petite secousse, traduit sa sensation en disant que mes doigts ont fait *sauter* une « boule » dans son côté.

« Il n'y a plus à en douter, il s'agit bien chez elle d'un REIN MOBILE. Je n'insiste pas ici sur les autres caractères qui confirment ce diagnostic : à côté des précédents, ils n'ont plus qu'une valeur accessoire. La palpation « néphroleptique », vraie *cynégétique* du rein mobile, justifie donc la description minutieuse dans laquelle je viens d'entrer.

« Je désigne la variété de rein mobile que nous rencontrons chez notre malade par les termes de : « *néphroptose du* 3ᵉ *degré* ».

« Je dois justifier pour quoi je dis chez notre malade : néphroptose *du* 3ᵉ *degré*. On conçoit, en effet, que le rein puisse être plus ou moins prolabé, éloigné de sa loge. Il y a, de même que la pointe de hernie, la *pointe de néphroptose*. Celle-ci ne paraît pourtant pas avoir été signalée : elle a la même importance diagnostique que la néphroptose complète. Dans quatre cas j'ai observé, chez des malades qui se sont présentés à mon observation à deux ou trois intervalles consécutifs de douze mois, que la pointe de néphroptose constatée la première année atteignait peu à peu le 2ᵉ, puis le 3ᵉ degré, jusqu'à devenir le vrai rein flottant.

« Il est évident que ce diagnostic de pointe de néphroptose serait contesté par tout médecin qui serait appelé à le contrôler sans avoir déjà, par devers lui, une grande expérience de la palpation du rein mobile. Car, dans ce cas, on ne sent que le pôle inférieur du rein : il ne s'agit plus de capture ni de sillon, c'est à la fin du temps d'affût, au moment où l'on espère saisir la ptose, que l'on sent profondément un corps orbe, lisse, dur, du volume d'une noix, qui, sous l'influence de la pression brusque exercée par les extrémités du médius et du pouce gauches, saute comme une bille et s'échappe en haut, en laissant aux doigts une sensation analogue à celle qu'ils éprouvent lorsqu'ils viennent de projeter par pression un noyau de cerise (1).

« Telle est, pour moi, la *pointe de néphroptose* ou *néphro-ptose* du 1er *degré ;* car on ne peut pas atteindre le rein à l'état normal ; — celle du 2e *degré* existe quand le rein peut être retenu entre les doits, sans que pourtant on atteigne le sillon et qu'on puisse comprimer les tissus au-dessus du rein ; — si l'on peut le faire, ce sera la néphroptose du 3e *degré*, comme chez notre malade : c'est le *rein mobile* vulgaire, celui qui est diagnostiqué dans un dixième des cas de néphroptoses du 3e degré, c'est-à-dire lorsqu'on y pense pendant la palpation ; — enfin, la néphroptose du 4e *degré*, c'est le *rein flottant ;* c'est le rein qu'on sent par la paroi abdominale antérieure, sans même y avoir songé ; c'est le rein qu'on diagnostique dans la moitié des cas de néphroptoses du 4e degré, c'est-à-dire lorsque, chez le malade qui en est atteint, on a été amené simplement à palper la face antérieure de l'abdomen. Dans ce cas, il importe à la rigueur du diagnostic de le confirmer en soumettant le rein flottant à l'épreuve des trois temps de la palpation néphroleptique ; pour y arriver il n'y a qu'à refouler dans l'hypochondre la tumeur mobile du flanc, puis à placer au-dessous d'elle les doigts en affût. On procédera ensuite comme pour les autres variétés de néphroptose. »

Voilà une série de faits d'observation sur lesquels il convient d'insister, car leur connaissance importe, non seulement à l'his-

---

(1) « De son côté, le malade éprouve la sensation toute spéciale de « res-saut ». Chez trois de mes confrères, où je decelai en les palpant une pointe de néphroptose, mon diagnostic ne fut pour eux l'objet d'aucun doute. »

toire du rein mobile, mais à la nosographie des maladies de la nutrition, puis que c'est parmi ces maladies que nous les avons relevés.

Ces faits d'observation sont les suivants :

Mobilité respiratoire du rein ; mobilité respiratoire de toutes les variétés de rein mobile.

Prédominance du caractère du prolapsus sur celui de mobilité ; degrés du prolapsus.

Application de la mobilité respiratoire au diagnostic de la mobilité du rein et à la distinction de ses variétés.

Application des caractères de la mobilité respiratoire au diagnostic différentiel du rein mobile et des autres tumeurs mobiles de l'hypochondre.

La discussion de ces différents points conduira tout naturellement à l'adoption du procédé que j'ai proposé (1) et le fera substituer à tout autre mode de recherche du rein mobile.

---

(1) Chemin faisant se résoudra très courtoisement la question de savoir si les auteurs nombreux qui décrivent ce procédé sous le nom de « Procédé de Glénard » ne sont pas, comme l'avance, seul de cette opinion. M. Lancereaux (*Leçons de clinique médicale faites à la Pitie et à l'Hôtel-Dieu*, Paris, Bataille, 1894, p 255), que changer le nom d'un procédé soi-disant identique, décrit dix ans auparavant, en 1876, par M. Lancereaux, dans l'article *Rein*, du Dictionnaire des Sciences Médicales. Ce procédé décrit par M. Lancereaux n'est du reste, ainsi que le savant médecin de l'Hotel Dieu en convient lui-même, que le procédé déjà connu et usité depuis Rayer.

Dans les 19 pages que M. Lancereaux consacre à sa leçon clinique sur le rein mobile, en 1894, le terme de « néphroptose », aujourd'hui accepté partout, n'est nulle part prononcé. Il n'est même fait aucune allusion à l'idée évoquée par ce terme. Aussi la statistique de M. Lancereaux est elle la même aujourd'hui qu'avant 1885, relativement à la fréquence du rein mobile. Cette statistique ne peut être en effet modifiée que si, au procédé ancien recommandé par M Lancereaux, on substitue celui que je viens de décrire et que je vais défendre.

De même, dans les études qui vont suivre, se justifiera sans peine, mon assertion que le « Procédé d'Israël », publié en 1889, n'est autre chose que le Procédé de Glénard (1885), légèrement modifié non dans son principe, mais seulement dans une de ses parties accessoires.

I

MOBILITÉ RESPIRATOIRE DU REIN

§ I.

De la Mobilité respiratoire du rein

La respiration mobilise le rein; la mobilité respiratoire du rein est pathologique. Examinons ces deux points.

A. — *La respiration mobilise le rein.*

L'application du « procédé néphroleptique » à la recherche et au diagnostic du rein mobile donne, relativement à l'influence des mouvements respiratoires sur la situation du rein, une solution qui se trouve en contradiction avec celle de la doctrine classique.

D'après la doctrine classique, le rein n'est pas mobilisé par la respiration ; c'est même un moyen de diagnostic différentiel entre les tumeurs du rein et celles du foie que cette immobilité du rein, comparée aux mouvements, isochrones à ceux de la respiration, que présente le foie. La plupart des auteurs qui ont décrit la technique de palpation du rein mobile passent sous silence une intervention quelconque des mouvements respiratoires. Ceux qui en parlent n'utilisent que le mouvement d'expiration, grâce auquel, la région du flanc étant plus souple, plus affaissée, les doigts peuvent pénétrer plus profondément dans le flanc pour y chercher le rein. S'ils ne le trouvent pas, ils attendent une seconde expiration pour le chercher de nouveau.

Le procédé classique consiste, une fois qu'on a senti, à l'aide de palpation abdominale antérieure, la tumeur formée dans le flanc par le rein ectopié, à placer une main (la main

gauche pour le rein droit, la droite pour le rein gauche), sous
la région lombaire, afin de donner de la rigidité au plan sur
lequel il repose, et placer l'autre main sur le flanc, qu'elle
déprimera pour étudier les caractères spéciaux de la tumeur
mise en évidence. Le procédé classique ne permet de distinguer que le rein du flanc, le rein classique; il méconnaît le
rein mobile de l'hypochondre ; mais il expose surtout à un
grand écueil, c'est que, l'accès de la loge du rein étant libre par le
fait de la souplesse de l'hypochondre, le rein soit refoulé dans sa
loge sous l'influence de la pression qu'il reçoit; pour peu que celle-
ci s'exerce au-dessous de sa partie moyenne, il glissera de bas
en haut et sera « perdu ». Tous les auteurs insistent sur la
difficulté qu'on éprouve parfois, dans une même séance d'exploration, à retrouver le rein lorsque pourtant on vient de le
toucher à l'instant même.

Or, l'application du procédé néphroleptique oblige à
conclure, non seulement que le rein mobile subit l'influence
des mouvements respiratoires, mais que, grâce à l'abaissement
du rein sous l'influence de l'inspiration, on peut acquérir la
notion d'un nouveau rein mobile, celui de l'hypochondre,
méconnu jusque là ; bien plus, que, grâce à l'utilisation des
mouvements respiratoires, on est entré en possession d'un
moyen de diagnostic extrêmement précieux, applicable à toutes
les variétés de mobilité du rein.

Lancereaux (1), parlant de la palpation du rein mobile, dit bien
que, lorsqu'on a saisi entre les deux mains la tumeur formée
par le rein, s'il ne s'agit que de l'extrémité inférieure de cet
organe, on en peut saisir une plus grande portion en faisant
faire au malade un profond mouvement d'inspiration ; mais il
faut que le rein ait été préalablement saisi et Lancereaux ajoute :
« de cette façon on peut retenir le rein entre les mains qui
l'ont saisi ; quelquefois aussi on peut l'abaisser davantage,
mais le plus souvent il s'échappe, pendant l'expiration, sous le

(1) LANCEREAUX. — Art. *Rein*. Dictionn. sc. méd., Dechambre, 1876.

foie ou dans l'hypochondre droit. » Et plus loin : « ...la
position horizontale suffit pour lui faire reprendre sa place ;
de sorte qu'il n'est pas rare de ne pas retrouver cet organe
dont on avait une première fois constaté le déplacement.
D'ailleurs, refoulé en haut, en arrière et un peu en dehors, le
rein reprend ordinairement sa situation pendant que le malade
fait un mouvement d'expiration. »

Je n'insiste pas, il n'en est pas besoin, sur la différence
qui existe entre un procédé *facilitant parfois* le diagnostic
différentiel d'une tumeur, quand on tient cette tumeur dans la
main, et un procédé *décelant toujours* le diagnostic, non
seulement de la nature, mais de l'existence d'une tumeur qui
eût été méconnue sans l'application de ce procédé.

Dans le procédé nephroleptique, l'utilisation du mouvement
d'inspiration a pour effet, non seulement de rendre accessible
le rein de l'hypochondre, mais d'empêcher, par la rigidité que
ce mouvement donne à l'hypochondre, le rein d'être « perdu »
par refoulement dans sa loge ; car celle-ci est fermée au rein.
On voit quel en est le bénéfice non seulement pour la constatation
de la tumeur mobile, mais pour le diagnostic de la nature rénale de la tumeur, dont on peut à loisir, puisqu'on est sûr de ne
pas la perdre, étudier les caractères objectifs.

Ajoutons à cela que le rein ne peut être « perdu » pour une
seconde raison, c'est que les doigts l'abordent non plus par
son corps, par sa partie saillante, en un point où la moindre
pression le fait glisser, mais par dessous son extrémité inférieure et qu'ils puisent une indication précieuse dans le mode
de déplacement de cette extrémité inférieure, sous l'influence,
d'un côté, de son abaissement pendant l'inspiration, de l'autre,
de l'élévation progressive des doigts, en sens contraire, pendant
cet abaissement.

La contradiction entre la doctrine nouvelle de la mobilité
respiratoire du rein et la doctrine classique de son immobilité
dans les mêmes conditions n'est donc qu'apparente.

21

La mobilité respiratoire du rein avait pu échapper aux cliniciens, le caractère même de mobilité respiratoire avait pu suffire à faire exclure la localisation rénale d'une tumeur du flanc, pour des motifs qu'il est facile d'énumérer. Ce sont les suivants :

a. — Le rein mobile classique, celui qui seul est accessible à la palpation classique, n'est pas mobilisé par la respiration. La palpation classique, en effet, ne peut atteindre le rein que lorsqu'il est assez hypertrophié ou assez ectopié pour former, même pendant l'expiration, une tumeur saillante dans le flanc et accessible par la paroi antérieure de l'abdomen. Or, s'agit-il d'une hypertrophie, ou bien les connexions du rein sont restées intactes, ou bien la capsule a contracté des adhérences avec les organes voisins, ou enfin la tumeur proémine assez dans la fosse lombaire pour que la crête iliaque forme en arrière un obstacle à la progression de haut en bas ; s'agit-il d'une ectopie mobile, ou c'est le « rein mobile du flanc », qui, dans le décubitus dorsal, rentre dans sa loge, ou c'est le « rein mobile de la fosse iliaque » (rein flottant) ; le premier est trop en arrière, le second trop bas pour que tous deux n'échappent pas à la sphère d'action du diaphragme ; et la meilleure preuve, c'est qu'il suffit, ainsi que nous l'apprend le procédé nephroleptique, de ramener celui-ci en haut, celui-là en avant, pour que dès lors les mouvements respiratoires leur soient communiqués.

b. — La palpation bimanuelle classique de la région lombaire empêche la mobilisation respiratoire du rein. Elle refoule le rein dans sa loge et ne le cherche que pendant le mouvement d'expiration, tandis que le procédé nephroleptique le ramène en avant et ne le cherche que pendant le mouvement d'inspiration. Nous allons bientôt revenir sur ce point important.

c. — La respiration normale ne mobilise pas le rein ou du moins ne rend pas sa mobilité respiratoire perceptible à la palpation. Il faut pour cela un mouvement commandé de profonde inspiration. Mais cet artifice suppose connue la mobilité respiratoire du rein. On n'y recourt donc pas. Or c'est la base du procédé néphroleptique.

Les faits d'observation ne sont pas contradictoires, l'existence objective de la mobilité respiratoire de rein mobile dépend de la technique de palpation employée pour constater cette mobilité.

Le rein mobile s'abaisse pendant le mouvement d'inspiration, remonte pendant le mouvement d'expiration, à condition d'être dans la zône d'influence du diaphragme, ou d'y être placé s'il n'y est pas, à condition surtout que l'on fasse donner aux mouvements respiratoires leur maximum d'amplitude.

Sous cette réserve, la mobilité respiratoire est un caractère commun au rein mobile classique et au rein mobile de l'hypochondre.

Depuis que le procédé néphroleptique a fait connaître la mobilité respiratoire du rein, cette notion nouvelle a été contrôlée et vérifiée exacte par tous les auteurs qui ont étudié ce sujet.

Parmi eux, je citerai tout d'abord M. Guyon (1), qui, le premier (2), a discuté la valeur de mes recherches, publiées en 1886.

En 1889, l'éminent professeur vérifie sur un rein hydronephrosé mis à nu, et avant de l'ouvrir, que des mouvements sont transmis par la respiration ; il accepte dès lors que les mouvements puissent être perçus quand le volume est augmenté et le rein peu déplacé, et que la mobilité respiratoire ne soit plus un signe de diagnostic entre les tumeurs du foie et celles du rein, mais il ajoute encore pourtant : « Ce serait s'exposer à se tromper que de trop compter, même dans

(1) GUYON. — *Examen chirurgical du rein.* Bull. méd, 10 mars 1889.

(2) POLAILLON, de son côté, (Acad med. 5 mai 1885) exprime sa surprise d'avoir, dans le cours d'une nephrotomie pour pyonephrose, constate que le rein hypertrophié etait animé de mouvements d'élevation et d'abaissement isochrones aux mouvements du diaphragme.

le cas de faible déplacement, sur la régulière transmission des mouvements respiratoires du rein, c'est du moins ce qui ressort pour moi des examens multiples que j'ai pratiqués... ce que font directement les mains du chirurgien nous paraît plus simple et plus sûr que ce que pourraient déterminer les mouvements de la respiration. »

En 1891 (1), M. Guyon va plus loin : « la respiration mobilise le rein, cela est aujourd'hui généralement admis, mais on a longtemps considéré que les mouvements du diaphragme, sans influence sur le rein, mobilisaient aisément le foie. Cela reste exact pour la glande hépatique, mais a cessé de l'être pour la glande rénale... lorsque l'on examine au lit du malade, on note l'évidente action de la respiration, aussi les mouvements que provoquent l'ampliation et le retrait du thorax sont-ils utilisés dans l'exploration. Nous avons vu tout le parti que l'on en peut tirer pour étendre les limites de la palpation. Dans le procédé de Glénard et dans celui d'Israël (2), les mouvements respiratoires sont mis à contribution. Ils aident aussi à obtenir du ballottement le plus de renseignements possible... on peut ainsi surprendre les premiers degrés d'une ptose ou reconnaître une faible augmentation de volume... la mobilité dûe aux mouvements respiratoires est donc un très précieux auxiliaire. »

J'ai tenu à citer ces paragraphes, tant à cause de la haute autorité du maître, que pour prouver combien est juste la revendication en faveur du procédé nephroleptique de ces deux notions : mobilité respiratoire du rein ; application de cette mobilité respiratoire au diagnostic du rein mobile.

Depuis lors, ces notions sont devenues tellement in-contestées que tous les auteurs ont adopté, soit avec tous ses détails, soit en y apportant des modifications sans importance,

---

(1) GUYON. — *Diagnostic des affections chirurgicales des reins Séméiologie. Exploration.* Journal de médecine et de chirurgie. 25 avril 1891, page 311.

(2) Voir plus loin.

non seulement le procédé nephroleptique, basé sur la mobilité respiratoire du rein, mais la classification des variétés du rein mobile, basée sur les degrés de mobilité respiratoire, que ce procédé à fait connaitre et que, seul, il permet de distinguer.

Mais il y a plus, un auteur à encore renchéri sur ces notions, il a prétendu que le procédé nephroleptique permettait d'atteindre le rein normal et normalement fixé et d'y constater des mouvements isochrones aux mouvements respiratoires.

B. — *La mobilité du rein est pathologique.*

Il semble que celui qui, le premier, a pu constater l'abaissement du rein pendant le mouvement d'inspiration et vérifier que, dans certains cas, cet abaissement pouvait être assez peu prononcé pour qu'on ne puisse, pour ainsi dire, qu'effleurer le pôle inférieur du rein, au fond de l'hypochondre et seulement à la fin d'une large inspiration, il semble que celui-là eût dû conclure à la mobilité respiratoire du rein normalement fixé. Or, ainsi qu'on l'a vu, j'ai affirmé, dès 1885, que « *l'on ne peut pas atteindre le rein à l'état normal.* »

S'il en était autrement, on devrait atteindre le rein dans les cas où la maigreur du sujet, la souplesse du flanc, en permettant de « fouiller » l'hypocondre dans tous ses recoins, réalisent les conditions les plus favorables à l'accessibilité du rein. Or, non seulement il n'en est pas ainsi, mais on peut faire la démonstration du fait contraire : toutes conditions égales, les cas dans lesquels on trouve la pointe inférieure du rein sont bien moins fréquents que ceux dans lesquels on ne la trouve pas ; en second lieu la symptomatologie des malades chez lesquels on trouve la pointe du rein présente un caractère spécial qui n'existe pas chez ceux dont le rein ne peut être atteint par les doigts. Enfin le caractère de « ressaut » du rein, lorsqu'il échappe à la préhension de son pôle inférieur, implique une mobilité que seule peut permettre la laxité anormale des liens de fixation du rein.

L'exactitude de cette proposition a du reste été reconnue par tous les auteurs, sauf Israël (1) et Hilbert (2).

Israël prétend arriver à palper le tiers inférieur ou même la moitié d'un rein normal, à l'aide d'un procédé de palpation, qui n'est qu'une modification du procédé nephroleptique, proposée quatre ans après la publication de mon procédé, et qui ne mérite vraiment pas qu'on le désigne, comme on l'a fait, sous le nom de « procédé d'Israël », car il est fondé, comme le procédé nephroleptique, sur l'abaissement du rein par le mouvement d'inspiration. Seulement Israël fait placer le malade dans le décubitus latéral, du côté opposé à celui du rein qu'il veut examiner, tandis que dans le procédé néphroleptique, c'est le décubitus dorsal qui est recommandé. Or le décubitus latéral peut, je le reconnais, faciliter dans quelques cas l'accès du rein à la palpation nephroleptique, mais ce rein, par le fait même qu'il est accessible est déjà un rein anormalement abaissé. Le principal argument d'Israël repose sur la mobilité respiratoire qu'il a observée sur un rein dans un cas de laparatomie. C'est à Ewald que je vais laisser le soin de réfuter cet argument.

Quant à Hilbert, il n'a pas d'autres arguments que d'avoir pu constater la mobilité respiratoire du rein dans 95 cas et d'avoir fait la même constatation chez des chiens après ouverture de l'abdomen.

En revanche, voici à cet égard l'opinion des autres auteurs :

Récamier (3), le très distingué élève du professeur Guyon, déclare avoir échoué dans tous les cas où il a cherché à palper le rein sain, et conclue que la palpation dans le décubitus latéral ne permet, pas plus que la palpation dans le décubitus dorsal, d'atteindre le rein lorsque celui-ci n'est ni abaissé, ni augmenté de volume.

(1) ISRAEL. — *Ueber Palpation Gesunder und Kranker Nieren.* Berl. Klin. Woch. 1889, nᵒˢ 7 et 8 p. 125 et 156.

(2) HILBERT. — *Ueber palpable und bewegliche Nieren.* Deutsch. Arch. f. Klin. méd. mai 1892.

(3) RÉCAMIER. — *Etude sur les rapports du rein et son exploration chirurgicale.* Th.-Paris 1889 et Steinheil, 1889 p., p. 52.

Ewald (1) écrit : « Quelque fréquente que soit la mobilité du rein, nous ne pouvons la considérer comme physiologique ; sans cela on constaterait l'abaissement respiratoire du rein chez tous les sujets, jusque là bien portants, qui présenteraient les conditions favorables, parois abdominales souples, pannicule peu prononcé, larges excursions du diaphragme. Il n'est pas douteux qu'un organe mobile ne puisse assez souvent se rencontrer, par le seul fait du hasard, au cours d'une exploration attentive, pourtant cela n'est pas constant, et la preuve que la mobilité est une anomalie se trouve dans les malaises qui accompagnent si souvent la mobilité du rein, dans les conditions anatomiques de la loge du rein, dans le fait que la mobilité et le déplacement sont bien plus fréquents au delà qu'en deça de la vingtième année, bien que les conditions en deça de la vingtième annee soient beaucoup plus favorables à sa recherche ». A l'argument tiré par Israël de ce qu'il a vu, à travers une plaie lombaire l'abaissement du rein atteindre « jusqu'à la largeur d'un pouce », Ewald répond : « il s'agit là d'une condition anormale, c'est en première ligne la diminution de tension normale de la paroi de l'abdomen, causée par l'incision : vraisemblablement aussi l'organe était le siège d'une altération pathologique, et enfin, entre l'excursion visible d'un organe mis à nu et la possibilité de vérifier cette excursion dans des conditions normales à l'aide de la palpation, il y a une différence radicale ».

Küttner (2) conclue de même et pour les mêmes motifs : « tout rein, qui présente a la palpation un abaissement respiratoire manifeste, doit être considéré comme pathologique ».

« ...Lorsque le rein, dit M. Guyon (3), n'a pas de mobilité anormale ou lorsqu'il a conservé son volume ordinaire, rien ne permet de dire qu'il est influencé par les mouvements respiratoires. Il en est du moins ainsi en clinique. La mobilisation

(1) EWALD. — *Ueber Entéroptose und Wandernière*, Berl., Klin., Woch., 1890 n° 13.
(2) KÜTTNER. *Ueber palpable Nieren*. Berl., Klin., Woch., 1890 n° 15.
(3) GUYON. — Loc. cit. p. 312.

par la respiration n'agit pas sur le rein, ou, en tout état de cause, n'agit pas assez pour que le rein normal puisse être palpé... Sans nier que, physiologiquement, la position du rein ne puisse subir quelques variations de position du fait de la respiration, nous devons établir que, chirurgicalement, cette locomotion, si elle existe, n'est pas constatable... »

Ces arguments me paraissent suffisants pour confirmer l'exactitude de ma proposition :

On ne peut pas atteindre le rein à l'état normal. Tout rein dont on peut constater, par la palpation, l'abaissement sous l'influence d'un mouvement d'inspiration, quelque minime que soit l'étendue de l'abaissement, est un « rein mobile », c'est-à-dire un rein dont les moyens de fixation sont insuffisants.

Il y a donc des degrés d'abaissement du rein par l'inspiration ; ces degrés peuvent être utilisés pour distinguer les diverses variétés du rein mobile ; cette proposition explique l'importance qu'il y a' de décrire minutieusement dans tous ses détails la nouvelle technique de palpation qui permet de distinguer les degrés de la mobilité rénale.

§ 2.

Degrés de Mobilité respiratoire

NÉPHROPTOSE — DEGRÉS DE NÉPHROPTOSE

Alors que l'on ne connaissait que le rein mobile du flanc, on admettait tantôt une seule variété de rein mobile, — le rein était mobile ou ne l'était pas, sa mobilité était plus ou moins grande, et c'était tout, — tantôt deux variétés, le « rein mobile » proprement dit, et le « rein flottant », celui-ci distinct du premier par l'existence hypothétique d'un « *mésonéphron* ». Enfin à la description du rein mobile, envisagé comme une ectopie mobile accidentelle, la plupart des auteurs joignaient celle de l'ectopie fixe, congénitale ou acquise, du rein.

Quelques citations, parmi les auteurs qui ont consacré les travaux les plus importants à l'étude du rein mobile dans les dernières années qui précèdent la connaissance de la mobilité respiratoire du rein, vont nous édifier à cet égard.

Lancereaux, en 1876 (1) et en 1894 (2), distingue l'ectopie congénitale de l'ectopie accidentelle, et voici ce qu'il dit de cette dernière : « L'ectopie accidentelle des reins, connue sous la dénomination de *reins mobiles, reins flottants,* ancienne-ment appelée dislocation ou luxation des reins, consiste dans un déplacement avec mobilité du rein dans la cavité abdominale. De cette appellation sont exclus, par conséquent, les déplace-ments produits par des tumeurs de voisinage et les hernies des reins ».

Pour Lancereaux, il n'y a donc qu'une variété de rein mo-bile. Le rein est mobile ou il ne l'est pas.

Landau (3), dans son importante monographie, en 1881, s'exprime ainsi : « Sous le nom de rein migrateur *(Wander-niere)*, on comprend une certaine anomalie de situation du rein, dans laquelle celui-ci est éloigné de sa position normale d'une façon durable ou temporaire et se caractérise par un degré plus ou moins grand de mobilité. On a désigné aussi cette anomalie sous le nom de « rein mobile, abaissement, dé-placement, chute, ectopie du rein ». Les anciens auteurs parlent de luxation du rein, analogue à la luxation des membres, et de luxation spontanée ou traumatique ; les français se servent parfois de l'expression de rein flottant, les anglais de *floating* ou *moveable Kidney* ».

Il n'y a donc encore pour Landau qu'une variété de rein mobile. Mais voici ce que dit Newmann.

Newmann (4) écrit en 1883 : « Les termes « rein mobile »

---

(1) LANCEREAUX — Art. Rein, Dict. Sciences med. 1876.

(2) LANCEREAUX — Leçons de clinique medicale faites à la Pitié et à l'Hôtel-Dieu, Paris, Battaille, 1894.

(3) LANDAU. — *Die Wanderniere der Frauen,* Berlin 1881.

(4) NEWMANN. — *On Malposition of the Kidney.* Glasgow med journal août 1883, p. 81.

et « rein flottant » sont employés comme synonymes par la plupart des écrivains. Il est nécessaire pourtant de distinguer entre ces deux conditions...., Dans le cas de « rein mobile », l'organe est mobile derrière le péritoine, soit dans sa capsule adipeuse, soit dans une poche formée entre le péritoine et la paroi vasculaire de l'abdomen ; tandis que, dans le cas de « rein flottant », le rein se meut dans la cavité même du péritoine et il est attaché à la colonne vertébrale par un mésentère ».

Newmann admet donc l'existence d'un « mésonéphron ». Litten (1) est du même avis ; Griegsmith (2) également. Mais cette opinion n'a pas prévalu, car il ne semble pas qu'on ait jamais vu ce prétendu mésonéphron congénital, théoriquement admis par Portal, Rollet, Ebstein, etc. Lawson Tait (3) déclare qu'il n'a jamais vu de rein avec un mésonéphron. Landau ne l'a pas trouvé mentionné dans les 17 autopsies de rein mobile que possédait la science en 1881 (4), et les différents auteurs qui ont attaqué le rein par la voie abdominale, croyant le trouver absolument pédiculé, l'ont toujours rencontré derrière le péritoine, mais nullement coiffé par lui, et Récamier (5) cite encore à l'appui deux opérations, l'une de Polaillon (6), l'autre d'Anderson (7), dans lesquelles la grande mobilité du rein avait fait soupçonner un mésonéphron qui n'existait pas. « Cette distinction, dit Tuffier (8), ne peut tenir devant les faits cliniques, et elle a été condamnée même par la société pathologique de Londres. »

On peut donc considérer la question comme tranchée, et conclure en disant que, jusqu'à la découverte de la mobilité

---

(1) LITTEN. — *Ueber den Zusammenhang der Magener Krankungen und Lageveraenderungen der rechten Niere. Verhandl. Des Congresses fuer Innere medisin* 1887. S. 223.

(2) GRIEGSMITH. — *Chirurgie abdominale*, 4e édition, trad. Vallin, Paris, Steinheil, 1894 p. 541.

(3) LAWSON TAIT. — Brit. méd. journ., 8 nov. 1882.

(4) LANDAU. — Loc. cit.

(5) RÉCAMIER — Loc. cit.

(6) POLAILLON. — Acad. méd., 13 juillet 1886.

(7) ANDERSON. — Brit. méd. journ. 1883, II 917.

(8) TUFFIER. — *Traité de chirurgie.* Paris Masson, 1872, t. IV, p. 618.

respiratoire du rein, on ne pouvait ni ne devait admettre qu'une variété de rein mobile ou flottant ; l'excursion du rein mobile était seulement plus ou moins grande, suivant les cas.

La notion de la mobilité respiratoire du rein, notion due à l'exploration du rein par le procédé néphroleptique, a transformé de fond en comble l'idée qu'on se faisait du rein mobile.

Le procédé néphroleptique nous a appris que, en outre du rein mobile classique, le rein mobile du flanc, il y a un rein mobile de l'hypochondre ; que ce rein mobile de l'hypochondre a pour caractère essentiel, et sans lequel il ne serait pas diagnostiqué, de s'abaisser sous l'influence d'un mouvement d'inspiration ; que cet abaissement se rencontre à tous les degrés, depuis le plus léger, celui qui rend accessible dans le flanc le pôle inférieur du rein seulement, jusqu'au degré qui permet aux doigts de remonter sur toute la hauteur du rein et de se frayer un passage au-dessus du pôle supérieur ; il nous a appris enfin que l'on pouvait constater ce même abaissement respiratoire aussi bien sur le rein mobile du flanc que sur le rein mobile de la fosse iliaque, auquel il avait été jusqu'ici refusé, et que pour cela il suffisait de refouler préalablement sous l'hypochondre le rein mobile classique.

De ces enseignements il résultait que l'abaissement respiratoire était un caractère constant, commun à toutes les variétés de rein mobile, et que le rein mobile devait être étudié, non plus seulement dans son caractère d'ectopie, de dislocation, c'est-à-dire dans son *caractère de topographie anormale*, non plus seulement dans son *caractère de mobilité anormale*, mais encore et surtout dans son *caractère de prolapsus ou ptose*. C'est ce que j'ai exprimé en disant :

Le caractère essentiel du rein mobile, ce n'est pas d'être une ectopie rénale, ce n'est pas d'être un organe mobile, c'est d'être une **néphroptose.**

Le terme de *néphroptose*, que j'ai proposé à la place de ceux de rein mobile, rein flottant, a l'avantage, par l'abstraction du caractère de ptose, au lieu des caractères de mobilité ou d'ectopie, de substituer, à des dénominations qui ne relèvent que le caractère grossier de la mobilité et laissent le champ ouvert à dix théories sur la genèse de cette affection, une dénomination qui implique en même temps l'étiologie et la pathogénie de l'ectopie mobile du rein, conformément aux enseignements de la clinique et de l'anatomie. Cette interprétation nouvelle comporte un remaniement complet de la nosographie du rein mobile et, en particulier, de sa thérapeutique.

Le terme *néphroptose* — non seulement l'idée qu'exprime ce terme, mais le néologisme lui-même — est aujourd'hui consacré par sa substitution au terme de rein mobile, rein flottant, dans la plupart des travaux qui, depuis mes recherches, se sont occupés de la question du rein mobile.

La première conséquence de la notion de **ptose** devait être d'en éprouver la valeur en la faisant servir comme point de départ d'une classification nouvelle des divers types de mobilité de rein, le type classique et les types nouveaux que le procédé néphroleptique venait de faire connaître. D'après cette classification, les divers types de rein mobile seraient les diverses étanes d'un même processus, ce seraient des **degrés de néphroptose.**

Je rappelle que, jusque là, on n'admettait qu'une variété de rein mobile. Il y avait un rein mobile ou il n'y en avait pas ; sa mobilité, plus ou moins étendue, n'était pas autrement précisée, la théorie du mésonéphron, applicable aux cas de très grande mobilité, n'ayant pas prévalu.

En tous cas, on admettait que les deux types étaient originairement distincts, et nullement que le type de rein flottant dérivât, par une accentuation du processus, de celui du rein mobile. Il s'agissait toujours en outre du rein ectopié dans le flanc, le seul que l'on connût alors.

Classification des Auteurs (jusqu'en 1885)

CARACTÈRES TIRÉS DE L'ECTOPIE ET DE LA MOBILITÉ MANUELLE

Ectopie du Rein
- A. Mobile.
  - a' Peu mobile. **Rein mobile.**
  - a" Très mobile. **Rein flottant.** (mesonephron ?)
- B. Fixe.

Voici maintenant, présentée sous forme de tableau, la classification que j'ai proposée ; elle est basée sur la combinaison du mode d'abaissement du rein, pendant l'inspiration (A. B.), de l'étendue d'accessibilité du rein palpé de bas en haut pendant son abaissement inspiratoire (a. b. c.), et des caractères résultant de la technique de palpation (Techn.).

Classification de Glénard (1885)

CARACTÈRES TIRÉS DE LA MOBILITÉ RESPIRATOIRE ET DE L'ECTOPIE

Degrés de néphroptose

Degré de la nephroptose.

A. Le rein n'est accessible que pendant l'inspiration. **Rein mobile de l'hypochondre** *Rein mobile nouveau.*

a. On n'atteint que le pôle inférieur du rein, sans pouvoir retenir le rein. Techn. : Echappement......... Ier degré.

b. On peut retenir le rein, mais sans atteindre le sillon au-dessus de son pôle supérieur. Techn. : Echappement, capture. IIe degré.

c. On depasse le pôle supérieur du rein et l'on atteint le sillon. Techn. : Echappement, capture, sillon.................... IIIe degré.

B. Le rein est accessible meme pendant l'expiration. **Rein mobile du flanc, de la fosse iliaque** *(Rein mobile classique). Rein mobile, Rein flottant.* Techn. : Reposition préalable dans l'hypochondre, échappement, capture, sillon............. IVe degre.

J'ai omis à dessein de faire figurer dans ce tableau l'ectopie fixe du rein, puisqu'il s'agit ici du rein mobile et d'une classification basée, non sur les caractères d'ectopie et de mobilité, mais sur celui, beaucoup plus rationnel, de ptose ; la fixité en ectopie, ou ectopie fixe du rein sain (le seul dont nous nous occupions), est congénitale ou acquise, en tous cas fort rare. L'ectopie fixe congénitale n'a rien de commun avec l'ectopie mobile ; l'ectopie fixe acquise, c'est-à-dire le cas d'un rein préalablement mobile, contractant ensuite avec la paroi ou les organes voisins des adhérences qui le fixent dans sa situation anormale, ou encore d'un rein fixé en ectopie par le développement d'une tumeur du voisinage, est une complication, mais non un degré de la ptose rénale. Rien n'autorise à penser que la ptose mobile du rein puisse par elle-même prédisposer à une inflammation adhésive, soit de la capsule rénale, soit des organes voisins, qui fixe le rein dans sa situation anormale. Elle ne prédispose pas davantage, à mon avis, aux maladies du rein. L'ectopie fixe acquise relève d'une autre pathogénie que l'ectopie mobile et appartient à une autre case de la nosologie ; c'est dans le chapitre des malformations congénitales, ou bien dans celui des maladies du tissu rénal ou des voies d'excrétion du rein (hydronéphrose, p. é.), ou enfin dans le chapitre des péritonites locales, des tumeurs des autres organes abdominaux, qu'il faut en rejeter la description.

Tel n'est pas l'avis des auteurs qui, depuis mes recherches, ont publié des travaux sur le rein mobile. Tout en acceptant le principe essentiel de ma classification, c'est-à-dire l'abaissement respiratoire, ils font encore une place à l'ectopie fixe. C'est une sorte de transaction entre l'ancienne doctrine et celle que je propose. Le lecteur choisira.

Voyons ces classifications.

La première en date après la mienne est celle d'Ewald (1).

(1) EWALD. — Loc. cit.

Classification d'Ewald (1890)

CARACTÈRES TIRÉS DE LA MOBILITÉ RESPIRATOIRE ET DE L'ECTOPIE

A. Le rein est déplacé par la respiration.

a. Le rein n'a pas quitté sa loge, c'est-à-dire n'est pas essentiellement ectopié. (1er *degré de Glénard*)................. ?

b. Le rein est ectopié mais on peut le réintégrer dans sa loge.

On peut atteindre jusqu'aux 2/3 du rein. (2e *degre de Glénard*). Ier degré.

On peut palper tout le rein qui est derrière la paroi antérieure de l'abdomen (4e *de Glénard*) ou s'en laisse facilement rapprocher. (3e *de Glénard*)....... IIe degré

B. Le rein est ectopié et fixé dans son ectopie.

M. Ewald accepte donc la mobilité respiratoire comme caractère essentiel de classification ; il accepte aussi le rein mobile de l'hypochondre, celui dont on ne peut pas même atteindre les deux tiers. Nous avons vu plus haut d'ailleurs qu'il considérait la mobilité respiratoire, à la palpation, comme trahissant toujours un rein anormalement fixé ; mais pourquoi, si un rein mobile, dont on atteint le tiers ou la moitié inférieure seulement, est déjà un rein anormalement abaissé, pourquoi ne compter le 1er degré d'abaissement qu'à partir du rein dont on peut atteindre les 2/3 ? Pourquoi, puisque la mobilité respiratoire est le caractère fondamental du rein mobile, ne pas distinguer le rein qui s'abaisse naturellement pendant l'inspiration, de celui qui, parce qu'il était trop bas, doit être remonté sous l'hypochondre pour que l'on puisse constater la mobilité respiratoire ? Pourquoi faire intervenir, pour distinguer entre elles des variétés, des caractères qui sont communs à toutes les variétés de rein mobile, tels que celui de pouvoir être réintégré dans sa loge, celui d'être ectopié ?

Je me permets de critiquer cette classification, parce qu'elle est artificielle, que les caractères n'en sont pas nettement subordonnés suivant leur hiérarchie et que des caractères fort importants sont passés sous silence, tels que l'accessibilité du sillon au-dessus du rein, l'accessibilité avec ou sans mouvement d'inspiration.

M. Ewald s'exprime ainsi (1) sur le procédé néphrolep- tique, après en avoir donné un exposé fort exact : « Glénard, dit-il, suivant la méthode des Français qui aiment à tout représenter en actes isolés, séparés d'une façon purement schématique, distingue, dans la palpation néphroleptique, le moment de l' « affût », (c'est, autant que je sache, une expression, empruntée aux termes de chasse, qui signifie : être en arrêt), puis la capture et enfin l'échappement. » (2).

Et il ajoute : « Le procédé de Glénard ne diffère pas de celui que nous employons aussi, mais auquel et pour de bonnes raisons nous recourons fort peu... »

Il est fâcheux que M. Ewald ne nous fasse pas savoir quelles sont ces raisons ; où ce procédé se trouve décrit ; pourquoi, s'il était connu, on a attendu ma description pour admettre la mobilité respiratoire du rein et l'existence de reins mobiles dont on ne sent que les 3/4 ou la moitié, ou même seu- lement le 1/4 inférieur, pour admettre enfin la fréquence aujour- d'hui si grande du rein mobile, relativement à celle qu'on lui attribuait. Cette fréquence, M. Ewald en confirme lui-même l'exactitude, prouve bien que le savant professeur de Berlin a eu recours, en partie seulement, au procédé néphroleptique.

Il y a lieu de croire en effet qu'il y a là quelque confusion, et que si M. Ewald voulait bien expérimenter mon procédé avec antant de rigueur qu'il en reproduit la description, non seule- ment il trouverait mauvaises et non bonnes les raisons de ne pas l'employer, mais il reconnaîtrait que les temps de la pal-

(1) Ewald.— Loc. cit. et tirage à part p. 5.

(2) Dans le cours de l'importante discussion sur l'Entéroptose, soulevée à la Société de médecine de Berlin par sa communication, M. Ewald revenant sur la question du rein mobile, fait grâce au terme « échappement » en disant, du ressaut brusque du rein mobile qui fuit des doigts : « ce que le Français désigne d'une façon tout à fait excellente (Ganz Treffend) sous le nom d' « échappement ». Ewald, loc. cit.

pation néphroleptique, loin d'être schématiques, sont d'une exquise netteté, et il serait heureux d'en utiliser les indications pour classer les variétés du rein mobile. Alors, au lieu de dire que mon II° et mon IV° degrés n'en font qu'un, puisque dans les deux cas on touche le rein sur toute sa hauteur, il m'approuverait d'avoir séparé le rein qui est tout entier caché dans l'hypochondre, qu'on ne peut atteindre que pendant une inspiration et au-dessus duquel on ne sent pas de sillon de séparation du foie (*II° degré de Glénard*), de celui qui gît dans le flanc ou la fosse iliaque, et qu'une main se promenant sur le ventre suffit à faire rencontrer, reconnaître et palper en entier, même pendant l'expiration (*IV° degré de Glénard*).

Enfin et surtout, il séparerait d'une façon moins tranchée le rein dont on ne sent que le 1/3 ou la 1/2 inférieure, et qu'il admettrait comme I°ʳ degré, du rein dont on sent les 3/4 et à partir duquel commence seulement pour M. Ewald, le I°ʳ degré de dislocation ; car on rencontre toutes les étapes de transition qui prouvent que le « Processus de Ptose » est exclusif et qu'il est graduel.

Dans les classifications suivantes, nous voyons peu à peu s'affirmer cette notion d'un « processus de ptose ».

Déja Küttner (1), élève d'Ewald, écrit :

« Si l'on veut se représenter les *différents stades* par « lesquels le rein se montre accessible à l'exploration bima- « nuelle, il est utile de distinguer quatre formes principales. »

Ailleurs il dit : « La différence entre les variétés de rein mobile est seulement graduelle... Comme nous rencontrons très fréquemment la mobilité et la dislocation du rein mobile seulement à un degré modéré, et que nous avons rarement l'occasion de constater un rein mobile tout à fait pur, il en résulte le besoin de distinguer différents degrés dans

(1) KUTTNER. — Loc. cit.

la mobilité de cet organe ». Voici la classification de Küttner :

Classification de Küttner (1890)

CARACTÈRES TIRÉS DE LA MOBILITÉ RESPIRATOIRE ET DE L'ECTOPIE

Le rein
- A. Présente une mobilité respiratoire.
  - a. Sans dislocation essentielle (1er degré de Glénard)............ I'' degré
  - b. Avec dislocation.
    - Du 1er degre. On peut atteindre, retenir, 1/3, 1/2, 2/3, du rein (2e degré de Glénard)....... II' degré
    - Du 2e degré. On peut palper le rein dans toute son étendue, il est situé près de la paroi antérieure de l'abdomen (4e degré de Glénard) ou s'en laisse facilement rapprocher (3e degré de Glénard)............ III'degré
- B. Est fixé dans sa dislocation .... IV' degré

Küttner, qui d'ailleurs accepte que tout rein dont on sent la mobilité par la palpation est un rein anormal, se rapproche donc de ma classification : 1° d'abord en adoptant l'uniformité du processus, puis 2° en admettant comme 1er degré le rein dont on ne sent pas même le 1/3 inférieur (puisque son 2e degré (1er de dislocation) est compté à partir du rein dont on sent le 1/3 inférieur) ; 3° en adoptant la « capture » comme signe distinctif du IIe degré par rapport au Ier degré.

Voici maintenant la classification de Hilbert (1), qui franchit un pas de plus vers la mienne :

(1) HILBERT. — Deutsches archiv. Klin. méd., mai 1892.

Classification de Hilbert (1892)

CARACTÈRES TIRÉS DE LA MOBILITÉ RESPIRATOIRE ET DE LA MOBILITÉ
MANUELLE

Mobilité

respiratoire
- a. On sent le pôle inférieur du rein jusqu'à la moitié au plus de l'organe. — Rein palpable (1er degré de Glénard)............... ..... I" degré.
- b. On peut palper tout le rein entre les doigts. — Rein mobile (2e et 3e degrés de Glénard) .... IIe degré.

latérale
- c. On peut palper tout le rein et le mouvoir librement en dedans et en dehors. — Rein migrateur (4e degré de Glénard)............... IIIe degré

Et Hilbert ajoute : « Le degré de dislocation dépend essentiellement du degré de mobilité ; dans le décubitus dorsal, la plupart des reins mobiles perdent d'eux-mêmes leur dislocation, ou tout au au moins peuvent être facilement replacés dans leur loge. Je considère donc comme plus rigoureux le principe de classification d'après le degré de mobilité (que d'après le degré d'ectopie)... Pour moi, le rein migrateur est le degré le plus accentué du rein mobile, mais il n'y a aucune différence radicale dans la genèse de ces variétés. »

La classification de Hilbert réalise un progrès sur celles d'Ewald et de Küttner, puisque le caractère d'ectopie (dislocation) est décidément laissé de côté, et que seul préside à la distinction des variétés le caractère tiré de la mobilité ; mais c'est, dans les deux premiers degrés, la mobilité de haut en bas, dans le 3e la mobilité latérale. Il est plus correct de n'admettre comme principe de classification que le caractère commun à toutes les variétés et de les distinguer, ainsi que je l'ai fait, dans leur rapport avec la mobilité respiratoire, puisque c'est en définitive celle qui a obligé à remanier l'histoire objective du rein mobile, et que la mobilité latérale n'est vraiment pas un caractère assez saillant pour séparer la néphroptose du 3e degré (2e degré de Hilbert), qui est encore un rein mobile de l'hypochondre, de celle du 4ᵉ degré qui est le rein mobile du flanc. Nous verrons que cela peut entraîner des erreurs de diagnostic.

En France, je ne trouve à citer que la classification de M. Guyon, qui, le premier, et avec une grande bienveillance, a soumis à la discussion le procédé d'exploration que j'ai proposé et la distinction des variétés de rein mobile à laquelle conduisait le procédé néphroleptique.

Tout en acceptant, ainsi que nous l'avons vu, le fait d'observation sur lequel est basé le procédé néphroleptique, à savoir l'abaissement du rein pendant l'inspiration, M. Guyon n'a pas adopté ce procédé, indispensable cependant pour constater l'abaissement du rein; il semble même en méconnaître l'élément original si caractéristique, c'est-à-dire l'utilisation de la mobilité respiratoire, en le désignant sous les termes de « pincement classique modifié par Glénard ». Il est vrai que M. Guyon, attache surtout de l'importance au procédé de palpation ancien, c'est-à-dire aux mouvements communiqués par les mains, et c'est sur ces mouvements qu'il base sa classification des variétés du rein mobile.

M. Guyon (1), qui attache surtout de l'importance au « *ballottement* » et à la « *réductibilité lombaire* » distingue trois genres de mobilité qu'on peut imprimer au rein :

a. La *mobilité lombo-abdominale* ou *ballottement* qui « appartient en propre au rein, déplacé à un certain degré, ou aux tumeurs de cet organe », et que perçoit une main appliquée légèrement sur le flanc, alors que l'autre main soulève par petites secousses la région lombaire du même côté. Mais cette mobilité est plutôt le fait des tumeurs du rein que du rein mobile sain, on peut la trouver même lorsque le rein adhère fortement à la paroi postérieure et n'est par conséquent pas

(1) GUYON. — Loc. cit. — RÉCAMIER, loc. cit. — Passim. — CLADO. *Ballottement rénal.* Bull. méd. 27 juillet 1887.

mobile ; enfin les connexions prises par certaines tumeurs autres que le rein peuvent donner le change ; le ballottement a pour condition nécessaire le contact, avec la fosse lombaire, d'une tumeur, celle-ci pouvant d'ailleurs ne pas être formée par le rein. (Albarran, Tuffier, Guyon).

M. Guyon dit ailleurs : « La manœuvre du ballottement fait certainement surprendre de très légers déplacements et de faibles augmentations de volume ; nous en avons eu souvent la preuve en explorant, pendant et après leurs accès, des malades atteints de coliques néphrétiques, d'accès aigus de néphrite chez les premiers, ou des sujets offrant des pointes de néphroptose ; le rein perçu au-dessous des côtes pendant les crises cessant d'être d'être reconnaissable lorsqu'elles étaient terminées. »

b. La *mobilité abdomino-lombaire*, qui consiste dans « le retour absolu ou relatif d'une tumeur, tout à l'heure abdominale, dans la région lombaire ou à son contact. C'est un symptôme absolument propre au rein mobile ou déplacé. »

c. La *mobilité abdominale* (transversale ou verticale) qui « ne peut appartenir qu'au rein absolument flottant. »

M. Guyon n'a pas caractérisé davantage les variétés du rein mobile sain, nous ne pouvons donc, d'après ses travaux, que dresser le tableau suivant :

Classification de Guyon (1886-1891)

CARACTÈRES TIRÉS DE LA MOBILITÉ MANUELLE

Mobilité manuelle
{
a. Lombo-abdominale ou ballottement. — Pointe de néphroptose *(1" et 2' de Glénard)* I" degré.
b. Abdomino-lombaire. — Rein mobile *(3' de Glénard)*.............................. II° degré.
c. Abdominale. — Rein flottant *(4° de Glénard)* III° degré
}

J'aurai plus tard, en discutant la valeur comparée des différents procédés de palpation, l'occasion de revenir sur la classification de M. Guyon.

Enfin, — et je m'astreins à ne citer ici que les types de
classification qui s'écartent de celle, que j'ai proposée et qui
depuis sa publication a été admise par un grand nombre d'auteurs, — je relèverai une des dernières qui ait été publiée, celle
de A. Mathieu (1) qui est la même que celle de Hilbert.

« Simplifiant, dit-il, la classification de F. Glénard,
qui en admet quatre, j'ai admis trois degrés de néphroptose.
Je désigne comme rein mobile du *premier degré* les cas
dans lesquels, soit par la palpation bimanuelle, soit par le
procédé de Glénard, on ne peut percevoir qu'une partie du rein,
le tiers, la moitié, les deux tiers ; comme rein mobile du *second
degré*, ceux dans lesquels on perçoit l'organe dans toute son
étendue verticale ; comme rein mobile du *troisième degré*, ceux
dans lesquels il est véritablement flottant ».

Une petite remarque préalable. Il semble que pour percevoir
le premier degré du rein mobile on ait le choix entre la palpation bimanuelle ou le procédé de Glénard. Mais la palpation
bimanuelle ne peut en aucun cas reconnaître les premiers degrés
de mobilité, car ces premiers degrés ne sont accessibles qu'à la
fin de l'inspiration et la palpation bimanuelle diffère tout d'abord
du procédé de Glénard en ce qu'elle n'utilise pas les mouvements respiratoires ; si elle les utilise, alors c'est le procédé de
Glénard. Le caractéristique du procédé de Glénard n'est pas,
comme le dit M. Guyon et comme le pense M. A. Mathieu, de
« pincer » le rein en utilisant le pouce de la main qui soulève
la région lombaire, sa caractéristique est d'utiliser les mouvements d'inspiration, dont l'action d'abaissement sur le rein n'est
précisément connue que depuis qu'on connaît le procédé de
Glénard. Quant au « pincement » nous allons voir bientôt s'il
est justifié ou non.

Il est certainement plus simple de n'admettre que trois
degrés de mobilité au lieu de quatre, c'est du reste le chiffre

(1) MATHIEU. — *Etude clinique sur le rein mobile chez la femme:*
Bull. soc. méd. hôp. 14 déc. 1893, p. 842.

qu'adoptent tous les auteurs que j'ai cités. Il me semble pourtant que c'est se contenter de caractères bien superficiels de classification que de distinguer ces degrés sans dire de quelle façon on a palpé, sans préciser leurs réels caractères spécifiques. Or, suivant ma classification, ces caractères specifiques sont : pour le 1er degré, de ne pouvoir retenir le rein, pour le 2e de ne pouvoir sentir le sillon, pour le 3e de ne pouvoir, comme pour les deux pemiers, atteindre le rein que dans un mouvement d'inspiration, enfin pour le 4e de le trouver par la simple palpation bimanuelle classique du flanc sans même faire intervenir un mouvement d'inspiration.

En dehors de ces caractères si précis et si simples à constater, l'accessibilité, c'est-à-dire le degré de mobilité du rein, dépendrait, non plus du degré de son prolapsus, mais de l'embonpoint du sujet ou de l'habileté manuelle de l'explorateur.

Il importe donc de revenir sur la technique du procédé néphroleptique et de justifier chacun de ses détails d'application. Le procédé est extrèmement simple et ses indications sont d'une telle netteté que la classification des variétés du rein mobile s'impose d'elle-même à l'observateur, avec non moins de certitude que le diagnostic même de la mobilité du rein.

Quoi qu'il en soit, il est au moins un point sur lequel on s'entend aujourd'hui, c'est le suivant qui résumera ce chapitre sur les variétés du rein mobile.

Grâce à la notion nouvelle de la mobilité respiratoire du rein et de l'application de cette mobilité au diagnostic du rein mobile, il est admis aujourd'hui qu'il y a plusieurs variétés de mobilité du rein et que ces variétés ne sont autre chose que les degrés d'un processus unique, le **processus de néphroptose**, *commun au rein mobile classique, le « rein mobile du flanc » et au rein mobile nouveau, le « rein mobile de l'hypochondre. »*

§ 3.

Trajectoire du rein mobile sous l'influence des mouvements de la respiration

A. SITUATION NORMALE DU REIN. — B. MOYENS DE FIXATION. — C. SITUATION ET MOUVEMENTS DE LA NÉPHROPTOSE A SES DIVERS DEGRÉS

Les notions de mobilité respiratoire du rein et de degrés dans la néphroptose sont importantes à connaître, d'autant plus qu'il s'agit d'une anomalie, la mobilité du rein, qui, dans le groupe des maladies de la nutrition, c'est-à-dire des maladies de Vichy, se rencontre chez 14 pour 100 des malades, soit, en chiffres ronds, chez une femme sur cinq, chez un homme sur quarante : grâce à la première notion, on sait maintenant qu'il faut utiliser l'abaissement du rein pendant le mouvement d'inspiration pour déceler certaines variétés du rein mobile qui passeraient inaperçues sans cet artifice ; grâce à la seconde notion, on apprend qu'on peut reconnaître la mobilité du rein alors même que cet organe n'est accessible que par une très petite surface de son étendue.

Ces notions seraient suffisantes pour permettre le diagnostic dans tous les cas, si, dans tous les cas, le rein avait, au moment où il va s'abaisser sous l'influence de l'inspiration, le même point de départ, s'il suivait toujours la même piste, que, pour toutes les variétés de rein mobile, cette piste fût rectiligne et que, pendant sa progression, le rein ne pût s'en écarter. Il suffirait alors, pour ne jamais méconnaître la mobilité rénale, de déprimer avec la main la paroi abdominale antérieure sur le point le plus bas correspondant à cette piste connue et l'on serait sûr, en remontant peu à peu sur cette même piste la zône de pression exercée par les doigts, de heurter le rein, descendant en sens contraire. Mais les choses sont fort loin d'être aussi simples. Ce point de départ du rein, c'est-à-dire sa situation, varie avec chaque degré de ptose ; avec chaque degré, diffère la piste sur laquelle l'engage le mouvement d'inspiration ; cette piste est dirigée de dedans en dehors pour l'un, de dehors en dedans pour l'autre, curviligne pour celui-ci, rectiligne pour celui-là ; il suffit de la moindre pression dans le voisinage de la piste pour faire dévier le rein, la palpation peut alors le « manquer » quand elle devrait l'atteindre, elle peut le « perdre » après qu'elle l'a trouvé.

C'est sur la connaissance de ces faits, qui peuvent être autant de causes d'erreurs de diagnostic, qu'est basée la technique du « procédé de palpation » que j'ai proposé. Il importe d'analyser les faits pour éviter les erreurs et de dégager la loi qui les relie entre eux. Le procédé néphroleptique se trouvera ainsi justifié jusque dans ses moindres détails, car il est la conséquence de cette analyse.

La mobilité du rein est due à la « ptose » du rein, cette ptose peut être plus ou moins prononcée et nous en avons caractérisé quatre degrés, suivant que le rein est trouvé dans le flanc (quatrième degré, le plus accentué) ou dans l'hypochondre et que, dans ce cas, on en peut atteindre le hile (troisième degré) ou seulement le corps (deuxième degré) ou enfin le seul pôle inférieur (premier degré). La *trajectoire* du rein peut être construite par la comparaison du siège occupé par le rein mobile, suivant qu'il appartient à tel ou tel degré de néphroptose, non seulement dans le sens vertical, mais encore dans le sens latéral, et dans le sens antéro-postérieur, le rein mobile du premier degré occupant le siège le plus élevé, le plus interne et le plus profond, le rein des degrés suivants se trouvant de plus en plus abaissé, éloigné de la ligne médiane et rapproché de la paroi antérieure.

Que le rein soit trouvé d'autant plus bas et plus antérieur, qu'il appartient à un degré de ptose plus accentué, rien de plus compréhensible puisque la mobilité du rein est due à son abaissement et que, en s'abaissant, il passe de la paroi postérieure de

l'hypocondre à la paroi postérieure du flanc, celle-ci moins
déclive (dans le décubitus horizontal) et moins éloignée de la
paroi antérieure de l'abdomen que la paroi postérieure de
l'hypochondre. Quant à la déviation en dehors de la trajectoire,
elle demande, pour être expliquée, l'intervention d'un autre
facteur des plus importants à connaître. Les mouvements du
rein sont la résultante des forces qui agissent pour abaisser le
rein et de leur point d'application sur cet organe, d'un côté,
de l'autre, des forces qui, agissant en sens contraire, tendent à
maintenir le rein à sa place ou à lutter contre son abaissement, car, celui-ci, dans tous les cas est anormal. Ces dernières,
les forces qui résistent à son abaissement, sont les moyens de
fixation du rein. Il est donc nécessaire de déterminer tout
d'abord la situation normale du rein ; nous étudierons ensuite
ses moyens de fixation à l'état normal.

A. — SITUATION NORMALE DU REIN.

Lorsque le rein est normalement fixé, il est appliqué contre
la paroi postérieure du thorax, qu'il déborde inférieurement ;
son extrémité inférieure atteint la troisième apophyse lombaire
qui se trouve à 5 centimètres au-dessus de la crête iliaque ;
il correspond à la hauteur de la onzième vertèbre dorsale et des
deux premières lombaires. Son bord externe est à 8 centimètres 1/2 de la ligne médiane ; la distance qui sépare la ligne
médiane du bord interne du rein est de 2 centimètres 1/2 au
niveau du pôle supérieur, 3 centimètres 1/2 au niveau du
pôle inférieur, car le rein est dirigé obliquement en bas et en
dehors.

Le rein placé normalement pourrait être, ainsi que le
montre la figure ci-contre, atteint par les doigts en arrière, à
travers la région lombaire, si l'angle formé par la douzième
côte et la colonne, angle dans lequel se trouve inscrite son
extrémité inférieure, n'était comblé en dedans par la masse
sacrolombaire dont la largeur est de 7 centimètres 1/2, en

dehors et en haut par le ligament lombocostal de Henle, ligament falciforme très puissant. Le rein ne déborde en dehors la masse sacrolombaire, en bas le ligament falciforme que de

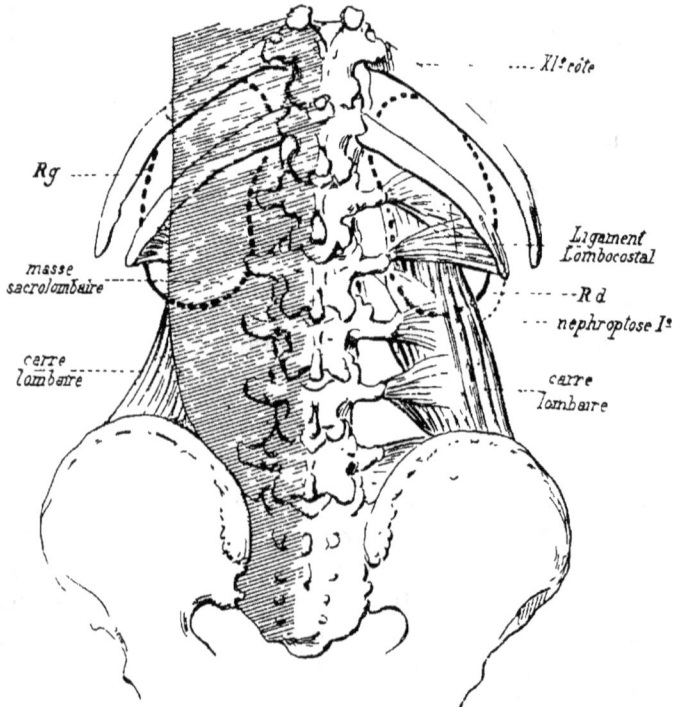

Fig. 18. — Situation normale du rein

(D'après FARABEUF, in RÉCAMIER: *Étude sur les rapports du rein et son exploration chirurgicale.* Th. Paris, 1889).

Rd. Rein droit. — Rg Rein gauche.

(Lorsque le rein est normalement fixé, sa surface d'accessibilité est trop petite pour qu'il puisse être perçu par la palpation. S'il est perçu, c'est qu'il est abaissé, c'est-à-dire mobile).

1 centimètre tout au plus. Il est donc impossible, sinon de toucher, au moins de percevoir le rein, lorsqu'il est situé normalement, par la palpation de la région lombaire postérieure ; il en résulte que, fût-il accessible dans sa situation normale à

la palpation par la paroi abdominale antérieure, il ne pourrait être perçu. On ne peut percevoir, à travers l'épaisseur des tissus, au fond de l'hypochondre, sur le côté de la colonne vertébrale, un corps orbe présentant à la pression à peine un centimètre de surface de prise. Ce serait déjà fort difficile s'il s'agissait d'un organe immobile en son siège et d'une densité très supérieure à celle des organes voisins, c'est impossible avec un organe presque souple et jouissant de la mobilité même légère que présente le rein lorsqu'il est normalement fixé. Les auteurs qui ont avancé une opinion contraire ont eu à faire à des reins abaissés.

Répétons ici, au nom de l'anatomie, l'aphorisme que nous avons souligné plus haut au nom de la clinique :

Lorsque le rein est normal et normalement fixé, il est inaccessible à la palpation.

B. — MOYENS DE FIXATION DU REIN.

Suivant les descriptions classiques, le rein est fixé dans son siège normal, directement et indirectement, de la manière suivante :

1° Directement, par la « capsule adipeuse » de Haller, (« membrane adipeuse » de Riolan, « ligament du rein » de Bartholin, « ligament suspenseur du rein » de English). C'est une sorte d'enveloppe intermédiaire, d'un côté, à la tunique propre du rein, à laquelle elle est unie par un tissu cellulaire lâche, dont la sépare le tissu graisseux qui se dépose autour du rein à partir de la huitième ou dixième année, de l'autre et en avant, au péritoine, en arrière à la paroi postérieure de l'abdomen. Cette capsule adipeuse adhère en dedans à la tunique adventice de l'aorte et aux insertions lombaires du diaphragme ; elle passe, à l'extrémité supérieure du rein, entre le rein et la capsule surrénale. Elle est considérée comme le moyen direct de fixation, le ligament du rein ;

2° Indirectement, par les mésocolons qui s'opposent à la progression du rein en dedans et en bas ; par les vaisseaux du rein, qui empêchent le déplacement, soit en dehors et en bas, soit en dehors et en haut; enfin (Landau) par la pression intra-abdominale et la force d'aspiration du diaphragme.

Cet exposé ne me paraît pas répondre exactement aux nouvelles données de la clinique, celles de ptose et de degrés de ptose. A mon avis, les moyens de fixation du rein doivent être classés ainsi qu'il suit :

a. La connexion du pôle supérieur du rein avec la capsule surrénale.

b. Le pédicule vasculaire du rein.

c. Les parois de la fosse lombaire rétropéritonéale.

Examinons rapidement ces divers moyens de fixation du rein :

a. *Connexions rénosurrénales.* — (« *Ligament rénosurrénal adventice* »).

Le plus puissant moyen de fixation du rein, à mon avis, c'est la connexion entre l'extrémité supérieure du rein et la capsule surrénale, connexion qui existe par l'intermédiaire de la capsule adipeuse à ce niveau.

Il est remarquable que les auteurs n'en parlent pas ou n'y attachent qu'une faible importance. Cette importance ne fit aucun doute pour moi le jour où, dans le cours d'une autopsie, je rencontrai la disposition suivante : le rein droit du sujet était à sa place dans l'hypochondre mais se laissait imprimer par les doigts une mobilité anormale de haut en bas et de bas en haut. Disséquant alors avec soin la région, je trouvai un intervalle de deux travers de doigts entre le pôle supérieur du rein et la capsule surrénale, qui, normalement, eût dû lui être contiguë. Or, malgré cet intervalle, la connexion à distance du rein et de la capsule surrénale se trouvait pourtant assurée par un faisceau ligamenteux, aplati, de 2 à 2 centimètres 1/2 de large, adhérent solidement par ses extrémités à ces organes qu'il reliait entre eux et présentant à son milieu un étranglement ; ce ligament, cet étranglement de sa partie moyenne étaient la preuve évidente que la mobilité rénale était due à l'abaissement progressif du rein, qui avait peu à peu étiré, allongé les faisceaux connectifs reliant le pôle supérieur du rein à la capsule surrénale, et provoqué ainsi la formation d'un ligament adventice. Lorsque le rein est franchement ectopié, et cette ectopie se traduit alors par une mobilité plus étendue, on ne trouve rien de pareil et toute connexion avec la capsule surrénale a été supprimée : ou bien la cause d'ectopie a été assez violente pour rompre d'emblée toute adhérence, ou bien, par le progrès de la ptose, le ligament a fini par se rompre et ses débris, se recroquevillant, ont disparu par résorption.

Cliniquement, le rôle de ce ligament peut être apprécié dans les cas de néphroptose des premier et deuxième degrés ; dans ces cas, l'abaissement du rein est rectiligne, c'est-à-dire que son pôle inférieur descend le long de la colonne, pas assez pourtant pour que le pôle supérieur devienne accessible ; enfin, alors même qu'on a saisi le corps du rein (deuxième degré), la traction ne permet pas de l'abaisser davantage, le rein est retenu en haut, ce qui ne se peut expliquer que par la persistance des connexions entre le rein, à son pôle supérieur, et la capsule surrénale.

Quel que soit d'ailleurs le degré de néphroptose, la capsule surrénale conserve son siège normal ; elle y est retenue solidement par les quinze ou vingt artères qu'elle reçoit tant de l'aorte que de la phrénique ou de la rénale, par les veines correspondantes, les nombreux filets nerveux, les fibres connectives ; on la trouve toujours à sa place dans les autopsies, quelle que soit la situation du rein ; pour peu que le rein soit mobilisé, c'est-à-dire abaissé, la séparation commence entre lui et sa capsule.

La rencontre d'un « *ligament rénosurrénal adventice* » (tel est le nom qui me semble convenir à cette disposition pathologique) m'a conduit aux propositions suivantes, qui concordent si bien avec la clinique :

1° Le moyen de fixation le plus important du rein résulte des connexions du pôle supérieur avec la capsule surrénale.

2° On doit admettre deux processus de néphroptose : l'un, survenant brusquement, par rupture d'emblée des connexions rénosurrénales ; l'autre, graduel, par élongation des faisceaux connectifs, élongation pouvant être suivie de rupture.

3° A la présence du ligament rénosurrénal correspondent cliniquement les deux premiers degrés de la néphroptose ; à son absence ou à sa rupture, les deux derniers degrés.

4° La véritable appréciation anatomique du degré de l'ectopie rénale doit être fondée, non pas sur la distance du rein à la crête iliaque, mesure qu'ont adoptée les auteurs, mais sur l'intervalle qui sépare le pôle supérieur du rein de la capsule surrénale et sur l'existence ou l'absence d'un ligament adventice entre ces deux organes.

b. *Pédicule vasculaire du rein.*

Si les connexions rénosurrénales sont l'agent le plus puissant de fixation du rein à son siège normal, le pédicule vasculaire se trouve être, une fois les connexions rompues, le moyen le plus efficace, on peut dire, le seul intrinsèque au rein, qui subsiste pour en limiter l'ectopie ; en dehors de lui, il n'y a plus que les obstacles extrinsèques, c'est-à-dire ceux constitués par les parois de la cavité sous-péritonéale dans laquelle peut évoluer le rein. Ce pédicule, formé par les vaisseaux et le tissu connectif qui les accompagne, constitue un gros cordon se portant horizontalement de la ligne médiane au hile du rein. Il est plus solide que le ligament rénosurrénal, plus extensible il est vrai, mais jamais il ne se rompt.

Le meilleur moyen d'apprécier son rôle est fourni cliniquement par la palpation de la néphroptose à son troisième et
à son quatrième degrés : les doigts ont franchi le rein, pincent
les tissus au-dessus de lui au niveau du hile, et, si l'on veut
tirer sur l'organe, on sent une résistance qui retient, en sens
inverse, le rein à la colonne et ne permet d'imprimer qu'un
mouvement d'arc de cercle au rein.

Alors que le passage des deux premiers degrés de la
néphroptose au troisième degré est dû anatomiquement à la
rupture du ligament rénosurrénal adventice, le passage du
troisième degré au quatrième est dû à l'élongation du pédicule
vasculaire du rein. Point n'est besoin d'invoquer une anomalie
congénitale de longueur des vaisseaux, ainsi que l'admettent
la plupart des auteurs, car : 1° on ne l'a jamais prouvé ; 2° la
clinique montre chez le même sujet l'abaissement graduel du
rein du troisième au quatrième degré, de même qu'elle montre
la succession du troisième au deuxième, du deuxième au premier degré.

c. Parois de la fosse lombaire rétropéritonéale.

Le ligament rénosurrénal empêche ou limite la mobilité du
rein, le pédicule vasculaire réduit à un cercle de court rayon le
champ dans lequel se meut le rein, les parois de la fosse
lombaire réduisent à un faible segment de cercle l'aire de
l'excursion du rein mobile. C'est, *en haut, le foie* qui dans
certains cas, même de néphroptose du quatrième degré, envahit
complètement l'ancienne loge du rein, à ce point que cet
organe ne peut plus y être réintégré ; — c'est, *en dedans, la
solide insertion du mesentère* à la colonne vertébrale : en aucun
cas le rein ne peut la franchir et il suffit, à mon avis, contraire
sur ce point à celui des auteurs, qu'une tumeur mobile de
l'abdomen puisse être déplacée d'un côté à l'autre de la ligne
médiane pour que l'on doive exclure l'idée d'un rein ; *le rein
mobile ne franchit jamais la ligne médiane*, c'est une tumeur
du mesentère ou de l'épiploon ; ce peut encore être la vésicule

biliaire « en battant de cloche », ou un kyste ovarique ; ce
n'est pas le rein ; rappelons que l'hypothèse d'un mésone-
phron, qui serait ici indispensable, n'a jamais été démontrée ; —
le troisième obstacle opposé par les parois de la fosse rénale est
enfin, *en dehors, le lobe droit du foie et le mesocolon ascendant.*

Il est juste d'ajouter que la migration, soit en dehors, soit
en bas, du rein est limitée surtout par le pédicule vasculaire
et non par le péritoine ; car, soit en dehors, soit en bas, le péritoine se laisse parfaitement décoller ; la variété du rein mobile
signalée par M. Potain (1) et dans laquelle la mobilité du rein
est dûe, non pas à son abaissement, mais à une bascule en avant
de son pôle supérieur, le pôle inférieur restant à sa place, est,
de son avis même, exceptionnelle. La meilleure preuve en est
dans la fréquence de ces autopsies où l'on trouve le coude
droit du colon très abaissé, ou encore le péritoine prélombaire
complètement détaché de la fosse iliaque, la franchissant, comme
un pont, du cœcum (ou, à gauche, de l'S iliaque) à l'insertion
du mésentère. Je ne puis donc accorder qu'une valeur
très restreinte à l'obstacle que le péritoine, dit-on, oppo-
serait aux migrations du rein ; c'est un obstacle aisément
surmonté lorsque le ligament rénosurrénal est rompu,
tout au plus retarde-t-il le passage du troisième au quatrième
degré de la ptose ; on peut à peine accorder qu'il limite le
déplacement du rein en avant.

En résumé, retenons ceci :

*Les moyens de fixation du rein sont : le ligament rénosur-
rénal, qui s'oppose à l'abaissement, c'est-à-dire à la mobilité
du rein ; le pédicule vasculaire, qui restreint à un arc de cercle
le champ de cette mobilité ; les parois de l'espace rétropéri-
tonéal, qui limitent à un étroit segment de ce cercle l'excursion
du rein.*

(1) POTAIN. — Sur un déplacement non décrit du rein. Association
française avanc¹ des Sciences. Session de Limoges.

C. — SITUATION ET MOUVEMENTS DE LA NÉPHROPTOSE

A SES DIFFÉRENTS DEGRÉS

Partant de ces données sur les moyens de fixation du rein, c'est-à-dire, d'un côté, sa situation initiale, et, de l'autre, les forces qui luttent contre son prolapsus, voyons ce qui va se passer lorsqu'interviendront les forces en sens contraire, celles qui tendent à abaisser le rein. En raison de ses connexions et de sa situation, le rein ne peut se déplacer sans s'abaisser.

Deux conditions sont indispensables à la réalisation de la néphroptose : 1° une force agissant de haut en bas ; 2° la présence du rein dans la sphère d'action de cette force ; nul enseignement n'est plus instructif que la clinique pour montrer comment se réalisent ces conditions. La clinique montre en effet que, pour constater l'abaissement du rein de l'hypochondre, il faut : 1° ramener le rein en avant, par le soulèvement de la région lombaire, de telle sorte qu'il soit placé dans la sphère d'action du diaphragme ; 2° faire faire une profonde inspiration au malade. Ce sont précisément ces mêmes conditions qu'on trouve dans l'étiologie du rein mobile dont la fréquence si remarquable chez les femmes et du côté droit est imputable au corset qui repousse en avant le rein sous le foie, au foie qui transmet au rein le mouvement du diaphragme ; la fréquence bien moins grande, l'abaissement toujours moindre du rein mobile gauche s'expliquent par l'absence du foie à gauche. L'étiologie du rein mobile, chez l'homme, ou, chez la femme, quand on ne peut incriminer ni le corset ni les lacets des jupes, comporte l'intervention de facteurs analogues, soit un effort violent dans une attitude cambrée qui incline le rein en avant, soit une laxité des moyens de fixation du rein qui favorise son déplacement sous des pressions modérées, le poids même du rein pouvant entrer en ligne de compte.

Voici quelle sera, aux différents degrés de la néphroptose, l'action exercée sur le rein par ces diverses forces. La figure ci-jointe facilitera l'intelligence de cette description :

a. *Néphroptose du Ier degré (diastasis rénosurrénale).*

Le rein est retenu en haut par les connexions de son pôle supérieur avec la capsule surrénale, ces connexions sont seulement relâchées, le diaphragme agit suivant le grand diamètre du rein. A la fin de l'inspiration il n'y aura donc qu'une simple transposition rectiligne du rein un ou deux centimètres plus bas, sur la même ligne parallèle à l'axe du corps que celle où il se trouve normalement.

Le pôle inférieur est seul accessible ; il peut être atteint à la fin de l'inspiration, mais non retenu par les doigts.

Il faut placer en arrière, dans l'angle costolombaire dont nous avons parlé, l'extrémité de la main qui soulève la région lombaire, et l'autre main placée sur la paroi abdominale antérieure doit déprimer profondément cette paroi au-dessous du rebord costal au niveau de l'extrémité de la 9e côte. Sous la pression combinée des deux mains, le rein pincé à son extrémité inférieure glissera, « s'échappera », en haut.

b. *Néphroptose du IIe degré (ligament rénosurrénal adventice).*

Le rein est encore retenu en haut par ses connexions à la capsule surrénale, mais déjà, par le fait de l'élongation du faisceau ligamenteux formé aux dépens de ces connexions, l'abaissement qui peut être imprimé au rein sera assez grand pour mettre en œuvre la résistance opposée au prolapsus par le pédicule vasculaire. A la fin de l'inspiration, la résultante de l'action de haut en bas du diaphragme, de bas en haut du ligament surrénal, et de dehors en dedans du pédicule vasculaire, aura pour effet d'abaisser le rein en inclinant son pôle supérieur en dehors, son pôle inférieur en dedans ; ce léger *mouvement de bascule* a pour effet de placer

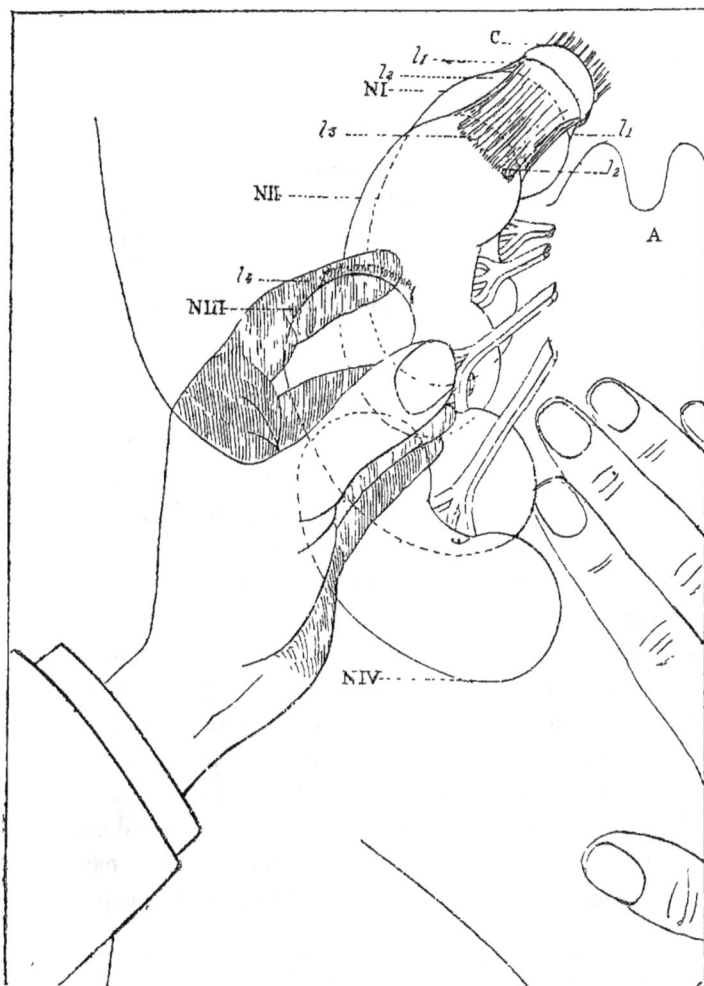

Fig. 2.— Trajectoire du rein mobile et situation de la néphroptose à ses divers degrés.

A. Appendice xyphoïde. — C. Capsule surrenale. — N I, N II, NIII, N IV, néphroptose des 1er, 2e, 3e et 4e degrés.
l 1, diastasis rénosurrénale (4e degré). — l 2, ligament rénosurrénal adventice (2e degré).   l 3, l 4, fragments supérieur et inférieur du ligament renosurrenal rompu (4e degré).
(*Les mains sont placées dans la position du procédé néphroleptique : la droite déprime la paroi antérieure de l'abdomen en dedans du rein pour rectifier son mouvement d'abaissement respiratoire et empêcher le rein de se porter en dedans, trop loin de la main gauche ; la main gauche est placée à l'affût, embrasse le rebord costal et, le rein est forcé par l'inspiration de s'abaisser entre les doigts (le médius et le pouce) ; ceux-ci atteignent le pôle inférieur seul dans la néphroptose du Ie degré, le corps, dans la N IIe, le hile dans la N IIIe, peuvent même, dans la N IV, ne pas rencontrer le rein, s'il n'a été préalablement reposé au-dessus d'eux*).

le corps de la néphroptose du deuxième degré un peu plus en dehors que dans le premier degré.

Le corps du rein est accessible, le rein peut être retenu par les doigts, mais on ne peut les glisser jusqu'au hile. Si pendant qu'on tient le rein on essaye de tirer sur lui, il est manifeste qu'il est retenu en haut par son pôle supérieur, encore plus que par son pédicule en dedans. C'est la preuve manifeste que les connexions rénosurrénales ne sont pas encore rompues.

c. *Néphroptose du* IIIe *degré. (Rupture des connexions rénosurrénales).*

Par le fait de la rupture des moyens de fixation du rein a son pôle supérieur, le mouvement de bascule, ébauché seulement au deuxième degré de la néphroptose, se trouve ici porté a son maximum. Le pédicule vasculaire étant le seul lien qui lutte contre la néphroptose, la pression du diaphragme aura pour effet inévitable de repousser le pôle supérieur du rein en bas et en dehors, le pôle inférieur prendra nécessairement la direction en sens opposé et à la fin de l'inspiration le rein sera, sinon placé transversalement, du moins assez dévié de sa situation normale pour que l'axe primitif et l'axe nouveau inscrivent un angle presque droit s'ouvrant au dehors et en haut. C'est sur le plan antéropostérieur vertical passant par le mamelon qu'il faut chercher ce rein dans l'hypochondre (1).

---

(1) CUILLERET (*Gaz Hôp*, 22 sept. 1888. *Etude clinique sur l'Entéroptose ou maladie de Glenard*), relate l'autopsie que nous avons faite ensemble, d'une malade chez laquelle j'avais diagnostique, en outre des différents signes objectifs de l'Enteroptose, une néphroptose du 3e degre : « Dans l'hypochondre droit dit-il ce qui frappe surtout, c'est la présence anormale du rein à la superficie des organes abdominaux, dans un espace limite en haut par le foie, en bas par le côlon transverse, en dedans par le duodenum. Ce rein est absolument mobile, et l'on reproduit, sur le cadavre comme sur le vivant, très nettement, les signes caracteristiques du IIIe degre de l'ectopie renale, à l'aide de la recherche de cette ectopie par la methode de palpation de M. Fr. Glenard (affût, capture, echappement). »

« Si on soulève le foie et l'estomac, on aperçoit dans sa situation normale, c'est-à-dire appliquee contre la colonne vertebrale, la capsule surrenale droite, qui est separee du rein correspondant par un espace de plusieurs centimètres ; le rein a perdu ainsi toute connexion avec cette capsule..... »

Le « sillon » sus-rénal peut-être atteint par les doigts qui, après avoir franchi le rein, pincent les tissus au-dessus de lui. On se rend parfaitement compte, par le peu d'étendue de la surface rénale franchie, entre la limite inférieure de la néphroptose et le sillon, que l'on a perçu le rein, non pas de son pôle inférieur à son pôle supérieur, mais de son bord externe (devenu inférieur) à son hile. Il est manifeste, en outre, que le rein n'est plus retenu directement en haut comme dans le 2me degré, mais en dedans : il suffit pour cela de tirer sur le rein ; on remarque même que le mouvement d'inspiration ne suffit pas à lui seul à rendre le « sillon » accessible aux doigts ; ce sont les doigts qui, pressant sur le rein dans le voisinage du hile, le font glisser en bas et augmentent ainsi la traction sur le pédicule, déjà commencée par le mouvement d'inspiration. Enfin, le rein, du fait de la rupture de toute connexion avec la capsule surrénale, sera amené, par le relèvement de la région lombaire, sur un plan plus antérieur que celui dans lequel sont trouvées les deux premières variétés de la néphroptose.

d. *Néphroptose du IVe degré. (Rupture des connexions rénosurrénales et élongation du pédicule vasculaire).*

Jusqu'ici le rein était dans l'hypochondre et ne pouvait être accessible dans le flanc qu'à la fin du mouvement d'inspiration ; à son quatrième degré, non seulement la néphroptose est placée dans le flanc, mais elle n'est plus actionnée par les mouvements respiratoires ; elle est placée hors de la sphère d'influence du diaphragme ; sa situation, sa direction dépendent l'une et l'autre des limites que laissent les organes voisins à son évolution et du degré d'élongation du pédicule vasculaire.

La palpation antérieure de l'abdomen suffit à déceler la néphroptose du quatrième degré. La fosse iliaque fait l'office de la main, avec laquelle on doit soulever la région lombaire pour faire le diagnostic de la néphroptose aux trois premiers degrés. Le rein est sur un plan plus antérieur et son relief plus facile à délimiter. Nous verrons bientôt pourquoi la néphroptose du quatrième degré, la seule jusque-là connue et dont le diagnostic parait ici si simple, était pourtant l'occasion des erreurs les plus fréquentes avec le procédé de palpation jusque-là usité.

En résumé :

La résultante des forces qui agissent sur le rein mobile, dans les conditions que nécessite son diagnostic objectif (mouvement d'inspiration, redressement du plan postérieur, réaction des moyens de fixation), *a pour effet de lui imprimer un double mouvement : mouvement de translation totale et mouvement de rotation sur lui-même ou mouvement de bascule. La trajectoire, dont les degrés de néphroptose sont les étapes, a une direction diagonale de haut en bas, de dedans en dehors et d'arrière en avant. La situation initiale du rein mobile, suivant le degré de ptose qu'il a atteint, se trouve sur l'un ou l'autre des points de cette trajectoire.*

L'importance de cette proposition est fondamentale pour la technique de palpation, c'est-à-dire pour le diagnostic du rein mobile.

II

CARACTÈRES OBJECTIFS DU REIN MOBILE

Les aspects multiples sous lesquels, grâce à l'application systématique d'un procédé nouveau de palpation, on apprend à trouver le rein, nous permettent de tracer maintenant un tableau d'ensemble des caractères objectifs présentés à la palpation par le rein mobile : accessibilité, siège, forme, volume, consistance, sensibilité, mobilité.

a. *Accessibilité.*

Ce serait une erreur de croire que l'on puisse constater la présence du rein mobile toutes les fois qu'il existe, et réciproquement, il ne suffit pas que l'on n'ait pas trouvé un rein mobile pour pouvoir nier son existence dans un cas donné. S'il n'est permis d'affirmer la mobilité du rein que lorsqu'on a touché et palpé cet organe, il n'est permis de nier la mobilité que, lorsque toutes les conditions favorables au diagnostic étant réunies, on ne l'a décidément pas constatée.

Les conditions qui nuisent à l'accessibilité du rein mobile, lorsqu'il existe, peuvent être le fait soit du malade, soit du médecin.

Conditions défavorables du fait du malade. — Parmi ces conditions, l'**obésité** est une de celles que l'on ne peut modifier. Si, la malade venant à maigrir, on trouve un rein mobile, on ne sera nullement fondé à dire que la mobilité du rein est due à l'amaigrissement; il serait tout aussi faux d'admettre, de ce que, chez une malade qui est grasse ou qui a engraissé, on ne trouve pas ou on ne trouve plus la mobilité du rein, que cette malade n'a pas ou n'a plus de rein mobile. Cette pathogénie est pourtant classique. Tous les auteurs s'accordent à admettre que la résorption de la graisse préalablement accumulée entre le rein et sa capsule suffit à mobiliser cet organe, et par conséquent que la réaccumulation de la graisse doit de nouveau rendre au rein sa fixité. Or nous avons vu que le rein ne peut se mobiliser sans qu'il y ait distension de ses connexions avec la capsule surrénale et que ces connexions étaient fort solides. En second lieu, la clinique ne montre nullement que la fréquence du rein mobile soit en relation avec la fréquence dans les antécédents du malade d'une affection ayant amené une disparition rapide du tissu adipeux; parmi les malades les plus émaciés, la proportion des cas de rein mobile n'est pas plus grande que parmi ceux qui ne sont pas amaigris. Enfin il est des cas dans lesquels on peut constater, en dépit d'un pannicule adipeux très épais, la mobilité du rein ; c'est lorsque l'abdomen, tout en ayant des parois fort épaisses, est cependant assez flasque pour que l'on puisse pénétrer dans le flanc ou l'hypochondre ; c'est dans des cas pareils que, pour faciliter l'accès du rein, on fera placer le malade dans le décubitus opposé au côté à examiner, le poids de la masse abdominale entraînera celle-ci de ce côté opposé, en revanche, la paroi de l'hypochondre du côté examiné se déprimera au niveau du rein, celui-ci même glissera un peu en avant sur la face latérale de la colonne et son accès en sera d'autant facilité. Tout ce qu'il est permis de dire de l'amaigrissement, relativement à la pathogénie du rein mobile, c'est peut-être qu'il constitue une cause prédisposante, c'est à coup sûr, qu'il rend plus accessible un rein préalablement mobile.

Il est juste d'ajouter que le plus souvent le rein mobile, par les troubles que l'Entéroptose concomitante apporte dans les fonctions de la nutrition, s'accompagne d'un état de maigreur plus ou moins prononcé ; aussi la néphroptose, qui était difficile à palper au début de la maladie, que l'on dénote ensuite facilement pendant la période d'état, devient de nouveau difficile à déceler au début de la guérison de l'entéroptose, le degré de ptose du rein restant le même.

L'excès de tension de l'abdomen est un obstacle qu'on peut lever avec un purgatif. La tension de l'abdomen n'est pas seulement un obstacle à la constatation de la mobilité du rein, elle est encore une cause d'erreur dans l'appréciation du degré de cette mobilité. Il m'est arrivé dans quelques cas de trouver, après 6 à 8 jours d'un traitement dans lequel étaient remplies les indications de favoriser la désobstruction de l'intestin et du foie, une néphroptose du 3e degré, alors qu'au premier examen je n'avais senti qu'une pointe de néphroptose. En si peu de jours il me paraît impossible que la différence soit due à d'autres causes qu'à une différence d'accessibilité du rein à travers les organes interposés. La preuve en est d'ailleurs dans ce fait que, si on laisse le ventre se ballonner à nouveau, la néphroptose du 3e degré redevient une néphroptose du 1er degré. Aussi, dans le classement de mes cas, n'ai-je jamais fixé le degré de ptose qu'après plusieurs examens et lorsque les causes d'erreur me semblaient toutes écartées.

L'hyperesthésie cutanée, la sensibilité au chatouillement, peuvent rendre impossible l'accès du rein. Le moyen le
plus pratique de tourner la difficulté c'est, de même que dans
l'examen laryngoscopique on le fait pour l'application du
miroir afin d'éviter les reflexes nauséeux, d'appliquer d'emblée
les mains à la place qu'elles doivent occuper, place que nous
allons bientôt préciser. Peut-être évitera-t-on ainsi cette
contraction reflexe des muscles de la paroi qui rendrait toute
recherche superflue.

Enfin, un dernier obstacle que l'on aurait peine à admettre
a priori et surtout à croire invincible, c'est la **respiration du
type thoracique** : au lieu que ce soient les viscères qui s'abaissent et fassent proéminer l'abdomen pendant le mouvement
d'inspiration, c'est le thorax qui se relève et ce type féminin de
la respiration se rencontre quelquefois chez l'homme. On réussit
souvent, en lui en montrant l'exemple, à faire changer au
malade son type respiratoire, mais parfois tout ce qu'on peut
arriver à obtenir de lui, c'est qu'il fasse gonfler son ventre par
un effort, et alors on peut encore moins le palper à cause de la
rigidité de la paroi. Chez de tels sujets, il est inutile d'insister,
il faut remettre à une autre séance et se contenter, en guise de
diagnostic objectif, de placer en marge de ses notes un point
d'interrogation motivé.

Conditions défavorables du fait du médecin. — Les obstacles apportés par le malade à la constatation chez lui d'un rein
mobile sont, relativement à la fréquence des cas, insignifiants
en comparaison de ceux que le médecin se crée à lui-même ou
qu'il ne sait pas éviter. La seule cause de ce genre d'obstacles
réside dans une connaissance imparfaite des caractères de la
mobilité du rein et des moyens de la dépister. Les chapitres
précédents ont eu pour but d'analyser cette mobilité dans tous
ses détails et de mettre ainsi en lumière les écueils que devait
rencontrer la palpation. Le « procédé néphroleptique » avec
sa technique spéciale, motivée par tous ces écueils, donne le
seul moyen de les éviter.

Le médecin, qui explore l'hypochondre ou le flanc pour y
déceler la mobilité du rein, ignore si le rein est mobile ; il
ignore, dans le cas où le rein serait mobile, quel siège il occupe. Il
peut méconnaître le rein mobile du flanc, s'il n'a eu soin de donner
de la résistance, soit au plan lombaire pour rendre plus manifeste le relief du rein sur ce plan, soit au plan sous-hépatique
pour éviter d'y refouler le rein. Il peut le méconnaître encore
si, en déprimant la paroi abdominale sur une surface trop
restreinte dans le voisinage du rein, il a fait glisser en dehors
des doigts et s'échapper latéralement cet organe. S'agit-il du
rein mobile de l'hypochondre ? Il le méconnaîtra s'il oublie de
faire faire un mouvement d'inspiration, si, pendant ce mouvement, il n'a placé ses mains de telle sorte que le rein dans son
mouvement d'abaissement ne puisse passer à côté d'elles, ou,
dans son mouvement de bascule, osciller au-dessus d'elles ;
il le méconnaîtra s'il oublie que le rein peut n'être accessible
que par la moitié ou le tiers de sa surface, ou seulement par
l'extrémité de son pôle inférieur. Enfin il fera des erreurs de
diagnostic si, au lieu de donner une importance prépondérante aux caractères de la mobilité, il s'attache trop exclusivement à ceux tirés du siège, de la forme, de la consistance,
de la sensibilité de la tumeur mobile. Ces derniers caractères
sont certes importants, mais ils ne doivent intervenir que
comme appoint, après ceux, bien autrement spécifiques, de
la mobilité.

b. *Siège.*

Il est dit couramment par les auteurs que le rein mobile
peut être rencontré dans tous les points de la cavité abdominale (Richet) où il est possible de loger un organe du volume
du rein. Or une telle assertion, bien propre à entraîner des
erreurs de diagnostic, n'est conforme, ni à l'anatomie, ni même
à la clinique. Le déplacement du rein a pour limites celles que
lui imposent ses moyens de fixation : de l'étude que nous
avons faite de ces moyens, il résulte que : 1° le rein ne

dépasse jamais en dedans le plan médian de la cavité abdominale ; 2° il ne dépasse jamais en bas le plan horizontal passant par les épines iliaques antérieures et supérieures. Cliniquement, on ne le rencontre pas au-delà de ces limites extrêmes.

Si donc le rein est trouvé en dehors des limites que nous venons de fixer, ou bien on a fait confusion avec quelque tumeur, ou bien il s'agit d'une ectopie congénitale. L'*ectopie congénitale* est rare et son caractère distinctif essentiel, en dehors de la question de siège, qui doit mettre à l'abri de toute confusion avec le rein mobile, c'est que le rein congénitalement ectopié... n'est pas mobile. J'en ai observé deux cas à la salle d'autopsies. Dans l'un, que j'ai cité déjà ailleurs (1), il s'agissait de cette anomalie désignée sous le nom de *rein en fer à cheval*, et dans laquelle les deux reins sont fusionnés en un seul, qui se trouve couché sur la région lombaire à l'entrée du promontoire. Je le rencontrai au laboratoire de médecine légale de M. Lacassagne, chez un suicidé, sur une série de 50 autopsies que j'avais étudiées au point de vue de la topographie des viscères abdominaux. Quant au second, il s'agissait d'un malade d'hôpital se plaignant de douleurs abdominales et chez lequel on trouvait à la palpation, qu'il me fut donné de pratiquer, une tuméfaction assez mal circonscrite, de consistance plutôt pâteuse, peu sensible, de la largeur d'une mandarine, peu mobile, siégeant au-dessous de l'ombilic, un peu à droite de la ligne médiane et dont on aura une idée suffisante si j'ajoute que chacun des diagnostics suivants avait pu être soutenu par l'un des nombreux et distingués médecins qui l'avaient examiné : rein mobile, ectopie congénitale, tumeur du mésentère, myome du grand droit antérieur. Le malade fut opéré et on lui enleva un lipôme du mésentère ; à l'autopsie on trouva que, sous ce lipôme, se cachait décidément le *rein droit congénitalement ectopié* et que c'était bien lui qui formait la tumeur constatée pendant la vie. Il avait été méconnu même pendant l'opération.

(1) F. GLÉNARD. — *De la nephrectomie dans la maladie du rein mobile.* Lyon Médical, 1885, 20 déc., p. 509.

Non-seulement le rein mobile ne peut s'écarter de certaines limites prévues par l'anatomie, mais il s'en faut beaucoup qu'il les atteigne dans tous les cas. L'étude de sa mobilité respiratoire, de ses degrés, de sa trajectoire, apprend qu'on doit le chercher, soit dans le flanc, soit dans l'hypochondre, et qu'il se trouve sur l'un ou l'autre des points d'une ligne qui, partant en haut du point le plus élevé, le plus profond et le plus interne de l'hypochondre, descend en bas, en avant et en dehors, pour se terminer un peu en dedans de l'épine iliaque antérieure et supérieure. A mesure que le rein s'abaisse en suivant cette ligne, son axe longitudinal se déplace de telle sorte qu'il est désormais dirigé de haut en bas et de dehors en dedans en se rapprochant de plus en plus, mais sans jamais l'atteindre, de l'horizontale, et que le hile du rein regarde toujours en haut et en dedans.

La fréquence relative des variétés de siège du rein, suivant qu'il occupe au début du mouvement d'inspiration tel ou tel point de sa trajectoire, sera appréciée d'après la statistique suivante, que j'ai publiée en 1887 (1) et qui se trouve être naturellement, puisque l'on ne connaissait pas encore les degrés de mobilité du rein, la première dans laquelle il soit fait mention des variétés de siège du rein mobile, comme base de classification : .

« Sur 148 cas de rein mobile, il y a 131 femmes et 17 hommes.

Néphroptose des 1er et 2e degrés.   62 cas : 47 femmes, 15 hommes.
    —   3e   —   81 —   79   —   2   —
    —   4e   —   5 —   5   —   »   —
                      148 — 131 — 17 —

Néphroptose droite............ 126 cas : 110 femmes, 16 hommes.
    —   gauche............   3 —   3   —   »   —
    —   double............ 19 —   18   —   1   —
                      148 — 131 — 17 —

(1) GLÉNARD. — Neurasthénie gastrique, etc. Prov. méd., 1887.

Dans les séries suivantes que j'ai successivement publiées depuis, en 1889 (1) avec 67 cas nouveaux de néphroptose, en février 1893 (2) avec 266 cas inédits, enfin en décembre 1893 (3) avec 56 cas encore, et qui portaient à cette dernière date à 537 cas le total de mes observations de rein mobile, les proportions relatives au degré, c'est-à-dire au siège du rein mobile, ont été trouvées analogues ; elles ont d'ailleurs été confirmées par tous les auteurs (Ewald, Küttner, Hilbert, Mathieu, etc.)

Voilà pour ce qui est relatif aux variations en hauteur du siège du rein ; quand aux variations en profondeur de ce siège, nous dirons seulement ceci :

Il est extrêment rare que le siège du rein mobile soit assez superficiel pour qu'on puisse, à la palpation unimanuelle par la paroi antérieure de l'abdomen, et à plus forte raison à l'inspection, soupçonner son ectopie. Si le prétendu rein ectopié fait une saillie visible sous la paroi du flanc, si même par la palpation antérieure seule on croit percevoir son relief, il est rare qu'il s'agisse d'un rein mobile (à part le cas de tumeur bien entendu), c'est, neuf fois sur dix, un lobe déformé du foie ou une tumeur de la vésicule biliaire que l'on voit ou que l'on perçoit avec la main.

c. *Forme, volume.*

« Tuméfaction oblongue, disent les auteurs, en forme de haricot, dont les deux extrémités sont convexes, ainsi que le bord externe, tandis que le bord interne présente une dépression correspondant au hile », telle est la description qui est reproduite partout ; la plupart ajoutent encore, depuis que l'a dit Frerichs, que « l'on peut arriver à sentir les battements de

(1) GLÉNARD. — *Exploration manuelle du rein.* Gazette hebd., 22 février 1889.

(2) GLÉNARD in MONTEUUIS. — *L'entéroptose.* Baillière, 1894.

(3) F. GLÉNARD. — *Néphroptose et entéroptose.* Bull. Soc. Méd. Hôp. 22 déc. 1893.

l'artère qui pénètre dans le hile du rein ». Il est évident qu'une pareille description ne pouvait être justifiée que lorsqu'une seule variété de rein mobile était connue, le rein mobile de la fosse iliaque, le rein mobile classique. Il importe, aujourd'hui que l'on connaît le rein mobile de l'hypochondre avec ses trois variétés, d'oublier une description qui peut être une grave source d'erreurs. Si nous nous reportons en effet à la statistique précédente, nous voyons qu'elle ne peut être exacte que dans 5 cas sur 148 ou dans 3,3 °/₀ seulement des cas de rein mobile, c'est-à-dire dans la néphroptose du 4ᵉ degré, le rein mobile de la fosse iliaque. C'est la seule condition qui permette de retrouver, à la palpation, la forme anatomique du rein. J'ai toujours vainement cherché à sentir le *pouls rénal*, signalé comme caractère diagnostique par la plupart des auteurs, on conçoit que cela soit possible théoriquement.

Pour toute autre variété que la néphroptose du 4ᵉ degré, il faut renoncer à chercher son signe diagnostique dans la forme « phaséolique » (*phasiolos*, haricot) de la tumeur mobile ; qu'il s'agisse des 3ᵉ, 2ᵉ ou 1ᵉʳ degrés, on ne perçoit qu'une faible partie, la moitié au plus, du rein. C'est donc sur d'autres caractères qu'il faut s'appuyer et nous verrons que, même pour la néphroptose du 4ᵉ degré, la forme n'est qu'un caractère accessoire du diagnostic, si on la compare à d'autres signes d'une valeur d'identité beaucoup plus grande.

Il n'en est pas moins vrai que c'est une présomption en faveur du rein, si la tumeur mobile a la forme ovale, le volume ou l'épaisseur de la partie du rein perceptible au degré de ptose où il est rencontré, qu'il s'agisse de son pôle inférieur dans le 1ᵉʳ degré, de sa moitié inférieure dans le second, ou, dans le 3ᵉ, de la distance qui sépare du hile le bord externe du rein, c'est-à-dire de l'épaisseur transversale de l'organe.

Dans aucun cas la tumeur mobile formée par le rein ne peut présenter en un point quelconque un bord qui forme arête ; ce caractère, dont l'existence suffit à faire exclure le

rein, est parfois le seul qui permette d'éviter la confusion
entre le rein mobile et le foie ou la rate, il y faut toujours
penser pour le chercher, et le chercher par le « procédé du
pouce » qui seul permet de le trouver, lorsque le diagnostic
différentiel est hésitant sur la nature de la tuméfaction perçue.
Si le procédé du pouce découvre une arête sur le bord interne
de la tumeur mobile, la tumeur n'est pas formée par le rein,
elle est formée par le foie à droite, ou la rate à gauche.

d. *Consistance.*

La consistance du rein est un caractère important à relever,
car il est un cas où il peut être appelé à lui seul à trancher le
diagnostic, alors que la tumeur mobile a tous les autres caractères du rein, sans cependant être un rein : c'est dans le cas
de ce que j'ai désigné sous le nom de « tumeur stercorale de
la première anse transverse ». La consistance du rein est un
peu élastique, dans sa couche superficielle, si on le comprime
légèrement, et rénitente dès que la pression augmente'; la
consistance du foie qui est identique à celle du rein donne
souvent lieu à la confusion entre le lobe droit déformé et le
rein mobile. Ici la valeur diagnostique tirée de la consistance se
trouve en défaut, tant il est vrai que les signes pathognomoniques sont rares et que la valeur d'un caractère isolé n'est que
relative le plus souvent.

e. *Sensibilité.*

Tous les auteurs sont encore d'accord pour écrire que le
rein est sensible, bien plus, qu'il possède une sensibilité pour
ainsi dire spécifique, comparée par certains (1) à celle du
testicule. « Cette tumeur (le rein mobile), dit Lancereaux (2),
est douloureuse, la pression et le déplacement y produisent des

(1) GEHRARDT. — *Lehrbuch der Auscult. und Perc.* Tubingen. 1884.
(2) LANCEREAUX. — Art, *Rein.* dict. Dechambre. 1876.

sensations de tiraillements et peuvent amener des lypothymies surtout aux époques menstruelles. » Trousseau (1) utilisait pour le diagnostic cette sensibilité à la pression en la comparant à celle provoquée par la pression de la région rénale du côté opposé. « La palpation est le plus souvent douloureuse » dit Landau (2). Newmann (3) écrit que la palpation provoque « a sickenig and peculiar faint sensation, frequently accompanied by pain shooting down the thigh and lower part of abdomen ». En revanche, Eichorst (4) et Guyon (5) admettent que le rein n'a aucune sensibilité à la pression lorsqu'il est normal. Déjà en 1887 (6) j'avais soutenu que le rein mobile est absolument indolent. Je ne puis que confirmer aujourd'hui cette assertion.

La contradiction à cet égard entre les auteurs me parait pouvoir être facilement expliquée. Le rein mobile n'est, à mon avis, sensible à la pression que dans trois conditions : a. s'il est malade ; b. si, au lieu du rein ou en même temps que le rein, on a comprimé un lobule sensible du foie ; c. si la palpation a été faite sans délicatesse.

a. Lorsque le rein peut être bien isolé par la palpation des autres éléments siégeant dans l'hypochondre et que la palpation est pratiquée avec douceur, le nombre des cas dans lesquels il est indolent, relativement à ceux où l'on provoque de la douleur, est tellement grand, que la sensibilité, provoquée exceptionnellement dans quelques cas, doit être considérée comme anormale, et par conséquent morbide ; alors il s'agit de pyélite concomitante (Dickinson), d'hydronéphrose (Landau), ou de

---

(1) TROUSSEAU. — *Clin. de l'Hôtel-Dieu.* T. III. 3e edit. 1865.

(2) LANDAU. — *Die Wanderniere der Frauen.* Berlin. 1881.

(3) NEWMANN. — *On Malposition of the Kidney.* Glasgow Med. Journ. 1893.

(4) EICHORST. — *Traité de diagnostic médical.* Trad. Marfan-Weiss. Paris 1890.

(5) GUYON. — Loc. cit. et RÉCAMIER. Loc. cit.

(6) GLÉNARD. — *A propos d'un cas de neurasthénie gastrique.* 1886

congestion. Que l'on cherche parmi les autres symptômes et l'on trouvera certainement, dans l'examen des urines p. e., la preuve d'un état pathologique du rein.

b. Il est extrêmement fréquent que l'on prenne le lobe déformé et sensible du foie pour un rein mobile. Cette confusion est presque inévitable si l'on néglige de recourir, pour trancher la question, au « procédé du pouce » que je recommande pour la palpation du foie dans ces cas difficiles. Il est encore plus fréquent que l'on méconnaisse le foie — car ici le procédé du pouce est indispensable — dans les cas où le rein mobile existe, mais se trouve coiffé par une languette sensible du lobe hépatique allongé. Or, grâce aux procédés de palpation qui permettent si bien de spécifier les organes et de les isoler, lorsqu'ils se présentent simultanément aux doigts, j'ai toujours trouvé que, une fois écarté du lobule hépatique qui le coiffait, le rein ne présentait plus la sensibilité qu'un examen plus sommaire avait été tenté de lui attribuer. Ajoutons à cela que la sensibilité hépatique à la pression est traduite par le malade en termes différents de ceux par lesquels il trahit la sensibilité rénale : celle-ci, lorsque le rein est sensible, est toute locale, comparée à une « piqûre », quelquefois avec irradiation rétro-lombaire, elle cesse dès que cesse la pression ; la douleur hépatique provoquée est locale, il est vrai, mais le plus souvent présente des irradiations à l'épigastre ou au sein droit, provoque toux, nausées, constriction à la gorge, elle gêne la respiration et persiste souvent longtemps après la palpation. Nous reviendrons sur ce point à l'occasion de la palpation du foie, qui cependant, lui aussi d'ailleurs, je m'empresse de le dire, est loin d'être toujours sensible à la pression.

c. Enfin, qu'il s'agisse ou non du rein mobile, lorsque l'on ne possède pas bien la technique de palpation de l'hypochondre et que l'on remplace l'adresse par la force ; que, au lieu d'amener, par le mouvement d'inspiration et le relèvement de la région lombaire, l'organe sous la main qui le palpera, on le cherche rudement et profondément sous les côtes, il est

incontestable que ce puisse être une cause de malaise pour le
sujet examiné. Il ne faut pas attribuer au rein mobile cette
douleur provoquée, qu'une simple rectification dans la position
des mains peut facilement éviter.

La palpation néphroleptique est facile à exécuter, elle doit
être absolument indolente, mais, comme en toute chose, il faut,
pour opérer et juger lestement, *cito* et *jucundè*, une certaine
habitude ; ce n'est pas du premier coup que le médecin, même
le plus instruit, s'il ne s'y est exercé, pourra cathétériser la
trompe d'Eustache ou diagnostiquer à l'ophtalmoscope une
atrophie de la papille, alors que rien n'est plus simple pour des
mains expérimentées.

Les seules sensations que j'aie relevées chez mes malades,
en dehors des conditions anormales qui précèdent, sont les
suivantes : au moment où l'on comprime le rein, sensation de
« pression de corps dur », de « pression d'un os », etc., et, au
moment où on le laisse échapper, sensation de « boule qui
saute », de tendon, de « nerf », de « glande » que l'on fait
sauter, bref, une *sensation de ressaut*, et c'est tout. Ce n'est pas
là ce qu'on appelle sensibilité à la pression.

f. *Mobilité.*

Le rein dont les connexions rénosurrénales sont distendues
ou rompues est devenu, de ce fait, mobilisable, c'est-à-dire
susceptible de déplacement. Ce déplacement peut être réalisé
par trois causes : le *mouvement imprimé par la pesanteur*, le
mouvement respiratoire, les *mouvements communiqués par les
mains* à travers la paroi abdominale. Nous avons démontré
plus haut que le mouvement respiratoire mobilisait le rein en
l'abaissant et que cette mobilisation du rein par la respiration
traduisait toujours une disposition anatomique anormale. Ici
nous envisagerons, au même titre que les autres genres de
mobilité, la mobilité respiratoire en tant que caractère objectif
du rein mobile.

1° *Mobilité imprimée par la pesanteur.* — Le rein mobile se déplace suivant les différentes attitudes du corps : c'est, dans tous les cas, en s'abaissant et se portant en avant, car sa loge normale est le point le plus élevé et le plus profond qu'il puisse occuper dans l'abdomen ; mais ce point, qui dans la station debout est le plus élevé, se trouve être, dans le décubitus dorsal, le point le plus déclive, de telle sorte que, par le seul fait de la pesanteur, à moins qu'un autre organe (le foie) n'ait pris sa place, le rein retombe dans sa loge normale lorsque le malade est couché sur le dos. De là, avant que l'on connût l'influence des mouvements respiratoires, le conseil donné par tous les auteurs de favoriser l'accès du rein à l'exploration en donnant au malade l'attitude, soit de la station debout ou assise, soit de la station genucubitale, soit du décubitus sur le côté opposé à celui examiné ; de là encore le conseil de palper le rein, après une marche et non le matin au réveil dans le lit; à ce propos, je citerai le cas d'une de mes malades, dont le rein, qu'elle savait mobile, se déplaçait, prétendait-elle, tous les matins à quatre heures, la réveillait et la maintenait éveillée pendant une à deux heures. L'occasion se présenta pour moi, alors que j'avais été appelé à soigner une crise chez une de ses voisines de chambre d'hôtel, de vérifier ce fait, qui d'ailleurs m'avait été signalé par d'autres malades. Je trouvai bien, en effet, vers quatre heures du matin, une tuméfaction saillante et ovoïde du flanc droit, mais il me fut facile de vérifier qu'il s'agissait d'une occlusion gazeuse du cœcum : la tumeur était située plus bas que le rein, visible à l'œil nu, sonore, elle se déplaçait avec gargouillement par le massage. Quant au rein, c'était une néphroptose du 3e degré, il n'avait pas quitté sa loge et ne pouvait en être expulsé et être perçu par les doigts que grâce au mouvement d'inspiration. J'ai déjà signalé, en parlant du cœcum, la possibilité de cette erreur de diagnostic.

L'observation de ce fait, au premier abord contradictoire avec la notion commune, confirmait au contraire ce caractère de la mobilité rénale d'obéir aux lois de la pesanteur.

Je me suis expliqué, en traitant de la palpation générale de l'abdomen, sur les raisons qui, en dépit de l'action de la pesanteur, rendaient infiniment préférable à toute autre attitude le décubitus dorsal. Ces raisons sont encore plus valables pour le rein. Il s'éloigne de sa loge dans la station debout ou assise ou genucubitale, c'est certain, mais il s'en éloigne beaucoup moins que sous l'influence d'une profonde inspiration et, dans un cas comme dans l'autre, son accessibilité aux mains est bien moins grande que dans le décubitus dorsal. Je ne ferai d'exception, et seulement en faveur du décubitus latéral du côté opposé au rein mobile, que pour certains cas de ventres gros et flasques ; dans des cas pareils, la masse abdominale, en se rejetant vers l'autre hypochondre, dégage' l'abord de l'hypochondre dans lequel on cherche le rein ; une autre exception doit être faite pour les cas où le foie déformé projette au-devant du rein un lobe droit, large et épais : il peut arriver qu'en faisant pencher le foie du côté opposé on trouve le rein derrière et en dehors de lui. Ces cas sont rares, le décubitus dorsal donne presque toujours des enseignements parfaits, à condition que l'on sache bien, avec les mains, utiliser la mobilité respiratoire ; la mobilité par la pesanteur reste un caractère d'une utilisation des plus restreintes pour le diagnostic.

2° *Mobilité respiratoire*. — La mobilité respiratoire du rein n'est un signe objectif qu'à la condition d'être perçue, ce n'est un signe du rein mobile qu'à la triple condition, que cette mobilité ait des caractères différents de ceux présentés par la mobilité respiratoire d'autres organes, que l'on connaisse ces caractères spéciaux et que l'on sache les discerner par la palpation. Ce qu'il importe de se rappeler ici c'est que, pour le rein mobile du flanc, la mobilité respiratoire n'existe que si l'on a, au préalable, remonté le rein dans la sphère d'action du diaphragme, et que, pour le rein mobile de l'hypochondre, le rein n'est accessible et perçu que si l'on a fait faire au préalable un mouvement d'inspiration au malade. Ce n'est que dans des cas

très rares (et cette rareté explique l'opinion classique que le
rein n'est pas mobilisé par la respiration), que l'on trouve le
rein dans un siège intermédiaire au flanc et à l'hypochondre,
c'est même le seul cas qui permette d'abord de percevoir le rein,
puis de constater (comme le dit Lancereaux dans sa description)
son abaissement pendant l'inspiration, sans avoir eu à le
refouler préalablement sous le foie. Le fait, signalé partout,
que les mouvements brusques du tronc, parmi lesquels la
secousse latérale, l'effort, la toux, l'éternuement, etc., en
déplaçant le rein mobile, permettent de le « saisir au vol »,
est le résultat de son abaissement inspiratoire pendant l'effort.

Rappelons enfin que la mobilité respiratoire abaisse le rein
dans une direction différente, suivant qu'il est à tel ou tel
degré de son prolapsus et que, si la trajectoire générale du
prolapsus du rein, en ce qui concerne son centre de figure, est
dirigée en bas, en dehors et en avant, la direction, imprimée
à chacun de ses degrés de ptose par la résultante des forces
combinées du diaphragme et des agents de fixation, est rectiligne pour le premier degré, curviligne pour les trois autres
degrés. Ces notions sur les caractères objectifs de la mobilité respiratoire sont indispensables pour la réalisation d'une
technique de palpation qui attend autre chose de l'abaissement
respiratoire que la chance de « saisir au vol » le rein pendant
sa migration et doit, au contraire, s'arranger pour le « prendre
à l'affût » dans tous les cas où il est mobile.

3° *Mobilité manuelle*. — La mobilité manuelle du rein,
c'est-à-dire la possibilité d'imprimer au rein des mouvements
avec les mains, est un des caractères fondamentaux du rein
mobile, qu'il siège dans l'hypochondre ou dans le flanc. Mais
ce caractère ne lui est pas exclusif et d'autres tumeurs que le
rein peuvent être trouvées mobilisables par les mains dans
l'hypochondre ou le flanc. Néanmoins la mobilité manuelle
doit être étudiée avec soin. La mobilité manuelle du rein mobile
du flanc, qui était la seule connue, est partout décrite avec un
grand luxe de détails : mobilité dans le sens latéral, mobilité

dans le sens vertical, dans le sens antéropostérieur. Tantôt
c'est le degré d'étendue de cette mobilité qui sert de base
à la distinction entre les deux variétés, « rein mobile »,
« rein flottant » (variétés portées au nombre de trois par
les auteurs qui y ajoutent l'ectopie fixée ou congénitalement
fixée), tantôt (Guyon) ces deux variétés sont distinguées
parce que dans l'une (« le rein mobile »), prédominent les mouvements antéropostérieurs (mobilité lomboabdominale et
abdominolombaire de Guyon), que, dans l'autre (« le rein
flottant »), s'accusent en même temps les mouvements verticaux et de latéralité (mobilité abdominale de Guyon). C'est la
mobilité de bas en haut ou verticale qui est encore désignée
sous les noms de « réductibité, refoulement, reposition
(du rein dans sa loge) » ; à ce caractère de mobilité manuelle qui consiste à remonter le rein, j'ai ajouté celui-ci,
que, si on laisse alors les mains en place et qu'on fasse inspirer
profondément le malade, le rein refoulé s'abaisse de nouveau
entre les doigts.

Cette description du caractère de mobilité manuelle du
rein mobile est bien appropriée au rein mobile du flanc,
au rein mobile classique, mais elle doit être modifiée pour
le rein mobile de l'hypochondre. Pour que le rein de l'hypochondre soit atteint par les doigts, il faut qu'il soit,
avons-nous vu, ramené en avant par une main placée sous la
région lombaire et abaissé par le diaphragme. Dans ces conditions il a perdu sa mobilité antéropostérieure et sa mobilité
latérale, toutes deux d'ailleurs déjà restreintes par le fait que le
rein est peu ectopié, ses moyens de fixation peu distendus.
C'est donc surtout dans le sens vertical qu'il faudra rechercher
les signes et l'étendue de cette mobilité, si réduite soit-elle. Il
importera dès lors, pour n'en rien perdre, non-seulement de
palper le rein à partir du moment où il commence à s'abaisser
jusqu'à la fin de son excursion, mais encore de remonter les
doigts en sens contraire, pour les abaisser ensuite quand le
rein remontera pendant l'expiration. Comme le rein est un

corps orbe et glissant, le mouvement que lui impriment les
doigts sera accentué par le glissement du rein sous leur pression, lorsqu'elle atteindra le rein dans le voisinage de l'un de
ses bords supérieur ou inférieur. C'est ainsi que l'on arrivera
plus facilement, en pressant le rein au voisinage de son
bord supérieur, au sillon de dépression qui correspond au
hile du rein (néphroptose du 3e degré), et alors on se rendra
compte que la tumeur mobile est retenue en haut et en
dedans ; c'est ainsi que l'on sentira au moment où l'on presse
le rein au voisinage de son bord inférieur, glisser de bas en
haut entre les doigts le pôle inférieur (ou le bord convexe) avec
un ressaut brusque. Ce ressaut brusque, qui caractérise ce que
j'ai appelé « l'échappement du rein » est le seul signe de mobilité
manuelle de la néphroptose du 1er degré. Il est précieux non-
seulement pour le diagnostic de cette variété, mais aussi pour
toutes les autres variétés de néphroptose, à la mobilité
desquelles il ajoute un des meilleurs signes. D'autres organes
que le rein peuvent « ressauter » lorsqu'on pince leur extrémité
inférieure, mais il n'en est pas qui ressaute avec la même
légèreté, dans la même direction.

La mobilité manuelle doit donc être exactement combinée
avec la mobilité respiratoire pour accentuer le mouvement
vertical du rein de l'hypochondre et en faire un signe diagnostique. Mais sa valeur, dans l'étude de quelque variété que ce
soit du rein mobile, se trouve compromise par la mobilité même
du rein et par sa forme ovale, qui, toutes deux le rendent si
fuyant. Il ne suffit pas de constater « au vol » un corps mobile
dans l'hypochondre ou le flanc pour poser le diagnostic de rein
mobile, il ne suffit pas de palper au hasard l'abdomen pour y
déceler la présence d'un corps mobile. Si la pression de la main
ne tombe pas exactement sur le rein mobile, il fuit sans qu'on
l'ait perçu ; si on ne peut le retenir entre les mains ou tout au
moins l'y faire revenir à volonté, il est possible qu'il ne s'agisse
pas d'un rein ; car tous les auteurs sont d'accord pour dire
que, avec le procédé classique de palpation du rein mobile, il

faut en réalité surprendre le rein pour arriver à le tenir et que même, si après l'avoir tenu on le laisse échapper, on peut avoir toutes les difficultés du monde à le retrouver ; ceci est rigoureusement vrai avec l'ancien procédé de palpation, mais cesse de l'être avec le procédé nouveau que je recommande et dont il importe, par conséquent, de minutieusement régler la technique d'application.

III

TECHNIQUE DE PALPATION

PROCÉDÉ NÉPHROLEPTIQUE

La notion nouvelle d'un « rein mobile de l'hypochondre », ajoutée à la notion classique du « rein mobile du flanc » ; les notions nouvelles de la mobilité respiratoire du rein mobile ; des degrés de mobilité respiratoire, en rapport avec les degrés de ptose du rein ; de la trajectoire du mouvement imprimé au rein, soit par le processus de ptose, soit par la respiration ; et enfin des variétés, si naturellement aujourd'hui expliquées par l'anatomie, d'accessibilité, de siège, de forme, de mobilité, sous lesquelles peut être rencontré le rein mobile, toutes ces notions permettent et rendent nécessaire la substitution, au procédé de hasard, qui est le procédé décrit en quelques lignes par les classiques, d'un procédé de palpation tenant rigoureusement compte de toutes les données du problème. C'est ce procédé, dont la description se complète de tout ce que nous savons de nouveau sur les caractères objectifs du rein mobile, que je me suis efforcé de régler sous le nom de « *procédé néphroleptique* ».

Le « *procédé néphroleptique* » *est un procédé de palpation qui a pour but de « saisir au piège » le rein, lorsqu'il est mobile, par la fouille méthodique du flanc et de l'hypocondre pendant que le malade fait un mouvement de profonde inspira-tion.*

Grâce à ce procédé, une anomalie silencieuse du rein, à côté de laquelle on avait passé jusqu'ici sans s'en apercevoir, sans même se douter qu'elle existât, s'est laissé prendre à un véritable *piège*, primitivement tendu pour atteindre... le coude droit du côlon. Sans ce piège on n'eût pas trouvé le rein mobile de l'hypochondre ; celui-ci ne serait pas encore connu aujour-d'hui. C'est cette condition indispensable de piège qu'ex-prime le terme « *néphroleptique* » *(lambanô, je saisis à l'affût)*. L'expression est d'autant plus justifiée que, non-seulement la condition de piège est indispensable, mais encore qu'elle permet toujours d'atteindre le rein lorsqu'il est mobile, et pour peu qu'il soit mobile. C'est encore dans le but d'accentuer cette signification que j'ai proposé, pour désigner les « temps » successifs de l'exploration, des termes empruntés à la cynégé-tique, tels que : *affût, capture, échappement.*

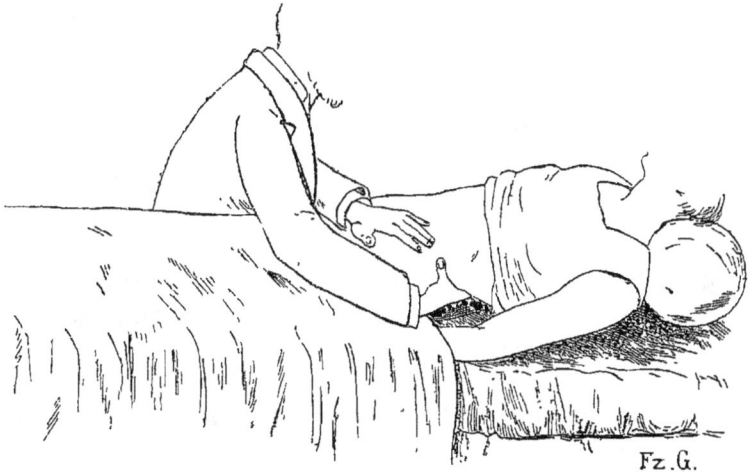

Fig. 20. — Position du médecin pour la recherche de la mobilité du rein par le « procédé néphroleptique ».

(*Le médecin est placé ici, du côté de la malade opposé au côté examiné*).

Il s'agit de « fouiller l'hypocondre » on aura donc recours à
la *palpation bimanuelle* (1). La palpation bimanuelle exige que
le *médecin*, faisant face au malade, soit *assis sur un des bords
de la couche* où il repose (2) comme cela se voit dans les figures
ci-jointes, peu importe que ce soit du côté opposé au côté
examiné (fig. 3), ou du même côté (fig. 4).

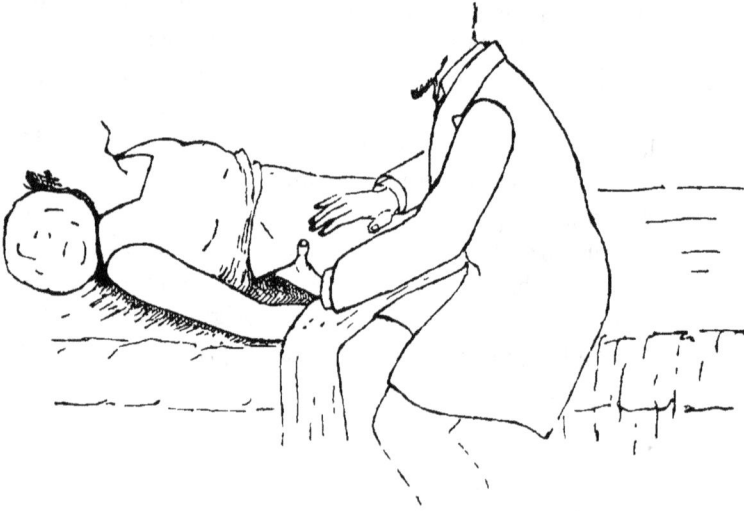

Fig. 21.

*(Le médecin peut également se placer du même côté de la malade
que le côté examiné).*

Nous supposerons qu'il s'agit ici du rein droit. La description est la même pour la recherche du rein gauche, les mains
seulement intervertissent leur rôle. Il est indifférent que le
médecin soit placé a droite ou à gauche du malade quel que
soit le côté examiné.

La « **palpation néphroleptique** », *appliquée à la recherche du rein mobile, comprend* **trois temps :**

(1) GLÉNARD. — *Fouille de l'hypocondre.* Rev. mal. nutrition, 1893.

(2) GLÉNARD. — *Position du malade et du médecin pour la palpation
bimanuelle.* Rev. mal. nutrition, 1893.

I. Premier temps. « Affût ».

Placer les mains « à l'affût », et pour cela :

1° Avec la main gauche, soulever la région lombaire (*a*).

Les *quatre derniers doigts de la main gauche*, surtout les trois derniers (*b*), exactement juxtaposés, leur extrémité dirigée vers la colonne ; la main placée de telle sorte que le médius soit appliqué parallèlement au rebord costal postérieur et immédiatement au-dessous de lui (*c*) et que son extrémité atteigne l'angle lombocostal, de suite en dehors de la masse sacrolombaire droite (*d*) ; le *pouce gauche* laissé en abduction, indépendant dans ses mouvements (*e*), de telle sorte qu'on puisse le placer en opposition sur le flanc.

> (*a*) La région lombaire doit être soulevée avec fermeté et maintenue soulevée uniformément, solidement, pendant toute la durée de la palpation. La main gauche répond ici à la triple indication : 1° de ramener le rein en avant pour le placer dans la sphère d'action du diaphragme ; 2° de le rapprocher de la main droite qui est appliquée sur la paroi antérieure de l'abdomen ; 3° de donner de la rigidité au plan postérieur sur lequel la main droite. aura à chercher le relief du rein.
>
> (*b*) Le médius est le plus long des doigts et celui auquel le pouce pourra être le plus aisément opposé, dans la supination ou se trouve placée la main.
>
> (*c*) Cette position est nécessaire pour que la pression ne s'exerce qu'à travers les parties molles sousjacentes au rebord costal : 1° afin que la main puisse soulever davantage d'arrière en avant la région lombaire ; 2° afin que le bord interne du pouce, laisse en dehors et dirigé en haut, puisse, plus profondément que si, à sa naissance, il buttait contre la cage thoracique, déprimer la partie latérale du flanc et permettre ainsi à l'extrémité du médius de se placer en arrière, plus près de la masse sacrolombaire.
>
> (*d*) Le rein, à son 1er degré de ptose, n'est accessible que dans une petite étendue de l'angle lombocostal.
>
> (*e*) Dans la palpation classique le pouce reste inutile, juxtaposé à l'index.

**2° Avec la main droite, déprimer la paroi antérieure de l'abdomen,
en dedans (*a*) du siège présumé du rein mobile.**

Les *quatre premiers doigts de la main droite* juxtaposés (*b*), leur extrémité dirigée en haut et en dehors sur le flanc droit, la main placée de telle sorte que les phalangettes ali-

gnées puissent exercer par leur paume (et non par leur extrémité) (c), et à la fin de chaque mouvement d'expiration du
malade, une pression (d) sur les points successifs, en commençant par en bas, d'une ligne passant un peu à droite de
l'ombilic et obliquement dirigée du milieu du pli de l'aine à
l'appendice xyphoïde.

(a) La pression exercée par les mains sur l'abdomen, *en dedans*
du siège présume du rein, a pour resultat de le faire glisser en
dehors et repond à la triple indication : 1° de s'opposer à la mobilite
latérale du rein : celui-ci, limite dans son deplacement en dehors
par la traction de son pedicule, dans son déplacement en dedans,
par la pression qu'exerce la main, n'aura plus que la mobilite
verticale ; 2° d'empêcher le mouvement de bascule du rein pendant son deplacement vertical : le pôle inferieur ne trouvant pas
d'issue en dedans sera oblige de descendre en dehors au lieu de
remonter en dedans : sa piste sera rectifiee ; 3° de rendre le rein,
en le portant en dehors, plus accessible a la prehension par les
doigts de la main gauche (medius en arriere, pouce en avant);
ceux-ci retenus par la paroi laterale qu'ils embrassent, ne peuvent se porter suffisamment en dedans, vers la colonne.

(b) Il n'y a pas lieu d'utiliser le pouce de la main droite.

(c) Pour éviter la contraction de la paroi.

(d) La main droite, dans la palpation nephroleptique, doit seulement deprimer la paroi anterieure de l'abdomen et non, comme
dans la palpation classique, chercher en même temps le rein. La
pression exercee doit etre faite toujours graduellement, mais assez
fermement pour rapprocher autant que possible la paroi anterieure de la paroi lombaire. La force de pression exercée sur
l'abdomen par la main droite, sera d'autant moins necessaire que
la région lombaire sera plus fortement soulevee par les derniers
doigts de la main gauche. On conçoit que les mains perdent en
tact ce qu'elles depensent en force et combien un brusque effort
nuirait à la recherche d'un organe aussi glissant et fuyant que
le rein dans l'abdomen.

(e) La situation et la direction de cette ligne ont ete indiquees
par l'anatomie et surtout par la clinique (voir la fig. p. 556 *Rev.
Nutr.* 15 septembre 1895) ; en pressant sur le trajet de cette ligne,
on fera toujours glisser le rein en dehors. Le point d'application de la pression sera placera successivement. tant que la main
gauche aura pas rencontré le rein, de bas en haut sur les divers
points de cette ligne. Le rein est d'autant plus facilement accessible qu'il est placé plus bas.

3° Avec le pouce gauche déprimer la paroi antérieure de l'abdomen
au-dessous (a) **du siège présumé du rein mobile.**

La *pulpe du pouce gauche* regardant directement en arrière,
l'extrémité du pouce dirigée en haut et en dedans, placée tout

près de l'extrémité de la main droite (qui déprime la paroi antérieure) et dans le prolongement de son axe (*b*), et pouvant exercer, en même temps que la main droite, et à la fin de chaque
mouvement d'expiration du malade, une pression sur les points
successifs, en commençant par en bas, d'une ligne parallèle
à la ligne de pression de la main droite et située un peu en
dehors et en haut de cette ligne.

(*a*) La pression exercée par le pouce *au-dessous* du rein a
pour résultat de le faire glisser en haut et répond à la triple indication : 1° d'être assurément sur la piste du rein dont la mobilité
verticale est seule conservée ; 2° de le rencontrer surement pour
peu qu'il s'abaisse sous l'influence de l'inspiration ; 3° de pouvoir
le saisir, le pincer, pendant sa descente, entre les quatre derniers
doigts (le medius) de la main gauche, en arrière, et le pouce gauche,
en avant.

(*b*) Le rein se trouvant, par la pression de la main droite,
repoussé en dehors et en haut, son pôle inferieur sera forcément
au niveau ou au-dessus de l'extrémité des doigts de cette main.
En se plaçant en ce point, le pouce sera donc au niveau ou au-
dessous du rein.

Ainsi placés dans un premier « temps » de la palpation, *les
doigts sont à « l'affut »*.

II. Deuxième temps. « Capture ».

Saisir (pincer) le rein à la fin de l'inspiration et pour cela :

Les mains étant solidement en place, commander au malade un
mouvement de profonde inspiration et, à la fin de ce mouvement, augmenter subitement la pression exercée à travers la
taille par les doigts de la main gauche placés en opposition,
la main droite restant immobile dans la pression qu'elle
exerce.

A.— *Les doigts de la main gauche* (*a*) *ne perçoivent, pendant
l'inspiration, aucun changement de consistance dans le flanc.*
— Alors, transposer simultanément le pouce gauche et la
main droite (*b*), de bas en haut (*c*), par déplacements successifs, en profitant de chaque mouvement d'expiration (*d*), sur la
ligne de pression répondant à la trajectoire du rein, jusqu'à ce

que les doigts se trouvent sous l'extrémité de la 9ᵉ côte droite
(e). Là, si un dernier mouvement de profonde inspiration
n'amène aucun changement, on concluera ═

Il n'y a pas de ptose (f).

(a) La main droite ne doit, en aucun cas, rien percevoir, car
elle doit être placée *en dedans* de la piste de descente. Si la main
droite perçoit quelque chose, c'est qu'elle a été mal placée ; il
faut alors la reporter un peu vers la ligne médiane afin d'être sûr
que la ptose passera non-seulement en dehors de la main droite,
mais aussi repoussée que possible en dehors, pour pouvoir être
atteinte par la main gauche et avoir perdu sa mobilité latérale.

(b) Dans cette transposition, on conservera toujours à ces doigts
leur situation respective, c'est-a-dire le pouce gauche placé à
l'extrémité de la main droite et dans le prolongement de l'axe
de cette main. Les quatre derniers doigts de la main gauche
restent à leur place sous la région lombaire.

(c) Il faut commencer par le point le plus bas que puisse occuper le rein ; sans cela on risquerait de se placer au-dessus de lui
et de méconnaitre sa présence au-dessous, s'il loge dans la fosse
iliaque. Cette erreur peut être commise, ainsi que je le constate
dans mes notes.

(d) C'est ce que M. Guyon désigne si justement sous le nom
« d'exploration en mesure ».

(e) A ce niveau, le rein se trouvant dans sa situation la plus
haute, la plus profonde et la plus interne, la pression devra être
plus forte que sur les autres points de la trajectoire. La division
du travail entre la main droite qui déprime et le pouce qui palpe se
trouve d'autant plus justifiée.

(f) Par conséquent pas de rein mobile. La ptose, quand il y
en a une, peut être constituée par un autre organe que le rein, la
constatation qu'il n'y a pas de ptose est une négation de beaucoup
plus de valeur que l'absence d'affirmation.

B.— *Les doigts de la main gauche perçoivent, dès le début de
l'inspiration (a) une tuméfaction qui descend entre eux (b)* ═

Il y a une ptose.

Alors, relâcher légèrement la pression des doigts pour
laisser passage à cette tuméfaction ; remonter en sens inverse
les doigts sur elle et sans la perdre, tant que dure le mouvement d'inspiration qui produit son abaissement ; augmenter
subitement la pression des doigts de la main gauche, opposés
à travers le flanc, à la fin de l'inspiration.

a.— La pression subite des doigts ne peut retenir entre eux la ptose qui glisse en haut =.... **Ptose du 1ᵉʳ degré.**

b.— La pression subite des doigts saisit la ptose et la retient immobile entre eux (c) =,.......... **Ptose du 2ᵉ degré.**

c. — La pression subite des doigts dépasse la ptose qui glisse en bas au-dessous d'eux (d) =.. **Ptose du 3ᵉ degré.**

(a) Les doigts auront été placés de telle sorte que le rein soit refoulé au-dessus d'eux; le moindre mouvement sera ainsi perçu.

(b) A l'état normal on ne doit rien sentir. Le rein, dont la piste est rectifiée par la main droite qui lui marque sa filière, ne peut passer ailleurs qu'entre les doigts de la main gauche. Ceux-ci en outre se guident dans leur déplacement vertical ou latéral sur le siège de la ptose et la direction qu'elle paraît suivre.

(c) Le rein ne peut pas glisser par le fait de la pression des doigts de la main gauche : la main droite l'empêche de s'écarter en dedans, le foie de remonter en haut, le pédicule de s'éloigner en dehors, le ligament rénosurrénal de descendre plus bas. Il semble parfois que le rein soit adhérent au foie, dont on ne peut l'isoler.

(d) Ce n'est plus ici seulement le mouvement d'inspiration qui abaisse le rein ; la pression des doigts de la main le fait elle même glisser plus bas et on le sent fort bien à la traction qu'exerce sur le rein, de bas en haut et en dedans, son pédicule vasculaire. Les doigts ainsi placés au-dessus du rein, au-dessous du foie (il s'agit toujours de l'hypocondre droit), compriment transversalement une région plus dépressible qu'au niveau de la ptose : c'est cette région dépressible, ce « *sillon* » que les auteurs donnent comme un des signes caractéristiques pour le diagnostic du rein mobile. Or, ce *sillon*, ainsi qu'il résulte de notre description, fait défaut dans les deux premiers degrés de la néphroptose. On peut d'ailleurs le rencontrer avec des tumeurs autres que le rein mobile.

C. — *Les doigts de la main gauche ne perçoivent rien, mais la main droite trouve dans la fosse iliaque une ptose qu'elle peut faire remonter entre les doigts de la main gauche, puis au-dessus d'eux. Cette ptose ainsi refoulée, peut être de nouveau, comme dans la ptose du 3ᵉ degré, abaissée par l'inspiration entre les doigts de la main gauche, puis au-dessous d'eux*.............. ....= **Ptose du 4ᵉ degré.**

Dans les 2ᵉ, 3ᵉ et 4ᵉ degrés, *la ptose est captive ;* dans le 1ᵉʳ elle a failli être prise.

III. **Troisième temps. « Echappement ».**

Faire échapper le rein, et pour cela :

Au début du mouvement d'expiration, pincer entre les doigts de la main gauche l'extrémité inférieure de la ptose, — soit que cette extrémité inférieure ait été le seul point perçu (ptose du 1er degré), — soit qu'il ait fallu écarter légèrement les doigts de la main gauche pour que la ptose captive attirée en haut, remontât entre eux (2e et 3e degrés), — soit enfin qu'on ait dû les écarter et en outre les abaisser (4e degré) pour que l'extrémité inférieure de la ptose, perçue au premier temps de la palpation, passât de nouveau entre les doigts.

La ptose glisse en haut entre les doigts, on perçoit un « ressaut » caractéristique, *la ptose « s'échappe »*.

Telle est, aussi brève mais aussi complète et raisonnée qu'il est possible, la description du « procédé néphroleptique », procédé infiniment plus simple à appliquer qu'à décrire.

Avant d'insister sur les caractères objectifs qui, mis en évidence par ce mode de palpation du rein mobile, permettent de conclure que la ptose rencontrée est bien un rein mobile, avant de faire ressortir la remarquable valeur diagnostique de cette technique nouvelle, il importe de relever les appréciations formulées sur le procédé néphroleptique et de répondre aux objections qu'on a cru pouvoir lui opposer.

Sur 32 auteurs qui, à ma connaissance ont apprécié le « procédé néphroleptique », il n'en est que deux qui l'aient critiqué, M. Guyon et M. Ewald, un qui l'ait modifié, M. Israël; tous les autres auteurs en ont plus ou moins reproduit la description, telle que je l'ai donnée et à l'exclusion de tout autre mode de palpation. Parmi ces derniers, il en est deux (Küttner, Hilbert) qui ne décrivent pas le mode de palpation qu'ils ont employé, mais prouvent, par la classification en degrés de ptose qu'ils ont adoptée pour distinguer les variétés du rein mobile, qu'ils ont eu recours au procédé néphroleptique ; car ce procédé est le

25

seul qui, en utilisant la mobilité respiratoire, permette une classification reposant sur une telle base.

Examinons d'abord les critiques.

M. Guyon (1) s'exprime ainsi : « de tout temps chez les sujets souples et minces on a cherché à saisir le rein avec une seule main, par pincement, mais jusqu'au moment où M. Glénard a, pour ainsi dire, codifié ce mode de palpation, il était fait sans aucune règle précise » ; puis, après avoir exposé le « pincement de Glénard » avec ses trois temps, auquel il préfère la palpation bi-manuelle, l'éminent professeur émet les objections suivants : 1° avec le « pincement à l'aide d'une seule main » on se prive de la multiplicité des contacts par la mise en œuvre de plusieurs doigts ; 2° il est difficile d'atteindre le rein en embrassant l'hypochondre, parce que le contact de la base du pouce avec la onzième côte empêche la pénétration du doigt dans l'hypocondre ; 3° ce procédé ne peut être appliqué que chez les sujets maigres et à ventre souple.

A ces trois objections je me permets de répondre ceci :

1° Le procédé néphroleptique n'est pas un procédé unimanuel, il est même plus qu'un procédé bi-manuel, il est, si je puis ainsi dire « trimanuel » : la main gauche soulève le rein, la main droite l'immobilise latéralement et le repousse en dehors, le pouce gauche le palpe. « C'est le pouce, ai-je dit, qui joue le rôle intelligent ».

Le pincement ne constitue pas la caractéristique de ce procédé et le terme « pincement » ne peut être substitué au terme « néphroleptique » pour caractériser le procédé que je propose. Le « pincement » est le troisième temps seulement de ce mode de palpation, dont le caractère vraiment original est d'utiliser la mobilité respiratoire, puis, une fois admise l'existence de celle-ci, de diriger à l'aide de la main droite (pour

---

(1) GUYON. — *Exploration manuelle du rein*. Gaz. heb., 8 fév. 1889 — *Examen chirurgical du rein*. Bull. méd., 6 mars 1889.

le rein droit) le sens du mouvement du rein pour le faire
tomber inévitablement dans un piège tendu par la main gauche
qui guette le rein.

Quant à la légère différence d'étendue de contact, étendue
qui est certainement plus grande lorsqu'on palpe le rein avec
la main droite que lorsqu'on le palpe avec le pouce gauche,
elle est largement compensée ; 1° d'abord par l'assurance de
toujours trouver le rein mobile et de le retrouver autant qu'on
le veut, quelque soit son degré ; 2° en second lieu, parce qu'un
doigt, parcourant de son extrémité inférieure à son extrémité
supérieure toute la surface accessible d'un organe qui ne peut
lui échapper, en apprend au moins autant sur son compte que
trois doigts l'abordant avec la crainte de le perdre ; sans
compter que, avec mon procédé, le pouce n'a qu'à palper, tandis que, avec le procédé classique, la main droite est obligée de
déprimer et palper tout à la fois ; 3° enfin, la palpation d'un
objet avec les deux mains sans les pouces ne donne jamais
de notion aussi complète que la palpation à une seule main,
entre les doigts et le pouce opposant, ce pouce opposant qui
faisait l'admiration de Ch. Bell. Ce qui est vrai pour le testicule (dont la palpation a certaines analogies avec celle du rein
mobile), pour une tumeur du sein ou un chancre induré, etc.,
est vrai pour le rein.

2° Il est très juste que la onzième côte, et en général le
bord inférieur du thorax sur la ligne axillaire, gênerait, empêcherait même, si la main embrassait la taille à ce niveau, l'accès
de l'extrémité du pouce jusqu'au dessous du bord libre de la
neuvième côte, en avant, ou celui de l'extrémité du médius
jusqu'à l'angle costolombaire, en arrière ; mais c'est précisément pour cela que la main doit embrasser la taille juste au-
dessous du rebord thoracique. Pour qu'elle puisse le faire et
qu'en même temps les doigts prennent la direction oblique
en haut et en dedans nécessaire pour atteindre le rein à
son premier degré de ptose, il est indispensable que le médecin, surtout s'il s'est placé du côté à examiner, soit assis sur le

bord du lit pour suppléer au défaut d'abduction de la main qu'entraînerait toute autre position ; ajoutons enfin que la main droite, en déprimant la paroi antérieure de l'abdomen *en dedans* de la piste suivie par le rein, repousse cet organe en dehors et facilite ainsi son accès par les doigts de la main gauche.

3° Sur un sujet à ventre un peu gros, ce « temps du pincement » dans la palpation néphroleptique peut être difficile à exécuter, mais c'est seulement si le ventre est en même temps d'une tension exagérée ; si le ventre, tout en étant gros, est en même temps flasque et dépressible, le « pincement de Glénard », comme dit M. Guyon, est encore réalisable. Il n'est réellement infidèle que si le ventre est gros et tendu, mais, dans des cas pareils, aucun procédé ne permet de déceler la mobilité du rein (1).̈ M. Tuffier, partageant l'opinion défavorable de M. Guyon, sur ma méthode, à laquelle il reproche d'être... *unimanuelle* (!) et recommandée dans le décubitus... *latéral* (?), dit lui même, du procédé de M. Guyon, qu' « il reste en défaut chez les sujets à tissu adipeux très développé ou dont les parois musculaires sont particulièrement rigides » (2).

En revanche, nous avons vu plus haut, en parlant des degrés de la néphroptose, que M. Guyon avait accepté l'existence de la mobilité respiratoire du rein, et admis la possibilité de diagnostiquer à l'aide de cette mobilité la « pointe de néphroptose ».

Quant à l'appréciation de M. Ewald (3), je l'ai discutée dans un article précédent (4), dans le chapitre consacré aux degrés de la néphroptose ; j'ai montré que, tout en repoussant mon

---

(1) GLÉNARD. — *Note sur l exploration manuelle du rein.* Gaz. hebd., 22 fév. 1889, p. 122.

(2) TUFFIER. — *Traité de chirurgie.* Paris. Masson, 1889. T. IV, p. 465.

(3) EWALD. — *Ueber Enteroptose und Wanderniere.* Berl. klin. woch., 1890. n° 15, et tirage à part, p. 15.

(4) GLÉNARD. — *Des degrés de la mobilité du rein.* Rev. mal. nutr., 15 août 1895.

procédé et en particulier la distinction des trois temps dont il
se compose et qui, d'après lui, seraient uniquement schématiques, « par amour des Français pour le schématique »,
M. Ewald en avait pourtant accepté les enseignements essentiels : mobilité respiratoire, degrés basés sur l'accessibilité de
bas en haut, fréquence, etc., toutes notions qu'on ne peut
acquérir que par le procédé néphroleptique. J'ai ajouté qu'une
expérimentation plus rigoureuse de ce procédé amènerait
certainement M. Ewald à se servir, pour classer les variétés
du rein mobile, des détails objectifs si caractéristiques fournis
par chacun des temps que j'ai distingués dans cette palpation.

Enfin Israël (1) a décrit un procédé de palpation que, en
France seulement. on appelle « procédé d'Israël » ; ce procédé
consiste à adjoindre à la palpation bimanuelle classique la
technique fondamentale du procédé néphroleptique, celle qui
consiste à utiliser le mouvement de la respiration ; mais, au
lieu de placer le malade dans le décubitus dorsal, Israel le fait
placer dans le décubitus latéral du côté non examiné, le
médecin se plaçant, pour explorer la région gauche, à la droite
du lit, la face tournée vers la tête du malade. Alors, et je préfère laisser traduire l'auteur allemand par un autre que par
moi, « il met pour le rein gauche les doigts de la main droite
à plat sur la région lombaire gauche et la main gauche sur le
point correspondant de la paroi abdominale antérieure, de
façon que le bout de l'index et du médius soit à deux doigts
au-dessous du point de réu- nion des neuvième et dixième
cartilages costaux. Puis, tandis que la main droite appuie sur
la région lombaire, on fait faire au malade des inspirations
profondes et on appuie au moment où débute... l'expiration »,
etc. (2). Israël cherche, à la fin de l'inspiration, si le rein s'est
abaissé, et court le risque de ne pas le reconnaître, le procédé

(1) ISRAEL. — *Ueber palpation gesunder und kranker Nieren.* Berl
klin. Woch., 1889, nos 7 et 8.

(2) *In* RÉCAMIER. — *Etude sur les rapports du rein.* Th., Paris, 1889,
p. 50.

néphroleptique cherche, au début de l'inspiration, s'il va s'abaisser et se place exactement sur son trajet, c'est-à-dire dans les seules conditions qui puissent permettre d'affirmer ou de nier si le rein s'abaisse, s'il est mobile. Il ne semble pas que cette modification apportée par Israël justifie le parallèle d'un « procédé d'Israël » avec le « procédé néphroleptique ». J'ai rendu d'ailleurs justice à l'avantage que pouvait parfois présenter le décubitus latéral; quant à la nécessité pour le médecin de se placer du côté opposé au côté examiné, elle disparaît si, au lieu de rester debout, le médecin s'assied sur le rebord du lit. J'en ai plus haut donné la raison.

Ces réserves faites, tous les autres auteurs ont donné leur approbation au procédé néphroleptique. Entre autres, Féréol(1), qui écrit: « Quant au diagnostic du rein mobile, il est facile, si l'on se conforme aux règles pratiques un peu minutieuses, qui peuvent même sembler bizarres dans la formule cynégétique adoptée par M. Glénard (affût, capture, échappement), mais qui seules permettent d'affirmer qu'on n'a pas affaire à un abaissement du foie, ou à une tumeur du mésentère, de l'épiploon, etc. ».

Stiller (2) s'exprime ainsi : « L'exploration bimanuelle dont Glénard, de Vichy, a donné une excellente et minutieuse description... donne sur ce point (diagnostic différentiel avec les tumeurs par la progression du rein) les meilleurs enseignements. »

Ces appréciations ont été ratifiées par Litten (3), Cuil-

---

(1) FÉRÉOL. — De l'Entéroptose de Glénard. Soc. méd. hôp., 23 novembre 1888, et tirage à part. Masson, p. 5.

(2) STILLER. — Zur diagnostic der Nierentumoren. Congrès de Wiesbaden, 1888.

(3) LITTEN. — Ueber den Zusammenhang der Magenkrankheiten unt Lageveraenderungen der Niere. VIᵉ congrès f. Méd , 1887.

leret (1), De Sanctis (2), Chéron (3), Raoult (4), Kaplan (5),
Tuffier (6), Dujardin-Beaumetz (7), Pourcelot (8), Tras-
tour (9), Mathieu (10), Gérard Marchant (11), Coutaret (12),
Marfan (13), Bruhl (14), Poltovicz (15), Ott (16), Cséri (17),
Bouveret (18), Boas (19), Monteuuis (20), etc.

Marfan s'exprime ainsi : « M. Guyon et son élève Récamier (et son élève Tuffier, peut-on ajouter) ont critiqué le
procédé de M. Glénard ; ils lui opposent d'abord ce fait que le
rein est beaucoup plus près de la ligne médiane qu'on ne le

(1) CUILLERET. — Etude clinique sur l'Entéroptose ou maladie de
Glénard. Gaz hôp., 22 sept. 1888.

(2) DE SANCTIS. — Sulla malattia di Glénard. giorn internat. delle
Sc. med., dec 1888.

(3) CHÉRON. — Exploration de l'abdomen par les procédés de M. Glénard. Union med., janv. 1889.

(4) RAOULT. — Entéroptose. Progrès méd , mars 1889, n° 9.

(5) KAPLAN. — Contribution à l'étude de l'Entéroptose. Thèse,
Paris, 1889.

(6) TUFFIER. — Rein mobile et néphrorrhaphie. Congrès chirurgie,
Paris, 1889. — Formes cliniques et diagnostic du rein mobile. Sem. med.,
sept. 1891.

(7) DUJARDIN-BEAUMETZ. — Des neurasthénies gastriques (déséquilibrés du ventre) et leur traitement. Bull. gen. ther., nov. 1890.

(8) POURCELOT. — De l'Entéroptose. Thèse, Paris, 1889.

(9) MATHIEU. — Entéroptose, Revue genérale in Rev. sc. méd. 1889,
T. XXIV, p. 314.

(10) TRASTOUR. — Les déséquilibrés du ventre. Entéroptosiques et
dilatés. Paris, Coccoz, 1889, p. 78.

(11) GÉRARD MARCHANT. — Leçons de clinique à l'hôpital Necker.
Inédit, 1890.

(12) COUTARET. — Dyspepsie et catarrhe gastrique. Masson, 1890.

(13) MARFAN. — In : traité de diagnostic médical de Eichhorst. Trad.
Marian et Weiss. Steinheil, Paris 1890, p. 598.

(14) BRUHL. — Le rein mobile. Gaz. hôp., 6 fév. 1892.

(15) POLTOWICZ. — Contribution à l'étude de la maladie de Glénard.
Thèse, Lausanne, et Rev. med. Suisse romande, 1892.

(16) OTT. — Ueber die Glénard'sche krankheit (Entéroptose). Prag,
méd. woch, 16 nov. 1892.

(17) CSÉRI. - Les méthodes d'observation dans les maladies d'estomac.
Wiener klinik, juin 1892.

(18) BOUVERET. — De l'Entéroptose ou maladie de Glénard, in :
Traité des maladies d'estomac.

(19) BOAS. — Die Lageveraenderungen und dessen nachbarrogane,
in Diagnostik und Therapie der Magenkrankheiten. Leipzig, Thieme, 1893
II Theil, p. 79.

(20) MONTEUUIS. — Les déséquilibrés du ventre. L'Entéroptose ou
maladie de Glénard. Paris, Baillière, 1894, 350 p.

croit ; et en second lieu son caractère de méthode unimanuelle,
la palpation bimanuelle étant bien supérieure. Cependant
notre expérience personnelle nous permet d'affirmer que,
limitée à la recherche du rein déplacé, cette méthode peut
rendre de grands services. »

Mathieu (1), parlant de la thèse de Deniau, sur l'hystérie
gastrique, dit que « les observations en sont incomplètes et
dépourvues de toute valeur parce qu'il n'y est pas fait mention
de la recherche du rein flottant. A cette époque (1883), ajoute-
t-il, Glénard n'avait pas encore fixé l'attention sur ce point ;
on cherchait rarement la néphroptose et on la cherchait
mal ».

Je bornerai là cette discussion. Les citations que je viens
de donner suffisent pour justifier, et l'intérêt qui s'attache à la
question, et l'utilité d'une nouvelle description, dont les termes
soient bien précisés et les détails dûment motivés. Nous allons
voir avec quelle facilité le diagnostic du rein mobile peut se
déduire des caractères de détail relevés sur la ptose par le procédé néphroleptique et dans quelles limites singulièrement
étroites se trouve désormais circonscrit le diagnostic différentiel de la néphroptose.

IV

DIAGNOSTIF OBJECTIF

A. DIAGNOSTIC DIRECT — B. DIAGNOSTIC DIFFÉRENTIEL

Le diagnostic de la mobilité du rein, comme du reste de
toute localisation morbide, comporte deux opérations :

1° Soupçonner, chez un malade donné, d'après les symptômes subjectifs, l'éventualité d'un rein mobile. C'est le
diagnostic subjectif, ou encore, *symptomatique*, *rationnel*.

(1) MATHIEU. — *Études cliniques sur le rein mobile chez la femme*
Bull. Soc. méd. hôp. Déc. 1893.

Nous n'en parlerons pas ici. L'exploration systématique et méthodique de l'abdomen chez tous les malades, nécessaire tant que la séméiologie de la mobilité du rein ne sera pas plus précise, supprime l'erreur de diagnostic résultant de l'oubli de cette éventualité.

2° Vérifier, par la palpation, la mobilité présumée du rein, de telle sorte que l'on soit en état d'affirmer dans un cas donné, soit l'existence, soit l'absence d'un rein mobile. C'est le *diagnostic objectif*.

Le diagnostic objectif est *direct*, lorsqu'il se base, pour affirmer que la tumeur mobile est un rein, sur les caractères objectifs pathognomoniques du rein mobile ; *différentiel* ou *par élimination*, lorsqu'il écarte, élimine toute tumeur d'apparence rénale ne présentant pas ces caractères ou présentant des caractères inconciliables avec l'hypothèse d'un rein mobile.

C'est le diagnostic objectif que nous allons étudier. Si la technique de palpation est bonne, elle doit nous fournir les moyens assurés d'éviter l'*erreur par omission*, qui consiste à méconnaître une tumeur mobile qui existe, et l'*erreur d'interprétation*, consistant, soit à attribuer à la tumeur mobile une localisation rénale qui ne lui appartient pas, soit à confondre le rein mobile avec une tumeur de tout autre nature.

I. — DIAGNOSTIC DIRECT

Il semble que le Diagnostic objectif du rein mobile, — diagnostic dont les notions, récemment acquises sur les caractères objectifs de la mobilité du rein et sur la fréquence de cette mobilité, obligent à remanier de fond en comble l'édifice, — doive acquérir, du fait même de ces notions, une inouïe complexité. Ne semble-t-il pas en effet, que, avant ces nouveaux enseignements, le diagnostic en dût être incomparablement plus facile ? Combien cela devait être plus simple alors qu'on ne connaissait que le rein mobile le plus accentué, celui de la fosse iliaque : alors qu'il suffisait, pour constater dans la fosse iliaque

l'ectopie du rein, de déprimer la paroi antérieure de l'abdomen à son niveau ; que l'on avait, pour certifier la nature
rénale de la tumeur mobile, le volume, la forme, une prétendue
sensibilité spéciale caractéristique du rein, jusqu'à la palpation de son artère ? Eh bien ! même dans des conditions apparemment si simples, il n'est pourtant pas un auteur qui n'ait
abordé le chapitre du diagnostic sans prémunir de suite contre
les difficultés inouïes auxquelles on devait s'attendre. « Le
diagnostic exact, dit Ebstein, est déjà un succès thérapeutique, puisqu'il éloigne les soucis du malade qui se croyait
perdu ; il garantit en outre contre l'emploi, non-seulement
inutile mais souvent nuisible, des médicaments ».

Quelques observateurs, comme Mœller, prétendaient même
qu'on ne peut que rarement trouver la preuve par la palpation
et s'efforçaient de faire le diagnostic avec les symptômes subjectifs, comme la névralgie lombaire, p. e., quand celle-ci
est accrue par l'exercice, l'équitation, etc., et qu'elle disparaît
dans le décubitus dorsal.

C'est qu'il était en effet, déjà difficile, avec la méthode
classique de palpation, de trouver même le rein mobile de la
fosse iliaque : il fallait pour ainsi dire, l'attraper au vol ; plus
difficile encore était de ne pas le perdre quand on l'avait frôlé :
il fuyait au moindre contact ; il fallait en outre inventorier
tous les recoins de l'abdomen, car partout, croyait-on, il
pouvait se cacher. L'inspection de la région lombaire (Landau)
où l'on devait trouver la prétendue « dépression lombaire »
(Rollet, Trousseau) correspondant au vide laissé par la
fuite du rein, la percussion (Trousseau, Piorry, Guttmann),
les secousses imprimées au malade, sa mise en attitude dans
les stations les plus variées, assis, penché en avant, debout,
couché sur le côté, accroupi, à genoux et accoudé, ce n'était
pas trop de toutes ces manœuvres pour dénicher le rein. « On
ne diagnostiquait, souvent par hasard, que le rein mobile
véritablement flottant, qui venait pour ainsi dire tomber de
lui-même dans la main de l'explorateur » (Mathieu).

Quand malgré tout, on ne trouvait pas le rein, on ne pouvait pas même affirmer qu'il ne fût pas mobile. La seule compensation était de se dire qu'il s'agissait d'une maladie en somme
très rare, dont les observations, la plupart publiées comme des
curiosités, témoignaient que les plus habiles cliniciens avaient
pu commettre des erreurs dans leur diagnostic à son sujet.
En fait, on ne cherchait plus la mobilité du rein que dans
les cas, rares eux-mêmes, où le malade, présentant le syndrôme d'une névropathie indéterminée, se plaignait lui-même
d'une boule migratrice dans le côté.

Que dire aujourd'hui des difficultés nouvelles de ce diagnostic, alors qu'il n'y a plus seulement un rein mobile du flanc,
mais encore un rein mobile de l'hypocondre ; alors qu'il faut,
non seulement dépister la mobilité du rein, mais encore caractériser le degré de cette mobilité ; alors que l'on ne peut compter,
dans la grande majorité des cas, ni sur la forme, ni sur le
volume, ni sur une sensibilité spéciale pour aider au diagnostic ;
alors que la fréquence tout à coup décuplée des cas, dans
lesquels il y a contre toute prévision un rein mobile, ne laisse
plus même la ressource de compter sur les signes de présomption, déjà pourtant si infidèles jusque-là, tirés des symptômes
subjectifs ?

Or le diagnostic du rein mobile est devenu au contraire
d'une extrême simplicité. Il n'est plus permis de méconnaître
l'existence d'une tumeur mobile dans la cavité latérale de
l'abdomen, pour peu que l'on puisse « fouiller » la région ;
une fois la tumeur trouvée, c'est-à-dire son existence avérée,
on la retrouve toujours et autant de fois qu'on le veut ; quand
on ne la trouve pas, on peut affirmer qu'elle n'existe pas ; il
est facile d'apprécier et de caractériser son degré de mobilité ;
la confusion du rein mobile avec d'autres tumeurs mobiles peut
être le plus souvent évitée ; un seul décubitus, le décubitus
dorsal, suffit dans l'immense majorité des cas ; point n'est
besoin, ni de l'inspection, ni de la percussion, qui, loin de contri-

buer au diagnostic, peuvent entraîner des erreurs ; la forme, le volume, la densité, la sensibilité du rein ne sont que très accessoirement mis à contribution par le diagnostic ; l'allure du syndrôme (au moins jusqu'à nouvel ordre) n'entre pas en ligne de compte.

Ce remarquable progrès est dû à l'intervention des trois éléments nouveaux d'information que j'ai préconisés :

1° *Exploration systématique et méthodique de l'abdomen chez tous les malades ;*

2° *Substitution de la mobilité respiratoire à la mobilité manuelle, comme caractère fondamental de mobilité du rein ;*

3° *Technique spéciale de palpation* (procédé néphroleptique) *ayant pour but, non pas de poursuivre le rein dans les prétendus caprices de ses migrations, mais de régler les forces qui le mobilisent, pour que leur résultante fasse tomber le rein entre les doigts placés à l'affût pour le saisir.*

Une fois le rein tombé dans le piège, c'est-à-dire une fois reconnue la présence d'une tumeur mobile dans l'abdomen, la localisation rénale de cette tumeur, le rein mobile, sera affirmée à l'aide des caractères suivants, si d'ailleurs aucun autre caractère n'exclue la possibilité que ce soit un rein :

a. — Caractères diagnostiques généraux du rein mobile

Siège d'autant plus profond et plus interne que le rein est plus élevé.

Abaissement pendant le mouvement d'inspiration, avec mouvement de bascule portant le pôle inférieur en dedans, le pôle supérieur en dehors.

Trajectoire générale de haut en bas, de dedans en dehors et d'arrière en avant.

Limite opposée au déplacement de la tumeur mobile, en bas et en dehors par des moyens de fixation insérés au-dessus d'elle et issus de la ligne médiane, en bas et en dedans par un obstacle placé à son côté interne sur la ligne médiane.

Possibilité de refouler la tumeur en entier dans l'hypocondre.

Accessibilité certaine par le procédé néphroleptique.

Echappement en haut et en dedans, avec ressaut, lorsqu'on pince son extrémité inférieure.

b. — Caractères diagnostiques spéciaux à chaque variété du rein mobile

1° *Rein mobile de la fosse iliaque, du flanc* (rein flottant, rein mobile classique).

a. — Néphroptose du *IV° degré*.

Accessibilité même à la fin de l'expiration.

Accessibilité par la palpation unimanuelle de la paroi abdominale antérieure seule.

Reponibilité de bas en haut, du flanc à l'hypochondre.

Reposition nécessaire pour que le mouvement d'inspiration abaisse le rein.

Grand axe de la tumeur obliquement dirigé en bas et en dedans, presque transversal.

Sillon de dépression au-dessus du rein.

2° *Rein mobile de l'hypocondre* (rein mobile nouveau).

Accessibilité seulement pendant l'inspiration.

Accessibilité seulement à la palpation bimanuelle (« trimanuelle »).

b. — Néphroptose du *III° degré*.

Accessibilité du sillon de dépression au-dessus du rein.

c. — Néphroptose du *II° degré*.

Accessibilité du corps du rein qu'on ne peut dépasser assez pour atteindre le sillon. Le rein peut être retenu entre les doigts.

d. — Néphroptose du *I° degré*.

Accessibilité du seul pôle inférieur. On ne peut retenir le rein entre les doigts.

Avec une telle précision dans les caractères objectifs de mobilité et d'accessibilité, les limites dans lesquelles peuvent être commises les erreurs de diagnostic sur l'existence, le degré et la nature de la ptose sont déjà extraordinairement restreintes. Il ne peut en aucun cas rester de place pour les erreurs par omission.

Il faut penser au rein mobile pour le chercher, le chercher suivant un certain procédé pour le trouver.

On se souviendra en outre que l'accessibilité, l'étendue perceptible, peuvent être modifiées non-seulement par le degré de ptose, mais par le degré de tension abdominale du sujet examiné. Restent les erreurs d'interprétation que nous allons examiner :

II. — DIAGNOSTIC DIFFÉRENTIEL

Le médecin, qui est expérimenté dans l'application du procédé néphroleptique, ne peut vraiment se faire une idée des erreurs de diagnostic, non plus seulement par omission, mais par erreur d'interprétation auxquelles peut donner lieu la mobilité du rein.

Toutes les tumeurs de l'abdomen y passent. Que d'observations dans lesquelles le diagnostic du rein mobile n'a été porté enfin qu'après qu'un grand nombre de médecins avaient en vain exercé leur sagacité à discerner la nature de la tumeur ! West raconte qu'un malade avait : un rein flottant, d'après Astley Cooper ; une tumeur ovarique, d'après B. Brodie ; une tumeur mésentérique, d'après Warens. « J'ai vu, dit Cruveilhier, la tumeur formée par le rein droit déplacé traitée comme une obstruction du foie ou comme une *production morbide* ».

C'est une source d'erreurs innombrables de diagnostic, disent Fernet et Straus (1).

Dans maintes observations, le diagnostic sur la nature de la tumeur reste en suspens... *production morbide !*

_____

(1) FERNET ET STRAUS. — *Traité de diagnostic médical de Racle,* 6ᵉ édition, Paris, 1878.

Toutes les erreurs ont été commises, les noms les plus éminents de la médecine se trouvent parmi ceux des auteurs qui, pour mettre en garde contre la difficulté et en tirer un enseignement utile, ont signalé leurs erreurs de diagnostic (1).

L'énumération des erreurs de diagnostic, qui ont trait, non à l'existence, mais à la nature de la tumeur, une fois celle-ci constatée, prouve à quel point il était nécessaire de formuler une technique nouvelle d'exploration. Je distinguerai, d'après mon expérience personnelle, des erreurs qui ont été commises chez mes malades avant que fût reconnue la nature rénale de la tumeur mobile, erreurs que le procédé classique de palpation laisse le plus souvent inévitables, même aux cliniciens les plus consommés, deux catégories de faits : 1° les erreurs que, grâce au nouveau procédé néphroleptique, il n'est plus permis de commettre ; 2° les erreurs que l'on peut commettre avec ce procédé, si l'on n'est pas très familiarisé en outre avec la technique d'un autre procédé, que je décrirai bientôt sous le nom de « procédé du pouce » et dont la valeur est inappréciable pour le diagnostic différentiel.

Il ne s'agit ici, bien entendu, dans cette énumération, que des erreurs relatives au diagnostic de la néphroptose du 4ᵉ degré ; pour les autres degrés, ou bien on ne trouve aucune tumeur, ou bien, si l'on en rencontre une, c'est qu'on a eu recours au procédé néphroleptique ; or ce procédé prévient non seulement les erreurs d'omission, mais presque toujours les erreurs d'interprétation.

1°. — ERREURS DE DIAGNOSTIC DÉSORMAIS INADMISSIBLES AVEC LE PROCÉDÉ NÉPHROLEPTIQUE.

Je les énumérerai très sommairement, le tableau de ces erreurs, jadis si fréquentes, ne devant plus avoir désormais,

(1) Dans sa très intéressante thèse : *Du diagnostic de l'ectopie rénale*, Paris 1883, BURET a collectionné dans la littérature médicale des observations ayant trait à chacune des erreurs qui ont pu être commises.

depuis le nouveau procédé de palpation, qu'une valeur historique :

Contraction partielle des grands droits antérieurs de l'abdomen au niveau de l'épigastre (j'en ai observé trois exemples
dans ma pratique) = situation trop médiane, trop superficielle ; pas de mobilité respiratoire, pas de sillon, malgré le
volume de la tumeur, volume d'ailleurs trop grand pour qu'il
s'agisse d'un rein à ce niveau, etc. Landau recommande, en
cas d'indécision, la narcose par le chloroforme.

Tumeurs de la vésicule biliaire (« cholécystomes ») (1) =
situation trop superficielle, trop haute. S'il s'agissait d'une
néphroptose, la tumeur serait, ou trop petite pour être si
superficielle, ou trop grosse pour être si élevée ; pas de contact
lombaire. (Voir plus loin le diagnostic différentiel de la distension de la vésicule).

Hypertrophie, cancer, kyste du foie = pas d' « échappement » avec ressaut ; pas de sillon ; accessibilité, forme, densité, etc., différentes. (Voir plus loin le diagnostic différentiel
de la déformation d'un lobe du foie).

Cancer de l'estomac, du pancréas = situation ou trop
superficielle s'il s'agissait d'un rein à ce niveau, ou trop
médiane ; mobilité, trajectoire différentes de celles d'un rein, etc.

Cancer des côlons = différence de situation, ou de forme,
de volume, de trajectoire, etc.

Cancer du rectum (!?) = cité par quelques auteurs.

Pérityphlite = pas de reponibilité, ni de mobilité ; siège
plus externe ; différences de volume, de forme, de sensibilité, etc.

Anévrysme de l'aorte !? = d'après les auteurs.

Abcès par congestion !? = d'après les auteurs.

Hypertrophie, tumeurs de la rate = situation trop externe,
trop superficielle ; arête interne ou inférieure ; peu de mobilité,
différences de forme et de volume, etc.

(1) Afin de distinguer, en dehors des cholécystites, les tumeurs formées par la vésicule biliaire, suivant qu'elles sont dues : *a.* à une maladie
néoplasique, *b.* à l'oblitération du cholédoque, ou *c.* à l'atonie avec dilatation, je propose les termes de : *a. cholécystome, b. cholécystocèle* (calculeux ou non), *c. cholécystoptose.*

Tumeur, hypertrophie du rein = volume plus grand que celui du rein normal ; ballottement (Guyon), [signe pouvant exister également avec les tumeurs de la vésicule (Le Dentu)] ; parfois sensibilité provoquée ; contact lombaire persistant (Guyon), malgré le déplacement en bas et en avant ; mobilité très restreinte, etc.

Tumeur des capsules surrénales = accessibilité sur une surface trop grande pour que ce puisse être le rein normal à ce niveau ; immobilité, etc.

Tumeur pédiculée de l'utérus ou de l'ovaire = trop superficielle ; trop grand déplacement latéral hors des limites de migration du rein ; retenue par son extrémité inférieure ; non reponible dans l'hypochondre ; volume et forme différents, etc.

Tumeurs du mésentère, de l'épiploon = trop superficielles ; trop de mobilité transversale (comme si elles ne tenaient à aucun viscère. Panas) ; pouvant franchir la ligne médiane et passer d'un côté à l'autre de l'abdomen ; pas de trajectoire typique ; irreponibles dans l'hypochondre, etc.

Ectopie fixe du rein, congénitale ou fixée = immobilité ; situation parfois trop médiane et trop basse (rein en fer à cheval, etc.

Grossesse = (J'ai observé, en consultation avec un confrère, un cas dans lequel un talon du fœtus avait été pris pour un rein mobile) : siège trop superficiel ; mobilité trop grande ; pas de trajectoire fixe, pas de mobilité respiratoire ; bruits du cœur fœtal.

Occlusion gazeuse ampullaire de la 1re anse du côlon transverse = Dans un cas où existait également un cholécystocèle, nettement délimitable dans l'incisure du bord du foie par sa forme et son élasticité, je pris tout d'abord, pour un rein, une tumeur placée au-dessous de la vésicule, paraissant toutefois plus molle, plus grosse, plus sensible, plus flottante, que s'il se fût agi d'un rein ; les examens ultérieurs ne la retrouvèrent plus : il s'agissait d'une occlusion gazeuse ampullaire.

Ainsi qu'on le voit, dans cette catégorie d'erreurs, c'est l'exacte connaissance des caractères objectifs de la mobilité respiratoire aux différents « temps » de la palpation et aux divers degrés de la ptose rénale, c'est en un mot le diagnostic direct qui sera le plus efficace à prévenir les erreurs de diagnostic, qu'il s'agisse d'éviter la confusion, avec un rein, d'une tumeur autre que le rein mobile, ou qu'il s'agisse de ne pas méconnaître le rein mobile, en attribuant à la tumeur formée par le rein une origine de tout autre nature.

2°. — Erreurs de diagnostic encore admissibles malgré le procédé néphroleptique, — mais désormais inadmissibles, si, en outre de ce procédé, on recourt, soit au « procédé du pouce » qui est spécial a la palpation du foie (lobe prolabé du foie, cholecystocèle), soit au massage de la tumeur (tumeur stercorale de la première anse transverse).

Je me hâte de dire que les erreurs de cette seconde catégorie sont beaucoup plus fréquemment commises que les précédentes. Il n'existera plus, en réalité, pour le médecin rompu avec le procédé néphroleptique, mais encore non expérimenté avec les autres procédés, que trois cas de confusion : le *foie déformé*, la *vésicule distendue*, la *tumeur stercorale* de la première anse transverse.

a. *Lobe prolabé du foie (déformation par allongement partiel sans hépatoptose d'ensemble).*

C'est l'erreur qui, actuellement, est le plus fréquemment commise, parce que le prolapsus localisé du foie, qu'on ne sait bien reconnaître que depuis le « procédé du pouce », est d'une grande fréquence. Pour ne citer que ces exemples entre cent autres, Trousseau (1) parle d'un rein mobile pris par dix médecins pour une tumeur du foie. « Un chirurgien, dit M. Guyon (2), M. Terrier, dont la haute compétence pour tout

(1) Trousseau. — Clin. de la Charité.
(2) Guyon. — *Examen chirurgical du rein.* Bull. Méd., 10 Mars 1889.

ce qui ressortit aux tumeurs d'abdomen est bien connue, faisait publier dans le Progrès Médical, en 1886, une observation où la laparotomie seule lui permit de reconnaître que c'était à un lobe flottant du foie et non à un rein déplacé qu'il avait affaire » ; Guttmann a insinué que le rein mobile n'était maintenant si fréquent que parce qu'on le confondait le plus souvent avec un lobe du foie (1). Je possède un grand nombre d'observations, et parmi elles de toutes récentes encore, dans lesquelles le lobe du foie a été pris pour un rein mobile et où l'indication de la néphrorrhaphie a été posée. Je crois que c'est pour avoir confondu le foie avec le rein que nombre d'auteurs attribuent au rein mobile une sensibilité provoquée ; car, à mon avis, le rein mobile est toujours indolent, à moins qu'il ne soit malade en même temps qu'il est mobile.

Si la ptose n'est pas très nette comme rein, que sa pression provoque la toux, serre la gorge, gêne la respiration, retentisse à l'épigastre, laisse après elle des maux de reins, il s'agit sans doute du foie ; si l'on ne trouve pas le signe objectif caractéristique d'une localisation hépatique de la tumeur mobile, le diagnostic devra être laissé en suspens jusqu'à une nouvelle séance. Le décubitus latéral droit favorise la palpation du foie, le décubitus gauche celle du rein droit.

Bien que, dans la majorité des cas, les signes distinctifs du lobe prolabé du foie puissent être basés sur son accessibilité par la palpation antérieure plus facile, par sa situation plus latérale, plus superficielle que ne seraient l'accessibilité et la situation du rein à la même hauteur, par sa trajectoire rectiligne et non en arc de cercle (la ptose descend, non de la colonne vertébrale, mais de la région parasternale droite), par l'absence de sillon malgré l'étendue que le foie parcourt entre les doigts pendant le mouvement d'inspiration, il est un certain nombre de cas où ne se rencontrent aucun de ces caractères distinctifs, où l'on trouve même un sillon fort net de

(1) GUTTMANN. — *Discussion sur l'Entéroptose.* Berl. Klin. Woch. 1892.

dépression au-dessus de la tumeur mobile (lobe hépatique cordé, pédiculé, en gourde de pélerin). Or :

Il n'y a qu'un signe caractéristique, mais alors il est pathognomonique du « lobe prolabé du foie », c'est la constatation d'une arête sur le bord interne de la tumeur mobile et il n'y a qu'un procédé de palpation pour le constater, c'est le « procédé du pouce », qui est spécial au foie.

Ajoutons toutefois ceci :

Quand, en l'absence de ce caractère (si l'on a pas su ou pu le déceler), on hésite sur la nature d'une ptose de l'hypochondre, ce n'est probablement pas le rein. Quand une ptose de l'hypochondre est accessible à la simple palpation antérieure du flanc, neuf fois sur dix ce n'est pas le rein, c'est le foie.

b. *Cholécystocèle.*

J'ai proposé le terme de « cholécystocèle » pour désigner d'un mot la tumeur formée par rétention du contenu (avec ou sans dilatation) de la vésicule biliaire. La tumeur peut être fort petite, du volume d'une chataigne, et être immédiatement sousjacente au bord du foie, ainsi que l'enseigne seul et permet seul de le diagnostiquer à coup sûr le « procédé du pouce ». La distension de la vésicule peut être aussi poussée assez loin pour former une tumeur dont le volume atteint et même dépasse parfois, et même de beaucoup, celui du rein, et dont la tension peut être assez grande pour que l'on ait la sensation que donne une tumeur solide. Ce sont là des variétés de ce que j'appelle le « cholécystocèle » qui peut être calculeux ou non ; enfin la vésicule peut être plus ou moins dilatée, prolabée, parfois détachée du foie auquel elle ne tient plus que par son canal excréteur ; elle est en même temps atone et sans tension exagérée, c'est la « cholécystoptose ».

Dans les cas où le cholécystocèle a un volume et une densité analogues au volume et à la densité d'un rein, on peut confondre la vésicule avec le rein mobile. L'erreur est moins fréquemment commise que pour le lobe prolabé du foie, mais c'est surtout parce que le cholécystocèle est plus rare : car il y a parfois de telles analogies de forme, de situation, de mobilité respiratoire, latérale, et même de reponibilité, et enfin de sillon de dépression au-dessus de la tumeur, qu'elles prêtent singulièrement à la confusion avec un rein mobile.

Les caractères distinctifs du cholécystocèle sont l'accessibilité par la palpation antérieure, plus facile que ne devrait l'être celle du rein à ce niveau, la situation superficielle, quelquefois sous-cutanée et visible à l'œil nu ; la mobilité latérale plus étendue surtout en dehors ; la trajectoire, pendant l'abaissement que produit l'inspiration, en ligne directe de haut en bas et non oblique de dedans en dehors ; la sensation que le corps mobile est retenu en haut, au foie, et non en dedans à la colonne ; le sillon de dépression supérieur, moins ou plus éloigné du pôle inférieur de la tumeur qu'il ne le serait s'il s'agissait du rein ; la moindre profondeur de ce sillon ; la sensation que les doigts opposants de la main gauche, en remontant sur la tumeur, se dirigent vers le rebord costal et non, comme pour le rein, vers le fond de l'hypochondre ; la reponibilité incomplète de la tumeur sous l'hypochondre ; ajoutons la consistance plus élastique (la constatation d'un calcul lèverait tous les doutes), la forme plus sphérique, parfois la diminution de volume par la pression, une sensibilité provoquée à l'épigastre, une sensation de serrement à la gorge et quelquefois de nausées et enfin, dans quelques cas, une sensation rappelant au malade le début des crises gastriques qui, fréquemment, font partir du cortège symptomatique du cholécystocèle. Mais ce sont là des signes qui peuvent n'être que des nuances ; aussi :

Le vrai signe pathognomonique du « cholécystocèle » réside dans la possibilité de faire avec un doigt le tour du pôle inférieur de la vésicule ; le seul procédé de palpation qui le permette est le « procédé du pouce ».

Nous reviendrons sur l'étude de ces caractères en parlant de la palpation de la vésicule.

c. *Tumeur stercorale de la première anse transverse.*

Je désigne sous ce nom la coprostase de cette partie du côlon transverse intermédiaire à son coude hépatique et au ligament gastrocolique ; à ce siège, la tumeur stercorale ne peut être trouvée que par le procédé néphroleptique.

La confusion de cette tumeur stercorale avec un rein mobile est, de toutes les erreurs, la moins fréquente, mais c'est seulement parce que cette tumeur est rare, car il n'est rien qui prête autant à la confusion ; je la trouve signalée quatre fois dans celles de mes observations où l'existence d'une tumeur avait été constatée par le médecin. Tous les caractères de la tumeur stercorale en question sont rigoureusement calqués sur ceux du rein mobile. Il arrive bien parfois que les doigts perçoivent un fin gargouillement à chaque mouvement d'inspiration qui abaisse entre eux la tumeur stercorale, mais :

Le seul signe pathognomonique, quand la forme et le volume de la « tumeur stercorale de la première anse transverse » sont à peu près ceux du rein, réside dans l'affaissement par une malaxation prolongée.

Encore faut-il y penser ! car la tumeur stercorale a la même consistance que le rein et ce n'est le plus souvent qu'après plusieurs minutes, ou même seulement dans une séance ultérieure, que l'on constate l'effet évident du massage entre les doigts. Parfois ce n'est pas même l'affaissement de la tumeur, mais un très fugitif crépitement qui éveille le soupçon. L'erreur est encore favorisée par ce fait que le syndrôme général qui accompagne cette tumeur a les plus grandes analogies avec celui du rein mobile.

J'ai observé deux cas dans lesquels la coprostase non plus du coude hépatique du côlon, mais du côlon ascendant, avait été confondue avec un rein mobile ; l'erreur peut être évitée assez facilement. Je n'insiste pas.

Il n'est pas rare de se trouver en présence de malades chez lesquels ces diverses anomalies sont simultanément rencontrées. Citons trois de ces variétés.

d. *Lobe prolabé du foie et rein mobile, concomitants.*

L'éveil est donné par des signes objectifs contradictoires :
en même temps que certains sont caractéristiques du rein
mobile (pôle inférieur arrondi, échappement avec ressaut, trajectoire oblique), le volume de la tumeur semble plus grand, le
sillon supérieur est absent à la place où on devrait le trouver ; dans
ces cas, il faut « détailler » la tumeur, éliminer le foie en cherchant son arête, insinuer le pouce entre les deux organes et
chercher le sillon supérieur du rein, qu'on trouvera alors
facilement, la néphroptose étant généralement du 3e degré
lorsque le foie est en même temps déformé. On sent du reste
descendre la ptose hépatique dans la paume de la main gauche
et la ptose rénale entre les extrémités des doigts de cette même
main.

Si, au lieu d'être en dedans du lobe hépatique, le rein est
derrière lui, comme coiffé par le foie, on procédera de même
et on pourra trouver un signe de plus en glissant avec soin
le pouce de haut en bas sur la surface antérieure de la ptose : on
sentira alors le léger relief que fait sur le rein le bord aminci du
lobe hépatique ; en outre, en pinçant la ptose, on ne retient que
le rein, tandis que le bord du foie glisse en haut. Enfin dans
.certains des cas de caractères contradictoires, où l'on a lieu,
sans pouvoir l'affirmer, de soupçonner la néphroptose derrière
le foie, on fera placer le malade dans le décubitus latéral
gauche, c'est-à-dire opposé à celui du côté examiné et, appliquant alors le procédé néphroleptique en dehors du foie dont le
lobe prolabé pendra à gauche, on trouvera avec surprise un rein
mobile non douteux *en dehors* du foie, ou du moins de son lobe
prolabé ; l'extrémité du pouce gauche, pour procéder à ce
diagnostic, devra être placée immédiatement en dehors du
bord externe de la ptose.

e. *Rein mobile et cholécystocèle concomitants.*

On éliminera d'abord le rein en plaçant les doigts de la
main gauche dans le sillon (capture), puis, maintenant à l'aide

de la main droite (qu'on aura substituée à la main gauche) le
rein fixé dans la position qu'on lui a donnée, on déplacera légèrement en dehors les doigts opposants de la main gauche ; on
pourra alors faire échapper en pinçant son extrémité inférieure
la vésicule, qui est toujours placée en dehors du rein. Jusqu'au
procédé néphroleptique, on ne savait tenter ce diagnostic
qu'avec la percussion qui donne, théoriquement, de la sonorité,
si c'est le rein, à cause de l'anse intestinale placé en avant du
rein, de la matité si c'est la vésicule. On peut juger si ce caractère de diagnostic, recommandable seulement dans le cas de
tumeurs volumineuses, peut être applicable lorsque la vésicule
a le volume du rein et que le rein a son volume normal.

Quand il y a rein mobile et cholécystocèle, le rein mobile
est la ptose toujours la plus interne.

f. *Lobe prolabé du foie, cholécystocèle, néphroptose et
tumeur stercorale combinés chez le même sujet.*

Cette complexité d'objets anormaux qu'amène aux doigts
placés à l'affût l'abaissement du diaphragme par l'inspiration,
dans le procédé néphroleptique, peut se rencontrer. Je l'ai
observée une dizaine de fois (1). Il est possible, facile même de
s'y reconnaître, en procédant par élimination successive d'abord
du foie (arête interne), puis de la vésicule (accès du pouce en
arrière du pôle inférieur), en troisième lieu, du rein mobile
au-dessous duquel, après l'avoir refoulé en haut, les doigts
trouvent encore la tumeur stercorale. Dans des cas pareils les
organes sont ainsi disposés : à la partie la plus interne de la
ptose complexe se trouve le rein, puis, en allant en dehors, la
vésicule et enfin le lobe déforme du foie ; au-dessous, entre les
pôles inférieurs du rein et de la vésicule, se trouve la tumeur
stercorale ; encore au-dessous de cette tumeur on rencontre
fréquemment dans ce cas le côlon transverse, le plus souvent
sous la forme de ce que j'ai appelé « corde colique ».

(1) F. GLÉNARD. — *Neurasthénie gastrique,* Province médicale. et
Paris, Masson 1887, tirage à part, p. 31.

f. *Néphroptose gauche et rate mobile.*

Dans l'hypochondre gauche on distinguera le rein mobile de la rate par les mêmes caractères qui différencient à droite le rein du foie. La rate a un bord antérieur formant arête, elle est appliquée en dehors contre la cage thoracique, accessible à la palpation antérieure, plus volumineuse que le rein. Sa trajectoire de descente pendant l'inspiration est dirigée de haut en bas et non de dedans en dehors. Il faut l'éliminer avec les doigts pour arriver au rein. Quand, dans le temps d'échappement, on les fait « ressauter » la rate s'échappe en dehors et en haut, le rein s'échappe en dedans et en haut.

Cette analyse délicate est d'une extrême simplicité, une fois qu'on a bien dans les doigts la technique des divers procédés mis en usage. Le diagnostic peut être rapidement posé : deux, au plus trois mouvements de profonde inspiration du malade suffisent. La palpation n'éveille pas la moindre sensibilité chez le sujet examiné, mais à une condition, c'est cette condition qui est un des principes fondamentaux de la palpation néphroleptique et que je rappelle ici :

Dans la palpation néphroleptique, c'est le pouce gauche qui joue le rôle intelligent, c'est lui qui palpe ; il ne doit jamais comprimer.

Ce rôle de compression est réservé aux autres doigts des deux mains, et en particulier de la main droite, et s'exerce, non sur les organes eux-mêmes, mais dans le voisinage seulement des organes à examiner, pour en faciliter l'accès au pouce.

A cette condition, le diagnostic différentiel du rein mobile peut réduire à un minimum inespéré les erreurs d'interprétation sur la nature des tumeurs mobiles de l'hypochondre. *(Voir la planche ci-jointe).*

Mais quelque faible que soit le minimum des erreurs, on en commettra toujours, c'est le lot de la cavité abdominale de présenter des cas de diagnostic insoluble par la palpation. Tout au moins, grâce aux procédés que je propose, évitera-t-on les lourdes fautes. Les lésions que l'on confondra seront toujours très voisines nosologiquement. En ce qui concerne les ptoses et leur nature, j'ai noté (1), en 1887, peut après le début de mes

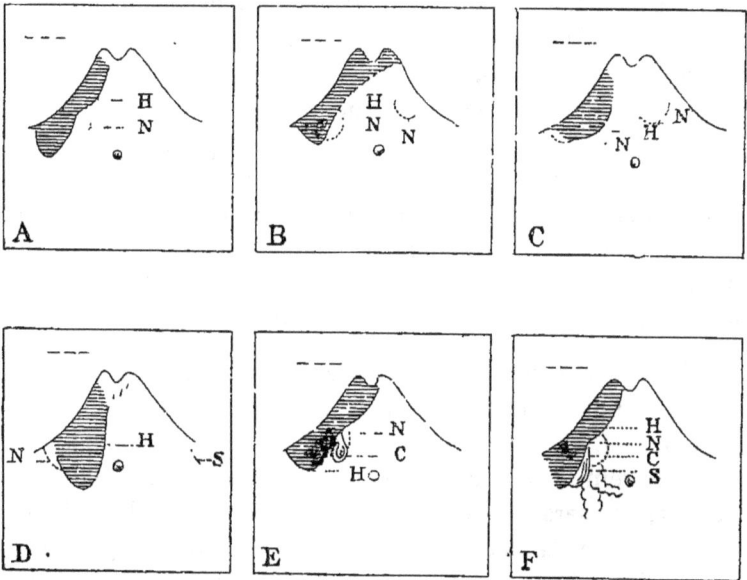

Fig. 22. — **Diagrammes du diagnostic différentiel de la Néphroptose**

A — *Néphroptose droite et Hépatoptose.*
B — *Néphroptose double et Hépatoptose.*
C — *Néphroptose double et Hépatoptose (le rein droit est accessible seulement, dans le décubitus gauche, en dehors du foie).*

D — *Néphroptose, Hépatoptose et Splénoptose.*
E — *Néphroptose, Hépatoptose, Cholécystoptose.*
F — *Néphroptose, Hépatoptose, Cholécystoptose, Tumeur Stercorale de la première anse transverse.*

recherches, dans une serie de ma pratique personnelle, que, sur 165 malades atteints de splanchnoptose, mon diagnostic avait été ferme chez 148 d'entre eux, tandis que j'avais dû en éliminer 17 chez lesquels j'étais resté indécis sur l'origine rénale ou hépatique de la ptose de l'hypochondre. Cela faisait une

(1) F. GLÉNARD — *Neurasthénie gastrique*, loc. cit. p. 38.

limite d'erreur de 10/100, bien consolante, si on considère à quelles « extrémités », à quels écarts et avec quelle fréquence s'était portée jusqu'alors la confusion de diagnostic des tumeurs mobiles de l'abdomen ; surtout si j'ajoute, que c'est toujours et seulement, dans ces 17 cas douteux, entre le foie et le rein qu'avait balancé mon diagnostic, diagnostic dont les hésitations tenaient à l'absence d'un des caractères objectifs spéciaux, soit au foie, soit au rein mobile. Aujourd'hui, et il en est ainsi de toute technique à laquelle on s'exerce, le dépouillement de mes observations me prouve que cette limite d'erreur peut être réduite à 3 p. 100. Enfin, il importe de l'ajouter ici, souvent il arrivera qu'une nouvelle séance d'exploration pourra permettre, si les conditions de tension abdominale ou les causes intrinsèques d'erreur se sont modifiées, de trouver le caractère essentiel dont l'absence avait laissé le diagnostic en suspens.

En tous cas, lorsqu'il y a doute sur la nature d'une tumeur mobile de l'hypochondre quelle qu'elle soit, il faut toujours chercher si, en outre de cette tumeur, il n'y aurait pas une ptose du rein ; que l'on trouve un rein mobile en outre de cette tumeur, ce sera une cause d'erreur en moins dans l'interprétation de cette dernière ; si, en fin de compte, le diagnostic différentiel ne peut être résolu entre le rein mobile et le foie déformé, l'expérience m'a prouvé qu'il fallait conclure à un lobe déformé du foie.

Peut-être remarquera-t-on que, contrairement à tous les auteurs, je ne fais intervenir dans les éléments de diagnostic différentiel, ni les symptômes généraux, ni les symptômes subjectifs locaux, ni l'évolution de la maladie. C'est que je considère les signes objectifs comme suffisants dans la presque totalité des cas et que, d'un autre côté, je regarde formellement la prise en considération des symptômes subjectifs ou des symptômes rationnels comme une cause d'erreur ; car le rein mobile ne provoque, à mon avis, aucun symptôme qui lui soit spécial, et, d'un autre côté, les symptômes qui peuvent l'accompagner, puisent tous leur origine (à moins que le rein ne soit malade) dans une maladie concomitante à la mobilité du rein, mais localisée dans un autre organe que le rein.

En résumé :

Grâce à l'intervention des procédés nouveaux de palpation, les erreurs de diagnostic relatives au rein mobile, erreurs dont la variété et la fréquence dépassaient toute proportion, doivent être réduites à la confusion possible, et seulement dans 10 0/0 et même 3 0/0 des cas, entre le rein mobile et le lobe droit déformé du foie. Et encore doit-on presque toujours, en cas de doute, conclure à un lobe déformé.

Quant aux erreurs de diagnostic, non plus par erreur d'interprétation sur la nature de la tumeur mobile, mais par méconnaissance de l'existence même d'une tumeur, il n'est plus possible de les commettre si l'on applique systématiquement le procédé néphroleptique à l'exploration de l'abdomen : l'absence de séméiologie subjective, propre au rein mobile, exige d'ailleurs que sa recherche soit systématique.

V

VALEUR SÉMÉIOLOGIQUE
DU
REIN MOBILE *(NÉPHROPTOSE)*

Les notions nouvellement acquises sur la mobilité du rein, c'est-à-dire : l'existence d'un rein mobile de l'hypochondre en outre du rein mobile du flanc ou de la fosse iliaque, — la constatation de degrés, parfaitement distincts à l'examen objectif, reliant entre elles, par le même processus, toutes les variétés de mobilité du rein, — la fréquence relativement fort grande, 14 p. 100, de cette anomalie dans un groupe de maladies où elle n'était pas soupçonnée, dans le groupe des maladies de la nutrition, alors que cette proportion était considérée comme atteignant tout au plus 1 p. 100 — de telles notions donnent à ce signe objectif, de valeur apparemment si restreinte, une portée considérable, tant au point de vue de la pathologie générale qu'à celui de la pathologie spéciale.

a. — Localisation dans des maladies indéterminées.

La première conséquence n'est-elle pas que la nosologie repose sur des bases singulièrement fragiles ? Il a suffi de l'application systématique et méthodique d'un procédé nouveau de palpation pour que des maladies indéterminées, classées jusqu'ici dans les « algies » ou les « pathies » devinssent des maladies locales, en tous cas des maladies dont toute la pathogénie était à refondre ; il a suffi que l'on comparât la fréquence de la mobilité du rein, systématiquement recherchée, dans les grands groupes des maladies indéterminées, pour qu'on dût reconnaître que l'expression la plus générale du cortège symptomatique accompagnant la mobilité du rein, était, non plus l'expression de l'hystérie ou de l'hypochondrie, ainsi qu'on le croyait jusqu'à ce jour, mais bien celle de la dyspepsie ou de la lithiase biliaire, ainsi que je l'ai démontré. C'est à Vichy même, par conséquent dans des affections de l'appareil digestif traditionnellement justiciables d'une cure dans cette station thermale, qu'ont été trouvés tous les enseignements nouveaux relatifs à la mobilité du rein, en particulier celui qui concerne sa fréquence. Et pourtant non seulement le rein mobile n'avait jamais été signalé à Vichy, mais sa constatation eût suffi à faire exclure chez les malades où elle eût été faite l'indication de tout traitement, n'ayant pas pour principal objectif l'immobilisation du rein ; et pourtant ces malades sont précisément de ceux que la cure de Vichy soulage toujours.

Ceci prouve que tout diagnostic, laissant mal déterminée la pathogénie d'une maladie, ne doit être regardé que comme un diagnostic de convention et d'attente. Ceci prouve que la méthode actuelle de classification nosologique est artificielle et que, désormais, on ne devra plus conclure à la nature d'une maladie avant d'avoir inventorié tous les signes, avant de les avoir hiérarchisés d'après les principes de la méthode naturelle ; et encore, avant de conclure, devra-t-on se baser non-seulement sur l'existence des signes qu'on aura trouvés sans les chercher, mais sur l'absence des signes qu'on aura cherchés sans les trouver. J'admets, bien entendu, que la recherche des signes aura été faite suivant les procédés qui permettent le mieux de ne pas les méconnaître.

Déjà, et j'ai le droit de m'en féliciter, de nombreuses observations ont été publiées, dans lesquelles se trouve la mention : « pas de néphroptose ». C'est la mesure du progrès accompli. Les incertitudes et les mécomptes dont fourmille la séméiologie l'exigent.

b. — Ectopie et mobilité.

Une fois dégagée, par la constatation d'un rein mobile, la notion d'une perturbation locale, une fois faites les réflexions philosophiques sur les causes d'instabilité des doctrines médicales et sur cette tristesse du doute qu'ignorent les débutants (— heureux, cent fois heureux ceux qui, jurant toujours *in verbo magistri*, restent toute leur vie des débutants ! —) que va décider le médecin, à temps arrêté par ce signe sur la piste où, à défaut de signe objectif, allait se fourvoyer son diagnostic ? Je me permettrai de reproduire ici un fragment d'une conférence clinique dans laquelle je montrais en 1886 quelles perspectives ouvrait la constatation du rein mobile :

« Pour vous donner une idée, disais-je (1), de l'importance
« qu'on attache à juste titre, à la constatation des signes ob-
« jectifs dans les maladies générales mal déterminées, il me
« suffira de vous rappeler que, lorsque, dans une de ces mala-
« dies, on vient à rencontrer un des deux seuls signes connus
« (rein mobile, clapotage gastrique), on donne de suite à ce
« signe la valeur d'une notion causale et il sert, dès lors, à

(1) F. GLÉNARD. — *A propos d'un cas de neurasthénie gastrique*, etc. Conférence faite à l'Hôtel-Dieu de Lyon. Province Méd. 1887 et Paris, Masson, 72 pages.

« déterminer la maladie en lui donnant son nom. C'est ainsi
« que fut créée, il y a quarante ans, l'entité « maladie du rein
« mobile » ; c'est ainsi que, de nos jours, l'entité du clapo-
« tage gastrique tend, sous le nom de « maladie de la
« dilatation d'estomac », à envahir, absorber la pathologie
« de l'appareil digestif ; lorsque les deux signes objectifs sont
« rencontrés chez le même sujet (comme c'est le cas pour notre
« malade), cas fréquent du reste, il y a conflit d'entités. Ce
« conflit peut se traduire par une divergence complète de vues,
« entre les médecins les plus éminents, sur la pathogénie et
« par conséquent sur le traitement de la maladie ; pour l'un
« c'est le rein mobile, acquis par traumatisme, qui domine
« la pathogénie : c'est le rein qui, par son *ectopie*, en
« comprimant le duodénum, cause la dilatation d'estomac,
« et qui, par sa *mobilité*, en provoquant des réflexes, par-
« tant du plexus rénal, cause tous les autres symptômes ; pour
« l'autre, c'est la dilatation d'estomac qui préside à toute la pa-
« pathogénie ; c'est cette dilatation, dont la cause réside le plus
« souvent dans une diathèse spéciale, la « diathèse de dilata-
« tion », qui engendre tous les troubles fonctionnels ; c'est
« elle, qui, en congestionnant le foie, augmente la place oc-
« cupée par ce viscère dans l'hypocondre et, par suite, la pres-
« sion qu'il exerce sur le rein, qu'il finit par déloger. Le
« premier dirigera les principaux efforts de sa thérapeutique
« contre la mobilité du rein ; si les bandages, les pelotes, char
« gés d'immobiliser le rein, n'amènent pas la santé du malade,
« ce médecin devra pour être conséquent, chercher à fixer le
« rein à la paroi lombaire, et si c'est encore insuffisant, il en-
« lèvera le rein. Je pourrais vous citer un grand nombre de ces
« opérations qui, sous les noms de néphrorraphie et de néphrec-
« tomie, ont été pratiquées dans le but d'arriver à la cure radi-
« cale du rein mobile (1). Le second médecin au contraire,
« pour lequel la mobilité du rein n'est qu'un signe de valeur

_____

(1) F. GLÉNARD. — *De l'indication de la néphrectomie dans le traitement du rein mobile*, Lyon médical, nov. 1885.

« secondaire, et qui ne se préoccupe que de la dilatation de
« l'estomac, repoussera jusqu'à la plus banale ceinture hypo-
« gastrique et fera converger, dans sa thérapeutique, tous les
« moyens qui, théoriquement, doivent diminuer la capacité de
« l'estomac ».

Ainsi donc, alors que nous nous croyions en droit d'être
ravis d'avoir trouvé une localisation, voici que, au contraire,
nous n'avons fait que reculer la difficulté et compliquer le problème. Le rein mobile est-il une cause ou une conséquence de
l'anomalie fonctionnelle que trahit le clapotáge gastrique
concomitant et, à un point de vue plus général, car la concomitance du bruit de clapotage est loin d'être la règle, est-il la
cause ou la conséquence de toute anomalie symptomatique,
coïncidant avec la mobilité du rein ? S'il est une conséquence,
n'a-t-il donc aucune signification ? S'il est une cause, est-ce
que c'est son *ectopie*, est-ce que c'est sa *mobilité* qu'il faut
incriminer, qu'il faut rendre responsables de tous les symptômes
observés ?

A part la théorie récente qui place l'ectopie mobile du rein
sous la dépendance de la dilatation d'estomac et refuse à cette
ectopie toute valeur pathogénique, l'opinion à peu près unanime, celle qui a prévalu depuis la découverte du rein mobile
jusqu'à ce jour, c'est que la mobilité du rein est la cause de
tous les symptômes qui se rencontrent avec elle chez le
malade. Je n'en puis donner de meilleure preuve que celle
tirée de l'énumération, donnée par tous les auteurs, des formes
symptômatiques que peut entraîner la mobilité du rein et qui,
par conséquent, figurent, dans leur exposé, soit à titre de
signes de présomption, aux chapitres de la séméiologie et du
diagnostic, soit à titre de syndrômes pouvant prêter à la
confusion, au chapitre du diagnostic différentiel de la maladie
classée et décrite par eux sous le nom de « maladie du rein
mobile ».

Cette énumération, on la trouve non seulement dans les
travaux des auteurs qui ont écrit avant ces dix derniéres années,

c'est-à-dire avant que le principe de l'exploration systématique du rein fût posé, avant que la notion d'une technique
nouvelle de palpation fût connue, mais on la trouve encore
dans les travaux tout récents des auteurs qui, en dépit de
publications multipliées depuis dix ans, et surtout du si facile
contrôle par la clinique des faits nouveaux énoncés, décrivent
encore imperturbablement la « maladie du rein mobile ». Ces
auteurs, accusant encore la mobilité du rein de causer tous les
symptômes qui peuvent l'accompagner chez le malade, font
complaisamment le diagnostic différentiel entre le syndrôme
révélateur de la « maladie du rein mobile » et les maladies
suivantes : coliques hépatiques, néphrétiques, saturnines ;
— empoisonnements ; — congestion du foie, ictère, crises
gastriques, hydronéphrose, gastralgie, embarras gastrique,
dilatation d'estomac, dyschlorhydrie ; — tabes ; — entéralgie,
entérite ; — névralgies lombaire, crurale ; — névropathie,
neurasthénie, hystérie, hypochondrie ; — péritonite ; occlusion
intestinale, etc., etc. !

Les auteurs qui tracent un tel tableau considèrent comme
une faute de diagnostic de n'avoir pas songé, en présence
de l'un ou de l'autre de ces syndrômes, à incriminer la
mobilité du rein et de ne l'avoir pas cherchée ; ils ne mettent
pas en doute que, dans le cas où le rein serait trouvé mobile,
tous les symptômes en bloc ne puissent être une conséquence
de cette mobilité ! Est-ce que le rein peut se mouvoir sans que
son plexus nerveux soit tiraillé ? est-ce que les filets nerveux
du plexus solaire qui courent dans le voisinage ne seront pas
excités par les mouvements du rein ? Et alors tous ces symptômes, toutes ces manifestations morbides si disparates s'expliquent à merveille, du moment qu'elles sont essentiellement
d'origine nerveuse ! — Mais, objectera-t-on, il est des cas où le
rein mobile ne provoque aucun symptôme ? — Question de
terrain, répondra-t-on ; question de susceptibilité spéciale,
diathésique ou idiosyncrasique !

Dans cette conception de la « maladie du rein mobile »,
un fait est vrai, c'est que la mobilité du rein peut se rencontrer sous le masque de chacun des complexus symptômatiques
dont la théorie le rend responsable ; mais c'est la théorie qui
est fausse, quand elle prétend conclure de la présence du rein
mobile que sa mobilité est coupable de tous ces symptômes
au point de pouvoir suffire à tous les expliquer. Entre cette
théorie de la mobilité, qui dit : « Le rein mobile est tout, il
faut le coudre ou l'enlever », et la *théorie de l'ectopie,* qui dit :
« Le rein mobile n'est rien, il ne faut lui accorder aucune
attention », j'ai proposé en 1885 de faire place à une interprétation différente qui, déniant toute valeur pathogéne
soit à l'ectopie, soit à la mobilité du rein, revendique pourtant
en faveur de ces signes objectifs une haute importance séméiologique : je veux parler de la « *Théorie de l'Entéroptose* ».

c. — Ptose.

La « *théorie de l'Entéroptose* », appliquée à la pathogénie
des symptômes qui coïncident avec le rein mobile, abstrait,
non pas les caractères de mobilité ou d'ectopie, mais le caractère de ptose du rein mobile. Cette théorie réduit la ptose du
rein à la proportion d'épisode éventuel d'un processus plus
général, le processus de splanchnoptose ; dans ce processus,
la ptose de l'intestin est l'élément essentiel, élément qui, sauf
compensation, est toujours pathogéne, qui, sauf complication,
est le seul pathogène. C'est en vertu de la série de constatations suivantes que s'édifie cette théorie. Je me contente ici de
les énumérer sommairement (1).

Les variétés de mobilité du rein sont l'expression des
degrés de prolapsus de cet organe. Le rein mobile est une
néphroptose.

La ptose du rein, sain d'ailleurs, n'est rencontrée que
dans les dyspepsies nerveuses (20 p. 100), les névropathies et

---

(1) F. GLÉNARD. — *Néphroptose et entéroptose.* Bull. et mémoires de
la soc. méd. hôp., séance du 22 décembre 1893, et toutes les publications
antérieures, sur ce sujet depuis 1885.

les affections classées dans la lithiase biliaire (crises d'estomac 11.5 p. 100).

Le syndrôme fondamental des malades atteints de rein mobile est un syndrôme digestif et non, comme on le croyait jusqu'ici, un syndrôme nerveux. Sous l'apparence névropathique de ce syndrôme, il y a toujours une affection digestive, dont les caractères fondamentaux, qu'il faut parfois, tellement ils sont latents, chercher pour les trouver, sont (pour moi), les suivants : périodicité quotidienne ou quotinocturne des malaises, troubles du sommeil, anomalie des garderobes.

La symptomatologie la plus caractérisque de la prétendue « maladie du rein mobile » en particulier les sympthômes subjectifs locaux (p. e. sensation de boule, tiraillement sous l'hypocondre droit) considérés comme pathognonomiques de la mobilité du rein, peuvent être fréquemment rencontrés chez des malades dont le rein n'est pas mobile.

Les crises douloureuses, gastriques ou abdominales, qu'on rencontre chez les malades atteints de rein mobile, et dans la proportion de 18 p. 100, se présentent avec des caractères identiques chez des malades dont le rein n'est pas mobile.

La prétendue « maladie du rein mobile » n'est pas causée par la mobilité du rein. Si le rein mobile provoque par lui-même des symptômes, c'est qu'il est en même temps malade, et ces symptômes diffèrent alors de ceux attribués jusqu'ici à sa mobilité.

Le symptôme « boule migratrice dans l'hypochondre », symptôme subjectif considéré comme le plus caractéristique de la mobilité du rein, est un symptôme d'origine cœcale.

Les crises gastriques de la prétendue maladie du rein mobile sont des crises intestinales ou, pour mieux préciser, des coliques, soit du duodénum, soit de la première anse transverse, avec retentissement gastrique, ou enfin des coliques hépatiques (lithiase ou prélithiase).

La prétendue « maladie du rein mobile », qui peut exister sans rein mobile, est, dans les deux cas, une affection digestive intestinale.

L'efficacité d'une ceinture hypogastrique, efficacité si grande chez certains sujets atteints de la prétendue « maladie du rein mobile » ne doit pas être attribuée à la fixation ou à la reposition du rein car : 1° la ceinture ne peut relever, ni fixer le rein ; 2° elle est plus efficace lorsqu'elle a la forme d'une sangle relevant et comprimant fortement l'hypogastre que lorsqu'elle est munie d'une fourche appliquée contre le rein mobile ; 3° elle peut avoir son maximum d'indication et d'efficacité chez des malades dont le rein n'est pas mobile.

L'efficacité de la sangle, dans les cas de rein mobile ou de prolapsus utérin chez la femme, ne peut être attribuée à son action sur la statique utérine, car : 1° elle s'exerce au même titre chez des femmes dont l'utérus est bien fixé ; 2° elle rend des services aussi grands chez l'homme que chez la femme.

Les « symptômes à sangle », et je désigne sous ce nom les symptômes contre lesquels la sangle se montre le plus habituellement efficace, sont les suivants : faiblesse, lassitude, délabrement, vertige, oppression, gêne de la marche ; faiblesse, lourdeur, pesanteur d'estomac ; sensations de poids, lourdeur, descente du ventre, en un mot, symptômes d'astatique abdominale ; douleurs des reins, du côté droit. C'est de la réunion, en plus ou moins grand nombre, des symptômes précédents que doit découler l'indication de la sangle.

La symptomatologie des « malades à sangle », quelle que soit leur apparence névropathique, est foncièrement digestive.

Chez presque tous les malades à sangle, l'indication est formelle d'associer à la sangle l'usage de laxatifs quotidiens et, fréquemment, à ces deux agents, il faut encore ajouter les alcalins et le régime.

Chez les malades à sangle qui ont été améliorés ou guéris par la combinaison des quatre agents thérapeutiques précédents, l'indication de la sangle persiste la dernière ; la sangle répond donc à l'indication fondamentale de la maladie.

C'est chez les malades maigres et à ventre creusé que la sangle trouve ses plus urgentes indications et sa plus grande efficacité.

Il n'existe pas de relation nécessaire entre les symptômes à sangle et la grosseur ou le prolapsus du ventre, ni même avec le relâchement de la paroi musculoaponévrotique de l'abdomen.

Les malades atteints de néphroptose représentent seulement 39 p. 100 des malades à sangle.

La sangle n'est efficace que lorsqu'elle comprime le ventre, tout en le relevant par sa partie la plus déclive, c'est-à-dire évidemment en combattant à la fois l'hypotase de l'abdomen et un prolapsus qui n'est ni celui du rein, ni celui de l'utérus, ni celui du ventre en général.

Les symptômes des maladies à sangle, et entre autres de la prétendue maladie du rein mobile, sont des symptômes intestinaux liés à la ptose de l'intestin.

Bien que les signes de mobilité du rein et ceux de sténose (ptose) intestinale soient fréquemment rencontrés l'un sans l'autre, il existe entre eux une relation manifeste.

Il existe un rapport étroit entre la sténose transverse et un type spécial de dyspepsie. Ce type ne se rencontre chez les malades atteints de rein mobile que lorsqu'ils ont, en même temps, une « corde colique ». Les crises des malades à côlon transverse sténosé, même non accompagné de rein mobile, sont identiques aux crises gastriques du rein mobile et justiciables des mêmes agents thérapeutiques.

La doctrine de l'entéroptose relie entre eux, tous les faits relatifs soit à la néphroptose, soit aux « maladies à sangle », soit aux maladies à « ptose (sténose) intestinale ».

Il existe deux variétés d'entéroptose, la première est plus spéciale à la femme, elle succède immédiatement aux causes qu'on peut incriminer comme ayant pu déterminer une ectopie viscérale : c'est l'Entéroptose primitive (que Tuffier (1) compare à la hernie de force) ; la seconde, de beaucoup la plus fréquente chez l'homme, survient comme complication dans une dyspepsie d'ancienne date (d'où l'infériorité physiologique des tissus,

(1) TUFFIER. — *Formes cliniques et diagnostic du rein mobile*, Sem. méd. 16 sept. 1891, p. 379.

suivant Tuffier (1), qui propose même de considérer cette cause
comme originelle) : c'est l'Entéroptose secondaire.

L'Entéroptose secondaire, qu'elle soit consécutive à l'Entéroptose primitive où à une affection chronique de l'appareil
digestif, est une maladie de la nutrition analogue aux lithiases
ou aux diabètes et; comme telle, rentre dans le groupe de l'hépatisme, car la perturbation fonctionnelle du foie entre en jeu ou
s'aggrave au moment où éclot le syndrôme de l'entéroptose
secondaire.

Et en résumé :

D'après la doctrine de l'entéroptose, que j'ai proposée, l'intestin peut être prolabé comme le rein, avec ou sans lui ; ce
prolapsus peut engendrer une affection digestive en créant des
obstacles à la progression des contenta, la gastroptose partielle (ptose prépylorique), puis totale, en est la première et inévitable conséquence (elle a été jusqu'ici confondue avec la
dilatation) ; le prolapsus de l'intestin peut entraîner la sténose
du côlon, ajouter les troubles de la tension abdominale à ceux
de la statique viscérale ; ces troubles sont la cause des symptômes à sangle, qui sont précisément les symptômes de la
néphroptose, la sangle est efficace précisément parce qu'elle
les combat ; les autres symptômes sont une conséquence de la
perturbation digestive (estomac, intestin et foie) et le traitement spécial qu'ils exigent (régime, laxatifs, alcalins), n'a
son plein et durable effet que lorsque les « symptômes à
sangle », sont combattus par le moyen approprié (2).

L'anatomie normale, l'anatomie pathologique, la clinique,
de l'aveu même des hommes les plus éminents, peuvent être
invoqués pour justifier cette doctrine. En tous cas, la thérapeutique y puise une indication bienfaisante pour des maladies
qui, jusque là, faisaient le désespoir des médecins.

(1) TUFFIER. — *Note sur une maladie générale caractérisée par une
inférioritè physiologique des tissus.* Sem. méd., 20 juin 1894.
(2) F. GLÉNARD. — *Néphroptose et entéroptose,* loc. cit.

Je n'ai plus besoin d'insister sur la portée d'une semblable doctrine ; la bibliographie de l'entéroptose compte à ce jour plus de deux cents indications ; tous les auteurs qui se sont occupés du rein mobile accordent à cette doctrine son droit d'être discutée ; la plupart en adoptent, sinon tous les détails, du moins les traits d'ensemble. S'il en est qui ne croient pas à l'Entéroptose, comme il ne s'agit pas d'une vérité révélée, il est certain qu'après une étude serrée de plus près, et sur le terrain clinique en particulier (l'anatomie normale et l'anatomie pathologique sont déjà d'incontestables arguments en faveur de cette étude), leur conviction deviendra d'autant plus solide qu'ils s'attendaient moins à l'ascendant des faits d'observation.

Féréol (1), dans un travail communiqué en 1888 à la Société médicale des hopitaux de Paris, s'exprimait ainsi :

« Il y a près de deux ans, j'ai eu l'honneur de lire à la Société des hôpitaux un rapport sur un travail de M. le docteur Frantz Glénard, travail intitulé « Entéroptose et Neurasthénie »... Ce travail se décompose en deux parties : une partie anatomo-physiologique qui comprend une excellente étude du tube digestif à un point de vue original et nouveau...., dans mon rapport je n'ai pas ménagé l'éloge à cette partie du travail de M. Glénard qui, à elle seule, mérite la plus sérieuse attention ; la seconde partie du mémoire est toute clinique... ; un peu sceptique par nature autant que par système, je faisais mes réserves et disais, en terminant mon rapport, que le temps seul devait juger la question. Aujourd'hui, après deux ans d'études et d'observations, je crois pouvoir être plus affirmatif ».

Deux ans d'études et d'observations ! voilà ce qu'il importe de retenir.

Les résultats du traitement déduit de cette doctrine deviennent, à leur tour, un argument en faveur de l'Entéroptose, mais à une condition, expressément relevée dans le même travail que je viens de citer : « J'ai voulu, dit Féréol,

____

(1) Féréol. — De l'enteroptose de Glénard. Bull. et memoires de la soc, méd. hôp., 23 nov. 1888.

me départir quelque peu de la rigueur des prescriptions formulées par M. Glénard, pensant pouvoir les modifier dans le détail et apporter au traitement une sorte de note personnelle, mais je dois reconnaître que ces tentatives ont été peu heureuses et que je n'ai pas eu à m'en louer. » Et plus loin : « Je répète qu'il faut s'efforcer de mettre rigoureusement en œuvre les règles si précises formulées par notre confrère de Lyon, car on s'exposerait à échouer si l'on s'écartait de la règle qu'il a tracée. » (1).

Les échecs seront dûs, soit à une erreur de diagnostic (en particulier par confusion avec une maladie du foie), soit à une complication de l'Entéroptose par des adhérences péritonéales ou par des cicatrices vicieuses de la muqueuse intestinale. Ce sont ces complications dont il importe de déceler l'existence. On pourra diagnostiquer l' « entéroptose compliquée » à l'aide des anamnestiques, parfois à l'aide des signes objectifs.

Ces longues considérations sur la valeur séméiologique du rein mobile sont justifiées par l'étendue des horizons que découvre ce simple signe objectif et la conclusion suivante me semble parfaitement motivée :

Le rein mobile (néphroptose) est un signe objectif de la plus haute valeur : — 1° parce qu'il constitue un jalon pour l'interprétation de la pathogénique ; — 2° parce que sa fréquence absolument imprévue établit la nécessité, avant toute conclusion diagnostique, d'une exploration systématique et méthodique de l'abdomen ; — 3° parce qu'il ouvre la porte à une conception de pathologie générale nouvelle, la splanchnoptose, qui est fertile en enseignements salutaires, précieuse, en particulier, dans l'interprétation de maladies très fréquentes, jusqu'ici rebelles à tout classement et, par conséquent, à toute thérapeutique.

Mais là ne se bornent pas encore les services rendus par l'étude de la symptomatologie du rein mobile. Nous allons

(1) FÉRÉOL. — *De l'Entéroptose de Glénard.* Bull. de la Société médicale des Hôpitaux de Paris, 5 déc. 1888, p. 476.

voir bientôt, en étudiant la palpation du foie, que ce domaine, pourtant déjà si intéressant du **processus de ptose**, n'a que des horizons limités, relativement à la vaste perspective sur laquelle va se lever le rideau. Un simple changement, dû presque au hasard, dans la position du pouce gauche pendant l'application du procédé néphroleptique, et voilà ouvert le domaine de l' « hépatisme » par la notion clinique, de types objectifs nouveaux du foie !

Ai-je besoin de répéter, en terminant, et après que nous avons si minutieusement exposé théorie et application du procédé néphroleptique, quelle précieuse école est celle de la palpation du rein, lorsqu'il est mobile, pour apprendre à palper le rein lorsqu'il est malade ? est-ce que l'on ne saura pas déceler les moindres déviations de son volume, de sa forme, de sa sensibilité, de sa densité, lorsqu'on se sera exercé à palper le rein, normal mais insuffisamment fixé, que la fréquence de sa mobilité permet de trouver chez 22 p. 100 des femmes, chez 3 p. 100 des hommes, dans les maladies de la nutrition ? Est-ce qu'on ne sera pas, autant qu'il se peut, armé contre les erreurs de diagnostic, lorsqu'on aura bien « dans la main » les signes qui font reconnaître, même la fugitive néphroptose du premier degré, les signes qui différencient le rein mobile des autres tumeurs de l'hypocondre ?

Il n'est pas de meilleure école, non seulement pour la palpation du rein et, par extension, la palpation de l'abdomen, mais pour la nosologie en général, que l'étude approfondie du rein mobile et des symptômes ou signes qui l'accompagnent. Il faut, toutefois, pour en tirer partie, savoir faire « table rase » d'une foule d'articles de foi relatifs à la subordination pathogénique soit des organes, soit même des appareils organiques, les uns à l'égard des autres. Il faut savoir, dans certains cas, par exemple, subordonner l'estomac à l'intestin et au foie, subordonner le système nerveux à l'appareil digestif (1).

(1) GLÉNARD. — Introduction au livre de MONTEUUIS: de l'*Entéroptose*. Paris, Baillière, 1894, 344 pages.

CONCLUSIONS [1]

1° L'application systématique d'un procédé nouveau de palpation, le « procédé néphroleptique » à l'exploration de l'hypochondre, permet de déceler un rein mobile nouveau, le « rein mobile de l'hypochondre », dont les signes et symptômes apparents diffèrent radicalement de ceux du rein mobile classique, du « rein mobile du flanc ».

2° La fréquence de la mobilité du rein, qui jusqu'ici était estimé à 1 p. 100 et chez les femmes seulement, se trouve portée, par l'adjonction du nouveau rein mobile, à 22 p. 100 chez les femmes, à 3 p. 100 chez les hommes.

3° La mobilitésdu rein se rencontre, avec cette fréquence, dans un groupe de maladies où on ne la cherchait pas, dans les maladies de la nutrition, et presque exclusivement, parmi ces maladies, dans les dyspepsies, les névropathies et la lithiase biliaire.

4° Le rein mobile, et, contrairement à la doctrine classique, le rein mobile du flanc lui-même, s'abaisse pendant le mouvement d'inspiration, remonte pendant le mouvement d'expiration ; la respiration mobilise le rein, à la condition que le rein soit dans la zône d'influence du diaphragme, ou qu'il y soit placé s'il n'y est pas, à condition surtout que l'on fasse donner aux mouvements respiratoires leur maximum d'amplitude.

5° On ne peut pas atteindre le rein à l'état normal. Tout rein dont on peut constater, par la palpation, l'abaissement sous l'influence d'un mouvement d'inspiration, quelque minime que soit l'étendue de cet abaissement, est un « rein mobile », c'est-à-dire un rein dont les moyens de fixation sont insuffisants.

_____

(1) Les conclusions qui suivent présentent, au po'nt de vue de l'histoire du rein mobile, un intérêt tout particulier dans le fait qu'elles ont été proposées par leur auteur dès 1886.

6° Grâce à la notion nouvelle de la mobilité respiratoire du rein et à l'application de cette mobilité, — substituée aujourd'hui par la plupart des auteurs à la mobilité manuelle, seule en usage auparavant —, au diagnostic du rein mobile, il est admis maintenant qu'il y a plusieurs variétés de mobilité du rein et que ces variétés ne sont autre chose que les degrés d'un processus unique, le processus de néphroptose, commun au rein mobile classique, le « rein mobile du flanc », et au rein mobile nouveau, le « rein mobile de l'hypochondre ».

7° Les degrés de néphroptose, si distincts cliniquement, sont également distincts au point de vue anatomique, par une modalité, spéciale à chaque degré, des moyens de fixation du rein.

8° Le rein mobile est indolent à la pression (1) à moins qu'il ne soit malade en même temps qu'il est mobile.

9° Le « procédé néphroleptique » qui a pour but de « saisir au piège » le rein, lorsqu'il est mobile, par la fouille méthodique du flanc et de l'hypochondre, pendant que le malade fait un mouvement de profonde inspiration, consiste à régler la trajectoire du rein mobile en combinant, pour diriger le rein, les forces que l'on peut faire agir sur lui (mouvement d'inspiration, redressement du plan postérieur, réaction des moyens de fixation). L'intervention des deux mains et d'un des pouces (suivant le côté examiné) est nécessaire.

10° Il faut penser au rein mobile pour le chercher, pour le trouver. C'est seulement avec le procédé nephroleptique qu'on peut être sûr de trouver le rein quand il existe, qu'on peut être sûr qu'il n'existe pas, quand on le trouve pas.

11° Le « procédé néphroleptique », par les caractères spécifiques qu'il fournit, soit au diagnostic direct, soit au diagnostic différentiel, réduit à un minimum insignifiant les erreurs d'interprétation, jusqu'à ce jour innombrables, auxquelles donnait lieu le diagnostic des tumeurs mobiles de l'abdomen. Il supprime les erreurs par omission.

12° Le rein mobile présente le triple caractère d'être un organe ectopié, mobilisé et ptosé ! L'abstraction du caractère de ptose, au lieu de ceux d'ectopie ou de mobilité, seuls envisagés jusqu'ici, ouvre à la pathologie générale un domaine nouveau, celui de la splanchnoptose, dont la néphroptose n'est plus qu'un épisode accessoire et contingent.

APPENDICE

I

Du Rein sensible

En ce qui concerne les caractères objectifs tirés de l'exploration du rein dans les maladies de la nutrition, il reste peu de chose à dire, une fois écrit le chapitre qui étudie les signes de la mobilité. Il est pourtant quelques cas dans ces maladies, mais infiniment plus rares qu'on ne le supposerait de prime abord, dans lesquels l'exploration du rein décèle un autre caractère, celui de la *douleur à la pression*. Il me suffira d'en dire quelques mots, sans qu'il soit justifié d'écrire un chapitre sur le « **rein sensible** », aussi fouillé que je l'ai fait pour le rein mobile.

Le rein n'est accessible à la palpation, avons-nous dit, que lorsqu'il est augmenté de volume ou abaissé. Nous avons vu en outre que le rein devenu accessible par le fait de son abaissement, de sa ptose, était indolent à la pression, à moins qu'il ne fut en même temps malade ; donc, si la pression éveille de la douleur, c'est qu'il y a un état pathologique. Les reins peuvent présenter une douleur provoquée, sans qu'ils soient le siège de douleur spontanée ; avec les règles si précises que nous avons données pour la palpation néphroleptique, on saura tou-

jours reconnaître si la douleur provoquée vient bien de la glande
rénale et non d'un autre organe. Les néphrites ne comportent
pas l'état douloureux provoqué (Guyon) dans la période aiguë,
mais, dans l'état chronique, la douleur provoquée est la règle.
Ce signe toutefois ne permet pas d'apprécier le degré d'étendue de la maladie, ni de sûrement trancher le problème de
l'unitéralité ou de la bilatéralité des lésions.

Dans les accès néphrétiques, dit Guyon, au cours des crises
aiguës, on développe presque sûrement de la douleur, non
seulement au niveau du rein, mais sur les points d'irradiation ;
dans certains états congestifs sans lésions, dans ceux où une
excitation habituelle, telle que celle qui résulte de la présence
de calculs retenus dans le bassinet ou d'un travail néoplasique
comme celui qui accompagne le développement des tumeurs,
on peut aussi reconnaître, par la pression du rein, que c'est
bien cet organe qui provoque et entretient les manifestations
spontanées auxquelles le malade vient chercher remède, on
peut aussi ne pas obtenir de l'exploration un résultat positif.
C'est en tenant compte des troubles fonctionnels et faisant appel aux ressources de la séméiologie urinaire que l'on déterminera le diagnostic (1).

J'ai établi qu'il faut chercher systématiquement la mobilité
du rein dans toutes les maladies de la nutrition, mais en particulier dans les dyspepsies, les névropathies et la lithiase ;
on appréciera par la même occasion et grâce au même procédé
si le rein présente une sensibilité anormale. C'est en particulier
dans la goutte, le rhumatisme et, bien entendu, la lithiase urique
qu'on recherchera la sensibilité de cet organe. C'est dans ces
maladies qu'on aura le plus de chance de la trouver, bien que la
sensibilité du rein soit exceptionnelle et se rencontre à peine
dans 1 p. 100 des cas de ces maladies, d'après mes observations.
Ceci prouve bien que l'étude du *rein sensible* n'a pas sa place
dans la nosographie des maladies de la nutrition, mais bien

(1) GUYON. — *Diagnostic des affections chirurgicales du rein.* Journal
méd., 1891.

dans celle des maladies des reins. En revanche, dans ces
mêmes maladies de la nutrition, où il semblerait si naturel que
le rein présentât des signes objectifs anormaux, c'est le foie que
l'on trouve presque toujours (dans 70 à 80 p. 100 des cas) le
siège d'anomalies palpables, souvent même accentuées au point
qu'on se demande si ces maladies : goutte, gravelle, lithiase
urique, ne sont pas plutôt des maladies du foie que des dyscrasies humorales primitives. Nous allons voir bientôt que ces
notions si « troublantes » sur le rôle du foie ont eu pour point
de départ précisément l'analyse·objective, à l'aide du procédé
néphroleptique, d'un cas complexe de rein mobile.

II

Palpation de l'Uretère

La palpation de l'uretère (1) ne mérite de nous arrêter un
instant que pour deux motifs : d'abord parce que, si l'on ne pense
pas à l'uretère, on peut rester fort indécis sur la localisation d'une
douleur que la pression aura éveillée à son niveau pendant
l'exploration de l'abdomen ; en second lieu, parce qu'une confusion est possible entre l'uretère malade et le côlon descendant sténosé, ainsi que j'ai pu m'en convaincre dans plusieurs
cas de ma pratique.

CARACTÈRES OBJECTIFS

L'origine de l'uretère correspond à une ligne, parallèle à
l'axe du corps, passant à la jonction du tiers interne de l'arcade
crurale avec les deux tiers externes. Sa direction est verticale
jusqu'au détroit supérieur du bassin. C'est là que l'uretère est
le plus accessible parce qu'il repose sur un plan résistant. Dans
le point où il franchit le détroit, il est placé à 4 cent. (2) de la

---

(1) HALLE. — *Uretérites et pyélites*, Paris , 1887. — *Les maladies
chirurgicales de l'uretère. Son exploration.* Gaz. des Hôp., Paris, 1887,
p. 925.

(2) TOURNEUR. — *Uretérites et périuretérites*, Th., Paris, 1886.

ligne médiane, à l'intersection de deux lignes, l'une biiliaque transversale passant par les deux épines iliaques antérieure et supérieure, l'autre verticale, passant par l'épine pubienne. On peut également exercer la pression au niveau de la vessie (1) et rechercher la sensibilité de l'uretère dans son trajet intra-vésical. La palpation par le toucher rectal, et surtout, chez la femme, par le palper vaginal, donne d'utiles enseignements.

L'uretère, qui n'est perceptible que lorsqu'il est malade, se présente sous forme d'un cordon dur, irrégulier, sensible.

TECHNIQUE DE PALPATION

Pour la palpation, *à travers la paroi abdominale antérieure*, de la partie supérieure de l'uretère, il faut recourir au « procédé de glissement », mettre le plat des doigts un peu en dedans du trajet présumé de l'uretère, appuyer progressivement et lentement, jusqu'à ce que les doigts arrivent sur un plan profond résistant, les promener de dedans en dehors sans diminuer la pression.

Pour le *toucher vaginal* (2) de la partie inférieure de l'uretère, il faut chercher l'uretère droit avec l'index droit, le gauche avec l'index gauche, afin de toujours présenter au contact de l'uretère la face palmaire du doigt ; portant d'abord le doigt en avant du col, au fond du cul de sac vaginal antérieur, on le tourne la pulpe en avant, puis l'attirant d'un centimètre en avant, on se trouve entre les deux uretères. Faisant alors décrire une courbe régulière au doigt, on suit sur la paroi antéro-latérale du vagin le trajet de l'uretère que l'on sent avec la plus grande facilité, pour peu qu'il y ait un peu d'uretérite (3).

(1) GUYON. — *Diagnostic des affections chirurgicales des reins.* Journal de medecine, 1891. — LEGUEU. — *Calculs du rein et de l'uretere,* Paris, 1891.

(2) SAENGERS. — *Ueber Tastung des Harnleiter beim Weibe.* Münch. Klin. Woch. 1886, n° 70.

(3) HARTMANN. — *Semeiologie des maladies chirurgicales du rein.* Progrès méd., 5 mars 1892.

DIAGNOSTIC

Le principal signe résulte du siège exact où l'on aura trouvé un cordon verticalement placé, résistant et sensible. La confusion avec une *bride épiploïque* n'est pas possible en raison de la situation plus superficielle de ces brides, de leur forme moins nette, de l'impossibilité de les trouver en relief sur le plan osseux du promontoire ; mais, avec le *côlon descendant* sténosé, les caractères de similitude peuvent être tels que l'hésitation soit des plus grandes : même siège, même direction, même consistance, même calibre, douleur de même caractère à la pression. Le seul signe différentiel pathognomonique résultera du très fin et fugace crépitement qu'on peut arriver à percevoir dans la corde colique descendante après avoir, durant un certain temps, maintenu immobiles sur l'intestin les doigts qui le compriment. Cette pression soutenue provoque des contractions vermiculaires qui, un moment ou l'autre, provoquent avec un léger crépitement le transport des bulles gazeuses.

VALEUR SÉMÉIOLOGIQUE

La recherche de la sensibilité de l'uretère à la pression, peut être utilement pratiquée dans la colique néphrétique, les pyélites et les pyonéphroses.

Dans les coliques néphrétiques, dit Guyon (1), la douleur urétérale survit à la douleur rénale ; alors que celle-ci ne peut plus être provoquée, la pression détermine nettement la première. Cette survie est de plusieurs jours. C'est à l'entrée de l'uretère dans le petit bassin, qu'il convient d'exercer la pression, mais c'est aussi au niveau de la vessie. Le trajet intravésical de l'uretère est manifestement douloureux à la pression et la moitié correspondante de la vessie l'est à un égal degré. La comparaison des résultats fournis par la pression des deux

(1) GUYON. — *Diagnostic des affections chirurgicales des reins,* Journal méd., 1891, p. 307.

moitiés du réservoir urinaire montre, d'un côté, une sensibilité vive, de l'autre une indolence complète. Par le fait de l'état néphrétique, l'uretère tout entier et la partie correspondante de la vessie acquièrent une sensibilité propre absolument directe, par continuité et non par action à distance. Les localisations douloureuses que l'on constate dans le parcours de l'uretère ne doivent pas être attribuées à la présence de calculs. Ces mêmes phénomènes se constatent chez les malades qui ont rendu leurs graviers, aussi bien que chez ceux chez lesquels il n'y a pas eu d'expulsion.

Dans les pyélites et les pyonéphroses, il est possible de constater l'uretérite concomitante ; c'est un moyen de reconnaître le côté affecté dans la pyonéphrose. Si l'examen du rein laisse des doutes à cet egard, l'absence de toute douleur provoquée le long du conduit du rein qui n'est pas à opérer, l'absence d'induration sentie à travers le rectum ou la paroi vésico-vaginale fournissent des renseignements fort utiles.

Je n'ai pas ici à parler de la ressource qui reste dans ces cas, celle du cathétérisme des uretères et de l'endoscopie de la vessie.

En somme, dirai-je en terminant, la palpation des uretères ne présente dans les maladies de la nutrition qu'un intérêt très restreint et très indirect. De même que le « rein sensible », l'« uretère sensible » appartient surtout aux maladies des reins, que celles-ci soient le fait d'un processus morbide primitif de ces organes ou d'une complication, localisée dans l'appareil génito-urinaire, d'un trouble général de la nutrition.

VI

PALPATION DU FOIE

***

INTRODUCTION

§ I.

Doctrine classique (arthritisme)
sur le rôle du foie dans les maladies de la nutrition

On n'explore, en général, le foie d'un malade — et déjà, en 1887 (1), je signalais cet errement pour le combattre — que lorsque ce malade présente les signes classiques d'une maladie du foie. Ces signes classiques sont l'ictère, l'ascite, la douleur, gravative ou paroxystique (coliques hépatiques), accusée par le malade dans son hypochondre droit. Il ne semble pas qu'une maladie du foie puisse exister sans se manifester par l'un de ces symptômes, ou bien alors il ne s'agit que d'un trouble fonctionnel de cet organe, trop léger pour se traduire par des signes objectifs anormaux que puisse déceler l'exploration : on n'examine donc pas le foie.

S'il est quelques cas où, en dépit de l'absence des symptômes classiques, il arrive parfois qu'on veuille se rendre compte de l'état de la glande hépatique, ce n'est guère que chez les alcooliques avérés, les anciens impaludiques, quelques syphilitiques spéciaux ou enfin les cardiaques asystoliques, parce que l'on sait que ce sont des maladies à cirrhose possible, dans lesquelles on peut constater un changement de volume du foie. Et encore cet examen est-il exceptionnel, même dans ces cas, à moins que quelques-uns des signes classiques n'aient trahi préalablement un état morbide de cet organe.

Dans les maladies de la nutrition (diabète, goutte, lithiase biliaire, gravelle, rhumatisme, obésité, etc.), bien que, de tout

***

(1) F. GLÉNARD. — *A propos d'un cas de neurasthénie gastrique.* Province médicale et Paris, Masson, 1887.

temps, depuis Hippocrate et Galien, se soient rencontrés des auteurs et même des écoles, non seulement pour soutenir la fréquence des troubles hépatiques dans ces diverses maladies, mais encore pour placer ces maladies sous la dépendance d'une perturbation fonctionnelle du foie, la doctrine qui a prévalu et qui prévaut encore aujourd'hui dans leur interprétation, la doctrine humorale de la viciation primitive des humeurs, ex-clue toute participation du foie à leur genèse ; si le foie est malade, c'est secondairement. Quant à la fréquence de cette perturbation secondaire du foie, elle est encore bien plus restreinte aujourd'hui, qu'elle ne le fut jadis par ceux qui l'admettaient au moins à titre de complication.

Prenons, pour exemple, quatre des types les plus réels de la diathèse, dite arthritique, qui groupe les maladies de la nutrition : les types du diabète, de la goutte, de la lithiase biliaire, de la lithiase urique.

Pour le **diabète**, la conclusion des auteurs les plus auto-risés : Griesinger, Frerichs, Bouchardat, Duncan, Durand-Fardel, Lecorché, Bouchard, Seegen, etc., est que, règle générale, le foie est normal à l'exploration de l'abdomen, normal à l'autopsie chez les diabétiques. Vient-on à rencontrer le *diabète dans une affection hépatique*, on croit démontrer que ce n'est pas un vrai diabète, mais seulement une glycosurie hépatique ; ou bien que l'affection du foie est secondaire au diabète et provoquée par lui ; ou enfin qu'il s'agit de la simple coincidence de deux processus étrangers l'un à l'autre. S'agit-il, au contraire, d'une *affection hépatique dans le diabète*, celle-ci n'est signalée que dans les chapitres relatifs, soit à l'anatomie pathologique, soit aux complications, nulle part dans le cha-pitre de la symptomatologie (1). On n'explore le foie des diabé-tiques que lorsqu'ils présentent les symptômes classiques d'une *complication* hépatique.

(1) F. GLÉNARD. — *Des résultats objectifs de l'exploration du foie chez les diabétiques*. Communi e à l'Académie de médecine Lyon médical, 20 avril 1890, et tirage à part Paris, Masson, 1890, 72 pages, avec 342 dia-grammes lithographies de foies et 5 tableaux synoptiques.

Dans la **goutte**, il n'en est pas autrement. Baglivi, Stoll, signalent l'état de souffrance du foie aux approches de la goutte. Scudamore dit que le foie est rarement sain chez les goutteux. Galtier-Boissière et Martin-Magron ont signalé le gonflement de l'organe. Garrod, Murchison, Trousseau, Charcot, parlent de la congestion ou de la torpeur du foie. « Je dois vous confesser, dit M. Bouchard (1), auquel j'emprunte ces lignes, que, ayant souvent cherché la tuméfaction du foie, je ne l'ai jamais trouvée, mais j'ai plusieurs fois constaté un ensemble symptomatique qui peut n'être pas sans relations avec un trouble fonctionnel de la glande hépatique. » L'opinion qui domine actuellement sur les relations de la goutte avec le foie est que, s'il est vrai que l'organe s'hypérémie au moment des accès, cette hypérémie n'aboutit à la congestion chronique que par l'intermédiaire des désordres cardiovasculaires et que, lorsque l'hypertrophie ou la cirrhose sont constatées, celles-ci dépendent, soit de l'obésité (stéatose), soit de l'alcoolisme, concomitants chez certains goutteux. Bref, la vraie anatomie pathologique de la goutte résiderait dans les lésions du rein et du cœur, qui elles-mêmes seraient la complication possible de la goutte, et le rôle du foie resterait aussi restreint dans la goutte que dans le diabète. Pas plus dans l'une que dans l'autre de ces maladies, on n'est conduit par la théorie à explorer le foie, s'il n'y a pas de symptôme hépatique classique. En fait, on ne l'explore pas.

Il en est, à plus forte raison, ainsi pour la **lithiase rénale**, dans laquelle on n'explore le foie que s'il existe des symptômes appelant l'attention sur cet organe. Nous avons vu que, dans cette maladie, le rein lui-même n'était, le plus souvent, l'objet d'aucune enquête objective.

Dans la **lithiase biliaire**, la localisation hépatique est considérée comme secondaire ; l'essence de la maladie est le fait d'une élaboration vicieuse de la matière dans tout l'orga-

---

(1) BOUCHARD. — *Maladies par ralentissement de la nutrition.* Paris, Savy, 1882, p. 288.

nisme, la maladie locale du foie n'en est que la conséquence
ou, par la présence des calculs, la complication. Cette
complication est assez fréquente pour que, seule parmi les
maladies de la nutrition, la lithiase biliaire appartienne à deux
classes et soit décrite également, et dans les maladies de la
nutrition, et dans les maladies du foie. Cette grave infraction
au principe qui veut que, dans toute classification méthodique,
on obéisse à une subordination hiérarchique, basée sur un
seul caractère fondamental, montre suffisamment combien sont
fragiles les bases de la nosologie. C'est certainement pour
éviter cette choquante antinomie qu'a été proposée, tant pour
la lithiase biliaire que pour la lithiase urique, une diathèse
spéciale, la « diathèse calculeuse », englobant maladie générale
et maladie locale, la subordination à établir de l'une à l'autre
étant ainsi réservée. En fait, de nos jours, on ne parle de
maladie du foie et l'on n'explore le foie, dans la lithiase biliaire,
que lorsque le calcul est formé et a provoqué les crises caractéristiques de la localisation hépatique. Et certes, pourtant
cette localisation doit bien avoir précédé de longtemps la réalisation d'une concrétion. Mais n'agit-on pas de même chez
l'alcoolique, par exemple, dont on n'admet la localisation
hépatique que lorsqu'on trouve les signes de la cirrhose ? et
pourtant cette cirrhose n'avait-elle pas demandé des mois, des
années pour se réaliser ? n'avait-elle pas été logiquement
précédée de cette phase du processus que j'ai dénommée
précirrhose ?

Quant aux autres maladies qui, avec les précédentes, rentrent dans le groupe des maladies de la nutrition de Bouchard :
rachitisme, ostéomalacie, oxalurie, obésité, rhumatisme chronique, asthme, migraine, scrofule, le foie, dans ces maladies,
n'est pas interrogé et n'est pas même incriminé.

La **dyspepsie** est la seule maladie qui, en dehors des
affections hépatiques classiques, ait été l'objet d'une étude
systématique au point de vue de l'existence de signes objectifs
du côté du foie, et cette maladie n'est pas classée dans les

maladies de la nutrition. Dans sa communication à la Société Médicale des Hôpitaux sur la dilatation d'estomac, en 1884, Bouchard (1) dit avoir recherché, chez tous les dilatés, l'état du foie et avoir constaté, chez 8 p. 100 d'entr'eux, une tuméfaction congestive du foie ; cette congestion cause, chez ses malades, l'anorexie avec amertume de la bouche, la céphalée et quelquefois l'ictère. L'éminent Professeur l'attribue à la résorption et au passage, à travers le foie, des substances anormales qui résultent des fermentations vicieuses dues au séjour prolongé des aliments dans l'estomac ; cette interprétation est celle qu'avait déjà, en 1804, proposée Saunders (2). Saunders, frappé des connexions étroites qui unissent le foie à l'estomac, parlait aussi des fermentations résultant d'une insuffisance fonctionnelle de l'estomac et de leur retentissement sur le foie, dont la bile ne coule plus dans le duodénum. C'était l'opinion de Galien, de Stahl (3), de Portal (4), qui insiste sur l'apparence souvent exclusivement gastrique des maladies du foie. Leven écrivait aussi, en 1879 : « Lorsque la dyspepsie dure depuis un certain temps, elle finit souvent par réagir sur le foie, entraîne la congestion de cet organe et détermine des coliques hépatiques. » (5).

Poucel (6) avait parlé incidemment des altérations du foie consécutives aux digestions anormales : les produits altérés d'une digestion défectueuse, dit-il, entrant dans le systéme porte et « devenus matière protoplasmique des cellules hépatiques, altéreront la composition chimique, la structure et la fonction de ces éléments cellulaires, avant de porter un trouble

(1) BOUCHARD. — *Dilatation de l'estomac*. Bull. Soc. méd. hôp., 13 juin 1884.

(2) SAUNDERS. — *A Treatise of the structure, economy and diseases of the liver, etc.* London 1793.

(8) STAHL. — *Dissertation de vena portœ porta malorum*, 1698.

(4) PORTAL. — *Observations sur la. nature et le traitement des maladies du foie.* Paris, 1813.

(5) LEVEN. — *Traité des maladies de l'estomac.* 1879.

(6) POUCEL. — *Influence de la congestion chronique du foie dans la genèse des maladies.* Paris, Delahaye, 1884.

dans la nutrition générale » ; mais cet auteur ne donne en
faveur de cette interprétation aucun autre argument que ceux
invoqués par Galien ou Stahl.

Dans le travail cité plus haut, M. Bouchard ne se borne pas
à reprendre la doctrine ancienne ; il l'appuie, cette fois, sur des
arguments nouveaux : 1° la constatation objective du clapotage
gastrique et, dans 8 p. 100 des cas, d'une tuméfaction passagère
du foie ; 2° la constatation expérimentale de la nocuité des substances de fermentation et des matières fécales, lorsqu'on les
introduit dans le corps de certains animaux. Il en conclue que
l'estomac est dilaté chez ses malades, que l'élaboration de la matière alimentaire est entravée, que les produits toxiques résultant
de la fermentation des aliments vicie la nutrition et que cette
viciation, dont la dilatation de l'estomac, elle-même congénitale,
héréditaire ou acquise, est l'accident initial, explique les maladies de la nutrition mieux que les hypothèses invoquées
jusqu'ici : arthritisme, état diathésique, etc. (1). Quant à cette
tuméfaction assez rare du foie, qui, tant par le principe
d'exploration systématique qui l'a fait déceler que par sa
constatation même, constitue un fait important dans l'histoire
des dyspepsies, c'est pourtant la seule anomalie objective que
l'éminent Professeur ait relevée dans l'état de la glande hépatique, et encore s'agit-il seulement d'une congestion passagère
pouvant paraître et disparaître en deux ou trois jours.

Aucun des auteurs d'ouvrages sur les dyspepsies ou les
maladies d'estomac ne s'occupaient alors de l'état de la glande
hépatique ; on peut s'en convaincre en lisant Cullen, Barras,
Andral, Chomel, Trousseau, Beau, Guipon, Nonat, Bayard,
Brinton ; G. Sée, Gubler, Raymond même, ne parlent du foie
que pour signaler brièvement le retentissement, sur l'estomac,
des maladies hépatiques caractérisées.

Tel était, en 1885, l'état de la question sur les relations du
foie, soit avec les maladies de la nutrition, soit avec les dys-

(1) BOUCHARD. — Loc. cit

pepsies : d'un côté, dans les maladies de la nutrition, rôle secondaire, éventuel, intervention toujours trahie par des symptômes hépatiques, ou enfin complication dûe à des causes indépendantes ; de l'autre côté, dans les dyspepsies, intervention, secondaire également, se bornant dans 8 p. 100 des cas à une tuméfaction passagère ; pour celles-ci seulement est posé le principe de l'exploration systématique du foie. Quant aux auteurs, comme Poucel, qui, reprenant la tradition de Galien et de Stahl, font du foie le principe même de toutes ces maladies, ils n'apportent aucun argument précis tiré d'une enquête méthodique sur l'état objectif du foie.

Depuis 1892, grâce aux nouvelles recherches de l'Ecole Française, la question a changé totalement de face. Désormais, il faudra compter avec le foie. Son rôle devient capital dans le processus des maladies de la nutrition, on pose même la question si, dans bien des cas, ce n'est pas sa perturbation qui ouvre la scène morbide dans les affections diathésiques ; on reconnaît, non seulement que les maladies les plus caractérisées du foie, la cirrhose même, peuvent avoir les dyspepsies pour origine, mais que les maladies d'estomac, en apparence le plus génuines, peuvent n'être qu'un syndrôme hépatique ; les névropathies d'ordre hépatique font leur entrée en pathologie. Dans toutes ces maladies, l'enquête sur l'état du foie est devenue systématique, empiriquement d'abord, rationnellement aujourd'hui, sous la poussée des faits qui, obligeant à faire rentrer une foule de dyspepsies, de névropathies et un grand nombre de maladies de la nutrition dans le domaine des maladies du foie, exigent un complet remaniement de la Doctrine relative, dans le domaine des maladies de la nutrition, à chacun de ces groupes morbides. Cette révolution a été préparée par la chimie et la physiologie, mais c'est à la clinique que revient l'honneur de l'avoir consommée, c'est à la palpation systématique et méthodique du foie chez les malades que nous en sommes redevables.

Peut-être, m'est-il permis de me placer dans l'intervalle qui sépare les années 1885 et 1892, avec les documents que j'ai versés au dossier des Rapports du foie avec les maladies de la nutrition, les dyspepsies et les névropathies.

§ II.

Doctrine proposée (hépatisme)
sur le rôle du foie dans les maladies de la nutrition

Dans l'énumération qui suit, le lecteur voudra bien tenir compte de l'idée directrice, des faits cliniques qui ont servi de point de départ à cette idée, puis des faits dont la démonstration, toujours étroitement appuyée sur la clinique, est venue s'affirmer comme une sanction de cette même idée directrice, et il ne pourra nier que, déjà par leur seul enchaînement, ces faits, et les conséquences qui en découlent ne constituent les éléments d'un corps de doctrine vraiment captivant.

En 1885 (1), à propos de la découverte absolument imprévue de la *mobilité du rein* dans de nombreux cas de dyspepsie dite essentielle, je faisais remarquer sur quelles conventions arbitraires était basé le classement des maladies sans localisation précise : une même maladie pouvait, sans qu'on s'en doutât, présenter ou non une localisation, et pouvait, sans qu'on le soupçonnât par le syndrôme, être interprétée de deux façons radicalement opposées ; l'inventaire des symptômes objectifs pouvait donc avoir été dans toutes incomplètement dressé, la valeur des symptômes subjectifs, qui eussent dû faire prévoir la possibilité d'une localisation, avait donc été basée, non sur la constance de ces symptômes, mais sur leur apparence ; leur subordination avait été sans doute artificiellement fixée. Je proposai de revenir à une clas-

(1) GLÉNARD. — *Application de la méthode naturelle à l'analyse de la dyspepsie nerveuse De l'Entéroptose* (Communic. a la Soc. Med. de Lyon). Lyon Médical, et Paris, Masson, 1885.

sification naturelle, de reprendre l'*étude systématique* de tous les caractères, d'en chercher d'autres encore, et de baser leur subordination sur leur fixité, suivant le principe taxonomique. Je justifiai ces idées en apportant des caractères objectifs nouveaux, ceux relatifs à la *sténose intestinale*, à la *ptose viscérale* et à la *diminution de tension abdominale*, impliquant un consensus pathologique de tous les organes de l'appareil digestif, y compris le foie ; je montrai que les variétés admises jusqu'alors dans les dyspepsies n'étaient que les phases d'une même maladie et que, sous ce vocable, on confondait des maladies d'essence toute différente, dont une, entre autres, l'Entéroptose, devait être détachée. Par ce nom d'Entéroptose, j'entendais mettre en évidence, parmi les ptoses multiples que peut entraîner le processus plus général de *splanchnoptose*, celle des ptoses qui, à mon avis, était surtout pathogène, celle qui était le plus riche en indications thérapeutiques utiles, la ptose de l'intestin. J'insistai sur ce qu'il y avait d'arbitraire, non seulement à conclure du clapotage à la dilatation, mais à conclure du signe gastrique, seul abstrait parmi les autres signes, à une pathogénie stomacale des dyspepsies ; les signes tirés de l'intestin et du foie, signes qu'on pouvait dégager sous le syndrome de toutes les dyspepsies et de toutes les névropathies indéterminées, avaient, à mon avis, une valeur plus grande. Je soutins également que la classification, basée alors sur les symptômes de flatulence, aigreur, douleur, était artificielle, et qu'on devait attacher surtout de l'importance à ceux beaucoup plus fixes, tirés de l'heure, de la périodicité quotidienne ou quotinocturne des malaises, de leur relation avec tels ou tels aliments et enfin de la fonction intestinale, qui est le reflet de la fonction hépatique.

Je divisai les symptômes apparents en symptômes gastriques, mésogastriques, neurasthéniques, et assignai à chacun de ces groupes sa localisation anatomophysiologique : en particulier, j'insistai sur la pathogénie intestinale des symptômes neurasthéniques.

En 1886 (1), prenant pour exemple l'Entéroptose, qui, à Vichy, m'arrivait sous l'étiquette de dyspepsie ou gastralgie névropathiques, et que, dans les services hospitaliers, je trouvais confondue parmi les névropathies essentielles, j'affirmai que les névropathies, neurasthénie comprise, n'étaient autre chose que des affections digestives larvées et méconnues ; on pouvait d'ailleurs s'en convaincre par la dissociation et l'analyse des symptômes subjectifs, par leur ordre de succession dans les anamnestiques, par l'épreuve thérapeutique, et surtout par la date d'apparition des signes objectifs systématiquement interrogés.

En 1887 (2), j'insistai sur la nécessité d'une méthode d'exploration de l'abdomen et sur l'application systématique de cette méthode d'exploration dans toutes les maladies indéterminées, en particulier les névropathies et les dyspepsies ; j'indiquai un procédé de palpation pour le rein mobile, le « *procédé néphroleptique* » grâce auquel on trouvait tout à coup décuplée la fréquence de cette anomalie, et fis valoir déjà nettement les perfectionnements apportés par le « *procédé du pouce* » à l'examen du foie. Ce procédé révélait, à son tour, que sous les maladies dites essentielles se cachait fréquemment une affection parfois fort grave et fort ancienne du foie, et il permettait, en introduisant dans la clinique les types objectifs, jusque là théoriques pour ainsi dire, des foies déformés et mal fixés, de découvrir un vaste horizon pour la pathogenie.

En 1888 (3), j'affirmai tout d'abord la supériorité de la palpation sur la percussion pour l'examen du foie, et réglai la technique du « procédé du pouce », dont je disais qu'il est « le complément indispensable de toute palpation du

(1) GLENARD. — *Neurasthénie et Entéroptose*. Communic. à la Soc. Méd. Hôp de Paris. Semaine Med. 19 mai 1886.
(2) GLÉNARD. — *A propos d'un cas de neurasthénie gastrique*. Diagnost e de l'Entéroptose Conference a l'Hôtel-Dieu de Lyon Prov. Méd
(3) GLÉNARD. — *Palpation du foie par le procédé du pouce In* thèse Françon. Lyon 1886.

foie, en contrôlant les données de la palpation classique, dont il comble les lacunes, et en apportant, même dans les cas où il se trouve, soit inexécutable, soit infructueux, un élément négatif de haute valeur ». Grâce à ce procédé, le diagnostic devenait facile de l'élongation du lobe antérieur du foie, de la pédiculisation en gourde de ce lobe, du prolapsus double du foie et du rein, du foie mobile, de la cirrhose, totale ou parcellaire, coïncidant avec un volume normal, enfin de la congestion du foie à ses débuts. Je signalai en concluant : 1° la réduction à leur minimum, des lacunes ou erreurs de diagnostic, fréquemment commises, inévitables par l'exploration classique du foie ; 2° la grande fréquence du prolapsus, de la déformation du lobe antérieur du foie, de la mobilité de cet organe ; 3° l'existence très fréquente de la congestion (sensibilité anormale, hyperesthésie du foie) et de la cirrhose, soit dans la gastrite chronique, soit dans le diabète ; et je signalai, comme le stigmate nécessaire et persistant d'une congestion antécédente, l'abaissement, pendant l'inspiration, du bord du foie ; 4° enfin l'existence clinique objective, soit d'une congestion locale, soit d'une cirrhose parcellaire du foie, preuves de l'indépendance relative des lobes les uns vis-à-vis des autres. J'avançai qu'il existe un *diabète hépatique alcoolique ;* c'était la première et féconde application pratique de ces recherches sur le foie, comme la notion de l'Entéroptose avait été la première conséquence des recherches sur la mobilité du rein.

En 1889 (1), j'émis l'opinion, basée sur un nombre considérable d'observations cliniques, que le fait, pour le foie, d'avoir été le siège d'une congestion palpable (et à fortiori d'une altération plus grave) entraîne une déchéance irrémédiable de cet organe. Cette déchéance se traduit : 1° par une congestibilité anormale du foie ; 2° par une déformation définitive ; 3° par une modalité fonctionnelle particulière, modalité qui, ajoutai-je, « peut revêtir les différents aspects de l'arthritisme, y

_____

(1) GLÉNARD. — *De l'Entéroptose.* Conférence à l'hôpital civil de Mustapha-Alger. Presse Méd. belge, 1889, n°° 8, 9 et 10.

compris les manifestations critiques de ces tempéraments ;
l'affection hépatique coïncidant avec cette modalité pourrait
dévier vers l'entéroptose, la goutte, le rhumatisme chronique,
la lithiase, le diabète ». Plus loin, je disais : « Il y a certainement une *neurasthénie pseudo-arthritique ou pseudo-goutteuse*
dont la cause me parait résider dans le foie. »

La même année, en 1889, dans la thèse de Raphély (1), je
publiai des observations d'*agoraphobie hépatique*, de *neurasthénie hépatique* (par précirrhose éthylique), syndrômes dont
l'interprétation classique eût fait et faisait effectivement de la
neurasthénie ou de la dyspepsie essentielles.

La neurasthénie hépatique, disais-je (2), doit être distinguée, suivant qu'elle est symptomatique du rhumatisme goutteux, de la lithiase biliaire ou urique, de l'entéroptose, de la
dilatation d'estomac, affections qui, toutes, à une phase
donnée de leur évolution, peuvent revêtir·le masque de la
neurasthénie. L'école actuelle se borne à étudier le masque
sans tenir compte de la maladie qu'il cache. Suivant l'origine
de l'affection du foie il y aurait une « *prélithiase* » ou une
« *précirrhose* » d'origine éthylique, puerpérale, psychique,
syphilitique, infectieuse, etc., et souvent, sinon toujours, ce
sont cette prélithiase ou cette précirrhose qui revêtent l'appareil symptomatique de la neurasthénie dite essentielle.

La nécessité du *démembrement de la neurasthénie* que, dès
1885, j'avais proposé de classer parmi les affections de l'appareil digestif, ainsi que les rapports, par l'intermédiaire du foie,
des neurasthénies avec les maladies de la nutrition (arthritisme) se trouvaient formulés pour la première fois.

En 1890 (3), je soumis à l'Académie de Médecine, comme
vérification des données précédemment émises, le résultat de

(1) GLÉNARD — *In* thèse RAPHÉLY : *Essai sur les phénomenes psychiques de nature melancolique.* These, Lyon, 1889.

(2) GLENARD — *In* JULLIEN : *De la dilatation de l'estomac dans ses
rapports avec la syphilis.* Paris, Masson, 1889.

(3) GLÉNARD. — *Des resultats objectifs de l'exploration du foie
chez les diabetiques.* Lyon Med. avril 1890.

l'exploration systématique du foie dans une maladie de la nutrition, le diabète : sur 324 malades, je l'avais trouvé anormal à la palpation dans 193 cas (60 p. 100), anomalies de forme, de densité, de sensibilité. Les foies étaient classés suivant qu'ils étaient ou non accessibles. Je confirmai les deux aphorismes : *a.* tout foie perçu par la palpation chez le vivant est un foie anormal ; *b.* un foie peut être manifestement anormal dans ses fonctions sans que la palpation puisse y déceler le moindre signe objectif, sans qu'il soit perceptible. J'adoptai un classement des foies accessibles, d'après le degré d'accessibilité et la forme, et proposai les huit types : foie hypertrophié, foie abaissé, foie déformé, foie tuméfié, foie sensible, foie à ressaut, foie normal, foie atrophié ; je distinguai la sensibilité anormale de l'hyperesthésie, la rénitence de la dureté et montrai que, sur les 60 foies anormaux (pour 100 diabétiques), il en était 35 où il s'agissait d'un foie hypertrophié. Non seulement cela, je signalai une localisation lobaire différente, suivant les diverses maladies, et une indépendance fonctionnelle relative des trois lobes, droit, gauche et médian du foie, très manifeste à la palpation. L'exploration d'un même foie à divers intervalles permettait d'affirmer un processus évolutif du foie dans le diabète, débutant par la congestion, se continuant par l'hypertrophie et pouvant aboutir à la cirrhose, après des alternatives de repos, de progrès, .etc. Une telle constatation autorisait à apprécier les divers types objectifs comme ayant chacun la valeur indicatrice d'une phase différente du processus.

Comparant, d'après les signes objectifs, l'allure et la forme du processus du foie dans le diabète, l'alcoolisme et la lithiase, j'établissais, par la localisation hépatique et les détails objectifs de cette localisation, la parenté hépatique de ces maladies, soit entre elles, soit avec les autres maladies de la nutrition, soit enfin avec les maladies infectieuses ou toxiques, et présentai la doctrine de l'*Hépatisme*. Cette doctrine me semblait devoir être substituée à celle de l'arthritisme, de l'herpétisme, etc., ou à celle plus récente de la dilatation congénitale ou héréditaire de l'estomac, pour grouper toutes les maladies de la nutrition, y compris les dyspepsies et les nevropathies, que j'y faisais rentrer.

A ce travail étaient annexés plusieurs centaines de diagrammes de foies anormaux ; parmi ces diagrammes, à côté de ceux figurant des cirrhoses diabétique, alcoolique et lithiasique, se trouvaient les diagrammes de cirrhose d'origine psychique (chagrin, colère, terreur, etc.), les violentes émotions étant une cause d'hépatisme.

En outre de ce premier argument tiré de la fréquence d'un état objectif anormal du foie, je fis valoir, en faveur de la continuité d'un processus hépatique dans la diathèse dite arthritique, un second argument tiré de ce fait que les signes objectifs du foie trahissent une aggravation pendant les phases critiques (maladies diathésiques) de la diathèse tandis que, pendant les phases d'accalmie, les signes objectifs étaient ceux d'une ancienne et endormie maladie de foie ; un troisième argument était tiré de l'étiologie et du traitement qui, dans tous ces états morbides, sont précisément ceux des maladies du foie. Enfin je confirmais l'existence du diabète hépatique alcoolique, que j'avais seulement signalé deux ans avant.

En janvier 1892, après avoir fait dans la thèse de Chapotot (1) des réserves sur l'étiologie classique du foie déformé, que l'on a tort d'attribuer exclusivement au corset, tandis que, à mon avis, cette déformation, qui existe également chez l'homme, peut être le stigmate d'une ancienne maladie hépatique, stigmate fréquent en particulier dans la lithiase urique, je publiai de nouveau (2), et sous une autre forme, la théorie et la technique du « procédé du pouce », j'insistai pour qu'on représentât par des diagrammes annexés aux observations, ainsi que je l'avais fait en 1890 pour le foie des diabétiques, les diverses modalités

(1) GLÉNARD — in thèse CHAPOTOT L'estomac et le corset. Th. Lyon 1892

(2) GLÉNARD. — De la palpation bimanuelle du foie par le procedé du pouce. Introduction à l'étude de l'hepatisme. Commun. a la Soc. des Sc. Med. de Lyon. Lyon Med. janv. 1892.

du foie relevées par la palpation et je proposai les spécimens qui me paraissaient devoir être recommandés pour l'iconographie de chaque type. Enfin je donnai le résultat de mon enquête systématique sur le foie, pratiquée chez 3,500 malades atteints de maladies de la nutrition. Je signalai ceci, que, sur 100 malades de ce groupe, il en est 70 chez lesquels on trouve des signes objectifs palpables d'une altération du foie, et que, sur 100 de ces foies anormaux, il en est 36 dans lesquels le foie est sensible ou tuméfié, 46 où on le trouve déformé, abaissé, allongé ou à ressaut, types que je considère comme des stigmates résiduels de la tuméfaction ou de l'hypertrophie, 13 où le foie est hypertrophié, enfin 6 où il est atrophié et je dressai, suivant les maladies et suivant les sexes, le tableau suivant :

Répartition des signes objectifs du foie, suivant les maladies et suivant les sexes (pourcentage)

MALADIES	Foie normal		Foie sensible ou tuméfié		Foie hypertrophié		Foie déforme allonge ou abaisse		Foie petit	
	H.	F.	H.	F.	H.	F.	H.	F.	H.	F.
Dyspepsies	26	48	32	28	3	6	38	16	1	»
Névropathies	21	46	31	30	5	»	36	23	5	»
Entéroptose	33	34	11	21	»	»	85	44	»	»
Lithiase biliaire...	10	30	32	25	12	15	37	29	7	»
Gravelle..........	24	30	12	37	18	»	39	33	6	»
Diabète..........	36	30	12	8	35	33	12	8	2	»
Goutte	35	»	32	»	»	»	83	»	»	»

On devra, disais-je, à la palpation systématique et méthodique du foie, « des révélations de telle nature qu'on y puisera les motifs d'une extrême réserve dans le culte des pathogénies classiques. On pourra parfois, dans de prétendues dyspepsies, faire sauter derrière le rebord costal l'arête d'un foie ligneux et indolent, ou, vers la pointe de la onzième côte, trouver un moignon dur et de forme pyramidale, dont la présence inespérée sera un trait de lumière ; on pourra, dans de prétendues neurasthénies et chez l'homme (où le corset ne peut être incriminé), trouver le bord du foie parfaitement souple et indolent verticalement placé à égale distance de l'ombilic et de l'épine iliaque droite ; cette constatation inattendue sera des plus suggestives. »

La *cirrhose dyspeptique*, la *neurasthénie hépatique*, se trouvaient ainsi mises en lumière, ainsi que la fréquence, dans les maladies de la nutrition, des *gros foies* qu'allaient bientôt retrouver, et avec la même proportion dans ces mêmes maladies, les Cliniciens les plus éminents, mais en se contentant d'englober encore sous ce même nom les types pourtant distincts de tuméfaction, de déformation et d'hypertrophie de la glande hépatique ; ce qui prouve combien est fausse la classification adoptée des types objectifs du foie suivant le volume de la glande, et combien est insuffisant le procédé classique d'exploration du foie.

Je concluai, de cette enquête et de ses résultats si remarquables, à des lacunes évidentes dans la symptomalogie classique, dans la méthode d'exploration de l'abdomen, dans la séméiologie du foie, dans les éléments de classification nosologique. L'hépatisme était l'édifice qui résultait de la suppression de ces lacunes. Déja, l'entéroptose, la précirrhose, la prélithiase étaient les notions que je proposais comme exprimant la localisation de maladies, dont la dyspepsie ou la neurasthénie, désormais interprétées comme hépatiques, pouvaient, au même titre que les autres maladies de la nutrition, être l'expression symptomatique méconnue. « Il est inadmissible, ajoutais-je, de considérer que l'altération du foie survenant dans le cours d'un catarrhe gastrique, d'une dyspepsie ou d'une neurasthénie, ne commence qu'au moment où l'on constate un ictère, une cirrhose ou un calcul. Ces complications, impliquant au contraire une altération fort ancienne du foie, ont donc dù être précédées d'une phase préliminaire, que j'appelle la période de précirrhose ou de prelithiase ; le procédé du pouce permet d'en révéler l'existence par des signes objectifs du côté

du foie, alors que la palpation classique ne trouve rien ou ne
cherche rien et laisse conclure, encore la veille du jour où
surgiront l'ascite ou la colique calculeuse, à une maladie
d'estomac, d'intestin, ou à une neurasthénie ».

J'insistai sur la valeur diagnostique de quelques-unes des
variétés de forme objective du foie et sur leur corrélation
avec les symptômes cliniques, en disant :

« C'est ainsi que l'hypertrophie souple (stéatose) paraît
caractéristique de certains diabètes, que le foie abaissé et
souple semble plus spécial à la gravelle ; que l'hypertrophie a
une prédilection pour le lobe droit dans le diabète, pour ie lobe
médian dans la lithiase biliaire, pour le lobe épigastrique
dans l'alcoolisme. C'est ainsi que les types de foie sensible,
foie tuméfié, correspondent à la phase de début, les types
résiduels de foie déformé, abaissé, à cette phase silencieuse de
la chronicité qu'on ne peut mieux spécifier que par l'expression
d'hépatisme. C'est ainsi que, au point de vue du pronostic,
l'état objectif du foie peut être un précieux enseignement dans
le diabète ; dans un diabète apparemment grave, la constatation d'un foie abaissé ou déformé (qui, par définition, est
souple), permet de poser un pronostic bénin. L'on voit enfin, dans
la diathèse hépatique alcoolique, véritable « hépatisme expé-
rimental », une maladie chronique du foie pouvant, pendant le
cours des années, et chez un même malade, se traduire successivement, et presque toujours dans le même ordre, par les
divers syndromes de l'hépatisme (obésité, catarrhe gastrique,
lithiase, diabète, neurasthénie, goutte, etc.) ; puis on peut
voir cette affection du foie aboutir à la cirrhose atrophique,
après avoir passé par les étapes, correspondant aux syndromes
précédents, de foie sensible, tuméfié, déformé, hypertrophié, etc. »

C'était, après le *cycle des symptômes hépatiques* dans une
maladie de la nutrition comme le diabète, le *cycle des syndromes hépatiques* dans la diathèse qui se trouvait affirmés par la
clinique.

J'exposai ensuite le principe d'une *dichotomie hépatique* nécessaire dans le groupe des maladies de la nutrition, en disant : « En faisant intervenir le concours d'autres signes objectifs, concomitants de ceux tirés du foie, on peut voir que la famille de l'hépatisme se divise en deux branches : l'une dans laquelle il n'y a jamais de sténose intestinale, branche formée par le diabète, la lithiase urique et la goutte ; l'autre, celle de la dyspepsie et de la neurasthénie dites essentielles, de la lithiase biliaire et de l'entéroptose, chez lesquelles peut se rencontrer la sténose. Parmi les maladies de la seconde branche, et, en particulier, celles qui ne présentent pas de sténose, il en est qui ont un caractère frappant de ressemblance avec les maladies de la première branche ; il y a donc une dissociation, un dédoublement à faire des lithiases biliaires, des entéroptoses, des neurasthénies et des dyspepsies, et à modifier, pour certaines d'entre elles, leur étiquette nosologique. Ce sont, après les caractères généraux de l'hépatisme, les caractères servant de base à cette notion d'une double modalité de la perturbation hépatique, qui, bien plus que les caractères en apparence spécifiques de chacune des espèces morbides, doivent être pris en considération lorsqu'il s'agit, pour un cas donné, de tracer les grandes lignes de la diététique et du traitement »... « la dichotomie est évidente en clinique. On peut différer sur la nature des caractères servant de point de départ et de différentiation. A mon avis, elle résulte de la perturbation de fonctions différentes du foie ou de la perturbation différente d'une même fonction du foie ; mais c'est dans le foie que se trouve l'origine de la divergence et l'on pourrait assigner à ces deux grandes branches, émanées de l'hépatisme, les dénominations de branche « uricémique » et de branche « cholémique ».

Je confirmai enfin l'interprétation hépatique de la neurasthénie de Charcot (bien distincte de la neurasthénie par entéroptose) dans le livre de M. Mathieu (1) sur la neurasthénie.

---

(1) GLÉNARD. — *Neurasthénie hepatique. In* MATHIEU : *Neurasthénie.* Paris, Rueff, 1892, p. 155.

« C'est bien. disais-je, la maladie persistante du foie qui entretient la maladie de nutrition (la neurasthénie), puisque celle-ci persiste bien qu'émancipée de sa cause première (intoxication alcoolique, impaludique ou infectieuse, trouble fonctionnel d'origine vasomotrice dont la cause première pourrait être une émotion violente, une terreur ou enfin le surmenage sous toutes ses formes) ; l'action nuisible de cette cause première sur le système nerveux peut avoir en effet cessé depuis longtemps, sans que, pour cela, le malade soit guéri. » Toutes ces causes de neurasthénie sont d'ailleurs aussi des causes d'affection hépatique, et chez la plupart de ces neurasthéniques on trouve, non seulement les symptômes d'une perturbation de l'appareil digestif, mais des signes objectifs manifestes d'une anomalie du foie.

Ces diverses publications, qui ont fait l'objet de communications aux sociétés savantes ou de conférences dans les hôpitaux, et auxquelles la Presse médicale a donné une très large et bienveillante publicité, semblent, par la base essentiellement clinique et de contrôle facile sur laquelle reposent leurs conclusions, par le développement logique et graduel, à travers dix années de recherches, de l'idée qui s'en dégage, de nature à avoir pu impressionner quelques esprits. Cela serait d'autant plus plausible que leur auteur, depuis 1892, n'a pas cessé d'appeler l'attention sur ce sujet, ainsi qu'en témoignent, depuis trois ans, les travaux, qu'il a publiés, sur le parallèle entre l'hépatisme et l'arthritisme (1), sur la séméiologie objective de l'estomac (2), de l'intestin (3), et du rein (4) dans les maladies de la nutrition, sur le diabète alcoolique (5), ainsi que son introduction et les notes qu'il a annexées au livre de M. Monteuuis

(1) GLÉNARD. — *Hépatisme et arthritisme*. Rev. Mal. Nut. 1892.
(2) GLÉNARD. — *Palpation de l'estomac*. Rev. Mal Nutrition. 1893.
(3) GLÉNARD. — *Palpation de l'intestin.* Rev. Mal. Nutrition. 1894.
(4) GLÉNARD. — *Palpation du rein*. Rev. mal. nutr 1895.
(5) GLÉNARD. — *Du diabète alcoolique*. Communic. au Congrès de Lyon, oct. 1894 et Revue Mal. Nutrition. 1895,

sur l'entéroptose ; enfin ses recherches expérimentales sur la
réplétion vasculaire du foie (1) et les considérations qu'il en
a tirées relativement à la séméiologie générale de cet organe
et en particulier sa symptomatologie gastro-intestinale.
Ces divers travaux qui, sous des faces différentes, fouillent les
mêmes faits et, par la logique même des choses, aboutissent à
un même but, forment un édifice de plus en plus homogène.
Il n'est donc pas interdit à leur auteur de revendiquer une part,
si petite soit-elle, à la remarquable évolution vers l'« hépatisme »
que subit, au nom de la clinique, depuis 1892, la doctrine
pathogénique des maladies de la nutrition.

L'évolution parallèle, au nom de l'expérimentation — sous
l'impulsion de Bouchard, précédé dans cette voie par Heger
(1873) et Schiff (1877), suivi par ses élèves Roger (1887) et
Charrin (1891) —, de la doctrine des maladies infectieuses, dans
le sens d'une pathogénie où le foie joue également un rôle de
plus en plus grand, est bien faite pour frapper l'attention.
L'infection est une des causes des maladies du foie. Est-ce
que la maladie de la nutrition engendrée par cette cause,
est-ce que l' « hépatisme infectieux », ainsi que je suis en
droit de l'appeler, ne doit pas évoquer l'idée que, sous l'influence d'autres causes de maladies de foie, atteignant sans
doute la glande par un procédé peut-être tout différent, ne
puissent se développer, par l'intermédiaire du foie, d'autres
maladies de la nutrition, c'est-à-dire d'autres variétés d'hépatisme, telles que l'hépatisme alcoolique, l'hépatisme impaludique, l'hépatisme psychique ou nerveux, etc., etc. En vérité.
nous assistons à la résurrection, sur des bases expérimentales
et cliniques précises, de la Doctrine, ancienne comme l'art
médical, doctrine cent fois rejetée, cent fois reprise, et qui
semblait de nos jours définitivement abandonnée, de cette doctrine qui donne au foie une place prépondérante dans la pathologie générale. Ce sont des bases cliniques nouvelles que les

---

(1) GLÉNARD et SIRAUD. — *Injections aqueuses dans le foie.* Lyon
médical, 1895.

Je n'ai ... les ... ... par ... et d'établir à cette
... ... leurs en
confirment l'exactitude, tout retour en arrière est désormais
impossible.

§ III.

Évolution actuelle de l' « Arthritisme »
vers l' « Hépatisme »

La doctrine qui prévalait, incontestée jusqu'en 1885, sur
la pathogénie des maladies de la nutrition et, en particulier,
sur le rôle du foie dans cette pathogénie, enseignait les principes suivants :

1° Les maladies de la nutrition sont le fait d'une dyscrasie
humorale, congénitale et héréditaire (Ecole de Paris), parfois
acquise (Ecole de Montpellier), ne comportant aucune localisation primitive ou secondaire essentielles. (La localisation gastrique primitive (dilatation), également héréditaire et congénitale, proposée par Bouchard, en 1884, ne semble pas avoir
prévalu, au moins pour tous les cas).

2° Parmi les localisations secondaires, qui peuvent résulter
de la viciation des humeurs, la localisation hépatique est des
plus rares dans les maladies de la nutrition ; quand on la rencontre, c'est qu'elle est survenue comme complication. Cette
complication est alors le fait, soit de l'altération momentanée
du foie par le passage à travers son tissu des humeurs viciées,
devenues momentanément plus nocives, soit surtout d'une
maladie spéciale et indépendante de cet organe survenue sous
l'influence de causes surajoutées (alcoolisme, impaludisme,
infection, etc.).

C'est la doctrine dite de l'arthritisme, qui se résume
ainsi : hérédité humorale, viciation des humeurs, localisation,
éventuelle, secondaire toujours, dans un organe ou l'autre,
rarement dans le foie, le plus souvent dans les articulations
(arthron).

A cette doctrine humorale, j'ai proposé, dans la série de publications que j'ai énumerées, de 1885 jusqu'à ce jour, et, en particulier, dans celles qui ont paru de 1887 à 1892, de substituer la doctrine organicienne de l'**hépatisme**, qui a pour principes fondamentaux les suivants :

1° Les maladies de la nutrition sont le fait d'une perturbation fonctionnelle du foie, tantôt héréditaire, tantôt, et fort souvent, acquise.

2° La localisation hépatique est constante, essentielle, elle est primitive dans les maladies diathésiques de la nutrition. Lorsque celles ci revêtent l'aspect franchement hépatique, ce n'est pas par le fait d'une complication, c'est par le fait d'une évolution du processus hépatique fondamental de la maladie de nutrition.

La doctrine de l'hépatisme se caractérise donc par : hérédité hépatique ou causes accidentelles d'affection du foie, localisation hépatique primitive, viciation des humeurs, secondaire toujours.

Avec l'hépatisme, c'est le foie qui ouvre la scène morbide, la viciation humorale chronique est la conséquence de l'affection du foie devenue chronique ; avec l'arthritisme, c'est la viciation humorale qui commence, c'est elle qui entretient la maladie et c'est par accident seulement que le foie ou tout autre organe, au même titre que le foie, peuvent être atteints.

Le seul argument en faveur de la doctrine de l'arthritisme — et, dans un travail antérieur, j'ai accumulé les objections dont est passible cette doctrine (1) — le seul argument résulte de l'absence de signes de localisation ; or, ce sont précisément ces signes de localisation qu'on n'avait pas su trouver, parce qu'on ne les cherchait pas et qu'on ne savait pas les chercher, qui sont l'argument fondamental de la doctrine de l'hépatisme : car ces signes sont constants, très précoces, et toujours ce sont les signes d'une perturbation fonctionnelle du foie.

(1) F. GLÉNARD — *Exploration bimanuelle du foie par le procédé du pouce. Introduction a l'etude de l'hepatisme* Lyon medical, 1892. — *Hépatisme et arthritisme.* Rev. mal. nutr., 1893.

En outre des signes objectifs tirés de l'exploration physique
du foie ou de l'analyse chimique de ses sécrétions, se rangent,
en faveur de l'hépatisme, comme doctrine permettant l'interprétation que je considère comme la plus logique du processus
des maladies de la nutrition : la notion étiologique, la symptomatologie subjective, la marche de la maladie générale, l'ordre
de succession des syndrômes, les indications thérapeutiques,
le pronostic. Déjà les enseignements de la médecine expérimentale peuvent être invoqués en faveur de cette doctrine,
déjà l'anatomie pathologique commence à lui donner une confirmation dont elle peut, d'ailleurs, se passer. Tout concourt à
prouver que c'est le trouble du foie qui, les agents cosmiques
étant, par voie héréditaire ou non, la cause première, est la
cause seconde ou, ainsi que je l'ai appelée, la cause endogène
de la maladie de la nutrition, cette cause qui vicie définitivement
les humeurs, installe la diathèse et entretient la chronicité.

Quant aux dyspepsies et aux névropathies (neurasthénies
comprises) que rejette la doctrine de l'arthritisme, pour relé-
guer les premières parmi les maladies de l'estomac, troublé
dans sa motilité ou sa « sécrétilité », et les secondes parmi
les maladies du système nerveux, atteint dans sa dynamique
ou sa tension, la doctrine de l'hépatisme les revendique comme
siennes et les intègre parmi les maladies de la nutrition : car
les dyspepsies et les névropathies ont ce caractère commun
avec les maladies de l'hépatisme que le trouble fonctionnel du
foie en est le caractère le plus constant, celui qui, de tous, a
le plus de fixité. En outre, les uns et les autres se présentent
soit comme phase de début, soit comme phase intercalaire, à
côté des syndrômes classiques de la (les maladies dites de la
nutrition) diathèse hépatique, ci-devant arthritique.

Après que nous avons ainsi nettement établi les différences
radicales qui séparent la doctrine de l'*arthritisme*, qui est la
doctrine classique, doctrine incontestée jusque-là, incontestée
tout au moins jusqu'en 1892, et la doctrine de l'*hépatisme* que
j'ai proposée et que je défends depuis 1885, voyons maintenant,

dans les œuvres des maîtres autorisés et dans celles de leurs élèves, si la jeune doctrine est justifiée dans son audace de supplanter l'ancienne.

Est-il vrai, tout d'abord, que la localisation hépatique, niée par la doctrine de l'arthritisme, soit aussi fréquente que le prétend la doctrine de l'hépatisme ?

Et, ensuite, est-il vrai que ce soit la localisation hépatique qui ouvre la scène morbide ?

Et, enfin, est-il vrai que les syndrômes des maladies de la nutrition, y compris des dyspepsies et neurasthénies, puissent être interprétés comme des syndrômes hépatiques se succédant dans un ordre déterminé et constituant les phases d'évolution d'une affection cyclique du foie ?

C'est à partir de 1892 que sont abordés ces problèmes, par MM. Bouchard et Le Gendre, Hanot et Boix, Robin et Deguéret, Verneuil.

M. Bouchard (1) écrit ceci, en 1892 : « Un trait commun des maladies par ralentissement de la nutrition, c'est la *fréquence de l'hypertrophie du foie* » (!) Déjà, en septembre 1891, son savant élève, M. Le Gendre (2) publiait, en se fondant sur la pratique de M. Bouchard, une étude sur le *gros foie* du diabète, de l'obésité, de la goutte ; il s'agit, dit M. Le Gendre, « dans les deux tiers des cas, de congestion, dans l'autre tiers, il s'agit de l'hypertrophie de l'organe.... C'est dans les maladies chroniques du tube digestif que la tuméfaction de premier genre se rencontre ; c'est dans le diabète, l'obésité, la goutte que se rencontre celle du second genre. Sur 89 observations personnelles de dilatation d'estomac, M. Bouchard a reconnu que la tuméfaction du foie s'observe dans la propor-

_____

(1) BOUCHARD. — *Conditions pathogéniques des albuminuries qui ne sont pas d'origine renale*. Bull. Med. 14 sept. 1892. p. 1219 et Sem. Med. 14 sept. 1892.

(2) LEGENDRE. — *Les gros joies*. Concours Medical, 19 sept. 1891, p. 446, 3 oct. 1891, p. 474.

tion de 23 p. 100.... Indépendamment de la congestion hépatique q ii appartient à la dilatation de l'estomac, on observe
dans certaines maladies chroniques une tuméfaction du foie
plus considérable et plus persistante, capable cependant de
varier lentement en plus ou moins, indolente, et ne s'accompagnant jamais d'ictère. M. Bouchard ignore encore quels sont
les caractères histologiques de cette altération du tissu hépatique. Ses caractères cliniques et ses associations pathologiques
doivent faire supposer qu'il s'agit purement et simplement
d'une augmentation de volume des cellules hépatiques. Toutefois, pour ne rien préjuger, M. Bouchard donne à cette altération
le nom de *gros foie*. Leur étiologie est gouvernée souvent
par l'existence d'une maladie chronique antérieure (goutte,
diabète, obésité), j'ajoute qu'ils apparaissent souvent chez des
arthritiques et de gros mangeurs avec ou sans dilatation de
l'estomac, et que leur pathogénie est probablement complexe ;
l'intoxication y entre pour une part, et aussi une sorte de
plethore par emmagasinement excessif des substances azotées
dans les cellules. »

Dans une seconde publication, en 1892, M. Legendre (1)
écrit que sur 61 dilatés (dyspeptiques ou latents), il a trouvé
24 fois de la tuméfaction hépatique, permanente ou intermittente, avec foie lisse et le plus souvent indolent, débordant le
rebord costal de 1 à 5 travers de doigt. Deux fois il a noté dans
ces cas de la glycosurie passagère ou alimentaire. La plupart
de ces dilatés étaient de souche arthritique ou présentaient eux-
mêmes beaucoup des attributs de cette diathèse. Plusieurs
souffraient de lithiase biliaire et de gravelle.

Dans sa thèse, en 1893, un élève de M. Bouchard,
M. Million (2) écrit : « Chez les enfants fréquemment atteints
de troubles gastro-intestinaux, le foie est sujet à des variations

(1) LEGENDRE. — *De la fréquence comparative des divers types de
dyspepsie gastrique et de la dilatation de l'estomac.* Bull. Soc. Méd. Hôp.
26 fév. 1892.

(2) MILLION. — *Des manifestations cutanées dues aux vices de la
nutrition chez les enfants.* Thèse, Paris, dec. 1893.

de volumes étonnantes ; ces variations sont énormes d'un jour
l'autre ; le foie des enfants est véritablement élastique, à ce
point qu'une augmentation de volume, se traduisant une fois
par un abaissement du bord intérieur à 6 cent. au-dessous du
rebord costal, peut se réduire deux jours après à 3 cent., même
moins, pour se manifester trois ou quatre jours plus tard.
Ces congestions hépatiques passagères et fréquentes nous ont
semblé un signe confirmatif d'un état défectueux de l'élaboration des substances alimentaires... », et M. Million relate 15 observations dans lesquelles il est question de « foie gros », « foie
déborde de 1, 2, etc., 5 travers », puis il ajoute, à propos des
enfants eczémateux : « il faut soigneusement examiner un
enfant pour se convaincre que l'état de santé, dans lequel il se
trouve, n'est souvent qu'apparent ; il faut avoir soigneusement
scruté tous les organes abdominaux avant de pouvoir assurer
que la nutrition est normale chez ce petit sujet. Or, nous avons
presque toujours trouvé tout ou partie du syndrôme clinique de
l'atonie gastro-intestinale ou de quelque autre défectuosité
quand nous avons examiné un enfant porteur de plaques
d'eczéma ».

La dernière publication, en 1894, de M. Bouchard, renferme les documents suivants (1) :

« Sur 652 gros foies, observés chez des malades hommes
ou femmes, 240 coïncidaient avec la dilatation de l'estomac,
69 avec des troubles digestifs, tels que anorexie, constipation,
diarrhée, vertiges. Cela fait un total de 309 gros foies chez des
malades dyspeptiques, soit une proportion de 48 /₀ environ.
Les autres gros foies au nombre de 343 ont été rencontrés chez
des albuminuriques (164), des peptonuriques (72), des glycosuriques (28), des obèses (61) et divers autres malades (16). »

« Si l'on prend la statistique concernant la dimension de
l'estomac seulement, on trouve, sur 665 cas, le tableau suivant
de la coïncidence de la dilatation de l'estomac et du foie volumineux (F. V.), avec d'autres maladies :

(1) *In* Boix. — *Le Foie des dyspeptiques,* etc., th. Paris, 1894.

Dilatation et foie volumineux.......... 240
Dilatation + F. V. + peptonurie...... 44
   —   + F. V. + glycosurie. 13
   —   + F. V. + diabète......... 60
   —   + F. V. + obésité......... 25
   —   + F. V. + goutte .... 12 ».

M. Bouchard persiste dans l'affirmation que lui prête M. Boix :
« C'est chez les malades affectés de dilatation d'estomac
seulement que j'ai observé la congestion du foie des maladies
chroniques. »

Il est fâcheux que cette statistique ne donne pas le nombre
des malades observés et n'enregistre que ceux atteints de gros
foie. Elle n'en suffit pas moins à affirmer la relation étroite que
j'ai signalée entre la dyspepsie et les maladies de la nutrition
d'un côté, et de l'autre une altération objective du foie, non pas
seulement cette « tuméfaction du foie, le plus souvent indolente, insignifiante, passagère, pouvant disparaître en deux ou
trois jours, s'accompagnant quelquefois de douleurs de l'hypochondre droit et d'ictère sans décoloration des garde-robes »
(Bouchard), mais une altération hépatique suffisamment accentuée et d'allure chronique assez nette pour qu'on doive chercher,
au foie, dans la pathogénie de ces maladies, une place au moins
aussi importante qu'au symptôme objectif tiré du clapotement
ou aux signes attestant la dyscrasie humorale.

Si les relations ont été méconnues, c'est comme le remarque
fort justement Boix, que la plupart des cliniciens qui s'attachent à l'étude des gastropathies et en général des maladies
chroniques, ont négligé jusqu'ici de noter l'état de la glande
hépatique, ne fût-ce que pour en indiquer le volume ; de même
ceux qui recueillent les cas d'affection du foie ne se sont
qu'exceptionnellement préoccupés de l'état des fonctions
digestives. C'est bien la thèse que je soutiens depuis 1885,
c'est bien ce qui me fait tant insister sur la nécessité d'une
exploration systématique de tous les organes, et en particulier des organes abdominaux, en attendant le moment,

presque arrivé aujourd'hui, où la théorie pathogénique indiquera elle même que ces organes sont à incriminer et à interroger.

En 1893, M. Hanot (1) veut bien accepter les expressions de «précirrhose», d'« hépatisme » que j'ai proposées et la relation de l'hépatisme avec l'arthritisme : « Je sais bien, dit-il, que cet auteur (M. Glénard) entend par la précirrhose hépatique non pas exactement les manifestations commençantes de l'organe allant à la maladie définitive, mais surtout les conditions préalables d'origine et de nature diverses qui rendent plus efficaces les actions pathogéniques. Je rappellerai ici, qu'à mon sens, l'arthritisme est un de ces principaux facteurs. Contrairement à l'opinion de M. Glénard, je ne crois pas que l'arthritisme soit une conséquence de ce qu'il appelle l'hépatisme : c'est au contraire un des éléments qui engendrent cet état. Les autres dérivent des erreurs du régime, de l'action des diverses influences nerveuses, etc. Ici, comme je l'ai déjà dit, l'analyse devient trop délicate, et je me contente de répéter encore une fois que l'arthritisme est la clé du processus de la cirrhose, et qu'il convient mieux, pour le moment, d'appliquer le terme d'*hépatisme* à ces modifications du début de l'affection où la maladie n'est pas encore confirmée, mais où il est possible d'entr'apercevoir les signes avant-coureurs ».

J'ai proposé l'expression d' « hépatisme » pour exprimer que le processus entier non-seulement de la maladie de nutrition, mais de la diathèse avec ses maladies successives de la nutrition et leurs phases intercalaires, se déroule dans le foie, et celle de « précirrhose » pour désigner cette phase de l'hépatisme qui précède, de plus ou moins loin, le début de la cirrhose mais dans laquelle la transformation en cirrhose peut encore être enrayée. La cirrhose est une phase de cette affection du foie, qui est fondamentale de l'hépatisme, elle est différente

(1) HANOT. — *Considerations genérales sur la cirrhose alcoolique.* Sem. Med. 29 avril 1893. p. 209.

des phases, soit de précirrhose, soit au-delà encore, d'hypertrophie ou, plus avant encore, de congestion, qui l'ont précédée.

Avec M. Hanot, non seulement nous trouvons admise la
relation de l'arthritisme avec une affection du foie, mais nous
voyons préciser la nature de cette affection du foie : c'est un
processus pouvant aboutir à la cirrhose et cette détermination
est due, pour le médecin de Saint-Antoine, à ce que l'arthritisme se caractérise par la vulnérabilité plus grande du tissu
conjonctif avec tendance à l'hyperplasie, à la transformation
fibreuse, à la rétraction fibreuse. Et cette tendance existe
dans le foie, comme dans les autres organes. Les agents
cirrhogènes ne sont plus que la cause déterminante de la localisation hépatique.

Notons ici que M. Hanot (1) accepte une certaine indépendance des lobes hépatiques entre eux quand il ajoute : « Il n'est
pas jusqu'aux faits de maximum de sclérose occupant des
parties déterminées de l'organe hépatique (cirrhose limitée à
un lobe) qui ne puissent s'expliquer de la même façon. » (2)

En 1893, paraît la remarquable thèse de Gastou (3), élève
de M. Hanot, sur le foie infectieux, dont je ne relève ici que les
deux paragraphes suivants : « Le foie infectieux crée, par
l'altération hépatique, par l'absence de destruction des poisons,
un véritable *hépatisme* qui facilite les intoxications et aggrave
les infections..... Prenant au début les infections aiguës, j'ai
tenté de suivre l'infection hépatique, je l'ai poursuivie dans les
infections chroniques, les *maladies de la nutrition* et les
cachexies, pour aboutir à un type de foie infectieux, bien défini

(1) HANOT. — *Ibid.*

(2) Voir aussi, en faveur de l'indépendance lobaire : MOLLIÈRE, *Des
néphrites aiguës et chroniques par insuffisance hépatique.* Lyon médical,
21 février 1894 ; et MARCKWALD, *Ein eigenthuemlicher Fall von Leber-
cirrhose (combination von partieller Hypertrophie und Atrophie der
Lebersubstanz).* Arch. f. path. anat. u. phys. LXXXV, 2.

(3) GASTOU. — *Du foie infectieux.* Th. Paris, 1893. Asselin et
Houssaye.

anatomiquement et cliniquement, très vague encore bactério-
logiquement. »

N'est-ce pas la vérification du principe que j'ai posé de la
maladie évolutive du foie dominant l'évolution de la diathèse
qu'elle réalise, à partir de l'intervention de la cause première,
celle-ci agissant sur le foie et le rendant désormais vulnérable ?

En 1894, au Congrès de Rome, MM. Hanot et Boix (1)
reconnaissent l'existence d'une cirrhose dyspeptique, c'est-à-
dire d'une hypertrophie du foie avec dureté ligneuse, ne se
trahissant par aucun autre symptôme fonctionnel qu'une certaine lassitude et une sensation de pesanteur de l'hypochondre
droit chez d'anciens dyspeptiques ; « dans certains cas, cependant, ajoutent-ils, surviennent des accidents aigus sous forme
d'embarras gastriques, avec poussée congestive du côté du foie,
ou bien il existe de la périhépatite susceptible de simuler la
colique hépatique fruste.. . Cette cirrhose peut être considérée
comme une variété de l'hypertrophie hépatique décrite par
M. Bouchard dans la dilatation de l'estomac. »

Voici donc confirmée, non seulement la notion d'une hypertrophie ligneuse, ne s'accompagnant pas des symptômes classiques de la cirrhose ni même de ceux d'une affection du foie,
mais encore la notion d'une cirrhose ne relevant en aucune façon
de l'alcoolisme. La doctrine de l'hépatisme avait dit qu'il y
avait autant de variétés d'hépatisme que de causes de maladies
du foie et que chacune des variétés d'hépatisme pouvait aboutir
à sa cirrhose spéciale, de même que chacune pouvait avoir sa
congestion, son hypertrophie, sa déformation hépatiques, et, au
point de vue symptomatique, chacune sa dyspepsie, ses lithiases,
sa neurasthénie, son diabète, sa goutte, etc., etc. Ne connaît-
on pas déjà la cirrhose saturnine (Laffitte, Potain), la cirrhose
infantile des fièvres éruptives (Laure, Honorat), la cirrhose

(1) HANOT et BOIX. — D'une forme de cirrhose non alcoolique du
foie par auto-intoxication d'origine gastro-intestinale. Congrès de
Rome. Avril 1894. Sem. Med. 4 avril 1894.

(2) BOIX. — Loc. cit.

syphilitique (Virchow, Gübler), la cirrhose tuberculeuse (Hanot, Lauth), la cirrhose paludéenne?

Vers la même époque, toujours en 1894, paraît l'excellente thèse de Boix (2), élève de M. Hanot. Je relève de suite la réflexion que lui suggère à mon égard l'interprétation de M. Verneuil sur le rôle prépondérant de l'hépatisme dans la production des hémorrhagies : « C'est, dit Boix, la doctrine que M. Glénard, de Lyon, a ressuscitée du mémoire enthousiaste de Poucel pour lequel la lésion hépatique est cause de l'arthritisme. C'est prendre l'effet pour la cause. »

C'est la seule citation de mon nom et de mon œuvre que j'aie trouvée dans la thèse de M. Boix. Son maître, M. Hanot, avait été plus équitable ou mieux informé. La doctrine que je défends est vieille comme la médecine. Si elle est morte si souvent, malgré Galien, Riolan, Stahl, si l'on a dû si souvent la ressusciter, c'est apparemment que les arguments, à l'aide desquels on la soutenait, étaient insuffisants et fragiles. Les arguments que j'invoque et qui, à l'inverse de ceux de M. Poucel, reposent sur des faits et non sur des impressions de clinicien, sont nouveaux et tirés directement du foie lui-même et peuvent être indéfiniment, à chaque instant, et par chaque médecin, contrôlés. « C'est, comme dit M. Boix, un courant nouveau qui dirige aujourd'hui l'attention des observateurs et ce chapitre ne tardera pas à s'enrichir de bon nombre de faits instructifs ». En réalité, ce sont bien les arguments, que j'ai fait valoir, qui ont donné l'impulsion à ce courant nouveau.

C'est en effet en explorant systématiquement, comme moi, le foie chez les dyspeptiques, que MM. Hanot et Boix ont rencontré chez ces malades l'hypertrophie ligneuse du foie que j'avais signalée, qu'ils ont les premiers analysée, et qui fit l'objet de leur communication au Congrès de Rome.

C'est à l'étude pathogénique de cette cirrhose hypertrophique que M. Boix consacre sa thèse. Avec M. Hanot, il attribue

cette cirrhose à une auto-intoxication d'origine gastro-intestinale, c'est-à-dire au passage à travers le foie de substances
toxiques élaborées dans un tube digestif malade, chez des
sujets dont le foie présente une vulnérabilité plus grande par
le fait de l'arthritisme préexistant, héréditaire ou congénital.

Mais M. Boix n'est pas bien sûr lui-même que la prédisposition arthritique soit nécessaire : « Cette hypertrophie du
foie, se demande-t-il, dans les maladies chroniques, diabète
sucré, obésité, goutte, est-elle le résultat *ou la cause* de la
dyscrasie, du vice de la nutrition ? C'est ce qu'il est impossible
de décider à l'heure actuelle. »

N'est-ce pas admettre que la doctrine de l'hépatisme peut
aussi bien être défendue que celle de l'arthritisme ?

Je relèverai encore un point dans la thèse de M. Boix.
D'une série de 14 expériences, dans lesquelles il a fait ingérer
à des lapins, à petites doses et chaque matin, des substances
telles que : alcool, acides valérianique, butyrique, lactique,
acétique, il a réussi, non avec l'alcool, mais avec les acides
acétique et butyrique, à produire, en un temps variant de
quelques semaines à plusieurs mois, une cirrhose comparable
à celle de Laennec. De ses expériences fort remarquables, il
conclue que ces substances produisent d'abord la gastrite,
puis, celle ci, la dilatation, la stase, c'est-à-dire la fermentation anormale qui engendre la maladie de foie. Or cette pathogénie ne ressort nullement de la lecture de ses expériences.
Chez ses 14 lapins morts avec foie plus ou moins sclerosé,
l'estomac est signalé, dans 13 cas, comme normal, sans ecchymoses, ni ulcérations ; dans 3 de ces cas seulement du mucus est
signalé ; dans 1 cas, l'estomac est semé d'ecchymoses sans
ulcérations. Cela confirmerait bien, il me semble, la doctrine
que je soutiens, et d'après laquelle l'estomac, quand il est
malade dans l'alcoolisme, n'est malade que secondairement au
foie. Comme pathogénie, c'est du pur « hépatisme ». Je rappelle ici les expériences, confirmatives de ma doctrine, de

30

Courmont, Doyon et Paviot (1893), que j'ai déjà citées dans un travail antérieur.

Dans sa thèse, M. Leroux (1), un autre élève de M. Hanot, insiste sur la relation de la cirrhose avec l'arthritisme, relation déjà admise par Bazin, Rendu, pour la goutte, par Chauffard, etc. Je relèverai un passage seulement. M. Leroux a pu constater la fréquence de l'hépatalgie : « Nous ajouterons, dit-il, un symptôme que nous avons eu l'occasion d'observer, et sur lequel M. Glénard insiste beaucoup : la sensibilité du foie à la pression, que l'on confond le plus souvent avec la gastralgie. » Croyez que l'attribution erronée, à l'estomac, de cette douleur épigastrique, qui en réalité doit être localisée dans le foie, compte pour beaucoup dans la subordination du foie à l'estomac qu'enseigne la pathologie générale, car la douleur épigastrique à la pression est un symptôme de début des affections digestives.

Si nous mentionnons enfin la thèse de M. Bossu (2), inspirée par M. Hanot, sur les hémorrhagies précoces dans les cirrhoses hépatiques, nous aurons assez montré quelle vitalité possède l'Ecole, fondée à l'hôpital Saint-Antoine par M. Hanot, pour l'étude de la pathologie hépatique ; quelle autorité revêtent les idées défendues par un tel maître, et combien il était temps de faire rentrer le foie dans la pathologie générale, d'où on l'avait si mal à propos sorti, limitant à tort sa pathologie à celle des maladies de foie proprement dites !

Rappellerai-je ici le rapport de M. Hanot, au Congrès de Bordeaux, sur les « rapports de l'intestin et du foie » (3) ? Des citations que j'en ai données dans cette Revue, j'étais en droit de conclure que « la doctrine du maître en pathologie hépatique tend singulièrement vers la doctrine de l'Hépatisme » (4).

(1) LEROUX. — *Cirrhose hépatique alcoolique. Prédisposition et précirrhose.* Thèse, Paris, 1894.

(2) BOSSU. — *Hémorrhagies précoces dans les cirrhoses hépatiques.* Thèse, Paris, 1894.

(3) HANOT. — *Rapports de l'intestin et du foie en pathologie.* Congrès Français de Médecine. Bordeaux, Gounouilhou, 1895.

(4) GLÉNARD. — Rev. Mal. Nutr., 1895.

Peu après la thèse de Boix, paraît la thèse fort intéressante
de M. Deguéret (1), élève de M. Robin, dans laquelle le médecin
de la Pitié donne une statistique des dyspepsies, tirée, soit de
sa pratique privée, soit de son service hospitalier. M. Robin
divise les dyspepsies en dyspepsies fermentatives et en dyspepsies hypersthéniques. Dans les deux variétés, le foie est
malade, mais c'est, dans la première, une insuffisance fonctionnelle avec congestion passive (urobilinurie, dépôts d'acide
urique colorés par l'uroérythrine, fétidité des selles, etc.), et,
dans la seconde, une hyperémie, une suractivité fonctionnelle
du foie (diarrhée, coloration verdâtre des selles, absence de
dépôts uratiques et d'urobilinurie). L'hyperchlorhydrie accompagne ces dernières. Dans tous les cas, ce sont les toxines
qui causent la perturbation fonctionnelle du foie ; la perturbation fonctionnelle conduit ensuite à la lésion.

Sur 107 cas de dyspepsies, il y en eut 68 fermentatives et
39 hypersthéniques (avec hyperchlorhydrie), et en tout 26 gros
foies. Sur les 68 fermentatives, il y avait 15 gros foies, et 11
sur les 39 hypersthéniques. Dans cette dernière variété,
M. Robin a trouvé, en outre des gros foies et des foies normaux, 6 foies atrophiés. Les gros foies de la dyspepsie hypers-
thénique étaient en même temps douloureux à la pression dans
la moitié des cas.

C'est la confirmation de la fréquence d'une localisation
hépatique dans les dyspepsies et, plus encore, de la relation
étroite entre les variétés de dyspepsie et les variétés de l'état
objectif du foie. Enfin c'est reconnaître une dichotomie hépatique.

Citons encore M. Hayem (2) parmi les auteurs qui pensent
que les gastropathies jouent un rôle des plus importants dans
les maladies du foie. Le savant professeur constate que, dans

(1) DEGUÉRET. — *Relations pathologiques du foie et de l'estomac.*
Thèse, Paris, 1894.

(2) HAYEM. — Bull. Med., 1894, n° 49.

les gastropathies, la duodénite est fréquente et que cette duodénite forme le trait d'union entre les gastrites et certaines
irritations hépatiques, notamment celles des voies biliaires.
Pour lui, la cirrhose hypertrophique coïnciderait souvent avec
la gastrite hyperpeptique ; la cirrhose atrophique, au contraire,
avec les gastrites chroniques se traduisant par le type de
l'hypopesie intense ou même de l'apepsie.

Dans une de ses leçons de la même année, M. Hayem (1)
s'exprimait ainsi : « La filiation vraie de l'évolution morbide
n'est, en général, pas reconnue. On n'a pas fait assez attention
aux vraies causes des affections gastriques, à la bonhomie avec
laquelle l'estomac reste lésé pendant longtemps, sans traduire
d'une manière sensible son état de souffrance organopathique.
On est dans l'ignorance de ces états gastriques latents. »

Telle est bien la thèse que je soutiens depuis dix ans, et
c'est précisément pour permettre, soit de déceler les affections
gastriques, dans leurs phases prodromique latente ou intercalaire, soit de déceler la contribution hépatique au syndrôme
dyspeptique, que j'ai proposé: 1° de substituer aux symptômes
superficiels : douleur, aigreur, flatulence, des symptômes
basés sur la périodicité diurne ou nocturne de certains malaises,
sur l'état des garde-robes, etc., et 2° d'explorer systématiquement l'abdomen dans les maladies indéterminées. C'est ainsi
qu'on arrive à dépister les affections digestives dans des états
morbides où le malade se plaint de tout autre chose que de ses
digestions. C'est ainsi que l'on arrive, et le but de cet historique
est de montrer qu'il en est bien ainsi, à dépister les maladies
de foie sous les affections digestives, bien plus, sous les maladies de la nutrition, envisagées comme les « actes » d'une
diathèse, dont les états dyspeptiques et névropathiques ne
sont que les intermèdes, les « entr'actes ». Mais cet état
morbide du foie est-il cause, comme je le prétends, ou conséquence, comme le professent encore les auteurs, de la chronicité de l'affection digestive ?

(1) HAYEM. — Bull. Méd., 1894, n° 31.

M. Verneuil (1), dans une communication à l'Académie de
Medecine, en 1894, sur l'épistaxis juvénile et héréditaire, émit
l'avis que les causes vulgaires sont rarement capables de la
provoquer « sans le concours direct ou indirect de certaines
dyscrasies ou toxémies, et de diverses lésions des grands
viscères, en particulier du foie. » Il est, dit-il, des affections
latentes de la glande hépatique souvent méconnues, chez les
enfants. « Il m'est arrivé souvent de constater les rapports qui
existent entre les épistaxis héréditaires, l'arthritisme et les
maladies du foie... En présence d'épistaxis juvéniles ou héréditaires, il ne faut pas oublier la cause réelle de ces accidents,
l'arthritisme et l'hépatisme »; et plus loin, répondant à M. Panas,
qui invoque l'étiologie de la constipation dans certains cas,
M. Verneuil dit : « M. Panas reconnait lui-même que la constipation peut amener des troubles dans la circulation de la veine
porte ; de là à admettre l'*hépatisme*, il n'y a qu'un pas à
franchir. »

Voilà donc ce pas franchi par Verneuil : arthritisme et
hépatisme deviennent synonymes. Non seulement le terme
« hépatisme », mais la signification générale du terme, telle
que je l'ai proposée, est acceptée par le regretté chirurgien
auquel nous devons de si beaux travaux sur l'influence en
chirurgie des états constitutionnels du malade.

Maintenant, pour résumer en quelques mots cette enquête,
si nous comparons l'état de la question sur les rapports entre
le foie et les maladies de la nutrition avant 1885 et depuis
1892, nous serons frappés de voir à quel point se sont déjà
transformés les horizons de la pathologie générale, grâce au
chemin parcouru, par la clinique seule, de 1885 à nos jours.
Que voyons-nous en effet?

Avant 1885, on n'explorait le foie que dans les maladies
classiques du foie, c'est-à-dire chez les malades présentant de

(1) VERNEUIL. — *Des epistaxis juvenile et hereditaire.* Bull. Acad.
Méd. 29 mai 1894 et Sem. Med. 30 mai 1894, p. 257.

l'ictère, de l'ascite, ou se plaignant de douleurs dans l'hypochondre droit ; on ne l'explorait pas dans les mala lies de la
nutrition ; celles-ci étaient considérées comme causées par
une viciation primitive des humeurs, dépendance ou cause
de la diathèse arthritique ; on n'explorait le foie, ni dans les
dyspepsies, considérées comme des maladies d'estomac, ni
dans les névropathies, interprêtées comme des névroses essentielles. Ce n'est pas que l'accord fût unanime sur le silence du
foie dans ces diverses maladies; maints auteurs, maintes écoles
même, et cela à plusieurs reprises, depuis des siècles, avaient
admis la participation d'un processus hépatique, soit comme
cause, soit comme complication, et fondé des théories pathogéniques sur cette participation du foie. Mais la doctrine qui
avait prévalu, celle qui restait en vigueur depuis plus d'un
siècle, celle sous le sceptre de laquelle nous vivons, était la
doctrine qui excluait le foie ; aucun argument probant n'avait
donc été fourni en faveur de l'intervention du foie, autrement
qu'à titre de complication éventuelle, encore moins en faveur
de son intervention à l'origine de la maladie. La consécration
fut encore donnée à cette doctrine par M. Bouchard, lorsqu'en
1884, il montra que névropathies, dyspepsies et maladies de
la nutrition étaient la conséquence d'une viciation du processus
digestif dans l'estomac et d'une intoxication par les substances
viciées. Le foie pouvait bien être altéré secondairement dans sa
fonction, mais cette complication était, en somme, rare, puisqu'on ne la trouvait qu'à titre exceptionnel dans les maladies
de la nutrition et que, dans les dyspepsies ou névropathies
digestives (dilatation d'estomac), on ne la rencontrait que
8 fois pour 100 et encore ne s'agissait-il, dans ces cas de
perturbation secondaire du foie chez les dyspeptiques ou les
névropathes, que d'une tuméfaction passagère de deux ou trois
jours de durée.

Ce n'est que depuis 1892 que nous voyons successivement,
et en confirmation complète des faits que j'avais apportés
de 1885 à 1892, se répandre, sous l'impulsion de Bouchard,

Hanot, Robin et leurs élèves, des notions nouvelles qui, par la haute autorité de leurs défenseurs et les arguments nouveaux sur lesquels elles sont étayées, tendent à clore définitivement en faveur du foie la doctrine pathogénique des maladies de la nutrition, des dyspepsies et des névropathies, ces deux dernières reliées aux premières par la fréquence de leurs déterminations hépatiques.

Bouchard et Legendre acceptent maintenant, qu'en outre de la tuméfaction passagère dans 8 p. 100 des cas de dyspepsies, on trouve fréquemment une hypertrophie durable, non seulement dans la dyspepsie, mais encore dans les maladies de la nutrition ; ils englobent, sous le nom de gros foies, les foies tuméfiés et les foies hypertrophiés, et reconnaissent qu'on rencontre des gros foies dans 40 à 50 p. 100 des cas pris en bloc de ces maladies. Ces gros foies sont, pour Bouchard, la conséquence d'une intoxication, et cette intoxication est le fait de la dilatation d'estomac qui préside à la genèse de toutes ces maladies. Pas de gros foie sans dilatation préalable de l'estomac. Mais on voit l'éminent Professeur tendre à admettre que les maladies de la nutrition peuvent être la conséquence des gros foies ; le foie deviendrait ainsi l'intermédiaire obligé entre la Dilatation et la Dyscrasie humorale. La diathèse hépatique se substitue en partie à la diathèse de dilatation, ou tout au moins se combine déjà avec elle. C'est dans la cellule hépatique elle-même que le foie est touché. Pour Legendre, qui fait un pas de plus, l'arthritisme à lui seul, sans intervention de la dilatation, peut être une cause efficiente des gros foies.

Avec Hanot et ses élèves, Boix, Leroux, Gastou, sont admises l'hypertrophie du foie et la fréquence de cette hypertrophie dans les maladies de la nutrition et les dyspepsies. Ces gros foies sont la conséquence de l'arthritisme, qui crée une vulnérabilité spéciale du tissu conjonctif et, en particulier, de celui du foie ; de là, sous l'influence de causes occasionnelles, l'éclosion d'un état d'hépatisme à tendance scléreuse, pouvant se traduire par de la cirrhose hypertrophique, même dans les

simples dyspepsies, chez les arthritiques. Il y a chez eux une
cirrhose d'origine dyspeptique. Gaston admet, en outre, que
les maladies infectieuses peuvent créer une diathèse hépatique.
La localisation lobaire est admise par Hanot. Avec Hanot et
ses élèves, se trouve affirmée une notion plus avancée, celle de
l'évolution d'un processus hépatique pendant toute la durée de
la maladie. Boix se pose la question : si la maladie du foie ne
pourrait pas être cause de la dyscrasie.

Robin et Deguéret admettent également l'existence et la
fréquence de l'hypertrophie du foie, en particulier dans les
dyspepsies ; déjà nous voyons se faire jour les notions, admises
également par Hayem, d'une relation entre les types de
chlorhydrie et les types d'altération objective du foie, et enfin
le principe d'une dichotomie hépatique ; mais si, pour Robin,
l'intervention du foie est encore subordonnée à l'auto-intoxication gastro-intestinale, du moins est admis par lui le principe
que l'affection du foie précède la maladie hépatique, en d'autres
termes que le trouble fonctionnel précède l'altération tissulaire
du parenchyme. Pour lui, comme pour Bouchard, c'est la
maladie de la cellule qui précédera celle du tissu cellulaire.
Nous avons vu que, pour Hanot, c'est au contraire le tissu cellulaire dans lequel se déclare la lésion de début.

Rappelons enfin que, pour Verneuil, arthritisme devient
à peu près synonyme d'hépatisme.

§ IV.

Conclusions et programme

Sur le terrain solide de la clinique, avec les faits d'observation pour base, toutes les Ecoles s'entendent. La conclusion
univoque est la suivante, qui est la réponse affirmative à la *première question* que j'ai posée au début de cette introduction :

— Est-il vrai que la localisation hépatique, niée par la doctrine de l'Arthritisme, soit aussi fréquente que le prétend la
doctrine de l'Hépatisme ?

L'Ecole de Paris répond aujourd'hui :

Il existe une étroite relation entre les maladies de la nutrition, les dyspepsies et les névropathies, d'un côté, et, de l'autre, une affection du foie.

Cette confirmation si remarquable, à partir de 1892, des idées que j'ai défendues de 1885 à 1892, et dont le contraste avec les idées qui régnaient avant 1885 est si frappant, est le résultat incontestable de l'application de ce principe que j'ai posé et dont la justesse se trouve ainsi corroborée :

Il faut explorer systématiquement le foie dans toutes les maladies de la nutrition (y compris leurs variétés, les dyspepsies et les névropathies).

Mais la doctrine de l'Hépatisme, que j'ai proposée, n'a pas seulement pour objet et pour but de consacrer l'étroite relation qui est désormais prouvée, entre les maladies de la nutrition, les dyspepsies et les névropathies d'un côté, de l'autre une perturbation fonctionnelle durable du foie ; la doctrine de l'Hépatisme se fonde en outre sur la réponse affirmative à ma *seconde question :*

— Est-il vrai que ce soit la localisation hépatique qui ouvre la scène morbide ?

Sur ce point, la doctrine de l'Hépatisme prétend, et c'est la seconde étape à franchir, que l'existence d'une perturbation hépatique est le véritable caractère familial de toutes ces maladies ; elle prétend que ces maladies sont une conséquence de la perturbation hépatique et non une cause, et que les divers syndromes de la diathèse ci-devant arthritique ou herpétique, aujourd'hui hépatique, sont l'expression des diverses phases du processus qui se déroule dans le foie. La perturbation du foie serait le premier anneau de la chaine pathogénique, anneau intermédiaire entre les maladies de la nutrition, dyspepsies et névropathies d'un côté, de l'autre les causes premières cosmiques ou la transmission héréditaire d'un foie de vulnérabilité anormale. Ce n'est donc plus l'Arthritisme, ce n'est plus la Dilatation d'estomac, ce n'est plus en un mot la Viciation préalable des humeurs qui est cause d'Hépatisme, c'est la perturbation du foie qui vicie les humeurs, rend l'estomac atone, crée le tempérament diathésique, etc., et la cause première agit directement sur le foie, que cette cause soit de nature infectieuse, toxique, nerveuse, traumatique, etc. Le trouble de la nutrition persistera, une fois la cause supprimée, parce que l'action de cette cause sur le foie aura été assez intense ou assez durable pour créer une déchéance irrémédiable du foie. Cette affection du foie, transmissible par hérédité, pourra être réfrénée, atténuée, limitée dans ses manifestations, réduite à l'état latent, mais elle ne pourra plus être guérie. Le sujet sera devenu et restera diathésique, son « tempérament » sera désormais hépatique.

A cette seconde notion fondamentale de la diathèse Hépatique, de l'hépatisme, à savoir :

La relation qui existe entre l'affection du foie et les maladies de la nutrition, dyspepsies et névropathies, est une relation de cause à effet. C'est l'affection du foie qui cause ces maladies,

à cette seconde notion, qui n'est pas encore acceptée, mais qui tout au moins est déjà jugée digne d'être discutée (Hanot, Boix, Verneuil), correspond la constatation d'un second ordre de faits.

C'est par l'exploration systématique du foie que nous avons acquis la première notion ; la seconde notion est dûe aux faits que révèle l'application du principe suivant :

Il faut que l'exploration du foie soit, non seulement systématique dans les maladies de la nutrition (y compris dyspepsies et névropathies), il faut aussi qu'elle soit méthodique.

J'entends par exploration « méthodique » celle qui recherche de propos délibéré chacun des caractères anormaux que peut présenter un organe ; celle qui, en outre des carac-

tères tirés, par l'exploration classique, de la situation, de la
forme, du volume, de la densité, de la sensibilité des organes,
recherche, à l'aide de procédés spéciaux, s'il en est besoin,
les caractères tirés du mode de fixation des organes et des
déplacements qui leur sont imprimés par les mouvements
respiratoires ; celle à l'issue de laquelle le médecin doit être en
état d'affirmer ou de nier l'existence ou la possibilité de constatation de chacun des caractères objectifs connus. L'exploration méthodique est celle qui non seulement enregistre tous
les caractères, mais note chacune de leurs nuances, dans
l'espoir de saisir, tant à leur début qu'à leur déclin, les perturbations objectives, quitte à laisser les signes fugitifs sans
interprétation jusqu'à ce qu'une expérience plus approfondie
fasse la lumière sur leur véritable valeur.

C'est par l'exploration méthodique du foie qu'on apprend à
reconnaître des types objectifs nouveaux qui ne sont ni l'hypertrophie, ni l'atrophie, ni la tuméfaction simple ; qu'on décèle la
participation du foie bien longtemps avant et encore plus
longtemps après le moment où la symptomatologie classique
fait intervenir ou cesser le rôle du foie dans la maladie ; qu'on
voit la perturbation objective du foie précéder l'éclosion des
maladies et celles-ci survenir comme l'expression d'un état
paroxystique de l'affection latente du foie. C'est alors qu'on
apprend la signification hépatique d'une foule de symptômes
subjectifs, rebelles jusqu'ici à toute interprétation, et d'une
foule de syndromes, encore indéterminés en nosologie.

Pour ne citer qu'un exemple, ne puis-je rappeler quels progrès rapides a fait, sous la poussée de ces arguments cliniques
nouveaux, la doctrine, vieille comme le monde, de la subordination des troubles névropathiques aux troubles digestifs et,
en particulier, du syndrome neurasthénique, qui n'est qu'une
variété de névropathie, à la perturbation fonctionnelle du foie,
si souvent le *primum movens* des troubles digestifs ? Il n'est
pas d'auteur qui, traitant de la neurasthénie, n'ait discuté mes
idées, les uns pour les combattre, le plus grand nombre pour
leur accorder une place à côté de la doctrine classique, dans

l'interprétation de certains faits. Nous avons vu surgir les
expressions de neurasthénie uricémique, de neuroarthritisme ;
« les troubles nerveux d'ordre hépatique, écrivait Joffroy (1), il
y a trois mois, commencent à être connus. Klippel a décrit une
folie hépatique ; Charrin, un délire hépatique transitoire ; Mya,
une éclampsie mortelle chez les enfants ; Léopold Léos a fait
une étude d'ensemble de ces troubles et étudié, entre autres,
un coma hépatique, décrit ensuite par Roger, une neurasthénie, une somnolence, une narcolepsie hépatiques ». A l'énumération de ces travaux, dont le premier date de 1892, il faut
joindre ceux de Triantaphyllidès (1894) sur la neurasthénie
palustre, de Clément, Bidon (1895) sur l'hystérie paludeenne,
de Ducroux (1895) sur les rapports de la neurasthénie avec
les maladies infectieuses, de Cadiat et Gilbert (1895) sur la
cirrhose nerveuse du foie chez le cheval, de Joffroy (1896)
sur la pseudoparalysie hépatique, de Nasra (1896) sur les névroses postinfectieuses.

Ne suis-je pas en droit de rappeler ici que j'ai, le premier,
discuté, en 1885, pour les repousser, l'essentialité et l'unicité
de la neurasthénie, le premier établi l'existence de plusieurs
neurasthénies symptomatiques et prononcé les termes de
neurasthénie par entéroptose, puis de neurasthénie hépatique ?
Est-ce que cette constatation ne doit pas donner crédit à la
méthode clinique qui, basée sur une subordination hiérarchique naturelle des symptômes subjectifs et sur une enquête
minutieuse des signes objectifs, poursuivie chez un grand nombre de malades et, chez le même malade, durant des mois
et des années, a devancé de cinq années, et dans un sens
identique, les conclusions de l'Ecole actuelle ?

Mais si nous voyons l'Ecole actuelle accepter, d'un côté,
qu'une foule de neurasthénies et, comme nous l'avons dit plus
haut, une foule de dyspepsies soient des syndrômes hépatiques, de l'autre côté, que les maladies de la nutrition puissent

(1) JOFFROY. — *Pseudoparalysie générale hepatique.* Communic.
Soc. méd. hôp., et Gaz. hôp., 23 janv. 1896.

être le syndrôme d'une affection du foie, il reste à résoudre la *troisième question* que j'ai proposée :

— Est-il vrai que les maladies de la nutrition, les dyspepsies, les névropathies (neurasthénies comprises) puissent être interprétées comme les phases, obéissant à un ordre déterminé de succession, d'une affection cyclique du foie ?

L'affirmation très catégorique par laquelle je propose de répondre à cette question a pour base un grand nombre de faits d'observation, des faits de la nature de ceux dont j'ai donné un spécimen dans mes études sur le foie des diabétiques et sur le diabète alcoolique. Il s'agit ici, non-seulement d'exploration systématique, non-seulement d'exploration méthodique du foie, mais de l'application de système et de méthode d'examen pendant nombre d'années consécutives chez le même sujet, et cela répété sur des milliers de sujets. Il est évident que de pareilles constatations ne peuvent encore avoir été vérifiées, mais je n'ai pas l'ombre d'un doute que la solution à ma troisième question, ne soit, vérification faite, aussi conforme à celle que j'en ai proposée, que l'a été ou est sur le point de l'être, la solution des deux premières questions.

Cette réponse doit être ainsi formulée :

Les maladies de la nutrition (Obésité, Lithiases, Diabète, Goutte, Rhumatismes chroniques, Entéroptose secondaire ou Entéroptose primitive à partir de sa deuxième période, Dermatoses, etc.), *et au même titre, les dyspepsies, et les névropathies* (neurasthénie comprise), *correspondent chacune à une phase du processus d'évolution d'un principe morbide siégeant dans le foie. Leur succession chez un même malade obéit à un ordre déterminé. Cet ordre de succession, de même que l'allure de chaque cas, dépendent de la cause ou des causes simultanées qui ont provoqué ou qui aggravent encore chez ce malade l'affection du foie. Il y a autant de variétés d'une affection donnée du foie* (hépatisme) *et de variétés d'une maladie donnée de la nutrition* (phase d'hépatisme), *qu'il y a de variétés dans la nature et l'intensité d'action de la cause ou des causes intervenues.*

Si la première notion, celle qui est relative aux rapports du foie avec les maladies de la nutrition est aujourd'hui acceptée, si la seconde notion, celle qui prétend faire dépendre les maladies de la nutrition d'une affection du foie est aujourd'hui admise aux honneurs de la discussion, la troisième notion, celle d'après laquelle les maladies de la nutrition se succèdent chez l'individu comme les actes et les entr'actes d'un même processus qui évolue plus ou moins régulièrement dans le foie, cette troisième notion n'est pas même soupçonnée. Elle ne sera entrevue, puis analysée, puis proclamée, que lorsqu'on aura, ainsi que je crois qu'on doive le faire, obéi au précepte suivant :

Il faut que l'exploration du foie dans les maladies de la nutrition (y compris leurs variétés, les dyspepsies et les névropathies), soit, non seulement systematique, non seulement méthodique, mais systématique et méthodique chez des milliers de sujets, et chez un même sujet, à des intervalles réitérés, se comptant par des mois et des années.

Qui pourrait, après toutes ces affirmations, nier l'importance des signes, quels qu'ils soient, propres à nous éclairer sur l'état du foie ?

Mais, avant d'en aborder l'étude, il est une question préalable à trancher, celle de la valeur de l'exploration physique du foie comparée à son « exploration chimique » par les excrétions, comme méthode d'investigation de cet organe et de diagnostic de ses maladies.

Dans son magistral traité des « maladies du foie et des voies biliaires », Chauffard (1) expose que la séméiotique propre au foie comporte deux grandes méthodes d'exploration clinique devant se prêter leur concours mutuel ; l'une « relativement simple, purement manuelle dans ses procédés ; elle a

(1) CHAUFFARD.— *In* Traité de médecine Charcot-Bouchard, 1892.

pour bases des notions élémentaires de topographie médicale...
comme résultats, elle nous donne des renseignements précieux
sur la situation, les dimensions, la forme, la consistance du
foie, toutes qualités physiques qu'elle nous permet d'apprécier.
La seconde, au contraire, est toute moderne, infiniment complexe dans les recherches qu'elle nécessite, puisqu'elle repose
sur l'ensemble de nos connaissances actuelles en histologie et
physiologie hépatiques. Elle part de la notion de la cellule
hépatique et de ses fonctions normales, pour nous amener à
juger les déviations pathologiques de ces fonctions. Malgré
toutes les lacunes qu'elle présente encore, cette séméiologie
vraiment scientifique s'enrichit chaque jour, et c'est à son
concours que nous devons en grande partie les immenses progrès
réalisés depuis quelques années, et qui ont presque rénové
toute la pathologie hépatique. » M. Chauffard fait allusion, en
parlant ainsi, aux déviations que permet de trahir l'analyse
des syndromes urologique, thermique et toxique, dans les
grandes fonctions du foie, uréogénie, chromogénie, glycogénie
arrêt des poisons de provenance intestinale.

Mais, ainsi que je l'exposais (1) en parlant de la méthode
de recherche des signes objectifs, « la marche logique de l'enquête qui conduira au diagnostic doit être la suivante : de la
plainte du malade, c'est-à-dire du symptôme subjectif, conclure
à l'organe atteint : l'exploration fera la preuve ; de l'organe
atteint, conclure au trouble de la fonction : l'analyse de la
fonction (recherche des symptômes mixtes, étude des sécrétions, excrétions) fera la preuve ; du trouble de la fonction,
conclure à la pathogénie : les anamnestiques et l'étiologie,
celle-ci comportant la notion finale d'une cause première cosmique, feront la preuve. »

Il est aisé de remarquer que si, en effet, la pathologie hépatique a été rénovée par la connaissance des déviations fonctionnelles de la cellule du foie, ces déviations n'avaient guère

(1) GLÉNARD.— Rev. Mal. Nutr., 1893.

encore été étudiées que dans les maladies classiques du foie
et n'avaient que peu élargi, en dehors de la participation de cet
organe à la pathogénie des maladies infectieuses, le cadre de
la nosologie hépatique. Le rôle du foie, dans les maladies
chroniques et, en particulier, dans les maladies de la nutrition, considérées jusqu'ici comme indépendantes du foie, n'a
pas encore été élucidé par l'analyse des déviations fonctionnelles de la cellule hépatique ; ce qu'il faut expliquer, soit parce
que les signes chimiques de ces déviations ne sont pas toujours
assez caractéristiques dans leur spécificité pour que le diagnostic
de la lésion hépatique en soit la conséquence inévitable, soit
parce que ces signes ne sont considérés comme caractéristiques
que dans les cas où le syndrome de la maladie s'est évidemment compliqué d'un syndrome nettement hépatique.

C'est la coïncidence constante ou, tout au moins, très fréquente
d'une réaction chimique anormale d'une humeur avec des symptômes ou signes caractéristiques de la maladie d'un organe, qui
permet d'utiliser dans la suite la réaction anormale de l'humeur
pour le diagnostic de la maladie de l'organe ; le diagnostic pourra
même se faire, plus tard, par la seule réaction anormale de
l'humeur, mais ne voit-on pas de suite que la valeur séméiotique d'une réaction anormale d'une humeur est subordonnée
au degré de nos connaissances sur les autres symptômes ou
signes de la maladie d'un organe ? Voici, par exemple, un syndrome urologique ou peptologique, c'est-à-dire la constitution
chimique d'ensemble d'un échantillon d'urine ou de suc gastrique. Si de ce syndrome chimique on conclue à une maladie
du foie, du rein ou de l'estomac, c'est qu'on aura préalablement
relevé la coïncidence presque constante d'autres signes directs
de maladie de ces organes, avec les signes indirects révélés
par ces réactions chimiques. Qu'on n'ait jamais rencontré avec
ces caractères chimiques des signes directs de localisation dans
un organe, on tirera du syndrome chimique une conclusion
éliminant toute localisation et l'on admettra une viciation primitive des humeurs. La valeur séméiologique d'une réaction

chimique anormale est donc subordonnée au degré de nos
connaissances sur les signes directs de la maladie d'un organe.
C'est pour cela, que dans une enquête diagnostique, ainsi que
je l'ai dit, il faut commencer par l'examen objectif des organes,
examen dont on ne saurait trop exagérer l'importance, et
réserver, comme preuve seulement, l'examen des humeurs.
En procédant autrement on arrive, ainsi que cela s'est passé
pendant de longues années, à considérer comme brightiques ou
diabétiques tous les albuminuriques ou glycosuriques.

Inversement, la séméiologie objective du foie, par les caractères dont elle s'est enrichie grâce à une technique nouvelle de
palpation, prouve combien il serait prématuré de conclure,
d'une constitution chimique donnée des urines, à l'absence de
troubles fonctionnels du foie; car dans une foule d'états morbides où, avec le syndrôme urologique seul, l'on eût été bien
loin de se croire en droit d'incriminer le foie, les troubles fonctionnels de cet organe se trahissent pourtant d'une façon très
nette par des signes objectifs; or, ces signes impliquent une
perturbation hépatique, souvent fort ancienne et fort sérieuse,
méconnue jusque là à cause de l'imperfection des méthodes
classiques d'examen du foie.

Ni la physiologie, ni la pathologie, ni la chimie des humeurs
ne sont encore assez avancées pour que l'on puisse encore
négliger un contrôle incessant des signes les uns par les autres.
Quant aux caractères physiques des organes, les conquêtes
dues à l'introduction des procédés nouveaux de palpation,
datent seulement d'hier et exigent tout un remaniement de la
séméiologie clinique.

Quand les sciences annexes de la clinique auront réalisé le
progrès que nous en attendons, quand l'adaptation aura été
faite des nouveaux signes physiques avec les données chimiques, alors le clinicien pourra se contenter des réactions chimiques pour poser diagnostic, pronostic et indications thérapeutiques. En ce qui concerne plus spécialement le foie, les

belles et consciencieuses recherches de Peyraud et Gautrelet sur la valeur séméiologique de l'urobiline, d'après son augmentation absolue ou relative dans l'excrétion rénale, laissent espérer que l'heure est prochaine où, par l'étroite adaptation de ces faits avec les faits relevés par le « procédé du pouce », la pathologie hépatique sera connue, chimiquement aussi bien que physiquement, dans les phases « silencieuses » de sa chronicité. Ce jour là, l'*hépatisme* règnera en pathologie générale et son règne sera définitif.

PROCÉDÉS D'EXAMEN PHYSIQUE DU FOIE

L'exploration physique du foie, à l'aide des procédés classiques, permet déjà, par le seul fait qu'elle est, ainsi que je le préconise, systématiquement appliquée à toutes les maladies chroniques, de déceler, dans une foule d'états morbides où l'on croyait jusqu'ici le foie indemne, des anomalies objectives imprévues, trahissant même parfois une altération fort grave et fort ancienne de cet organe. Les conséquences nécessaires de cette observation ne se sont pas fait attendre, et la doctrine des maladies de la nutrition se trouve, de nos jours, ébranlée dans ses fondements séculaires. On ne peut plus se dérober, et nous voyons aujourd'hui la question abordée de front par les maîtres les plus écoutés, à la discussion des rapports, soit entre les maladies de la nutrition et une affection du foie, soit entre les dyspepsies et névropathies et les maladies de la nutrition. Tels sont les résultats de l'exploration classique, systématiquement appliquée.

Mais que l'on vienne maintenant, en outre, démontrer l'insuffisance des procédés classiques d'exploration du foie ; que l'on réussisse, à l'aide d'une technique spéciale nouvelle, à déceler encore des anomalies objectives là où l'exploration classique, même systématique, ne pouvait constater aucun signe

morbide ; alors l'hypothèse d'une pathogénie hépatique prendra une telle prépondérance, que l'on ne pourra se défendre
de soupçonner maladies de la nutrition, dyspepsies, névropathies, prises en bloc, d'être autant de maladies du foie. Or,
cette technique spéciale existe ; c'est celle que j'ai proposée,
maintes fois décrite, et sur laquelle je crois utile d'insister
encore ici, tellement suggestifs m'en paraissent les enseignements ; c'est cette technique que j'ai désignée sous le nom de
« procédé du pouce ». L'application systématique de ce procédé de palpation est appelée, si je ne m'abuse, à trancher la
grosse question de pathologie, qu'avait posée seulement l'application systématique des procédés classiques d'exploration.

La pathologie générale est à la merci des méthodes et procédés d'exploration. Nous avons vu, en étudiant la palpation
méthodique de l'estomac, de l'intestin, du rein, une foule
d'états morbides jusque-là mal déterminés, s'éclairer brusquement par l'imprévue découverte, soit de la sténose intestinale,
soit de la gastroptose, soit du rein mobile de l'hypochondre.
Comment n'en serait-il pas de même pour tant d'autres
maladies, sans localisation soupçonnée, dans lesquelles nous
trouvons 70 à 80 fois pour 100 le foie manifestement affecté ?
Or, sur ce nombre de foies anormaux, s'il en est un tiers qui
relèvent de la seule palpation classique, mais systématiquement
appliquée, les deux autres tiers peuvent être revendiqués,
comme de son domaine exclusif, par le « procédé du pouce ».
Le « procédé du pouce » n'est pas plus un procédé général
de palpation du foie, que le procédé néphroleptique, par
exemple, n'est un procédé général d'exploration du rein, ou le
procédé de glissement un procédé général d'exploration de
l'intestin ou de l'estomac ; mais, de même que ces procédés,
il s'applique à certaines modalités objectives qu'il a fait
connaître et que seul il peut déceler ; il permet en outre de
préciser certains détails des anomalies objectives relevées par
l'exploration classique ; enfin il intervient comme puissant
facteur dans le diagnostic différentiel. Rien ne saurait mieux

montrer le rôle de ce procédé, que de le mettre en parallèle, en le faisant intervenir à la place qu'il doit occuper, avec les autres procédés d'exploration du foie.

Les divers **modes d'exploration**, dont relève l'examen physique du foie, sont : l'inspection, la percussion, la palpation, l'auscultation.

Je ne dirai qu'un mot du premier et du dernier. Nous avons parlé de l'**Inspection** à l'occasion de la séméiologie générale de l'abdomen : voussure anormale au niveau de l'hypochondre droit ou de l'épigastre ; développement du réseau veineux sous-cutané de l'abdomen ; pulsations transmises par l'aorte, ou résultant d'une expansion systolique dans l'insuffisance tricuspide ; forme globuleuse du ventre, exomphale, en cas d'ascite ; ictère, taches ou plaques mélanodermiques, éphélides ; érosions dûes au grattage, en cas de prurit, etc., etc. J'appelle tout particulièrement l'attention sur deux signes qui doivent rentrer dans la séméiologie hépatique ; c'est : 1° chez le malade, habillé, le fait que son gilet, où, si c'est une femme, son corsage, est déboutonné ou dégrafé au niveau de l'épigastre ; que ce soit pour éviter une pression douloureuse ou une pénible sensation de gonflement, il y a fort à supposer que c'est, non pas l'estomac, mais le lobe gauche du foie qu'on doive incriminer ou bien, si c'est l'estomac, que son « gonflement » soit l'effet d'un trouble de la fonction hépatique ; en tous cas, on le vérifiera ; 2° l'abdomen étant à nu, un aspect spécial de l'ombilic : celui-ci se présente à l'état normal sous forme d'une dépression, d'une cupule de forme variée, mais dont l'orifice est visible en tout son contour ; or, cet orifice peut aussi être masqué, soit à sa partie supérieure, soit à sa partie inférieure, par un repli cutané ; dans le premier cas, la flaccidité du tégument sus-jacent le fait tomber en un pli au-devant de l'ombilic, c'est peut-être un signe d'Entéroptose ; dans le second cas, la traction en bas et en-dedans de l'ombilic plisse

à sa partie inférieure la peau adjacente, c'est là un signe
d'hépatoptose ; le foie prolabé tire en dedans de haut en bas
et d'avant en arrière sur le ligament suspenseur du foie à
son insertion ombilicale, et ce tiraillement s'effectue aussi
bien dans le décubitus dorsal que dans la station verticale,
nous en donnerons plus loin l'explication.

Quant à l'**Auscultation** du foie, elle ne fournit au diagnostic que des éléments très restreints : sons cardiaques
propagés, bruits vasculaires autochtones, bruits de frottement,
de frémissement ; bruits de cliquetis des calculs dans la vésicule.

La **Percussion**, qui a pour objet l'étude de la configuration du foie, par la zône de matité qu'il projette sur la paroi
costo-abdominale, est le mode d'exploration du foie qui,
jusqu'ici, est placé en première ligne par la plupart des
auteurs. « ..... Pour établir au lit du malade, dit Frerichs (1),
le volume et la situation du foie, on se sert de la percussion
qui, dans quelques cas, peut être aidée par la palpation ».
Murchison, Harley (2), donnent aussi le premier rang à la
percussion. Rendu (3) est un des rares auteurs ayant écrit
que la palpation est la véritable manière d'examiner le foie.
Labadie Lagrave (4) a écrit : « au même rang que la percussion, on peut placer la palpation... »

Or, la percussion doit, à mon avis, pour le foie comme
pour les autres organes de l'abdomen, être reléguée à un
rang tout-à-fait accessoire. Elle ne doit intervenir que pour
compléter, parfois contrôler les données de la palpation. La
suprématie qu'on lui a accordée jusqu'ici peut s'expliquer par

---

(1) FRERICHS. — *Traité pratique des Maladies du Foie*, trad. Française, 3° ed. Paris, Baillière 1877, p. 32.

(2) HARLEY. — *Traité des Maladies du Foie*. Trad. Rodet, Paris,
Carré 1890.

(3) RENDU. — Art. *Foie*, in Dict. Dechambre 1878, p. 706.

(4) LABADIE-LAGRAVE. — *Traité des Maladies du Foie*. Babe 1892.

les motifs suivants : 1° l'importance prédominante attribuée
aux changements d'étendue de la matité du foie, lesquels sont
supposés traduire toujours des changements de. volume ;
2° l'impossibilité dans laquelle on croit être de rien savoir
du foie, en dehors des enseignements de la percussion, lorsqu'il est de volume normal ou diminué ; 3° les résultats
fréquemment négatifs de la palpation ; celle-ci ne peut, en
effet, même dans les conditions les plus favorables, percevoir
le lobe gauche du foie, qui, pourtant, est normalement
sous-cutané dans la moitié supérieure de l'épigastre. La
palpation ne peut, non plus, si l'abdomen est trop gros
ou trop tendu, percevoir son bord, lorsqu'il est anormalement
abaissé, même dans le cas où pourtant la percussion prouve
sa présence à plusieurs travers de doigt au-dessous du rebord
costal.

Or, les relations entre l'étendue de matité et le volume
du foie sont très approximatives, et la percussion peut, de
ce fait, être une grosse source d'erreurs. En admettant même
que ces relations soient exactes, les changements de volume
du foie occupent ou occuperont, dans la séméiologie hépatique, une place réellement limitée, à côté des changements
de situation, de forme, de densité, de sensibilité, que seule
peut apprécier la palpation.

Voici, du reste, d'après Harley (1) et déjà en 1888 je les
avais signalées (2), l'énumération des erreurs qui peuvent être
commises par la percussion, en faisant trouver le foie plus
petit ou plus gros qu'il n'est réellement :

CAUSES D'ERREURS DE LA PERCUSSION DU FOIE

a. — *L'erreur qui fait trouver le foie plus petit* qu'il n'est,
peut être commise dans les cas suivants :

(1) HARLEY. — Loc. cit.

(2) F. GLÉNARD. — *De la Palpation du Foie « par le procédé du
pouce »*. in Thèse FRANÇON. *Étude sur les Hépatites chroniques alcooliques et leur curabilité*. Th. Lyon 1888.

1° Abaissement, chez la femme, du bord supérieur du foie, sous l'influence du corset ;

2° Déformation du foie qui, dans le décubitus dorsal, s'enfonce en bas et en arrière et échappe en partie à la percussion ;

3° Variations physiologiques de situation, dûes, soit à l'état de replétion de l'estomac, soit aux mouvements respiratoires, soit aux variétés de décubitus ;

4° Accumulation de gaz dans le tube digestif.

b. — L'erreur qui fait trouver le foie plus gros qu'il n'est, est imputable aux causes suivantes :

1° Accumulation de matières fécales dans le côlon transverse ;

2° Tumeurs abdominales empiétant sur le foie ;

3° Déplacement en bas de la face supérieure, devenant antérieure, par la constriction du corset ou de la ceinture, ou par la déformation du thorax. Foie en sablier, foie cordé, foie en gourde ;

4° Affections de la base du poumon et de la plèvre ;

5° Antéversion, torsion du foie sur son axe transversal ;

6° Matité des muscles droits contractés, prise pour celle du foie.

Et pourtant, malgré cette énumération, Harley reste partisan de la percussion, comme méthode de choix pour l'exploration du foie. Cela prouve qu'il considère ces causes d'erreur comme rares et plutôt théoriques, en tous cas inévitables. C'est, qu'en effet, seul le « procédé du pouce » permet d'en apprécier l'extrême fréquence, puisque seul il peut, dans chaque cas, faire la preuve clinique, en trouvant le bord *inférieur* du foie, inaccessible à tout autre mode d'exploration. Or, ce sont les caractères tirés du siège, de la forme, de l'épaisseur, de la consistance de ce bord inférieur inaccessible à la palpation classique, qui sont les seuls éléments de diagnostic différentiel entre les divers types objectifs du foie.

A la liste de ces erreurs, sur l'analyse desquelles nous insisterons plus tard, le « procédé du pouce » permet encore d'en ajouter une, peut-être la plus importante de toutes ; c'est celle qui, d'une zône de matité hépatique, d'étendue, de forme et de siège normaux, fait conclure à un foie normal, alors que pourtant la palpation peut le trouver induré ou hyperesthésié.

En réalité, il n'y a que deux signes que l'on doive demander à la percussion, parce que la percussion est le seul procédé qui puisse les donner, celui tiré du siège et celui tiré de la forme du bord *supérieur* du foie, et encore à condition de n'en rien conclure relativement à l'état du foie, sans avoir vérifié ce que donne la recherche, par la palpation, de son bord inférieur. Nous approfondirons ce point à l'occasion de la recherche des limites du foie.

La **Palpation,** appliquée à l'exploration du foie, comporte deux procédés d'application : la *Palpation Classique* et le *Procédé du Pouce.*

Chacun de ces modes de palpation a sa raison d'être, et répond à des indications, c'est-à-dire à des modalités objectives spéciales du foie.

A. — La *Palpation Classique,* qui a pour objet l'étude du foie, par la recherche et l'analyse de la zône de résistance à la pression, qu'il offre lorsqu'il dépasse le rebord costal, est pratiquée de la façon suivante :

Le malade étant placé dans le décubitus dorsal, les genoux à-demi fléchis, le médecin étant debout sur l'un des côtés du lit,

Par la palpation de la paroi abdominale antérieure, au-dessous du rebord costal droit, on cherche si le foie ne dépasse pas ce rebord. Pour cela : on déprime successivement, avec la face palmaire des quatre derniers doigts juxtaposés de l'une ou de l'autre main, les divers points de la paroi antérieure de l'abdomen, en commençant par le flanc et la région sous-ombilicale, pour remonter, de bas en haut, vers l'hypo-

chondre droit, de façon à aborder le foie par sa limite inférieure. La consistance du tissu hépatique, plus ferme que
celle de la masse intestinale, avertit les doigts de la présence
du foie. Si la tension de l'abdomen est trop prononcée (tympanisme, ascite, obésité) pour qu'on puisse, par simple pression,
noter la différence qui existe entre la rénitence du foie et celle
de l'intestin, on exercera de brusques succussions avec l'extrémité palmaire des doigts. Et alors :

a. *Le foie dépasse le rebord costal.* — L'on s'efforce alors,
par la palpation, de préciser la ligne correspondant au bord
du foie, pour noter l'intervalle qui la sépare du rebord costal.
On apprécie les données tirées de la forme de cette ligne ; on
relève les caractères de sensibilité, de densité, d'épaisseur,
d'homogénéité du lobe hépatique que l'on a sous les doigts.
La constatation d'un bord, terminé par une arête tranchante,
permet de distinguer la tuméfaction, formée dans l'hypochondre par le foie, des diverses autres tumeurs de la région
(tumeurs du rein, de la vésicule, de l'intestin, etc.) ; si le
bord de la tuméfaction n'a pas d'arête tranchante, qui puisse
être pincée entre les doigts, ou accrochée par eux (procédé
vanté par Mathieu), au moins à son extrême limite inférieure,
de manière à fournir ainsi des notions sur l'épaisseur du lobe
antérieur ; si le bord du foie ne se laisse pas suivre dans la
direction de l'hypochondre gauche, et que cependant la tuméfaction ne présente aucun caractère excluant une localisation
hépatique, le diagnostic peut être parfois insoluble. *Est-ce
bien le foie?*
Si la localisation hépatique est évidente, c'est alors la percussion qui, appréciant le siège et la forme du bord supérieur
du foie, et mesurant la hauteur de l'intervalle qui sépare le
bord supérieur du bord inférieur, interviendra pour distinguer
s'il s'agit d'une hypertrophie, d'une congestion, ou d'un
abaissement du foie, si l'abaissement est dû à une déformation, à une pleurésie ou à un kyste de la convexité.
Est-ce bien une hypertrophie du foie ?

Si, en fin de compte, on conclue à une hypertrophie, c'est à l'aide des signes tirés de la forme, de la densité, de la sensibilité, et avec le concours des signes éloignés tirés de la présence ou de l'absence d'ictère, d'ascite, de réseau veineux abdominal visible, d'hypertrophie de la rate, qu'on décidera de la nature de l'hypertrophie. *Est-ce une hypertrophie par cirrhose, par néoplasme du foie, ou une hypertrophie simple?*

b. Le foie ne dépasse pas le rebord costal. — Il est, du moins, inappréciable à la palpation qui, déprimant en vain l'abdomen au-dessous des côtes, ne rencontre aucun changement de consistance à travers la paroi abdominale.

La percussion de la paroi thoracique correspondant au foie, la percussion de l'abdomen, restent alors la seule ressource avec des chances d'erreur d'interprétation d'autant plus grandes que nul contrôle n'est permis par la palpation. *Le foie est-il réellement normal ?*

Les quatre questions qui peuvent se poser au cours de l'exploration physique du foie, restent fort souvent insolubles si l'on se borne aux caractères relevés, soit par la palpation classique, soit par la percussion.

La palpation classique présente, au premier abord, cette infériorité sur la percussion : qu'elle n'est utilisable que lorsque le foie dépasse le rebord costal. En revanche, elle lui est supérieure en ce que, à côté des caractères tirés du volume et de la situation, les seuls que puisse relever la percussion, elle enregistre ceux tirés de la densité, de la sensibilité, du tissu hépatique, de la forme et de l'épaisseur du bord du foie. Mais permet-elle au moins d'éviter les erreurs comme celles que laisse commettre la percussion ?

Or, la palpation classique, pour laquelle tout foie inaccessible est un foie normal à la palpation, et tout foie accessible un foie augmenté de volume, fait commettre de graves erreurs dont l'énumération doit être mise en parallèle avec les erreurs que, avec Harley, et nous les avions signalées bien avant lui, nous avons pu imputer plus haut à la percussion.

CAUSES D'ERREURS DE LA « PALPATION CLASSIQUE » DU FOIE

a. — *L'erreur qui fait trouver le foie normal*, parce qu'il est inaccessible, est commise dans les cas suivants :

1° Lorsque le foie a une situation et un volume normaux, mais présente une densité ou une sensibilité anormales. Cette éventualité, qui n'est même pas admise cliniquement, peut fréquemment être vérifiée, si l'on a recours à la mobilité respiratoire du foie, que n'utilise pas la palpation classique ;

2° Lorsque le lobe antérieur du foie est recourbé en arrière, comme replié sous la face inférieure du foie. C'est en recourant à la mobilité manuelle du lobe du foie qu'on peut déceler cette anomalie, que ne sait pas trouver la palpation classique ;

3° Lorsque le foie, bien que dépassant le rebord costal, n'offre pas assez de résistance ou de surface accessible pour être perçu, alors que, en outre, la pression, exercée par la palpation classique, le refoule contre les plans souples et mobiles du diaphragme et de la fosse lombaire, toutes causes d'erreur auxquelles obvie le « procédé du pouce ».

b. L'erreur qui fait conclure au foie augmenté de volume, parce qu'il est accessible, erreur qu'évite le « procédé du pouce » est commise dans les cas suivants :

1° Lorsqu'il est abaissé ;

2° Lorsqu'il est déformé (foie cordé, foie en gourde de pélerin, foie allongé).

En dépit de toutes les descriptions didactiques, qui mettent en garde contre la confusion entre les déplacements du foie et l'hypertrophie, la palpation classique, de même que la percussion, conclue toujours à l'existence d'un gros foie, lorsque le foie dépasse le rebord costal.

Cliniquement, il est entendu que, lorsqu'on dit d'un foie, qu'il dépasse le rebord costal, c'est qu'il est augmenté de volume. Maintes observations signalent implicitement l'hypertrophie par cette simple mention, qui en indique le degré : « Le foie déborde les côtes de 1, 2, ... 5 travers de doigt... ».

Cliniquement encore, on ne distingue en réalité que trois
types morbides de foie : le foie normal, le foie petit, le foie
augmenté de volume, et les gros foies sont classés ainsi :

La congestion, dans laquelle l'organe est tuméfié, turges-
cent, déborde les fausses côtes de 2 à 3 travers de doigt, est
de consistance moins dure que la cirrhose.

L'hypertrophie simple, de cause non diagnostiquée, qui,
pour beaucoup d'auteurs, se confond avec la congestion, et
dont ne parlent ni Niemeyer, ni Jaccoud, ni Bamberger, ni
Frerichs, dont l'existence est douteuse pour Murchison, etc.

Les hépatites, les tumeurs.

Dans les maladies de la nutrition, quand il ne s'agit
pas de graves altérations hépatiques, car, dans ce cas,
la nosologie actuelle exige que la maladie soit sortie du
cadre des maladies de la nutrition pour être intégrée dans
celui des maladies du foie, nous avons vu à quoi se rédui-
sait l'inventaire classique, au point de vue du foie. On ne
signalait, avant 1885, que des observations contestables et
contestées de « tuméfaction, gonflement, congestion » ; cette
notion, déjà si vague, était parfois remplacée par celle de
« torpeur », « état de souffrance » du foie. A partir de 1892,
nous voyons bien, avec Bouchard et Legendre, ajouter, au
type de la congestion, le type de l'hypertrophie, pour former
ce que les auteurs appellent les « gros foies », et nous trouvons
une distinction séméiologique entre la congestion, plus spéciale aux dyspepsies, et l'hypertrophie, plus spéciale aux
maladies de la nutrition ; avec Hanot et Boix, qui ne parlent
plus que d'hypertrophie, nous voyons la séméiologie s'enrichir des caractères de densité, et apparaître la cirrhose dyspeptique ; avec Robin et Deguéret, le caractère de sensibilité
sert à distinguer l'hypertrophie des dyspepsies hyperesthé-
siques de celle des dyspepsies de fermentation ; Hanot accepte
même la différente localisation lobaire. Toutefois, non-seulement nous ne voyons pas encore les auteurs adapter les
diverses formes objectives du foie aux diverses phases d'un
processus hépatique, mais nous ne les voyons pas, en somme,

admettre d'autres types fondamentaux, comme élément de diagnostic, que les types habituels de : gros foie, petit foie, foie normal. Nulle part il n'est question de la déformation ou de l'abaissement du foie, des anomalies de sensibilité ou de densité du foie de volume normal, ou des anomalies de fixation du foie.

En somme, la palpation classique, par les lacunes qu'elle présente, par les erreurs qu'elle laisse commettre, aussi bien dans le diagnostic différentiel de la tuméfaction du foie et des tumeurs d'autres organes, que dans le diagnostic différentiel des diverses causes de tuméfaction du foie, mérite que beaucoup d'auteurs lui préfèrent encore la percussion. Ainsi que le montre le tableau ci-dessous, qui résume les notions précédentes, loin de se rectifier l'une l'autre, ces deux méthodes « percussion » et « palpation classique » reconnaissent des causes communes d'erreur :

Erreurs des procédés usuels d'exploration du Foie

La *percussion* peut confondre :	La *palpation classique* peut confondre :
Avec la diminution de volume	
Le foie abaissé. Le foie replié en dessous. Le foie refoulé par les organes voisins.	Le foie normal.
Avec l'augmentation de volume	
Le foie allongé, déformé. Le foie voisin d'une tumeur ou d'un épanchement.	Le foie abaissé. Le foie allongé. La tumeur formée par un organe voisin.
Avec l'état normal	
Le foie normal à la percussion, mais de densité ou de sensibilité et de fixation anormales.	Le foie normal à la palpation, mais de densité ou de sensibilité et de fixation anormales. Le foie replié en-dessous.

Après avoir comparé les causes d'erreur que recèlent, soit
la percussion, soit la palpation classique, on s'explique que
les notions d'abaissement, de déformation du foie, soient
restées, à ce point, d'ordre théorique ou spéculatif, que jamais
on ne les voit mentionnées dans une observation clinique,
soit qu'on les confonde toujours avec l'atrophie, l'hypertrophie
ou l'état normal, soit qu'on les considère comme si rares ou
si insignifiantes qu'elles ne semblent pas dignes de mention.
Si cette confusion peut être commise, on s'explique que le
diagnostic différentiel des tuméfactions de l'hypochondre,
manquant de repères objectifs précis, soit si fréquemment
l'occasion d'erreurs ; on s'explique enfin, si le foie, normal à
la percussion et à la palpation classique, peut cependant,
par un procédé nouveau de palpation, être trouvé induré et
hyperesthésié, combien doit se trouver évidemment, du fait
que les procédés usuels ne peuvent constater ces anomalies,
réduit, bien au-dessous de son importance réelle, le rôle du
foie dans la pathogénie d'une foule de maladies où on le croit
à tort normal.

Le desideratum est donc de découvrir un mode d'exploration qui permette le diagnostic de la déformation du foie ;
qui permette, dans un foie prétendu normal, de reconnaître
les anomalies de densité ou de sensibilité ; et enfin qui trahisse
des caractères nouveaux de différenciation applicables au
diagnostic des tuméfactions de l'hypochondre. Or, ce desideratum est comblé par le « procédé du pouce ».

B. — Le *Procédé du Pouce* est le second procédé de
palpation du foie. C'est celui que j'ai décrit dans plusieurs
publications, dont la première remonte à 1887 (1), et sous
ce nom déjà. Il est digne de toute attention, car c'est lui qui
non seulement a appris quelles lacunes recelait et quelles

(1) F. GLÉNARD. — *De la Palpation du Foie par le « procédé du
pouce »*, in FRANÇON Thèse Lyon, 1888.

erreurs laissait commettre le procédé classique, c'est lui surtout qui permet de combler ces lacunes et d'éviter ces erreurs.

C'est le « procédé du pouce » qui, en présence d'un foie inaccessible aux doigts et que la palpation classique qualifie de
foie normal, interviendra pour affirmer dans bien des cas que
ce prétendu foie normal est induré ou hyperesthésié, ou mal
fixé par ses organes de soutien ; c'est le « procédé du pouce »
qui, lorsque la palpation classique reste hésitante devant la
nature d'une tuméfaction de l'hypochondre, interviendra pour
décider s'il s'agit d'une congestion, d'une hypertrophie ou d'une
déformation du foie ; pour rectifier le faux diagnostic, qui
aura pu être posé, de l'une de ces variétés objectives ; pour
discerner si c'est bien le foie, et non quelqu'autre organe, qui
forme cette tuméfaction de l'hypochondre ; c'est enfin le
« procédé du pouce » qui, dans l'hypertrophie du foie reconnue
par la palpation classique, intervenant pour préciser, avec une
netteté incomparable, les moindres sinuosités, les moindres
accidents de la ligne formée par le bord inférieur du foie,
fournira des éléments précieux, méconnus jusqu'àlors, pour
le diagnostic de la nature de l'hypertrophie.

De même que la notion imprévue de la sténose intestinale
et le « procédé du glissement » qui la décèle, ont eu pour
origine l'étude du battement épigastrique ; de même que la
notion imprévue de la mobilité respiratoire du rein, des degrés
de cette mobilité, et le « procédé nephroleptique » à l'aide
duquel on les reconnaît, ont eu pour point de départ l'étude de
la sténose du coude droit du côlon ; de même c'est à l'étude
de rein mobile que l'on est redevable de la notion imprévue
de types cliniques nouveaux du foie et de la connaissance
du « procédé du pouce. » qui permet de les facilement distinguer.

Si, les mains étant en position pour la recherche de la
mobilité du rein par le « procédé nephroleptique », — c'est-à-dire

pour le rein droit, la main gauche serrant la taille, avec les
quatre derniers doigts sous la légion lombaire et le pouce
gauche en avant, la main droite déprimant la paroi antérieure
de l'abdomen —, si l'on vient, pendant un mouvement d'inspiration, à tourner en haut du côté de l'hypochondre, la pulpe du
pouce, il peut arriver que l'on sente, après que le rein s'est
abaissé, descendre encore un organe, mais cette fois en
avant du pouce, qui s'en trouve comme coiffé ; que l'on ramène,
alors, le pouce d'arrière en avant et de bas en haut, des
parties profondes aux parties superficielles, on fera sauter
très nettement une crête qui ne peut être que le bord du
foie.

Rien n'égale la surprise du médecin qui, n'ayant jamais
encore, chez le vivant, touché le foie que lorsque cet organe
formait au dessous du rebord costal une masse plus ou moins
volumineuse, empâtée, rénitente, immobile, trouve au contraire
ici une languette, mince très souple, terminée par un bord
tranchant ; cette languette qui descend à deux ou trois travers
de doigt au-dessous du rebord costal, s'abaisse pendant le
mouvement d'inspiration, remonte pendant l'expiration,
le pouce peut la faire flotter, en passant alternativement
d'arrière en avant et d'avant en arrière, comme une valvule
de soupape. Il est évident que c'est un abaissement ou une
déformation, une élongation du bord antérieur du foie, que
cette anomalie ne pouvait être perçue par la pression d'avant
en arrière dont se sert la palpation classique pour explorer
le. foie et que désormais, si on veut en vérifier l'existence,
il faudra rechercher systématiquement le bord du foie en
passant si l'on peut, le pouce au-dessous de lui, d'arrière en
avant, pendant un mouvement de profonde inspiration.

Ce sont les résultats de cette recherche systématique du
bord du foie par un artifice de palpation dont la petite observation précédente avait été le point de départ que, peu avant
d'en exposer la technique sous le nom de « procédé du pouce »,

je résumais ainsi dans une première publication sur ce sujet, en 1887, au cours d'une conférence sur l'Entéroptose. (1)

« Placé dans la profondeur de l'hypochondre ou sous le rebord costal, la pulpe dirigée en haut, à l'affût de chaque inspiration, dont l'effet est d'abaisser sur lui de haut en bas et d'avant en arrière le bord antérieur du foie, le *pouce gauche*, que vous ferez remonter à sa rencontre de bas en haut et d'arrière en avant, vous avertira de ceci : chez ce malade, où vous alliez conclure à l'hypertrophie du foie ou à la tumeur d'un autre organe, le pouce rencontre et « fait sauter », parfois même flotter sur le bord inférieur ou interne de la tuméfaction, la crête plus ou moins longue, caractéristique du bord tranchant du foie, qui est souple, indolent, aminci : il s'agit d'une *pédiculisation* ou d'une *déformation* d'un lobe du foie. Chez cet autre malade, dont vous alliez déclarer que le foie est normal, le pouce vous permettra de noter que le bord du foie s'abaisse au-dessous de la côte de 2, 3, même 4 centimètres pendant chaque inspiration, pour reprendre sa place pendant l'expiration : il s'agit donc d'un foie abaissé, d'un cas de *mobilité* du foie. Chez ce troisième, le pouce trouve, mais seulement à la fin d'une profonde inspiration, ici, vers l'extrémité antérieure de la 9e côte droite, que le bord du foie est arrondi, sensible à la pression, de densité un peu supérieure à la normale : vous vous trouvez, par le fait, en présence d'une *congestion locale* du foie, à son début ; ou là, et en particulier sous l'extrémité antérieure de la 10e côte, que le bord du foie est tranchant, ligneux, indolent, écarté de la côte, et qu'il ressaute dûrement sur le pouce : il s'agit par conséquent d'une *sclérose partielle*. Ces précieuses indications, le pouce gauche vous les fournira, et très facilement, alors que la palpation classique vous laissait sans défense contre les erreurs de diagnostic, alors qu'elle ne vous permettait d'incriminer le foie dans une maladie que lorsque les symp-

(1) F. GLÉNARD. — *A propos d'un cas de neurasthénie gastrique, diagnostic de l'Enteroptose.* Province médicale, 1887.

tômes rationnels étaient devenus criamment hépatiques, et alors qu'elle ne vous laissait percevoir les anomalies objectives que lorsque celles-ci assez accentuées par l'ancienneté de la maladie, pour que la main la plus inexpérimentée pût les reconnaître par la simple pression de l'abdomen. Le pouce gauche vous permettra également, dans les cas où le bord du foie est accessible à la palpation classique, d'y relever des détails imprévus ou inespérés, ou encore, lorsque le diagnostic d'une tuméfaction de l'hypochondre ne peut être tranché, d'apporter parfois un argument décisif pour la solution du problème. »

De cet exposé se dégage nettement la caractéristique du procédé, dont le rôle, dévolu au pouce gauche, justifie bien la dénomination de « procédé du pouce ».

Alors que la percussion s'adresse à la matité du foie et la palpation classique à sa résistance à la pression, le procédé du pouce s'adresse essentiellement à sa mobilité respiratoire ; c'est ce dernier caractère qui, précisément, parcequ'il n'était pas apprécié, n'avait pas encore été utilisé. En outre, le procédé du pouce se distingue de la palpation classique, en ce qu'il recherche systématiquement, non pas seulement la face antérieure du foie ou la limite inférieure de cette face, mais la crête qui termine le bord inférieur du foie, et qui constitue son caractère pathognomonique. Il s'en distingue enfin par l'application systématique, rendue nécessaire par les types objectifs qu'il met à jour, de la palpation du bord du foie d'arrière en avant par ressaut, et non d'avant en arrière par pression.

Au « procédé du pouce » sont dûes les acquisitions suivantes, que nous devons dès lors étudier :

1° *Introduction en clinique des types de foie souple*, dont nous caractériserons trois variétés, suivant la situation du bord antérieur : derrière le rebord costal, au fond de l'hypochondre, ou dans le flanc. Comparant ces trois types objectifs avec le type classique de la maladie dite du « foie mobile », nous verrons que les quatre types relèvent d'un même processus, et que le foie mobile des auteurs est le 4° degré d'une *hépatoptose*, dont les autres variétés de foie souple constituent les premiers degrés ;

2° *Diagnostic précoce* d'une localisation hépatique, dans des cas où le foie est considéré comme normal tant par la palpation classique que par la percussion ;

3° *Localisation indépendante* dans les divers lobes du foie, des caractères de forme, de situation, de consistance, de sensibilité ;

4° *Base nouvelle de classification* des types objectifs du foie, tirée, non plus de son volume, de sa densité ou de sa sensibilité, mais de son mode d'accessibilité à la palpation, le foie étant accessible, ou par le procédé classique ou par le « procédé du pouce », et, s'il s'agit de ce dernier, accessible après mobilisation préalable, soit respiratoire, soit manuelle. Les caractères considérés jusqu'ici comme spécifiques, et qui seuls étaient usités, tombent dans la nouvelle classification au rang secondaire de simples caractères de variétés.

Ainsi donc, séméiologie physique du foie, pathologie hépatique, pathologie générale, sont appelées à retirer, de l'application systématique du « procédé du pouce », d'incomparables enseignements. Ce procédé nous obligera, nous le verrons, à compter avec une pathogénie hépatique des maladies de la nutrition, des dyspepsies et des névropathies ; il nous contraindra à évoquer une pathogénie hépatique de la diathèse qui plane sur toutes ces maladies. C'est ce que nous serons forcés d'admettre quand, après avoir mis en relief et appris à reconnaître les diverses modalités objectives de la glande, nous aurons fixé leurs relations réciproques, leur place chronologique dans le processus d'évolution des affections du foie, et déterminé les syndromes auxquels correspondent ces divers types, désormais bien personnels, bien distincts, bien faciles à caractériser.

J'estime, ai-je dit plus haut, en me basant sur une statistique personnelle de 3.500 cas de maladies de la nutrition, que, dans ces maladies, la proportion de foies anormaux, qui étaient méconnus par les procédés classiques d'exploration, et que nous apprend à déceler le procédé du pouce, atteint au minimum 40 p. 100. Je ne compte pas, bien entendu, dans ce nombre, les cas, dont la proportion atteint encore 20 à 30 p. 100, où l'anomalie objective du foie, accessible à l'exploration classique, est pourtant encore méconnue, simplement parce que, la théorie pathogénique n'incriminant pas le foie, on croit pouvoir négliger l'exploration de cet organe. On ne saurait donc trop insister sur la haute portée d'une telle constatation.

Il est à remarquer que la cause essentielle des erreurs commises, soit par la percussion, soit par la palpation classique, réside dans la fausse interprétation ou dans l'ignorance qu'elles peuvent comporter sur la situation du bord inférieur du foie. C'est précisément parce qu'il donne le moyen de trouver, d'atteindre ce bord, que se recommande le « procédé du pouce ». Il importe donc, pour présenter une technique raisonnée de ce mode de palpation, d'analyser les conditions qui président à la situation du bord inférieur du foie; or, nous allons le voir, cette situation est la résultante du siège, du volume, de la forme, de la consistance du foie. La connaissance du rôle imputable à chacun de ces facteurs dans la direction imprimée au déplacement du bord inférieur du foie, importe au plus haut point à la séméiologie de la glande hépatique et la question que, en définitive, doit trancher tout diagnostic objectif est la suivante : *Le* **bord inférieur du foie** *est-il à sa place? s'il n'est pas à sa place, où est-il et quelle variété de cause l'a* **mobilisé** *pour l'avoir pu placer où on le trouve ?*

I

DE LA MOBILITÉ DU FOIE

§ I.

Du Foie mobile (hépatoptose)

Le caractère objectif tiré de la mobilité du foie n'a jusqu'ici été appliqué à la séméiologie de cet organe que dans les cas où existe une volumineuse tumeur de l'abdomen suspecte d'avoir une origine hépatique. — Ou bien cette tumeur se trouve limitée à l'hypochondre et au flanc droit ; l'on fait alors intervenir, lorsqu'on hésite entre la localisation hépatique ou rénale, les mouvements respiratoires pour vérifier s'ils mobilisent la tumeur : que la tumeur soit mobilisée, on conclue qu'il s'agit du foie et non du rein, les tumeurs de ce dernier organe étant en général peu influencées par les migrations du diaphragme—; ou bien la tumeur occupe, non seulement l'hypochondre, mais la partie moyenne de l'abdomen ; si d'ailleurs elle présente les caractères physiques du foie, que la matité thoracique de cet organe soit remplacée, à son siège normal, par de la sonorité, on fait alors intervenir la mobilité manuelle pour vérifier si la tumeur ne peut être refoulée dans l'hypochondre droit: s'il en est ainsi, le diagnostic de « foie mobile » puise dans ce caractère de reponibilité une confirmation précieuse.

Réduite à ces deux cas, en somme rares, et même laissant, dans ces conditions restreintes, commettre des erreurs de diagnostic, l'application à la séméiologie hépatique du caractère tiré de la mobilité n'aurait certainement qu'un intérêt des plus restreints ; mais voici qu'une observation fortuite, dans le cours de la recherche du rein par le procédé « néphroleptique », vient nous montrer que la mobilité du foie peut exister indépendam-

ment de toute tuméfaction formée par cet organe dans l'hypochondre et constituer par conséquent un caractère nouveau à
apprécier ; voici que l'étude de ce nouveau caractère nous
apprend que la mobilité peut être utilisée, non seulement pour
rendre accessible à la palpation un foie qui sans cela lui eût
échappé, mais pour déceler des types objectifs qui jusque-là
s'étaient dérobés à l'observation clinique, et que seuls signa-
laient les anatomistes.

Quelle est la valeur de ce signe ? Y a-t-il lieu de tenir compte
des variétés du siège où l'on trouve, dans ces types nouveaux,
le bord mobilisable du foie, tantôt derrière le rebord costal, tantôt
au fond de l'hypochondre, tantôt dans le flanc? Peut-on espérer
trouver une relation entre ces divers types de mobilité du foie
et le type classique de la maladie dite du « foie mobile ».

Sous le nom de « *foie mobile* », on désigne, depuis Cantani (1), qui le premier en a publié une observation clinique,
une maladie dans laquelle on trouve le foie, tout entier déplacé
et mobile dans la cavité abdominale. Cette ectopie mobile du
foie est considérée comme la cause de la maladie.

Déjà, Sauvages (2), en 1768, Portal (3), en 1804, avaient
parlé de l'*hépatocèle*. Sauvages visait les cas dans lesquels le
foie entre comme élément dans la hernie ombilicale ; Portal
parlait de la distension des ligaments du foie sous l'influence
des chutes, des efforts, du poids de l'organe hypertrophié, qui
le font descendre dans le bas-ventre, et jusque dans le bassin.
Même avant ces auteurs, on pourrait citer, avec Faure (4), qui
l'a exhumée, la relation d'une autopsie faite par Heister (5),

(1) CANTANI. — Annal. univers. di Medicin. Milano. 1865, nov. pages
373-383.

(2) F. BOISSIER DE SAUVAGES. — Nosol. method. Sistens morborum
classes, Amsterd. MDCCLXVIII. T. 1, page 208.

(3) PORTAL. — Cours d'anat. méd. Paris. An. XII, 1804, t. V, p. 323.

(4) FAURE. — L'*Appareil suspenseur du foie, l'hépatoptose et l'hépatopexie.* Paris, Steinheil, 1892.

(5) HEISTER. — Acta physico-medica naturæ curiosorum Nuremberg.
1754, X. page 1-4.

et dans laquelle, ainsi qu'en témoigne le dessin qui accompagne cette relation, « le foie présente une situation telle qu'il est permis d'affirmer qu'il s'agit bien là d'un cas de foie mobile » ; pourtant, ce cas unique, en admettant que le dessin soit bien exact, correspondrait, à mon avis, plutôt à une ectopie fixe congénitale qu'à un véritable spécimen de foie mobile.

A la suite du travail de Cantani, les observations de foie mobile se succèdent, mais en petit nombre ; en 1876, Blet (1) n'en peut réunir encore, dans la science, que 10 cas pour sa thèse. En 1877, Legg Wickham (2) arrive à un total de 20 cas ; dans son travail, écrit à l'occasion d'un malade chez lequel il avait cru pouvoir diagnostiquer un foie mobile, et qui, à l'autopsie, présentait une tumeur du rein simulant parfaitement un foie déplacé, il conclue que, puisque les 20 cas retrouvés par lui dans la littérature manquaient tous de la sanction de l'autopsie, des erreurs semblables à la sienne ont bien pu se présenter ; il n'est pas loin d'émettre des doutes sur la valeur des diagnostics portés par les auteurs et même sur l'existence de la lésion. En 1883, dans la plus importante monographie qui ait été jusque-là consacrée au foie mobile, Landau (3) ne put encore trouver dans la littérature que 24 cas, élimination faite des 8 observations suivantes, interprétées à tort par leurs auteurs comme cas de foie mobile : 1 cas de cancer de l'épiploon (Müller), 1 cas de néoplasie du rein droit (Legg), qui, tous deux, avaient été, avant l'autopsie, diagnostiqués comme foie mobile ; 1 cas d'abaissement du foie par cyphoscoliose (J. Müller) ; 2 cas (Piatelli, Trush), où il y avait ascite et cancer ; 1 cas avec cachexie, ictère et œdème (Wasseljew) ; enfin un dernier cas dans lequel le malade avait été atteint de malaria (Schwarz). Ces 24 cas, qui formaient alors tout le bagage documentaire du foie mobile, comprenaient

---

(1) BLET. — *Etude sur le foie mobile*. Th. Paris, 1876

(2) LEGG WICKHAM. — *Moveable or displaced liver*. St-Bartholom, Hosp. Reports XIII p. 141-148, 1877.

(3) LANDAU. — *Die Wanderleber und der Hængebauch der Frauen*. Berlin, Hirschwald. 1885.

23 femmes et 1 homme. En présence d'un si petit nombre de
faits, étant donnée la possibilité d'erreurs de diagnostic, car,
dans les rares observations où fut permis le contrôle par l'autopsie, le diagnostic s'était trouvé erronné, Landau ne tente
même pas d'apprécier la fréquence du foie mobile relativement
au nombre des malades. C'était en somme une affection extraordinairement rare et d'un diagnostic particulièrement difficile.

La même année, 1885, quatre mois avant la publication de
Landau, parut mon premier travail sur l'Entéroptose (1). Dans
cette étude, je m'efforçai de dégager la loi qui préside à la
mobilité des viscères abdominaux et à la symptomatologie de
cette mobilité anormale ; je proposai la *doctrine de la splanchnoptose* (2), qui, dans les viscères mobiles, abstrait le caractère
de « ptose » et non le caractère de mobilité ou celui d'ectopie,
seuls envisagés jusque là. De ce processus relevaient le foie,
comme la rate, comme l'estomac, comme l'intestin ; je m'efforçai de démontrer que, de tous ces prolapsus, qu'une recherche
systématique, à l'aide de procédés spéciaux de palpation, permet de rencontrer assez fréquemment réunis chez le même
sujet, celui qui était réellement pathogène, c'était le prolapsus
de l'intestin. La ptose des autres organes n'avait qu'un caractère contingent et un rôle accessoire. En ce qui concerne plus
spécialement le foie, je fixai, en 1886 (3), d'après mes observations, la fréquence du foie mobile, que je désignais dès lors

(1) F. GLÉNARD. — *Application de la méthode naturelle à l'analyse
de la dyspepsie nerveuse ; détermination d'une espèce. De l'Entéroptose.*
Lyon medical, mars 1885 et numéros suivants.
  Quoique l'introduction du travail de Landau soit datée de janvier 1885,
la publication n'en fut faite qu'en juin de la même année, quatre mois après
ma première publication sur l'Entéroptose (mars 1885).

(2) « Splanchnoptose», *et non* « Viscéroptose », comme me le font dire plusieurs articles, d'ailleurs très sympathiques, qui ont été récemment publiés.
Le terme « viscéroptose » formé d'un radical latin et d'un radical grec, ne
satisfait pas comme le terme « splanchnoptose » que j'ai proposé, et qui
est formé de deux radicaux grecs, aux exigences d'une correcte nomenclature.

(3) GLÉNARD. — *Entéroptose et neurasthénie*, communic. à la Soc.
méd. hôp. Paris, et Sem. méd , 19 mai 1886 ; voir aussi la reproduction in
extenso *in* Revue de Médecine, 10 janvier 1887.

par le terme d' « *hépatoptose* » et dont je ne savais alors reconnaître que les degrés déjà accentués, à 2 p. 100 des sujets
atteints de maladies de la nutrition, et, parmi ces maladies, à
4,5 p. 100 des Entéroptoses. En 1887 (1), sur 1.300 malades,
j'avais observé 51 cas d'hépatoptose (dont 32 associés à la
néphroptose, 30 chez la femme et 2 chez l'homme). En 1890 (2),
dans une statistique relevée seulement chez les femmes atteintes
de rein mobile, j'établissais que, sur 330 cas de rein mobile
(néphroptose) chez la femme, il y avait en même temps de
l'hépatoptose dans 70 cas, c'est-à-dire dans 21 p. 100 des cas.
Enfin, en 1892 (3), englobant dans l'hépatoptose, dans le diagnostic objectif de laquelle je m'étais perfectionné, tous les
degrés, depuis les plus faibles jusqu'aux plus accentués, de
mobilité du foie, que j'avais rencontrés dans des recherches
portant sur 3.500 malades atteints de maladies de la nutrition,
et réunissant, pour la première fois, en un seul groupe, tous
les foies souples et non hypertrophiés, fois déformés, allongés, abaissés, « à ressaut », dont le caractère commun était la
mobilité du bord tranchant, j'estimai la fréquence du foie
mobile à 20 p. 100 des malades, 25 p. 100 des hommes,
15 p. 100 des femmes.

Une fréquence pareille, comparée avec les 24 cas connus
dans la science avant 1885, et surtout ce renversement de la
proportion suivant les sexes, qui, au lieu du chiffre de
1 homme pour 23 femmes, donnait 15 p. 100 chez les femmes
et 25 p. 100 chez les hommes, ou recelait une grossière erreur,
ou impliquait une conception nouvelle, analogue à ma conception partout acceptée aujourd'hui de la mobilité du rein, de
ce qu'on doit entendre par mobilité du foie.

(1) GLÉNARD. — *A propos d'un cas de neurasthénie gastrique. Diagnostic de l'Entéroptose.* Prov. med., 16 avril 1877, et Paris, Masson, 1887,
72 p.

(2) GLÉNARD. — *Des résultats objectifs de l'exploration du foie chez
le diabétiques.* Lyon medical, 1890, et Paris, Masson, 72 p.

(3) GLÉNARD. — *Palpation bimanuelle du foie par le « procedé du
pouce ». Introduction à l'etude de l'hépatisme.* Lyon medical, 1892, et
Paris, Masson, 47 p.

Mais déjà, dans sa monographie sur le foie mobile, Landau, sans doute impressionné par la notion, toute récente alors, de la splanchnoptose, donne un chiffre d'observations personnelles contrastant singulièrement avec les 24 cas qu'il n'avait pas fallu moins de 20 ans pour réunir (1866-1885) ; il a relevé lui-même, dit-il, « 14 cas de foie mobile prononcé et environ 50 cas de simple abaissement du foie ». L'on voit pour la première fois, dans l'histoire du foie mobile, être apppliqués dans son travail ces deux principes fondamentaux de ma doctrine de la splanchnoptose, à savoir l'exclusion implicite de toute lésion organique dans le diagnostic de viscère mobile, et la relation entre l'ectopie totale du viscère mobile, d'un côté, et, de l'autre, les faibles déplacements de cet organe. Qui veut bien dire avec moi : splanchnoptose, doit dire, en effet : prolapsus d'un organe sain, dont la mobilité, dûe à ce prolapsus, peut se rencontrer sous des aspects variés, qui ne sont que des degrés plus ou moins accentués de ptose.

Depuis cette époque, nous voyons peu à peu se substituer la dénomination d' « hépatoptose » à celle de foie mobile, et se multiplier les observations ; cela s'explique soit parce que la « ptose » en général s'est imposée aux recherches, soit parce que mon procédé technique de diagnostic objectif (procédé du pouce) a été formulé, soit enfin parce que l'on fait rentrer dans la maladie du foie mobile, qui jadis ne comprenait que l'ectopie totale, la mobilité du bord antérieur du foie, alors même qu'il est faiblement déplacé. L'impulsion a été accentuée surtout par Gérard Marchant (1), qui, en 1891, pratiqua pour la première fois, contre l'hépatoptose totale, l'hépatopexie, que Billroth, en 1884, et Tscherning, en 1886, avaient pratiquée contre le lobe flottant du foie, et par Faure (2) qui, en 1892, consacra à l'hépatoptose une remarquable étude didactique dans laquelle sont mis au point, et étayés sur de nombreuses

(1) GÉRARD MARCHANT. — *Hépatopexie et nephropexie.* Bull. acad. méd. Paris, 3 août 1891.
(2) FAURE. — Loc. cit.

recherches personnelles, les chapitres relatifs à l'anatomie et
à la pathogénie de l'hépatoptose. Dans ce travail, nous trouvons la précieuse collection des 54 observations connues dans
la science, qui y sont publiées in-extenso, et Faure ajoute
que la maladie n'est si rare que parce qu'elle passe souvent
inaperçue; seuls ses degrés extrêmes sont exceptionnels.

Or, il en sera bientôt de l'hépatoptose comme du rein mobile ; les cas en seront si fréquemment observés qu'on ne les
publiera plus. Il est d'ailleurs certain que l'interprétation de
ptose enlève à toutes ces maladies ce caractère de bizarrerie
tératologique, qui, jusqu'ici, leur avait donné l'attrait d'une
énigme.

Depuis la thèse de Faure, ont été publiées, en 1893, 1 cas
de Richelot (1), suivi d'hépatopexie ; 1 cas de Mathieu (2) qui,
à la Société médicale des Hôpitaux, souleva une discussion au
cours de laquelle Legendre, Siredey, Rendu signalent des
cas analogues de leur pratique ; en 1894, 3 cas de Godard (3) ;
en 1895, 1 cas de Familiant (4), 1 cas de Bobrov, suivis d'hépatopexie ; 1 cas d'hépatoptose suivi d'hépatopexie, par Lannelongue et Faguet (5). Wyss, dans son travail sur la constriction
de la taille, M. Hayem (6), Mme Gaches-Sarraute (7), en 1895,
dans leur étude sur la maladie du corset, analysent, dans une de
ses causes fréquentes, la genèse de l'hépatoptose. La constriction exercée par le corset a été en effet incriminée par tous les
auteurs, comme une cause du foie mobile ; mais de tout temps

(1) RICHELOT. — *Fixation d'un foie déplacé*. Bull. méd , 27 septembre 1893.

(2) MATHIEU. — *Un cas de foie flottant*. Soc med. hop., 20 juin 1893

(3) GODARD. — *Obs. de quelques cas d'hepaloptose*. Journ. de la Soc.
Roy. de Bruxelles, 6 janvier 1894.

(4) FAMILIANT. — *Hépatoptose*. Ezenedelnic, Saint-Petersbourg, 1895.

(5) LANNELONGUE ET FAGUET. — *Hepatoptose totale Foie cirrhotique*,
hépatopexie Ass. Fr. Bordeaux, 1895 Suivant la définition des « viscères
mobiles » ou ptoses, définition qui exclue toute affection organique, le cas
de Lannelongue et Faguet ne devrait pas figurer sous la rubrique d' « hepatoptose ».

(6) HAYEM. — *La maladie du corset*. Arch. med. 1895

(7) GACHES-SARRAUTE. — *Du corset*. Rev. d'hygiene, 1895.

aussi les anatomistes ont insisté sur les déformations que
produit le corset, et que la fréquentation des salles d'autopsie
permet de vérifier journellement : allongement du foie, élongation en forme de sablier, lobe flottant, sillons formés par les
côtes imprimées sur le foie, etc., tels sont les méfaits exercés
par le corset ; de telle sorte que se trouve implicitement soulevée une question imprévue, celle d'une relation possible
entre la déformation et la mobilité du foie, puisque toutes deux
isolément peuvent être mises sur le compte d'une seule et
même cause. Dans la discussion de la doctrine suivant laquelle
je propose d'envisager le foie mobile comme une hépatoptose,
je n'ai garde d'omettre un si précieux argument.

L'éventualité d'une relation, soit entre le foie mobile et la
déformation du foie, soit entre l'ectopie mobile totale et la
mobilité du foie limitée à celle de son bord antérieur, ne
paraît pas avoir été soupçonnée. Qu'on lise les observations
publiées sous la rubrique de foie mobile, et plus tard sous
celle d'hépatoptose, et l'on verra que les signes exigés pour
ce diagnostic sont ceux d'un déplacement en masse du foie,
cet organe considéré comme un bloc de forme immuable.

Les *signes du foie mobile*, relevés et exigés par les auteurs
sont en effet les suivants :

Tumeur dans le flanc droit, s'étendant au milieu de l'abdomen ; dépassant à gauche la ligne médiane et en bas l'ombilic
jusqu'à deux ou trois travers de doigt du pubis ; formant une
voussure parfois visible de la moitié droite de l'abdomen et
pouvant être circonscrite par la percussion et par la palpation.

Cette tumeur présente les caractères physiques du foie :
indolente, lisse, élastique, de la grosseur d'une tête d'enfant ;
terminée en haut par une surface convexe, épaisse, arrondie,
obliquement dirigée, plus ou moins éloignée du rebord
costal, sous lequel on peut insinuer la main ; un bord inférieur mince, avec une échancrure qui offre les caractères de la
scissure du bord inférieur du foie, et, à gauche de cette échan-

crure, présentant parfois une tumeur molle formée par la vésicule biliaire.

La tumeur est mate et entourée d'une zône sonore, la zône de matité ayant la forme du foie ; la zône sonore existe à la limite inguinale, peut même exister entre la partie supérieure de la tumeur, et, à droite, la sonorité pulmonaire, à gauche, la matité cardiaque ; la zône de matité thoracique du foie est sonore, le foie n'est pas à sa place.

Enfin la tumeur est réductible de bas en haut dans l'hypochondre droit, et cette mobilité est plus étendue à droite qu'à gauche ; la tumeur ne peut être déplacée en bas, elle se déplace sous l'influence de la station verticale ou dans le décubitus latéral, soit à droite, soit à gauche ; le relèvement du bassin ramène la tumeur dans la région hépatique ; une fois la tumeur refoulée, on retrouve la matité hépatique à son siège normal.

Telle est la séméiologie objective classique du foie mobile, c'est celle de l'ectopie totale de cette glande ; c'est celle que nous nous proposons de remanier comme nous avons remanié la séméiologie objective du rein mobile.

Trois *théories* ont été proposées pour expliquer anatomiquement l'ectopie mobile du foie, la théorie de l'élongation des ligaments propres du foie (Cantani), la théorie de la rotation du foie sur lui-même (Landau), la théorie de la Splanchnoptose (Glénard).

C'est cette dernière théorie que je viens ici, et, avec tous les développements qu'elle me parait mériter, défendre à nouveau dans ce travail.

Dans la *Théorie de l'élongation des ligaments* du foie, cette élongation est considérée par les uns comme secondaire (Portal, Cantani), par les autres, et c'est le plus grand nombre, comme primitive et dûe à l'existence congénitale d'un mésohépar (Meissner, Léopold).

L'élongation secondaire serait due à la traction exercée par le foie, soit par son déplacement antéropostérieur pendant la grossesse et l'inflammation consécutive ou le défaut d'involution des ligaments (Cantani), soit par son propre poids lorsque la tension intraabdominale est diminuée (Winkler) ou que la pesanteur spécifique du foie est augmentée (Mann), ou qu'il a été le siège d'une hypertrophie (Kisbert), ou enfin qu'il est lui-même tiré en bas par des adhérences vicieuses avec les autres viscères (Botkine).

L'élongation primitive, c'est-à-dire l'existence congénitale d'un mésohepar a été admise par les autres auteurs parce que l'extrême rareté du foie mobile rend improbable un processus qui, s'il existait, devrait rendre très fréquente l'ectopie du foie.

Ce qu'il est vrai de dire, c'est que jamais aucun anatomiste n'a trouvé de mésohépar, pas plus chez les nouveaux-nés que chez les adultes (Thierfelder, Landau, Faure) ; l'hypothèse d'une élongation, d'un relâchement des ligaments est donc purement théorique.

La *théorie de la rotation du foie* sur lui-même, théorie du « foie tournant » s'appuye non seulement sur l'absence de constatation necropsique à la base de la théorie de l'élongation, mais sur l'étude des moyens de fixation du foie et des mouvements qu'ils permettent à cet organe, sans pour cela se relâcher ou se déchirer. « Dans les degrés les plus extrêmes de son abaissement, dans le foie mobile le plus prononcé, le foie ne peut se « disloquer » dans le point qui correspond à sa fixation à la paroi postérieure de l'abdomen, de telle sorte que la dénomination de foie tournant (*Drehleber*) serait la plus appropriée à cet état de l'organe ; le foie peut s'abaisser en entier ou par un seul lobe, s'incliner de côté, tourner sur place, tous ces mouvements et déplacements peuvent se combiner de mille façons... ; les forces qui l'empêchent à l'état normal de se déplacer sont plutôt négatives, c'est que d'autres organes se trouvent là qui occupent l'espace où pourrait évoluer le foie et ne lui laissent aucune place ». Ces organes sont les intestins, et ils sont maintenus sous pression par la paroi-abdominale qui agit comme une sangle élastique. Aussi, Landau, à

l'œuvre duquel j'emprunte le passage que je viens de citer,
fait-il jouer, dans la pathogénie du foie mobile, le rôle le plus
important au relâchement de la paroi, dans les cas de ventre
pendant, de ventre en besace.

La *théorie de la Splanchnoptose*, basée sur l'analyse des
signes physiques qui, chez le vivant, trahissent les prolapsus
viscéraux ; sur les coïncidences qu'on rencontre entre les prolapsus des divers organes, et sur l'ordre de succession, soit du
prolapsus des divers organes l'un par rapport à l'autre, soit
des degrés du prolapsus d'un même organe ; et enfin sur l'évolution des symptômes subjectifs, la *théorie de la Splanchnop-*
tose, abstrait, en dehors des caractères de mobilité et d'ectopie que présentent les organes mobiles, le caractère de ptose
et admet dans le prolapsus de chaque organe la manifestation
d'un processus général, le « processus de ptose ». Ce processus, dans lequel les organes se commandent pour ainsi dire
les uns les autres, peut avoir pour point de départ, soit un
traumatisme, soit une maladie générale de la nutrition ; il
débute par la diminution de tension de l'abdomen, que l'intégrité de la paroi soit ou non conservée ; il se poursuit par la
ptose successive de l'intestin, du rein, de l'estomac et enfin
du foie et de la rate. La ptose de ces organes s'effectue
rarement, si toutefois cela existe, par un brusque déplacement en masse, mais elle procède par degrés : le foie mobile,
le rein mobile classique, ne sont que le degré ultime de la
ptose du foie ou du rein. Le rein mobile, qui était une maladie rare, est admis partout aujourd'hui comme très fréquent,
parce que l'on sait maintenant que ce rein mobile est le
dernier degré d'une néphroptose, parce qu'on a appris à
reconnaître les trois degrés qui le précèdent et parce que ces
trois degrés sont fréquemment rencontrés. Il en est de même
pour le foie mobile. Encore de nos jours on le considère comme
une affection fort rare, il en existe tout au plus quarante
observations authentiques dans la science. Or, on peut démontrer, et ce sera l'objet de ce travail, que le « foie mobile »

n'est que le degré ultime d'une hépatoptose dont les premiers degrés, cliniquement reconnus aujourd'hui grâce au « procédé du pouce », sont extrêmement fréquents ; c'est à titre de degrés d'hépatoptose qu'on doit considérer les divers types de déviation et de déformation du foie rencontrés dans les autopsies.

Dans la théorie que je soutiens, le foie mobile n'est pas dû à un déplacement total, comme dans la théorie de l'élongation des ligaments, il n'est pas dû à un déplacement autour de ses axes, comme dans la théorie de la rotation, il est dû à sa déformation, à son aplatissement, son affaissement, soit latéral, soit antéropostérieur.

Cette théorie puise son intérêt, non seulement dans le fait qu'elle relie le foie mobile à des faits d'ordre analogue dans un même chapitre de pathologie générale, non seulement parce qu'elle fait rentrer dans le cadre de la pathologie clinique une foule de foies, anormaux de forme et de situation, auxquels on n'accordait qu'une valeur de curiosité anatomique, mais encore parce qu'elle fait intervenir, ainsi que nous le verrons bientôt, dans la genèse du foie mobile, devenue une déformation par hépatoptose, un élément non encore invoqué par les auteurs, celui des variations de la tension sanguine intrahépatique.

Pour étayer cette théorie, il importe d'analyser les conditions qui président à la mobilité du foie, ou, ce qui revient au même, les conditions qui assurent la fixité de cet organe à l'état normal et dont la suppression entraîne sa mobilité. Les conclusions seront exactes si la mobilité du foie peut être étudiée indépendamment des autres caractères anormaux dont cet organe peut être le siège ; or les types de mobilité du foie, que décèle le procédé du pouce, sont indolents et souples, c'est même à cause de cela que la palpation classique les méconnaissait. Qui dit : foie échappant à la palpation classique, indolent et souple, dit : foie dont le tissu, sinon la fonction chimique, est normal. Nous sommes ici placés dans des conditions identiques à celles que nous exi-

geons d'un rein pour le classer parmi les reins mobiles, c'est-
à-dire l'absence de signes trahissant une des maladies classiques de son tissu.

Etudions rapidement la situation et la forme normales du
foie, ses moyens de fixation, nous en déduirons la physiologie
pathologique de sa mobilité anormale ; la technique du « procédé du pouce », technique qui repose essentiellement sur
l'utilisation de cette mobilité pour le diagnostic, pourra être
minutieusement réglée. C'est la connaissance approfondie de
cette technique c'est l'interprétation, sans idée préconçue, de ses
enseignements, qui sont la base de la *théorie de la splanchnoptose* et le motif de sa substitution aux anciennes théories
sur la mobilité des organes ; c'est la théorie de la splanchnoptose qui, après s'être imposée à l'observation, conduit à la
théorie générale que je défends sous le nom de *théorie de l'hépatisme*, théorie qui, j'en suis convaincu, sera bientôt et pour
le plus grand profit de la clinique, substituée aux théories
humorales anciennes sur la nature de la Diathèse. Car les types
nouveaux de mobilité du foie que le « procédé du pouce » a
introduits dans la clinique, et que je fais rentrer dans le cadre
de l'hepatoptose, affirment la permanence de la localisation
hépatique et constituent les étapes intermédiaires de prépara-
tion, de transition ou de rétrogradation qui séparent, à travers
les années,chez un même sujet,les manifestations classiques bru-
yantes de son affection du foie, et affirment ainsi la continuité
et la perennité du processus, c'est-à-dire la Diathèse. Ce processus a son siège dans le foie, la diathèse qui en est l'expression doit donc être appelée diathèse hépatique, ou « Hépatisme »
Mais ne remarque-t-on point avec quelle rapidité ce terme
d'Hépatisme que j'ai proposé s'infiltre peu à peu dans le langage
scientifique courant ? Combien n'est-il pas intéressant d'étudier
la genèse de l'idée qu'il implique ! Or c'est l'analyse des faibles
degrés de mobilité du foie qui nous donnera la clef de
l'Hépatisme, comme l'étude des faibles degrés de la mobilité
du rein nous a donné la clef de l'Entéroptose.

§ II.

Des causes de la mobilité du foie

A. Situation normale du foie.— B. Moyens de suspension du foie.

A. Situation normale du foie

Le foie, lorsqu'il est normal, est suspendu, chez l'adulte, à la partie supérieure de la cavité abdominale, dans la région où cette cavité a pour paroi la cage thoracique ; il a la forme d'un ovoïde obliquement coupé suivant son plus grand diamètre, de telle sorte que, dans la situation transversale occupée par cet ovoïde, il lui reste à droite sa grosse extrémité et à gauche la partie supérieure de la petite, la partie inférieure de cette petite extrémité ayant été supprimée. Le *foie anatomique* a donc une « face supérieure » convexe, une « face inférieure » plane et légèrement concave, un « bord antérieur » et un « bord postérieur » obliquement dirigés de droite à gauche et de bas en haut, et deux extrémités, la grosse extrémité ou « lobe droit », la petite ou « lobe gauche » ; la masse principale du foie est située dans l'hypochondre droit, mais son lobe gauche dépasse la ligne médiane et s'étend un peu dans l'hypochondre gauche. La ligne médiane le divise de façon à laisser les trois quarts dans la moitié droite de la cavité abdominale, et l'autre quart dans la moitié gauche, où il dépasse la ligne médiane de 5 à 7 centimètres.

La face supérieure du foie est appliquée contre la voûte du diaphragme, la face inférieure répond à la base de la cage thoracique ; le bord antérieur, qui se trouve au niveau du rebord antérieur du thorax, reste à découvert dans la région épigastrique, où le rebord thoracique forme un angle rentrant dont l'appendice xyphoïde est le sommet.

Cette partie de la face supérieure, ou face convexe du foie, qui se trouve en contact avec la paroi abdominale dans la

région épigastrique, constitue bien réellement une « face antérieure » du foie. La description classique, qui ne considère au
foie qu'une face supérieure, une face inférieure, des bords et
des extrémités, est celle du *foie anatomique*, du foie lorsqu'il
est détaché du cadavre et placé sur une table. His (1), et après
lui Landau (2), se basant sur l'étude des cadavres congelés,
proposent de distinguer au foie une « face supérieure » convexe,
une « face inférieure » concave ou face libre, et une « face postérieure irrégulière ayant la forme d'un triangle « dont l'hypo-
ténuse correspond à la limite entre les faces postérieure et
inférieure ». Mais c'est là encore une description bonne pour
ce que j'appelle le « foie anatomique ».

Tout autre doit être, à mon avis, la description du **foie
clinique**, du foie envisagé, soit dans son équilibre statique,
c'est-à-dire dans sa situation physiologique, soit dans les déviations de situation et de forme que peut lui imprimer la maladie.

C'est également en me basant sur l'étude des coupes
pratiquées sur des cadavres congelés, mais surtout sur l'étude
des moyens de suspension du foie et sur la forme des foies
pathologiques, que je crois préférable pour la clinique de
distinguer **trois faces** au foie : ces trois faces seraient, la face
« **supérieure** », la face « **antérieure** », la face « **postérieure** », les deux premières répondant à la face supérieure des
classiques, la dernière à ce qu'ils désignent comme la face inférieure du foie. Quant à la face postérieure de His, son étude
rentrerait dans celle du bord postérieur du foie. Les figures
ci-jointes donnent bien l'impression générale d'un organe de
forme triédrique, ou même, mieux encore, d'une *pyramide
triangulaire* couchée transversalement avec sa base à droite,
sa pointe à gauche et placée de telle sorte qu'il y ait une face
supérieure, une face antérieure et une face postérieure, un
bord postéro-supérieur, un bord antéro-supérieur et un bord
inférieur. (Fig. 23 et 24).

(1) His. — *Arch. f. Anat. von His und Braune*, 1878, p. 53.
(2) Landau. — *Die Wanderleber und der Hangebauch der Frauen*.
Berlin, Hirschwald, 1885.

Fig. 23. — Coupes verticales antéro-postérieures du foie

[D'après le décalque de coupes pratiquées sur le tronc de cadavres congelés (1).]

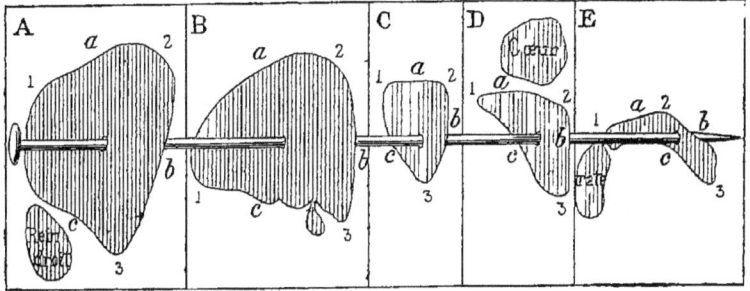

Sujet féminin.

a. Face supérieure du foie. — *b* Face antérieure (*face supérieure des classiques*). — *c* Face postérieure (*face inférieure des classiques*). — 1. Bord postéro-supérieur (*face postérieure de His*). — 2. Bord antéro-supérieur. — 3. Bord inférieur (*bord antérieur des classiques*)

Coupes pratiquées :

A. *à 8 centim. à droite de la ligne médiane* (immédiatement en dehors de la ligne répondant à l'orifice interne du canal inguinal).
B. *à 6 centim. a droite de la ligne médiane.*
C. *Sur la ligne médiane* (coupe sagittale).
D. *à 2 cent., 5 à gauche de la ligne médiane.*
E. *à égale distance de la ligne médiane et du mamelon gauche).*

(Echelle de dimension de 15 millim. pour 1 centim.).

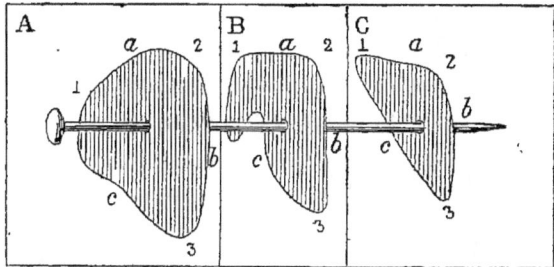

Sujet masculin.

Coupes pratiquées :
A. *à 5 centim. à droite de la ligne médiane.*
B. *Sur la ligne médiane* (coupe sagittale).
C. *à 6 centim. à gauche de la ligne médiane.*

(Echelle de dimension de 15 millim. pour 1 centim., et de distance des plans de 3 millim. pour 1 centim).

(1) Ces figures, que j'ai disposées de façon à ce que les coupes du même foie fussent rangées dans l'ordre où elles ont été pratiquées, ont été relevées d'après le décalque inédit de coupes antéro-postérieures du tronc. pratiquées sur des sujets congelés (dans la station debout), par M Testut. professeur d'anatomie à la Faculté de Lyon. Je remercie ici mon savant confrère d'avoir libéralement mis ses documents à ma disposition.

Ces coupes ont été pratiquées sur des sujets dont l'apparence plastique laissait supposer qu'ils se rapprochaient d'un type de constitution ou de topographie normales, sans quoi un professeur d'anatomie normale n'eut pas pris la peine de les congeler et d'y pratiquer des coupes pour en relever le décalque. Nous verrons que les principales connexions du foie s'insèrent sur son bord postérieur et sur la partie la plus reculée de sa face supérieure ; est-ce que, dans le langage clinique courant, on ne désigne pas le bord antérieur du foie sous le nom de « bord inférieur » ? Or, qui dit « bord inférieur » dit évidemment limite inférieure d'un corps ayant une « face antérieure » : une idée implique l'autre. Cette face antérieure existe bien à l'état normal dans l'aire épigastrique. C'est parce que les descriptions anatomiques ne parlent que de faces supérieure et inférieure du foie qu'on oublie en clinique l'existence du foie à l'épigastre et que tous les signes objectifs, perçus dans cette région, sont attribués à l'estomac et non au foie.

Qu'on n'objecte pas la difficulté de préciser la limite exacte entre la face supérieure et la face antérieure. Il suffit à la clinique de savoir qu'il y a une face supérieure regardant le haut et une face antérieure regardant en avant ; c'est cette dernière qui peut devenir accessible à la palpation et dont la projection sur la face antérieure donne de la matité à la percussion.

Siège du foie par la percussion.

C'est seulement à l'épigastre que le foie est accessible à la palpation par une petite partie de son bord antérieur, mais là, il est si mince et par conséquent d'une telle souplesse, que les doigts ne peuvent le distinguer des organes voisins.

La Percussion est le seul procédé d'exploration qui permette, lorsque le foie est dans sa situation normale, d'en tracer les limites, par la zône de matité qu'il projette sur les parois thoraciques. Ces limites ainsi tracées sont approximatives, car, à sa partie supérieure, le foie est séparé des côtes par le poumon, et, à sa partie inférieure, où il repose sur l'intestin, son épaisseur atteint à peine un centimètre. Suivant que la percussion sera faible ou forte, la vibration sonore des organes voisins masquera plus ou moins la matité hépatique, au niveau des bords supérieur et inférieur du foie : c'est pour cela qu'on décrit une «*petite matité hépatique* » (absolue, superficielle), obtenue par la percussion faible du segment du foie qui se trouve en contact immédiat avec la cage thoracique, une « *grande matité hépatique* » (relative, profonde), celle que relève la percussion forte des portions du foie recouvertes par le poumon ou recouvrant l'intestin.

La détermination par la percussion, sur la paroi antérieure du thorax, des limites supérieure et inférieure du foie, ne correspond donc pas au siège exact de ces lignes : elle fait trouver le bord supérieur du foie 3 à 5 centimètres plus bas et le bord inférieur 1 à 5 centimètres plus haut que leur siège réel.

Le siège du foie, apprécié par la situation de la ligne de matité de ses bords supérieur et inférieur, est considéré comme normal lorsque ses bords ont les rapports suivants :

Le *bord supérieur du foie* (ce que, dans ma description, j'appelle le *bord antéro-supérieur*) forme une ligne arquée a concavité inférieure, placée transversalement et dont le point le plus élevé passe à 5 centimètres au-dessous du mamelon droit, et correspond au cartilage de la 5ᵉ côte droite.

Cette ligne commence en arrière vers la 10ᵉ ou 11ᵉ vertèbre dorsale, monte légèrement au niveau de l'aisselle et du mamelon, s'abaisse graduellement à l'épigastre. D'après Murchison, elle correspond : sur la ligne axillaire droite, au 7ᵉ espace ou à la 7ᵉ côte ; sur la ligne mamelonnaire, au 5ᵉ espace ; sur la ligne médiane, à la base de l'appendice xyphoïde. La partie gauche du bord supérieur confond sa matité avec la matité cardiaque immédiatement sus-jacente ; on la détermine théoriquement en prolongeant jusque vers la pointe du cœur la ligne de matité déjà obtenue à droite.

Le *bord inférieur du foie* commence, en arrière, entre la 11ᵉ et 12ᵉ côte droites, contourne la partie latérale du thorax, de là se dirige obliquement en haut et en dedans, dépasse à peine sur la ligne mamelonnaire le rebord costal, dont il ne s'écarte qu'au point où, vers le milieu du cartilage de la 8ᵉ côte droite, il est croisé par la ligne parasternale droite ; alors, laissant au-dessus de lui le rebord costal, il franchit l'épigastre, atteint la ligne médiane à l'union du tiers supérieur et du tiers moyen de l'intervalle qui sépare l'extrémité inférieure de l'appendice xyphoïde et l'ombilic, se poursuit en montant jusqu'au rebord costal gauche qu'il croise au point de jonction des 7ᵉ et 8ᵉ cartilages costaux et se termine enfin un peu en dedans de la pointe du cœur.

La *hauteur du foie*, c'est-à-dire la zône de matité hépatique, déterminée sur la paroi costo-abdominale par la projection extérieure de la face antérieure du foie comprise entre ses bords antéro-supérieur et inférieur, mesure, à l'état normal, 10 à 11 centimètres sur la ligne mamelonnaire droite, 9 à 10 sur la ligne axillaire. Ces chiffres varient, chez un sujet normal, suivant diverses conditions, et, entre autres, celle de la taille du sujet, celle du moment de la respiration, celle du décubitus, celle enfin, sur laquelle j'appelle l'attention, de la circulation sanguine intrahépatique.

D'après Harley (1) la hauteur du foie est de 8 centimètres chez un sujet dont la taille est de 1 mètre 50, 11 centimètres chez un sujet de 1 mètre 80. De la hauteur du foie, cet auteur conclue aux autres dimensions de l'organe, d'après ce fait que, suivant lui, lorsque le foie est atrophié, le processus cirrhosique envahit uniformément l'organe dans tous les sens. Les diamètres du foie étant :

	Chez l'homme	Chez la femme
Diamètre vertical	10	8
Diamètre transversal	28	26
Diamètre antéropostérieur	15	15

avec une hauteur de 6 centimètres, on aurait, pour le

(1) HARLEY. — *Traité des maladies du foie*. Trad. Rodet. Paris, Carré, 1890.

diamètre transversal : $\dfrac{10}{6} = \dfrac{28}{x}$ et, pour le diamètre antéro-postérieur : $\dfrac{10}{6} = \dfrac{15}{x}$. Je donne ici cette citation, parce que la plupart des auteurs l'ont également reproduite. Pourtant je suis loin de croire que le processus de cirrhose atrophique évolue toujours uniformément dans toutes les parties du foie.

Pendant les *mouvements respiratoires*, « la petite matité se trouve notablement réduite à chaque inspiration, parce que le bord inférieur du poumon s'abaisse fortement, bien plus que la totalité du foie ; car, tandis que l'excursion respiratoire du bord inférieur du foie ne comporte que 10 à 15 millimètres, celle du bord inférieur du poumon atteint 3 à 4 centimètres. Dans le décubitus latéral gauche, il peut, dans l'inspiration profonde, ne plus rester de la petite matité qu'une bande infiniment étroite, en raison de la réplétion presque complète de l'espace pleural complémentaire par le poumon droit ».

« L'étendue de la matité hépatique dépend également de *l'attitude du corps*. Le lobe hépatique gauche, dans le décubitus latéral gauche, est situé plus haut que le droit, et *vice versa* ; en même temps l'abaissement est toujours associé à une diminution de surface du domaine mat correspondant. Dans la station debout, le bord inférieur du foie serait également placé à 1 centimètre plus bas que dans la position horizontale » (1).

Enfin, et c'est là un point de vue que nous croyons nouveau et sur lequel nous insisterons longuement plus tard, la *tension de la masse sanguine* renfermée dans le foie, à un moment donné, a la plus grande influence sur son volume, et par conséquent sur ses limites.

Ajoutons que la situation normale des bords du foie est très différente chez l'enfant de ce qu'elle est chez l'adulte. Chez l'enfant, en effet, et notamment dans la première enfance, le foie est très volumineux et descend presque jusqu'à l'ombilic

(1) HARLEY. — Loc. cit.

(presque jusqu'au pubis, chez l'embryon) : chez l'enfant il représente, d'après Murchison, $1/30^e$ à $1/20^e$ du poids du corps, tandis qu'il ne représente que $1/40^e$ chez l'adulte.

Ainsi qu'on l'a vu, c'est la percussion qui seule permet de fixer les limites du foie lorsqu'il est normalement situé.

Nous venons de dire quelles sont les causes d'erreur inhérentes à ce procédé d'exploration, lorsque le foie est normal. Lorsque le foie est anormal, lorsqu'il est déformé, ces causes d'erreur peuvent être encore bien plus fâcheuses.

B. Moyens de suspension du foie

Le foie, mesuré directement, lorsqu'il est détaché du corps (et non plus mesuré, comme lorsqu'il est en place, par sa zône de matité), présente un diamètre transversal de 25 centimètres en moyenne, et un diamètre vertical de 6 à 7 centimètres. Son poids est de 1.500 grammes environ ; mais le poids « physiologique », celui de l'organe quand il vit et fonctionne, peut être estimé à 2 kilogs (Sappey). La masse sanguine qui circule dans ses vaisseaux suffit pour causer cette augmentation de poids. Quels sont les moyens de suspension auxquels un organe aussi volumineux doit d'être maintenu dans une situation presque fixe sous le diaphragme, c'est-à-dire, pendant la station debout, à la partie la plus élevée de la cavité abdominale ?

Alors que les anatomistes français faisaient intervenir, en outre des ligaments formés par les replis péritonéaux, mais dont la fragilité leur paraissait à juste titre si disproportionnée avec le poids à supporter, le rôle de soutien exercé par la masse intestinale, les anatomistes allemands s'ingéniaient à trouver encore, en plus de ces deux moyens qu'ils avaient raison de trouver insuffisants, d'autres forces capables de lutter contre le déplacement du foie, et ils y ajoutaient la pression atmosphérique (Luschka), et la tension intraabdominale (Winkler).

C'est en 1885 que Landau (1), reprenant l'étude des conditions de stabilité du foie, insista plus qu'on ne l'avait fait jusqu'alors sur l'importance de la veine cave, comme agent de suspension de cet organe. Ses recherches à ce sujet sont devenues classiques, surtout depuis la remarquable thèse de Faure (2), en 1892, sur l'appareil suspenseur du foie ; mais, en dépit de ses belles démonstrations, Landau conclue que c'est la paroi abdominale qui, en comprimant la masse intestinale sous le foie, est le principal soutien de ce viscère, assertion qui fait dire à Faure : « Ce que nous ne pouvons comprendre, c'est l'importance extraordinaire que donne Landau à l'action des intestins, alors qu'il connaissait mieux que personne la solidité des attaches du foie (par la veine cave). » C'est à juste titre que Faure relève cette contradiction dans les conclusions de Landau, mais, nous allons le voir, la contradiction n'est qu'apparente. Grâce aux recherches anatomiques si complètes de Landau et de Faure, grâce aux notions cliniques fournies par le « procédé du pouce », la question des moyens suspenseurs du foie et du mécanisme de ses déplacements me paraît comporter aujourd'hui solution définitive.

Les facteurs qu'on peut invoquer pour expliquer le maintien du foie dans sa situation, ont chacun un rôle spécial à remplir, et ce rôle peut être nettement déterminé. Le défaut d'action de chacun de ces facteurs se traduit par une déviation particulière du foie ; or le mécanisme de chacune de ces déviations est indispensable à connaître, non seulement pour en fixer la signification, mais pour régler la méthode d'exploration qui, s'inspirant de leurs causes pour les utiliser, va nous permettre de déceler cliniquement chacune des déviations que ces causes auront produites.

(1) LANDAU. — Loc. cit.

(2) FAURE. — *L'appareil suspenseur du foie. Hépatoptose et hépatopexie.* Th. Paris. 1892. Paris, Steinheil, 229 pages.

Les différentes forces qui agissent pour maintenir le foie dans sa situation normale sont à mon avis au nombre de trois :

A. Les *connexions ligamenteuses* avec la paroi interne de la cavité abdominale et indirectement, par l'intermédiaire de la partie diaphragmatique de cette paroi, la *pression atmosphérique*.

B. La *tension abdominale* et indirectement, par l'intermédiaire de la masse gastro-intestinale, la *paroi antérieure de l'abdomen*.

C. La « *tension intrahépatique* ». Ce dernier facteur ne me paraît pas avoir encore été signalé. J'espère démontrer que son rôle n'est pas douteux.

A. — *Connexions ligamenteuses du foie avec la paroi interne de la cavité abdominale.*

Le foie a des connexions ligamenteuses : 1° en arrière avec la colonne vertébrale, par l'intermédiaire de la veine cave inférieure ; 2° en haut avec le diaphragme, par le « ligament coronaire » et les « ligaments triangulaires » ; 3° en avant avec la paroi abdominale antérieure, par le « ligament suspenseur ».

a. — *Connexions postérieures du foie. — Veine cave inférieure.*

La *veine cave inférieure*, par les connexions qui l'unissent d'un côté au foie, de l'autre à la colonne vertébrale, constitue le plus solide agent de soutien du foie. Ce n'est que justice de reproduire, à l'exemple de Faure, la description de Landau qui le premier a bien décrit ce moyen de suspension et fait valoir son importance.

« Au point de vue de la fixation du foie, dit Landau (1), les connexions avec la paroi abdominale postérieure et spécialement avec la veine cave sont bien plus importantes que les replis péritonéaux. La veine cave monte, du disque intervertébral qui sépare la quatrième vertèbre lombaire de la cinquième,

(1) LANDAU. — Loc. cit.

5

iusqu'à la neuvième vertèbre dorsale, en se fixant solidement
à la colonne vertébrale, et contracte, sur une longueur d'environ
4 centimètres, les liaisons les plus intimes avec le foie. Elle
passe entre le lobe de Spiegel et le lobe droit dans un sillon
courant de bas en haut et de droite à gauche, de telle sorte
que la plus grande partie de son pourtour est solidement
enclavée dans le parenchyme hépatique. Puis, suivant une
courbure à convexité tournée à droite et en arrière, elle
franchit le trou quadrilatère auquel elle adhère intimement et
s'ouvre dans l'oreillette droite après avoir fourni un court
trajet dans l'intérieur de la cavité thoracique. Cela étant,
puisque la veine cave est solidement reliée, d'une part, à la
colonne vertébrale et au cœur, et d'autre part, au foie, il
est clair, sans qu'il soit nécessaire d'insister, que, pour son
propre compte et par sa liaison avec le cœur et les gros vaisseaux, elle constitue un moyen de fixation anatomique du
foie ».

Après avoir cité ce passage, Faure insiste sur la fixité des
adhérences, d'un côté, entre le foie et la veine cave, de l'autre,
entre la veine cave et les organes qui l'avoisinent. Par les
adhérences propres de la veine cave au tissu hépatique et par
les deux gros rameaux et les ramuscules des veines sushépa-
tiques qu'elle envoie se diviser à l'infini dans les profondeurs
du foie, « le foie, ajoute Faure, est appendu à la veine cave
comme le cœur l'est à ses gros vaisseaux, comme le poumon
l'est à son pédicule, mais plus étroitement encore. Il est
comme une grappe dont les graines innombrables viennent se
fixer sur le rameaux de l'arbre sushépatique. » (1).

De son côté, la veine cave est unie par une atmosphère
celluleuse extrêmement dense et serrée à la colonne lombaire
qui est immuable, et à l'aorte qui est absolument fixe ; en
outre, les nombreuses connexions avec les veines qui vont se
jeter dans les organes voisins forment autant de ligaments qui
unissent leurs efforts pour fixer la veine cave dans la position

(1) FAURE. — Loc. cit.

qu'elle occupe immédiatement au-dessous du foie, sur le versant droit des corps vertébraux. Enfin, après avoir franchi la gouttière rétrohépatique, la veine cave, qui atteint le centre phrénique pour traverser le diaphragme, prend sur les bords de l'orifice qu'elle remplit des attaches d'une extraordinaire puissance, telle que la veine cave se déchirerait au-dessous du diaphragme plutôt que de se séparer de lui si l'on exerçait de violentes tractions (Faure).

« Si, dit Landau (1), l'on sectionne tous les ligaments péritonéaux du foie, en respectant le cœur et les gros vaisseaux, et qu'on place le cadavre verticalement, le foie s'abaisse et tourne autour de son axe transversal, mais est retenu par la veine cave à la paroi abdominale postérieure. D'un autre côté, si l'on détruit la liaison du foie avec la veine cave et qu'on laisse le ligament coronaire intact, l'abaissement du foie est bien plus considérable que si l'on répète l'expérience en respectant les connexions de l'organe avec la veine cave. » Faure évalue, d'après ses recherches, à 27 kilogs la force nécessaire pour détacher le foie du diaphragme lorsque, après section des ligaments, la veine cave est seule à le soutenir, et à 20 kilogs seulement, lorsque, la veine étant sectionnée, le foie n'est plus retenu au diaphragme que par ses ligaments.

L'on sait bien d'ailleurs, lorsque, dans une autopsie, on veut enlever le foie, avec quelle solidité tient encore l'organe, une fois sectionnés tous les ligaments autres que la veine cave, et combien reste fixe, par rapport aux autres points du foie, le point par lequel il adhère à ce vaisseau, et, par ce vaisseau, à la colonne vertébrale. La fixité de cette région du foie est également prouvée, en clinique, par ce fait que, lorsque le foie est abaissé, ce n'est jamais son bord postérieur, mais seulement son bord inférieur, que l'on trouve au-dessous du siège normal.

Mais les connexions de la veine cave ne sauraient empêcher, si elles existaient seules, ni l'affaissement de la face supé-

_____

(1) LANDAU. — Loc. cit.

rieure, c'est-à-dire la rotation, autour d'un axe transversal, du foie qui serait ainsi soutenu seulement en porte-à-faux, ni les mouvements de bascule autour d'un axe antéropostérieur passant par les connexions hépatiques de la veine cave, des deux lobes droit et gauche du foie ; car,

Les connexions de la veine cave ne soutiennent le foie que par son bord postérieur, et seulement par la partie moyenne de ce bord.

Ce sera sans doute aux autres connexions que sera dévolu le rôle de s'opposer aux mouvements du foie autour de ses insertions à la veine cave.

b. — *Connexions supérieures du foie.* — *Ligament coronaire et ligaments triangulaires.*

Les connexions de la face supérieure du foie avec la voûte diaphragmatique sont constituées par des ligaments dont la ligne d'insertion sur le foie décrit un cercle très irrégulier (ligament coronaire), s'allongeant en pointe à ses deux côtés, droit et gauche (ligaments triangulaires) ainsi que le montre la figure ci-jointe. (Fig. 24).

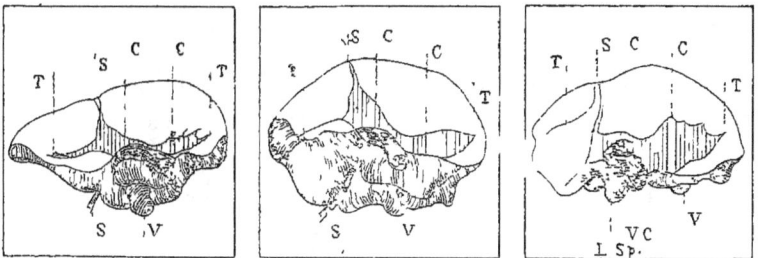

Fig. 24. — Insertions hépatiques des ligaments « coronaire » et « triangulaires » du foie, d'après des foies de nouveaux-nés.

(Le foie est vu par sa partie postérieure. Les hachures simples verticales indiquent la partie du foie dépourvue de péritoine. Les hachures entrecroisées indiquent la face inférieure du foie).

C. *Ligament coronaire.*	V. *Vésicule biliaire.*
S. *Ligament suspenseur.*	L. S. *Lobe de Spiegel.*
T. *Ligaments triangulaires.*	V. C. *Veine cave inférieure.*

(D'après FAURE, *Appareil suspenseur du Foie.* Th. Paris, 1892).

A cette figure je joins la reproduction de divers spécimens de foies que j'ai relevés, *sans les choisir*, chez des sujets de l'amphithéâtre d'anatomie de la Faculté de Lyon. En outre de la ligne d'insertion des ligaments coronaires, triangulaires et suspenseurs, on remarque dans ces croquis sous quelles variétés de forme se présente le foie, et combien est justifiée la description que je propose des faces du foie en face supérieure, face antérieure, face postérieure, et de ses bords en bord postéro-supérieur, bord postéro-antérieur et bord inférieur. (Fig. 25).

Ligament coronaire.

Le péritoine, après avoir tapissé d'avant en arrière la voûte du diaphragme, se réfléchit de haut en bas, en passant au-devant de la veine cave, sur la face convexe du foie, c'est-à-dire à l'extrémité la plus reculée de cette face, qu'il va ensuite tapisser d'arrière en avant ; il forme ainsi, par sa réflexion, à ce niveau, le feuillet antérieur du ligament coronaire ; quant au feuillet postérieur, il se trouve formé par la réflexion, au niveau du bord postérieur du foie, du péritoine, qui, après avoir tapissé de bas en haut la face postérieure de l'abdomen, va recouvrir, d'arrière en avant, le bord postérieur et la face postérieure du foie (face inférieure des classiques).

Les deux replis du péritoine, qui viennent à la rencontre l'un de l'autre pour former les deux feuillets du ligament coronaire, ne s'atteignent que vers leurs extrémités latérales, où nous les verrons former les ligaments triangulaires ; vers leur partie moyenne, ils restent écartés l'un de l'autre, tant dans le sens de la largeur, d'avant en arrière, que de la longueur d'un côté à l'autre, par un intervalle plus ou moins grand ; cet intervalle, mesuré par la dimension de surface hépatique libre du péritoine, atteint, dans un sens comme dans l'autre : 10 à 12 millimètres, d'après Sappey ; 2 à 3 centimètres, suivant Landau ; le plus souvent, d'après Faure, 5 à 12 centimètres. A la vérité, c'est tantôt l'une, tantôt l'autre de ces dimensions que l'on rencontre dans les autopsies. Comme la hauteur des

replis, qui forment les feuillets du ligament coronaire, est
nulle, la face convexe du foie se trouve dans leur intervalle, en

Fig. 25.— Spécimens de foies vus par leur face supérieure et par
leur face antérieure.

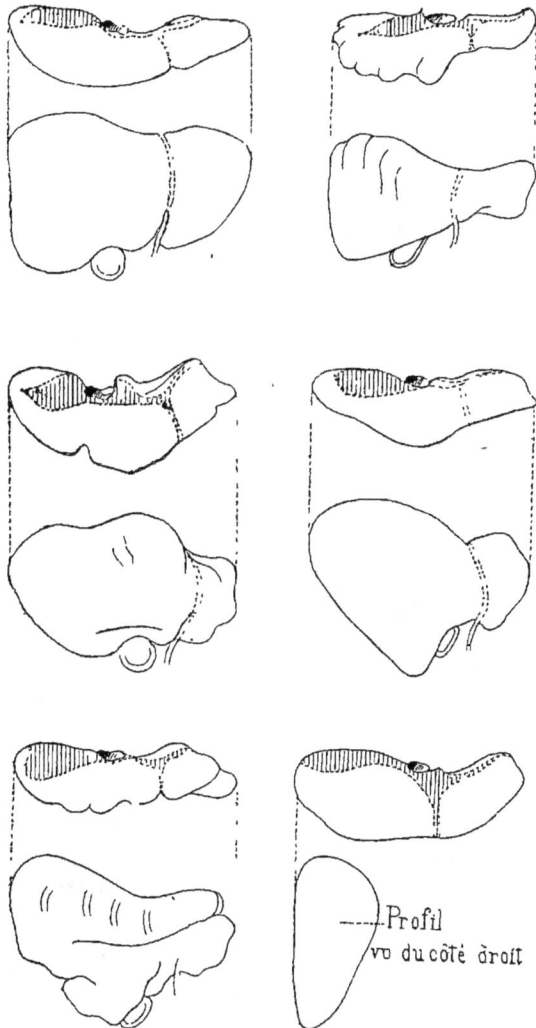

Profil
vu du côté droit

contact direct avec la face inférieure du diaphragme, auquel elle est unie par un tissu cellulaire lâche. C'est au niveau du centre phrénique que s'établit ce rapport immédiat entre le diaphragme et le foie, et c'est précisément vers la partie moyenne de l'aire, circonscrite par le ligament coronaire, que la veine cave inférieure croise le bord postérieur du foie.

Or, le centre phrénique, qui sert d'insertion supérieure au ligament coronaire du foie, est la partie la plus fixe du diaphragme, grâce à la solide insertion que le péricarde vient prendre sur lui. Cette insertion du péricarde en fait le véritable tendon creux du diaphragme.

Le ligament coronaire est donc un puissant organe de soutien, de suspension du foie, et son action vient s'ajouter à celle de la veine cave ; mais, comme celle de la veine, cette action ne s'exerce que dans la région la plus reculée de la face convexe du foie, à peu de distance du bord postérieur. Ce n'est donc pas encore le ligament coronaire qui s'opposera à l'abaissement de la partie antérieure du foie ; il se borne à avancer légèrement la ligne transversale, à partir de laquelle le foie peut s'affaisser, basculer d'avant en arrière et de haut en bas.

Mais au moins est-il plus efficace que la veine cave à empêcher les mouvements de bascule latérale du foie, autour de son axe antéropostérieur, grâce aux prolongements transversaux à droite et à gauche, qu'il envoie jusqu'aux extrémités latérales de la face convexe du foie, prolongements désignés sous le nom de « ligaments triangulaires » ?

Ligaments triangulaires ou *latéraux.*

Les deux replis péritonéaux qui, séparés l'un de l'autre vers leur partie médiane, formaient les feuillets antérieur et postérieur du ligament coronaire, s'atteignent à chacune des extrémités droite et gauche de celui-ci, et de leur adossement résultent des ligaments ayant la forme d'un triangle isocèle, dont le sommet est attenant à l'extrémité latérale du ligament coronaire, dont la base est libre et regarde en dehors, dont un

des côtés est adhérent au diaphragme, l'autre à la face convexe
du foie. Comme le lobe droit du foie remplit l'hypochondre
droit, tandis que le gauche ne remplit qu'une partie de l'hypochondre gauche, le *ligament triangulaire droit* a beaucoup
moins de hauteur que le gauche, et peut même né point avoir
de hauteur, c'est-à-dire que ses feuillets, et c'est ce qui s'observe le plus souvent, dès qu'ils ont quitté la face concave du
diaphragme, se replient sur la face convexe du foie, et ne
restent accolés que tout juste l'épaisseur de leur pli. Quant au
ligament triangulaire gauche, il forme toujours épiploon :
sa base, c'est-à-dire son bord libre, peut mesurer jusqu'à
3 centimètres et davantage ; la ligne sur laquelle il s'insère
occupe sur le foie une position presque invariable : elle est
parallèle au bord postérieur du foie qui, à ce niveau, est mince
et tranchant, et située à 1 centimètre 1/2 environ de ce bord
(Theile, Landau, Faure).

Les ligaments triangulaires, non seulement ne contribuent
en rien à empêcher l'affaissement de la partie antérieure du
foie, puisqu'ils sont situés dans le même plan transversal que
la veine cave ou le ligament coronaire, et par conséquent à la
partie la plus reculée de la face convexe du foie, mais ils ne
peuvent que limiter, sans l'empêcher, le mouvement de bascule des lobes droit et gauche du foie autour de l'axe antéropostérieur de cet organe ; ils ne peuvent l'empêcher parce que
leur insertion supérieure s'effectue, pour tous les deux, sur des
parties très mobiles de la voûte diaphragmatique, et que en
outre, pour le ligament gauche, sa hauteur permet une grande
mobilité, par rapport au diaphragme, au lobe gauche du foie.

C'est ici qu'il faut faire intervenir, comme force capable de
modérer le mouvement latéral de bascule, la *pression atmosphérique*. Celle-ci, en effet, ne s'exerce que sur la face inférieure du diaphragme, dont elle exagère ainsi la concavité,
tandis que la face supérieure du diaphragme est, par l'intermédiaire du vide de la cavité virtuelle des plèvres, tirée en haut

par l'aspiration dûe à l'élasticité du poumon. Que l'on crève la plèvre, en ouvrant la cage thoracique, et aussitôt on verra le diaphragme, dont la concavité persistait même après qu'on avait enlevé tous les viscères abdominaux, s'abaisser, s'aplanir, se rider, et, comme dit Faure, devenir flasque et incapable d'offrir une résistance sérieuse à la traction de la moitié droite du ligament coronaire. L'aspiration dûe à l'élasticité du poumon a cessé de s'exercer sur la face convexe du diaphragme dès que l'air a pénétré dans la plèvre.

La pression atmosphérique agit, relativement à la fixation du foie, non pas comme le disait Luschka, en refoulant le foie contre le diaphragme ; mais, comme le disent Landau et Faure, en agissant sur le diaphragme, qui agit sur le foie par l'intermédiaire du poumon et de la cavité pleurale.

L'insertion diaphragmatique des ligaments triangulaires du foie le rend solidaire des mouvements du diaphragme. Cette solidarité est surtout prononcée pour le lobe droit que son court ligament maintient en étroite contiguité avec le diaphragme. Aussi, pendant les mouvements respiratoires, est-ce ce lobe qui est le plus mobile. Comme, à sa partie moyenne, solidement attachée à la colonne et au centre phrénique qui reste immobile, le foie occupe une situation fixe, le lobe droit ne peut s'abaisser sous l'influence du mouvement d'inspiration sans se rapprocher de la ligne médiane et sans que le lobe gauche ne se relève en sens inverse. Cette constatation est des plus nettes lorsque sur un sujet dont la paroi abdominale est ouverte, on vient ainsi que nous l'avons fait avec M. Siraud, à insuffler les poumons par la trachée (1).

Si, en raison de la hauteur du ligament triangulaire gauche, le lobe gauche du foie est moins influencé par les mouvements du diaphragme, en revanche, ainsi que l'a bien étudié Symington (2), il est sujet à des déplacements, soit en bas, soit

(1) Expériences inédites.

(2) SYMINGTON. — *Of certain physiological variation in the shape and position of The Liver*. Edimb. Med. journ. 1888, XXX. Cité par FAURE. Loc. cit.

en haut, sous l'influence de la vacuité ou de la distension de l'estomac.

Mais toujours ces mouvements, soit d'un lobe, soit de l'autre, se font en sens inverse autour d'un axe antéropostérieur passant par la veine cave.

Résumons ces notions sur le mode de suspension du foie par les ligaments coronaire et triangulaires en disant :

Le ligament coronaire et les ligaments triangulaires du foie ne soutiennent le foie que par sa partie postérieure ; ils assurent, il est vrai, et de même que la veine cave, la fixité du bord postérieur du foie, mais seulement à sa partie moyenne ; ils ne s'opposent ni à l'affaissement de la partie antérieure du foie, ni à la bascule de ses lobes autour de son axe antéropostérieur.

Sera-ce le rôle du troisième moyen de connexion qu'il nous reste à décrire ?

c. — *Connexions antérieures du foie. — Ligament suspenseur du foie.*

Le ligament suspenseur, « grande faux du péritoine », « faux de la veine ombilicale », « ligament falciforme », a la forme d'une faux dont la pointe est fixée à l'ombilic ; des deux bords partant de bas en haut de cette pointe, bord convexe, bord concave, l'un, le bord convexe adhère à la face postérieure de la paroi abdominale antérieure sur la ligne médiane, à peine à droite de la ligne blanche susombilicale, puis s'insère à la concavité du diaphragme sous lequel il remonte jusqu'au feuillet antérieur du ligament coronaire ; l'autre, le bord concave, le tranchant de la faux, libre, rendu épais par la présence du cordon fibreux que constitue la veine ombilicale oblitérée, se porte, non pas sur la face antérieure mais sous la face inférieure du foie, où il tapisse le point le plus déprimé de la profonde gouttière où vient s'engager le cordon, pour se poursuivre, sous le nom de canal veineux, jusqu'à la veine cave à laquelle il adhère solidement. C'est la base de la faux qui, profondément entaillée pour recevoir le bord inférieur du foie, s'insère par un des bords de l'entaille à la face convexe du foie, par l'autre à sa face postérieure. L'insertion sur la face convexe s'étend de l'échancrure qui divise en ce point le bord tranchant du foie jusqu'au feuillet antérieur du ligament coronaire, où il retrouve l'extrémité supérieure du bord antérieur de la faux ; l'autre bord de l'entaille se poursuit sous la face postérieure du foie.

Avec une pareille forme et de telles insertions, le ligament suspenseur qui vient se jeter à angle droit d'avant en arrière, sur la ligne médiane dans le ligament coronaire et qui embrasse comme dans une sangle le bord inférieur du foie, semble réaliser à merveille le mode d'action que nous n'avions trouvé, ni dans les connexions postérieures, ni dans les connexions supérieures du foie. C'est lui, sans doute, qui va soutenir la partie antérieure du foie, en la fixant à la paroi abdominale antérieure, et en même temps s'opposer à tout mouvement latéral de bascule des lobes hépatiques.

Or, il n'en est rien encore.

Il en serait ainsi si les insertions du ligament suspenseur à la face antérieure du foie et à la paroi abdominale antérieure se faisaient par les deux bords de la faux ; mais c'est la base de la faux qui, échancrée pour recevoir le bord du foie, s'insère, tant sur sa face antérieure que sur sa face postérieure. Or, le sommet de cette échancrure se trouve distant de 3 à 5 centimètres de la pointe de la faux, c'est-à-dire de l'ombilic ; il en résulte que le foie est adhérent à la paroi seulement au niveau du ligament coronaire, mais qu'il peut s'en écarter de plus en plus à mesure qu'on descend vers l'ombilic ; en ce point le ligament présente de la base à la pointe de la faux, une largeur de 3 à 5 centimètres. Ce n'est donc pas le ligament suspenseur qui peut maintenir en avant la face antérieure du foie.

En fait, lorsque sur un sujet, dont le foie occupe une situation normale, on a incisé la paroi abdominale, on sait que le ligament suspenseur, loin d'être tendu, est plissé et étalé sur la face antérieure du foie ; son insertion hépatique étant située à droite de la ligne médiane, tandis que son insertion pariétale est presque exactement médiane, c'est par son côté gauche que le ligament est couché sur le foie.

Pas plus qu'il ne maintient en avant la face antérieure du foie, le ligament suspenseur n'est efficace à empêcher l'abaissement de son bord inférieur ; cet abaissement a pour limite sa largeur de la faux du péritoine à sa base ; or, lorsque le bord inférieur du foie occupe sa situation normale, il est appliqué contre la paroi antérieure de l'abdomen et placé à 3 ou 4 centimètres au-dessus de l'ombilic, l'ombilic étant le point à partir duquel divergent les deux bords de la faux du péritoine ; en d'autres termes, la sangle formée par la naissance à l'ombilic des bords de la faux du péritoine, pend à 3 ou 4 centimètres au-dessous du bord inférieur du foie.

Pour tendre le ligament suspenseur, il faut refouler le foie de haut en bas ou d'avant en arrière, ou encore exagérer son déplacement latéral, soit à droite soit à gauche, ou enfin soulever la paroi antérieure de l'abdomen. Le champ de mobilité de la face antérieure du foie, soit d'avant en arrière, soit de haut en bas. soit latéralement, est dans chacun de ces cas de 3 à 4 centimètres ; c'est seulement au-delà de cet écartement, en ces divers cas, qu'intervient le ligament suspenseur pour exercer son action.

C'est lorsque le bord inférieur du foie s'est abaissé jusqu'à l'ombilic qu'on voit le mieux se manifester le rôle du ligament suspenseur pour lutter contre un abaissement plus prononcé encore : si le foie continue à s'abaisser, son bord inférieur se coupe sur la sangle formée par le cordon ombilical, l'incisure normale de ce bord à ce niveau se creuse profondément, le foie se bilobe, et, de chaque côté du ligament ombilical placé au fond de leur angle de séparation, pend un des deux lobes allongés et

abaissés du foie. Cette disposition, dont je crois avoir le premier
signalé le mécanisme, peut être constatée fort bien et assez fréquemment chez le vivant : elle suffit à permettre d'affirmer
que l'abaissement du foie s'est effectué alors que son tissu
était encore souple. Lorsque le sujet, chez lequel se rencontre
un tel foie, se place dans la station debout, on voit parfaitement,
par la disposition de l'ombilic qui semble tiré de haut en bas et
d'avant en arrière, ainsi que je l'ai signalé plus haut, que la
sangle, formée par la rencontre à angle aigu au niveau de
l'ombilic des bords libre et adhérent du ligament suspenseur, contribue alors à supporter le poids de la glande hépatique.

Cette action suspensive du ligament ombilical ou faux du
péritoine, ne s'exerce que lorsque le foie a dépassé en bas, bien
au-delà de 3 à 4 centimètres, les limites de sa situation normale.

Dans un cas comme dans l'autre,

*Pas plus que la veine cave ou les ligaments coronaire et
triangulaires, le ligament suspenseur ne s'oppose à l'affaissement de la partie antérieure du foie ou à la bascule de ses lobes
autour d'un axe antéropostérieur,*

au moins en deçà de certaines limites.

Et c'est ici que se termine la description des connexions du
foie.

*Les connexions ligamenteuses du foie avec la paroi interne
de la cavité abdominale ne soutiennent et ne fixent que le bord
postérosupérieur du foie et seulement à sa partie moyenne.*

Pourtant cet organe peut, en dépit de l'insuffisance de ses
connexions, rester dans sa situation normale, c'est-à-dire
conserver une fixité relative de ses bords antérosupérieur et
inférieur, quoique ceux-ci ne soient pas soutenus par des ligaments ; il le peut par conséquent grâce à un autre concours
que celui de ses connexions anatomiques, dont le rôle n'inter-
viendrait d'ailleurs, en ce qui concerne les ligaments triangu-

laire gauche et suspenseur, qu'après que les bords antéro-supérieur et inférieur du foie se seraient déjà notablement déplacés.

Nous sommes donc obligés de faire appel, pour expliquer la stabilité du foie, à un mode de suspension de cet organe autre que les connexions ligamenteuses, c'est ce mode qui est réalisé par l'action de la *tension abdominale.*

B.— *Tension abdominale.— Paroi antérieure de l'abdomen. — Masse gastrointestinale.*

Entre les auteurs comme Sappey (1), Richet (2), Cruveilhier (3), Landau (4), Paulet (5), Chrétien (6), qui attribuent au « coussinet élastique » formé par la masse intestinale sous le foie, et, par son intermédiaire, à la paroi antérieure de l'abdomen, la plus grande part dans la suspension du foie tout en haut de la cavité abdominale, et les auteurs comme Faure (7), Hertz (8), qui dénient à ce coussinet tout rôle important dans la stabilité du foie, il est facile de trouver un terrain de conciliation.

Si l'on entend par stabilité du foie le maintien dans sa situation tout en haut de la cavité abdominale de la masse du foie, il est certain que le « coussinet élastique » est absolu-

(1) SAPPEY. — Anat. descriptive, vol. IV, p. 306.

(2) RICHET. — Anat. médico-chirurgicale. p. 805.

(8) CRUVEILHIER. — Anat. descriptive II, p. 175.

(4) LANDAU. — *Die Wanderleber und der Hœngebauch der Frauen.* Berlin, 1885.

(5) PAULET. — Anat. topogr., t. I, p. 459.

(6) CHRÉTIEN. — Dictionnaire encycl. des Sciences méd. Art. *Foie,* p. 565.

(7) FAURE. — *L'appareil suspenseur du foie. L'hépatoptose et l'hépatopexie.* Paris, Steinheil, 1892.

(8) HERTZ. — *Abnormitœten in der Lage und Form der Bauchorgane bei dem erwachsenen Weibe, eine Folge des Schnurens und Hœngebauches.* Berlin, 1894.

ment incapable de jouer ce rôle ; d'ailleurs les connexions ligamenteuses, que nous avons étudiées, y suffisent amplement. Mais si, par stabilité du foie, on entend le maintien, non plus seulement de la masse du foie, mais de ses bords antéro-supérieur et inférieur, dans leurs rapports normaux avec la paroi abdominale, alors le rôle de « coussinet élastique », pour soutenir ces bords, est des plus importants. Il est même indispensable, car ces bords n'ont pas d'autre soutien.

Le foie, avons-nous vu, est appendu à la veine cave, comme le cœur l'est à ses gros vaisseaux, comme le poumon l'est aux canaux bronchiques, et nous l'avons, avec Faure,

Fig. 26.— Schémas pour l'étude de la suspension du foie.

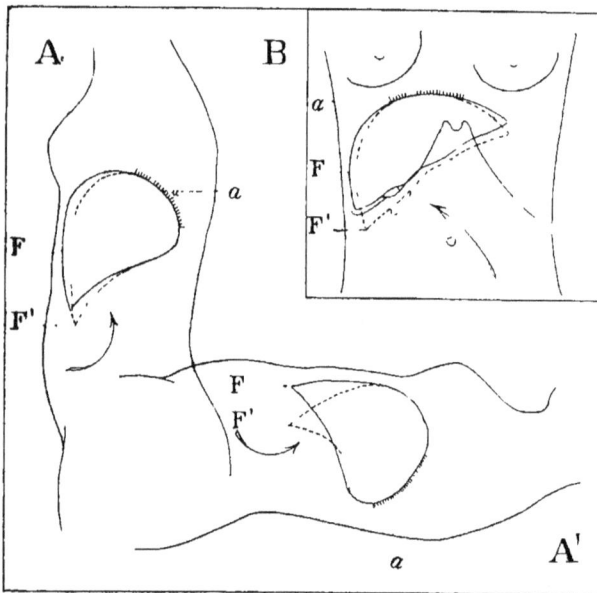

A. Vue de profil gauche du foie. Sujet n debout.
A.   —   —   — Decubitus dorsal.
B. Vue de face antérieure du foie.

F. Situation du foie, lorsque, à l'action de soutien du ligament coronaire (a), se joint celle de la masse intestinale (flèche).

F'. Situation du foie (ligne pointillée) lorsque fait défaut l'action de soutien de la masse intestinale (flèche).

comparé à une grappe dont les graines innombrables sont
fixées sur les rameaux de l'arbre sus-hépatique. Or, la tige de
cette grappe est dirigée, non pas suivant l'axe du corps, mais
perpendiculairement à cet axe, et fixée, seulement en arrière,
par son pédicule et par la partie supérieure de sa base ;
l'extrémité de la grappe est donc libre en avant, elle obéira
donc aux lois de la pesanteur. En d'autres termes, le foie
étant soutenu en porte-à-faux par son extrémité postérieure, son
extrémité antérieure tendra, par son propre poids, à s'abaisser
dans la station debout, à se recourber sur elle-même dans le
décubitus dorsal, ainsi que le montrent les schémas ci-
contre. (Fig. 26).

Et pourtant l'extrémité antérieure du foie, cette extrémité
qui est libre, n'obéit pas à la pesanteur. Elle est située normalement au dessus du siège qu'elle occuperait, si elle n'avait
un point d'appui, et, de plus, elle conserve ses rapports avec
la paroi, quel que soit le décubitus ; ses mouvements, du
moins, sont assez peu prononcés pour que, cliniquement, on
ne puisse les constater que dans de très étroites limites.
Un tel résultat ne peut être obtenu que par deux procédés,
ou bien l'existence d'une force qui, dirigée de bas en haut et
d'arrière en avant, exercerait une pression suffisante sur la
face postéro-inférieure du foie, ou bien un artifice permettant
à la tige de la grappe, pour revenir à notre comparaison,
de se redresser et de devenir rigide. Or, ces deux procédés
sont mis en œuvre par la nature. Le premier, c'est la
« tension intra-abdominale », le second la « tension intrahépatique ». Parlons d'abord du premier.

La **tension abdominale** est l'expression de ces forces
qui, à l'état normal, proportionnent assez exactement la capacité de la cavité abdominale avec le volume de son contenu,
pour que l'abdomen ait une consistance élastique homogène
et conserve sa forme, quel que soit le décubitus. Si l'abdomen
est « dur » à la pression, et que cette dureté soit partout uniforme, on dit que la tension abdominale est augmentée ; s'il est

« flasque » et dans ce cas, les changements de décubitus produisent, dans son aspect extérieur, des déformations trahissant l'influence des lois de la pesanteur, on dit que la tension est diminuée. Alors que, de tout temps, la séméiotique a enregistré l'augmentation de tension abdominale parmi les signes à interpréter, il semble que la diminution de tension n'ait été jugée digne d'intérêt que lorsque les premiers travaux sur l'Entéroptose eurent mis en évidence son rôle pathogénique.

Les *variations de la tension abdominale* peuvent dépendre, soit des variations de capacité du contenant, soit des variations de volume du contenu, qu'il s'agisse de l'augmentation ou de la diminution de l'un à l'exclusion de l'autre, ou, simultanément, de l'augmentation de l'un et de la diminution de l'autre, leurs variations dans le même sens ne pouvant évidemment modifier la tension générale de l'abdomen.

L'*augmentation de capacité* de la cavité abdominale est le fait de l'extension de ses parois musculo-aponévrotiques. Cette extension résulte, soit d'une diminution de tonicité des éléments contractiles de la paroi, soit d'une diastasis de la ligne blanche, qui est la seule partie de ces parois où elles puissent s'entrouvrir assez pour que la capacité de l'abdomen en soit augmentée. Nous verrons dans un instant que la diastasis de la ligne blanche, cette cause d'augmentation de capacité, ne peut être due qu'à l'augmentation de volume du contenu, et qu'elle disparaît quand celui-ci revient à son volume normal ; elle ne joue donc qu'un très faible rôle dans les variations de la tension abdominale. La diminution de tonicité musculaire de la paroi joue un rôle relativement beaucoup plus important.

La *diminution de capacité* de la cavité de l'abdomen ne peut être réalisée que par la contraction des parois musculo-aponévrotiques, dont le rôle, relativement à la tension abdominale, se trouve ainsi bien mis en évidence. L'acte physiologique de l'effort, et en particulier de l'effort de défécation, de vomissement, de parturition, etc., qui exige la contraction simultanée du diaphragme et de la paroi antéro-latérale de l'abdomen, fournit le type de la diminution de capacité de l'abdomen par contraction des parois. A quel point cette capacité peut ainsi être réduite, je l'ai observé dans le cas, réellement remarquable, d'un bateleur qui se donnait en spectacle ; cet homme pouvait à volonté rétracter assez sa paroi abdominale antérieure, pour que celle-ci vînt se coller en arrière à la paroi vertébrale de l'abdomen et s'incurver en voûte au-dessous de la base du thorax, dans lequel était refoulée la masse intestinale ; les grands droits antérieurs formaient alors une ligne fortement convexe en arrière, où ils étaient tirés par la contraction prédominante du transverse et des obliques, et la cage thoracique s'entr'ouvrant formait une énorme saillie sur le ventre déprimé, donnant au sujet l'aspect véritable d'un squelette (1). Ce même bateleur pouvait également, jonglant pour ainsi dire avec sa masse intestinale, la faire évoluer, sous forme d'une grosse boule, de la base du bassin à la hauteur du diaphragme, et d'un côté à l'autre, et cela avec une grande rapidité. Cet exercice, celui du reste que pratiquent si voluptueusement les mauresques sous le nom de « danse du ventre », consiste dans la contraction isolée et successive de chacun des muscles de la paroi abdominale.

Puisque la contraction exagérée des muscles abdominaux peut à ce point diminuer la capacité de l'abdomen, on conçoit que, avec leur atonie exagérée, cette capacité puisse être plus grande ; toutefois, cette différence, au point de vue de la tension abdominale, a des effets restreints, si l'on envisage la généralité des cas, à côté des variations de tension que produisent les variations de volume du contenu de l'abdomen. En d'autres termes, les variations de la capacité *absolue* de

(1) Cet homme, qui s'intitulait le « Protée moderne », donnait à cet exercice, pour titre sur son programme imprimé, celui de « l'homme squelette », titre réellement justifié Il se montrait aux sociétés de médecine, et c'est dans les bureaux du « Lyon Médical » que je l'ai vu en avril 1888.

l'abdomen, le volume du contenu restant le même, modifient bien moins souvent et bien moins fortement la tension moyenne de l'abdomen, que les variations de sa capacité *relative,* par changement de volume du contenu, la capacité du contenant restant la même.

L'*augmentation de volume* du contenu de l'abdomen est la cause la plus importante, la plus habituelle de l'augmentation de la tension moyenne de l'abdomen. Cette augmentation de volume peut résulter, soit de l'hypermégalie d'un des organes pleins, soit de la distension d'un des organes creux (estomac, intestin, utérus, vessie, péritoine). Parmi les causes d'augmentation de volume du contenu abdominal, la plus importante, parce qu'elle est la plus puissante, la plus fréquente, outre qu'elle est presque physiologique, c'est la distension du tube gastro-intestinal. Par l'énorme variabilité de son volume, par sa répartition dans tous les points de la cavité abdominale, par son contenu gazeux, dont la tension propre est si rapidement modifiable, le tube gastro-intestinal exerce une influence capitale sur la tension générale de l'abdomen, à ce point que, dans le langage clinique, les expressions tension abdominale et tension intestinale sont synonymes, ce qui, d'ailleurs, nous le dirons bientôt, est inexact.

La *diminution de volume* du contenu de l'abdomen, envisagée comme cause de diminution de la tension abdominale, n'a pas encore été étudiée. Les deux motifs suivants de cette omission sont faciles à trouver. Le premier, c'est que, tout au moins jusqu'à la publication des premiers travaux sur l'Entéroptose, on n'admettait pas la possibilité d'une influence pathogénique quelconque de la diminution de tension, et seule l'augmentation semblait pouvoir entraîner des conséquences pathologiques. Le second, c'est que l'éventualité d'une sténose généralisée chronique du gros intestin n'était pas soupçonnée. Elle est même encore niée aujourd'hui par maints auteurs, et tout dernièrement encore par Mauclaire et

Mouchet (1), en dépit de la confirmation apportée de plusieurs
côtés aux faits que j'avais avancés en m'appuyant sur la clinique et sur l'anatomie. Or, ces faits, sur la réalité desquels
tous seront forcément d'accord un jour ou l'autre, puisque je
les ai constatés et que d'autres les ont déjà vérifiés, ont une
importance capitale, car ils font intervenir, pour interpréter
un grand nombre des cas dans lesquels la tension abdominale
est abaissée, précisément la diminution de volume de ces
mêmes organes, dont l'augmentation de volume est à juste
titre considérée comme la cause capitale de l'augmentation de
tension de l'abdomen.

L'étude de la diminution de tension de l'abdomen, par
diminution de volume de l'intestin, dont le type accompli se
rencontre dans l'Entéroptose à sa troisième période, enseigne
plusieurs faits importants. Elle nous apprend, et je ne fais ici
qu'effleurer ce sujet, que :

1° La tension intra-intestinale peut être indépendante de la
tension intra-abdominale.

La confusion entre la tension de l'abdomen et la tension de
l'intestin a pu être commise, parce que les seuls cas de per-
version de tension qui aient été étudiés sont ceux dans lesquels, ou bien l'intestin était distendu, la paroi abdominale
restant intacte (météorisme), et alors la tension des gaz crois-
sait effectivement à mesure qu'augmentait la pression de la
paroi, ou bien la paroi abdominale était distendue, l'intestin
restant de calibre normal et alors les anses flottantes de l'intestin, dans ce « ventre en besace », laissaient croire à une
diminution parallèle de la tension, et dans l'intestin, et dans
l'abdomen.

Or, l'étude de l'intestin sténosé, de l'intestin, comme je
l'appelle, « décalibré », c'est-à-dire dont le calibre est réglé
dans le cas d'entéro-sténose, à un diamètre inférieur au diamètre normal, montre d'abord que la tension n'a pas le même

_____

(1) MAUCLAIRE ET MOUCHET. — *Considérations sur la forme et la
fixité du côlon transverse.* Soc. Anat., 21 juillet 1896.

équilibre dans tous les segments de l'intestin (dilatations ampullaires, sténoses localisées), que, dans le ventre le plus flasque, tel ou tel segment du gros intestin peut être isolément de tension exagérée (boudin cœcal, etc.).

2° Les variations de tension (élasticité, contractilité), de la paroi antérieure de l'abdomen ne sont pas toujours parallèles aux variations de la tension intra-abdominale, bien loin qu'elles en soient toujours la cause.

La tendance est aujourd'hui, et cela parce qu'on méconnaît l'existence possible d'une diminution persistante du calibre de l'intestin, parce que l'on croit à tort que le calibre et la tension de l'intestin varient toujours dans le même sens, la tendance est de rendre la paroi antérieure de l'abdomen toujours responsable des variations de la tension intra-abdominale C'est, dans la diminution de tension de l'abdomen, contre l'atonie prétendue primitive de la paroi que sont dirigés tous les efforts de la thérapeutique, et lorsqu'on interprète l'action de la sangle que je conseille contre l'Entéroptose, c'est toujours en admettant qu'elle supplée à la contractilité diminuée ou perdue de la paroi musculaire.

Or, il est fréquent de voir la paroi ne perdre sa tonicité que secondairement, par la suite de l'extension dont elle a été l'objet par l'augmentation prolongée de volume du contenu de l'abdomen ; il est fréquent de voir, dans l'Entéroptose traumatique, par exemple, la diminution de tension intra-abdominale exister alors que pourtant la paroi a conservé sa tonicité normale.

En vérité, le secret de la pathogénie des variations morbides de tension de l'abdomen ne me semble pas résider aussi exclusivement dans les variations de tonicité de la paroi musculoaponévrotique, que tendent à l'admettre les travaux contemporains. A coup sûr, lorsque la tension abdominale est diminuée, il est, en clinique, d'une étroite indication d'entretenir et même d'augmenter la tonicité compensatrice de la paroi, enparticulier par la gymnastique abdominale telle que l'a encore si remarquablement analysée dans ses effets et recommandée

Lagrange (1) ; mais il n'en est pas moins vrai, et en admettant
même que l'action des exercices abdominaux étende ses effets,
non seulement à la paroi mais aux diverses circulations viscérales, il n'en est pas moins vrai que la gymnastique abdominale est tout à fait insuffisante, à elle seule, à rétablir l'équilibre
de la tension, en tout cas, à dissiper les malaises attribués à
sa diminution. La sangle, si elle est mal appliquée, est à
peine plus efficace. Ce n'est pas la diminution de tension qui
occupe la première place dans la pathogénie, quoi qu'en dise
encore Schwerdt (2), c'est la ptose, et en particulier la ptose
intestinale avec sa conséquense, la sténose d'abord localisée
puis généralisée de l'intestin, qui est la vraie cause de diminution de tension de l'abdomen, j'entends de cette diminution
de tension qui, ainsi que cela se voit dans l'Entéroptose, se
traduit par un syndrôme subjectif spécial. La clinique le
prouve bien. Serrez autant que vous le pourrez l'abdomen
d'un entéroptosique, vous ne ferez dissiper qu'un certain nombre de symptômes, parmi ceux qui sont accessoires, mais relevez
la masse abdominale tout en comprimant le ventre, et alors
vous donnerez conscience au malade que vous avez atteint la
source de ses maux.

L'augmentation de capacité du contenant avec *diminution
de volume* du contenu de l'abdomen est de toutes les causes de
diminution de tension abdominale celle à laquelle on serait
tenté d'assigner le plus de gravité. Est-ce que le type de cette
anomalie ne se rencontre pas chez la femme de suite après
l'accouchement ? Est-ce que le sexe féminin n'est pas celui où
l'on ait le plus fréquemment à se préoccuper de la gravité de
la diminution de tension abdominale ? Est-ce que l'Entéroptose,
maladie dans laquelle la diminution de tension de l'abdomen
est un symptôme constant, n'est pas beaucoup plus fréquente
chez la femme que chez l'homme ? N'est-elle pas très fréquente

(1) LAGRANGE. — *La médication par l'exercice.* Paris, Alcan. 1894.
(2) SCHWERDT.— *Enteroptose und intraabdominaler Druck.* Muench.
Med. Woch. 1896.

chez la femme ? N'est-elle pas le plus souvent d'origine puerpérale ? La distension de la paroi serait donc la cause fondamentale de la diminution de tension abdominale qui suit l'accouchement et, par conséquent, de l'Entéroptose qui peut lui
succéder.

Aux auteurs qui m'ont gratuitement attribué cette théorie,
que j'appellerai ici « théorie pariétale » de l'Entéroptose, je
me permettrai de répondre tout d'abord que je ne suis point
aussi iatromécanicien qu'on peut le supposer. J'ai, en effet,
à maintes reprises et dès la première heure, affirmé : 1° l'existence d'une variété d'Entéroptose secondaire à une maladie
de la nutrition ; 2° la nécessité de faire intervenir dans le traitement de l'Entéroptose, à côté de la sangle et sur le même
rang qu'elle, les prescriptions relatives au régime, aux
alcalins et aux purgatifs ; 3° l'obligation d'attribuer à une
perturbation fonctionnelle du foie un rôle important dans la
pathogénie. En second lieu, j'ai toujours, dans la pathogénie
des troubles mécaniques de l'Entéroptose, placé en première
ligne la ptose et, en seconde ligne seulement, la diminution de
tension (que, pour être plus bref, j'appellerai « hypotase »),
ne reconnaissant à cette dernière que le rôle de cause prédisposante, puis, une fois la ptose constituée, le rôle de cause de
complication. Enfin, visant plus particulièrement l'étiologie
féminine et surtout puerpérale de l'Entéroptose, et la condition
prédisposante créée par la diminution de tension abdominale,
c'est bien plus à la diminution brusque du contenu de l'abdomen qu'à l'augmentation de sa capacité absolue que j'attribuai
les dangers de cette diminution de tension.

Cette dernière assertion, relative au rôle respectif du contenant et du contenu après l'accouchement, au rôle de l'extension du premier et de la réduction du second, mérite d'être
discutée dans l'action réciproque de ces deux facteurs sur la
tension abdominale ; nous pouvons, pour cela, faire appel aux
enseignements que fournit l'étude de la physiologie de la paroi
abdominale antérieure, en particulier chez les femmes pendant
l'état puerpéral.

Cette étude est ici d'autant mieux à sa place que les rapports entre l'état de la paroi abdominale et la stabilité du foie, par l'intermédiaire de la tension abdominale, ont fait l'objet de longues controverses. Landau, dans sa monographie sur le foie mobile, la première importante qui ait été consacrée à ce sujet, non seulement n'a pas cru pouvoir étudier la mobilité dn foie, sans étudier la physiologie de la paroi abdominale, mais encore a affirmé sa théorie du rôle prépondérant de la paroi, en ne trouvant à décrire le foie mobile que chéz les femmes et chez les femmes ayant le « ventre en besace ».

Voyons donc si, dans les conditions réputées les plus propices à la genèse de la mobilité du foie, c'est-à-dire dans les modifications imprimées par la grossesse à la cavité abdominale, c'est réellement la paroi antérieure de l'abdomen qui est le fauteur principal des splanchnoptoses pouvant survenir après l'accouchement ; car, s'il en était ainsi, c'est que cette paroi jouerait à l'état normal un rôle important parmi les moyens de suspension du foie.

Paroi antérieure de l'abdomen.

La **paroi antérieure de l'abdomen,** étudiée dans ses rapports avec la tension abdominale, présente ce caractère tout particulier qu'elle est anatomiquement disposée pour s'ouvrir ou se refermer suivant qu'augmente ou diminue la pression exercée sur elle par le contenu de l'abdomen. Je crois pouvoir me permettre, pour exposer ce mécanisme, de reproduire ici intégralement, car je ne trouve rien à y changer, un travail que j'ai publié il y a aujourd'hui vingt ans, en 1876 (1), et qui, à cette époque, fut l'objet d'une appréciation flatteuse

(1) F. GLÉNARD. — *Etude physiologique sur le souffle maternel et la paroi abdominale des femmes enceintes.* Arch. de tocologie, février et mars 1876, et Lyon médical, avril 1876. — *Sur la localisation définitive du souffle de la grossesse. De l'artère puerpérale.* Arch. de tocologie, août 1876.

dans la discussion qu'il provoqua à l'Académie de médecine (1).
Je me crois d'autant plus autorisé à le reproduire que, en
outre de l'intérêt direct qu'il présente pour l'étude de la
tension abdominale, il se trouve remis en pleine actualité par
la récente discussion du *Congrès de gynécologie* de Genève

(1) DEPAUL.— In *Discussion sur le souffle puerpéral*. Bull. Acad. med.,
27 juin 1876 : « ...Le mémoire de M. Glenard comprend trois parties distinctes : 1° ...; 2° une partie physiologique relative à la paroi abdominale
pendant la grossesse... Je suis heureux de lui donner les éloges qu'elle
mérite. »
Dans le travail qui provoqua cette discussion, soutenue à l'Academie
pendant deux séances par Bouillaud, Depaul et Stoltz, et qui, deux mois avant,
avait déjà eté l'objet, à la Société des Sciences medicales de Lyon, d'une
discussion pendant trois séances, à laquelle prirent part Bouchacourt,
Laroyenne, Delore, Fochier (Lyon medical. *Procès verbaux*, 1876, numeros
15, 16, 17), j'inclinai à la localisation du souffle maternel de la grossesse
dans l'artère épigastrique, en vertu du fait suivant que je signalai :
   « La compression d'un cordon vasculaire pulsatile, que la palpation
 » permet de reconnaitre en des points correspondant exactement au trajet
 » de la première partie de l'épigastrique, et se deplaçant exactement
 » comme cette artère lors de la distension de la paroi abdominale, fait
 » instantanement et totalement disparaitre, dans toute la région, le bruit
 » de souffle maternel, quels que soient le rhythme (tranchement inter-
 » mittent ou continu saccade), l'intensite ou le timbre du souffle, quelle
 » que soit la distance qui separe le point de la compression du foyer ste-
 » throscopique observe. Le souffle reparait aussitôt qu'on cesse la compres-
 » sion. »
Rapprochant alors de cette proposition la description anatomique
classique d'après laquelle il n'existait pas d'autre artère connue sur le trajet
de l'épigastrique que l'epigastrique elle-même, je conclua : « L'artère epigastrique est le siege du souffle maternel de la grossesse. » C'est là ce
qu'on appelle la *theorie épigastrique* de Glenard.
Mais, à peine deux mois etaient-ils ecoules après cette communication,
que l'autopsie de deux femmes mortes, l'une le lendemain de l'accouchement, l'autre quatre jours après, me permit de verifier la description
classique, de relever l'erreur anatomique d'après laquelle il n'y a qu'une
artère sur le trajet de l'epigastrique et de decrire une grosse artère qui
lui est exactement sous jacente et qui n'avait pas encore ete mentionnee.
Cette artère *n'existe que pendant la grossesse*, elle est fornee par une
anastomose entre l'uterine et l'utero-ovarienne et a presque le volume de
l'humérale. Je crus devoir en consequence lui assigner un nom et je la
designai sous celui d' « *artere puerpérale* ».
C'est bien dans cette nouvelle artère et non plus dans l'artère epigastrique, que je n'avais acceptee comme siège de la localisation du souffle
que parce que c'etait la seule alors connue dans cette region avec cette
direction et cette situation superficielle, que se produisait le souffle ; il me
fut facile de le demontrer Ma proposition fondamentale avait d'ailleurs eté
vérifiee et confirmee par les maîtres les plus autorises, entre autres Hervieux
et Tarnier, qui avaient bien vou u assister à ma demonstra ion s r des
femmes enceintes de la Maternite de Paris. et avaient reussi, comme moi,
à interrompre le souffle de la grossesse en comprimant un cordon pulsat le
place sur le trajet de l'epigastrique. Ma « *theorie de l'artere puerperale* »
me paraît aujourd'hui partout acceptee, comme tranchant defin tivement
la question de localisation du souffle maternel de la grossesse, à la place
des theories anciennes : theorie iliaque, theorie placentaire, theorie uterine,
qu'elle a supplantees.

(octobre 1896) sur le « meilleur mode de fermeture de l'abdomen après la laparotomie », question proposée au Congrès. Un des membres les plus éminents parmi ceux qui ont pris part à la discussion, Laroyenne, s'est même basé sur une des conclusions de mon travail pour formuler la pratique opératoire qu'il conseille.

« Lorsque la paroi abdominale est distendue, les modifications dont elle est le siège sont les mêmes, que cette distension soit le fait de la grossesse ou de l'ascite, du kyste de l'ovaire, de la paralysie vésicale, du tympanisme ou du corps fibreux implanté sur l'utérus. Le mode d'expansion varie suivant qu'on envisage la couche tégumentaire ou la couche musculo-aponévrotique.

» Grâce à la laxité du tissu cellulaire sous-jacent, *la peau* de la région abdominale subit à peu près uniformément les effets de la dilatation : je n'en veux pour preuve que le lointain rayonnement des « vergetures » dont on peut trouver les stigmates jusque sur les lombes, et même en bas et en dehors des épines iliaques, sur les cuisses ou les fesses. Ces signes de distension du derme ne sont pas caractéristiques de la grossesse (1), et si on les remarque moins souvent dans le cas de kyste de l'ovaire ou de fibrôme utérin, il faut sans doute l'attribuer au développement beaucoup plus lent de ces tumeurs, qui permet une adaptation insensible de l'enveloppe cutanée.

» Quant à *la couche musculo-aponévrotique*, son mode de distension est loin d'être aussi simple.
» En premier lieu, les aponévroses qui jouent un si grand rôle dans sa constitution ont la même structure que celles des

---

(1) « Je rappellerai les vergetures qui accompagnent quelquefois le kyste ovarique ou le fibrôme uteria et même quelquefois le développement exagéré du pannicule adipeux. Il en est de même de la ligne brune dont j'ai vu récemment un beau spécimen à la salle Sainte-Thérèse (Charite), chez une jeune femme nullipare affectée d'un énorme fibrôme utérin.

autres régions, et sont par conséquent inextensibles. En second lieu, les faisceaux musculaires dont les extrémités relient les feuillets aponévrotiques entre eux ou à de solides insertions osseuses, ne peuvent pas dépasser une certaine et très étroite limite d'extension, sans que leur contractilité et même leur élasticité soient compromises. Du reste, suivant la remarque de Winslow (1), les trois muscles de la région latérale sont arrangés de telle sorte que l'aponévrose des uns répond aux parties charnues des autres, et qu'au total chaque point de cette région est à peu près également pourvu de fibres charnues et de fibres lamineuses.

» Il fallait donc réaliser une combinaison qui permît de sauvegarder les propriétés physiologiques des muscles et de concilier la libre expansibilité de l'utérus avec la ténacité de lames aponévrotiques indispensables au maintien des viscères.

» Or, c'est précisément là le rôle de la « *ligne blanche* », vraie soupape de sûreté que la physiologie, encore plus que l'anatomie, défend de considérer comme une ligne idéale formée par l'entrecroisement, sur la ligne médiane, des diverses aponévroses.

» A l'état normal, la ligne blanche, qui est dépourvue de fibres élastiques et constituée par un feutrage connectif, un tissu albuginé peu résistant, doit sa solidité, c'est-à-dire son étroitesse, aux deux muscles qui la limitent, les « grands droits », dont la contraction pendant l'effort, c'est-à-dire au moment où la ligne blanche est le plus menacée, tend précisément à la resserrer par le rapprochement de leurs bords contigus sur la ligne médiane (Fig. 27. 1, 2, 3).

» Que voit-on au contraire, *et constamment*, dans les cas de dilatation de la cavité abdominale, dans le cas de la grossesse à terme par exemple, que nous allons prendre comme type du ventre distendu?

» Un simple coup d'œil jeté sur la face péritonéale de la

_____

(1) « WINSLOW. — *Exposition anatomique*, etc., *Traité des muscles*, § 117.

paroi antérieure de l'abdomen montre les muscles grands droits
déjetés sur les côtés et décrivant, suivant leurs bords internes,
un vaste *losange* dont l'aire est formée par le tissu considérablement dilaté de la ligne blanche. Les bords internes des

**Fig. 27. — Ligne blanche de la paroi abdominale antérieure.
— Écartement normal.**

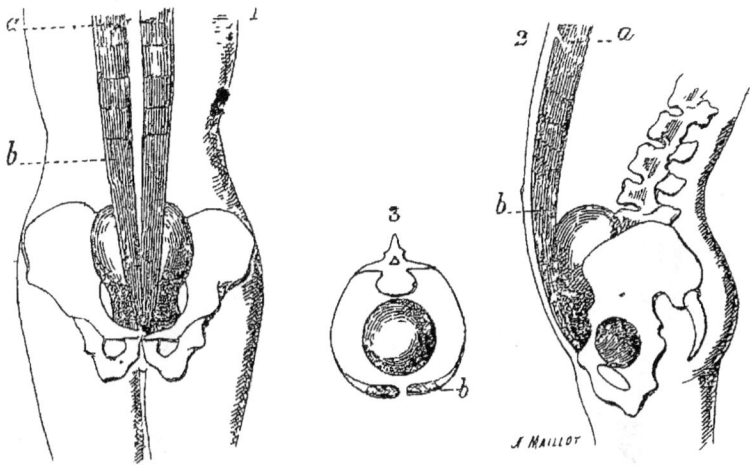

1 Vue de face. — 2. Vue de profil. — 3. Coupe transversale
a. Appendice xyphoïde. — *b*. Muscle grand droit antérieur.

droits se trouvent, au niveau de l'ombilic, à une distance de
8, 10, 12 centimètres l'un de l'autre, suivant le degré de distension qu'avait subie l'abdomen, et la largeur du muscle est
la même qu'à l'état normal; bien plus, et c'est là le point le
plus remarquable, si, sur cet abdomen dilaté, on mesure l'intervalle qui sépare le bord interne des droits des apophyses
épineuses (1), en faisant contourner au mètre la partie latérale
de l'abdomen, on trouve que cet intervalle ne s'écarte pas sen-

(1) L'exagération de la cambrure latérale qui se produit chez les
femmes enceintes au-dessus de la crête iliaque, ne permet pas de prendre
pour point de repère de cette mensuration, la parallèle à l'axe du corps
passant par l'épine iliaque.

siblement de la moyenne qu'on observe sur les sujets de même stature, dont les grands droits sont contigus, dont l'abdomen n'avait, par conséquent, pas été dilaté. Ainsi donc,

» *L'expansibilité de la couche musculo-aponévrotique porte exclusivement sur la ligne blanche.* (Fig. 27. 3. Fig. 28. 6. Fig. 29. 9).

Fig. 28. — Ligne blanche de la paroi antérieure de l'abdomen. — Distension physiologique. (Losange de dilatation)

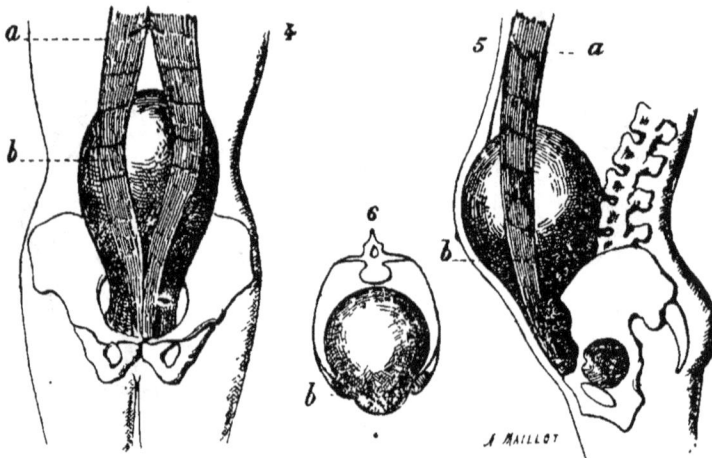

(L'angle inférieur du « losange de dilatation physiologique » de la ligne blanche reste distant de 7 centimètres du pubis).

» Si les droits antérieurs n'avaient eu d'autres points de fixation que leurs insertions à la paroi thoracique et aux pubis, chacune de leurs contractions ayant pour effet de les rapprocher l'un de l'autre sur la ligne médiane, il en serait résulté un obstacle constant pour le développement régulier de l'utérus en gestation, qui, dans ce cas, eût dû prendre une forme bilobée, et encore, trouver, de chaque côté de ce cordon musculaire médian, un point extensible favorable à son développement ; il eût fallu deux lignes blanches latérales, au lieu d'une seule médiane.

» Or, c'est précisément le but des « gaines des droits antérieurs » de maintenir chaque muscle droit dans la région latérale lorsque l'utérus, en se développant, viendra forcer la ligne
blanche, qui alors constituera une sorte de *boutonnière*, pour
ainsi dire, librement ouverte entre les deux moitiés inextensibles de la paroi abdominale antérieure. Le muscle droit sera
réduit par ses connexions à glisser peu à peu sur les parois du
globe utérin, et ses contractions auront le double rôle de soutenir l'utérus sans nuire à son développement et de fournir
leur point d'insertion mobile aux trois muscles larges de
chaque côté de l'abdomen.

» Mais comme l'utérus se développe en hauteur, au point
d'envahir l'épigastre et de s'élever au moins à 30 centimètres
au-dessus de la symphyse pubienne dans la grossesse à
terme, il fallait, en prévenant sa bascule au-dessus du pubis,
éviter une antéflexion nuisible à la marche régulière de l'accouchement et que les lois de la pesanteur eussent rendue
inévitable. Il fallait soutenir l'utérus non seulement d'avant en
arrière, mais de bas en haut, et cela toujours sans nuire à son
développement. Or, cette double condition a été réalisée d'une
façon très simple, ainsi que le prouve le fait anatomique
suivant :

» *Le losange dessiné par la ligne blanche dilatée a son
angle inférieur à 7 centimètres au-dessus du pubis. La ligne
blanche reste donc fermée, et les muscles droits, par suite,
contigus sur une hauteur de 7 centimètres au-dessus de la
sym hyse* (Fig. 28 4 5).

» Ce qu'il prouve que le but à atteindre était réellement
d'assurer la résistance de la paroi abdominale inférieure pour
lutter contre l'antéflexion, et de favoriser, au contraire, la souplesse de la région supérieure pour permettre la libre expansion de l'utérus, c'est l'examen de certaines dispositions
anatomiques dont le rôle me paraît avoir été jusqu'ici complètement méconnu, et que, pour ce motif, je dois exposer en
quelques mots :

» 1° Sur un abdomen non distendu, la *ligne blanche*, réduite à un raphé médian, à une simple intersection musculaire dans son quart inférieur, dans sa *portion prépubienne* (1), s'élargit peu à peu dans ses trois quarts supérieurs jusqu'au sternum, où elle atteint une largeur de 1 à 2 centimètres.

» 2° Les *gaines*, qui rattachent les muscles droits aux trois muscles larges de chaque côté et assurent l'invariabilité de leur distance à la colonne vertébrale, ont leur maximum de solidité dans les trois quarts supérieurs des droits ; dans le quart inférieur, elles perdent leur feuillet postérieur.

» 3° Les *intersections aponévrotiques* qui, en fixant solidement et intimement les muscles droits à leur gaine, sont évidemment destinés à augmenter la puissance de contention de ces loges sur les droits, n'existent que dans la région sus-ombilicale, où elles assurent le maintien énergique des droits sur les côtés de l'utérus à terme, en dépit de la contraction de ces muscles qui tendrait à les rapprocher de la ligne médiane.

» Il ressort d'ailleurs du nombre même de ces intersections et de l'intervalle qui les sépare, que le muscle droit, même pendant la contraction. doit, a cause de sa projection en avant, lorsque la ligne blanche a cédé devant l'utérus, décrire suivant ses bords une courbe à concavité interne, dont le maximum d'écartement de la ligne médiane se trouvera au lieu de l'intersection la plus inférieure. Or, les intersections seront alors très efficaces à prévenir, non seulement l'écartement, mais encore le gonflement des fibres musculaires en un seul ventre de contraction, et la compression des viscères qui en serait résultée (Le Fort (2)); le tassement des faisceaux dans l'angle interne de la gaine eût été inévitable sans cette disposition anatomique, qui, en répartissant sur le feuillet entier de la gaine la résistance du muscle, contribue à prévenir la rupture de l'angle interne contre lequel, sans cela, aurait porté tout l'effort.

(1) Je la designe ainsi à cause de son analogie anatomique et peut-être physiologique avec le *tendon prepubien* des grands mammifères.
(2) LE FORT. — *Dic. des sc. med.*, art. « Abdomen ».

» 4° Dans la région sous-ombilicale ou, plus exactement, sur une étendue de 7 à 8 centimètres au-dessus de la symphyse, non seulement on voit disparaître les *organes de la contention latérale, gaine et intersections*, mais encore on voit la résistance de la paroi, c'est-à-dire la contiguïté des bords internes des droits, être assurée : par la présence, en ces points seulement, d'un feuillet aponévrotique tendu transversalement, le *fascia transversalis* de Cooper, Hasselbach, Cloquet ; par l'étroitesse et la résistance de la ligne blanche ; et par la présence des deux *muscles pyramidaux*, dont la contraction simultanée a pour but évident d'augmenter la solidité, l'épaisseur des faisceaux internes contigus de chaque droit dans son quart inférieur, et, par suite, leur tendance au rapprochement sur la ligne médiane pendant la contraction.

» Il résulte de ces remarques, qui n'ont rien de conjectural, que la paroi abdominale retient l'utérus à la manière d'une *fronde*, ou mieux d'une *écharpe* et non d'une sangle comme on l'a dit à tort. Les deux rubans de soutien (grands droits) ne peuvent pas glisser en avant du globe utérin, parce qu'ils sont solidement retenus en arrière par les muscles latéraux qui les relient à la colonne vertébrale ; ils ne peuvent pas glisser en arrière, parce qu'ils sont solidement retenus sur l'hémisphère antéro-supérieur, grâce à leur réunion à 7 ou 8 centimètres au-dessus des pubis.

» Que cette réunion ait lieu plus bas, que la ligne blanche cède jusqu'à la symphyse, les cordons du suspensoir, placés à la limite des deux hémisphères, antéro-supérieur et postéro-inférieur de l'utérus, pourront glisser aussi bien en arrière qu'en avant, et s'ils glissent en arrière, on observera que l'utérus mal suspendu basculera au-dessus de la symphyse, donnera au ventre la forme d'une besace (« ventre en besace », « Hængebauch ») pouvant descendre jusqu'au milieu des cuisses, et sera senti, avec ses annexes, presque sous la peau par la palpation (1).

(1) On observera mieux ces diverses nuances en faisant passer la femme du décubitus dorsal à la station assise sans le secours des membres supérieurs.

» Je réserve donc, pour ma part, le terme d'*éventration* au seul cas où *la ligne blanche cède dans son quart inférieur*, cas pathologique, se rencontrant le plus souvent dans les rétrécissements du bassin, et qui peut être, par lui seul, cause de distocie pendant le travail et d'infirmité plus ou moins prolongée après les couches. (Fig. 29. 1, 2, 3).

Fig. 29. — Ligne blanche de la paroi antérieure de l'abdomen. — Distension pathologique (éventration).

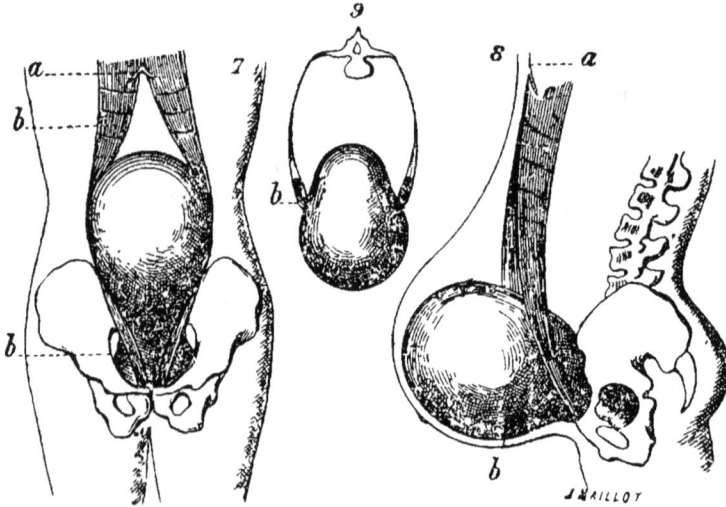

(L'angle inférieur « du losange de dilatation pathologique » de la ligne blanche atteint le pubis).

» J'ai pu vérifier très simplement la réalité du rôle physiologique que j'attribue aux dispositions anatomiques de la paroi abdominale antérieure, et particulièrement à la résistance de la ligne blanche en son quart inférieur, à l'aide du procédé suivant :

» *Expérience :* Sur un squelette monté et placé dans la station verticale, je fixe, en les tendant modérément, deux solides bandes de caoutchouc de la largeur des grands droits, soit 7 cent mètres, aux points des insertions thoraciques et pubiennes de ces muscles.

» Deux rubans de fil (paroi latérales de l'abdomen), chacun d'une longueur de 38 centimètres, sont fixés de chaque côté entre la deuxième épineuse lombaire et la bande de caoutchouc du mé ne côté, qu'ils embrassent dans une anse de même largeur qu'elle (gaine des droits).

» Ces deux anses sont maintenues, chacune sur sa bande, a une hauteur de 18 centimètres de la symphyse pubienne (hauteur de l'ombilic), l'une par un simple point de couture sur le bord interne, l'autre par des points de couture multipliés et la fixant sur toute la largeur de sa bande (intersection aponevrotique).

» Enfin on assure, à l'ai le d'une épingle, la contiguïté des deux bandes de caoutchouc sur une hauteur de 8 centimètres au-dessus de la symphyse (portion prépubienne de la ligne blanche).

» Si, une fois ces dispositions prises, on place dans le bassin du squelette un ballon de caoutchouc vide et qu'on.le distende progressivement par un courant d'eau, on verra, à mesure qu'il atteint peu à peu le développement de l'utérus au terme de la gestation et s'eleve vers l'epigastre, on verra se tendre les rubans de fil, les bandes s'écarteront, le losange de dilatation que j'ai signalé se dessinera et, l'œuvre de dilatation terminée, on observera que le ballon est parfaitement soutenu par les bandes contre la colonne vertébrale.

» Celle des bandes de caoutchouc que j'ai fixee à son anse par un seul point de couture, s'est plissée et ramassée sur l'angle interne, tandis que l'autre, munie d'intersections, a conservé sa largeur et se trouve uniformément appliquée sur le ballon.

» Que l'on supprime maintenant l'epingle qui assure la contiguïté des bandes en caoutchouc dans leur quart inférieur et aussitôt on verra le ballon rejeter violemment les bandes sur les côtés et basculer au devant des pubis.

» Les différentes données, que vérifie ainsi ce mode de contrôle tout mécanique doivent modifier, je pense, soit les limites topographiques que l'anatomie chirurgicale assigne aux diverses régions de l'abdomen, soit le lieu d'élection des opérations qui se pratiquent sur la paroi abdominale.

» Comme le muscle droit forme, avec les trois muscles larges du même côté, un surtout musculo-aponévrotique dont les rapports sont invariables, il y aurait lieu, ce me semble, de les réunir dans la même description, partant dans la même région,

et, dès lors, de transporter en dedans la limite antérieure
des parois latérales, du bord externe du droit, où la placent
tous les auteurs, au bord interne de ce muscle du même côté.
La région moyenne, qu'on peut appeler *région albuginée*,
comprendrait seulement l'intervalle qui sépare les bords
internes des droits : région linéaire, pour ainsi dire virtuelle
sur l'abdomen non distendu, mais acquérant une grande
importance aussitôt que la cavité abdominale se développe
pour une cause quelconque.

» L'importance de la *région albuginée*, au point de vue chirurgical, n'échappera à personne lorsque j'aurai rappelé qu'un
grand nombre des indications opératoires, dans la région abdominale, se posent sur un abdomen distendu, qu'il s'agisse de
la paracentèse dans l'ascite, de la ponction de l'intestin dans
le tympanisme ou de la vessie dans les rétrécissements absolus
de l'urèthre, de la gastrotomie dans l'étranglement interne,
de l'opération césarienne lorsqu'elle est nécessaire, ou enfin
de l'ovariotomie.

» Or, il résulte de toutes les considérations anatomiques et
physiologiques exposées plus haut, que, pour sauvegarder
l'intégrité physiologique de la paroi abdominale, et pour
ménager l'artère ou les veines épigastriques, on doit, autant
que possible, sur cet abdomen distendu, restreindre le champ
opératoire à un losange *(losange de dilatation de l'abdomen)*,
constitué par la région moyenne que je désigne sous le nom
de « *région albuginée* », *losange dont l'angle inférieur est à
8 centimètres au-dessus de la symphyse pubienne, dont l'angle
supérieur remonte jusqu'au sternum, dont les angles latéraux
sont placés à 17 centimètres environ de l'épine iliaque* (du
bord interne du muscle droit à l'épine iliaque du même côté).

» La crainte d'affaiblir la résistance de l'abdomen par la
section de la ligne blanche est illusoire ; car c'est précisément
le défaut de résistance de la ligne blanche, dans ses trois quarts
supérieurs du moins, qui constitue son état normal, son rôle
physiologique, et qui explique sa présence en cette région.

» Mais cette dilatation trouve ses *régulateurs* dans les muscles *grands droits* qui, par leur contraction simultanée, jouent véritablement le rôle d'un *sphincter abdominal* : c'est sur eux que repose la force de résistance de la paroi, ce sont eux surtout qu'il faudra ménager lorsque l'indication opératoire permettra au chirurgien de choisir le lieu de son intervention.

» Ce précepte est du reste en partie adopté aujourd'hui, et je me suis borné à indiquer où se trouvent les muscles droits et les limites de la ligne blanche sur un abdomen distendu.

» Si je m'appesantis, avec une certaine complaisance, sur tous ces détails, c'est que le rôle physiologique de la paroi abdominale antérieure pendant la grossesse n'a jamais paru digne d'une description particulière, c'est parce qu'on chercherait en vain dans les traités de physiologie ou même d'accouchements les plus récents, comme Malgaigne s'en plaignait déjà en 1859 (1), non seulement une doctrine semblable à la mienne. mais même une doctrine quelconque sur ce petit, mais très intéressant côté de la question.

» En somme, pour nous résumer, la paroi abdominale est formée de deux parois latérales symétriques, dont les dimensions sont invariables (2), dont les bords postérieur, supérieur et inférieur sont solidement fixés aux os, dont les bords antérieurs forment les lèvres d'une fente ou boutonnière qui doit rester fermée dans son quart inférieur, et être susceptible, au contraire, de s'ouvrir largement dans ses trois quarts supérieurs (3). »

Telles sont les considérations que j'ai cru utile de rappeler ici sur le mode de distension de la paroi antérieure de l'ab-

---

(1) » MALGAIGNE. — *Anatomie chirurg.*, 1859, t. II, p. 248.

(2) » Ou, du moins, ne peuvent pas augmenter.

(3) » On trouve quelquefois dans le quart supérieur de la ligne blanche des fibres aponévrotiques transversales qui doivent sans doute en limiter l'écartement, de sorte que l'expansibilité appartiendrait surtout aux deux quarts moyens.

domen, en prenant pour exemple l'acte physiologique de la grossesse. Cette étude ne nous apprend pas seulement ce qu'est l'éventration et comment on peut la prévenir, elle nous enseigne aussi à quoi se borne, en réalité, le rôle de la paroi distendue par la grossesse dans la genèse des splanchnoptoses qui succèdent si fréquemment aux couches ; enfin, elle nous montre comment on doit concevoir le mode de participation de la paroi à la réalisation de la tension abdominale et à la situation des viscères dans la cavité de l'abdomen.

L'*éventration*, avec le sens bien défini que je donne à ce terme, c'est-à-dire la rupture de la ligne blanche dans ses 8 centimètres inférieurs, peut exister sans que le ventre forme, suivant l'expression consacrée, une « besace » pendant au devant des cuisses, mais le ventre en « besace » ne peut exister sans éventration préalable. L'irruption de la masse intestinale à travers la boutonnière formée par les droits antérieurs exige, en outre de la rupture de la ligne blanche, une pression exercée par le contenu abdominal. Aussi peut on rencontrer des cas dans lesquels, bien que les doigts puissent pénétrer, de l'ombilic jusqu'au pubis, dans l'interstice qui sépare les grands droits antérieurs, il n'existe pourtant, même dans la station debout, aucune hernie intestinale à travers cette éven-.ration. Ce sont les cas dans lesquels le contenu abdominal a son volume réduit par sténose généralisée de l'intestin, ainsi qu'on l'observe dans la troisième période de l'Entéroptose.

Une des preuves que la ligne blanche est faite, dans ses trois quarts supérieurs pour être distendue, dans son quart inférieur pour être fermée, c'est qu'on a reconnu combien était exceptionnelle la « hernie de faiblesse » dans la région épigastrique, où la ligne blanche présente pourtant un écartement normal de près de deux centimètres, et combien cette hernie épigastrique était plus fréquente chez l'homme que chez la femme. On doit admettre aujourd'hui (Terrier, Tillaux) que cette hernie exige, pour se former, la dissociation préa-

lable du tissu fibreux de la ligne blanche par la formation
d'un lipôme intraaponévrotique ; c'est ce lipôme qui entraîne
à sa suite péritoine et épiploon.

Les deux causes capitales de l'éventration sont la grossesse
et la laparotomie. Il suffit, nous le savons maintenant, pour
qu'il n'y ait pas d'éventration, que l'intégrité de la ligne
blanche soit conservée sur une hauteur de huit centimètres à
partir du pubis ; rien n'est donc facile comme de prévenir cette
infirmité, soit, pendant la grossesse, en renforçant le point
menacé de la paroi abdominale à l'aide d'une solide bande
élastique, soit, au moment de l'incision, en respectant ce
trajet de huit centimètres. Laroyenne (1) écrit : « En m'inspirant de l'observation de Glénard, j'ai cru devoir, dans la laparatomie, arrêter mon incision de la paroi abdominale à 7 ou
8 centimètres au-dessus du pubis, quand cela était possible.
J'ai, d'ailleurs, revu quelques malades chez lesquelles l'incision
était restée dans les limites sus-indiquées, soit pour ne pas
s'exposer à intéresser la vessie remontant haut dans la région
hypogastrique, soit pour éviter les chances d'éventration. Leur
paroi a bien résisté. »

Il n'est pas rare de rencontrer encore des malades chez lesquelles la laparotomie a laissé une éventration, et toujours, chez
ces malades, la cicatrice de l'incision prouve que celle-ci avait
été étendue jusqu'au pubis ; d'un autre côté, la cure radicale
de l'éventration ne donne, le plus souvent, qu'un résultat aléa-
toire (2). Il convient donc d'imiter la pratique de Laroyenne,
de se souvenir que le « losange de dilatation normale » de la
ligne blanche a son extrémité inférieure à 8 centimètres du
pubis — notion que Landau (3) n'admettait pas encore en
1886 et qui, aujourd'hui même, paraît loin d'être banale — et

---

(1) LAROYENNE.— *Prophylaxie de l'éventration postopératoire par une
incision respectant la région inférieure de la ligne blanche et par l'emploi des fils d'attente.* Congrès de gynécologie de Genève (1896)

(2) *Bull. Soc. chir.* Paris, oct. 1890. LE DENTU, REYNIER, TERRIER.

(3) LANDAU.— *Die Wanderleber und der Haengebauch der Frauen*
Berlin. Hirschwald, 1885.

enfin qu'il n'y a pas d'éventration s'il n'y a pas diastasis de
la ligne blanche dans ses huit centimètres inférieurs.

La connaissance du mode de distension de la paroi abdominale antérieure, tel qu'il est réalisé pendant la grossesse,
paraît de nature à restreindre, beaucoup plus qu'on ne l'a fait
jusqu'ici, le rôle de cette distension dans la genèse des ptoses
qui sont si fréquemment observées à la suite des couches. Si
l'on considère, en effet, d'un côté la rareté relative de l'éventration, de l'autre la fréquence extrême des ptoses imputables
à un accouchement, on ne peut moins faire, dans la plupart
des cas d'Entéroptose puerpérale, de conclure que, la distension
de la paroi antérieure de l'abdomen n'étant pas sortie des
limites physiologiques qui lui sont assignées, c'est un autre
facteur, issu des conditions mêmes de l'accouchement, et, en
particulier, la brusque diminution du contenu abdominal, dont
il faut suspecter le rôle pathogénique. Cet autre facteur n'est
pas encore la cause déterminante, c'est seulement une cause
prédisposante de ptose, car les femmes qui ont accouché n'ont
pas toutes de l'Entéroptose et celle-ci est tout de même fréquente en dehors des conditions créées par l'accouchement. Il
n'en est pas moins vrai que cette cause prédisposante doit être
combattue ; c'est dans ce but que j'ai proposé (1) l'application
d'une sangle « puerpérale » de suite après l'accouchement, au
niveau de l'hypogastre, c'est-à-dire dans les points où l'étude
anatomophysiologique de la paroi abdominale nous a montré
que la nature avait voulu conserver intacte la résistance de
cette paroi. Le but de cette sangle, dans les cas où la paroi est
restée intacte, est donc de combler le vide causé, non pas par
l'augmentation du contenant, puisque celui-ci n'a pas augmenté dans cette région, mais le vide causé par la diminution
du contenu. Les résultats de l'application de la sangle dans ces
conditions sont absolument remarquables par leur efficacité

(1) F. GLÉNARD.— *De la sangle puerpérale*. Communic. à la Soc. méd.
Lyon. 14 fév. 1887. Lyon méd. Procès verbaux et Province méd. 1887.

instantanée contre le symptôme « faiblesse » dont se plaignent
les accouchées, symptôme qui, par conséquent, trahit, non
pas une sorte d'anémie des suites de couches, ainsi qu'on l'interprète communément, mais la diminution de tension d'un
abdomen brusquement décomprimé. Ainsi appliquée, au niveau
de l'hypogastre, cette sangle rend plus de services que si on
place au niveau de l'épigastre, c'est-à-dire dans la zône de
cette « région albuginée » où se trouve le « losange de dilatation » de la ligne blanche ; et pourtant, c'est en ces points,
et au risque de compromettre le rapprochement des droits
à ce niveau, que la sangle, appliquée à l'hypogastre, refoule
le contenu abdominal. N'est-ce pas la meilleure preuve que la
diminution du contenu est, à la suite de l'accouchement, un
« moment » pathogène plus important que l'augmentation du
contenant et que le rôle actif de la paroi abdominale dans la
tension de l'abdomen et, indirectement, dans la situation des
viscères, se trouve limité à la zône hypogastrique de cette paroi?

L'étude de l'anatomie pathologique de l'éventration, l'es-
quisse de la physiologie de la tension abdominale après l'accouchement, telles que je les ai indiquées, nous montrent que le
rôle actif de contention de la paroi antérieure de l'abdomen
réside tout spécialement dans la zône hypogastrique de cette
paroi, et, en particulier, dans sa couche aponévrotique.

Cette notion est immédiatement applicable à notre étude
sur la suspension du foie et, dans cette étude, à la solution de
la question que nous nous sommes posée : comment la tension
abdominale intervient-elle pour maintenir dans leur situation
et leurs rapports normaux les bords antéro-supérieur et inférieur du foie normal ?

La tension abdominale, avons-nous dit, est l'expression des
forces qui règlent le rapport entre la capacité de la cavité
abdominale et le volume de son contenu; nous avons vu que
ce rapport, c'est-à-dire le degré de tension abdominale, était

sujet à de grandes variations et que, en dernière analyse, les deux facteurs principaux de ces variations étaient, d'un côté la contractilité de la paroi abdominale antérieure, de l'autre le volume des gaz enfermés dans le tube digestif. Enfin nous n'avons pas hésité, quand il s'est agi de faire la part de chacun de ces facteurs, à attribuer le rôle le plus important aux variations dans le volume des gaz du tube digestif ; cette appréciation, conforme à celle de tous les auteurs en ce qui concerne l'augmentation de tension abdominale, se trouve en contradiction avec l'appréciation la plus accréditée, qui fait, au contraire, jouer le rôle principal à la paroi dans la diminution de tension, dans l'hypotase de l'abdomen, qu'il s'agisse de l'Entéroptose, qu'il s'agisse même de la période postpuerpérale.

Ce n'est pas à dire par là qu'on doive méconnaître l'importance du défaut de tonicité de la paroi abdominale antérieure. On sait combien, à la suite des maladies infectieuses, s'amincissent et s'affaiblissent les parois, à quel point les muscles peuvent s'atrophier ; mêmes conséquences se peuvent observer avec la chlorose, l'ulcère de l'estomac, les tumeurs volumineuses de l'abdomen, etc., toutes causes que Landau (1) admet dans l'étiologie du « ventre en besace ». Duchenne (de Boulogne) a décrit une paralysie des muscles de l'abdomen ; Desprez (2) a signalé un cas de « laparoptose » chez une de ses malades dont le ventre mesurait 1 m. 50 de tour au niveau de l'ombilic, et qui, à cause de la paralysie (Desprez), ou de l'atrophie (Guéniot) de ses muscles, ne pouvait, sans s'aider de ses bras, passer du décubitus dorsal à la station assise. Une telle distension, un tel défaut de contractilité ont même paru pouvoir justifier un « traitement chirurgical de la splanchnoptose » (3) par excision d'un lambeau de la paroi abdominale. Mais, dans des cas pareils, et tous les auteurs sont d'accord sur la réalité de cette notion, confirmée encore tout dernièrement par

(1) LANDAU. — Loc. cit,
(2) DESPREZ.— *Sur un cas de laparoptose.* Bull. Soc. chir. Paris, 1887.
(3) DEPAGE et ROUFFARD. — Soc. Belge chir., déc. 1893.

Hertz (1) et Schwerdt (2), que, lorsque la paroi abdominale est frappée d'atonie, les intestins se laissent distendre par les gaz. L'augmentation de volume du contenu est donc parallèle à l'augmentation de capacité du contenant, et la tension abdominale, loin de diminuer, peut même s'accroître dans ces conditions.

En vérité, dans l'immense majorité des cas où la tension abdominale est diminuée, la paroi antérieure a conservé sa contractilité normale.

L'interprétation opposée qui a cours s'explique de la façon suivante, par six causes d'erreur dont il n'est peut-être pas suffisamment tenu compte :

1° *Distension de la peau.* — La peau peut avoir cédé sous le poids du pannicule adipeux et former une poche tombante, ou bien, après résorption de ce pannicule, se présenter sous l'aspect d'une membrane flétrie et ridée, et l'on attribue à tort à toutes les couches de la paroi l'atonie limitée à l'enveloppe cutanée.

2° *Flaccidité de la paroi.* — La paroi flotte au-dessus du contenu abdominal, elle se déplace en obéissant aux lois de la pesanteur, suivant les divers décubitus, et l'on attribue à tort à la distension de cette paroi une augmentation de capacité due à la diminution de volume du contenu abdominal ; c'est la même cause d'erreur qui fait conclure à l'atonie de la paroi dans les cas où, par l'épreuve de la sangle dans la station debout, on peut faire remonter avec les mains toute la masse abdominale.

3° *Saillie des flancs pendant l'effort de redressement du tronc.*— Lorsque le sujet fait effort pour passer, sans le secours des bras, du décubitus dorsal à la station assise, la paroi antérieure des fosses iliaques fait de chaque côté une saillie globu-

(1) HERTZ. — *Abnormitaten in der Lage und Form der Bauchorgane.* Berlin 1894, Karger.

(2) SCHWERDT. — *Entéroptose und intra-abdominaler Druck.* Deutsche med. Woch. 1896, n°ˢ 4, 5, 6.

leuse anormale, et c'est à tort que l'on attribue cette saillie à
la distension des aponévroses ou au défaut de résistance des
obliques, car, si l'on cherche pourquoi cette saillie se rencontre
parfois dans des ventres apparemment bien tendus et manque
au contraire, et contre toute attente, dans ces ventres dont la
paroi est tellement amincie qu'elle semble devoir se rompre au
moindre effort et qu'on ait presque l'illusion de voir par transparence les organes sous-jacents, on fera la remarque suivante :
Ces saillies ne se produisent que dans les cas (1) où il y a éventration (rupture du quart inférieur de la ligne blanche), et, en
même temps, volume suffisant de l'intestin pour que celui-ci,
sous l'influence de l'effort, viennent écarter les grands droits
et faire hernie entre eux sous forme d'un bourrelet plus ou
moins épais. Alors les grands droits, au lieu de tirer en dedans
sur ce que j'ai appelé leurs organes de contention latérale,
c'est-à-dire sur la paroi musculo-membraneuse qui recouvre le
flanc, sont au contraire refoulés en dehors, et la paroi des
flancs, par ce fait devenue trop grande, est refoulée en avant
par la pression intestinale. Ce n'est donc pas un signe d'atonie,
que cette saillie globuleuse au-devant des fosses iliaques.

4° *Éventration.* — La paroi abdominale est distendue au
point que le ventre forme une « besace » pendant au-devant
des cuisses. L'étude que nous avons faite plus haut prouve que,
dans ce cas, on aurait tort d'attribuer à l'atonie de la paroi ce
qui est le fait de la rupture du quart inférieur de la ligne
blanche et de la hernie, à travers cette fente, de la masse intestinale. Je crois avoir fourni la meilleure objection à cette interprétation erronée en rappelant ces cas d'éventration (rupture
du quart inférieur de la ligne blanche) dans lesquels, par le fait
de la diminution de volume de la masse intestinale, l'intervalle
pourtant ouvert des grands droits ne se laisse franchir par l'intestin, ni dans la station debout, ni pendant l'effort ; bien plus,

(1) Il s'agit, ici, du mouvement que le sujet couché fait pour redresser
la partie supérieure du corps, en soulevant successivement d'abord la tête,
puis les épaules, puis la partie inférieure du thorax. Si le sujet commence
à se cambrer avant de soulever la tête, les saillies globuleuses des flancs
se montrent dans tous les cas, par un mécanisme facile à comprendre.

si l'on a introduit les doigts dans leur interstice, on sent que, pendant l'effort, ils sont pincés par la contraction de ces muscles.

5° *Efficacité de la gymnastique abdominale, du massage local.* — Sous l'influence de ces agents la contractilité des muscles de la paroi est excitée et l'on attribue à tort à la guérison d'une prétendue atonie des effets qui sont dûs à une exagération de la tonicité normale. La paroi musculaire, en se contractant avec une énergie anormale, compense, par la réduction de capacité du contenant, l'hypotase causée par la réduction de volume du contenu ; de même, si la gymnastique ou le massage de la paroi sont efficaces contre l'atonie gastro-intestinale, c'est par exagération de la pression exercée par la paroi sur les organes digestifs.

6° *Efficacité de la sangle.* — La sangle est efficace parce qu'elle comprime et relève l'abdomen, et l'on attribue à tort ses bons effets à son action prothétique sur la paroi distendue par atonie ; en effet, la sangle exerce une action compensatrice de la diminution de volume du contenu abdominal, et la meilleure preuve c'est que son action est la plus efficace, soit dans les cas de ptose traumatique au début, alors qu'il n'est pas encore question d'atonie et que son rôle se borne à prévenir la diminution de volume du calibre intestinal, soit dans les cas de ventre maigre, creux, où la paroi, loin de subir par conséquent les fâcheux effets d'une pression reconnue comme prédisposant à son atonie, a plutôt de la tendance à se rétracter au-dessous de ses dimensions normales par insuffisance de pression de dedans en dehors.

Concluons donc :

Lorsque la tension intraabdominale est diminuée et qu'il y a lieu, par conséquent, d'incriminer au moins l'un des deux facteurs, soit la distension de la paroi antérieure par éventration ou atonie, soit la diminution de volume de l'intestin, ce n'est pas, dans l'immense majorité des cas, le premier de ces facteurs qu'il faut mettre en avant.

L'apparence d'atonie ou de distension est due à la dimi-
nution de volume du contenu de l'abdomen et l'efficacité des
agents toniques ou prothétiques de la paroi, à son adaptation
plus étroite à un contenu abdominal réduit.

Mais à défaut de l'atonie de la paroi antérieure de l'abdomen
ou concurremment avec elle, on a encore incriminé l'atonie,
l'affaissement du plancher pelvien, de ce « diaphragme pelvien »,
comme l'appelle Luschka (1), diaphragme dont le muscle
releveur de l'anus est la partie active. Doléris, de Lostalot-
Philippe (2), Auvard (3), Blondel (4), Bazy (5), sont les principaux représentants de cette interprétation. Sans vouloir
ici discuter cette question, je me permets de dire que
l'affaissement du plancher pelvien me semble devoir être
considéré plutôt comme une conséquence que comme une
cause de diminution de tension de l'abdomen, et par suite
comme une conséquence de la diminution de volume de
l'intestin, à part bien entendu les cas de complication par
un cal vicieux ou une pseudarthrose du coccyx (Blondel), ou
par une large déchirure du périnée, ou enfin par un prolapsus utérin très accentué.

C'est donc la diminution de volume de l'intestin qui est la
cause la plus habituelle de la diminution de tension de l'abdomen, de même que c'est à l'accroissement de son volume, au
ballonnement, au météorisme, — et dans cette appréciation
nous nous retrouvons en conformité d'opinion avec tous les
auteurs — qu'est due le plus souvent l'augmentation de tension
abdominale.

C'est en effet dans l'analyse des conséquences entrainées
par la diminution de volume de l'intestin que l'on trouve l'expli-

(1) LUSCHKA. — *Die Anatomie des menschlichen Bauches.* Tuebin-
gen, 1863.

(2) DE LOSTALOT PHILIPPE. — *Troubles viscéraux consécutifs à*
l'affaiblissement du plancher pelvien chez la femme. Th. Paris, 1886.

(3) AUVARD. — *Traité de Gynecologie.* Paris, 1892.

(4) BLONDEL. — Congrès gynéc. Genève, 1896.

(5) BAZY. — *Du Rein mobile et du traitement par la réjection du*
plancher pelvien. Soc. Chir. 11 nov. 1896.

cation la plus satisfaisante, non seulement, bien entendu, de la diminution de tension de l'abdomen, mais du prolapsus des autres organes abdominaux, et en particulier du prolapsus (dès son premier degré) des bords antéro-supérieur et inférieur du foie.

Masse gastrointestinale.

La **masse gastrointestinale**, envisagée dans les rapports qui existent entre son volume, d'un côté, et, de l'autre, la tension abdominale, et la statique des viscères intraabdominaux et en particulier du foie, doit son mode d'action aux dispositions anatomiques qui règlent la situation des divers segments du tube digestif dans la cavité de l'abdomen.

« Le mode de suspension du tube digestif, pouvais-je dire en 1885 (1), est décrit incidemment dans tous les traités d'anatomie, à l'article « péritoine ». Mais les anatomistes, dans leur étude des replis compliqués de cette séreuse et des fibres ligamenteuses qui les renforcent, ont en vue des moyens de *fixation* établissant des *rapports* dans la *situation* des divers segments de l'intestin, soit entre eux, soit avec la paroi et les autres viscères. C'est à la physiologie qu'il appartient d'étudier ces replis et ces ligaments comme moyens de *suspension* pouvant jouer un *rôle* dans la *fonction* du tube digestif. Cette étude n'a pas encore été faite, à ma connaissance du moins. »

Or, de cette étude, que je m'efforçai de faire (2), il résultait que les conditions anatomiques de la suspension du tube di-

(1) F. GLÉNARD. — *Application de la méthode naturelle à l'anaylse de la dyspepsie nerveuse. Détermination d'une espèce. De l'entéroptose.* Lyon médical, 1885

(2) « La partie anatomo-physiologique du travail de M. Glénard comprend dit FÉRÉOL (*de l'Entéroptose de Glénard.* Bull. Soc. Méd. Hôp. 5 déc. 1888, p. 462), une excellente étude du tube digestif, à un point de vue original et nouveau, au point de vue de la statique intestinale, elle mérite la plus sérieuse attention. »

gestif dans la cavité abdominale pouvaient créer des conséquences fâcheuses, soit directement pour la fonction même du
tube digestif, soit indirectement pour la statique des autres
viscères ; mais ces conséquences n'étaient réalisées que dans le
cas où la tension gazeuse intragastrique et intraintestinale
serait abaissée, de telle sorte que la tension et la traction se
trouvaient être deux forces pour ainsi dire antagonistes. C'est
ce que Schwerdt (1) a exprimé tout dernièrement sous une
autre forme en disant que « la pression de tension et la pression de surcharge sont en rapport inverse » et il l'a démontré
par ses expériences manométriques.

Je laisserai ici de côté tout ce qui a trait à l'influence combinée du mode de suspension et de la tension gazeuse de la
masse gastro-intestinale sur la fonction du tube digestif, question que j'ai plus particulièrement fouillée dans mes études
sur l'Entéroptose, pour m'arrêter un instant à l'étude de l'influence de ces facteurs sur la statique des viscères et en particulier du foie.

Il importe de procéder pour cela à une brève description
anatomique et, pour la présenter sous le point de vue qui est
applicable à notre démonstration, on me pardonnera de me
citer encore puisque c'est précisément ce point de vue sur
lequel j'ai, le premier je crois, appelé l'attention.

« Considéré dans son ensemble, de la bouche à l'anus,
le tube digestif a une longeur dix à quinze fois plus grande
que la ligne droite qui réunirait ces deux orifices. Pour le
répartir dans la cavité abdominale, empêcher son enchevêtre-
ment et soutenir ce poids de plusieurs livres, la nature a relevé
de distance en distance le tube digestif, à la manière des baldaquins, et a fixé les angles ainsi formés à la paroi postérieure
de l'abdomen... »

« Le tube digestif, envisagé dans sa direction générale, se
compose de deux parties, dessinant deux points d'interrogation,
l'un supérieur renversé dont la queue est formée par l'œso-

(1) SCHWERDT. — Loc. cit.

phage, dont le crochet est en bas et ouvert à gauche (¿); l'autre inférieur, plus grand, dont la queue est formé par le rectum, dont le crochet, plus contourné que le précédent, est en haut et ouvert à droite (?) (Pl. I. fig. 1). La continuité a lieu par l'extrémité des deux crochets en un point, le plus fixe de l'appareil digestif, placé sur la face antérieure de la première lombaire ; c'est l'orifice duodénojéjunal... »

Fig. 30. — Schéma du mode de suspension de la masse gastro-intestinale.

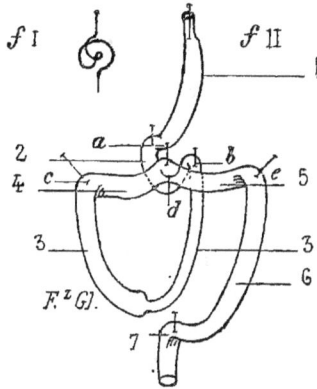

Fig. I. — Le trajet du tube digestif, représenté par deux points d'interrogation.

Fig. II. — Le tube digestif décrit six anses : 1, anse gastrique ; 2, anse duodénale ; 3, anse iléocolique ; 4, anse costo sous pylorique (transverse droite) ; 5, anse sous pyloricostale (transverse gauche) ; 6, anse colosigmoïdale. — Il y a six angles de soutènement : a, gastro-duodénal ; b, duodénojéjumal ; c, sous costal droit ; d, sous pylorique ; e, sous costal gauche ; f, sigmoïdo-rectal.

« Les baldaquins, les *anses digestives* sont au nombre de *six*, ce sont :

» 1° L'*anse gastrique*, suspendue de haut en bas et de gauche à droite, son extrémité cardiaque étant au niveau de la huitième dorsale, sa pylorique au niveau de la douzième ; toutes deux séparées par un intervalle correspondant à celui des deux lignes parasternales, derrière lesquelles elles se trouvent ;

» 2° L'*anse duodénale*, suspendue de droite à gauche, transversalement, derrière l'estomac, décrivant un fer à cheval à concavité ouverte *en haut et non à gauche* et ayant *deux extrémités* sensiblement *à la même hauteur* (1) au niveau du

(1) Cette description de la forme du duodénum, non pas en fer à cheval ouvert à gauche, comme l'indiquaient tous les classiques, mais en U ouvert en haut a été confirmée par JONNESCO (*sur l'anatomie topographique du duodénum*, Progrès médical, 9 mars 1889), qui a consacré à cette petite innovation, dont le mérite lui est attribué, un important travail anatomique.

cartilage de conjugaison de la douzième dorsale à la première lombaire ; l'extrémité pylorique, derrière la pointe de la neuvième côte, l'extrémité jéjunale sur la face antérieurede la colonne vertébrale ;

» 3° L'*anse iléocolique* (grêle, cœcum, colon ascendant), suspendue de gauche à droite et dont les deux extrémités (duodénale, costale droite), sont placées également au même niveau (première lombaire et dixième côte droite en arrière de la ligne axillaire).

» 4° et 5° L'*anse colique transverse*, que nous verrons relevée vers son milieu et former en réalité deux anses (*costosous-pylorique, sous-pyloriscostale*), dirigées de droite à gauche, transversalement entre les deux dixième côte (en arrière de la ligne axillaire) ;

» 6° Enfin l'*anse colosigmoïdale* (côlon descendant, S iliaque), dirigée de haut en bas et de gauche à droite, de la dixième côte gauche à l'angle sacrovertébral, où son extrémité inférieure se recourbe pour se continuer avec le rectum.

» Il résulte de cette disposition en zigzag des anses digestives qu'il y a forcément *six* points du tube digestif, intermédiaires à ses divers segments, au niveau desquels l'axe forme un coude, qui peut risquer, à un moment donné, en l'absence de gaz en quantité suffisante, de se plier à un angle très aigu, et cette déformation angulaire exagérée pourrait alors causer un obstacle à la progression des ingesta ou des secrétions, ce sont : *l'orifice gastroduodénal*, le *duodénojejunal*, le *colique sous costal droit*, le *colique sous costal gauche* et le *sigmoïdorectal*, auxquels il faut ajouter, et nous verrons plus tard qu'il donne lieu à d'importantes remarques, l'orifice intermédiaire aux deux demi anses du côlon transverses, que je désigne sous le nom d'*orifice sous pylorique du transverse.*

» Il en résulte évidemment aussi que la partie déclive de chaque anse peut former un bas fond, un cul-de-sac, où s'accumuleront les contenta, soit par le fait de cette déclivité, soit par l'oblitération angulaire de l'orifice de sortie de l'anse, ces deux causes pouvant d'ailleurs s'engendrer l'une l'autre.

» Les six anses digestives sont disposées de telle sorte que le tube digestif forme trois étages, trois *tabliers* (au lieu de six), parce que l'anse duodénale est reléguée contre la paroi par le péritoine qui passe au devant d'elle, tandis que l'anse transverse (comprenant l'anse droite et l'anse gauche), est placée concentriquement autour et au-dessous de l'anse gastrique dans le même repli de la séreuse. Ces tabliers sont attachés en haut à la paroi postérieure et flottent librement dans l'abdomen par leur extrémité inférieure.

» Le *tablier supérieur* peut être renversé en haut et à droite suivant une ligne passant sous l'angle gastroduodénal et s'étendant entre les deux dixième côte ; il contient le transverse, l'estomac, la branche descendante du duodénum et la queue du pancréas.

» Le *tablier moyen* se renverse en haut et à droite, suivant une ligne étendue de la première lombaire (orifice duodéno-jéjunal), à la symphyse sacroiliaque droite,

» Enfin le *tablier inférieur*, qui renferme l'S iliaque, est attaché suivant une ligne qui s'étend de la fosse iliaque gauche à l'angle sacrovertébral et il peut être renversé en haut et à droite (1). »

Ne semble-t-il pas, après avoir lu cette description, que les gaz digestifs dont le volume règle la tension abdominale, de cette tension que nous sommes obligés de faire intervenir pour expliquer la stabilité du bord inférieur du foie, aient été, pour ainsi dire canalisés précisément pour soutenir l'organe hépatique ?

Des trois tabliers superposés, le premier (estomac et côlon transverse) est placé au-dessous et en arrière de la face postéro inférieure du foie, la partie flottante (iléon) du second au-dessous et en arrière du tablier supérieur ; enfin le tablier sigmoïdal au-dessous et à gauche du tablier moyen.

(1) « Ces trois tabliers étaient très distincts, raccourcis, isolés, rigides, érigés, chez un sujet mort de cancer du péritoine (Hôtel-Dieu de Lyon 20. 1. 1884). »

Lorsque le tube digestif, qui forme, pour ainsi dire, un ourlet aux bords libres de chaque tablier, est vide de gaz, ces tabliers sont imbriqués les uns sur les autres ; que ce soit dans le décubitus dorsal ou la station debout, ils sont appliqués sur la paroi postérieure de la cavité abdominale, où ils forment assez peu d'épaisseur pour qu'on puisse, par la palpation, percevoir le relief de la face antérieure de la colonne vertébrale et, sur ce plan, le relief de l'aorte. L'anse sigmoïdale se présente sous forme d'un cordon traversant obliquement de haut en bas et de gauche à droite la fosse iliaque gauche, sur le plan profond de laquelle on peut la faire rouler ; l'anse grêle, ramassée en paquet, plonge dans le petit bassin ; l'anse transverse forme une corde transversalement placée à la hauteur ou au-dessous de l'ombilic et dont la saillie, perpendiculaire à celle de l'aorte, peut être perçue par les doigts immédiatement appliquée en avant de ce vaisseau.

Que les gaz viennent alors à dilater les organes extensibles formant ourlet aux tabliers, ces organes, c'est-à-dire les anses digestives, se porteront en haut et en avant ; en effet, c'est seulement en haut et en avant que se trouve l'espace libre pour leur expansion, parce que les mésentères ne leur permettent pas de s'abaisser au-delà de la situation, qu'ils occupaient à l'état de vacuité, et qui est la situation la plus déclive qu'ils puissent occuper. Elles se porteront en haut et en avant, parce que la pression gazeuse intraintestinale a pour effet de redresser, dans les limites permises par les moyens de fixation, les courbes formées par les anses digestives à leurs points de suspension. L'anse sigmoïdale remplira peu à peu le flanc gauche et l'hypogastre ; l'anse grêle, chassée du petit bassin, s'élèvera dans la cavité abdominale, d'autant plus haut, d'autant plus en avant qu'elle doit se frayer une voie entre l'S iliaque à gauche et le cœcum à droite, qui empêchent son expansion latérale ; l'anse transverse, soulevée à son tour, et par le redressement de ses coudes sous l'influence de la tension gazeuse, et par la pression de l'intestin grêle — que, dans les conditions normales, le grand épiploon empêche de se placer

au-dessus et même au-devant d'elle, — l'anse transverse, projetée, en outre, en avant par l'estomac distendu, viendra
presser sur la face postéro-inférieure du foie dont elle appliquera
les lobes contre la paroi antérieure de la cavité abdominale, en
les portant en avant, en haut et à gauche, tandis que, par la
dilatation gazeuse et le redressement de son coude gauche, le
colon appliquera la rate contre la paroi costale du côté gauche.

Il semble donc réellement que le tube digestif ait été disposé, par ses liens anatomiques, spécialement pour assurer la
contiguïté avec la paroi intérieure de l'abdomen des portions
du foie et de la rate que leurs organes de suspension fixaient
d'une façon insuffisante. Et ce qui vient encore corroborer,
tout au moins pour le foie, cette appréciation, c'est la remarque
suivante : Le bord libre, le bord flottant du foie a une direction
oblique de haut en bas et de dedans en dehors ; pour assurer
sa fixité, il faut une force qui non seulement agisse de bas en
haut et d'arrière en avant, mais encore qui s'exerce sur lui de
gauche à droite. Or, n'avons-nous pas vu que la ligne d'insertion de chacun des trois tabliers avait une direction oblique de
haut en bas et de gauche à droite ? C'est donc autour de cette
ligne, prise comme axe, que se fera le mouvement d'ensemble
qui entraîne en haut et en avant chacun des tabliers. Ce mouvement subira donc, en outre, une direction de gauche à droite,
celle précisément qui était nécessaire pour que la résultante
de la force chargée de soutenir le foie fut bien normale à sa
face inféropostérieure et eut son maximum d'efficacité.

La preuve que cette fixité du bord du foie a bien pour
agent cette canalisation, ainsi que je l'appelle, de l'élément
gazeux qui règle, à mon sens, la tension abdominale, c'est
que les résultats sont tout différents si l'augmentation de
tension est due non pas aux gaz digestifs, mais, par exemple,
au liquide ascitique ou au développement d'une tumeur, comme
serait un fibrôme utérin. Dans des cas pareils, le liquide ascitique
se porte aussi bien en avant qu'en arrière du lobe tranchant du
foie, qu'on trouve par conséquent plus ou moins écarté de la

paroi costale; d'un autre côté, j'ai pu maintes fois, chez des malades atteintes de très volumineux fibrómes ou arrivées au terme de leur grossesse, trouver le bord du foie flasque et mal soutenu, à deux ou trois travers de doigt au-dessous de son siège normal, lorsque le calibre de l'intestin était réduit.

Il est cependant d'observation courante que les anses intestinales peuvent s'insinuer en avant du foie, entre sa face antérieure et la paroi antérieure de l'abdomen ; mais, dans des cas pareils, l'on remarquera toujours, ou bien, si la tension abdominale est augmentée, qu'il s'agit d'une atrophie du foie, ou bien, si elle est diminuée, qu'on se trouve en présence d'une déformation de cet organe. Dans un cas comme dans l'autre, ce n'est pas l'anse intestinale qui a écarté le foie de la paroi, le foie était préalablement écarté et l'intestin s'est insinué dans l'espace laissé libre par la situation anormale du foie.

Au reste, presque à lui seul déjà, le côlon transverse, lorsqu'il est dilaté, pourrait, rien que par le mode de ses connexions anatomiques, suffire à fixer le bord flottant du foie, puisqu'il est placé transversalement, avec une légère obliquité de droite à gauche et de bas en haut au-dessous et en arrière du foie. C'est avec raison que Landau (1) a insisté sur le rôle spécial du côlon transverse à ce point de vue.

Ajouterai-je ici que, fait digne de remarque, et comme si la nature avait tendu toujours à proportionner l'effort à la résistance, la dilatation de l'intestin est presque toujours parallèle à l'augmentation du foie ; à mesure que le foie devient plus lourd, la masse intestinale subit en augmentation de pression les effets d'une dilatation qui ne peut se traduire en augmentation de volume, au-delà des limites imposées par la capacité de la cavité abdominale. Cette capacité ne peut augmenter, en effet, et alors par écartement de la ligne blanche (losange de dilatation), qu'à la suite d'une distension graduelle et pour ainsi dire chronique. Le parallélisme entre la dilatation de l'intestin et l'augmentation de volume du foie a été mis en

(1) LANDAU. — Loc. cit.

évidence par les expériences que j'ai faites avec M. Siraud ; j'ai
avancé, en outre, que, cliniquement, jamais avec l'hypertrophie ou l'hypérémie du foie on ne rencontrait les signes de
sténose du gros intestin et j'ai cru pouvoir même écrire cette
proposition : « En présence d'un foie, dont on doute s'il s'agit
d'un foie hypertrophié ou d'un foie déformé, l'existence simultanée de la sténose intestinale doit faire conclure à une déformation, son absence à une hypertrophie du foie. (1) »

Mais, si l'intestin joue un rôle si évident dans la suspension
du foie, quelle participation nous reste-t-il à accorder à la
paroi abdominale antérieure ? A mon avis, cette participation
se borne, à part les cas exceptionnels où il y a, soit éventration
(rupture du quart inférieur de la ligne blanche), soit contracture exagérée (gymnastique spéciale, massage, etc.), à une
action purement mécanique des aponévroses de sa zone hypogastrique. La masse intestinale exerce une pression de bas en
haut, de gauche à droite et d'arrière en avant ; le foie, sur
lequel nous cherchons en ce moment l'influence exercée par la
masse intestinale, exercera une contre-pression de haut en bas,
de droite à gauche et d'avant en arrière ; cette contre-pression
sera même accentuée, et dans la même direction, à chaque
mouvement inspiratoire. Le foie tendra donc à refouler la masse
intestinale ; celle-ci ne pourra être refoulée qu'à l'hypogastre,
c'est à l'hypogastre qu'elle fera effort pour se projeter en avant
et c'est là qu'elle trouvera la plus solide barrière. Exercez, avec
toute l'étendue de la main, une large pression au niveau du
mésogastre, et, pour peu que la tension abdominale soit diminuée, vous refoulerez en arrière et abaisserez le bord antéro-
inférieur du foie, vous verrez bomber l'hypogastre ; trans-
portez cette même pression sur l'hypogastre, vous redresserez
et relèverez par l'intermédiaire de la masse intestinale, le bord
du foie, en même temps que se produira une voussûre de

(1) F. GLÉNARD et SIRAUD. — *Etude expérimentale sur les modifica-*
tions de l'aspect physique et des rapports du foie cadavérique par les
injections aqueuses dans les veines de cet organe. Lyon médical, Juin-
Juillet 1895 et Rev. Mal. Nut. Juillet-Août 1895.

l'épigastre. Que la tension abdominale soit suffisante, et la pression ainsi exercée ne déterminera aucun déplacement de l'intestin ni du foie. Si ce déplacement peut être effectué, ce n'est pas parce que la paroi est distendue, c'est parce que le calibre de l'intestin est diminué. Si la sangle placée à l'hypogastre rend service, ce n'est pas parce qu'elle remplace une paroi dont les dimensions propres se seraient accrues, c'est parce qu'elle comble le vide laissé par un intestin de volume insuffisant, car les dimensions de la paroi eussent été normalement appropriées, « accommodees », si le volume de l'intestin fut resté normal.

La résultante finale de l'action, exercée de haut en bas par le diaphragme et les organes sous-diaphragmatiques et de la réaction en sens inverse dévolue à la zône hypogastrique de la paroi abdominale antérieure, se traduit par une pression d'arrière en avant sur la zône mésoépigastrique de cette paroi, précisément en ces points où nous avons appris qu'elle était physiologiquement dilatable (losange de dilatation).

Dans les conditions normales de calibre du tube digestif et d'équilibre de la tension gazeuse intro-intestinale, pas plus la dilatabilité de la zône mésoépigastrique que la ténacité de la zône hypogastrique ne sont mises à l'épreuve. La masse intestinale suffisamment tendue se soutient elle-même, la tension abdominale se répartit uniformément sur tous les points de la cavité et il n'y a pas, à l'hypogastre, d'excès de pression se répercutant en excès de pression sur le mésogastre.

Il en est tout autrement dès que le canal intestinal vient à subir une « décalibration » notable. Mille petits faits d'observation sont là pour nous montrer comment les choses se passent. Le calibre est-il augmenté, c'est l'épigastre qui devient saillant, nulle pression n'y peut être supportée, l'homme doit déboutonner son gilet, la femme dégraffer son corset ; la pression de l'hypogastre, qui exagère la pression épigastrique, provoque de l'oppression ; la station assise, qui a pour effet de relever l'hypogastre, est mal supportée. Dans ces conditions,

c'est la station debout qui est celle où le sujet éprouve le
moins de malaises, ou encore la station couchée avec la tête
fort basse et les épaules sur le même plan que le bassin, la
flexion du tronc en avant ayant pour effet de diminuer le diamètre vertical de la cavité abdominale au profit du diamètre
antéro-postérieur déjà trop grand. Si l'augmentation du calibre
de l'intestin persiste, la ligne blanche se distendra au niveau de
son lozange physiologique ; mais la persistance anormale de
cette distension implique une tension constante de la zône
hypogastrique de la paroi. Alors, rendra service, dans les gros
ventres, une sangle qui aidera la paroi hypogastrique à supporter la pression « active » de l'intestin. C'est la preuve que
l'excès de tension abdominale exerce son maximum d'action
sur la zône hypogastrique de la paroi.

Au contraire, le calibre de l'intestin est-il diminué, l'épigastre s'excave, l'hypogastre devient plus saillant ; mais, pas
plus que tout à l'heure, et c'est ici que l'observation clinique
montre combien est juste notre interprétation, la pression des
vêtements au niveau de l'épigastre ne peut-être tolérée. C'est
que cette pression augmente précisément l'affaissement des
viscères, qui est la conséquence de la diminution du calibre de
l'intestin et qui provoque les malaises dont se plaint le sujet.
Comment réussit-il à se soulager ? C'est en se plaçant dans le
décubitus dorsal, ou même renversé, comme l'indique Chéron ;
c'est dans la station assise, en plaçant ses pieds sur un tabouret
élevé pour que les cuisses viennent soulever les flancs ; c'est
enfin en comprimant l'hypogastre à l'aide d'une sangle. Ce
n'est plus la pression « active » de la masse intestinale qui lutte
contre la ténacité de la zône hypogastrique de la paroi, c'est la
pression « passive », la pression de pesanteur, de surcharge.
Par le fait que son calibre est inférieur à la normale, l'intestin,
que redressait la tension gazeuse, retombe lorsque diminue le
volume des gaz, et la paroi elle-même, cessant d'être suffisamment tendue dans ses parties latérales, cède aux lois de la
pesanteur et se trouve projetée en avant, au niveau de l'hypogastre. Alors que, dans le gros ventre, le diamètre antéro-posté-

rieur était anormalement augmenté au niveau de l'épigastre par diastasis de la ligne blanche en son point de dilatabilité physiologique, dans le ventre maigre il y a augmentation du diamètre antéropostérieur au niveau de l'hypogastre, mais seulement par réduction du diamètre transversal au niveau de l'ombilic et du diamètre antéropostérieur au niveau de l'épigastre. C'est une saillie de compensation et nullement le fait d'une distension de la paroi hypogastrique. La sangle agit en aidant cette paroi à supporter la pression passive exercée par le poids de l'intestin, en comblant le vide causé par la diminution de calibre du tube gastrointestinal, en reportant au niveau de l'épigastre la pression anormalement localisée à l'hypogastre.

Mais ce n'est pas seulement l'anatomie, ce ne sont pas seulement la physiologie, la clinique elle-même, qui autorisent une pareille interprétation, les données expérimentales la justifient avec tout autant de force.

Sans revenir, ici, sur le mode d'action de la sangle élastique et ses effets, différents suivant le lieu de son application, sans rappeler l'expérience relative, soit au rôle de la ligne blanche dans son quart inférieur, soit à son rôle dans ses trois quarts supérieurs, je mentionnerai les effets de l'insufflation de l'intestin ou de l'estomac en place sur le cadavre, montrant le relèvement en avant et en haut de ces viscères, le redressement de leurs coudes à mesure que l'on opère le gonflement, leur affaissement en arrière et en bas à mesure que s'en échappent les gaz. Je citerai ce fait, facile à vérifier, et que j'ai observé au cours d'une laparatomie épigastrique : le mouvement d'inspiration avait pour effet, non pas d'abaisser l'estomac et le côlon qui étaient visibles à travers la fente de l'incision, mais de les projeter directement en avant ; pendant le mouvement d'expiration, ils se retiraient directement en arrière. C'était le résultat de l'action du diaphragme combiné avec la réaction de la zone hypogastrique de la paroi. Mais, si l'intestin est sténosé, l'abaissemen tinspiratoire du diaphragme se propage jusqu'au dessous de l'intestin, ainsi qu'on peut s'en assurer par les migrations de la corde colique, lorsqu'elle existe ; il n'y a plus, en effet, dans ce cas de réaction du côté de la zône hypogastrique de la paroi.

Dans une expérience (inédite) que j'ai faite avec M. Siraud, nous avons observé le fait suivant : une large incision verticale ayant été pratiquée de l'appendice xyphoïde à l'ombilic, nous avons insufflé le sujet par la trachée ; sous l'influence de ce mouvement d'inspiration, l'estomac et le côlon faisaient hernie à travers les lèvres de l'incision et le foie, dont le bord antéro-inférieur reposait sur la masse intestinale, subissait, non pas un mouvemént d'abaissement total, mais une rotation autour de son axe antéropostérieur ; le lobe droit s'abaissait, se rapprochait de la ligne médiane, tandis que le lobe gauche restait en place, se relevant même légèrement. Pinçant alors les lèvres de l'incision de manière à ne laisser ouverte que sa moitié supérieure, nous vîmes que le foie, au lieu de décrire, pendant l'insufflation, un mouvement de rotation, s'abaissait uniformément et ce déplacement était en outre beaucoup moins prononcé que celui produit précédemment pendant la rotation du foie. Une expérience antérieure sur autre sujet dont le foie se trouvait abaissé et déformé, nous avait appris que, dans ce cas, l'insufflation par la trachée ne mobilise pas le foie, son prolapsus le faisait échapper ainsi à la zône d'influence du diaphragme.

Ainsi donc, il est manifeste que la masse intestinale exerce une action pour soutenir le foie non seulement par une pression de bas en haut et d'arrière en avant, mais par une pression de gauche à droite. La paroi antérieure joue un rôle évident en servant de point d'appui à l'intestin, mais ce n'est pas sa tonicité musculaire qui est en jeu, c'est sa ténacité aponévrotique.

L'opinion que je défends ici s'écarte de celle Landau, qui considère la paroi abdominale comme « le principal soutien, non seulement des intestins, mais encore des autres viscères abdominaux et en particulier du foie (1) » en ce que, pour Landau, c'est la distension réelle, absolue, primitive de la paroi, c'est le ventre en besace (— *presque toujours*, dit-il, par diastasis des grands droits ; *toujours*, eût-il dû dire, suivant la remarque de Hertz ; *toujours*, avais-je déjà dit, par rupture du quart inférieur de la ligne blanche —) qui cause le prolapsus de l'intestin et celui du foie, tandis que, à mon avis, c'est la diminution de volume de l'intestin qui est primitive, et qui cause simultanément la distension apparente, relative, de la paroi, devenue trop grande pour un contenu réduit, et l'affaissement des organes sous diaphragmatiques : le volume de l'intestin n'est plus suffisant pour transmettre à la face postéro-inférieure du foie la pression de la zòne hypogastrique de la paroi : celle-ci même ne comprime plus le paquet intestinal, mais est au contraire comprimée par lui, et cette compression de l'intestin est passive (due à la pesanteur) et non plus active (due à la tension gazeuse intraintestinale).

Cette interprétation se rapproche de celles de Faure (2) et de Hertz (3), qui acceptent la pathogénie, par entéroptose et sans distension de la paroi, de l'abaissement du bord antéroinférieur du foie, et par conséquent le rôle de l'intestin dans la stabilité normale de ce bord. Je souscris pleinement à l'assertion suivante de Faure : « Enfin, nous avons vu, conclue t-il, que presque toujours, on peut même dire toujours, la chûte du foie s'accompagne de celle du paquet intestinal tout entier, à tel point que l'hépatoptose n'est en réalité que le stade ultime de la maladie de Glénard. » Et ailleurs (je souligne le passage qui importe à mon argumentation) : « A voir la fréquence de la maladie de Glénard, *même lorsque la paroi abdominale est ferme et solide,* même chez les hommes, puisque, au cours de nos expériences, nous l'avons constatée plusieurs fois, — une fois sur cinq à peu près, — à voir cette fréquence extrême, il est permis de

---

(1) LANDAU. — Loc. cit.

(2) FAURE. — Loc. cit.

(3) HERTZ. — Loc. cit.

dire qu'elle existe toujours lorsque les troubles de la statique abdominale sont assez avancés pour produire l'hépatoptose. Celle-ci, en effet, n'est sans doute que la dernière étape de l'Entéroptose, qui doit, par conséquent, la précéder dans tous les cas ou à peu près. »

L'étude du mécanisme de la tension abdominale et du rôle respectif de chacun des deux facteurs fondamentaux de cette tension, d'un côté la paroi abdominale antérieure, de l'autre la masse gastro-intestinale, permet d'établir, relativement à l'influence de la tension abdominale sur la suspension du foie, les propositions suivantes :

La tension abdominale soutient et fixe le bord antéro-inférieur et les extrémités latérales du foie, dépourvus de connexions ligamenteuses, en exerçant une pression qui, opposée à l'action de la pesanteur, projette et applique ces parties du foie contre la paroi antéro-supérieure de la cavité abdominale.

Des deux facteurs fondamentaux de la tension abdominale, l'un, la paroi antérieure de l'abdomen, a un rôle surtout passif, l'autre, la masse gastro-intestinale, joue le rôle actif.

La pression de la masse gastro-intestinale, pression dont la direction est réglée par la forme et par les connexions anatomiques du tube digestif, agit comme le ferait un « ressort en arc », appuyé par sa convexité sur la paroi postérieure de l'abdomen et boutant, par ses extrémités placées en avant, contre la face inféro-postérieure du foie en haut, contre l'aponévrose hypogastrique de la paroi antérieure en bas.

Le rapport étroit qui existe entre la tension de l'aponévrose hypogastrique et la fixation du bord antéro-inférieur du foie est dû exclusivement à la tension du « ressort » gastro-intestinal.

*La diminution de la pression exercée par le « ressort »
gastro-intestinal (par diminution du calibre de l'intestin, ou par
diminution de la tension gazeuse intra-intestinale, très rarement par rupture de l'aponévrose hypogastrique, c'est-à-dire
par éventration) provoque* **simultanément** *la flaccidité de
l'hypogastre et l'abaissement du bord antéro-inférieur et des
extrémités latérales du foie.*

*Le bord antéro-inférieur et les extrémités latérales du foie
sont soutenus par la masse gastro-intestinale ; celle-ci prend,
il est vrai, son point d'appui sur la paroi abdominale, mais,
dans le cas où le foie cesse d'être soutenu, ce n'est pas par le
fait d'un déplacement de ce point d'appui, c'est par le fait d'un
défaut d'application, sur ce point d'appui, de la masse gastro-
intestinale.*

C'est pour n'avoir pas tenu compte de la possibilité, soit
d'une diminution de calibre, soit d'une diminution de la tension
gazeuse intraintestinale, que Landau (1) et Schwerdt (2) ont
été obligés de conclure, pour expliquer la pathogénie de l'hépatoptose, le premier à l'éventration, le second à la pression
exercée par le corset. Or, ce ne sont pas les enseignements
que fournissent les faits observés sans idée préconçue. L'éventration (diastasis du quart inférieur de la ligne blanche) est
relativement rare ; quant au corset, son action, nous y reviendrons bientôt, peut bien déformer le foie abaissé, mais ne peut
abaisser le foie. L'abaissement du foie est aussi commun chez
l'homme, qui ne porte pas de corset, que chez la femme ; chez
celle-ci, d'ailleurs, il peut être démontré dans la plupart des
cas que, en admettant le rôle possible du corset, ce dernier
n'avait pas exercé une constriction suffisante pour qu'on pût
lui attribuer l'hépatoptose observée.

(1) LANDAU. — Loc. cit.
(2) SCHWERDT. — Loc. cit.

L'hypotase abdominale est d'origine viscérale et non d'origine pariétale,

dirai-je en terminant. La solution du problème de la tension abdominale, problème si important au point de vue de ses conséquences sur les fonctions des appareils digestif, respiratoire, circulatoire, du système nerveux, etc., présente un intérêt non moins grand lorsqu'on réduit, ainsi que je l'ai fait, l'étude de la tension abdominale à celle de son rôle dans la statique des viscères. Quand ce ne serait que pour donner une base sérieuse à la discussion des indications opératoires (rrhaphies, pexies, ectomies, etc.) proposées contre les splanchnoptoses, une telle étude trouverait son ample justification.

C. — Tension intrahépatique.

Nous nous sommes efforcés de démontrer que, lorsque le bord du foie est abaissé, c'est qu'il y a une diminution de tension de l'abdomen et que cette hypotase est causée par la diminution de calibre ou par la diminution de tension intragazeuse de l'intestin. Or, la réciproque n'est pas vraie : la diminution de la tension de l'abdomen peut se rencontrer sans que le bord du foie soit abaissé. Pour expliquer cette contradiction, il est nécessaire de faire intervenir parmi les causes qui abaissent le bord du foie, ou, ce qui revient au même, parmi celles qui le soutiennent, un nouveau facteur. Ce facteur c'est la *variation de la tension intrahépatique*.

Nous avons dit plus haut que la stabilité du bord antérieur du foie ne pouvait être obtenue que par deux procédés, ou bien l'existence d'une force qui, dirigée de bas en haut et d'arrière en avant, exercerait une pression suffisante sur la face postéro-inférieure du foie, — c'est cette force que nous avons trouvée dans la tension abdominale — ou bien un artifice permettant à la tige de la grappe, à laquelle nous avons comparé le foie, de se redresser et devenir rigide. Or, ce redressement, cette rigidité, sont dus à la *tension intrahépatique*.

Les expériences que nous avons faites avec M. Siraud (1) et qui consistaient à pratiquer des injections aqueuses dans les vaisseaux du foie laissé en place sur le cadavre, dans le but de constater les modifications que ces injections imprimeraient aux rapports du foie avec les organes voisins, sont probantes à cet égard. Quel que soit l'ordre de vaisseaux par lequel on injecte le foie, et celui-ci peut emmagasiner jusqu'à 1200 grammes de liquide, on observera que «... l'augmentation produite dans le volume de l'organe se traduit sucessivement : *a*, par le redressement de la face inféro-postérieure, concave du foie, qui peut même devenir convexe ; *b, par la projection en avant et en haut vers la paroi antérieure de l'abdomen, contre laquelle il vient s'appliquer, du bord tranchant du foie ; c*, enfin par l'abaissement de ce bord au-dessous du rebord costal, en même temps que s'élève sous le mamelon la ligne supérieure de matité hépatique... ».

N'est-on donc pas autorisé, par ces expériences, à accepter, pour interpréter les cas dans lequel le bord inféro-postérieur du foie reste fixé à sa place normale malgré la diminution de tension de l'abdomen, comme seule explication plausible, celle qui invoque une augmentation de tension intrahépatique suffisante pour maintenir relevé le bord du foie, malgré l'absence du soutien intestinal.

Une pareille explication s'adapte à merveille aux faits cliniques, à ces malades présentant tous les attributs d'une congestion chronique du foie et chez lesquels, en dépit de l'extrême flaccidité du ventre, non seulement je ne pouvais déceler d'augmentation de volume du foie, mais je ne parvenais même pas à atteindre le bord antérieur de cet organe à la fin de l'inspiration ; à ces malades dont, à plusieurs reprises, j'avais, lors d'examens antérieurs, trouvé le foie abaissé et chez lesquels, au cours d'un état paroxystique, je ne rencontrais

___

(1) GLÉNARD et SIRAUD.— *Etude experimentale sur les modifications de l'aspect physique et des rapports du foie cadarerique par les injections aqueuses dans les veines de cet organe.* Lyon medical, n° 23, 24, 27, 28, juin-juillet 1895 et Rev. mal. nutr., 15 juillet et 15 aout 1895.

plus les signes de cet abaissement, ceux-ci redevenant perceptibles une fois la crise terminée. Il y avait eu, chez eux, pour
ainsi dire, une érection du foie pendant la phase congestive
de son affection.

S'il est un autre argument à faire valoir en faveur de l'explication, par l'excès de tension intrahépatique, de ce paradoxe
d'un foie bien soutenu malgré la diminution de tension abdominale, c'est le paradoxe réalisé par l'état inverse, celui d'un
foie mal soutenu malgré l'existence d'une tension normale de
l'intestin. J'ai rencontré fort souvent, en effet, chez des sujets
dont le ventre était gros, l'intestin normalement calibré, la
tension abdominale moyenne, le bord du foie souple, tranchant,
retombant en arrière dans le décubitus dorsal, et situé à deux
ou trois travers de doigt au-dessous du rebord costal. Ce
n'était pas de l'hypertrophie, car lorsqu'il est hypertrophié,
le foie est au moins rénitent, et en tous cas, son bord antéro-
inférieur est projeté contre la paroi abdominale antérieure.
C'était donc une déformation ; mais, pour que le foie fût mal
soutenu malgré la tension abdominale suffisante, il fallait bien
admettre qu'un facteur nouveau était intervenu : ce facteur,
c'est la pesanteur propre du lobe allongé du foie ; or, ce lobe
déformé obéissait aux lois de la pesanteur, non parce qu'il
était plus lourd que le lobe normal, puisque son volume et sa
densité étaient normaux, mais, et cette conclusion est nécessaire, parce que la tension intrahépatique était insuffisante.
Si, en effet, l'excès de tension intrahépatique peut redresser le
bord du foie, on doit admettre que ce bord puisse être abaissé
lorsque la tension est inférieure à la normale.

Si l'on songe que le foie peut tripler de volume et de poids
sous l'influence de la stase sanguine, comme l'a montré
Monneret, si l'on se souvient que le système nerveux a une
influence considérable sur la circulation hépatique et que, par
des lésions de la moelle, du grand sympathique ou même du
pneumogastrique, on peut la modifier profondément, on n'hé-
sitera pas à admettre la possibilité de changements de tension

se traduisant nécessairement par des changements de situation et de forme du foie.

Ainsi donc on est conduit à admettre la proposition suivante :

La tension intrahépatique contribue à assurer le maintien du bord antérieur du foie dans sa situation normale, si l'on en juge du moins par les effets de ses variations qui sont, lorsque la tension est augmentée, de redresser, lorsqu'elle est diminuée, d'accentuer la concavité de la face inférieure du foie.

Nous pouvons maintenant résumer ce chapitre sur les moyens de suspension du foie, en disant :

Les moyens de suspension du foie, dans sa situation normale, sont : les connexions ligamenteuses, qui s'opposent à l'abaissement en masse du foie ; la masse gastro-intestinale, qui, prenant son point d'appui sur l'aponévrose hypogastrique de la paroi antérieure de l'abdomen, s'oppose à la bascule en avant et à la bascule latérale des bords du foie ; la tension intrahépatique qui s'oppose à l'affaissement du foie sur lui-même.

Ces données vont nous permettre de dégager la physiologie pathologique, les signes objectifs du foie mobile, de préciser les caractères différentiels qui distinguent le foie, abaissé par défaut de soutien, du foie abaissé par toute autre cause, et de déduire la technique de palpation propre à éviter, non seulement les erreurs d'interprétation, mais aussi les erreurs par omission.

§ III.

Des rapports entre
la mobilité, l'abaissement et la déformation du foie

A. Déformation. — B. Ptose.

Des études que nous venons de consacrer à la situation normale et aux moyens de suspension du foie, il résulte que : le foie ne peut se mobiliser sans s'abaisser, qu'il ne peut s'abaisser sans se déformer, qu'il ne peut se déformer sans que son bord antéroinférieur, abaissé au-dessous du rebord costal, ne traduise, par les aspects variés de sa situation et de sa forme, la variété des conditions qui ont pu présider à la mobilité, à l'abaissement, à la déformation du foie.

Le foie ne peut se mobiliser sans s'abaisser — et dans cette étude sur la mobilité hépatique, il s'agit toujours, par définition, du foie normal — parce que, appliqué contre la paroi supérieure de la cavité abdominale, il n'a d'autre champ libre pour se mouvoir que l'espace placé au-dessous de lui.

Le foie ne peut s'abaisser sans se déformer, parce que les connexions, qui fixent solidement et d'une façon presque invariable son bord postéro-supérieur, s'opposent à une descente en masse et d'un seul bloc de tout l'organe. Ces mêmes connexions s'opposent également à une rotation de l'organe sur lui-même, car elles ne permettent pas plus au bord postéro-supérieur de s'élever (ce qu'exigerait un mouvement de rotation proprement dite) qu'elles ne lui permettent de s'abaisser. L'abaissement du foie comporte nécessairement l'allongement de sa face antérieure aux dépens de sa face supérieure et le rapprochement des plans antérieur et postérieur dont le bord inférieur du foie marque l'intersection. Le bord libre du foie mobile et abaissé est donc, toujours et nécessairement, aminci.

Le bord du foie est, dans sa situation et dans sa forme, le reflet exact de la mobilité et de la déformation de l'organe hépatique, puisqu'il ne peut exister, ni mobilité, ni déformation du foie sans changement de situation et de forme au moins d'un des deux plans, l'antérieur ou le postérieur, dont le bord inférieur du foie est la limite commune.

Avant de tirer parti, pour le diagnostic objectif de la mobilité du foie, des notions d'épaisseur, de situation et de forme de son bord, dont les aspects varient avec les diverses causes susceptibles de le mobiliser et qui sont les seules vraiment utilisables par la clinique, voyons ce que disent les auteurs sur la *déformation du foie,* sans laquelle il n'y a pas de mobilité possible.

Mais, nous ne pouvons moins faire, dès maintenant, de remarquer combien plus grande est la complexité de la question de mobilité des organes, quand il s'agit du foie mobile, que lorsqu'il s'agissait de rein mobile. Là, nous nous trouvions en présence d'un organe se déplaçant toujours en totalité, ne changeant jamais de forme et dont la trajectoire était invariable. Là, pas de confusion possible sur la nature de l'affection dont l'organe était le siège, et il ne restait qu'à déterminer lequel des trois caractères fondamentaux, mobilité, ectopie ou prolapsus, était le caractère primordial sur lequel devaient se baser pathogénie et thérapeutique. Ici, avec le foie, non-seulement l'organe est mobile, non-seulement il est ectopié, il est abaissé, mais encore il est déformé. L'organe ne se déplace jamais en totalité, sa forme peut varier à l'infini, des causes multiples peuvent modifier la trajectoire non-seulement du bord du foie mais des différents points de ce bord ; la déformation peut être le fait d'une hypertrophie, sans que le tissu du foie perde cette cette souplesse, dont la constatation semble impliquer la persistance d'un état normal du tissu. La simple diminution de tension sanguine peut se combiner avec l'insuffisance des moyens de suspension, avec les diverses pressions exercées sur la partie supérieure ou les parties latérales du foie, pour mobiliser et déplacer son bord inférieur, et, quand on a décidé qu'il s'agit d'un foie mobile, ce n'est plus seulement sur la valeur relative de la mobilité, de l'ectopie ou du prolapsus qu'il faut discuter ; quelle importance ajouter, en outre, à la déformation ? Quelle indication comporte ce quatrième caractère ?

A. Déformation du foie

La **déformation du foie,** telle qu'on la conçoit encore de nos jours, s'entend d'une anomalie de forme portant sur un foie considéré d'ailleurs comme absolument sain. Dans tous les cas où le foie est le siège d'une maladie avérée, s'il est hypertrophié, atrophié, ou envahi par une tumeur, et même s'il s'agit d'un foie mobile, la question du changement de forme est laissée de côté et seule, à son exclusion, est envisagée la question du changement de volume ou de situation.

Du reste, au sujet de l'importance des variations de forme du foie normal, on en est resté, jusqu'à ces derniers temps, jusqu'à l'époque où l'introduction en pathologie de la notion de Ptose a déterminé une étude plus approfondie des caractères tirés de la situation des organes, on en est resté à l'opinion accréditée par Sœmmering (1) et Cruveilhier (2). Notre illustre anatomiste, qui a décrit non seulement le foie cordé, mais encore toutes les dislocations que peut causer la constriction du corset ou des cordons et en a donné une série de remarquables types, a écrit : « Aucun organe ne se moule plus exactement que le foie sur les parties environnantes et ne subit plus impunément que lui les changements de forme, par le fait, soit de pressions extérieures, soit de pressions exagérées par les autres viscères : on pourrait même dire qu'il est comme ductile et malléable sous l'influence d'une pression lentement exercée.

(1) SŒMMERING.— *Corpor. hum. fabric.* T. VI, p. 163.
(2) CRUVEILHIER.— *Anat. descriptive.* Paris 1834.

C'est principalement sur le foie que l'usage des corsets fortement serrés exerce son influence... Il est bien peu de cadavres
de femme qui ne présentent une déformation plus ou moins
considérable du foie. C'est donc chez l'homme qu'il faut chercher le type de la conformation de cet organe. Aucune conséquence pratique ne saurait donc reposer sur la forme du foie,
et je serais donc tenté de dire, avec Vésale, que le foie n'a pas
de forme déterminée, mais s'accommode à celle des parties
voisines. » (1).

Vésale (2) avait écrit : « Adeo sane ut jecur nullam pecu-
liarem formam obtineat, sed eam quæ à conterminis partibus
ipsi imprimitur. »

Sappey est du même avis (3), Frerichs (4) également.

Landau (5), dans sa monographie sur le foie mobile, n'attache non plus aucune importance clinique à la déformation du
foie, que, à l'exemple de Cruveilhier, il regarde comme exclusive à l'action constrictive du corset ou des cordons de jupe.
Bien plus, il admet qu'on n'en peut faire le diagnostic, car
le foie, dit-il, a, sur le vivant, une consistance si molle, analogue à celle d'une tumeur kystique flasque, que la palpation
ne peut le distinguer des organes voisins. Braune avait comparé
la consistance du foie à celle de la graisse et du tissu cellulaire.
Landau ajoute même que, dans cinq cas d'opération sur des
foies à échinocoques, il s'assura qu'on ne pouvait, à la seule
palpation, même pratiquée directement sur l'organe, distinguer
le tissu du foie de celui des kystes, et il dut multiplier les ponctions pour déterminer le siège exact de la tumeur. S'il parle de
la déformation produite par le corset, c'est pour refuser toute
participation du corset à la genèse du foie mobile.

---

(1) CRUVEILHIER.— Loc. cit., p. 552.

(2) VESALE. — De corp. hum. fabric. L. V. Cap. VII

(3) SAPPEY.— Traité d'anat. descriptive. Paris 1879.

(4) FRERICHS.— Klinik der Leberkrankheiten, 1868.

(5) LANDAU.— Dei Wanderleber und der Haengebauch der Frauen.
Berlin 1885.

Le foie, dit Landau, préoccupé des changements de siège et non de forme, peut présenter des *changements de position* (Stellung) ou des *changements de situation* (Lage) ; dans le premier cas, c'est une rotation du foie sur ses axes sans déplacement total, dans le second, une rotation après un déplacement total de l'organe. Il considère donc ces anomalies de siège comme si elles portaient sur un organe de forme immuable, et, pour qu'on ne se méprenne pas sur sa pensée, il compare les déplacements du foie à ceux de l'utérus et décrit dans les changements de position, l'*antéversion* (entre autres par le corset), la *rétroversion* (par ascite, météorisme), la *rétroposition* (par atrophie), la *latéroversion oblique*, suivant celui de ses axes autour duquel le foie a tourné, et, dans les changements de situation, la *dislocation*, dont il distingue la *dislocation fixe* (par pleurésie, péricardite, cyphoscoliose, etc.) et enfin la *dislocation mobile* qui, seule, constitue le « foie mobile ». Celui-ci est le résultat d'un déplacement total du foie, par affaiblissement de ses moyens de suspension, c'est-à-dire, suivant la théorie de Landau, par l'affaiblissement de la paroi abdominale. Ce déplacement effectué, le foie peut également tourner sur ses différents axes, ce qui constitue autant de variétés de foie mobile.

Parmi les auteurs qui ont récemment consacré, à la déformation du foie, — et il s'agit toujours uniquement de celle produite par le corset (la seule dont on se soit occupée), — les études les plus consciencieuses, on doit citer Hertz (1), de Copenhague. Alors que Landau avait pris pour point de départ l'observation clinique des malades atteints de foie mobile pour en déduire les conditions anatomiques des déplacements du foie, Hertz se restreint à l'étude purement anatomique de ces déplacements, et, de cette étude anatomique, il déduit le mécanisme de la mobilité du foie. Les deux doctrines sont diamé-

(1) HERTZ. — *Abnormitaeten in der Lage und Form der Bauchorgane.* Berlin. Karger 1894.

tralement opposées. Landau voit surtout dans les déplacements
du foie un changement de situation, Hertz y voit, avant tout,
un changement de forme. Pour Landau, c'est l'éventration qui
est responsable, pour Hertz, c'est la constriction du corset.
Landau, en dépit de ses belles recherches sur les moyens de
suspension du foie, admet que le foie est un bloc immuable
dans sa forme, qu'il se déplace tel quel et que les variétés du
foie mobile sont dues à des mouvements différents de rotation
du foie sur lui-même. Il rejette très explicitement le foie déformé de la classe des foies mobiles. Hertz, s'appuyant sur les
descriptions anatomiques, d'ailleurs parfaitement exactes de
Landau, montre que le foie ne peut se déplacer in toto, que
la déformation est la condition nécessaire de la mobilité, et il
décrit, non les variétés du foie mobile, mais les variétés du
foie déformé, dont l'une comporte la mobilité ; ces variétés
sont, d'après Hertz, au nombre de deux principales qu'il caractérise ainsi, et je traduis textuellement :

1° *Le foie cordé (Schnuerleber) long abaissé sans prolapsus
du rein*, ou, plus explicitement : le foie long abaissé avec lobe
cordé (simple ou double) séparé du foie par un espace rétréci
(sustentaculum) ;

2° *Le foie cordé court, projeté en avant*, ou, plus explicitement : le foie cordé court projeté en avant, avec relèvement
en haut de la face inférieure du lobe droit et abaissement du
rein droit.

Hertz signale en outre deux types intermédiaires aux formes
précédentes : le type du foie cordé long abaissé avec relèvement en haut de la face inférieure du lobe droit, abaissement
de la fossette rénale et loge plus ou moins complète du rein ;
le type du foie long abaissé avec redressement en avant de la
face inférieure, mais loge rénale incomplète sans sustentaculum. Dans la première forme il range le type fréquemment
observé du foie en croix de Saint André ; c'est à ce premier
type également qu'appartient le foie mobile classique, à propos
duquel il conclue, à mon sens très logiquement, quand il

dit (1) : « Bien que la conception, proposée par Landau, du foie mobile comme un « foie tournant » suffise pleinement en tant que conception clinique, elle ne satisfait pourtant pas à l'explication du phénomène, tel que Landau et d'autres auteurs l'ont décrit. Je suis disposé à croire que, dans le cas de foie mobile, c'est le lobe flottant du foie cordé que les observateurs ont pris pour le foie tout entier. »

Regnault (2), Gaches-Sarraute (3), Hayem (4), Lion (5) ont également insisté sur les déformations du foie. Comme Landau, comme Hertz, ils ne semblent admettre, pour les expliquer, que l'étiologie exclusivement mécanique de la constriction par le corset, et relèvent incidemment la relation qui peut exister entre ces déformations et la mobilité de l'organe. D'après M. Hayem, les résultats de la constriction exercée par le corset sont assez variables, car ils dépendent, d'une part, de la conformation générale du thorax, de l'autre, de la forme du corset et de son point d'application. Chacune des variétés de conformation du thorax entraîne à sa suite des conséquences différentes suivant le niveau auquel a porté la constriction.

Il y a, suivant Charpy, trois types principaux de formes thoraciques :

a. Thorax (6) large ou carré : indice faible, angle xyphoïdien large, 80° ; capacité thoracique considérable ;

(1) HERTZ. — Loc. cit. p. 18.
(2) REGNAULT. — Méd. moderne, 28 avril 1894.
(3) GACHES-SARRAUTE. — Revue d'hygiène, 1895.
(4) HAYEM.— Sur la maladie du corset. Journ. méd. et chir. pratiques, 25 sept 1895.
(5) LION. — La maladie du corset. Arch. méd. 1895.
(6) Le thorax représente à l'état normal deux troncs de cône renversés, se touchant par leur base au niveau d'une ligne passant entre la la 4e et la 5e côtes et à peu près tangente à la face convexe du diaphragme considéré pendant l'expiration. Anatomiquement, on lui considère une circonférence de trois diamètres : vertical, transverse et antéropostérieur. Les diamètres transverse et antéropostérieur sont les plus importants ; ils sont entre eux dans un rapport qui constitue l' « indice » (Broca) et qui permet d'estimer la capacité de la cage thoracique ; un autre élement d'appréciation important est l'angle xyphoïdien. Il a été étudié en détail par Charpy, qui en fixe les dimensions à 70° en moyenne chez l'homme et à 76° chez la femme (Prov. méd. 28 sept. 1895, d'après Hayem et Lion).

b. Thorax long ; angle xyphoïdien plus aigu, au-dessous de 70° ; cône inférieur moins évasé ;

c. Thorax rond : diamètre antéropostérieur moindre que dans le thorax carré ; l'angle xyphoïdien est faible et ne dépasse pas 70°.

Hayem et son élève Lion admettent trois variétés de déformations occasionnées par le corset :

1re variété. — *Constriction sus-hépatique ou sous-mammaire. Ptose et refoulement des organes en bas.*

Thorax carré ou rond, parfois élargi à sa base par évasement des dernières côtes ; angle xyphoïdien peu modifié, enfoncement latéral qui s'étend de la 5e à la 8e ou à la 9e côte, taille courte, carrée.

Dans cette variété, qui, dit M. Hayem, « détermine la production des désordres statiques décrits depuis les recherches de M. Glénard sous le nom d'Entéroptose, la compression s'exerçant au niveau de la voûte diaphragmatique sur la face convexe du foie, a pour effet de repousser par en bas ce dernier organe et, d'une manière générale, tous les viscères abdominaux. Le foie ptosé déborde les fausses côtes et parfois se mobilise ; examiné sur le cadavre, il a conservé sa forme générale (!), mais est creusé de dépressions plus ou moins profondes qui sillonnent sa face supérieure. L'estomac bascule et tend à prendre une position verticale par suite de l'allongement du ligament gastrohépatique et du glissement du pylore en avant de la colonne vertébrale. Le colon transverse qui suit le contour de l'estomac prend une forme en V. Le rein droit, parfois les deux reins, sont luxés ».

Cette variété correspond à un des types intermédiaires de Hertz, ce serait l'anteversion de Landau. Hayem la considère comme la forme classique de la maladie du corset.

2e variété. — *Constriction hépatique. Constriction des organes qui sont comme passés à la filière, allongés, déformés, sans être nécessairement ptosés.*

Thorax long, plus effilé par en bas, angle syphoïdien aigu, taille fine, élégante, mais ventre déformé ; l'anneau constricteur siège en plein sur le foie.

Ici, dans cette deuxième variété, « la glande hépatique, écrasée sur place, s'allonge et son diamètre antéropostérieur augmente d'une quantité plus ou moins grande ; sa face supérieure est le siège de méplats ou de sillons plus ou moins profonds, conséquence de l'impression des côtes ou du tassement du parenchyme ; son bord antérieur forme une languette mince, souvent reliée au reste de l'organe par une portion rétrécie. Le pylore et la première portion du duodénum, comprimés entre le foie et la colonne vertébrale, subissent une occlusion mécanique qui entraîne la dilatation de l'antre pylorique. Le resserrement de la portion verticale de l'estomac entre le foie, la rate, la paroi abdominale et la colonne vertébrale, amène la biloculation de l'organe. Le plus ordinairement il n'y a pas de néphro ptose. »

Nous retrouvons dans cette description, dont les détails concordent très exactement avec celle de Hertz, le premier type de déformation du foie, tel que le caractérise le médecin de Copenhague ; c'est le lobe cordé avec sustentaculum et la fossette du rein, qui est logée derrière ce sustentaculum, est restée à sa place. Pour Landau, ce serait le seul cas imputable au corset, ce serait la déformation, et nous avons vu qu'il exclue celle-ci des cas de mobilité du foie.

En ce qui concerne les sillons de la face supérieure du foie, attribués par Hayem et Lion, soit à l'impression des côtes, soit au tassement du parenchyme, sillons qui se trouvent reproduits sur l'un des specimens de déformation du foie que j'ai dessinés plus haut (1) leur origine a été très controversée. Alors que tous les auteurs s'entendent sur la signification du sillon transversal, ou plutôt un peu oblique, qu'on trouve si souvent sur la face antérieure du foie et au niveau duquel le

_____

(1) F. GLÉNARD. — Spécimens de foies vus par leur face supérieure et leur face antérieure. *Rev. mal. nut.*, août 1896, p. 463. Pl. II.

péritoine a subi une transformation fibreuse ; alors que tous
s'entendent pour attribuer cette « périhépatite transversale »
à la pression du rebord costal enfoncé dans le foie par le corset,
la cause des sillons de la face antérieure du foie peut être
discutée. En ce qui me concerne, je crois, en raison de
leur direction antéropostérieure, de l'absence constante de périhépatite, devoir les attribuer, non à la dure pression des côtes
ou au tassement du parenchyme, mais a la pression plus molle
de plis antéropostérieurs que la constriction latérale du thorax
par le corset fait sur le diaphragme. Tendez sur un anneau une
membrane élastique, pressez cet anneau comme pour en diminuer l'un des diamètres et vous verrez se dessiner des plis
perpendiculairement au diamètre retréci.

3ᵉ variété. — *Constriction sous hépatique. Refoulement par
en haut des viscères.*

Thorax ni long, ni court ; angle xyphoïdien, aigu ; taille
de guêpe.

Le foie, dans cette variété, est refoulé contre le diaphragme
dont il exagère la tension. Il n'y a pas de déformation apparente. Les coudes du colon deviennent très aigus, tandis que
sa portion transverse forme un V.

A cette troisième variété d'Hayem se rapporte sans doute
le foie cordé court, projeté en avant, de Hertz ; mais ce type de
Hertz s'accompagne d'une mobilité du rein droit, qui n'est pas
signalée par Hayem. De son côté, Landau en ferait sans doute
sa retroversion du foie.

Telle est la classification de M. Hayem. Relativement aux
rapports entre la déformation et la mobilité du foie, alors que
Landau semble les regarder comme exclusives l'une de l'autre,
alors que Hertz admet son premier type, le type de foie cordé
long, comme se confondant avec ce qu'on entend par foie
mobile, Hayem ne reconnaît, comme pouvant se mobiliser, que
la première variété des foies soumis à la constriction du corset,
ceux pour lesquels la constriction est sus-hépatique. Ce sont

les seuls foies qu'il considère comme « ptosés », et, en concluant
ainsi, il obéit, comme Landau du reste, à cette conception
classique du foie mobile qui n'admet la mobilité que lorsque
l'organe est abaissé, ptosé dans toute sa masse ; mais Landau
nie que le corset puisse mobiliser le foie, ni l'abaisser en masse.
tandis qne Hertz et Hayem, après Richet, Voeglsang et maints
autres auteurs, considèrent le foie mobile comme un des résultats de la constriction du corset. Nous allons revenir avec
Faure sur ce sujet.

En ce qui concerne l'indice thoracique et l'angle xyphoïdien
auxquels M. Hayem attache, avec raison, une grande importance dans la détermination de la variété des déformations
du foie, je suis loin de contester que la conformation originelle
des sujets, d'un côté, que, de l'autre, l'action constrictive du
corset ne soient les principales causes de variation des types, et
qu'il n'en soit de même de leur influence sur la forme du foie ;
mais je crois que, réciproquement, la forme du foie, et indirectement les causes, autres que la conformation originelle, ou la
constriction du corset, qui la peuvent modifier, telles que la
la ptose par diminution de tension abdominale, telles que
l'hypertrophie, jouent un rôle important dans la conformation
thoracique et en particulier dans les variations de l'angle
xyphoïdien : l'hypertrophie ouvre cet angle, la ptose le ferme.
C'est, au reste, un sujet sur lequel nous aurons l'occasion
d'insister, lorsque nous chercherons, plus tard, à quels signes
objectifs on peut reconnaître qu'un foie, d'apparence actuellement normale à la palpation, a été jadis le siège de quelque
sérieuse affection, dont il s'agit de retrouver les stigmates
objectifs.

B. Ptose du foie

L'idée de « déformation » du foie a toujours impliqué l'idée
de constriction par le corset. Le *foie déformé* par le corset,
foie sain par définition, est considéré comme un type parfaite-

ment distinct des autres types de foies, également sains par
définition, tels que le *foie déplacé* par pleurésie, cyphoscoliose, etc., le *foie abaissé*, le *foie à lobe flottant*, le *foie mobile*.
Alors que, dans le foie déformé par le corset, on abstrait le
caractère tiré du changement de forme, c'est, dans le foie
abaissé, dans le foie déplacé, le·caractère de changement de
situation ; dans le foie à lobe flottant, le caractère d'anomalie
congénitale ; enfin, dans le foie mobile, c'est celui d'anomalie
de fixation que l'on abstrait parmi les autres caractères.

Or, la thèse que je soutiens, c'est que ces types de foie,
d'étiologie et de pathogénie apparemment si distinctes, ne sont
que les variétés d'un type unique, qu'on peut concevoir en
abstrayant un caractère nouveau qui leur est commun à tous.
Ce caractère de famille, c'est le prolapsus, la « ptose ». Le
foie déformé par le corset, le foie abaissé, le foie à lobe
ffottant, le foie mobile représentent les degrés divers d'un
même processus : le *processus de ptose*, les variétés d'un type
unique : le **foie ptosé**, l'**hépatoptose**.

La notion de « Ptose », qui implique, pour toutes les maladies objectives de la glande hépatique saine, une histoire
commune avec, seulement, des épisodes spéciaux à chaque
variété, apporte un nouvel élément dans la discussion des
rapports qui peuvent exister entre la constriction du corset, la
déformation du foie, les déplacements, la mobilité de cet
organe, et met ainsi un terme aux contradictions dont la
science donne le spectacle sur ce sujet.

L'étude du *sillon transversal de constriction de la face antérieure* et des *sinuosités du bord tranchant* du foie fournit, ce me
semble, d'excellents arguments à la théorie basée sur la notion
de Ptose.

a. — *Sillon transversal de constriction du foie.*

La notion de ptose est, à mon avis, la seule qui permette
de donner une interprétation réellement satisfaisante du *sillon
de constriction* qu'on observe si communément sur la face

antérieure du foie ; de ce sillon, on a tout dit, encore de nos jours, quand on a dit qu'il est produit par la pression du rebord costal que le corset enfonce dans le tissu du foie. Or une telle explication est tout à fait insuffisante et c'est à cette lacune, je le crois, qu'on doit attribuer en partie les divergences des opinions exprimées par les auteurs. J'aurai assez montré quelle importance me paraît devoir être attachée à combler cette lacune, quand j'aurai dit que je considére ce sillon de dépression comme le trait d'union entre le foie cordé, le foie en gourde de pélerin, le foie en croix de Saint André, le foie à lobe flottant, enfin le foie mobile classique.

Le problème à résoudre, à mon sens, est le suivant :

Comment expliquer que le sillon transversal de dépression, résultant apparemment de l'empreinte du rebord costal sur la face antérieure du foie, se rencontre à une hauteur de deux, trois, même quatre travers de doigt au-dessus du bord du foie, alors que, à l'état normal, le bord du foie est au niveau du rebord costal ?

Bien que ce problème ne semble pas avoir été formulé explicitement, c'est sa recherche, sans doute, qui a dû dicter les deux solutions suivantes : *a*. la constriction du thorax, et par conséquent du foie, par les vêtements a lieu au-dessus du rebord costal ; *b*. le sillon transversal de dépression du foie n'est pas dû à la constriction du corset.

a. Hourman et Dechambre (1), parlant du thorax déformé par le corset, s'exprimaient ainsi : « Dans beaucoup de cas, ce n'est pas précisément vers sa marge que la base de la poitrine se trouve resserrée, mais bien vers un niveau élevé au-dessus de cette marge de trois à quatre travers de doigt ; la marge elle-même, au lieu de rentrer dans la cavité abdominale, est, au contraire, déjetée en dehors, évasée, et le rebord des derniers cartilages vient faire une forte saillie sous les parties

---

(1) HOURMAN et DECHAMBRE. — *Maladies des organes de la respiration chez les vieillards.* Arch. gén. méd. 1835.

molles. De cette façon, le thorax, dans son ensemble, serait plutôt comparable à ces vases antiques, à pied élargi et séparé du reste par un col plus ou moins rétréci. »

Bouveret et Chapotot (1) ont, récemment encore, confirmé l'existence de ce stigmate de constriction du corset sur le tronc. Chapotot écrit : « C'est au niveau des neuvième, dixième, onzième côtes que le corset produit son plus fort degré de constriction. Dans les mensurations que nous avons faites sur cent femmes, nous avons trouvé entre le périmètre au niveau de la quatrième ou cinquième côte et le périmètre au niveau des huitième ou neuvième une différence de six à dix centimètres au détriment du dernier. » « ... Les corsets modernes serrent donc surtout la base du thorax au niveau des dixième et onzième côtes. Sillon costal de la neuvième à la onzième côte, avec fréquent évasement de la marge du thorax, tel est le premier stigmate du corset sur le tronc.... Le second stigmate important, c'est la diminution de l'angle xyphoïdien. » (2).

De cette explication, doit être rapprochée celle qui incrimine, non plus le corset, mais les cordons des jupes, dont l'action constrictive, plus localisée, paraît, en effet, à première vue, encore plus efficace que le corset à déterminer la production d'un sillon à la surface du foie. De même, pourrait-on invoquer, avec Hayem, un corset dont la constriction s'exercerait non pas au-dessus ou au-dessous du foie, mais vers sa partie moyenne.

Mais combien de pareilles explications ne sont-elles pas théoriques ?

Le corset, lorsque sa constriction est exagérée au point qu'on puisse l'accuser d'enfoncer les côtes dans le foie, « a pour but et pour effet, comme le dit Charpy (3), de rétrécir, d'annuler le thorax inférieur, métal ductile que l'on passe à la filière,

---

(1) CHAPOTOT. — L'estomac et le corset. Th. Lyon et Paris, Baillière, 1892.

(2) CHAPOTOT. — Loc. cit., p. 48.

(3) CHARPY. — Etudes d'anatomie appliquée. Paris, 1892.

au bénéfice du thorax supérieur, qui doit concentrer les regards comme il concentre la respiration. » Le maximum de constriction s'exerce donc, dans tous les cas, au niveau du diamètre où le tronc est le plus compressible, c'est-à-dire au-dessous de la base du thorax, au-dessous des côtes, au-dessous du foie. Dans ces conditions, l'empreinte du rebord costal ne peut se dessiner sur la surface hépatique à deux, trois travers au-dessus du bord du foie, puisque ce bord, qui est normalement au niveau de la marge du thorax, se trouve plutôt soulevé, au contraire, par l'action constrictive du corset, tandis que les fausses côtes sont repoussées en dedans, rapprochées de la ligne médiane.

De même pour les cordons des jupes : s'ils sont très serrés, ce ne peut être évidemment, — chez des femmes qui ont assez peu de coquetterie pour les substituer au corset, — que pour retenir plus solidement les jupes ; or, il est évident, sans démonstration, que c'est au-dessous de la base du thorax, au-dessous du foie par conséquent, que les cordons trouveront le plus de stabilité.

Voici, à mon sens, comment doit être interprêté le mode d'action des agents constricteurs : l'action constrictive, qui s'exerce de la périphérie au centre et de bas en haut, a, malgré cette seconde condition, pour effet nécessaire d'abaisser le rebord thoracique. Cela tient à la structure même du thorax. La distance qui sépare les unes des autres en arrière les extrémités postérieures des côtes d'un même côté, celle qui sépare les unes des autres en avant les extrémités antérieures des côtes d'un même côté, sont invariables. Il en résulte que, si l'on considère chacune des côtes comme une anse pendante dont les extrémités sont fixes, la pression latérale aura pour effet de resserrer cette anse et par conséquent de l'abaisser, tandis que le chevauchement par la pression de bas en haut sera rendu impossible pour la même raison. Mais, comme les extrémités antérieures des côtes d'un même côté du thorax s'insèrent sur une ligne oblique, le rebord costal qui forme le côté mobile de l'angle xyphoïdien, cette ligne oblique sera reportée en

dedans, l'angle xyphoïdien se fermera et, comme le sommet de
cet angle a une hauteur fixe, les côtés de l'angle en se rapprochant s'abaisseront. Il y a donc sous l'influence de la constriction du corset resserrement des anses costales à la base du
thorax, refoulement de cet anse en dedans, et léger abaissement
de son extrêmité antérieure.

Si les extrêmités antérieures des côtes d'un même côté
n'étaient pas soudées à une distance invariable l'une de l'autre,
la résultante de la pression de la périphérie au centre et de bas
en haut serait de faire chevaucher ces extrêmités l'une sur
l'autre. C'est, à mon avis, ce qui se passe pour les trois dernières côtes. L'extrêmité antérieure de la dixième côte n'est
fixée à l'extrêmité de la neuvième que par un ligament et non
comme les autres par une soudure cartilagineuse. Aussi, la voit-
on souvent chez les femmes, — en particulier chez celles qui
ont de l'entéroptose et où l'action de la diminution de tension
abdominale s'est combinéee avec celle du corset pour réduire le
périmètre thoracique à sa base, — aussi, voit-on l'extrêmité
antérieure de cette dixième côte, plus ou moins détachée de la
neuvième, faire une saillie au-dessus du niveau thoracique et
présenter une mobilité plus ou moins grande. Cette mobilité,
cette saillie de la dixième côte ont été interprêtées par Stiller (1),
qui a signalé le phénomène et noté sa coïncidence fréquente
avec l'entéroptose, comme une anomalie congénitale propre à
éclairer la nature de cette maladie et à prouver la congénitalité
de l'entéroptose.

Nous avons pu confirmer, avec M. Mathieu et son interne,
M. Delamarre, dans leur service de l'hôpital Andral, la réalité
du fait avancé par Stiller et de la coïncidence qu'il a notée entre
l'existence de ce signe et les ptoses abdominales, en particulier
la nephroptose. Mais je crois que mon interprétation, d'après
laquelle cette saillie, cette mobilité seraient consécutives à la
constriction du thorax, plus vraisemblable que l'interprétation

(1) STILLER — *Ueber Entéroptose im Lichte eines neuen Stigma
neurasthenicum.* Arch. f. Verdauungskrankheiten. Bd. II. Heft 3. 1896.

de Stiller qui en fait un accident, « un stigmate de neurasthénie entéroptosique » congénital. Disons, pour être d'accord, que le resserrement de la cave thoracique à sa base, resserrement générateur du stigmate en question, peut être, tantôt congé-

Fig. 31. — Schéma de la déformation du thorax par la constriction du corset.

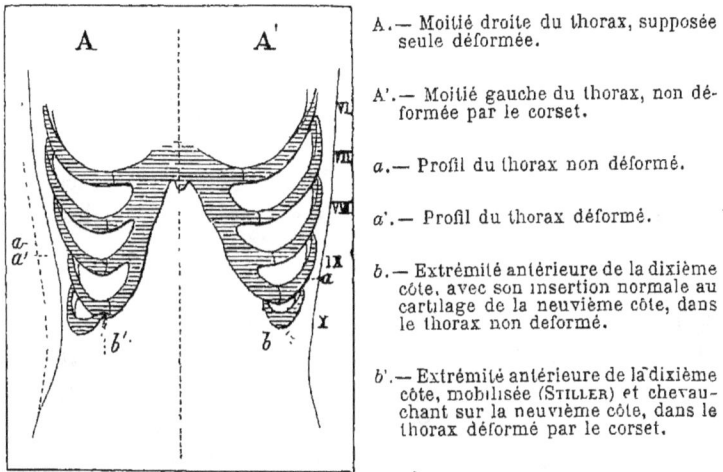

A.— Moitié droite du thorax, supposée seule déformée.

A'.— Moitié gauche du thorax, non déformée par le corset.

a.— Profil du thorax non déformé.

a'.— Profil du thorax déformé.

b.— Extrémité antérieure de la dixième côte, avec son insertion normale au cartilage de la neuvième côte, dans le thorax non déformé.

b'.— Extrémité antérieure de la dixième côte, mobilisée (STILLER) et chevauchant sur la neuvième côte, dans le thorax déformé par le corset.

nital (ou résultant d'un vice de nutrition dans la première enfance), tantôt acquis, de même que peuvent l'être les conditions propres à favoriser l'entéroptose. En tous cas, la relation entre ce stigmate et l'entéroptose, relation sur la nature de laquelle Stiller ne s'explique pas, me paraît pouvoir fort bien être interprétée par le resserrement anormal de la cage thoracique à sa base. Le schéma ci-dessus est destiné à montrer ce mécanisme tel qu'on peut le concevoir.

Quant à la onzième et à la douzième côtes, dont les extrémités antérieures sont normalement libres et mobiles, ces côtes sont assez élastiques et assez courtes pour ne pas garder la trace de la déviation que leur fait subir le corset. « Si cet état de rap-

prochement ne devient pas permanent, disait Bouvier (1), il faut
l'attribuer à la grande mobilité des côtes, ramenées chaque
jour à leur position naturelle par la réaction des muscles et
l'élasticité des ligaments, aussitôt que le corset est enlevé. »
C'est, si je ne me trompe, la résistance des dixième, onzième
et douzième côtes à cette déviation permanente qu'imprime
au contraire le corset aux côtes situées au-dessus, qui a induit
les auteurs en erreur en leur faisant supposer que l'action
constrictive du corset était plus prononcée à deux ou trois
travers au-dessus de ce rebord qu'à son niveau même.

En résumé, ce n'est pas une constriction localisée à deux
ou trois travers de doigt au-dessus du rebord thoracique qui
peut expliquer le siège du sillon de dépression de la face antérieure du foie à deux ou trois travers de doigt au-dessus de
son bord inférieur.

b. Bouvier (2), en 1853, voulant réhabiliter le corset,
signale le singulier anachronisme que commettaient les médecins, en fulminant, — « encore après la Révolution française
qui renversant, bouleversant tout, balaya aussi les usages, les
mœurs, l'élégance, de ce qu'on appelait l'*ancien régime*, et
emporta, du même coup, les corps à baleines, avec les paniers,
l'habit français, la poudre et les perruques », — l'anathème classique qui avait frappé les « corps baleinés » du dernier siècle.
N'est-il pas manifeste, ajoute-t-il, qu' « une distinction est ici
indispensable et que la critique ne saurait confondre justement,
dans la même réprobation, et l'antique cuirasse de Catherine
de Médicis et le léger corsage des femmes de nos jours ? »...
« Le corsage moderne, il est vrai, peut bien, lorsqu'il est serré
outre mesure ou que les parties rigides qu'il contient exercent
des pressions exagérées, provoquer des accidents nombreux,
mais n'est-on pas entraîné, par les anciennes préventions, à
lui attribuer bien des déviations au type normal dont il n'est
pas responsable ? » C'est ainsi que Bouvier, discutant l'un après

(1) BOUVIER. — *Etudes historiques et médicales sur l'usage des corsets* Rapport à l'Acad. méd., Paris, Baillière, 1853.
(2) BOUVIER. — Loc. cit.

l'autre les stigmates attribués à la constriction, dit que la forme
ovale du thorax, forme de baril, forme de petit tonneau, loin
d'être imputable au corset, est, au contraire, le type normal
de conformation ; que la déformation, signalée par Hourmann
et Dechambre comme caractéristique de la constriction, c'est-
à-dire le resserrement de la poitrine à un niveau élevé de trois
à quatre travers de doigt au-dessus de la base du thorax, est
attribuable à la sénilité ; celle-ci, inclinant le rachis en avant,
abaisse les côtes, change leur forme, les déprime latéralement,
les allonge en avant et, par la direction nouvelle qu'elle donne
à l'axe de la poitrine, applique plus fortement sa base sur la
face convexe du foie. En fait, les observations de Hourmann
et Dechambre avaient été relevées à la Salpétrière. Quant à
l'origine, attribuée au corset, des sillons tracés par les côtes à
la surface du foie, Bouvier lui oppose cette constatation de
Natalis Guillot que, à Bicêtre, où ne sont hospitalisés que
des vieillards du sexe masculin, les impressions des côtes sur
la surface convexe du foie se voient autant qu'à la Salpétrière,
réservée aux vieilles femmes.

Mais cette interprétation de Bouvier n'explique pas pourquoi le sillon de dépression de la face antérieure du foie se
trouve à plusieurs centimètres au-dessus du bord inférieur de
cet organe. Elle est, d'ailleurs, insuffisante, parce que le sillon
de dépression se rencontre chez des sujets trop peu âgés pour
que la sénilité puisse être mise en cause. Au reste, Bouvier
ne paraît pas avoir pris garde que c'est l'intervalle dont ce
sillon est séparé du bord du foie qu'il s'agit d'expliquer, car,
dans son plaidoyer en faveur du corset, il ne s'est donné pour
tâche que de défendre le léger corsage peu serré, tel qu'on le
porte de nos jours, contre les reproches adressés au « corps
baleiné » du siècle précédent ou contre le corset moderne lui-
même, lorsqu'il est serré outre mesure. Dans un autre passage
de son rapport, à ce corset moderne trop serré il reproche,
entre autres dommages, de causer « la déformation, le déplacement du foie, augmenté dans son diamètre vertical et
repoussé vers la fosse iliaque, réduit dans les autres sens, et

déprimé, en outre, à sa surface par les côtes, qui s'impriment en quelque sorte dans sa substance » (1).

Quelle est donc la solution du problème posé ? Pourquoi donc le sillon transversal de la face antérieure du foie est-il placé à plusieurs centimètres au-dessus du bord du foie ?

Disons, tout d'abord, que la partie du thorax qui s'imprime dans le foie est bien évidemment le rebord costal ; c'est là que le périmètre thoracique subit, sous l'effet de la constriction du corset, le rétrécissement le plus prononcé, puisqu'il est le plus rapproché de la zône de constriction maxima qui se trouve au-dessous de lui, puisqu'il est composé de deux arcs concentriques dont les extrémités antérieures, séparées par un espace libre, peuvent être rapprochées au détriment de l'angle xyphoïdien qui marque l'intervalle de leur séparation. C'est là enfin le seul périmètre thoracique qui, sous l'influence de la constriction, puisse faire saillie en dedans sous forme de crête linéaire, telle que l'exige la rainure du sillon imprimé sur le foie. Quelle que soit la constriction exercée plus haut sur le thorax, cette constriction ne fera jamais qu'une des côtes ait une saillie plus prononcée que les côtes voisines.

Mais le rebord costal se trouve, dans les conditions normales, au niveau exactement du bord inférieur du foie. Il faut donc pour que sa projection en dedans détermine un sillon sur la face antérieure du foie à plusieurs centimètres de son bord, ou bien que ce bord ait été, par le fait du corset, relevé de plusieurs centimètres, le foie restant en place, ce qui est absurde à concevoir, ou bien que le foie ait été abaissé, le rebord thoracique restant en place. A cette question, qui se pose ainsi : le foie peut-il être abaissé par le corset, sans qu'il y ait abaissement du rebord costal ? nous avons répondu plus haut en montrant que l'action du corset s'exerce en allongeant et déprimant le thorax, en refoulant le foie en haut et en dedans.

Chapotot (2), dans sa très intéressante thèse, veut bien citer

---

(1) BOUVIER. — Lcc. cit., p. 23.

(2) CHAPOTOT. — *L'estomac et le corset*. Th. Lyon et Paris, Baillière, 1892, p. 56.

mon appréciation à cet égard, en écrivant : « D'ailleurs, nous disait un jour M. Glénard, si j'admets parfaitement les déformations du foie par le corset, il n'en est pas de même de son abaissement, que je crois le corset incapable de provoquer, à lui seul, sans le concours d'autres conditions ; cet abaissement on le trouve, d'ailleurs, indépendamment de l'action du corset, toutes les fois que la glande hépatique a été le siège de fréquentes congestions : alors le lobe droit se déforme et s'abaisse ; on trouve ce signe en particulier chez un grand nombre d'hommes uricémiques. Je ne crois pas que l'action du corset sur le foie soit, par elle seule, pathogène, sauf en ce qui concerne le lobe gauche ou épigastrique, celui qui recouvre la face antérieure de l'estomac : c'est la pression exercée sur ce lobe qui force les malades à quitter le corset après le repas, lorsque, par le fait de la digestion, leur foie malade est congestionné à l'épigastre. »

Certes, présentée ainsi sans correctif, mon appréciation, telle qu'a bien voulu, et très fidèlement, la rapporter Chapotot, consacrerait une grossière erreur. Mais quand je conteste l' « abaissement » du foie par le corset, je veux parler de l'abaissement, si je puis ainsi dire, clinique du foie, par opposition à son abaissement nécropsique ; c'est de cet abaissement qui permet, chez le vivant, de trouver le bord du foie à 2, 3, 4 travers de doigt au-dessous du rebord costal. Or, cet abaissement, je maintiens que le corset ne peut, à lui seul, le réaliser.

Le corset abaisse le foie, c'est évident, puisqu'il le déforme, et j'ai dit ailleurs que la déformation ne pouvait se concevoir sans le prolapsus ; mais, dans le prolapsus causé par le corset, le bord du foie reste au niveau du rebord costal, qu'il ne dépasse pas. La raison en est très simple : c'est que la déformation, l'abaissement du foie sont produits par la déformation, l'abaissement de la base du thorax et que ces déviations restent toujours parallèles dans leur intensité. Il ne faut pas perdre de vue que, contrairement à l'opinion la plus accréditée, opinion purement théorique, le foie, ainsi que nous l'avons dit plus haut, est en réalité repoussé par le corset ou les cordons des jupes, non pas de haut en bas, mais de bas en haut et de dehors en dedans. La déformation, produite par le corset sur le foie, aura pour résultat d'allonger ses lobes, de les faire converger en bas l'un vers l'autre par leur extremité inférieure en repliant, pour ainsi dire, le foie dont l'ensemble revêtira la forme d'une pyramide triangulaire à sommet placé en bas, ainsi que le montre fort bien un des spécimens que j'ai dessinés plus haut (1) des types de déformation du foie ; mais les bords de ce foie déformé conservent leurs rapports avec la base du thorax, qui, de son côté, traduira sa déformation, génératrice de celle du foie, par l'écrasement latéral de l'angle xyphoïdien.

Tous les auteurs qui se sont occupés de la question ont, je le sais fort bien, imputé au corset l'abaissement du foie, même l'abaissement, que j'appelle clinique, celui dans lequel le bord du foie dépasse de plusieurs travers de doigt le rebord costal ; ils ont même donné des figures fort démonstratives de cette déformation, entre autres Dickinson (2), mais, ce que je conteste, c'est que cet abaissement clinique puisse être réalisé par le corset, à lui seul, sans le concours d'autres conditions.

L'erreur classique tient à trois causes qui sont les suivantes : 1º La cause d'erreur qui consiste, vraie pétition de principe, à considérer la « déformation » du foie comme toujours causée par la constriction du corset, au point qu'une idée implique l'autre ; 2º La cause d'erreur qui consiste, — en l'absence de procédés de palpation propres à déceler chez le vivant les déformations du foie, procédés que Landau (3) et, tout dernièrement, Péan (4), vont jusqu'à déclarer irréalisables — à n'utiliser que les observations nécropsiques pour élucider la question, et, par le fait que les légères déformations sont mises sur le compte de l'ouverture de l'abdomen, à n'enregistrer que les défor-

(1) GLÉNARD. — Fig. 25, Specimens de foies, etc , p. 526.

(2) DICKINSON. — The corset ; question of pressure and displacement. New York méd. journ. 1887. vol. XLVI.

(3) LANDAU. — Loc. cit.

(4) PÉAN. - La luxation du foie ; son traitement par un procédé spécial. Xᵉ Congres chir. Paris. 1896.

mations exagérées, dans lesquelles l'action du corset est indiscutable et seule incriminée ; 3° enfin, la troisième cause d'erreur qui a son origine dans cette conception, que déformation, abaissement, mobilité du foie, sont phénomènes absolument distincts et relevant chacun d'un mécanisme spécial exclusif.

Or, nous avons vu que la déformation du foie implique, il est vrai, son abaissement, mais que des causes multiples peuvent, sans le concours du corset, déformer, abaisser le foie, entre autres la diminution de tension abdominale, la diminution de tension intrahépatique ; c'est après seulement qu'interviendra le corset ; nous allons voir, en étudiant le côté clinique de la question, par un procédé nouveau de palpation, procédé qui le permet et qui est le seul procédé à le permettre, le « procédé du pouce », nous allons voir que l'on peut, chez le vivant, constater facilement chacune des étapes de la déformation, de l'abaissement du foie, au point que la déformation spéciale au corset tombe au rang de simple modalité d'un processus général ; nous verrons enfin que non seulement la mobilité du foie implique son abaissement et sa déformation, mais que le foie ne peut s'abaisser, se déformer, même le plus faiblement qu'on puisse l'imaginer, sans se mobiliser, sans devenir un foie mobile. En attendant, — et l'étude des sinuosités du bord du foie abaissé au-dessous du rebord costal va nous en apporter la confirmation, — nous pouvons inscrire la proposition suivante que je formule ici, pour résumer cette discussion théorique sur la signification du sillon transversal de dépression du foie :

La situation, sur la face antérieure du foie et à une distance variable au-dessus de son bord antéro-inférieur, du sillon transversal de dépression imprimé par le rebord costal sous l'influence constrictive du corset ou des cordons, prouve que, dans les cas où existe ce sillon, le foie était préalablement abaissé, avant que s'imprimât sur son tissu le rebord costal refoulé par le corset.

Ne voit-on pas dès maintenant, s'il en est ainsi, quelles formes multiples peut revêtir le foie sous l'influence combinée des conditions (défaut de soutien, congestion, hypertrophie) qui l'abaissent *(cliniquement)* et de celles qui le compriment ? Ne soupçonne-t-on pas que, suivant le degré, c'est-à-dire suivant les causes d'abaissement clinique préalable du foie, la constriction pourra lui imprimer des formes toutes différentes ? Ne pressent-on pas que, si l'abaissement **clinique** du foie, au lieu de précéder la constriction, survient ultérieurement, non par le fait de cette constriction, mais par le fait des conditions surajoutées, le foie se présentera à l'examen objectif sous un aspect nettement distinct de celui qu'il eût revêtu dans le cas contraire ? Ainsi s'expliquent les variétés des types de foie cordé, foie à lobe flottant, foie en croix de Saint André, foie abaissé, foie mobile. Mais alors la détermination de la forme du foie, si l'on peut cliniquement y procéder, aura donc, contrairement à l'opinion de Cruveilhier, une portée pratique. Cette portée pratique ne sera pas seulement de mettre à l'abri des erreurs encore si communes de diagnostic, mais de fournir un repère pour la chronologie anamnestique d'une véritable affection du foie, dont on devra dès lors, ainsi que je le propose, considérer la déformation comme le stigmate indélébile.

Faure (1) soutient une opinion voisine de la mienne, relativement à l'action du corset sur le foie, lorsqu'il s'exprime excellemment ainsi, dans ses recherches sur la pathogénie du foie mobile : « Les corsets de tout genre et de tout mode s'appliquent, par leur point le plus rétréci, très exactement à la taille, immédiatement au-dessus de la « hanche », c'est-à-dire de la crête iliaque, en dessous du rebord costal. La constriction de l'abdomen, lorsque le corset est serré, se fait donc en avant, tout au-dessous des côtes, et par conséquent au-dessous du foie. Il tend donc à soutenir le foie, à le soulever même, et non à l'abaisser. Il ne peut avoir cette dernière influence que

(1) FAURE. — *L'appareil suspenseur du foie. L'hépatoptose et l'hépatopexie.* Th. Paris et Paris, Steinheil, 1892, p. 108.

lorsque le foie est déjà descendu, et c'est dans ces cas qu'on rencontre, sans doute, sur sa surface l'empreinte du corset, empreinte qui ne saurait évidemment se transmettre à travers la cuirasse costale. Il est donc très probable que les cas assez nombreux où l'on a signalé une déformation du foie sous l'influence du corset, étaient, eux aussi, des cas d'hépatoptose qui ont été mal observés. » Ainsi qu'on le voit, l'opinion de Faure ne diffère de celle que j'ai exprimée plus haut que parce qu'il admet l'action constrictive *directe* du corset sur le foie préalablement abaissé ; de mon côté, je me fonde sur la nécessité d'une crète linéaire saillante, pour soutenir que le corset ne peut, sans *l'intermédiaire du rebord de la cuirasse costale*, produire un sillon linéaire comme celui qu'il imprime sur le foie.

Voici donc un premier argument en faveur de l' « hépatoptose *préalable* » tiré du sillon transversal de constriction du foie. Un second argument, cette fois en faveur d'un processus de ptose commun au foie déformé et au foie mobile et obligeant à les réunir dans un même groupe, est puisé dans l'étude des sinuosités du bord du foie.

b. — Sinuosités du bord tranchant du foie déformé et du foie mobile.

Le foie mobile est, avant tout, un foie déformé, avons-nous dit, voyons quelle est la théorie du foie déformé. Ce sera celle du foie mobile.

Théorie.

Le « foie déformé » est, par définition, une anomalie de forme, et par conséquent de situation du foie, mais à l'exclusion de toute autre anomalie de la glande hépatique, et, en particulier, de toute anomalie de volume de cet organe.

Dans un organe dont le volume ne change pas, la déformation ne peut résulter que de l'allongement d'un des diamètres au dépend d'un autre. Or le foie, par le fait qu'il est exactement appliqué contre la paroi supérieure de la cavité

abdominale, ne peut s'allonger que suivant son diamètre vertical, donc :

Le foie ne peut se déformer sans s'abaisser.

En raison des connexions anatomiques qui fixent le foie
par la partie moyenne de son bord postérosupérieur, la glande
hépatique ne peut s'allonger et s'abaisser que par élongation
de sa face antérieure au détriment de sa face supérieure, et de
sa face postérieure au dépens du bord postérosupérieur, très
épais dans toute la partie qui correspond au lobe droit (face
postérieure des auteurs). Cette élongation des faces antérieure
et postérieure du foie a pour conséquence le rapprochement,
et, par conséquent, la rencontre sous un angle rétréci, abaissé,
et repoussé en arrière, des deux plans (face antérieure et face
postérieure du foie), dont l'intersection constitue la crête du
bord inférieur de cet organe, donc :

*Dans tout foie déformé, le bord inférieur du foie est abaissé,
aminci, repoussé en arrière.*

Ces caractères du bord du « foie déformé » se retrouvent dans
tous les cas de déformation de cet organe, quelle qu'en soit la
cause. On conçoit l'importance de cette notion pour le diagnostic différentiel entre le foie déformé et le foie hypertrophié.

Il n'est que juste de citer ici, sur ce côté de la question,
l'opinion, bien oubliée, de Cruveilhier : « Relativement au développement du foie, dit le grand anatomiste, il est fréquent de
voir, chez les femmes qui ont fait usage de corsets fortement
serrés, le foie déborder les fausses-côtes et descendre jusqu'à
l'ombilic et même jusque dans la fosse iliaque droite, chassé
qu'il est de la place qu'il occupe par la constriction circulaire
qui porte sur la base du thorax. Or, comment distinguer ces
foies proéminents par déformation des foies proéminents par
phlegmasie ? Rien n'est plus facile. Dans ce dernier cas, la
partie du foie proéminente est sphéroïdale, tandis que, dans le
premier cas, elle est mince, aplatie, déprimée. » (1).

(1) Cruveilhier. — *Anat. path. du corps humain.* Moyens de distinguer la proeminence du foie par deformation de celle par phlegmasie.
Paris, Baillière 1835-1842. 40ᵉ livraison, pl. 1. p. 4.

On voit par cette citation que Cruveilhier, s'il fait bien ressortir le caractère fondamental que revêt l'aspect du bord inférieur du foie déformé, admet la propulsion du foie hors du thorax par le corset. Or, c'est là une proposition que nous avons combattue. Il est à croire, comme d'ailleurs il ne donne pas le moyen de reconnaître chez le malade l'épaisseur du bord du foie, que c'est l'anatomopathologiste et non le clinicien qui a formulé ces assertions.

Deux causes de déformation du foie, -- à part les cas de pleurésie, cyphoscoliose, etc., dans lesquels le foie ne peut non plus être déplacé sans être déformé et abaissé, mais où la déformation, le déplacement sont des phénomènes si accessoires qu'on n'en tient pas compte dans le diagnostic, — deux causes de déformation du foie sont évidentes. Ce sont : le défaut de fixation du foie, la constriction exercée par le corset.

Le défaut de fixation du foie, — et, parmi les trois moyens de fixation du foie, les seuls qui puissent faire défaut sont, à l'exclusion des connexions anatomiques qui le fixent solidement par son bord postérieur, la tension abdominale et la tension intrahépatique, — le défaut de fixation du foie est une cause de déformation du foie, puisque, nous l'avons vu, le foie ne peut être mobilisé sans être abaissé, ni être abaissé sans être déformé. Comme le rebord de la cage thoracique ne s'abaisse pas ou tout au moins ne s'abaisse que fort tard, le foie, en s'abaissant, dépasse forcément le rebord costal, de sorte que :

Les caractères du bord du foie, lorsque cet organe est déformé par défaut de soutien, sont d'être, non seulement abaissé, aminci, repoussé en arrière, mais encore d'être **extrathoracique.**

Tout foie extrathoracique, c'est-à-dire dont le bord inférieur dépasse le rebord costal, est de ce fait un foie accessible à la palpation. C'est ce que j'appelle la déformation *clinique.*

La constriction exercée par le corset ne déforme le foie que par l'intermédiaire du thorax. Comme la constriction du thorax par le corset a pour effet d'abaisser et de repousser vers la ligne médiane les bords thoraciques qui forment les côtés de l'angle xyphoïdien, il en résulte que le bord du foie sera également abaissé, aminci, repoussé en arrière, mais que, de plus, la ligne de ce bord sera brisée ou courbée, avec concavité ou angle ouvert en bas, puisque les extrémités en seront ramenées vers la ligne médiane ; toutefois, il ne dépassera pas le rebord costal, il le dépassera d'autant moins que l'action du corset, s'exerçant de bas en haut au-dessous du foie, tendrait plutôt à soulever cet organe, donc :

Les caractères du bord du foie, lorsque cet organe est dé- formé par la constriction du corset, sont d'être abaissé, aminci, repoussé en arrière, **courbé ou brisé dans sa ligne,** *mais de rester* **intrathoracique.**

Ce n'est donc là qu'une déformation inaccessible à la palpa- tion. La déformation causée par le corset n'est pas une déforma tion clinique.

Mais les deux causes de déformation du foie, envisagées jusqu'ici, peuvent se combiner : ou bien le foie, préalablement déformé par défaut de soutien, a été ensuite déformé par le corset, ou bien le foie déformé par le corset a été plus tard dé- formé par défaut de soutien. Dans le premier cas, nous nous trouverons en présence de ces « foies cordés », dont le sillon de dépression, qui est gravé sur leur face antérieure, variera, soit en hauteur au-dessus du bord du foie, soit en profondeur, sui- vant le degré d'intensité, soit de la déformation préalable, soit de la constriction du corset. Dans le dernier cas, c'est-à-dire si le défaut de soutien survient après la déformation exercée par le corset, nous verrons simplement devenir extrathoracique la déformation, jusque là intrathoracique, telle que l'avait pro- duite, à elle seule, la constriction exercée par le corset, d'où :

Les caractères du bord du foie, lorsque cet organe est

doublement déformé par le défaut de soutien et par la cons-
triction du corset (déformation mixte), sont d'être abaissé,
aminci, repoussé en arrière, **courbé** ou **brisé dans sa ligne**
et extrathoracique.

Telle est, du moins, la théorie que je crois pouvoir proposer
et dont il semble difficile de contester les solides fondements.
Les graphiques ci-joints la présenteront avec une grande clarté.
Dans ces graphiques, et conformément à la description que
j'ai donnée de la forme du foie, j'ai représenté cet organe sous
l'aspect d'une pyramide triangulaire. J'ai dit plus haut, en
effet, que, si les descriptions classiques de la forme du foie,
attribuant, les unes, une face supérieure, une face inférieure,
un bord antérieur, un bord postérieur, les autres, une face
supérieure, une face inférieure, une face postérieure et trois
bords au foie, répondaient bien au *foie anatomique,* détaché
du corps et placé sur une table, il n'en était plus de même
pour le foie que j'ai appelé le *foie clinique.* Le foie clinique,
c'est-à-dire le foie envisagé suivant son orientation, lorsqu'il
est en place chez le sujet, soit dans la station debout, soit dans
la station couchée, — et j'ai appuyé ma description sur sa topog-
graphie chez des sujets congelés, — et envisagé suivant les
modes de déformation que lui font subir le défaut de soutien
ou la constriction du corset, doit être décrit avec une face supérieure, une face antérieure et une face postérieure, un bord
antérosupérieur, un bord postérosupérieur et un bord inférieur.
C'est du moins la seule description qui permette de donner le
même nom aux mêmes régions du foie, dans l'état de santé
comme dans l'état de maladie, et de comprendre le mécanisme
de la déformation. Or, si à ces trois faces triangulaires ayant
un sommet commun, nous ajoutons comme base la face latérale,
qui a la forme d'un triangle, de la grosse extrémité ou lobe
droit du foie, nous aurons bien une pyramide triangulaire. Il
suffira d'arrondir les angles et des deux arêtes pour que la ressemblance soit parfaite et de suspendre transversalement cette
pyramide par une de ses arêtes, avec sa pointe à gauche, sa

base à droite dans le thorax, pour reproduire exactement le mode de suspension du foie. (Fig. 32).

Fig. 32 — Schémas du mécanisme théorique de la déformation du foie (impliquant son abaissement et sa mobilité).

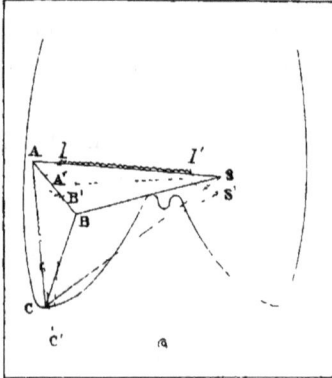

Deformation (abaissement extrathoracique, mobilité), par défaut de soutien, du foie normalement conforme.

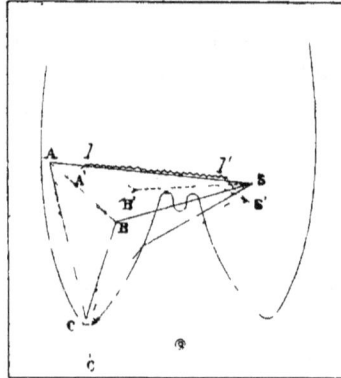

Déformation (abaissement extrathoracique, mobilité), par defaut de soutien, du foie déja deforme et abaisse (abaissement intrathoracique) par le corset.

[*Le foie est représenté par une pyramide triangulaire dont S est le sommet, ABC la base ; ABS répond a la face supérieure, BCS a la face antérieure, ACS a la face postérieure. Les traits pointillés et les lettres primées indiquent la déformation produite par le defaut de soutien. Le trait sinueux ll' ajouté a l'arete AS designe l'insertion du ligament coronaire.*]

Alors que la doctrine classique, méconnaissant le rôle du défaut de soutien du foie dans la genèse de sa déformation, en est réduite à n'admettre et ne décrire comme « foie déformé » que le foie déformé par le corset, la théorie, que je défends ici, envisageant la déformation avec la généralisation bien plus grande qu'elle comporte, aboutit par l'analyse du changement de situation qui accompagne nécessairement le changement de forme, à ne laisser à l'action du corset qu'un rôle secondaire et tout à fait accessoire, pour mettre en évidence le rôle de l'abaissement du foie par défaut de soutien.

Les deux propositions qui résument ma théorie sont les suivantes :

Tout foie déformé cliniquement traduit sa déformation et la cause de cette déformation par des caractères pathognomoniques et par conséquent diagnostiques, tirés de la situation et de la forme du bord du foie, qui est abaissé, aminci, et rejeté en arrière.

Tout foie déformé cliniquement est un foie dont le bord, abaissé, aminci, rejeté en arrière, extrathoracique, est en même temps mal soutenu, est par conséquent un « foie mobile ».

Si donc, conformément à la définition classique, le « foie déformé » est un foie normal dont, seule, la forme est modifiée, comme les seules causes de déformation ne sont et ne peuvent être que le défaut de soutien et secondairement la constriction du corset, la situation et la forme de son bord ne peuvent se modifier que dans les limites indiquées par la théorie.

Si, d'un autre côté, conformément à la définition classique, le « foie mobile » est un foie normal dont, seule, la fixité est en défaut, comme les seules causes de mobilité ne sont et ne peuvent être que la diminution de tension abdominale ou la diminution de tension intrahépatique, la situation et la forme du bord du foie ne peuvent également se modifier que dans les limites indiquées par la théorie.

Or, il n'en est pas ainsi : les changements de situation et de forme du bord du foie sont beaucoup plus étendus et variés que ne le comporte la théorie ; mais ce n'est pas, nous allons le démontrer, la théorie qui est fausse, c'est la définition, qui, dans le foie mobile comme dans le foie déformé, implique, en dehors des anomalies de forme ou de fixité, l'intégrité absolue de cet organe. Nous allons démontrer que, dans un grand nombre de cas de déformation ou de mobilité, c'est une maladie actuelle ou antécédente du foie qui ajoute sa cause de perturbation aux changements de situation et de forme du bord de cet organe, attribués à tort au seul défaut de soutien avec ou sans constriction de corset.

Faits d'observation.

Il y a trois sortes de preuves à invoquer, celles tirées *de la situation et de la forme du bord inférieur :* 1° du « foie déformé », telles que les dénotent les autopsies, puisque cliniquement on ne sait pas encore diagnostiquer le foie déformé ; 2° du « foie mobile », telles que les relatent les observations publiées par les auteurs ; 3 du « foie déformé et mobile », telles que les révèle la recherche, systématique et sans idée préconçue, permise aujourd'hui grâce à un nouveau mode de palpation, des déviations de situation et de forme que présente le foie, à l'exclusion de toute autre anomalie de volume, de densité ou de sensibilité, dans une série de un millier de malades, par exemple.

1 *Situation et forme du bord inférieur du « foie déformé »,* d'après les documents anatomopathologiques.

Il suffit d'un simple coup d'œil jeté sur les figures ci-jointes, données par les auteurs comme types de déformation du foie, pour se rendre compte, en comparant ces déformations avec celles que peut déterminer dans un foie normal, l'action, exa-

Fig. 33.— **Types classiques de déformation du foie.**

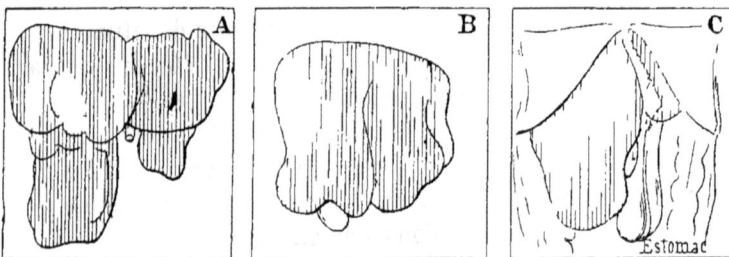

A. **Foie cordé** (d'après Frerichs, *in* Traité pratique d s M la ies du Foie. Trad. Dumenil. Paris, Baillier , 1877).

B. **Foie en croix de Saint André** (d'après un moulage de Hertz, *in* Abnormit ten in der Lage und. orm d r Bauchorgan . Berlin, 1890).

C. **Foie à lobe flottant** (d après Faure, *in* L'Appareil suspenseur du Foie - Fig. 1 . Lobe flottant. Enteroptose ». Paris, Steinheil, 1892, p 80).

gérée autant qu'on le voudra, soit de la diminution de tension intraabdominale ou intrahépatique, soit de la constriction du corset, combien de telles déformations sont irréalisables par la seule intervention de ces causes.

Il est de toute évidence que le foie cordé du type A, tel que le donne Frerichs (1), a dû être hypertrophié avant de subir la constriction du corset. Au reste, le texte même de Frerichs justifie une pareille interprétation. Frerichs divise les déviations du foie en anomalies de forme et en anomalies de position. Or, parmi les anomalies de forme, il cite les suivantes : « carrée, arrondie, pourvue de scissures anormales, avec limites gauches atteignant à peine la ligne médiane, — lobe gauche allongé comme une langue jusqu'au-dessus de la rate, — absence du lobe droit, — déformation par les tumeurs et les états chroniques se terminant par la dégénérescence cirrhotique, causant souvent une atrophie du lobe gauche, — scoliose, — foie déformé par le corset, foie cordé, foie divisé par un profond sillon ». Frerichs donne donc à la déformation une acception toute différente de celle que nous lui donnons quand nous voulons parler d'un « foie déformé », c'est-à-dire d'un foie dont la déformation est la seule anomalie ; il comprend sous ce titre la déformation qui accompagne l'augmentation de volume, et tellement que, à propos précisément du foie cordé, il dit : « Le lobe droit présente toujours, dans les cas de constriction du foie, un bord arrondi en massue. » Donc, son foie cordé était évidemment hypertrophié préalablement à la constriction du corset, puisque, nous l'avons vu, le corset, exerçant son action sur un foie normal, ne peut qu'en allonger et en amincir le bord inférieur.

Ce même raisonnement peut s'appliquer au foie en croix de Saint-André du type B. Il suffit de le regarder pour se rendre compte que, si le corset a très vraisemblablement causé, par sa constriction latérale la dépression qu'on observe de chaque côté et la scissure médiane qu'on observe sur la face antérieure, la

(1) FRERICHS. — Loc. cit.

situation même des échancrures, bien au-dessus du bord inférieur du foie, prouve que celui-ci était fortement abaissé déjà
lorsque le corset a exercé son action constrictive, car, nous
avons vu ailleurs que ces échancrures ne pouvaient être produites que par la base du thorax. Comme Hertz (1) ne nous dit
pas si les déformations qu'il étudie sont exclusives de toute autre
anomalie et en particulier de l'hypertrophie du foie, nous
sommes autorisés à penser que le spécimen qu'il nous donne
est celui d'un foie qui avait été préalablement hypertrophié
avant d'être déformé par le corset.

Quant au spécimen de foie à lobe flottant du type C, reproduit par Faure, nous savons quelle est son opinion. Pour lui,
le déformation causée par l'hépatoptose précède la deformation
produite par le corset. Dans le cas de lobe flottant qu'il nous
met sous les yeux, « il y a en même temps, dit-il, phénomènes
d'entéroptose très marquée, l'estomac descend à quelques centimètres au-dessus du pubis. Le côlon, sauf son angle sous-
costal gauche, est tout entier dans le grand bassin, tandis que
l'intestin grêle remplit la cavité pelvienne. Le rein droit est
abaissé et légèrement mobile, il est situé immédiatement sous
le lobe flottant du foie. » Plus loin, et toujours à propos du
lobe flottant, il rappelle l'observation faite par Riedel (2),
d'après lequel les affections de la vésicule biliaire (presque
toujours à la suite de l'oblitération du canal cystique par l'en-
clavement d'un calcul), provoque la formation d'un lobule appen-
diculaire, parfois considérable, au point de masquer la vésicule
énorme et de faire croire, soit à un abaissement de la masse
totale du foie, soit un foie mobile, soit à une augmentation de
volume de la glande hépatique « et la naissance et l'accroissement de ces lobules appendiculaires dépendent si bien de la
maladie première de la vésicule, que, lorque celle-ci, opérée,
vient à guérir, le lobule anormal disparait avec elle ». Donc,
dans ce foie à lobe flottant dessiné par Faure, nous avons à

(1) HERTZ. — Loc cit.
(2) RIEDEL. — Berl Klin. Woch. 1883 n° 29 et 30.

choisir, pour expliquer cette anomalie de forme autrement que par une déformation simple, soit l'affection du foie qui acccompagne toute entéroptose aussi prononcée que celle-ci, soit l'augmentation de volume de la vésicule biliaire, qui se voit si bien sur la figure, et qui trahit un processus hépatique anormal.

Enfin, et pour compléter cette démonstration, je reproduis ici, parmi les nombreux croquis que j'ai relevés à la salle d'autopsie, ceux de trois types de déformation du foie, avec

Fig. 34. — **Types de foies déformés avec leurs rapports anatomiques.**

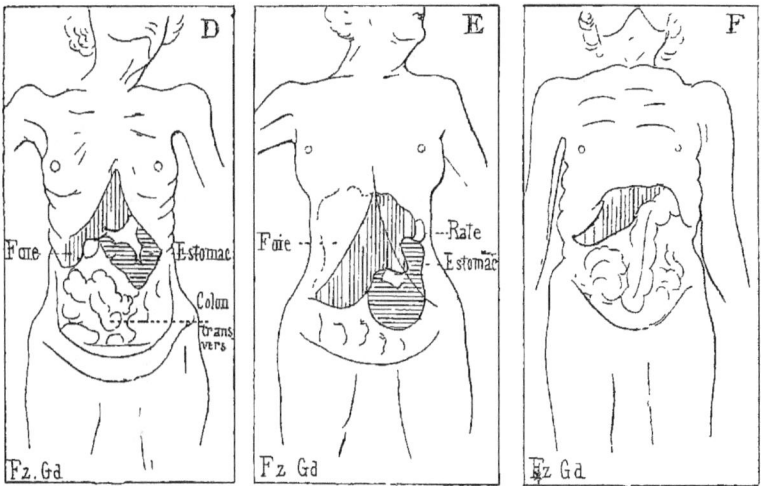

D. **Foie déformé** (ptose et cholécystocèle)
E. **Foie en croix de Saint-André** (hypertrophie; ptose et ectasie gastriques).
F. **Foie déformé par sénilité** (foie de N. Guillot, par déformation sénile du thorax, avec sillon transversal de constriction).

lesquels existent concurremment des anomalies telles qu'il est inadmissible de ne pas considérer la déformation comme relevant en grande partie d'une maladie de foie; le foie était dans ces cas, bien entendu, de consistance souple, la souplesse du tissu étant la première condition à exiger d'un foie pour qu'il soit appelé à comparaître dans une discussion sur le « foie déformé » qui, par définition, exclue toute anomalie de densité, de volume, comme de plus, chez le vivant, toute anomalie de sensibilité.

Dans le type D, la dilatation de la vésicule, l'allongement du lobule paracholécystique, la ptose de l'estomac et du côlon transverse, prouvent que la sinuosité anormale de la crête du bord inférieur du foie relève sans doute d'une maladie de cet organe.

Dans le type E, qui est un type de foie en croix de Saint-André, nous pouvons ajouter, à ce que nous avons dit au sujet des spécimens que Hertz a donnés de ce type (B), la dislocation et la dilatation de l'estomac qui prouve, à mon avis, l'existence d'une maladie hépatique.

A ces types j'ai joint la reproduction du type F, bien que le foie y soit peu déformé, parce que c'est un spécimen de ces foies que Hourmann et Dechambre (1) ont signalés, d'après N. Guillot, comme fréquemment observés à Bicêtre. Il s'agit ici d'un homme âgé, le thorax est déprimé latéralement, les côtes sont redressées, allongées en avant. Or, le foie de ce vieillard présentait sur sa face antérieure, à quatre centimètres du bord inférieur, un profond sillon transversal, correspondant exactement à la situation que, sur la figure, le rebord costal occupe relativement au bord inférieur du foie. Il y aurait ici à discuter quel est, dans cette déformation du foie, le rôle respectif, soit de la déformation que la vieillesse imprime au foie, soit du prolapsus qui a évidemment précédé l'action constrictive du rebord costal, soit enfin de la déformation thoracique, qui a pu relever la marge du thorax, sans que le foie changeât de place. Mais, là non plus, on ne pourrait dire dire que ce foie déformé fût un foie dont tous les autres caractères, sauf la forme, étaient normaux.

Ces exemples autorisent à conclure :

Les constatations anatomiques prouvent que, dans les types

(1) F. GLÉNARD. — *Du sillon transversal de constriction du foie.* Voyez plus haut, p. 598.

de déformation du bord du foie s'écartant de la « déformation théorique », une cause s'est ajoutée aux « causes théoriques » de déformation et que cette cause est une maladie actuelle ou antécédente du foie.

L'étude que nous ferons bientôt de l'influence des maladies du foie, et en particulier de ses maladies hypertrophiantes, sur la forme de son bord inférieur, nous permettra de préciser les caractères auxquels se reconnaît cette influence.

Mais il paraît déjà évident que l'on ne s'entend nullement sur ce qu'on doit désigner par « foie déformé ». Les exemples que j'ai cités prouvent que, seule, l'anomalie de configuration, de contour, semble suffire pour mériter au foie ce nom. Quelle confusion, si l'on ne tient compte ni du volume, ni de l'épaisseur, ni de la densité, ni de la sensibilité, par lesquels se distinguent les foies déformés dans leur contour ! Et quel secours peut bien apporter à la clinique une pareille abstraction ?

2° *Situation et forme du bord inférieur du « foie mobile »,* *d'après les observations publiées.*

Pour qu'un foie, qui est mobile, soit classé sous la rubrique de « foie mobile », il est de toute nécessité qu'une condition soit réalisée : il faut que le foie soit, à part le défaut de fixité, un foie normal. C'est la condition *sine qua non.* Autrement, il n'y aurait plus de classification nosologique possible. La classification nosologique a pour but de dégager, par subordination hiérarchique des symptômes et signes, le caractère fondamental d'une maladie donnée, et, une fois dégagé ce caractère, de le faire servir à dénommer cette maladie ; la dénomination d'une maladie doit impliquer la nature de cette maladie, c'est-à-dire sa cause, sa pathogénie, d'où se déduisent pronostic et indications thérapeutiques.

Or, il est de toute évidence que le défaut de fixité d'un organe comme le foie serait un caractère d'ordre tout-à-fait secondaire si le foie était en même temps le siège d'une maladie de son parenchyme. La perturbation morbide primerait l'anomalie de fixité, l'indication de combattre la mobilité ne serait que tout-à-fait accessoire, le foie du malade ne serait pas, quoique mobile, désigné et classé comme « foie mobile », pas plus qu'un utérus, cancéreux et en même temps abaissé, ne serait classé comme prolapsus utérin, ou le rein, mobile et tuberculeux, ne serait classé comme « rein mobile ».

Toutefois, une réserve est à faire : lorsque coïncident ectopie mobile et perturbation fonctionnelle ou maladie parenchymateuse d'un organe, on peut avoir lieu de se demander si l'un des états morbides n'a pas entraîné l'autre et discuter leur subordination réciproque. C'est ainsi que l'hydronéphrose est considérée, par les uns, comme la cause, par d'autres, comme la conséquence de la mobilité du rein, et que maints auteurs admettent les deux alternatives. C'est ainsi que dans les cas où la lithiase biliaire coïncide avec la mobilité du foie, on peut accuser le processus congestif qui accompagne les crises d'avoir altéré la fixité du foie, ou, au contraire, accuser la mobilité du foie, d'avoir, par les conditions défectueuses qu'elle crée à la circulation biliaire ou sanguine de l'organe, favorisé la formation de calculs dans ses voies de sécrétion.

Pour trancher la question de pathogénie, il y a tout d'abord, et dans chaque cas, à étudier minutieusement l'étiologie et l'ordre de succession des symptômes ; il y a ensuite, pour les cas douteux, le recours à la statistique qui renseigne sur la fréquence relative des cas, soit de coïncidence entre la mobilité de l'organe et la maladie dont on constate simultanément la manifestation, soit de cette maladie lorsqu'elle frappe l'organe sans altérer ses moyens de fixité, soit enfin de la mobilité de l'organe, lorsque celui-ci est d'ailleurs apparemment sain dans sa fonction.

C'est en tenant compte de ces diverses considérations qu'on pourra classer méthodiquement et cliniquement les malades dont le foie est mobile. Chez celui-ci, par exemple, le titre de l'observation sera : cirrhose alcoolique avec mobilité du foie;

chez celui-là, lithiase biliaire avec mobilité du foie; cet autre sera considéré comme atteint de foie mobile congestionné, si des phénomènes congestifs sont apparus dans un foie déjà mal fixé, etc. Mais n'est-il pas manifeste que la cirrhose, la lithiase biliaire, la congestion sont, dans tous les cas, la caractéristique, la source capitale d'indications de la symptomatologie? N'est-il pas infiniment probable que, si la mobilité du foie peut comporter une vulnérabilité anormale de cet organe, cette vulnérabilité est insuffisante à faire éclore la maladie, bien plus, que la mobilité du foie elle-même, est la conséquence d'une maladie antérieure de la glande hépatique. Quoi qu'il en soit, il sera entendu, bien évidemment, que, si l'on ne parle que de « foie mobile », c'est que l'on aura considéré, dans ce cas particulier, la mobilité comme la seule anomalie actuelle du foie.

Telles sont les exigences les plus rigoureuses et les plus élémentaires de la classification nosologique. Il faut avant tout s'entendre sur la nomenclature.

Or, que voyons-nous en étudiant les observations publiées, d'abord isolément, puis colligées dans les monographies, soit sous la rubrique de « foie mobile », soit, plus tard, à la suite de mes recherches sur l'Entéroptose, sous le nom d' « hépatoptose » ? Le dépouillement en est des plus instructifs et la seule place logique d'un groupement basé sur le caractère de la mobilité se trouve en vérité dans une étude sur la palpation du foie. Que voyons-nous en effet? Un groupement absolument artificiel des malades les plus disparates, les uns ayant une affection des plus bénignes, les autres une maladie dont l'issue est rapidement fatale, mais en revanche présentant tous ce caractère commun d'avoir un foie plus ou moins mobile à la palpation. Or, si chez tous ces malades le foie est mobile, il en est en réalité fort peu qui aient ce que l'on doit appeler le « foie mobile ». Relisons, pour nous en convaincre, et dans leur ordre chronologique, les 80 observations (1) publiées jus-

_____

(1) Les 34 premières observations, depuis l'origine jusqu'en 1892, son

qu'à ce jour. Je ne transcrirai ici que ce qui relève de la palpation et particulièrement ce qui a trait à la situation, la forme, la mobilité du bord du foie, que je soulignerai dans chaque observation, et, pour les autres détails, je ne signalerai que ceux indispensables au classement méthodique des faits observés, tel que je le conçois, et tel que je me permettrai de le formuler à la fin de chaque observation.

Obs. I. — CANTANI. 1866. — Femme, 54 ans. « Au-dessous de l'ombilic et jusque dans la région inguinale droite, on trouve une tumeur large et assez dure, obliquement dirigée et entourée d'une zône tympanique vers sa limite inguinale... la tumeur est *mobile sous l'influence des déplacements du corps*, selon une courbe convexe dont le centre se trouve juste au-dessous du diaphragme... En relevant un peu le bassin, *on peut repousser la tumeur dans la région hépatique et reconnaître la scissure de son bord antérieur*... Sonorité tympanique à partir de la sixième côte du côté droit ». — *Antécédents :* péritonite puerpérale et, onze ans avant l'époque de l'examen, à la suite d'un accouchement, sensation insolite dans l'abdomen avec sentiment de pesanteur à l'hypogastre. Au bout de quelques mois, elle s'aperçut qu'elle portait au niveau de l'ombilic, une tumeur qui changeait de place pendant les mouvements du tronc et gagnait les parties déclives. » — *État actuel :* syndrome névropathique........ .... = **Foie mobile**. *Étiol. puerpérale.* — A. 1.

Obs. II. — PIATELLI. 1868. — Femme, 56 ans. « On sent (dans le ventre) une tumeur solide terminée en haut par une surface convexe, lisse, épaisse, arrondie ; en bas on trouve un *rebord mince et difficile à suivre*. Elle s'élève pendant la respiration *et peut facilement être déplacée* de bas en haut avec la main, de telle façon que sa limite supérieure se trouve cachée sous les côtes. La zone de matité, à laquelle elle donne lieu, correspond assez nettement à la forme du foie. Aux points occupés normalement par cet organe, correspond une

données *in-extenso* dans la thèse de FAURE : *De l'appareil suspenseur du foie. Hepatoptose et hepatopexie.* Paris 1892.

(1) Dans sa thèse, FAURE donne comme Obs. 1, non pas l'observation de Cantani, mais un cas d'*ectopie fixe congénitale du foie*, relevé par Heister en 1754, au cours d'une autopsie. Ce cas unique et réellement extraordinaire, à l'existence duquel il faut bien croire, puisque a représentation graphique en a été donnée et que nous la supposons exacte, ne peut pas plus figurer dans le groupe des ectopies mobiles ou des ptoses que, par exemple, le rein en ter à cheval ne peut être classé dans les néphroptoses.

zône de sonorité. La sensation de dureté et de plénitude, fournie par la tumeur, occupe surtout la partie supérieure de la cavité abdominale. La *réduction partielle* est seule possible. » — *Antécédents :* deux grossesses, l'une régulière, l'autre terminée par un avortement. — *Etat actuel :* tumeur abdominale....................................

.... = **Foie mobile.** *Etiol. puerpérale.* — A. 2.

Obs. III. — Meissner. 1869. — Femme 39 ans 1/2. « Dans la position horizontale, on trouve une tumeur dure qui occupe le milieu du ventre et que l'on peut limiter par la percussion et la palpation. Sa limite est oblique et offre la configuration caractéristique de la face supérieure du foie. Sur le bord antérieur est une *échancrure qui offre tous les caractères de la scissure du bord antérieur du foie...* On peut avec la main, et sans qu'il soit nécessaire d'élever le bassin, *ramener le foie, tombé à deux travers de doigt au-dessus de la symphise pubienne, jusque dans l'hypochondre droit,* tandis que, sans qu'on agisse directement sur lui, une légère élévation de la partie supérieure du corps suffit pour que la main puisse percevoir ses déplacements. » — *Antécédents :* Deux grossesses ; dix ans après la dernière, fortes douleurs de l'abdomen, peu avant l'examen. — *Etat actuel :* grossesse de quatre mois ; syndrôme abdominal...........

.... = **Foie mobile.** *Etiol. puerpérale.* — A. 3.

Obs. IV. — Barbarotta. 1870. — « *Dans la moitié gauche* de la cavité abdominale on pouvait sentir une tumeur mobile dans toutes les positions du corps. Cette tumeur paraissait formée par le *lobe gauche du foie.* Celui-ci n'était que peu *hypertrophié,* mais il était descendu assez bas pour qu'on en put sentir le bord à quatre travers de doigt au-dessous des côtes. *La réduction manuelle est possible.* La rate était elle-même déplacée et descendait notablement au-dessous des côtes. — *Antécédents :* six grossesses ; un avortement au sixième mois et métrorrhagie. — *Etat actuel :* douleurs vives au niveau de l'angle de l'omoplate... = **Foie hypertrophié.** — B. 1.

Il paraît difficile, en l'absence d'autres indications, étant données les douleurs à l'omoplate et la localisation au lobe gauche, l'état de la rate, de conclure autrement.

Obs. V. — Vogelsang. 1872. — « Le ventre était développé surtout dans la région hypogastrique droite et, à la palpation, on sent une tumeur lisse, élastique, comblant à droite toute la région iléocœcale et s'étendant transversalement jusqu'au-dessous de l'ombilic, qu'elle débordait même du côté gauche. De ce côté la tumeur offrait la *consistance d'un utérus gravide* au 5e ou 6e mois. Tout

autour de la tumeur zône sonore à la percussion. Aucune matité dans
la région normalement occupée par le foie. » — *Antécédents :* ménopause depuis un an. — *État actuel :* syndrôme abdominal; la malade
se croyait enceinte de deux mois.

La mobilité du foie n'est pas mentionnée. Ici foie mobile
est synonyme de foie déplacé. Acceptons-le cependant........
.... = **Foie mobile.** *Etiol. ménopause.* — A. 4.

Obs. VI. — WINCKLER. 1872 — Femme 29 ans. « Par suite de
la faible epaisseur et de la flaccidité de la paroi abdominale, on peut
pour ainsi dire penetrer avec la main profondément dans son intérieur,
et l'on constate que la moitié droite de l'abdomen est remplie par
une *tumeur dure* dont les contours rappellent ceux du foie. On pouvait
sentir la *face inferieure* de l'organe et même la *scissure interlobaire.*
On ne pouvait pas distinguer nettement la vesicule biliaire. Entre le
bord superieur des côtes et le foie déplacé, on pouvait sentir avec la
main une excavation que traversait le ligament triangulaire. Il offrait
au toucher la sensation d'une membrane dure et résistante. Le foie
avait sa consistance et sa position normales, mais son *bord antérieur*
etait *légèrement oblique.* L'organe etait très mobile à gauche et en
haut. Dans cette direction le foie *pouvait être complètement réduit,*
de sorte que son bord antérieur se trouvait immédiatement au-dessous du rebord costal... » — *Antécedents :* flaccidite abdominale apres
la premiere couche ; un mois apres la deuxieme couche, au moment
où elle se relevait, douleur lancinante très vive dans l'hypochondre
droit, qui s'irradiait de gauche a droite et qui finit par se fixer dans
le côté gauche ; depuis lors, elle eut de frequentes nausees, des sueurs
froides, des syncopes..., plus tard, *ictère* qui dura quatre semaines.
— *Etat actuel :* syndrôme hepatique.

Ce foie mobile était évidemment un foie malade.........
.. = **Lithiase biliaire, foie mobile.** *Etiol puerpérale.* — C. 1.

Obs. VII. — MARINO. 1874. — Femme 20 ans. « *Dans la moitie
de l'abdomen,* tumeur que les recherches et les commemoratifs per
mettaient de considerer comme un foie hypertrophié et luxe, la rate
se trouvant dans l'hypochondre droit (!)

Il est bien permis, en l'absence de tout autre indication,
d'avoir quelques doutes...... = **Foie hypertrophié.** — B. 2.

Obs. VIII. — GERHARD LÉOPOLD. 1874. — Femme 51 ans. « Paroi
abdominale relâchee dans toute son etendue; anemie intense des
muqueuses... La main placee dans la region de l'hypochondre droit

pouvait saisir immédiatement entre le bord inférieur des fausses côtes, la crète iliaque et la branche horizontale du pubis du côté droit, une tumeur un peu plus grosse qu'une tête d'enfant, très lisse, et ou, en palpant légèrement on pouvait sentir un *bord large, augmentant rapidement d'épaisseur dans la profondeur;* sur ce bord, on remarquait une *indentation,* probablement la scissure interlobaire; et, en bas et en arrière, on pouvait sentir nettement une *petite éminence rappelant la vésicule biliaire.* Entre le bord antérieur de la tumeur et le bord inférieur du thorax du côté droit, la main pouvait facilement pénétrer à une certaine profondeur en haut et constater que la surface lisse se continuait en haut comme la surface convexe du foie normal...; à peu près à un travers de doigt au-dessus du bord inférieur du thorax commençait la matité...; la tumeur *se laissait refouler* facilement en haut, sans peine et sans douleur pour la malade, sous le bord inférieur du thorax...; tandis que le bord inférieur gauche se déplaçait de 4 à 5 centimètres pour disparaître sous les fausses côtes, la moitié droite du bord inférieur faisait un chemin de 14 centimètres jusqu'au bord inférieur des fausses côtes du côté droit... » — *Antécédents :* trois grossesses; la dernière, sept ans avant les premiers symptômes; un an avant l'examen, elle remarqua, surtout après avoir porté ou soulevé de lourds fardeaux, plus tard consécutivement, à la marche ou à des fatigues, une tumeur indolente, avec parfois, dans le côté droit, des douleurs lancinantes qui cessaient par le repos.— *Etat actuel :* tumeur abdominale douloureuse a l'hypochondre droit et à l'épigastre.......
.... = **Foie mobile.** *Etiol. traumatique* (?) — A. 5.

Obs. IX. — Chvostek. 1875. — Femme 53 ans. « Parois abdominales extrèmement relâchées .. On constate sans difficulté une énorme tumeur dans le ventre. L'examen de la malade permet de constater sur le bord inférieur de la tumeur, au niveau du ligament de Poupart, une *échancrure très distincte.* En outre, la région hépatique était le siege d'une sonorité anormale aussi bien en arrière qu'en avant. La tumeur *mobile* s'étendait vers la gauche et s'abaissait dans la position verticale. Enfin, elle pouvait, par l'élévation du bassin, *être ramenée* non sans douleur jusque dans la région hépatique. » — *Antécédents :* douze grossesses. — *Etat actuel :* troubles gastriques variés, avec douleurs à l'épigastre, *crises de coliques.....*
... = **Lithiase biliaire, foie mobile.** *Etiol. puerpérale.* — C. 2.

Obs. X. — Tempini. 1875. — Femme 60 ans. « Tumeur indolente, *bilobée,* de consistance charnue, mobile sous la peau. qui, du bord libre des côtes, s'étend vers la region épigastrique et une partie de la région ombilicale, ainsi que dans le flanc droit; des deux lobes de la

tumeur, le droit est le plus développé, une *scissure* manifeste les sépare... *Le bord inférieur est aminci, interrompu au niveau de la division des lobes;* l'extrémité droite est arrondie, la gauche plus allongée... on peut la (tumeur) *refouler* en grande partie sous les côtes. » Région hépatique sonore dans presque toute son étendue. — *Antécédents :* Neuf grossesses. Treize ans avant l'examen, attaque de rhumatisme articulaire aigu suivie de lésions cardiaques. — *État actuel :* tumeur abdominale.................................
.... = **Foie mobile.** *Étiol. douteuse.* — A 6.

Obs. XI. — Sutuguin. 1875. — « Paroi abdominale relâchée; le bord supérieur de la tumeur est à 5 centimètres des fausses côtes et à 15 centimètres de la base de l'appendice xyphoïde. Le diamètre transversal de la tumeur est de 31 centimètres, le diamètre vertical de 15 centimètres; un peu à gauche du milieu, on peut sentir en bas un léger sillon. *Le bord inférieur se trouve à droite sur l'épine iliaque antérieure et supérieure, et, sur la ligne médiane, à 12 centimètres au-dessus de la symphyse du pubis; à gauche, le bord gauche est à 4 centimètres de l'ombilic; le bord droit est sur la ligne axiliaire droite ;* toute la tumeur ressemble au foie par sa forme et sa consistance. Elle est *mobile* latéralement et vers le haut, *on peut la refouler* jusqu'à la place qu'occupe normalement le foie. Mais vers le bas, on ne peut la déplacer que d'un travers de doigt. » Sonorité dans la région hépatique normale. — *Antécédents :* deux grossesses ; apparition des premiers symptômes abdominaux seulement dix ans après.— *État actuel :* douleurs abdominales..... = **Foie mobile.** — A. 7.

Obs. XII. — Wassilief. 1876. — Femme 29 ans. « Le ventre est pendant... écartement des muscles grands droits..., à la palpation du côté droit du ventre, nous rencontrons, immédiatement au-dessous des fausses côtes, un corps qui ressemble au foie et dont la convexité regarde la paroi abdominale. Si l'on exerce sur le corps en question une pression dirigée de bas en haut, *il rentre facilement sous les côtes.* Au-dessous du bord inférieur du thorax on suit le corps en question, mais son bord inférieur n'est plus qu'à 7 centim 1/2 des côtes, *on peut facilement le prendre entre les deux doigts, et on le trouve alors assez mou.* » Rate mobile, rein droit mobile. — *Antécédents :* seize grossesses ; la dernière il y a cinq ans, fièvre typhoïde à quinze ans ; diphtérie de l'arrière-bouche à 17 ans ; à 37 ans, nouvelle maladie fébrile pendant laquelle la malade remarque dans la région abdominale droite supérieure une tumeur assez considérable qui disparut avec la fièvre. — *État actuel :* céphalée, lassitude générale.
.... = **Foie mobile.** *Étiol. puerpérale.*— A. 8.

Obs. XIII. — *Même auteur*. 1876. — Homme 31 ans. « Par la palpation et la percussion, on reconnaît un corps semblable au foie et faisant saillie sous le bord inférieur du thorax... ce corps se montre assez résistant ; dans la station verticale, ou y rencontre une voussure... *le bord inférieur est assez compacte*, et, quand le malade est couché, on y sent une *incisure*. Si à travers la paroi abdominale on exerce une pression dirigée de bas en haut, il rentre sous les côtes sans difficulté et dans presque toute son étendue... Rate hypertrophiée et plus résistante à la palpation que d'habitude. » — *Antécédents :* fièvre intermittente il y a quatre ans ; à la suite d'un effort violent, vive douleur de l'hypochondre et début de la tumeur actuelle. — *Etat actuel :* douleur sourde et sensation de réplétion dans les deux hypochondres ; en outre, constipation.

Les antécédents de fièvre intermittente, l'épaisseur du bord inférieur du foie, l'existence d'une hypertrophie de la rate, le syndrôme, prouvent que le foie est malade..........

.... = **Foie hypertrophié**. *Etiol. paludéenne.* — B. 3.

Obs. XIV. — *Même auteur.* 1876. — Homme 47 ans. « Dans l'hypochondre droit, voussure très sensible ; le ventre est dilaté et tendu surtout dans sa partie inférieure. Le foie commence sur la ligne mamillaire à la 6ᵉ côte ; sur la ligne axillaire, à la 7ᵉ ; et sur la ligne mamillaire, il dépasse le bord inférieur des fausses côtes de quatre travers de doigt. Sa hauteur, sur la ligne mamillaire est de 15 centimètres ; sur la ligne parasternale, de 13 centimètres. Le bord inférieur est facile à sentir, *assez résistant*, on y reconnaît une éminence solide qui ressemble à la vésicule biliaire. . Quand on essaye de réduire le foie, il remonte sous les côtes, mais pas tout-à-fait... La rate commençant sur la ligne mamillaire à la 8ᵉ côte, sur la ligne axillaire également à la 8ᵉ, dépasse le bord inférieur du thorax de trois travers de doigt. Quant on essaye de la refouler à sa place, la rate disparaît complètement sous les côtes...» — *Antécédents :* il y a 28 ans, maladie consistant en une douleur abdominale diffuse avec céphalée et même amnésie. Trois ans plus tard, le malade souffrit de nouveau d'une douleur violente, brûlante, dans l'hypochondre droit, et de salivation. Cette douleur dura environ trois mois (elle fut très violente pendent huit jours) et depuis elle n'a jamais quitté le malade. » — *Etat actuel : ictère* depuis deux ans ; toux depuis deux mois ; *œdème* léger des jambes depuis quinze jours ; sensation de pesanteur et de réplétion dans l'hypochondre gauche, lassitude générale.

Il est bien évident qu'il s'agit ici d'une maladie du foie avec hypertrophie. La mobilité de cet organe, restreinte d'ailleurs, n'est qu'un symptôme très accessoire.................. .... = **Foie cirrhosé.** — II. 1.

Obs. XV. — Pepper. 1877. — Femme 41 ans. « Quand la malade est couchée, la peau de l'abdomen est flasque et ridee et l'on peut observer les mouvements peristaltiques de l'intestin. Le foie est situé en travers de l'abdomen, depuis une ligne verticale menée par l'épine iliaque antérieure et supérieure. En bas, il descend jusqu'au niveau de cette même épine et en haut il remonte à un pouce 1/2 du rebord costal gauche. *Le sillon transverse peut être senti a un pouce à droite et au-dessous de l'ombilic ; on sent aussi la vésicule biliaire...* A la place normale du foie, il y a de la resonnance. » — *Antécédents :* sept enfants. Il y a sept ans, elle se leva le cinquieme jour apres la naissance de son troisieme enfant... une heure apres, elle ressentit dans la region lombaire une douleur s'irradiant jusqu'a l'épigastre, c'était une douleur a la fois cuisante et terebrante. L'appetit était bon mais la constipation forte. Le repos calmait la douleur, mais il y avait de la flatulence, des eructations et du ballonnement de l'epigastre.................. = **Foie mobile.** *Etiol puerpérale.* — A. 9.

Obs. XVI. — Legg. — Femme 54 ans. « Tumeur solide, changeant de place à chaque mouvement du corps... aucune matite hepatique dans l'hypochondre droit... » — *Antécédents:* trois grossesses; peu apres la derniere, il y a 9 ans, sensibilité extraordinaire dans le ventre, sensibilite qui se transforme bientôt en une sensation de pesanteur à l'hypogastre. Elle découvrit alors au niveau de l'ombilic une tumeur solide changeant de place à chaque mouvement du corps. — *Etat actuel:* tumeur abdominale................................ .... = **Foie mobile.** *Etiol puerpérale.* — A. 10.

Obs. XVII. — Rodsewitch. 1879. — Femme 18 ans. « On peut palper au niveau de l'ombilic et dans le bas-ventre, la surface lisse d'un corps étranger qui, par sa forme et sa consistance, rappelle le foie ; ce corps etranger etait a l'origine tres douleureux et presque immobile... la pression et la palpation dénotent l'absence du foie à sa place normale... » — *Antecedents :* constriction exagérée du corset pendant une grossesse, acces de douleurs abdominales violentes avec nausées et vomissements.

Il semble difficile, en l'absence de renseignements plus précis, sur l'existence d'un bord tranchant, sur le degré de

mobilité de la tumeur, etc., de conclure avec certitude.
.... — **Lithiase biliaire.** *Etiol. puerpérale.* — C. 3.

Obs. XVIII. — GARNETT. — Femme 50 ans.

Il s'agit d'une malade chez laquelle l'auteur croit avoir
observé « un cas de chûte soudaine du foie, qui avait spontanément repris sa place dans l'espace de trois jours. » La lecture
attentive de l'observation laisse place à une interprétation
moins surprenante. En tous cas il n'y avait plus de foie
mobile .... = **Congestion du foie.** — D. 1.

Obs. XIX. — TRUSH. 1882. — Femme 68 ans. « La limite inférieure de la tumeur est nettement tracée, relevée... elle arrive seulement à deux doigts environ de la branche horizontale droite du pubis.
En outre, *le bord inférieur est un peu tranchant et de forme courbe,*
la convexité dirigée en bas et à gauche. Un *petit corps piriforme,*
qui semble implanté dans la tumeur principale... ; d'un bout à l'autre
de la tumeur, consistance ferme, sauf au niveau du corps piriforme ;
à l'exception de deux ou trois petites asperités nodulaires le long du
bord inférieur, la surface de la tumeur paraît lisse et unie dans toute
son étendue. Sa mobilité est considérable partout... » *Autopsie.*

L'autopsie montra que la tumeur mobile était bien constituée par le foie, mais que c'était un foie cancéreux. Pourtant
c'est sous le titre de « A wandering liver » que l'observation a
a été publiée.................. = **Cancer du foie.** — E. 1.

Obs. XX. — MULLER. 1882. — Femme 50 ans. « Femme petite,
bossue, la colonne vertébrale présente une déviation vers la gauche,
déviation qui commence à peu près au niveau de la sixième vertèbre
dorsale pour atteindre son maximum à la douzième ; là, la distance de
de la ligne médiane du corps est d'environ cinq centimètres ; en même
temps, il y a de la cyphose. Plus tard, un peu de lordose de la colonne
lombaire et une legère scoliose... ; le bord droit du bassin est à un
centimètre au-dessus du gauche... ; le bord inférieur du thorax du
côté droit repose presque sur la fosse iliaque interne du même côté... ;
il y a de l'éventration... ; on peut observer nettement les mouvements
péristaltiques de l'intestin... ; à quatre bons travers de doigt au-dessous
de l'ombilic existe une éminence marquée qui forme presque une
crête à direction transversale. A cette place, on sent le *bord tranchant*
d'une tumeur intra-abdominale moyennement consistante et *se laissant
déplacer* à droite et à gauche... ; à l'union du tiers gauche et du tiers

moyen du bord, on suit une indentation très nette à partir de laquelle on peut suivre, sur la face inférieure de la tumeur, un sillon qui se dirige dans la profondeur...; la tumeur ne se meut pas pendant la respiration...; une tentative pour refouler la tumeur à la place qu'occupe normalement le foie échoue... » — *Antécédents :* sept accouchements en dix ans, *ictère* pendant une grossesse. — *État actuel :* syndrome abdominal.

Il s'agit là d'un foie déplacé par cyphoscoliose et qui n'a aucun titre à figurer parmi les observations de foie mobile... parce qu'il n'est même pas mobile..........................
.... = **Foie déplacé par cyphoscoliose. — F. 1.**

Obs. XXI. — Symanowsky. 1882. — Femme 53 ans. « ... très amaigrie et cachectique... coloration jaune bistre des teguments... la matite hepatique fait défaut a sa place normale... à la palpation de la partie supérieure de l'abdomen on sent très nettement une tumeur dure, lisse, sans rugosites, qui se termine au niveau de l'ombilic par un *bord assez egal, dur,* rappelant le bord du foie tourné un peu en haut. On sent en même temps a la place correspondant au bord inférieur du foie une *echancrure* pour la vesicule biliaire. A la place de cette echancrure, fait saillie une *tumeur* très nette, qui souleve la paroi abdominale, *de la grosseur d'une orange,* de consistance élastique dure... toute cette tumeur est très peu mobile de haut en bas et un peu mobile de droite a gauche. » — *Autopsie :* foie très diminué dans ses proportions, vesicule biliaire distendue, canal cystique complètement obstrue par un calcul biliaire gros comme une noisette, canal cholédoque egalement obstrué.

Un tel foie, atteint de cirrhose, n'a aucun titre à figurer parmi les observations de « foie mobile. »................
.... = **Lithiase biliaire. Cirrhose lithiasique. — C. 4.**

Obs. XXII. — *Même auteur.* 1882. — Femme 40 ans. « Saillie de la partie supérieure et surtout droite de de l'abdomen. Cette saillie est *compacte, dure,* lisse, se termine en bas par un *bord assez tranchant,* rappelle nettement le foie par sa forme et par sa consistance, mais un foie deplace en bas et comme retourné. D'apres sa *mobilité insignifiante* a droite et a gauche et son immobilite complete en haut, on peut croire qu'il est fixe par quelque chose... matite hepatique absente en son siege normal. » — *Antécédents :* ictere a 14 ans, douleurs hépatiques à 21 ans; debut il y a deux ans. — *État actuel :* douleurs hepatiques, subictere........ = **Foie cirrhose. — H. 2.**

Obs. XXIII. — Schott. 1882. — Femme 39 ans 1/2. « ... on sent dans tout l'hypochondre droit une masse contenue dans l'abdomen, de consistance assez compacte et dont le *bord inférieur bien marqué*, s'étend au niveau de l'ombilic, à cinq centimetres au-delà de la ligne médiane; de ce point on peut le suivre vers la crête iliaque droite, dont la tumeur n'est éloignée que de trois centimètres. Il est impossible de pénétrer dans la profondeur entre le bord inférieur du thorax et le corps en question; au contraire, on peut très facilement passer en arrière de son bord inferieur et arriver ainsi sur sa face inférieure, où, du reste, on ne trouve rien de bien net. Quand la malade se lève, la tumeur descend de plusieurs travers de doigt, de telle sorte que le bord inférieur tranchant se dispose suivant une ligne s'etendant à deux ou trois centimetres au-dessus de l'ombilic jusqu'à la crête iliaque droite... que la malade soit couchée ou debout. on *peut refouler* la tumeur en question sous les côtes. » — *Antécédents :* à six ans, ictère; sept grossesses; ventre pendant durant la dernière grossesse, il y a cinq ans: depuis quatre ans, catarrhe stomacal chronique. .... = **Foie mobile.** *Etiol. puerpérale.* — A. 11.

Obs. XXIV. — Maack. 1884. — Femme 35 ans. « Dans la région iléocœcale et reposant sur l'os iliaque droit, on sent nettement le foie sous forme d'une masse compacte, hemisphérique, à convexité supérieure... il est impossible de refouler le foie à sa place normale... matité de la région thoracique du foie. »

L'auteur lui-même attribue ce déplacement à l'existence d'un kyste hydatique du foie, alors diagnostiqué par d'éminents cliniciens et guéri. Aucun titre à figurer sous la rubrique de foie mobile.... = **Foie déplacé** *par kyste hydatique.* — F. 2.

Obs. XXV. — Kispert. 1884. — Femme 43 ans. « ... existence dans la région épigastrique d'une petite tumeur de forme sphéroïdale; dans la région ombilicale à droite, s'étendant en partie dans la région lombaire droite, en partie dans la portion supérieure et interne de la région hypogastrique, se trouve une tumeur plus grosse, de forme ellipsoïdale. Ces deux tumeurs se continuent l'une avec l'autre à la façon d'un sablier. La surface de cet ensemble est polie, sa consistance est modérément compacte... cette tumeur est réellement mobile à droite et à gauche; *on peut la refouler un peu dans l'hypo*chondre droit, mais pas à fond...; si, déprimant avec la main la paroi abdominale, on suit la surface latérale de la tumeur en allant vers la profondeur, on peut trouver une dépression dans laquelle il est possible d'introduire les doigts de la main exploratrice ..; donc, sur la face inférieure, la tumeur présente un aspect enroulé. Après déroulement du côté gauche de la tumeur, on peut sentir nettement un *bord marqué qui présente deux incisures...* Pas de matité correspondant à la portion normale du foie. » — *Antécédents :* deux accouchements, accès de fièvre intermittente. — *État actuel :* douleurs abdominales, troubles gastriques, *hypertrophie de la rate*, peau et sclérotiques de *couleur subictérique...* = **Foie hypertrophié** *paludéen.* — B. 4.

Obs. XXVI. — SEAGER. 1885. — Femme 45 ans. « ... tumeur solide de l'abdomen... il s'agissait du foie un peu augmenté de volume et légèrement bosselé... la forme du foie, ainsi que son bord inférieur peuvent être distinctement sentis avec les doigts, il y a une légère sensibilité au niveau de la vésicule biliaire, *la peau et les conjonctives* sont certainement jaunes... la percussion sur la région hépatique donnait un son clair, presque tympanique... une pression légère et douce pouvait remettre l'organe dans sa position première. » — *Antécédents :* « il s'agit d'une femme de 45 ans, alcoolique. Je la soignais depuis quelque temps pour des troubles dyspeptiques imputables à ses habitudes. »

Ce n'est pas là non plus un « foie mobile »; l'auteur ne dit pas quelle était sa consistance; la malade ne s'est aperçue de sa tumeur abdominale que depuis huit jours...... ....
.... = **Foie hypertrophié** *alcoolique.* — B. 5.

Obs. XXVII. — RUBINOWITCH. 1884. — Homme 42 ans. « ... le foie, lorsque le malade est debout, n'occupe pas sa place habituelle dans l'hypochondre droit... est déplacé en bas dans la cavité abdominale... le *bord tranchant* antérieur du lobe droit est déplacé en bas et se trouve plus bas que l'ombilic de trois travers de doigt. Sur la ligne médiane, le foie touche la partie abdominale sur une étendue de sept centimètres et est séparé de l'extrémité de l'appendice xyphoïde dans la région épigastrique par une dépression de trois travers de doigt et demie; dans ce creux on ne sent pas le foie; sur la ligne médiane, près de l'ombilic, on sent *l'échancrure du bord antérieur...* dès que le malade se couche, le foie se réduit de lui-même, sans aucune pression, dans l'hypochondre droit... lorsque le malade respire profondément étant couché, le foie sort de l'hypochondre presque dans les mêmes proportions que lorsque le malade est debout, il se soulève après l'expiration et est réduit facilement par le malade lui-même en pressant légèrement sur l'abdomen. » — *Antécédents :* trois ans avant son entrée à l'hôpital, le malade a senti une douleur dans l'abdomen et a remarqué en même temps une tumeur au-dessous de l'hypochondre droit, juste au moment où il venait de scier du bois et le transportait chez lui. Cette tumeur, au début douloureuse et du volume d'un œuf, augmentait petit à petit jusqu'à prendre le volume actuel. » .... = **Foie mobile** *traumat.* — A. 12.

Obs. XXVIII. — Landau: 1885. — Femme 33 ans. « Foie mobile, abaissement de la matrice, ventre pendant, hernie abdominale sur toute la longueur de la ligne blanche, grossesses répétées... » le foie « est abaissé, le lobe droit sensiblement plus que le gauche; l'organe est déplacé en totalité vers la droite et rétroversé de telle sorte que sa face inférieure regarde presque verticalement en haut (?). On peut palper complètement le lobe carré de même que le cordon de la veine ombilicale, mais on ne sent qu'imparfaitement la vésicule biliaire. Par des mouvements combinés, en s'aidant d'une main placée dans la région du flanc, *on parvient* à redresser le foie et à *le refouler* sous les arcades costales, à sa place normale. Si cet appui extérieur vient à manquer, le foie revient immédiatement à son ancienne position... le foie paraît un peu rapetissé, sa surface est lisse, un peu plus consistance qu'à l'état normal.... = **Foie mobile** *puerp.* — A. 13.

Obs. XXIX. — *Même auteur.* 1885. — Femme 36 ans. « Foie mobile, ventre pendant, distension des muscles grands droits; sa limite inférieure se trouve à quatre centimètres au-dessous de l'ombilic; il *se laisse facilement remuer* et, si la malade change de posture, se meut spontanément. »... = **Foie mobile** *puerp.* — A. 14.

Obs. XXX. — *Même auteur.* 1885. — Femme 39 ans. « Foie mobile. Abaissement et rétroflexion de la matrice. » La malade « souffre depuis plusieurs années d'un foie très mobile, fortement abaissé qui, dans la station verticale, repose par son extrémité inférieure, presque sur la fosse iliaque. » = **Foie mobile** *puerp.* — A. 15.

Obs. XXXI. — *Même auteur.* 1885. — Femme 26 ans. « Foie mobile, ventre pendant, abaissement de la matrice. » Le foie « est placé en entier dans le côté droit du corps; *l'échancrure* du foie est encore un peu sensible en dehors de la ligne parasternale. »......... .... = **Foie mobile** *.puerp.* — A. 16.

Obs. XXXII.— *Même auteur.* 1885.— Femme 43 ans. « Foie mobile, ventre pendant, rétroflexion de l'utérus. » « Le foie, de grosseur normale, à surface polie, est descendu jusqu'à la crête iliaque et est très facilement *réductible.* »..... = **Foie mobile** *puerp.* — A. 17.

Obs. XXXIII. — *Même auteur.* 1885. — Femme 60 ans. « Foie mobile, ventre pendant, prolapsus de la matrice... dans la moitié

droite du ventre, *foie douloureux à la pression*, mobile, rein hypertrophié. Il est poli et de *consistance assez dure*. En l'absence de tout
phénomène pouvant faire croire à une affection maligne, l'hypothèse
que ce foie mobile est carcinomateux paraît écartée. »..... = (?). 1.

Obs. XXXIV. — *Même auteur.* 1885. — Femme 34 ans. « Ventre
pendant, hernie abdominale, abaissement du rein droit et descente du
foie, flexion de la matrice en arrière... Le foie est tellement abaissé
qu'on sent l'*échancrure* dans la région ombilicale. Il n'est pas hypertrophié, mais déplacé. »............... = **Foie mobile.** — A. 18.

Obs. XXXV. — *Même auteur.* 1885. — Femme 30 ans. « Ventre
pendant, abaissement et déplacement latéral du foie vers la droite,
prolapsus du vagin et de l'uterus... Le foie est nettement abaissé et
mobile sans l'être à un très haut degré. » = **Foie mobile.** — A. 19.

Obs. XXXVI. — *Même auteur.* 1885. — Femme 35 ans. « Dans la
région médiane du ventre, on sent le foie, reconnaissable à son *échancrure* et extrêmement sensible à la pression... Dans le decubitus
dorsal, la matité absolue du foie le montre, sur la ligne parasternale,
au bord supérieur de la septième côte, sur la ligne mamillaire, au
bord inférieur de la septième, sur la ligne axillaire, au bord inférieur
de la huitième. »......... = **Foie mobile** *congestionné.* — A. 20.

Obs. XXXVII. — *Même auteur.* 1885. — « Ventre pendant, foie
mobile. » Landau se contente de dire : « Je serais coupable d'une
pure répétition si je rapportais les observations de ces malades. Dans
tous les cas le diagnostic de foie mobile était hors de doute. ».......
.... = **Foie mobile.** -- A. 21.

Obs. XXXVIII. — *Même auteur.* 1885. — Femme 21 ans. « Après
avoir soulevé un fardeau très lourd la malade est prise d'accidents
graves simulant une péritonite : syncope, nausées, vomissements,
fièvre modérée, douleurs internes, presque insupportables à la pression, dans la région supérieure droite du ventre. Bientôt il y a de
l'*ictère*... La sensibilité excessive de l'abdomen empêche de préciser
la nature d'une tumeur qu'on découvre dans la région du flanc droit,
et qu'on croit être un rein... L'ictère dura plusieurs semaines... Deux
ans après on parvient à établir que la tumeur était un foie déplacé.
Un an plus tard le déplacement fut trouvé plus marqué qu'auparavant. »... = (?). 2.

Obs. XXXIX. — *Même auteur.* 1885. — Femme 28 ans. « Foie
mobile, ventre pendant. » Quant la malade est debout « on sent à
cinq centimètres au-dessous de la crête iliaque, dans la moitié droite

du ventre, une tumeur à surface lisse *qu'on peut facilement mouvoir*, surtout de bas en haut et de droite à gauche. On peut la suivre sous les arcades costales. La surface inférieure du foie et en particulier le *le hile* sont faciles à palper... Dans la position horizontale, ...la tumeur remonte visiblement en haut vers les arcades costales. »............
.... = **Foie mobile. — A. 22.**

Obs. XL. — *Même auteur.* 1885. — Femme 30 ans. « Son foie remplit presque toute la moitié droite du ventre, de telle sorte que son contour inférieur, passant à une distance de trois centimètres au-dessous de l'épine iliaque antérieure et supérieure droite se dirige obliquement et en ligne courbe vers l'ombilic et l'appendice xyphoïde... Le foie est peu mobile, la matité absolue du foie commence sur la ligne parasternale mamillaire, au bord inférieur de la septième côte... Le foie est *peu mobile.* » — *Antécédents :* nuls. — *État actuel :* douleurs violentes dans la moitié droite du ventre depuis six mois.

Ce foie, très gros, très douloureux et peu mobile, me paraît devoir être classé ainsi. = **Foie hypertrophié. — B. 6.**

Obs. XLI. — Billroth-von Hacker. 1886. — Femme 36 ans. « ...On sent dans la région abdominale droite supérieure une tumeur un peu plus grosse que le poing, dure, un peu ballottante, qui présente de légers mouvements correspondant à la respiration de la malade. Cette tumeur *peut être refoulée* en arrière vers le rein où l'autre main sent nettement le choc qu'elle produit. On peut aussi la refouler latéralement vers le foie. La tension a une consistance assez compacte, une surface inégale, bosselée... Les médecins, eux aussi, s'étant prononcés pour l'existence d'une tumeur néoplasique, on pratique la laparotomie. » — *Laparotomie :* « ...Tumeur irrégulièrement lobulée, bosselée, de couleur rouge brunâtre... Elle tenait au foie par l'intermédiaire d'un tractus de substance, large de trois à quatre travers de doigt et d'aspect calleux. » On pratique la fixation opératoire.
.... = **Foie à lobe flottant. — G. 1.**

Obs. XLII. — Rosenkranz. 1887. Femme 48 ans. « La cavité abdominale, jusqu'un peu au-dessus du nombril, était remplie par une tumeur qui n'était pas autre que le foie abaissé, mobile en toutes directions et se laissant même retourner sens dessus-dessous... » (1) — *Antécédents :* Sept mois avant, début brusque par vomissements violents, qui durent vingt heures, avec douleurs épigastriques et tout autour de la ceinture, « puis se développent une ascite énorme et de l'anasarque des membres inférieurs et des parois abdominales, sans albuminurie ni lesion cardiaque. Sous l'influence de diurétiques et de purgatifs, les épanchements disparurent rapidement. »

On conviendra qu'une telle observation ne peut figurer que difficilement parmi celles de « foie mobile ».......... = (?). 3.

Obs. XLIII. — Rohden. 1887. — Femme 66 ans. Le foie proemine dans la région sous ombilicale. « *Le bord antérieur même* peut être palpe exactement ; on y sent l'*incisure* qui reçoit le ligament suspenseur, que l'on sent sous forme d'un cordon mince et tendu... Dans le décubitus il est facile de ramener le foie a sa position normale... Alors, dans les inspirations profondes, on voit nettement que le foie se meut, et que les poumons, se dilatant, repoussent en bas le diaphragme et le foie situe a son contact. » — *Antecédents :* Trois grossesses. A 63 ans début de la maladie actuelle. — *Etat actuel :* Sensation de pression dans le ventre, tiraillements dans la région sacrée, tumeur abdominale............. = **Foie mobile.** — A. 23.

Obs. XLIV. — Langenbuch. 1888 — Femme 30 ans. « Présence dans la cavite abdominale d'une tumeur a peine visible exterieurement, grosse comme le poing, s'etendant exactement, sur la ligne médiane de l'épigastre, de l'appendice xyphoïde à six centimetres audessus de l'ombilic et des deux côtes symétriquement, sur une largeur de quatre travers de doigt. La tumeur etait completement lisse au toucher ; *son bord inférieur était epaissi arrondi et lisse*, et, bien qu'elle parut fixée à son extrémite supérieure, elle etait *mobile dans une certaine mesure*. Son tissu paraissait assez compact, uniformément elastique, nullement fluctuant... Il ne pouvait être question que d'un kyste hydatique du foie, peut-être aussi d'un lobe hepatique pédiculé. »— *Laparotomie :* C'etait « un gros lobe hepatique pediculé, s'insérant uniquement sur la partie du foie situee a gauche de la vesicule biliaire. » *Résection*........ = **Foie à lobe flottant.** — G. 2.

Obs. XLV. — Tscherning. 1888. — Femme 36 ans. « Dans le bas-ventre, on sent un tumeur qui s'etend de la région lombaire droite en avant, un peu en dedans de la ligne mamillaire et de l'epine iliaque anterieure et superieure droite jusqu'aux arcs costaux, où elle se prolonge sous le diaphragme, sans que la palpation établisse nettement la liaison entre elle et le diaphragme .. La tumeur présentait une surface lisse, non unie, une consistance solide sans pulsations, frémissement ou bruit de frottement.. Cette tumeur était *mobile latéralement* jusqu'à la ligne médiane et on pouvait la refouler de la région lombaire en avant... Le diagnostic ne pouvait donc être qu'assez incertain. » — *Laparotomie :* « ...Cette tumeur était solide,

41

gris-blanchâtre, couverte d'un revêtement fibreux... La tumeur était un lobe supplémentaire du foie, relié au lobe droit par un large pédicule. » *Hépatorrhaphie*........ = **Foie à lobe flottant. — G. 3.**

Obs. XLVI. — Terrier et Baudouin. 1888. — Femme 52 ans. « A la palpation de l'hypochondre droit et de la région périombilicale du même côté, on sent une grosse tumeur lisse, de volume presque des deux poings, solide, un peu allongée, dirigée de haut en bas et de dehors en dedans ; elle commence à un travers de doigt au-dessous des fausses-côtes, descend jusque dans la fosse iliaque droite et n'est éloignée de la ligne blanche que de deux travers de doigt ; *on la déplace facilement* dans tous les sens, mais *d'une quantité relativement minime*. On peut la saisir, l'envelopper, pour ainsi dire, avec les deux mains, à travers la paroi, en la saisissant par en bas surtout ; elle ne présente pas de bosselures, mais ses limites sont peu précises. On ne peut préciser son extrémité supérieure, tandis qu'en bas *elle se termine par un bord* plus appréciable... Le diagnostic posé est : « rein flottant » à droite. » — *Antécédents :* Deux crises à quatre semaines d'intervalle, trois mois avant, caractérisées par douleurs très vives dans le ventre, surtout dans la fosse iliaque droite — *Laparotomie :* « Lobe du foie très développé et qui descend vers l'ombilic et la fosse iliaque droite » ; ce lobe est « dur, comme sclérosé, mais sans irrégularités à sa surface... Vésicule biliaire non distendue, mais occupée par un volumineux calcul ». Trois mois après l'opération (cholecystotomie) « le foie présente à sa partie antéroinférieure la tumeur qui, à un examen superficiel, donne toujours la sensation d'un rein mobile. Cependant, aujourd'hui que l'on sait qu'il s'agit d'un lobe du foie flottant, on se rend assez parfaitement compte, en palpant avec attention la région, que le rein n'a rien à voir avec cette tumeur. » Le rein est trouvé à sa place derrière la tumeur. La ligne de matité supérieure du foie est abaissée. « Le lobe flottant a des dimensions telles qu'on note 26 centimètres de l'appendice xyphoïde à son extrémité inférieure, un peu douloureux à la pression, qu'il dépasse de 17 centimètres le rebord des fausses-côtes sur la ligne mamillaire. Il a une largeur d'environ 12 centimètres à sa partie moyenne qui correspond à une ligne horizontale passant par les douzième côtes. » .... = **Lithiase biliaire. Foie à lobe flottant hypertrophié. — C. 5.**

Obs. XLVII. — Pichevin. 1888. — « Tumeur qui occupe le côté droit du ventre et se termine par un rebord lisse, à la partie la plus inférieure de la fosse iliaque droite. Il est impossible de délimiter la partie supérieure de la tumeur qui remonte dans le flanc droit et qui ne semble avoir aucun rapport avec l'organe hépatique. La tumeur est

dure, lisse à sa surface, plus longue de haut en bas que large transversalement. Elle est douée d'une certaine mobilité, transversalement
et surtout de bas en haut ; à un certain moment, sous l'influence de
quelques manipulations, elle glisse sous nos doigts et remonte. Cependant la tumeur est encore perceptible dans le flanc droit... Le
diagnostic du « rein mobile » ne semblait pas douteux » — *Autopsie :*
« Lobe flottant du foie. Ce lobe quadrilatère, long de 20 centimètres
sur 10 de large environ, se détache du bord inférieur du foie et, au
lieu de se mettre en rapport avec la paroi abdominale antérieure,
tombe presque verticalement en arrière et se met en contact avec la
fosse iliaque. En soulevant ce lobe, on rencontre un rein mobile. »
.... = **Foie à lobe flottant hypertrophié.** — G. 4.

Obs XLVIII.— SZIGETHY. 1889.— Femme 42 ans. « Dans le decubitus dorsal on sent dans la region supra-ombilicale gauche un corps
lisse, consistant, *à bords arrondis*, dont le bord inférieur se sent, sur
une ligne horizontale passant par l'ombilic, jusqu'à la ligne axillaire
gauche postérieure ; puis il s'infléchit vers la profondeur ; le bord
inférieur de ce corps forme, en avant et en haut, un dôme à courbure
très marquée, si bien qu'il passe à 4 centimètres au-dessus de l'ombilic, puis, par une courbure regardant à gauche et en haut, atteint le
rebord inférieur des fausses-côtes. Là il forme une dépression et se
continue sous la paroi thoracique. Ce sillon se continue sur tout le
corps en question le long de la ligne mamillaire prolongée et on y
sent très nettement un cordon dur (ligament suspenseur). Suivant ce
sillon la largeur du corps anormal est de 12 centimètres, sa longueur
jusqu'à la ligne axillaire gauche est de 30 centimètres... » Le malade
est subictérique, a de l'ascite (qui disparut en partie, et l'auteur ajoute :
« Le foie mobile avait provoqué l'ascite en se portant à droite, après
avoir complètement rompu ses ligaments suspenseurs, se retournant
complètement et, par suite, tordant ses vaisseaux sur eux-mêmes... »
Puis, « le foie ayant de nouveau changé de position, avait de nouveau
déroule ses vaisseaux et l'ascite avait commencé de diminuer. » (!!)

Ascite, ictère, bords arrondis, c'est plus qu'il n'en faut pour
que nous n'acceptions pas ce foie comme « foie mobile », d'autant même que l'observation ne mentionne pas de mobilité.
.... = **Cirrhose du foie.** — H. 3.

Obs. XLIX. — EINHORN. 1889. — Homme 57 ans. « Sur toute la
region épigastrique, proéminence ovalaire, aplatie, qui, par son bord
inférieur, arrive à deux travers de doigt au-dessus de l'ombilic.... la
palpation décèle une tumeur de consistance assez solide, à surface
lisse, spheroïdale ou plutôt ovoïde, *se laissant déplacer à droite et en*

haut, absence de matité dans la région hépatique. » — *Antécédents :* fievre jaune vingt ans avant ; debut il y a quelques mois par un gros frisson et des vertiges, des vomissements, des douleurs abdominales, qui exigèrent 5 jours de lit et 10 jours de séjour à l'hôpital...........
.... = **Foie mobile (?). — A. 24.**

Obs L. — CURTIUS. 1889. — Femme 41 ans. « Tumeur s'étendant du rebord inférieur des fausses côtes jusque dans le grand bassin. La surface de cette tumeur est lisse et sa consistance est solide. Du côté droit, elle parait arrondie, et sa surface fuit dans la profondeur, de sorte qu'on ne peut la circonscrire avec la main. Vers la gauche, elle présente un *bord assez marqué* ; à peu près au milieu de ce bord se trouve un *angle rentrant*, qui fait que la tumeur a, de ce côté. l'aspect d'un sablier.... la tumeur est extrêmement mobile et *on peut la refouler* facilement à droite et en haut ; il est même possible de lui faire occuper la place du foie normal. Sa longueur mesurée du bord inférieur de la cinquieme côte jusque dans le grand bassin, est de 27 cent. 5, a l'exception d'un certain point situé au-dessus de l'ombilic, et ou la tumeur présente sa largeur maxima (environ 17 cent.) la tumeur n'atteint pas la ligne blanche et ne s'en approche que jusqu'à 2 ou 3 centimetres. A la hauteur de l'ombilie, sa distance à la ligne blanche est presque de 3 cent. et elle s'étend vers la droite jusqu'à 18 cent. de ce point.... » Deux mois plus tard, *ascite*, dyspnée, le foie s'est porté plus à droite de la ligne blanche dont il est distant de 4 cent. 5. — *Antecédents :* depuis sept ans, dyspepsie, eructations fréquentes, oppression ; depuis deux ans, aggravation.— *Etat actuel :* depuis 1 an, crises tres violentes avec douleurs lancinantes de la region sacrée s'irradiant vers l'estomac et la région ombilicale, avec dyspnée intense.

N'est-il pas bien difficile de classer sans le contrôle de l'autopsie, parmi les foies mobiles, ce foie qui semble réellement hypertrophié et dont la maladie se compliquera bientôt d'ascite. .... = **Foie hypertrophié. — B. 7.**

Obs. LI. — SELUCK. 1890. — Homme 30 ans. « A 8 centimètres au-dessus de l'ombilic le tympanisme (qu'on trouve étendu de la sixième côte à ce point) commence à disparaitre et se transforme plus loin en une matite presque absolue qui s'étend jusqu'à l'hypochondre gauche. Au-dessus de l'ombilic, au point de disparition du tympanisme, on sent une *échancrure*, et *le bord d'un corps lisse et glissant;* en haut le bord de l'echancrure est plus tranchant, en bas il est plus obtus... le lobe gauche occupe par ses deux tiers surtout la moitié

- gauche et inférieure de l'abdomen. *Il ne se déplace ni par la pression ni par le changement de position* du malade.

Il est impossible, sans vérification par l'autopsie, de considérer comme « foie mobile » ce foie qui, d'ailleurs, est immobile.

.... = (?). 4.

Obs. LII. — Mann. 1890. — Homme 43 ans. « Dans la région abdominale supérieure, tumeur dont le bord inférieur s'étend en deux courbes convexes de l'épine iliaque antérieure et supérieure droite à l'ombilic et de là au bord inférieur du thorax du côté gauche. *Ce bord est lisse et dur* au toucher comme toute la tumeur, *se déplace un peu* quand le malade fait une inspiration profonde et présente dans la région abdominale une *incisure* profonde... » — *Antécédents :* Scorbut et hypertrophie du foie il y a 4 ans ; néphrorrhagies et hypertrophie du foie il y a 3 ans. — *Autopsie :* tissu hépatique dur à couper. Le parenchyme du foie est criblé de granulations pigmentaires.

De la très complète et très longue observation dont je détache les lignes précédentes, il me parait impossible de ne pas conclure que ce foie, malgré un certain degré de mobilité, ne doive pas figurer parmi les observations de foie mobile.

.... = **Cirrhose du foie.** -- H. 4.

Obs. LIII. — Frank. 1891. — Femme 38 ans. « A la palpation profonde, le foie donne la sensation d'une tumeur grosse, rude, inégale. Il se meut librement avec la respiration. Il est déplacé en bas et vers le flanc.... *la rate est hypertrophiée ainsi que le lobe gauche du foie....* Le foie est atrophié en certains points, hypertrophié dans d'autres. En certains endroits, par suite de cette atrophie, on ne peut le sentir, tandis qu'ailleurs, il se présente comme une tumeur dure et irrégulière ». — *Antécédents :* depuis 4 ans, nausées et douleurs d'estomac, *douleurs hépatiques vives avec ictère* à plusieurs reprises.

Comment accepter que ce foie puisse être considéré comme un foie mobile ?. = **Lithiase biliaire. Foie hypertrophié.** — C. 6.

Obs. LIV. — Gérard Marchant. 1891. — Femme 37 ans. « On sent, au niveau de l'hypochondre droit, une tumeur mobile, *qu'il est facile de faire remonter* sous le rebord des côtes qu'elle dépasse de 4 ou 5 travers de doigt. Du même côté, mais très profondément, on sent également une autre tumeur mobile, ayant la forme du rein, ce qu'il est facile de reconnaître et qui n'est autre chose que le rein déplacé et mobile. On ne porte aucun diagnostic ferme pour la tumeur de la région hépatique, et comme la malade a déjà eu un kyste hydatique (kyste du lobe gauche du foie, vérifié et guéri par des ponctions successives) on se décide à faire la laparotomie exploratrice. » — - *Laparotomie :* « On constate au niveau de la plaie la présence du foie dont l'aspect est normal,] mais qui est abaissé de trois travers de doigt et mobile. » *Hépatopexie*...... = **Foie mobile** — A. 25.

Depuis 1892, date de la publication de la thèse de Faure (1) à laquelle, ainsi que je l'ai dit, j'ai emprunté, en les résumant, les documents bibliographiques qui précèdent, vingt-trois observations nouvelles de foie mobile ou d'hépatoptose ont été publiées, à ma connaissance du moins ; nous allons en donner le résumé.

Obs. LV. — Weissenberg. (2) 1893. — Femme 43 ans. « A la palpation on sent une région résistante dans la partie moyenne du bas ventre. *Le bord inférieur de la tumeur* est tranchant, on peut nettement le palper dans une duplication de la peau, il est interrompu par une *incisure* qui se trouve à la hauteur de la ligne parasternale; à gauche de cette incisure on sent la tumeur plus massive et plus arrondie, *elle ne se laisse mouvoir que dans d'étroites limites*, surtout à droite et en haut. La tumeur (explorée par la percussion) commence en haut au 7° espace intercostal, un peu plus bas à droite qu'à gauche; sa limite inférieure est à trois travers de doigt au-dessous de l'ombilic, elle est limitée de chaque côté par les lignes mamillaires. Sa

(1) Faure. Loc. cit — Dans la bibliographie qu'on vient de lire, le nombre des observations est de LIV comme dans la thèse de Faure, mais les numéros des observations ne sont pas les mêmes. J'ai cru devoir en effet, supprimer l'obs. I de Faure, qui est celle d'Heister, où il s'agit d'une ectopie fixe du foie, trouvée dans une autopsie en 1754. J'ai supprimé en outre quatre observations de Landau (obs. XXXVIII à XLI de Faure) au sujet desquelles l'auteur allemand se contente, sous le titre de « ventre pendant, foie mobile » de nous signaler les initiales, l'âge et le nombre des accouchements des quatre malades correspondants, sans aucun autre détail. En revanche, à la place des cinq observations que j'ai ainsi supprimées, j'ai intercalé, à leur rang chronologique, cinq observations de foie à lobe flottant. Ces observations sont bien données in extenso dans a thèse de Faure, mais seulement à titre documentaire pour l'historique de l'hepato-pexie. Il m'a semblé qu'à tous les points de vue, pathogenie, diagnostie, indication thérapeutique, l'analogie entre le foie à lobe flottant et le foie mobile était assez frappante pour qu'on dût considérer le foie à lobe flottant comme une variété de foie mobile et le faire figurer sous la même rubrique.

(2) Weissenberg.— Ein Fall von Wanderleber. Hepar migrans, mobile. Deutsch. Med. Woch. 30 nov. 1893.

plus grande largeur est de 32 cent., sa plus grande longueur de 16 cent., sa limite supérieure s'abaisse pendant une profonde inspiration. La tumeur peut être remontée en haut jusqu'à l'ombilic. » La malade meurt un mois après avec diarrhée et vomissements, frissons, violentes douleurs à trois travers de doigt au-dessus de l'ombilic. — Autopsie refusée.

L'auteur croit lui-même que cette malade avait une péritonite chronique et que la mort a été entraînée par des coliques hépatiques. = **Lithiase biliaire, foie hypertrophié.** — C. 7.

Obs. LVI. — RICHELOT (1). 1893. — Femme 28 ans. « On trouve assez haut, dans la fosse iliaque droite, un empâtement dur, circonscrit, *sans mobilité*, douloureux à la pression. Il n'y a ni fluctuation, ni rénitence... On pense à une ectopie du rein fixé par des adhérences inflammatoires. Pour mon compte, je n'admets guère ce diagnostic, mais je pense encore moins au foie, car, entre la tumeur et les fausses-côtes, le flanc droit est libre et paraît avoir toute sa souplesse. Cette tumeur iliaque me semble avoisiner l'intestin et revêtir une des formes connues de l'appendicite. » — *Laparotomie :* « ...Je reconnais le foie descendu dans la fosse iliaque, l'organe est de volume normal et son tissu paraît sain dans presque toute son étendue : mais il a changé de place, il est devenu vertical, son lobe gauche occupe l'hypochondre droit, sa face convexe est tournée en dehors, et l'extrémité de son lobe gauche est venu se mettre en rapport avec la paroi abdominale un peu au-dessous du cœur ; l'adhérence qui s'est faite en ce point correspond à une surface large comme la paume de la main, où la capsule de Glisson est blanche, épaisse et fibreuse... Je ne sais d'ailleurs quelle pouvait être l'origine de cette périhépatite localisée qui rendait immobile le foie déplacé... Les adhérences ayant été rompues, le foie devient libre et mobile et je le repousse facilement en haut, de manière à lui rendre à peu près son attitude normale. » — *Hépatopexie*............... = **Foie à lobe flottant.** — G. 5.

Obs. LVII. — CARDARELLI (2). 1893. — Femme 52 ans. « Ventre en besace, tumeur mobile, de résistance modérée et de superficie irrégulière, touchant à droite par sa partie supérieure les fausses-côtes ; le côté gauche de la tumeur correspond à une ligne qui prolongerait le sternum ; elle arrive en bas à quatre travers de doigt de la cicatrice

---

(1) RICHELOT. — *Examen d'un foie déplacé.* Gaz. hôp. 20 juillet 1893, e Union médicale, 1893.

(2) CARDARELLI. — Reforme médicale, 1893.

ombilicale; à la percussion son tympanique; sonorité anormale à la partie inférieure du poumon droit. Foie réintégrant assez facilement sa cavité.................................. = **Foie mobile. — A. 26.**

Obs. LVIII. — M<small>ATHIEU</small> (1). 1893. — Femme 53 ans. « La recherche d'un foie mobile possible fit constater dans l'abdomen, du côté droit, très bas, une tumeur arrondie qui fut d'abord prise pour un rein abaissé, mais le volume de la tumeur fit penser qu'il s'agissait du foie. En effet, à travers les parois minces et très lâches de l'abdomen, il était possible de percevoir, de pincer même entre les doigts le *bord tranchant* et de reconnaître les *deux encoches* caractéristiques. Le bord du foie se dirigeait obliquement de l'épine iliaque antérieure et supérieure droite vers l'ombilic. La face supérieure du foie se perdait sous les fausses-côtes. Sonorité dans la région hépatique. *Réduction facile* de l'organe ». — *Antécédents :* coliques hépatiques. — *Etat actuel :* ictère....... = **Lithiase biliaire, foie mobile. — C. 8.**

Obs. LIX. — G<small>ODARD</small> (1). 1893. — Femme 55 ans « Ventre pendant... La tumeur de l'hypocondre et du flanc droit est lisse, son bord supérieur se perd dans la cage thoracique; son *bord inférieur tranchant* remonte à 2 ou 3 centimètres au-dessus de l'ombilic sur la ligne médiane; en cet endroit on sent une *incisure nette*. La tumeur est *parfaitement mobile* et change de place avec les diverses positions que prend la malade. » — *Antécédents :* grossesses répétées. — *Etat actuel :* syndrôme de l'entéroptose. = **Foie mobile. — A. 27.**

Obs. LX. — *Même auteur.* 1893. — Femme 66 ans. « Tumeur dans le flanc et l'hypochondre droits, son bord inférieur se dirigeant vers l'ombilic, en passant à deux ou trois cent de celui-ci On y constate *deux échancrures* bien nettes. La *tumeur est mobile.* » — *Antécédents :* crises quotidiennes la nuit avec sueurs froides et vomissements, ictère, selles blanches, urines colorées...............·· ....· = **Lithiase biliaire, foie mobile. — C. 9.**

Obs. LXI. — *Même auteur.* 1893. — Femme 36 ans. « Eventration. L'on sent à 3 ou 4 centimètres de l'épine iliaque antérieure et supérieure une tumeur qui se termine par *un bord tranchant* situé profondément. Celle-ci présente les *deux échancrures* que l'on constate au bord antérieur du foie et se termine en passant à deux

---

(1) M<small>ATHIEU</small>. — *Un cas de foie flottant.* Bull. Société Médicale Hôp. 20 oct. 1893.

(2) G<small>ODARD</small>. — *Observations de quelques cas d'hépatoptose.* Journ. de la Soc. des sciences méd. et nat. de Bruxelles. 6 janv. 1894.

travers de doigt de l'ombilic sur la ligne parasternale gauche... surface
lisse... sonorité de la région hepatique... par les changements de
position de la malade, le decubitus, par exemple, *on peut constater
une certaine mobilité.* On peut, en outre, *refouler* jusqu'à un certain
point l'organe dans sa cage. — *Antécédents :* grossesses. — *Etat
actuel :* syndrôme neurasthenique et abdominal, subictère, douleurs
dans l'hypocondre droit................ = **Foie mobile.** — A. 28.

Obs. LXII. — *Même auteur.* 1893. — Femme 48 ans. « A trois
travers de doigt au-dessus de l'ombilic, on arrive à un endroit sensible, plus résistant à la pression. Dans le flanc et l'hypochondre droit,
on perçoit une tumeur lisse, dont le *bord inférieur, tranchant,* se
dirige vers l'ombilic, et, a trois travers de doigt sur la gauche de
celui-ci, la main perçoit une *échancrure;* le bord remonte vers la
ligne mediane, qu'il traverse a deux doigts de l'ombilic, et atteint
l'angle des cartilages costaux à la neuvième côte. La surface est
lisse : sur le bord inférieur, au niveau du tiers gauche de la ligne
partant de l'epine iliaque vers l'ombilic, on sent une nodosité arrondie
(vésicule). La tumeur est très resistante a droite moindre à gauche... »
— *Etat actuel :* gastralgie, subictere, vomissements biliaires........
.... = **Lithiase biliaire.** — C. 10.

Obs LXIII. — *Même auteur.* 1893. — Femme 40 ans. « Le bord
antérieur du foie est perceptible profondément, il descend jusqu'au
dessous de l'ombilic, sur la ligne mediane, et dans le flanc droit, a
trois travers de doigt de la ligne horizontale reliant les deux épines
iliaques antero-superieures. La palpation permet en outre de constater l'eventration et, sous le chloroforme, les signes de l'enteroptose,
decrits par Glenard : boudin iliaque dejete en dedans, corde colique
transverse sous l'ombilic ». — *Antecedents et état actuel :* coliques
hépatiques et ictere. — *Laparotomie :* l'operation permet de verifier
la descente totale du foie ; la vesicule biliaire etait retractée et renfermait un nombre considerable de calculs ....
.... = **Lithiase biliaire** — C. 11.

Obs. LXIV. — Leube. 1891 *(1).* — Homme 17 ans. A la suite
de ponction d'une ascite chez un cardiaque « l'epigastre se presente
profondement abaisse en-dessous de l'arcade costale et surtout a
droite, plus bas on constate l'existence d'une tumeur formant relief a
la surface du ventre, de resonnance obscure, dont la limite supérieure
descend rapidement vers l'epigastre attaissé, tandis qu'elle se perd en

(1) Leube. — *Clin. Med* de Wurtzbourg, 1894.

bas sans limites précises. Elle mesure en haut 10 à 11 cent. sur la ligne médiane, 15 cent. sur la ligne mamillaire, 35 centimètres transversalement. La superficie de la tumeur énormément mobile est unie et dure (induration cyanotique du foie), le bord inférieur est à pic et s'étend de gauche à droite. On reconnaît à coup sûr le bord inférieur du foie, la limite supérieure convexe s'étend profondément en arrière vers la colonne vertébrale : de cette limite supérieure jusqu'à l'arcade costale se trouve une partie creuse au niveau de laquelle on distingue un mouvement oscillatoire causé par les pulsations communiquées par le cœur au liquide situé dans l'épigastre entre le foie et le diaphragme et représentant évidemment une partie de l'ascite... On peut facilement et sans une forte pression déplacer le foie dans l'hypochondre. » — *Autopsie :* insuffisance de la mitrale et de la tricuspide, péricardite adhérente, induration cyanotique du foie, du rein et de la rate. Foie mobile par allongement des ligaments. ».... .... = **Cirrhose d'origine cardiaque. — H. 5.**

Obs. LXV. — Poli. 1893 (1). — Femme 29 ans. .Cyphoscoliose droite, sonorité de la région hépatique normale. « La palpation permet de sentir nettement une tumeur indolente, de médiocre consistance, de superficie lisse, dont le *bord inférieur, bien net*, présente *une incisure* correspondant à la cicatrice ombilicale. La tumeur a une forme allongée dans le sens transversal : son extrémité gauche est moins volumineuse que celle de droite, et cette dernière s'étale tout entière dans la fosse iliaque, tandis que le reste domine le niveau de l'arcade du pubis. *Facilement mobilisable*, on peut repousser cette tumeur et la retourner d'une certaine façon. On arrive à la porter à peu de distance du siège du foie avec la grosse extrémité tournée à droite. »......... = **Foie déplacé par cyphoscoliose. — F. 3.**

Obs. LXVI. — Bobrov (2). 1895. — Femme 50 ans. « Le foie remonte à deux travers de doigt au-dessus de sa limite normale et descend à un travers de main au-dessous de l'ombilic, jusqu'au contact de l'os iliaque... » — *Antécédents :* Depuis vingt ans, coliques hépatiques et ictère. — *Hépatopexie...* = **Lithiase biliaire. — C. 12.**

Obs. LXVII. — Familiant (3). 1895. — Femme 34 ans. Sonorité de la région hépatique normale. « A droite de l'ombilic, on notait un corps assez ferme dont la limite supérieure dépassait de deux travers de doigt l'ombilic, et qui, par son bord inférieur, arrivait jusqu'à la

(1) Poli. — Réforme médicale, 1893.
(2) Bobrov. — Compte-rendu de la Soc de chir. de Moscou. Oct. 1895.
(3) Familiant. — *Hépatoptose.* Ejenedelnic, 1895.

région inguinale. Lorsque la malade était couchée sur le dos, la paroi abdominale était moins pendante, les limites du corps ferme remontant un peu en haut, et l'on pouvait alors passer le bout des doigts entre le bord inférieur de cette tumeur et l'aine. Grâce à cette manœuvre, on pouvait percevoir sur le bord inférieur de la tumeur une *échancrure* rappelant l'incisure interlobaire .. »   *Antécédents :* plusieurs grossesses ; fièvres intermittentes rebelles ; jamais de corset. — *Etat actuel :* syndrôme abdominal.........................
.... = **Foie mobile.** *Etiol. puerp.* — A. 29.

Obs. LXVIII. — LANNELONGUE et FAGUET (1). 1895. — Il nous suffira de citer ici le titre même de l'observation : « *Hépatoptose totale. Foie cirrhotique. Hépatopexie.* ».....................
.... = **Cirrhose du foie, hépatoptose.** — H. 6.

Obs. LXIX. — TRÈVES (2). 1896. — Jeune fille, 22 ans. « Dans le décubitus dorsal l'aire de la matité hépatique occupe son siège normal, mais, dans la position debout, le foie est abaissé de deux pouces. L'estomac et toute la masse gastro-intestinale semblent également descendre. Il y a un certain degré de résistance, avec sensibilité à la pression au niveau de la partie transversale du duodénum ; la rate prend part à la ptose générale. » — *Antécédents :* il y a six ans, ulcère de l'estomac ou de l'intestin grêle. Nephroptose du rein droit. *Néphropexie* il y a trois ans. Traitement par l'isolement, le massage, le régime, etc — *Etat actuel :* syndrôme de l'enteroptose, catarrhe intestinal, douleurs abdominales incessantes, vomissements acides très fréquents, affaiblissement. — *Laparotomie :* le foie déborde les côtes et peut être poussé en bas à un remarquable degré. — *Hépatopexie....* = **Foie mobile.** — A. 30.

Obs. LXX. — ABEILZA (3). 1896. — « Cet auteur rapporte un cas de kyste hydatique supposé, où, à l'opération, on trouva un foie

---

(1) **LANNELONGUE** et **FAGUET**.— *Hépatoptose totale. Foie cirrhotique Hépatopexie.* Assoc. française, Bordeaux, 1895.

(2) TRÈVES. — *Abdominal section for Glenard's desease.* Brit med. journal, 4 janv. 1896, et Canadian Practitioner. Toronto 1896.
J'eus à soigner la jeune fille qui fait le sujet de cette observation, en juillet 1891, quatre mois après la nephropexie, six ans avant hépatopexie Je reviendrai plus tard en détail sur l'histoire de cette malade ; au moment où je la vis, je constatai que le rein était bien fixé et que le foie était mobile. C'était un cas d'enteroptose compliquée d'adhérences et de tuberculose des ganglions mesentériques, ainsi que le prouva à laparotomie. Le résultat de l'hépatopexie paraît avoir été satisfaisant.

(3) **ABEILZA**. - Rev. de med. y chirurgia practicas, 5 juillet 1896.

normal mobile et dans lequel la fixation fut suivie de la guérison des symptômes. » (1). — *Hépatopexie*...... = **Foie mobile.** — A. 31.

Obs. LXXI. — Sangline (2). 1896. — Femme 28 ans. « Au niveau de l'hypochondre droit, tumeur très dure, convexe, d'une matité absolue à la percussion et *dont le bord inférieur est anfractueux.* Cette tumeur est, par sa partie supérieure, en rapport direct avec les fausses-côtes .. Sonorité de la région normale du foie... C'est un foie plutôt petit et sa dureté excessive, l'absence d'ictère, les épistaxis, l'apparence des veines abdominales firent penser au début d'une cirrhose atrophique... » — *Antécédents :* Alcoolisme.................
.... = **Cirrhose du foie** *alcoolique.* — II. 7.

Obs. LXXII. — Siredey (3). 1896. — Femme 42 ans. Il s'agit d'une malade qui, six ans avant, a été opérée d'ovariotomie pour ovaires sclerokystiques. Deux ans après on trouve une vaste éventration au niveau de la cicatrice et les deux reins prolabés ; deux ans encore plus tard, une grosse tumeur qui remplit tout le bas-ventre ; « la palpation fait découvrir une masse arrondie, lisse, très sensible, qui semble étalée de droite à gauche et beaucoup plus développée dans le sens transversal que dans le sens antéropostérieur. Son bord supérieur dépasse un peu l'ombilic. A la partie inférieure cette masse semble plonger dans le bassin ; cependant il est assez difficile de lui imprimer des mouvements de latéralité. En cherchant à préciser ses rapports avec l'excavation pelvienne, on constate qu'elle se limite en bas par un *bord lisse, mais un peu tranchant,* qui rappelle absolument le bord du foie : en cherchant à relever ce bord et à le porter en haut et en avant, *on réduit très facilement la tumeur* qui vient occuper l'hypochondre droit... Sonorité dans toute la région du foie. jusqu'au bord supérieur de la masse en question... ».................
.... = **Foie mobile.** *Suite d'éventration opératoire.* — A. 32.

Obs. LXXIII. — Godard (4). 1897. — Femme. « L'examen objectif nous a révélé de l'entéroptose et surtout un foie fortement abaissé dans toute son étendue, le bord inférieur dépassant de trois travers

(1) Cité par Winson Ramsay in *Fixation of liver and both kidneys in a case of Glénard's disease.* Brit. med. journ , 3 mai 1897.

(2) Sangline. — *Contribution à l'étude de l'hépatoptose.* Thèse Paris, 1896.

(3) Siredey. — *In* thèse Sangline. 1896.

(4) Godard — *Quelques cas d'hépatoptose avec complication.* Policlinique. Bruxelles, mars 1897.
A propos de cette observation, Godard appelle l'attention sur l'existence, à côte des coliques calculeuses, de ce que j'ai proposé de désigner sous le nom de « coliques sous-hépatiques », de « pseudo-lithiase biliaire », coliques non calculeuses, fréquentes dans l'entéroptose. et ajoute . « Je puis affirmer en toute certitude avoir vu des cas de ce genre sans lésion du foie

de doigt le rebord costal. »— *Antécédents : coliques hépatiques calculeuses* depuis de nombreuses années. — *État actuel : coliques hepatiques*............ = **Lithiase biliaire, hépatoptose.** — C. 13.

Obs. LXXIV. — *Même auteur* (1). 1897. — Femme 31 ans. « Le ventre est très fort, s'étale... ventre trilobé... La palpation profonde permet de constater, dans le flanc droit, une masse profonde que l'on peut faire mouvoir ; on délimite profondément, contre la paroi postérieure, le *bord du foie*, à deux bons travers de doigt au-dessous du rebord costal. La limite supérieure du foie est abaissée au point que l'aire de matité occupe tout au plus deux travers de doigt de la cage thoracique, sur la ligne mamillaire. La ligne de percussion superieure est a la dixieme côte sur la ligne axillaire, la huitieme sur la ligne mamillaire, la septième sur la ligne parasternale. Sur la ligne mediane elle atteint la pointe du sternum... *En déplaçant la malade, ces limites changent beaucoup...* on ne sent pas de rein mobile... on constate le boudin iléocœcal et le cordon sigmoïdal. — *Antécédents :* grossesse. — *État actuel :* pseudo-lithiase.......................
.... = **Foie mobile, pseudo-lithiase.** — A. 33.

Obs. LXXV. — *Même auteur.* 1897. — Femme 55 ans. « Le ventre est fort, mou, et en enfonçant les doigts profondément, au-dessus et en dehors de l'ombilic à droite, on perçoit un corps résistant, de surface lisse, de forme arrondie, semblant se continuer avec le bord anterieur du foie descendu de trois travers de doigt sous le rebord costal .. La limite supérieure du foie est fortement abaissée. L'aire de matité n'occupe que deux travers de doigt sur la cage thoracique, sur la ligne mamillaire, et deux et demi sur la ligne axillaire. Cette surface de matité diminue encore si on fait coucher la patiente sur le côte droit. » — *Antécedents :* malaises dans la jeunesse, huit enfants. — *État actuel :* insomnie, céphalee le matin, douleurs en ceinture............................... = **Foie mobile.** — A. 34.

Obs. LXXVI. — *Même auteur* (2). 1897. — Femme 56 ans. «... Eventration de trois travers de doigt. Le gros intestin présente

et sans calculs... L'existence de la colique *sous-hepatique*, pseudo-biliaire, dans l'entéroptose, doit nous mettre en defiance, lorsque, dans un cas de prolapsus du foie, nous nous trouvons en présence de crises que l'on pourrait confondre avec la colique hepatique vraie. » C'est là un sujet sur lequel 'aurai l'occasion de revenir plus tard.

(1) GODARD. Ibid — Cette observation est donnée par l'auteur comme un cas dans lequel les crises purent etre interpretees comme des coliques *sous-hépatiques*, et il ajoute tort judicieusement « Le traitement que nous appliquerons ici, la sangle de Glénard et le régime de l'enteroptose, nous servira de pierre de touche pour etablir le diagnostic de ces crises. »

(2) GODARD. Ibid. — « Des quatre observations d'hepatoptose que nous venons de voir, conclue Godard, la troisieme est absolument pure de com-

les trois signes de Glénard (boudin iléocœcal, corde colique transverse, cordon sigmoïdal). Le bord inférieur du foie est à trois travers
de doigt sous le rebord costal, le bord supérieur se trouve sur la
ligne axillaire antérieur à la dixième côte, à la neuvième sur la ligne
mamillaire, à la sixième sur la ligne parasternale... le rein droit est
flottant dans la fosse iliaque et le flanc droit. — *Antécedents :* chagrin il y a dix-huit mois, malaises depuis trois mois avec sécheresse
de la bouche, amaigrissement. — *Etat actuel :* subictère, glycosurie
abondante..................... = **Diabète, foie mobile. — I. 1**

Obs. LXXVII.— DELAGENIÈRE (1). 1897.— Femme 30 ans. Dans
cette observation, presentée sous le titre de « cirrhose biliaire avec
hépatoptose », le foie était très gros et descendu. Le bord postérieur
du foie était devenu supérieur. On reduit le foie en plaçant la femme
dans la position declive. — *Laparotomie :* le foie est volumineux et
mobile, la face supérieure du viscere regarde en avant, la réduction
de l'organe à sa situation normale se fait sans difficulte. — *Fixation
du foie et création d'une fistule bilaire,* pour guérir la cirrhose com-
mençante .... = **Cirrhose biliaire, hépatoptose. — H. 8.**

Obs. LXXVIII. — GUÉNIOT (2). 1897. — Femme 35 ans. « Prolapsus parieto-viscéral de l'abdomen typique, ventre pendant dans la
station debout, avec une éventration de la ligne blanche. La palpation
permet de saisir le *bord antérieur du foie,* très abaissé, entre les
quatre derniers doigts de la main, enfoncés sous le foie a travers
cette paroi abdominale flasque et dépressible. et, d'autre part, le
pouce s'appuyant sur la face antérieure de l'organe. Le foie descend

plications. Les autres sont compliquées de lithiase biliaire ou de pseudo-
lithiase biliaire ou de glycosurie. Nous avons voulu attirer l'attention des
observateurs sur ce point pour permettre, par la publication de faits plus
nombreux, de degager les relations qui rattachent ces complications à
l'hépatoptose. »
  Je me permettrai de dire seulement, sur ce sujet si digne d'une discussion approfondie, que ma conclusion est la suivante : La lithiase biliaire,
le diabète qui, l'un comme l'autre, sont des maladies du foie, peuvent survenir aussi bien avec un foie ptosé qu'avec un foie de situation normale.
L'hépatoptose ne constitue pas par elle-même une prédisposition à ces
maladies, mais l'hépatoptose, par le fait qu'elle existe, implique déjà une
affection antécédente du foie, affection qui, dans les phases ultérieures de
son évolution, pourra revêtir le syndrôme, soit da la dyspepsie, soit de la
lithiase urique, soit de la lithiase biliaire, soit de l'une après l'autre de ces
maladies, soit enfin de toute autre modalite de l' « hepatisme ».

  (1) DELAGENIÈRE. — *Cirrhose biliaire sans ictère avec hépatoptose,
traitée par l'hépatopexie avec création de fistule biliaire temporaire.*
Bull. Soc. chir. Paris, 31 mars 1897.— La malade fut guérie de sa cirrhose
et, de cette remarquable observation, Delagenière conclue à la curabilité
de certaines cirrhoses par la cuolécystotomie temporaire.

  (2) GUÉNIOT. — *Note sur un tiraillement douloureux à distance dans
le foie mobile.* Gaz. hóp. 1er avril 1897, p. 575.

bien au-dessous des fausses-côtes ; son lobe droit arrive en pleine fosse iliaque. L'organe est en même temps *assez mobile*, susceptible de déplacements très sensibles, qui se produisent au cours même de l'examen et empêchent de tracer son contour sur la paroi. » — *Antécédents :* port d'une lourde charge — *État actuel :* syndrome de l'enteroptose, tiraillements en arrière du sternum, jusqu'au niveau de la base du cou. — *Hépatopexie..................................* .... = **Foie mobile.** *Étiol. traum.* — A. 35.

Obs. LXXIX. — Winson Ramsay (1). 1897 — Femme 39 ans. « Dans la station debout on reconnait que le foie, qui, lorsque la malade était couchée, occupait une situation presque normale, pivotait autour de son lobe gauche, de telle sorte que le lobe droit tombant jusqu'à occuper la partie moyenne de l'abdomen près de l'ombilic. Il était mobilisable autour de son axe, le lobe droit pouvant être abaissé vers la partie gauche de l'hypogastre ou *remonte dans sa position normale.* Il semblait *plus mince* qu'à l'état normal, était légèrement sensible à la pression, et ses mouvements provoquaient de suite nausées et vomissements Rein mobile des deux côtés. » — *Antécédents :* fièvre typhoïde à 18 ans, ulcère gastrique entre 20 et 25 ans, attaque d'influenza deux mois avant la maladie actuelle; trois enfants, dont le plus jeune a 4 ans. — *État actuel :* syndrome abdominal, néphroptose double, abaissement du foie. — *Néphropexie gauche,* puis droite 10 mois après ; *hépatopexie* deux mois après la néphropexie droite...................... = **Foie mobile.** — A. 36.

Obs. LXXX. — Blanc (2). 1897. Femme 35 ans. « Foie gros, mais surtout abaissé, descendant de 2 à 3 travers de doigt au-dessous de l'ombilic; en le prenant entre la paume de la main et le pouce, on l'enucléait comme un noyau de cerise et *on le remontait sous les fausses-côtes ; abandonné à lui-même, il retombait aussitôt* ; il s'agissait donc bien d'une hépatoptose... ». — *Antécédents .* « Série de poussées avec frisson violent, vomissements bilieux abondants, température allant de 40 à 41 degrés ; ces poussées survenant tous les cinq à six jours avec les mêmes caractères, firent craindre l'existence d'un abcès du foie, qui présentait un volume considérable pendant l'accès... les poussées fébriles, qui, à la longue, s'étaient accompagnées d'un léger ictère, étaient dues très probablement à la

---

(1) Winson Ramsay — *Fixation of Liver and both Kidneys in a case of Glenard's disease.* British med. journal, 8 mai 1897.

(2) Blanc — Observ. d'hépatopexie pour une hépatoptose totale. Congres de med. int. de Saint Étienne. 1897.

coudure des voies biliaires et à la rétention biliaire qui s'en suivait.
La fixation du foie s'imposait donc. » — *État actuel* : Ataxie loco-
motrice, poussées douloureuses, etc. — *Hépatopexie*. « Le foie est
dur, étranglé en sablier, abaissé en masse, on le remonte facilement
sous les côtes... résultat opératoire parfait ; les poussées douloureuses
et febriles n'ont pas reparu depuis 18 mois, époque de l'opération... »
.... = **Ataxie locomo-
trice. Foie hypertrophié et déformé. Angiocholite.** — B. 8.

Quatre-vingts observations, tel est à ce jour le total
des cas publiés depuis trente ans, depuis la première observation de Cantani en 1866, sous les titres de « foie mobile »,
« foie flottant », ou encore, depuis une sizaine d'années, sous
le titre d' « hépatoptose ». Ce terme « hépatoptose » est celui
par lequel, en 1885, en vertu d'une conception d'ensemble
courbant sous une même loi la mobilité anormale des viscères
abdominaux, j'avais proposé de désigner le défaut de stabilité
du foie. J'insistai alors sur l'extrême fréquence de l'hépatoptose
et l'on remarquera que, sur les 80 observations que j'ai pu
rassembler, il n'en est que 25 qui aient été recueillies au cours
des vingt années antérieures à 1885, tandis que les 55 autres,
postérieures à 1885, ont été relevées dans l'intervalle de dix
années seulement.

Dans ces 80 observations j'ai scrupuleusement transcrit
tout ce qui concerne la séméiologie objective du foie et, quand
ils existaient, les résultats, soit de la nécropsie, soit de la
biopsie (par laparotomie). Quant aux autres détails des observations, je n'en ai relevé que les traits essentiels, ceux que je
considérais comme nécessaires à l'établissement du diagnostic,
dont je n'avais pour but, dans cette étude, que de discuter les
bases objectives. A ce point de vue, quelques documents ico-
nographiques eussent été particulièrement précieux (1).

(1) Nulle observation de maladie de foie ne devrait être publiée sans
diagramme hépatique ; je me suis permis, en 1890, de proposer une notation
spéciale, extrêmement simple, applicable par ceux qui sont le moins aptes
à l'art du dessin, et je pourrais citer déjà nombre d'auteurs qui ont bien
voulu suivre ce conseil. Il n'est pas douteux que l'usage d'une aussi pré-

Voici les seuls que j'aie trouvés, nous aurons à les faire intervenir dans la discussion :

Diagrammes de « foie mobile », d'après les auteurs.

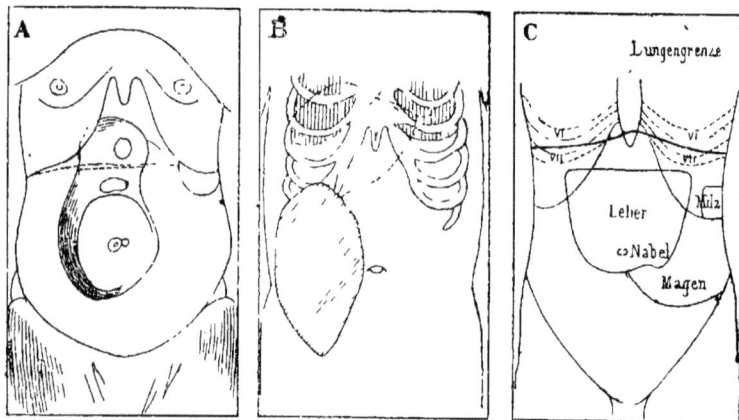

A. D'après KISBRRT (*Ein Fall von Wanderleber*. Berl Klin. Woch. 1884).
    [L'un lyse le l'observation (Obs. XXV) nous a autorisé à conclure qu'il s'agissait d'un *foie hypertrophié paludéen*]

B. D'après CHVOSTEK (*Ein Fall einer Wandernden Leber* Wiener. med. Presse. 1876).
    [L analyse de l'observation (Obs. IX) nous a fait admettre le diagnostic de *lithiase biliaire avec mobilité du foie.*]

C. D'après WEISSANDEL (*Ein Fall von Wanderleber*. Deutsch. med. Woch. 1893).
    [Nous avons interprété cette observation (Obs. LV) comme un cas de *lithiase biliaire avec hypertrophie du foie.*]

Si jamais, en effet, discussion dut éclater avec violence, c'est bien après la lecture de ces observations de foie mobile ! Cette lecture provoque un tel entrechoc de questions qu'il faut se reprendre pour choisir celle par laquelle commencer ! Question de nomenclature, question de nosologie, question de pathogénie, question de thérapeutique, question de pathologie

cieuse indication ne se généralise, lorsque seront vulgarisées les délicats procédés de palpation du foie. (Voy. GLÉNARD : *Des résultats objectifs de l'exploration du foie chez les diabétiques.* Ouvrage illustré de 342 diagrammes lithographiés de foie. Com nun. à l'Acad. de méd. le 17 avril 1890, Lyon médical 20 avril 1890, et Paris, Masson, 72 pages. — *Palpation bimanuelle du foie par le « procédé du pouce ».* Lyon médical, 3 janvier 1892, et Paris, Masson, 17 pages, 6 planches dans le texte.)

générale, toutes bondissent à la fois. Et l'intérêt qui s'attache
à leur solution n'est pas médiocre. Voici que se multiplient les
observations ! Voici qu'une indication nouvelle se fait jour,
celle de la fixation opératoire du foie : dans 14 cas déjà le
chirurgien a pratiqué la laparotomie pour relever et immobiliser
l'organe !

Mais la question qui domine toutes les autres c'est la
question de diagnostic, voilà ce qui saute aux yeux. Ce diagnostic du foie mobile est uniquement, en ce qui concerne du
moins la mobilité, un diagnostic de palpation. Le chapitre de
la palpation du foie est le seul qui puisse grouper une collection pareille à celle que forment ces 80 observations. Je dirai
plus : un chapitre sur la palpation du foie qui n'eût pas, en
transcrivant ces observations, prouvé quel était l'état actuel de
la science sur ce sujet, eût été vraiment inutile, car il n'eût
rien innové ; il n'eût pas forcé à conclure que tout était à
faire dans l'histoire du foie mobile et en particulier dans
l'étude des procédés de palpation propres à assurer son diagnostic clinique.

Or, il n'est pas de maladie hépatique, je dirai plus, il n'est
pas de maladie chronique de la nutrition, dans laquelle on ne
doive se renseigner sur le degré de mobilité du foie et dans
laquelle, si le foie est mobile, on ne puisse être appelé à
vérifier si ce foie mobile est sain ou malade et à trancher le
diagnostic entre une « *maladie du foie avec mobilité* » ou une
« *maladie du foie mobile* ».

Tout d'abord, à l'aide de ces quatre-vingts observations
publiées sous la rubrique de « Foie mobile » ou d' « hépatoptose », dont j'ai dressé la liste aussi complète qu'il m'a été
possible (1), nous allons contrôler l'assertion que j'ai émise plus
haut et dans les termes suivants que je me permets de rappeler :

(1) Je dois signaler encore une observation dont je n'ai pu me procurer,
ni l'original, ni même un compte-rendu, celle de JIPOPISTZEFF : *Un cas
de foie mobile*. Journal de Botkine, 29 avril 1897.

« Si, conformément à la définition classique, le « foie mobile », disais-je (1), est un foie normal dont, seule, la fixité est
en défaut, comme les seules causes de mobilité ne sont et ne
peuvent être que la diminution de tension abdominale ou la
diminution de tension intrahépatique, la situation et la forme
du foie ne peuvent se modifier que dans les limites indiquées
par la théorie ».

Cette théorie, qu'il me soit permis de le rappeler, se résume
dans les propositions suivantes :

« Le foie ne peut se mobiliser sans s'abaisser ».

« Le foie ne peut s'abaisser sans se déformer ».

« Le bord du foie est, dans sa situation et dans sa forme,
le reflet exact de la mobilité et de la déformation de l'organe
hépatique. »

« Le foie ne peut se déformer sans s'abaisser ».

« Dans tout foie déformé, le bord inférieur du foie est
abaissé, aminci, repoussé en arriére ».

« Tout foie déformé cliniquement est un foie dont le bord,
abaissé, aminci, rejeté en arrière, extrathoracique, est en
même temps mal soutenu, c'est par conséquent un foie
mobile » (2).

En d'autres termes :

*Les types cliniques, jusqu'ici distingués par les auteurs sous
les noms de « foie mobile », « foie abaissé », « foie déformé »,
ne répondent qu'à l'un des aspects, arbitrairement choisi, d'un
type unique de foie qui, toutes autres conditions étant normales, est en même temps mobile, abaissé et déformé. Car, ces
trois caractères sont nécessairement solidaires et ne peuvent
exister l'un sans l'autre.*

*Ce type unique de foie, auquel j'ai donné le nom de « foie
ptosé, hépatoptose », pour bien marquer sa vraie signification
pathogénique et éviter la confusion qu'avaient créée les anciennes dénominations, présente, comme signe pathognomo-*

(1) Voyez plus haut, p. 616.
(2)   id.   p. 586.

nique, ce caractère, que le bord du foie ptosé (foie mobile, foie abaissé, foie déformé) est, non seulement mobile, mais abaissé, aminci et rejeté en arrière.

C'est là le signe pathognomonique, tel qu'il est indiqué par la théorie, c'est ce signe dont nous voulons vérifier l'existence dans les observations qui ont été publiées sous le nom de « foie mobile » ou d' « hépatoptose ». C'est pour cela que, dans ces observations, nous avons relevé tout ce qui a trait à la description du foie, considéré d'après les signes objectifs sur lesquels s'appuyait le diagnostic de foie mobile.

Or, quelle déception !

C'est, en premier lieu, le désaccord le plus complet sur la définition même de ce qu'on doit entendre par « foie mobile. »

Si, en effet, scrutant l'histoire pathologique des malades qui nous sont présentés comme atteints de foie mobile et classés sous cette rubrique, nous les répartissons à notre tour, conformément aux exigences les plus étroites de la nosologie classique, suivant la maladie dont ils sont réellement atteints, nous voyons qu'on peut en faire 10 groupes principaux :

A. — Maladie du foie mobile.............. 36 cas
B. — Hypertrophie du foie (paludisme, al-
      coolisme, etc)................. 7 —
C. — Lithiase biliaire.................... 13 —
D. — Congestion du foie................. 1 —
E. — Cancer du foie..................... 1 —
F. — Ectopie fixe par cyphoscoliose, kyste, etc. 3 —
G. — Foie déformé avec lobe flottant....... 6 —
H. — Cirrhose du foie................. ... 8 —
I. — Diabète............................ 1 —
? — Histoire pathologique insuffisante pour
      l'édification d'un diagnostic quel-
      conque ou diagnostic donné comme
      douteux par les auteurs eux-mêmes. 4 —
                                          _____
                                          80 cas.

Ainsi donc, sous la rubrique de « foie mobile » ou « hépatoptose », on comprend :

Tantôt la « *maladie du foie mobile* », c'est-à-dire un état morbide dans lequel, tous les autres caractères tirés de l'examen objectif du foie étant apparemment normaux, seule, l'anomalie de fixation paraît pouvoir être incriminée.

Tantôt une « *maladie quelconque du foie avec mobilité* », c'est-à-dire un état morbide dans lequel on abstrait, parmi tous les autres caractères anormaux que peut présenter le foie, le caractère seul de mobilité, pour en faire l'élément caractéristique du type nosologique rencontré chez le malade.

Tantôt une sorte de « *maladie du foie mobile sans mobilité* », c'est-à-dire, comble de la confusion ! un état morbide dans lequel on abstrait, parmi les autres signes objectifs présentés par le foie, le caractère d'ectopie et que l'on classe comme foie mobile, bien que cette ectopie soit fixe, parce que l'ectopie est un des attributs nécessaires de tout foie mobile.

Et, pour mieux marquer la contradiction, alors que l'on classe parmi les foies mobiles le foie fixe avec ectopie, on refuse de considérer comme « foie mobile » le « foie à lobe flottant », sous prétexte que ce dernier est un « foie déformé ». Si les observations de foie à lobe flottant sont comprises dans notre statistique, c'est que, pour les y faire figurer, nous avons rompu avec les errements adoptés jusqu'ici.

Une autre contradiction, non moins remarquable, éclate parmi les auteurs des observations de foie mobile, les uns considérant qu'ils ont commis une erreur de diagnostic lorsque l'autopsie leur prouve que le foie mobile est atteint de cirrhose ou d'hypertrophie, les autres désignant sous le nom de foie mobile, parce qu'il présentait de la mobilité, le foie dont ils ont diagnostiqué chez le vivant la cirrhose ou l'hypertrophie.

C'est ainsi qu'avec une logique apparente ont pu être proposées et même exécutées la résection du lobe flottant du foie et la fixation du foie cirrhotique ! ce qui prouve bien quelle intime relation existe entre la classification et le traitement des maladies et par conséquent quels soins doit apporter le nosologiste à bien dégager et peser tous les caractères d'un état morbide. De la rigueur de cette analyse, dépend l'exactitude de la hiérarchie suivant laquelle sera établie la subordination des caractères ; de cette subordination dépend la classification même, c'est-à-dire, en réalité, l'indication thérapeutique fondamentale.

N'est-il pas évident que ces contradictions, cette confusion ont leur source dans la divergence des auteurs sur ce qu'on doit entendre par « foie mobile », en d'autres termes, dans l'absence d'une bonne définition du foie mobile.

Car il serait absolument contraire aux principes fondamentaux de la classification nosologique que cette définition impliquât un état du foie, dans lequel la mobilité ne serait pas le signe hiérarchiquement le plus important ou, si l'on veut, le plus anormal présenté par le foie. C'est dire que tout « foie mobile » doit être, par définition, essentiellement sain, au moins dans son apparence objective.

En second lieu, on ne peut moins faire que d'être frappé, à la lecture de ces observations, de voir combien est peu précise la notion de ce qu'on doit entendre par mobilité du foie.

Je ne compte pas moins de huit manières de voir.

a. Ce sont d'abord les observations dans lesquelles les auteurs, se rapprochant le plus possible de la vraie conception nosologique du « foie mobile » constituant par sa seule mobilité une maladie spéciale et toute la maladie du sujet examiné, exigent les caractères suivants :

Tumeur abdominale formée par le foie ;

Sonorité de la région hépatique normale ;

Réductibilité complète dans l'hypochondre droit ;

Mobilité manuelle latérale et verticale de la tumeur ;

Mobilité suivant les attitudes du corps.

C'est le foie de Cantani.

Sur les 80 observations que nous avons relevées, il en est 19 seulement qui répondent à ces exigences (obs. I, III, VI, VIII, IX, XII, XXIII, XXVI, XXVII, XXVIII, XXXII, XLIII, XLIX, LIV, LVII, LVIII, LXI, LXXII, LXXX).

Or, il est à remarquer que, de ces 19 observations, il en est 15 que j'ai cru pouvoir classer, en m'appuyant d'ailleurs sur les antécédents et l'état actuel du malade, comme « maladie du foie mobile ». Des 4 autres malades, l'une (obs. VI) avait eu des coliques hépatiques et de l'ictère, et présentait un syndrôme hépatique, l'autre (obs. IX) avait actuellement des crises et la réductibilité était douloureuse ; la troisième (obs. LVIII) avait eu également des coliques hépatiques et était ictérique. Ces 3 cas devaient être par conséquent, classés dans la lithiase biliaire ; enfin la quatrième (obs. XXVI) avait, dit l'auteur, « un foie un peu augmenté de volume et légèrement hypertrophié », il existait de l'ictère et la femme était alcoolique. J'ai donc dû la classer dans l'hypertrophie du foie. Il est à supposer que dans ce dernier cas la réductibilité ne devait pas être aussi complète qu'elle avait paru l'être à l'auteur de l'observation.

b. Dans une série de cas, les auteurs se contentent, en dehors des autres signes, d'une réductibilité partielle, dans l'hypochondre droit, du foie ectopié. C'est ce que nous relevons dans les observations II, X, XI.

Dans deux de ces cas (obs. II, XI), le syndrôme est bien celui de la maladie de foie mobile ; dans la troisième (X), c'est celui de la lithiase biliaire avec mobilité du foie.

c. Il est une autre catégorie de foies mobiles dans lesquels ce diagnostic est basé sur l'ectopie, avec mobilité latérale, d'attitude ou manuelle, mais sans réductibilité. Telles sont les observations XVI, XIX, XXIX, XXX, XXXV, XXXIX, LIX, LXVII, LXXI, LXXIV, LXXV, LXXVII, LXXVIII, LXXIX.

Or, fait remarquable, de ces 14 cas, il en est 11 que je me trouve avoir classés comme foies mobiles. 2 sont des cirrhoses (obs. LXXI, LXXVII), 1 est un cancer du foie (obs. XIX).

La mobilité d'attitude ou manuelle est donc, lorsqu'elle est associée à la sonorité thoracique du foie, un signe aussi impor-

tant que la réductibilité totale. Mais elle ne met pas à l'abri
de la confusion avec le cancer ou la cirrhose.

d. Un quatrième groupe peut être formé des cas dans
lesquels les auteurs se contentent de la tumeur abdominale
avec réductibilité partielle, sans exiger la sonorité de la région
thoracique du foie, c'est-à-dire l'ectopie du foie. C'est le cas
des observations IV, XIII, XIV, L, LV.

Or, toutes cinq rentrent manifestement dans l'hypertrophie
du foie, par tous leurs autres caractères.

e. Puis vient un groupe de faits dans lesquels le diagnostic de foie mobile repose uniquement sur la tumeur hépatique avec mobilité manuelle ou d'attitude ; il n'est question,
ni de sonorité de la région thoracique du foie, ni de réductibilité. Ce sont les observations XX, XXV, LXIV, LXV.

Deux de ces cas appartiennent à l'ectopie par cyphoscoliose
(XX, LXV). Dans un troisième, il s'agit d'une hypertrophie
(XXI). Le quatrième est une cirrhose (LXIV).

f. Dans 2 cas, il n'est question que de tumeur abdominale formée par le foie, avec mobilité respiratoire ; il n'est question, ni de sonorité thoracique, ni de réductibilité, ni de mobilité
manuelle.

Ce sont les observations LII et LIII. La première est une
cirrhose, la seconde une hypertrophie du foie.

g. Viennent ensuite 6 cas de foie mobile, où il y a bien
tumeur abdominale et sonorité thoracique, mais cette fois sans
mobilité. Ce sont les observations XVII, XXI, XXIV, XL,
LI, LXII.

Il s'agit de lithiase biliaire dans 2 cas (XVII, LXII), de
cirrhose avec cholécystocèle dans 1 cas (XXI), de foie déplacé
par kyste hydatique dans 1 autre (XXIV). Dans l'observation XL, c'est une hypertrophie du foie. Quant à l'observation LI, son énoncé défie toute interprétation. Celle de
foie mobile serait en tout cas exclue.

h. Enfin, il reste, pour clore la liste, un groupe à l'existence duquel les précédents nous ont préparés, celui des foies

mobiles dans lesquels il n'y a, ni sonorité de la région thoracique du foie, ni mobilité d'aucune sorte, mais seulement une tumeur formée par le foie dans l'abdomen. Ce sont les observations XXII, LXIII et LXVI. La première est une cirrhose, la seconde un cas de lithiase biliaire avec vésicule pleine de calculs, ainsi que le prouva la laparotomie, la troisième une hypertrophie avec lithiase biliaire.

En dehors de ces observations de foies mobiles, au nombre de 56, que j'ai ainsi distinguées suivant le degré de contribution, exigé par leurs auteurs, des signes objectifs classiques servant à les caractériser, les 24 autres, dans lesquels ces signes sont absents ou passés sous silence, se trouvent groupées de la façon suivante dans ma première classification dressée plus haut, non par signes objectifs, ce qui eut été impossible pour ces 24 observations, mais par maladies.

8 sont des cas de foie mobile (V, XV, XXXI, XXXIV, XXXVI, XXXVII, LXIX, LXX), dans lesquels la description de l'auteur est manifestement incomplète, soit par oubli, soit par crainte de monotonie (4 sont de Landau), dans lesquels, par exemple, la mobilité n'est pas mentionnée bien que le titre de l'observation soit : foie mobile. Une telle constatation, soit dit en passant, celle de les voir ici classées quand même comme foies mobiles, prouve, en ce qui me concerne, que je n'ai pas dépassé, dans mes éliminations hors du cadre du « foie mobile », la limite permise à une critique sérieuse.

6 se rapportent aux cas de lobe flottant du foie (XLI, XLIV, XLV, XLVI, XLVII, LVI).

J'ai dit ailleurs que le « foie à lobe flottant » était exclu par les auteurs, entr'autres par Faure, du groupe des foies mobiles, dans lequel au contraire je propose de le faire rentrer à titre de variété. Il se caractérise par l'absence de certains des signes classiques du foie mobile (entr'autres la sonorité thoracique du foie et la reductibilité dans l'hypochondre), et par l'existence de signes spéciaux. Ceux-ci sont tellement peu connus, ceux-là tellement absents que, sur les 6 cas publiés de foie flottant, il y a eu 6 erreurs de diagnostic, redressées par la laparotomie. Je ne pouvais donc les faire figurer dans les groupes, que j'ai formés plus haut, des foies mobiles, que je distinguai les uns des autres par le nombre des signes objectifs classiques utilisés pour le diagnostic. Je montrerai bientôt que le foie à lobe flottant est un foie mobile, lorsque j'aurai proposé des signes de mobilité du foie plus pathognomoniques que les signes classiques, et que j'aurai fait connaître les signes objectifs spéciaux au foie à lobe flottant.

3 cas sont de ceux dont j'ai traduit le diagnostic par un point d'interrogation (XXXIII, XXXVIII, XLII); dans l'un (XXXIII), très incomplètement exposé, le foie est douloureux, dur, le rein est hypertrophié, et l'auteur se pose la question de cancer; dans l'autre (XXXVIII) il y a une telle hyperesthésie de l'abdomen qu'on ne fait le diagnostic rétrospectif que deux ans après (!); enfin, dans le troisième (XLII) il est parlé d'un foie qui se laissait « retourner sens dessus dessous » (!).

2 cas appartiennent à la lithiase biliaire (LX, LXXIII).

2 cas relèvent de la cirrhose (XLVIII, LXVIII); le premier ne présente absolument aucun des signes du foie mobile; le second est une pure cirrhose hypertrophique.

1 cas d'hypertrophie du foie (obs. VII), qui est non seulement diagnostiqué comme tel, mais où l'on signale en outre une rate se trouvant dans l'hypochondre droit (!).

1 cas que j'ai cru pouvoir classer comme congestion hépatique (XVIII) et dans lequel le foie, après une chûte soudaine, avait spontanément repris sa place dans l'espace de trois jours (!). Un tel foie fait penser à ce cas, présenté récemment à l'Académie de médecine (1), d'un rein mobile qui

(1) Académie de Médecine Septembre 1897.

reprenait sa place lorsque le malade avait fait un voyage
en chemin de fer !

1 cas de diabète (LXXVI) avec ictère, où la description des
signes objectifs du foie est trop insuffisante pour qu'on
puisse savoir si le foie était hypertrophié ou ptosé. Il n'est
pas question de mobilité, bien que celle-ci dût peut-être
exister.

L'analyse critique des quatre-vingts observations publiées
sous les titres de « foie mobile » ou « hépatoptose » montre
donc qu'il y a une discordance complète entre les auteurs sur le
sens à donner, non seulement aux termes « foie mobile », mais
encore aux termes « mobilité du foie ». Que l'on ne s'entende
pas sur ce que l'on doit désigner par « foie mobile », cela se
conçoit, à la rigueur. Sous ce vocable, les uns étudient un
syndrome, les autres abstraient un symptôme ; ceux-ci traitent
un point de séméiologie, ceux-là écrivent un chapitre de nosologie. Il suffit d'être prévenu qu'ils ne parlent pas des mêmes
choses, et tout malentendu sera évité si, désormais, à la
désignation amphibologique de « foie mobile », chaque auteur
substitue, suivant le cas dont il rapporte l'observation, l'une
ou l'autre des dénominations suivantes : *sur un cas de « maladie du foie mobile » ; ou : sur un cas de « mobilité du
foie dans telle maladie (cirrhose, hypertrophie, lithiase, cancer,
etc.) de cet organe ».*

Mais, que les auteurs ne s'entendent pas sur la signification
des termes « mobilité du foie » à ce point que, dans certaines
observations dites de foie mobile, nous constations l'absence
très explicite de toute mobilité de cet organe, voilà ce qui
démontre l'urgence d'une définition univoque et acceptable par
tous. Je sais bien, à la vérité, que quelques-unes de ces dernières observations sont présentées sous le titre de « hépatoptose » et non de « foie mobile » ; mais alors, s'il s'agit d'une
hépatoptose prise dans le sens sous lequel cette nouvelle dénomination a été proposée, comment se fait-il qu'il n'y ait pas de

mobilité de foie ? ou bien, est-ce que déjà serait compromise
la valeur de ce terme né d'hier et créé pour éviter toute confusion ? Combien n'est-il pas important de réagir avant qu'il soit
trop tard ?

Il est à remarquer que les descriptions s'écartent d'autant
plus du type primitif de la maladie du foie mobile, que leurs
auteurs se sont montrés moins exigents dans l'inventaire ou
le choix des signes de mobilité du foie. Peut-être ces auteurs
avaient-ils une notion insuffisante, soit de l'ensemble des signes
nécessaires, soit de la valeur hiérarchique des signes dont ils
se contentaient pour poser leur diagnostic.

Les signes classiques sont la tumeur abdominale, la sonorité de la région thoracique du foie, la réductibilité, la mobilité
manuelle, respiratoire, d'attitude. Or, sur 19 observations
(groupe *a*), dans lesquelles cet inventaire de la mobilité
est le plus complet, il n'en est pas moins de 15 que tous leurs
autres caractères cliniques permettent de classer comme cas de
réelle « maladie du foie mobile », 4 seulement doivent être
mises à part comme relevant d'une toute autre maladie. Le
syndrôme clinique est le vrai criterium de la valeur nosologique d'un groupement de signes objectifs. Un groupement
objectif n'a d'autre raison d'être que son application au
diagnostic. Il est faux, artificiel et doit être rejeté ou corrigé,
s'il conduit le diagnostic à des maladies différentes. Toutefois
la clinique enseigne que le groupe naturel des signes objectifs,
qui caractérise une maladie, peut n'être pas complet dans un
cas donné, sans que pour cela le cas cesse de relever de la
maladie en question ; mais alors faut-il au moins que la valeur
hiérarchique des signes soit connue et que soient au moins
exigés ceux qui ont la valeur la plus grande.

Or, précisément, dans l'inventaire des signes objectifs
appelés à assurer le diagnostic du foie mobile, dès que l'auteur
devient moins exigent, les erreurs d'interprétation se multiplient, d'autant plus graves que le signe absent avait une

valeur hiérarchique plus élevée. Il est aisé de voir que la réductibilité, par exemple, est un signe de valeur médiocre puisque, sur 14 cas où elle est absente (groupe c) et sur 3 cas où elle est seulement partielle (groupe b), tous les autres signes de mobilité existant d'ailleurs, il se rencontre encore (sur ses 17 cas) 13 cas pouvant être classés comme « maladie du foie mobile ». En revanche, la sonorité de la région thoracique est un signe de haute valeur, puisque sur les 11 cas (groupes d, e, f), dans lesquels ce signe était absent, il n'en est pas un que nous ayons pu considérer comme relevant de cette maladie.

Quant aux observations dans lesquelles il n'y a, ni sonorité de la région thoracique du foie, ni réductibilité (groupes e, f), mais seulement tumeur abdominale et mobilité ou même seulement tumeur abdominale, sans mobilité, (groupe h), pas un ne présente le syndrome de la maladie du foie mobile et, si leurs auteurs les ont classées, soit comme maladie du foie mobile, soit comme hépatoptose, c'est, ainsi que je l'ai dit plus haut, parce qu'ils se sont contentés d'abstraire, parmi les signes objectifs du foie présentés par leur malade, les caractères d'abaissement ou d'ectopie qu'on rencontre effectivement dans les cas de mobilité du foie mais qui, sur l'echelle hiérarchique de subordination des signes de mobilité, occupent les derniers rangs.

Tout cela prouve bien qu'il est absolument légitime de décrire, en un chapitre à part, en clinique, un syndrome objectif caractéristique de la mobilité du foie, avec subordination bien hiérarchisée des signes, puisque, lorsque ce syndrome objectif est bien net, ou la hiérarchie des signes bien respectée, il correspond, le plus souvent, à un tableau symptomatique déterminé, à une maladie spéciale.

Mais, comment se fait-il que, même dans les cas où le syndrome objectif complet de la mobilité du foie, tel que le donne la description classique, se rencontre dans une observation de

foie mobile ; comment se fait-il que, dans les cas où l'on rencontre réunis les signes de tumeur abdominale, sonorité de la
région thoracique, réductibilité, mobilité, on ne trouve pas toujours le même ensemble symptomatique, la même maladie, la
« maladie du foie mobile » ? En effet, sur les 36 observations
(groupes *a*, *b*, *c*), qui sont complètes au point de vue objectif
de la mobilité du foie, il n'en est, en définitive, que 28 qui
aient le tableau symptomatique de la maladie du foie mobile ;
les 8 autres présentent une allure clinique toute différente, les
indications thérapeutiques ne sont plus les mêmes. L'inventaire
classique des signes objectifs de la mobilité du foie serait-il
donc encore incomplet et existerait-il, en dehors d'eux, un ou
plusieurs signes de mobilité qui soient encore plus constants,
dont la valeur hiérarchique soit, par conséquent, supérieure
encore à celle des signes que nous avons classés au premier
rang ?

Ce qui, en outre, laisserait supposer, dans l'inventaire
classique, l'absence ou la trop grande dépréciation d'un caractère de premier ordre, c'est, dans l'analyse des observations du
foie mobile, le chiffre important des cas dans lesquels il y a eu
erreur, non plus seulement sur la nature de la maladie, qui
n'était pas une maladie du foie mobile, non plus seulement sur
la caractéristique de l'état objectif du foie, qui n'était pas un
cas de mobilité , mais encore sur la localisation même de la
tuméfaction abdominale, qui n'était pas le foie, ou était le foie
sans que l'on s'en doutât.

Les cas dans lesquels l'auteur a cru à un foie mobile, alors
que l'autopsie a démontré qu'il s'agissait d'un autre organe, ne
figurent naturellement pas dans notre statistique. Ils doivent
être nombreux. Qu'il me suffise de rappeler ceux de Legg
(néoplasie du rein), de Mueller (cancer de l'épiploon) et, à propos
de son observation, cette réflexion si mélancolique de Legg,
disant, en 1877, que, puisque les 20 cas connus alors manquaient de la sanction de l'autopsie et que la première autopsie,
celle qu'il avait faite, prouvait une erreur de diagnostic, il était

possible que cette erreur eût été fréquente et même que le foie mobile n'existât pas.

En revanche, figurent dans notre statistique les observations de foie mobile dans lesquelles le diagnostic a été vérifié, soit par la nécropsie, soit par la biopsie (laparotomie). Ces observations sont au nombre de vingt : 5 nécropsies, 15 biopsies. Sur les 5 autopsies, il en est 4 qui concernent des cas dans lesquels le diagnostic exact avait été posé pendant la vie, sans quoi elles n'eussent sans doute pas été publiées : dans 1 cas, il s'agissait d'un cancer du foie (obs. XIX), dans 3 cas, de cirrhose du foie (obs. XXI, avec vésicule distendue et calcul obstruant le canal cystique, obs. LII, obs. LXIV), et c'est à des observations pareilles, dont le diagnostic est posé chez le vivant et vérifié à l'autopsie, que leurs auteurs donnent pourtant le titre de « foie mobile ! » Dans une cinquième autopsie (obs. XLVII), l'auteur trouve un lobe flottant du foie, alors que le diagnostic posé avait été celui d'un rein mobile.

Quant aux 15 biopsies, cas dans lesquels la laparotomie a été pratiquée et qui ont été publiées pour éclairer la pratique chirurgicale, nous voyons que 8 fois seulement le diagnostic avait été exact : hépatoptose simple dans 4 cas (obs. LXIX, LXX, LXXVIII, LXXIX) ; lithiase biliaire avec prolapsus, dans 2 cas (obs. LXIII, LXVI) ; hypertrophie dans 1 cas (obs. LXXX) ; cirrhose dans 1 cas (obs. LXXVII) et dans ces 8 cas, l'hépatopexie fut pratiquée, en dépit, pour les 4 derniers, de la nature de la maladie du foie, apparemment non justiciable de cette opération. Dans les 7 autres cas de laparotomie, le diagnostic dût être redressé et l'on trouva 6 fois un lobe flottant du foie, alors que pour ces cas avaient été portés les diagnostics de néoplasme (obs. XLI), de kyste hydatique (obs. XLIV), de rein flottant (XLVI), d'appendicite (LVI), ou même aucun diagnostic (XLV), enfin, dans 1 cas (LIV), où tout faisait croire à la présence d'un kyste hydatique, la laparotomie prouva qu'il s'agissait d'une hépatoptose simple et dans 1 dernier cas (LXVIII), où l'on crut à une tumeur de l'épiploon, on se trouvait en présence d'un foie cirrhosé et prolabé. La conséquence de ces diagnostics ainsi rectifiés fut, dans 5 cas, l'hepatopexie (obs. XLI, XLV, LIV, LVI, LXVIII), dans 1 cas la résection du lobe hépatique (obs. XLIV), enfin, dans le septième (obs. XLVI) la cholécystotomie.

Il est bien évident, après ces constatations, qu'il existe une lacune en séméiologie, et que le desideratum est de trouver un signe objectif plus pathognomonique que les signes connus ou, ce qui revient au même, un procédé d'exploration physique plus délicat que ceux que nous possédons. Il doit être possible de distinguer la mobilité du foie dont le tissu est normal, de la mobilité du foie hypertrophié ou cirrhosé, car il me paraît infiniment probable que, pour présenter comme type de foie mobile un foie hypertrophié ou cirrhosé, accompagné de mobilité, il faut n'avoir jamais rencontré ou pu reconnaître un foie mobile sain ; il doit être possible de séparer nettement la vraie mobilité de la fausse mobilité du foie, de reconnaître la nature hépatique d'une tumeur flottante, sans faire la laparotomie, et même, enfin, une fois reconnu le lobe hépatique, de distinguer, toujours avant la laparotomie, s'il s'agit d'une hypertrophie localisée ou d'une déformation du foie. Il est à remarquer, en effet, que, dans ces 6 cas de lobe flottant, bien dignes d'attention, puisqu'aucun n'a été diagnostiqué, on confond sous le même nom, et l'élongation du lobe droit (obs. XLI, XLIV, XLV, XLVII, LVI) et l'hypertrophie d'origine calculeuse du lobe moyen (obs. XLVI). Et pourtant, combien serait justifiée la distinction entre ces deux variétés, puisque, si, dans l'élongation du lobe droit, l'on peut discuter l'indication d'une hépatopexie, celle-ci serait formellement contr'indiquée dans l'hypertrophie du lobe moyen. Ne sait-on pas depuis Riedel (1) que cette hypertrophie est causée par une affection de la vésicule biliaire et que, cette affection guérie, le lobe hypertrophié, faux lobe flottant, diminue, puis disparaît

(1) RIEDEL. — Berl. Klin. Woch. 1888, n°ˢ 29 et 30.

spontanément ? J'en ai, pour mon compte, plusieurs cas personnels.

Ces difficultés du diagnostic, source évidente de la confusion dans les définitions, ces difficultés, insurmontables même pour cliniciens les plus éminents, sont constatées par tous les auteurs ; aujourd'hui encore, Terrier et Auvray (1), dans un travail que nous aurons souvent l'occasion de citer, s'expriment ainsi : « .....Peut être, parce que jusqu'ici l'affection qui nous occupe était considérée comme rare, à la lecture des observations dans lesquelles on a pu constater *de visu* la nature des lésions, on voit que, bien souvent, des erreurs de diagnostic ont été commises, nous n'en voulons comme preuve que les quelques cas où on a eu recours à l'intervention chirurgicale : nous voyons, d'après le tableau de statistique que nous publions ultérieurement, que sur 14 cas où la fixation du foie a été pratiquée, *neuf* fois un diagnostic erroné avait été porté avant l'opération, et c'est la laparotomie seule qui a permis de constater le déplacement du foie ».

S'il s'agissait au moins d'une maladie rare, mais c'est une maladie fréquente ; ce qui la fait considérer comme rare, c'est précisément la difficulté d'en poser le diagnostic. Je suis heureux d'emprunter encore à cet égard la citation suivante à MM. Terrier et Auvray : « Pour qui sait déceler les faibles degrés de mobilité du foie, l'affection doit être notée comme très fréquente et nous dirions assez volontiers avec Glénard (*Revue des Maladies de la Nutrition*, 1896) : « Il en sera « bientôt de l'hépatoptose comme du rein mobile ; les cas « seront si fréquemment observés qu'on ne les publiera plus. « Il est d'ailleurs certain que l'interprétation de ptose enlève « à toutes ces maladies ce caractère de bizarrerie tératolo- « gique qui, jusqu'ici, leur avait donné l'attrait d'une « énigme ». (2)

(1) TERRIER et AUVRAY. — *Du foie mobile et son traitement chirurgical*. Rev. de Chirurgie, août 1897, p. 643.

(2) TERRIER ET AUVRAY. — Loc. cit. p. 632.

Remarquons en effet que les erreurs signalées, de même que les observations où le diagnostic avait été exact, portent toutes sur des cas dans lesquels la maladie avait atteint son maximum de développement, où les signes devaient avoir par conséquent leur maximum de netteté. Que dit la clinique des cas dans lesquels la maladie n'est pas encore à son apogée ou de ceux où elle se traduit seulement par une tuméfaction abdominale peu prononcée, par une mobilité restreinte, par une simple diminution de la matité thoracique du foie ? De tels cas, la clinique ne les soupçonne même pas.

N'est-il pas pénible et en même temps singulièrement suggestif de pouvoir écrire, comme résumé de ces considérations sur le diagnostic du foie mobile, la conclusion suivante :

Des 80 observations publiées jusqu'à ce jour sous le titre de « foie mobile » ou d' « hépatoptose » et dans lesquelles la détermination pathologique se présentait pour chaque cas avec son maximum de réalisation objective, il en est seulement 42 (dont 6 cas de foie à lobe flottant) qui puissent être classés comme « maladie du foie mobile ». Des 20 cas (sur ces 80 observations) dans lesquels le diagnostic a été contrôlé, soit par l'autopsie (5 cas), soit par la laparotomie (15 cas), il en est 11 seulement qui soient des cas de « maladie de foie mobile », les 9 autres sont des cas de « maladie du foie avec mobilité » (cancer, cirrhose, lithiase, hypertrophie, etc.). Des 11 cas de « maladie de foie mobile » (dont 6 cas de foie à lobe flottant) dans lesquels le diagnostic a été contrôlé par l'ouverture de l'abdomen, il en est 7 (dont 6 cas de foie à lobe flottant où la localisation hépatique elle-même avait été méconnue.

Et en deux mots :

80 cas seulement existent, dans la littérature médicale, d'un état morbide certainement très fréquent. Sur ces 80 cas, il y eut, dans 48 °/₀ des cas, erreur d'interprétation sur la nature de la maladie du foie, et parmi les 20 cas où la vérification du diagnostic a pu être faite, il y avait eu, dans

33 °/₀ *des cas, erreur de localisation, celle-ci ayant été placée dans un organe autre que le foie.*

Tel est le bilan du foie mobile, relativement à son diagnostic.

Voilà ce qu'il importe de mettre en lumière, voilà ce qui justifie les si longs développements accordés, dans une étude sur la palpation du foie, aux caractères par lesquels se traduit la mobilité de cet organe, développements d'autant plus justifiés que la palpation est en vérité le seul mode d'exploration duquel on doive attendre le diagnostic du foie mobile. Mais il faut alors, pour arriver à établir ce diagnostic, qu'un progrès décisif soit réalisé dans la technique de la palpation. Or, précisément, nous prétendons, non-seulement prouver l'importance qui s'attacherait à un tel progrès, mais démontrer que ce progrès est aujourd'hui réalisé.

Ce n'est pas tant encore par leurs fâcheuses conséquences, dans le domaine du foie mobile, que le grand nombre de ces erreurs, soit d'interprétation, soit de localisation, sont inquiétantes, c'est surtout parce qu'elles trahissent en séméologie hépatique une lacune profonde, et, de ce fait, une fissure qui enlève toute sécurité aux conclusions tirées de l'exploration de l'abdomen en général. Si l'on ne peut pas reconnaître le foie, alors qu'il forme une grosse tumeur saillante sous la paroi abdominale, comment le reconnaîtra-t-on si l'anomalie est moins accentuée, comment pourra-t-on, avec quelque certitude, décider par la palpation, si, dans un cas donné, le foie est ou non anormal ?

Le desideratum de la clinique est donc, l'histoire du foie mobile le prouve, non-seulement que soient précisés les signes objectifs de la mobilité du foie, mais encore les signes objectifs qui caractérisent le foie lui-même et le distinguent des autres organes de la cavité abdominale.

Nous avons été amené à conclure en comparant dans chaque observation, d'un côté, l'appareil symptomatique, le

diagnostic posé, le diagnostic réel, de l'autre, les signes
objectifs utilisés, et en constatant que, même dans les cas où
les signes classiques sont tous représentés, il se glisse encore
des erreurs et, dans la proportion de 22 °/₀ des cas (4 sur 19),
nous avons été, dis-je, amené à conclure que, dans l'inventaire
le plus complètement dressé par les auteurs, ou bien avait été
omis quelque signe de valeur capitale et pathognomonique, ou
bien avait été méconnue la valeur pathognomonique de quelqu'un des signes inventoriés.

Comme cette incertitude du diagnostic est encore aujour-
d'hui avérée, comme la « pratique clinique » ne nous renseigne pas plus aujourd'hui qu'hier sur les causes d'incertitudes et les moyens d'y remédier et que la laparotomie
exploratrice est, dans certains cas, le seul (1) procédé, pour
nous bien humiliant, de trancher la question, il ne nous reste
qu'une ressource pour combler le desideratum, celle de demander son aide à la « théorie anatomique ».

Or, la théorie anatomique du foie déformé nous apprend
ceci : Tout foie déformé cliniquement traduit sa déformation
et la cause de cette déformation par des caractères pathognomoniques et par conséquent diagnostiques, tirés de *la situation* et de *la forme du bord inférieur du foie.* La théorie
nous enseigne aussi que tout foie déformé est nécessairement
un foie abaissé et mobile.

Le foie mobile, qui est un foie déformé et abaissé, (foie
ptosé), doit donc présenter, dans son bord inférieur, les signes
pathognomoniques du foie déformé et abaissé.

---

(1) PÉAN a écrit que, dans la « luxation du foie », vieille dénomination
qu'il applique encore aujourd'hui au foie mobile, « l'incision exploratrice
est indispensable pour permettre de donner au diagnostic la précision
nécessaire ». (*La luxation du foie, son traitement par un procédé spécial.*
Dixième congrès de chirurgie, Paris, octobre 1896). L'observation qu'il a
publiée et qui, par mégarde, ne figure pas dans nos 80 cas. corrobore
toutes nos conclusions. Il s'agissait d'un lobe flottant du foie pris par
l'auteur pour un rein hypertrophié et luxé L'hepatopexie fut pratiquée.

On compte donc, en littérature, 7 cas de lobe flottant, tous pexiés, sauf
1 trouvé à l'autopsie, et dans aucun desquels n'avait été reconnue la
localisation hépatique.

La théorie nous dit que ces caractères sont les suivants :
le bord du foie ptosé (foie mobile, foie abaissé, foie déformé),
bord qui, par définition, doit avoir la souplesse et l'indolence
du tissu hépatique normal, est non-seulement mobile, mais
abaissé, aminci et rejeté en arrière, et que, de plus, la ligne
de ce bord est extra-thoracique et, suivant les cas, tantôt
droite, tantôt brisée au courbée avec concavité à angle ouvert
en bas. Nous devrions donc avoir à relever dans les observations publiées les caractères de densité, de sensibilité, de
mobilité, de siège en hauteur et en profondeur, d'épaisseur et
enfin de direction, sur lesquels s'est fondé le diagnostic.

Voyons donc, dans les observations publiées, sous quel
aspect se présentent ces divers caractères du bord du foie et
quel rôle on leur a fait jouer dans l'établissement du
diagnostic.

Combien n'est-il pas regrettable, au moment où ce point
de la discussion est abordé, et je ne laisserai échapper aucune
occasion de formuler ce desideratum, que l'usage ne soit pas
établi de figurer à l'aide de diagrammes intercalés dans le
texte, — ainsi que je l'ai proposé depuis longtemps et ce qui
serait si facile, — la forme et les rapports du foie et en particulier la situation de son bord inférieur, dans toutes les
observations où ces notions servent de base au diagnostic.
A vrai dire les trois seuls cas de foie mobile à la relation
desquels les auteurs aient joint un schéma, ceux de Chvostek
(1876), de Kisbert (1884), de Weissenberg (1893), dont j'ai
scrupuleusement reproduit plus haut les dessins (1), semblent
bien faits pour contredire l'efficacité d'un pareil moyen de
démonstration ; mais qui ne voit que, dans ces trois dessins, où
le foie est représenté avec une forme et dans une situation
qu'il est absolument impossible à la maladie de jamais réaliser,
qui ne voit que les auteurs ont voulu simplement traduire en

(1) Voyez plus haut p. 655. Diagrammes du « foie mobile » d'après
les auteurs.

la centuplant, pour la faire comprendre, la vive impression
qu'ils avaient éprouvée en constatant leur premier cas de
mobilité hépatique. Je suis d'autant plus fondé à porter ce
jugement sur des foies, dont la dislocation « graphique » est
vraiment trop accentuée pour ne pas trahir en même temps
une théorie fausse de la mobilité hépatique, que ces trois foies
mobiles étaient manifestement hypertrophiés, l'un par
l'impaludisme, les deux autres par la lithiase biliaire, ainsi
qu'il résulte de la lecture des observations; or, l'idée d'hypertrophie exclue l'idée de dislocation en masse. Non, ce qu'on
est en droit de demander, c'est un diagramme reproduisant
exactement sur le papier les contours que le crayon dermographique a tracés aux limites du foie sur la peau du malade,
avec les repères costal, xyphoïdien, mammellaire et ombilical.
J'aurai bientôt l'occasion de revenir sur la notation très
simple que j'ai proposée en 1890.

Mais, à défaut de diagrammes dans les autres observations,
leur texte est-il au moins très explicite sur les caractères du
bord inférieur du foie ?

Dans 42 observations seulement nous voyons les auteurs
préciser quelque signe objectif spécial au *bord inférieur* de
la tumeur qui est perçue dans l'abdomen ; dans les 38 autres
observations, il n'est parlé de ce bord qu'au point de vue de
la situation et des limites de la tumeur abdominale. Or, dans
la première série nous trouvons 22 cas de foie mobile vrai, il
n'en est que 15 dans la seconde. C'est dire que la proportion
des erreurs de diagnostic est de 48 % lorsqu'il est tenu
compte de caractères spéciaux au bord inférieur de la tumeur,
elle est de 61 % lorsque l'analyse de ces caractères n'intervient pas dans les éléments du diagnostic. Nous notons que
c'est dans cette dernière catégorie qu'on trouve 5 sur 6 des
cas de foie à lobe flottant dans lesquels la localisation hépatique elle-même de la tumeur a été méconnue.

Dans la recherche des caractères du bord du foie, les
auteurs se préoccupent surtout de ceux qui confirment la

localisation hépatique de la tumeur ; et parmi ces signes, c'est *l'existence d'une scissure*, d'une *incisure* constatée sur ce bord qui est le plus souvent invoquée. Nous trouvons ces incisures signalées dans 30 observations : sur ces 30 cas, 21 fois il n'est parlé que d'une seule incisure, 4 fois de 2 incisures, 3 fois d'une incisure avec tumeur formée par la vésicule biliaire, dans 1 cas d'un foie en sablier, enfin dans 1 cas le bord est dit anfractueux.

Or, sur ces 30 cas, il en est 15 que nous avons classés comme foies mobiles vrais. Si donc la présence des incisures suffit bien en effet à caractériser la localisation hépatique, ce signe n'a qu'une valeur médiocre pour servir à distinguer le foie mobile des autres maladies de foie. Remarquons, en outre, que sur les 4 cas signalés avec 2 incisures (obs. XXV, LVIII, LX, LXI), sur les 3 cas d'une incisure avec tumeur formée par le vésicule biliaire (obs. VIII, XIV, XXI), il n'en est pas un qui, d'après tous les autres caractères, ne doive être écarté du groupe des foies mobiles.

Bien moins nombreux sont les auteurs qui ont précisé l'existence de l'*arête* caractéristique du bord inférieur du foie. Sans doute beaucoup ont pensé qu'il suffisait de parler de bord, pour que cette idée impliquât l'existence d'une arête. Il n'en est pas moins vrai que les expressions : bord tranchant, bord mince, ne se retrouvent que dans 17 observations. Sur ces 17 observations, 10 sont des cas de foie mobile vrai ; en revanche, il n'est aucun des cas dans lesquels le bord du foie est signalé comme arrondi qui appartienne à la maladie du foie mobile.

Plus rares encore sont les observations où il est question de l'*épaisseur* du bord du foie. Nons n'en trouvons que 8 cas, déjà notés parmi les précédents (obs. II, X, XII, XXIII, LVIII, LXVII, LXXVIII, LXXIX), et où il est parlé de « rebord mince », « qu'on prend entre les doigts », duquel « on peut facilement passer en arrière », « qu'on peut pincer », « qu'on saisit entre les doigts et le pouce » ; or, ces 8 cas relèvent, par tous les caractères de leur histoire, du vrai foie mobile.

Le caractère tiré de l'épaisseur du bord du foie a donc une valeur diagnostique très grande.

En ce qui concerne la *densité* du bord du foie qui, théoriquement, doit, puisque le bord du foie est aminci et que sa tension peut être diminuée, se traduire par une résistance moindre à la pression, nous ne la voyons mentionnée avec ce caractère que dans un cas (obs. XII) qui est bien un type d'observation de foie mobile, dans laquelle existent en outre une rate et un rein mobiles Les cas, au contraire, dans lesquels la densité du tissu du bord du foie est spécifiée sous les termes de « compacte » (obs. XIII), assez résistant (obs. XIV), dur (obs. XXI, LII), sont manifestement des cas de maladie du foie, où la mobilité ne joue qu'un rôle accessoire.

L'excès de *sensibilité* du foie à la pression ou aux mouvements communiqués est signalé dans 4 observations ; mais celle qui est limitée au bord du foie, lorsque le reste de l'organe est indolent, ne se trouve notée que dans 2 observations (obs. XXIII, XXXVIII). Or, ces deux cas rentrent dans le groupe de ceux dont la description défie tout diagnostic et que j'ai classés sous un point d'interrogation.

La *forme de la courbe décrite* par le bord du foie et pour la précision de laquelle nous avons tout lieu de regretter l'absence de diagrammes, n'est décrite avec quelque détail que dans de rares observations. A part les cas où sont signalées les incisures, — et parmi lesquels nous avons relevé la forme « bilobée » (obs. X), la « forme en sablier » (obs. L), le « bord anfractueux » (obs. LXXI), la « forme courbe, piriforme » (obs. XIX), la forme « à convexité inférieure » (obs. XIX, XL, XLIII), « à lobe gauche » (obs. LIII), ces huit derniers n'appartenant pas à la classe des vrais foies mobiles, — il n'est fait aucune mention spéciale de la direction du bord du foie.

Quant à la *situation* du bord du foie, seules les situations en hauteur et en largeur sont signalées ; dans deux observations seulement, il est parlé de la situation en profondeur, et il est dit, dans une de ces observations (obs. XXI), que le bord du foie, assez égal, dur, est « tourné en haut », l'autopsie montre qu'il s'agissait d'une cirrhose ; cirrhose également dans l'obs. XXII, où il est dit que le bord du foie est déplacé en bas et comme retourné. C'est là la seule mention qui soit faite de la situation en profondeur du bord du foie ; or, la théorie nous indique que le bord du foie mobile est non seulement abaissé, aminci, mais encore déjeté en arrière.

Parmi les caractères de la *mobilité*, les auteurs insistent surtout sur la mobilité verticale (réductibilité), qui n'est pourtant signalée que dans 23 observations ; puis la mobilité d'attitude ou de décubitus, dont il est fait mention dans 12 cas, dont 10 sont des cas de vrai foie mobile ; la mobilité latérale n'est signalée que dans 5 cas, dont 3 seulement relèvent de cette maladie ; dans 1 de ces 3 cas, le lobe du foie avait été pris pour un rein. Enfin, il est deux variétés de mobilité que la théorie, déduite de l'anatomie de la suspension du foie, nous indique comme très caractéristiques : la mobilité respiratoire et la mobilité antéropostérieure, qui sont à peu près passées sous silence. Dans 3 cas seulement (obs. II, XXVII, XLIII), la mobilité respiratoire est signalée ; dans ces 3 cas il s'agissait d'un vrai foie mobile. Enfin, du fait que le bord du foie est aminci et déjeté en arrière, il doit résulter une mobilité spéciale de ce bord du foie, indépendante de la mobilité verticale ou latérale qu'il partage avec le reste de l'organe, c'est la *mobilité antéropostérieure* ; aucune observation ne la signale, sauf une seule (obs. XLV), où cette variété de mobilité ne permit cependant de porter aucun diagnostic. Ce fut la laparotomie qui montra qu'il s'agissait d'un lobe flottant du foie

Il résulte de tout ceci que nous ne trouvons pas dans les descriptions des auteurs cet ensemble de signes que la théorie place avant tous les autres comme pathognomoniques non seulement du vrai foie mobile, non seulement de la mobilité du foie malade ou non, mais de la localisation hépatique même de la tumeur constatée. Si nous les trouvons isolément signalés dans de rares observations, c'est à l'exclusion de l'unou l'autre des signes caractéristiques appartenant à ce petit groupe objectif, et nous remarquons cependant que, dans les cas où ils sont signalés, l'erreur de diagnostic est moins fréquemment commise que dans ceux où leur constatation a été négligée.

Concluons donc :

Les signes objectifs, présumés, par leur existence simultanée dans un même foie, comme pathognomoniques du « foie mobile », tels que les fait connaître la théorie, et qui seraient les suivants :

1° **Signe de localisation hépatique** : *Aréte vive sur le bord inférieur ou interne de la tumeur suspecte ;*

2° **Signe de mobilité spéciale** : *Mobilité antéropostérieure et respiratoire du bord inférieur du foie ;*

3° **Signe de « foie mobile vrai »** : *Amincissement de bord inférieur du foie, déjeté en arrière et d'ailleurs souple et indolent,*

Méritent d'être éprouvés cliniquement au point de vue de leur valeur pathognomonique, non-seulement parce qu'ils sont indiqués par la théorie, mais parce que le syndrôme objectif classique, dans lequel ils ne figurent pas, laisse commettre encore aujourd'hui des erreurs de diagnostic dans la moitié des cas,

Ne sont pas notés dans les observations de foie mobile publiées, soit qu'ils n'aient pas été jugés dignes d'être mentionnés, soit qu'ils n'aient pas été cherchés. Ces observations ne peuvent donc être invoquées pour la détermination des caractères objectifs présentés par le bord inférieur du foie dans les cas de mobilité « spécifique » de cet organe.

Puisque donc les observations publiées ne nous renseignent que très incomplètement, dans la plupart des cas, sur l'existence ou l'absence de ces trois signes et que, dans aucun cas, leur présence simultanée ne se trouve signalée explicitement,

que, d'ailleurs, la grande proportion des erreurs de diagnostic
ne se trouve, ni justifiée par l'omission de signes classiques,
ni prévenue pour l'avenir par un enseignement quelconque,
c'est, en définitive, à la clinique que nous devons revenir ;
nous devons, en mettant à profit les nouvelles données de la
théorie, vérifier si les signes que nous fait connaître cette
théorie se retrouvent dans tous les cas de foie mobile ; si les
foies mobiles dans lesquels on ne les rencontre pas sont bien
de vrais foies mobiles, ou encore si, en cherchant bien, on ne
les y eût pas trouvés ; si enfin, tout foie qui les présente peut
et doit être considéré comme un foie mobile.

La mobilité du foie est très fréquente, puisque j'estime
qu'on la rencontre chez 20 %, des sujets atteints de maladies
de la nutrition ; elle a une signification très importante,
puisque, à mon avis, elle suffit à caractériser une tare, ou,
suivant la jolie expression de Landouzy, une « boiterie » (1)
du foie ; on ne saurait donc trop insister sur une étude qui,
substituant ces notions à celles d'extrême rareté (80 cas
connus) et d'intégrité fonctionnelle implicite du foie, peut
aboutir, avec ces horizons nouveaux en perspective, à une
véritable transformation de la pathologie générale des maladies
de la nutrition. La pathologie générale des maladies de la
nutrition ne fait pas même rentrer dans son cadre la mobilité
« spécifique » du foie et les nosologistes discutent encore si
le foie mobile relève de la tératologie ou de la traumatologie.

Pour trouver des cas de maladie du « foie mobile », il ne
suffit pas de connaître les signes pathognomoniques du foie
mobile, ni de savoir distinguer la « maladie du foie mobile »
d'une « maladie du foie avec mobilité », il ne suffit pas de
posséder la technique d'exploration qui permet de reconnaître
si le bord inférieur du foie est abaissé, aminci, repoussé en

_____

(1) LANDOUZY. — *Cours de thérapeutique. Leçon-programme.* Presse
Médicale, 17 Nov. 1897.

arrière, souple et indolent, en même temps qu'il présente une mobilité antéropostérieure, il faut encore, pour trouver des cas de « maladie du foie mobile », les chercher dans la classe de malades où l'on a le plus de chance de les rencontrer.

Or, si dans les 36 observations de foie mobile et les 4 observations de foie à lobe flottant (1) que, parmi les 80 cas publiés, nous avons mises à part comme seules relevant apparemment de la vraie maladie du foie mobile, si, dans ces 40 observations, nous relevons les caractères généraux pouvant être assignés à la maladie et la faire soupçonner, voici ce que nous remarquons :

Sur ces 40 cas, il y a 37 femmes et 3 hommes ; c'est, en moyenne, entre 30 et 60 ans, deux fois à 20 ans, une fois à 66 ans, qu'ont apparu les troubles morbides à travers lesquels a été posé ou redressé le diagnostic.

Les femmes ont toutes eu, sauf sept dont l'observation est muette sur ce point et deux qui étaient encore filles, des grossesses plus ou moins répétées : cinq ont eu 3 grossesses, cinq en ont eu 7, quatre en ont eu 4, trois ont eu 2 grossesses, deux ont eu, l'une 11, l'autre 10 enfants, une a eu 9, une 16, une 17 enfants.

La cause qui a motivé l'intervention du médecin a été, pour ces 40 cas :

13 fois la *sensation d'une tumeur* dans le côté droit de l'abdomen, que la malade avait perçue elle-même par la palpation et pour laquelle elle venait consulter. Cette tumeur, dans un seul cas (obs. X), ne s'accompagnait d'aucun autre symptôme. Dans 4 cas, il y avait, en même temps, douleurs abdominales, soit seules (obs. XLV, LXXIX), soit accompagnées de tiraillements, avec irradiations dans les extrémités des membres du côté droit, et aggravées, avec vertiges, par le travail ou la fatigue (obs. XXVII), ou de palpitations, angoisses, bouffées,

(1) Sur les six observations publiées de « foie à lobe flottant », il n'en est que quatre que je retiens ici ; dans les deux autres (obs. XLVI, XLVII), le lobe flottant était, en même temps, hypertrophie.

dyspepsie (obs. XLIV) ; dans 3 cas, il y avait une sensation de pesanteur hypogastrique, deux fois seule (obs. XVI, LXXII), une fois accompagnée d'hystérie et de mélancolie (obs. I) ; 2 malades se plaignaient de crises douloureuses du côté droit avec vomissements bilieux (obs. XLI, LVI), et, chez le premier, il existait, en outre, de l'amaigrissement, des défaillances, de la faiblesse, des fausses faims ; enfin, 1 avait du gonflement abdominal (obs. II), 1 des douleurs lancinantes au côté droit, au flanc droit, à l'épigastre, douleurs qui se calmaient par le repas (obs. VIII), et 1 qui éprouvait une sensation de pression dans l'abdomen et des tiraillements dans la région sacrée, présentait, en même temps, de l'anorexie, de la dyspepsie, de la pression de l'estomac après les repas, elle était capricieuse et irritable (obs. XLIII).

Parmi ces 13 cas, se trouvent les 4 cas de foie à lobe flottant (obs. XLI, XLIV, XLV, LVI) que nous avons retenus comme cas de foie mobile.

Quant aux 27 autres cas, dans lesquels les malades ne s'étaient aperçus d'aucune tumeur, nous trouvons que le médecin a été consulté :

8 fois pour des *douleurs abdominales* : avec sensation de pesanteur, plénitude dans l'abdomen dans 3 cas (obs. III, XI, LXXVIII), aggravées, dans le second, par la marche et le repos et accompagnées, dans le troisième, de tiraillements à l'épigastre, étouffements, constipation ; localisées au côté droit de l'abdomen dans 1 cas (obs. XXI) ; avec douleurs lombaires dans 2 cas et, en même temps, dans l'un (obs. XXXII), douleurs spasmodiques de l'épigastre, dans l'autre (obs. XXXV), lassitude générale ; dans 1 cas (obs. LIV), les douleurs abdominales par crises, surtout dans la station assise, quelquefois avec perte de connaissance, les douleurs s'irradiant de gauche à droite de l'abdomen, il y avait, en même temps, anorexie, céphalalgies fréquentes, vomissements répétés ; enfin, dans un dernier cas (obs. XLIX), les douleurs du ventre étaient précédées de frissons, vertiges et vomissements.

5 fois *à l'occasion d'une grossesse*, fausse dans un cas. où la malade croyait ressentir des mouvements dans l'abdomen (obs. V), plus ou moins avancée dans les autres cas où, chez deux malades (obs. XXX, LVII), elle constituait le seul symptôme, et chez les deux autres s'accompagnait, chez l'une (obs. XXVIII), de lassitude, avec douleurs spasmodiques à l'épigastre et l'ombilic, chez la seconde (obs. XXIX), de douleurs à la station debout et à la marche, avec crampes d'estomac et lassitude générale.

5 malades consultent pour un ensemble symptomatique que l'on classerait aujourd'hui dans la *neurasthénie :* l'une (obs. XXIII), se plaint de vomissements, vertiges, défaillances, faiblesse, tintements, alternative de diarrhée et constipation, amaigrissement ; l'autre (obs. LIX), éprouve de la gêne respiratoire, des pesanteurs épigastriques, des vapeurs, vertiges, cephalées, battements de cœur, troubles de la vue, elle a des crises douloureuses, ne peut se coucher que sur le côté droit ; une troisième (obs. LXI) a des points dans les côtés, le dos, les seins, de l'anorexie, de la constipation, des vapeurs, des nausées, des aigreurs après le repas, du gonflement abdominal, des douleurs de l'hypochondre droit, de la céphalalgie, des défaillances, des battements épigastriques, du vertige ; celle-ci (obs. LXIX) a de la faiblesse, des douleurs abdominales, de la diarrhée, des vomissements et, dit l'auteur, le syndrôme de l'Entéroptose ; celle-là enfin (obs. LXXV), se plaint d'insomnie, céphalalgie, gêne sous le sein droit, aux côtes et au dos du même côté.

3 fois, c'est pour une *affection* plus nettement *digestive :* l'une (obs. XV), s'étant levée le cinquième jour après sa troisième grossesse, éprouva, une heure après, dans la région lombaire droite, une douleur s'irradiant jusqu'à l'épigastre, qui persista, s'accompagnant de constipation, éructations, flatulence, battements épigastriques ; la seconde (obs. LXX) se plaint de crises gastriques douloureuses avec vomissements,

elle a de l'ictère, enfin, la troisième (obs. LXXIV) a des crises
« sous-hépatiques » très douloureuses, des vomissements, de la
migraine.

1 malade (obs. XII) se plaint de *fièvre*, céphalée, lassitude
survenant par accès, son abdomen est pendant, avec les droits
écartés ; à un accès antérieur, elle dit avoir eu, dans la région
abdominale droite supérieure, une tumeur assez considérable
qui disparut avec la fièvre.

1 autre (obs. XXXVI) « se sent malade depuis son dernier
accouchement, qui date de trois ans. » C'est une malade de
Landau, dont cet auteur dit que le foie était « extrêmement
sensible à la pression ».

1 enfin (obs. XXXIX), âgée de 28 ans et ayant eu quatre
grossesses, consulte pour de l'*aménorrhée* datant d'un an ; elle
se plaint de douleurs lombaires modérées, d'une sensation de
replétion et de pression dans l'abdomen ; à la marche, il lui
semble que le ventre va se détacher et tomber.

3 cas enfin (obs. XXXIV, XXXVII, LXVII), dans lesquels
l'observation ne donne aucun renseignement sur l'appareil
symptomatique.

En résumé, si, après avoir fait le pointage des symptômes,
nous les groupons conformément à l'interprétation pathogénique actuellement admise, nous voyons qu'on peut traduire
l'expression symptomatique la plus générale qui se dégage de
ces malades atteints de foie mobile, de la façon suivante :

La maladie du foie mobile est caractérisée par une allure
névropathique, de l'asthénie, avec, dans les deux tiers des cas,
une localisation abdominale, des troubles digestifs et, en
particulier, gastrointestinaux ; dans un quart seulement des
cas (9 sur 40) existent des symptômes permettant de soupçonner
une congestion ou une lithiase du foie et conduisant à explorer
cet organe.

Enfin, comme étiologie, dans les 30 cas où elle est discutée, c'est la puerpéralité qui paraît devoir être le plus souvent

incriminée (23 cas), puis le traumatisme (3 cas), dans 2 cas une maladie antérieure du foie, dans 1 cas un ulcère de l'estomac, dans 1 cas la laparotomie.

Il est donc certain que l'on sera placé dans les meilleures conditions pour trouver le foie mobile, si on le cherche dans un milieu de malades où le sexe féminin serait largement représenté, malades relevant plutôt de la pratique privée que de la pratique d'hôpital, atteints d'affection chronique et se plaignant surtout, à travers leurs troubles dits nerveux, de l'intestin, de l'estomac ou du foie.

Or, un tel milieu est réalisé à merveille par la station de Vichy où passent, chaque année, 60 à 70.000 malades, parmi lesquels se trouvent presque exactement autant de femmes que d'hommes, et qui, pour les deux tiers, souffrent de troubles de l'appareil digestif avec localisation plus spéciale dans l'estomac, ou le foie, ou l'intestin, et allure, fort souvent, dans un tiers des cas, névropathique ou asthénique, et, chez 70 pour 100 des femmes, en rapport étiologique plus ou moins direct avec la puerpéralité, la menstruation, la ménopause, etc.

C'est dans ce milieu que, depuis dix ans, je cherche le foie mobile et que je le cherche systématiquement, en raison des cas nombreux dans lesquels, ainsi qu'en témoignent les observations publiées, la découverte du foie mobile a été imprévue et le fait d'un hasard dans la direction imprimée à l'enquête diagnostique.

Il ne m'est donc pas interdit de penser que les enseignements, fournis par ma pratique dans ces conditions, n'apportent une contribution appréciable et utile à la solution des problèmes soulevés.

Je relèverai d'abord, pour avoir une idée de la fréquence relative des cas, ceux que j'ai notés dans une série prise au hasard de ma pratique privée, — le dernier millier, par exemple, des malades soumis à mon observation — puis je me bornerai à emprunter aux malades des années précédentes les variétés de foie mobile qui auraient pu ne pas se rencontrer dans le millier pris comme terme de comparaison (1).

2° *Situation et forme du bord inférieur du « foie mobile », d'après des recherches personnelles et systématiques chez un millier de malades.*

Le dernier millier de malades que j'ai observés (850 en 1897, auxquels j'ajoute les 150 derniers de 1896), comprend 519 hommes et 481 femmes (dont 81 filles).

Les types de foie que je relève ici répondent strictement aux exigences de la théorie du foie mobile, c'est-à-dire : ils sont accessibles à la palpation, ont une matité thoracique dont la limite supérieure est abaissée, présentent un bord inférieur abaissé, souple, indolent, tranchant, aminci, déjeté en arrière, avec mobilité verticale et antéropostérieure. J'ai rigoureusement séparé tous les foies qui, les autres caractères étant conformes à la théorie, présentaient, soit une consistance même à peine supérieure à la consistance normale, soit un bord qui manquât de l'arête caractéristique ou qui ne fût pas aminci, ou enfin dont l'arête se laissât atteindre par les procédés classiques de palpation, car l'arête limitante et caractéristique du bord inférieur du foie doit être, dans tout « foie mobile », assez déjetée en arrière pour être inaccessible à tout autre procédé qu'au « procédé du pouce », sinon, il s'agit d'une hypertrophie.

Enfin, j'ai poussé le scrupule jusqu'à mettre à part, mais sans toutefois les écarter du groupe des foies mobiles, les foies qui, toutes autres conditions réunies, présentaient le caractère anormal d'être sensibles à la pression.

(1) J'écarte, pour cette statistique, les malades de ma pratique hospitalière (70 à 80 par an dans mon service de l'hôpital thermal), car la pathologie des maladies de la nutrition dans les classes pauvres diffère radicalement de ce qu'elle est dans les classes qui ne vont pas à l'hôpital. Cette différence est par elle-même, d'ailleurs, assez instructive, pour que je me propose d'en faire bientôt l'objet d'une étude spéciale.

Après avoir séparé ainsi les types du foie le plus conformes au type théorique du foie mobile, tel que nous l'avons supposé, nous leur comparerons, chemin faisant, ceux qui, tout en conservant un ou plusieurs caractères du type théorique, s'en écartent par d'autres caractères ; nous pourrons, de la sorte, en nous guidant sur l'ensemble symptomatique présenté par le malade, apprécier non seulement la valeur individuelle de chaque caractère, mais encore sa valeur relative, hiérarchique, par rapport aux autres. Enfin, procédant en sens inverse et laissant de côté toute théorie, nous analyserons, parmi nos observations, celles présentant des types objectifs du foie, conformes à la description, donnée par les auteurs, des foies qu'ils nous présentent comme types de foie mobile. Nous verrons alors lequel, de notre type théorique ou du type classique, doit être préféré par le nosologiste.

A. — Hépatonéphroptose.

Il est un *premier groupe* de foies mobiles qui attire de suite notre attention : ce sont ceux qui, outre leurs caractères spécifiques de foie mobile, présentent celui de coïncider, chez le même malade, avec un rein mobile ou les deux reins mobiles du 3e ou du 4e degrés. Cette coïncidence est ici d'autant plus importante à relever qu'elle semble bien confirmer, au moins pour les cas dans lesquels on la rencontre, d'abord le diagnostic du foie mobile, et ensuite l'interprétation qui, parmi les caractères du foie mobile, abstrait en première ligne le caractère de ptose et non ceux d'ectopie ou de mobilité, puisque nous avons établi que le rein mobile n'était également qu'une néphroptose. Classons ce groupe sous le nom d' « *hépatonéphroptose* ».

84 malades, sur la série du millier que j'ai prise pour terme de comparaison, présentaient de l' « hépatonéphroptose ». Sur ce nombre, il y a 73 femmes (dont 5 filles) et 11 hommes.

Chez 29 de ces malades (25 femmes et 4 hommes), le foie

prolabé était, en même temps, sensible à la pression, chez 10
(10 femmes) il présentait une consistance légèrement supérieure
à la consistance normale. Restent donc 45 cas (84 moins 39)
d' « hépatonéphroptose », dans lesquels coïncidait, avec la
néphroptose, un foie présentant tous les signes objectifs exigés
par la théorie du foie mobile.

Si nous rapprochons ce chiffre de 84 cas d' « hépatonéphroptose » du chiffre total des cas de néphroptose relevés sur
notre millier de malades, total se montant à 174 cas
(157 femmes, dont 29 filles ; et 17 hommes), nous voyons que
la proportion des cas dans lesquels le rein mobile s'accompagne
de foie mobile est de 48 pour 100 cas de rein mobile. Quant
au chiffre de 174 cas de rein mobile sur 1.000 malades
(17,4 p. 100), il confirme, une fois de plus, la fréquence que
j'ai signalée pour le rein mobile dès 1885 et qui, depuis, a été
vérifiée par tous les auteurs, entre autres Ewald en 1891,
Mathieu en 1893, etc. Cette vérification est de bon augure pour
la fréquence si invraisemblable que j'assigne au foie mobile.

Trois variétés d'**hépatonéphroptose** peuvent être distinguées, suivant que : *a.* le bord accessible du foie, avec son
arête caractéristique, se présente sous forme d'un angle saillant
dont on perçoit nettement les deux côtés ; *b.* le bord inférieur
du foie forme encore un angle saillant, mais, seul, le bord
interne de l'angle est nettement perçu ; *c.* le bord du foie est
rectiligne et parallèle au rebord costal.

a. — La *première variété* fut rencontrée chez 12 malades
(9 femmes et 3 hommes). Voici le résumé succinct de ces douze
observations, relevées avec le laconisme qu'impose la pratique
privée ; celle-ci est distincte, à ce point de vue, de celle de
l'hôpital, en ce qu'elle ne comporte ni choix de l'heure, ni
intervention d'aides. Dans ces observations, je ne relate du
traitement que ce qui me paraît utile à corroborer le diagnostic.

Voici, avant le résumé des observations, les diagrammes
à l'aide desquels on peut représenter, avec une exactitude
suffisante, les signes objectifs qui y ont été relevés.

Pl. I. — **Diagrammes d' « Hépatonéphroptose » chez la femme.**
(Observations personnelles)

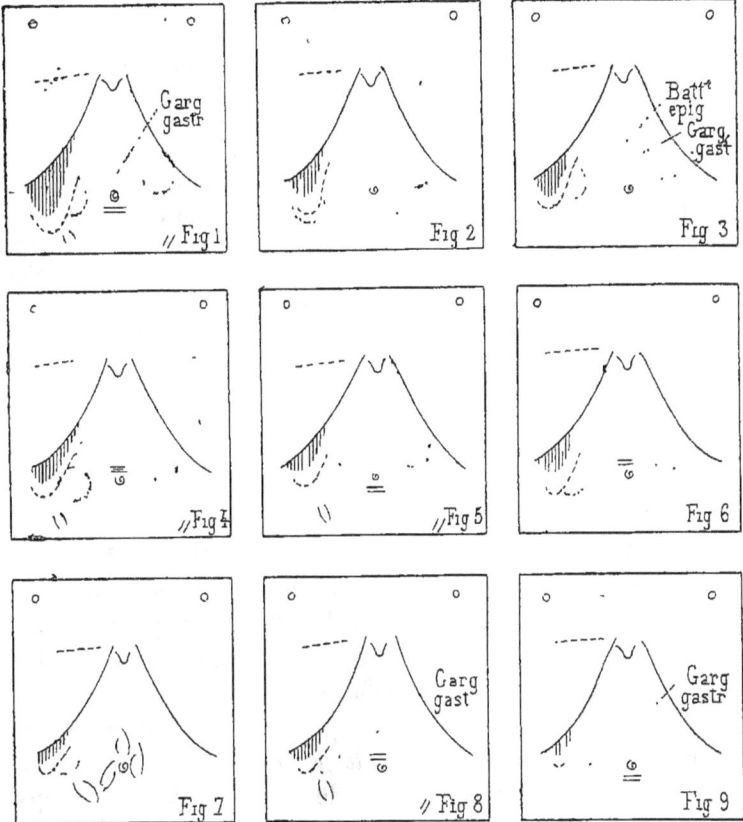

Dans ces figures, dont les numéros correspondent à ceux des observations :

Les « repères » sont : les rebords costaux réunis à leur sommet par l'appendice xyphoïde, — les mamelons, — l'ombilic.

Les « lignes formées de petits traits » indiquent les limites supérieure et inférieure du foie, la limite supérieure étant indiquée par la ligne de matité à la percussion, la limite inférieure par l'arête tranchante que présente le bord du foie à la palpation. Cette ligne s'arrête exactement aux points où l'arête tranchante du bord du foie cesse d'être perçue.

Les « hachures verticales » indiquent la portion du foie qui, seule, soit accessible à la palpation classique. L'intervalle clair qui existe entre ces hachures et le bord inférieur du foie indique la portion de cet organe qui. inaccessible à la palpation classique, ne peut être décelée que par le seul « procédé du pouce » (1).

Les « lignes pointillées » de forme circulaire indiquent les reins, au siège où les perçoit la palpation.

Les « traits parallèles » indiquent l'un ou l'autre des segments sténosés du gros intestin (corde colique, boudin cœcal, cordon sigmoïdal) dans la situation où ils sont perçus.

(1) Le bord inférieur du foie est, dans ces diagrammes, tracé à l'aide d'une ligne formée de petits traits et non d'une ligne pleine, parce que son arête caractéristique n'est perceptible que par le procédé du pouce. Sinon,

Voyons maintenant les observations :

Obs. I (97-250). — Mme C..., 47 ans. — *Antécédents :* 3 enfants, 3 fausses couches. A toujours eu l'estomac faible. Aggravation depuis 2 ans, après une suppression menstruelle de 6 mois. Après un début analogue aux symptômes du refroidissement (congestion du foie ?), digestions pénibles et diarrhée avec coliques après chaque repas, pendant 1 an, puis par périodes. Amaigrissement de 14 kilogs durant ces 2 ans (60^k > 46^k). — *Etat actuel :* Appétit conservé, pesanteur ou diarrhee après chaque repas. Réveil à 2 heures du matin, suivi d'insomnie. Faiblesse, irritabilité, hypochondrie. Règles régulières. — *Lobe flottant du foie. Néphroptose bilatérale du 3e degré. Sténose des 3 segments du côlon. Gargouillement gastrique. Epreuve de la sangle, positive ; à la contre-épreuve, « tout tombe ».* (Fig. 1, Pl. I).

Cette malade fut soumise au traitement de l'Entéroptose (sangle, laxatifs salins quotidiens, régime carné, cure alcaline, douches froides), en juillet 1896, et fut assez améliorée pour avoir repris 8 kilogs pendant les six mois qui suivirent. Pendant ces six mois, suppression des règles. Bonne santé jusqu'en juin 1897 ; rechute légère, la malade reperd 6 kilogs. En juillet, traitement, le même, dans ses grandes lignes, que l'an dernier ; résultat rapidement satisfaisant.

Le diagnostic suivant peut être proposé : *Entéroptose maigre (3e période), d'origine puerpérale possible, aggravée par l'approche de la ménopause* (cause de recrudescence de l'hépatisme).

Obs. II (97-343). — Mlle L..., 55 ans. — *Antécédents :* Frayeur il y a 25 ans, crise de fièvre miliaire et la malade fut 3 mois alitée. Depuis lors, elle a souvent de la lassitude et de la sensation de fièvre ; elle est sujette aux bronchites l'hiver. Il y a 4 ans, pleurésie et 3 mois de lit. — *Etat actuel :* Depuis 1 an, une selle diarrhéique, tous les matins, qui l'oblige à se lever à 5 heures 1/2 ; depuis 6 mois, migraine tous les mois. Ménopause il y a 3 ans. Douleurs hypogastriques à la marche. Appétit conservé. Lassitude habituelle. Amaigrissement de

et que l'arête du bord du foie eut ete accessible à la palpation classique, non seulement une ligne pleine servirait à la dessiner, mais les hachures eussent ete conduites jusqu'au bord du foie. (*Voir plus loin* la « notation diagrammatique » que je propose pour le foie).

10 kilogs depuis 3 mois (la malade était fort grosse). — *Ventre volu-mineux, flasque. Lobe flottant très mobile du foie, néphroptose bilatérale du 3ᵉ degré.* (Fɪɢ. 2, Pʟ. I).

Le traitement fut rapidement efficace. La diarrhée, la lassitude, les douleurs hypogastriques se dissipèrent. Le diagnostic peut être ainsi formulé : *Entéroptose grasse* (1ʳᵉ *période), secondaire, d'origine hépatique (hépatisme de cause émotive) aggravée par la ménopause.*

Obs. III (96-709). — Mᵐᵉ A..., 40 ans. — *Antécédents* : Née à la Guadeloupe. A des accès paludéens depuis 25 ans. Elle quitta les Antilles en 1891, pour se fixer à Paris, et, depuis cette époque, elle souffre de la maladie actuelle ; 4 enfants, le dernier il y a 10 ans, et une fausse couche. — *Etat actuel :* Douleurs d'estomac 1/2 ou 1 heure après chaque repas et pendant 2 à 3 heures. Quel que soit l'aliment ingéré, elle est obligée de se coucher après les repas. Appétit médiocre. Selles régulières. Réveil à 2 heures du matin. Amaigrissement (P. 59ᵏ). Règles régulières. — *Hépatoptose, néphroptose bilatérale du 3ᵉ degré. Gargouillement gastrique, battement épigastrique.* (Fɪɢ. 3, Pʟ. I).

Dès le 6ᵉ jour du traitement, des douleurs gastriques se dissipèrent. Le diagnostic pourrait être formulé : *Entéroptose* (1ʳᵉ *période) par hépatisme d'origine paludéenne.*

Obs. IV (97-118). — Mᵐᵉ de B..., 50 ans. — *Antécédents :* 2 couches à 21 et à 24 ans. Puis, à la suite, état de mélancolie ; vers 35 ans, boulimie, puis, à de rares intervalles, crises d'entérite membraneuse. Traitement au régime sec inefficace. On trouve, à ce moment, un rein mobile. — *Etat actuel :* hypocondrie, amnésie, irritabilité, météorisme gastrique de 2 à 4 heures après les repas. Constipation et souvent membranes. Réveil à 2 heures du matin, avec sensation de brûlure à l'estomac, et, à 4 heures, avec angoisses, défaillances, phobies ; craint de devenir folle. Nodosités des petites jointures, craquements articulaires. Règles régulières. — *Hépatoptose, néphroptose double du 4ᵉ degré ; sténose des 3 segments coliques.* (Fɪɢ. 4, Pʟ. I).

Ici, le traitement se montre efficace, bien que l'on n'eut pas eu recours à la sangle. L'expérience apprend, en effet, que, dans l'état de ptose le mieux caractérisé, lorsqu'il existe, en même temps, des signes que je considère comme spéciaux au vrai arthritisme (hépatisme uricémique), tels que nodosités, deuxième réveil à 4 heures du matin, traces de sérine dans les urines (c'était le cas) et enfin neurasthénie vraie (et non asthénie avec névropathie), la sangle ne rend pas de services, au moins dans cette phase de la diathèse (hépatique).

Le diagnostic pourrait ici se traduire : *Splanchnoptose peut-être d'origine puerpérale, chez une neurasthénique (hépatique), combinée avec l'arthritisme (hépatisme uricémique).*

Obs. V (97-755). — Mᵐᵉ J..., 46 ans. — *Antécédents :* Un enfant il y a 24 ans (qui fut réformé pour rachitisme). Dysenterie à la suite d'un séjour en Corse à 26 ans. Habita 4 ans l'Algérie, qu'elle a quittée il y a sept ans. Sujette aux douleurs rhumatismales et, tous les 4 à 6 mois, à une crise de diarrhée avec coliques peu durables. Il y a 18 mois, opérée pour un polype utérin et, dès le surlendemain, début de la maladie actuelle. — *État actuel :* Depuis 18 mois, douleurs abdominales et diarrhée presque quotidienne de 3 à 4 selles, et, à diverses reprises, expulsion de paquets membraneux, précédée de coliques. Ballonnement après les repas. Dyspepsie du vin et du lait. Appetit bon. Souvent reveil à 2 heures du matin. Vertiges. Amaigrissement, depuis 18 mois, de 8 kilogs (56 > 48ᵏ). Aménorrhée (menopause ?) depuis 18 mois (l'opération fut pratiquée pendant les règles). — *Hépatoptose, néphroptose double du 4ᵉ degré à droite, du 3ᵉ à gauche. Sténose des 3 segments du côlon.* (Fig. 5, Pl. 1). La malade porte une sangle.

Le traitement de l'Entéroptose, efficace en particulier dans les formes à entérite membraneuse (1), produisit l'amélioration habituelle. Le diagnostic serait ici : *Entéroptose (2ᵉ-3ᵉ période), variété entéralgie pseudomembraneuse, peut-être d'origine infectieuse (dysenterie, hépatisme infectieux), aggravée à l'occasion de la ménopause.*

Obs. VI (97-032). — Mᵐᵉ du F..., 37 ans. — *Antecedents :* 6 enfants, dont le dernier il y a 3 ans. Depuis 5 ans, fissure à l'anus,

(1) F. GLÉNARD. — *Discussion sur l'Entérocolite.* Bull. Acad. Méd., avril 1897.

qui a été opérée il y a 15 jours. Depuis, rares crises d'estomac s'accompagnant de diarrhée après les repas. Règles régulières. — *Etat actuel :* Crises d'estomac, parfois « indigestions » la nuit. — *Hépatoptose, néphroptose double du 3ᵉ degré, corde transverse sus-ombilicale* (Fig. 6, Pl. I).

Le diagnostic, dans ce cas, doit, à mon avis, se résumer ainsi : *Entéroptose larvée, peut-être origine puerpérale. Prélithiase biliaire (crises d'estomac et indigestions nocturnes).* Il est un fait d'observation, c'est que les entéroptosiques à crises gastriques ou hépatiques ne présentent pas le syndrôme habituel de l'Entéroptose, ce qui semble bien démontrer a quel point la nature .du trouble fonctionnel hépatique influe sur l'aspect du syndrôme morbide. En tous cas, le traitement si efficace des crises par la cure alcaline était ici particulièrement indiqué.

Obs. VII (97-685). — Mᵐᵉ B..., 53 ans. — *Antécédents :* 4 enfants. Ménopause il y a 5 ans. A toujours eu de la constipation et des crises de colite membraneuse, une entre autres il y a 6 ans avec hémorrhagie intestinale, après laquelle survint la ménopause, puis des congestions hépatiques qui motivèrent la cure de Vichy en 1891 et 1892 ; la dernière crise de colite il y a 8 jours, pendant 4 à 5 jours, avec diarrhée fétide. Depuis 12 ans, flatulence gastrique et éructations incessantes. — *Etat actuel :* Dyspepsie des crudités, du vin et du lait ; troubles digestifs, surtout 5 heures après le repas. Appétit conservé. Hémorrhoïdes souvent fluentes. Amaigrissement de 5 kilogs (56 > 51ᵏ). Depuis 6 mois, faiblesse. — *Hépatoptose, néphroptose droite du 3ᵉ degré. Anses intestinales dessinées sous la paroi abdominale.* (Fig. 7, Pl. I).

Le traitement de l'Entéroptose fut ici très efficace. La malade (mère d'un confrère)', que j'ai revue aujourd'hui même (30 novembre 1897), trois mois après, déclare n'avoir jamais espéré pouvoir se porter si bien. Le diagnostic serait : *Entéroptose (2ᵉ-3ᵉ période), variété colite pseudomembraneuse, origine diathésique (hépatisme ?) aggravée par la ménopause.*

Obs. VIII (97-484). — M^mo G..., 35 ans. — *Antécédents* : 4 couches ; après la troisième (en 1885) métrite et abcès au sein ; après la quatrième grossesse (enfant de 5 kilogs, en 1888), rechute de la métrite et cautérisation. En 1892, salpyngite et douleur du flanc et de l'hypogastre dans la station debout, qui persista, s'aggravant au moment des règles ; celles-ci étaient de vraies hémorrhagies, durant 8 jours, et étaient suivies de 10 jours de faiblesse. En 1895, cautérisations intrautérines, trois mois de lit. En 1896, curetage qui enleva les douleurs abdominales ; depuis lors, selles lientériques glaireuses, pseudo membraneuses, s'accompagnant souvent de douleurs aigues, brusques, de coliques dans le flanc droit. — *Etat actuel :* Pesanteur abdominale, coliques fréquentes toujours soulagées par le repas. Dyspepsie avec malaises, surtout 1/2 heure apres le repas, et, 2 heures après, vertige, vide de l'estomac, fausse faim, malaises abdominaux. Selles grumeleuses, pseudomembraneuses, somnolence le jour, et la malade est obligée, depuis 2 mois, de se coucher durant 2 heures l'après-midi. Reveil la nuit, entre minuit et 2 heures. Nausées, mal de cœur fréquent. Faiblesse, fatigue abdominale a la marche. Regles regulieres. - *Hépatoptose, néphroptose du 3° degré à droite. Stenose des 3 segments du côlon. Gargouillement gastrique a la pression*. (Fig. 8, Pl. I).

Le traitement de l'Entéroptose, si bien indiqué, ne pouvait manquer d'être efficace. Le diagnostic doit être le suivant : *Entéroptose puerpérale, variété à colite pseudomembraneuse, jadis compliquée de métrite hémorrhagique aujourd'hui guérie.*

Obs. IX (97-690). — Mme V..., 26 ans. — *Antécédents* : Migraines dès l'âge de 12 ans ; revenant surtout au moment des règles, avec faiblesse et vomissements. Un enfant il y a 3 ans, une fausse couche il y a 3 mois. Depuis la naissance de son enfant, douleurs de rein. — *Etat actuel* : Peu d'appetit, digestions difficiles. Céphalalgie apres le repas et, a la moindre tension d'esprit, melancolie Regles regulières. — *Hepatoptose, nephroptose du 3° degre a droite. Corde sous-ombilicale. Gargouillement gastrique a la pression*. (Fig. 9, Pl. I).

C'est là un cas d'*Entéroptose au début, d'origine vraisemblablement diathésique (hépatique ?) congénitale.*

Citons enfin les trois observations suivantes, qui ont trait à des malades du sexe masculin, et dont je présente tout d'abord les diagrammes :

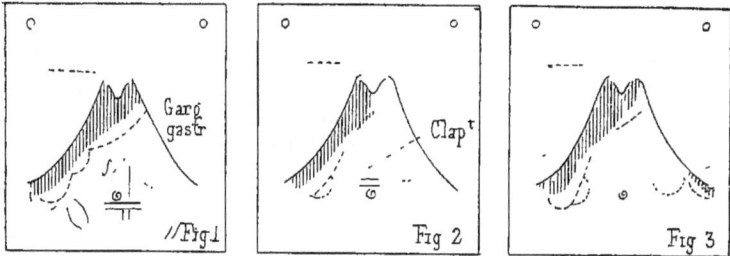

[La notation repose sur les mêmes principes que celle de la Pl. I, mais de plus

Dans la Fig 1, la lettre *S* indique une sensibilité anormale à la pression, au niveau de l'incisure ombilicale. — Les traits parallèles verticaux montrent que l'aorte est accessible à la palpation.

Dans la Fig. 2, la « ligne de petits traits verticaux » qui limite inférieurement les hachures à l'epigastre, prétend indiquer que le bord du foie est perceptible en ce point, mais imprécis et sans arête tranchante qui soit accessible.

Dans la Fig. 3, on voit dans l'hypochondre gauche la rate à peine accessible à la palpation classique, mais dont le bord tranchant peut être atteint par « le procédé du pouce ».]

Voici maintenant, très sommaires, les observations :

Obs. X (97-379). — M. B..., 45 ans. — *Antécédents :* A 29 ans, quelques douleurs de rein et gravelle ; à 30 ans, pleurésie ; à 36 ans, hémoptysies abondantes, à la suite d'un refroidissement à la chasse au milieu des neiges, suivi de l'exposition à une grande chaleur. Traitement par la suralimentation. Vers 41 ans, premiers symptômes de dyspepsie, douleur épigastrique à la pression. Depuis 1 an, 3 mois surtout, amaigrissement de 15 kilogs (90 > 75^k). — *Etat actuel:* Se plaint surtout de son estomac, de sensibilité épigastrique à la pression. Eructation sans goût; digestions lourdes, pénibles, surtout 3 heures après le repas. Il suit un régime carné. L'appétit est conservé. Constipation, interrompue parfois par des débâcles. Sommeil bon. Hypochondrie. — *Haute stature. Hépatoptose (foie souple, à bord abaissé, tranchant et mince, mobile). Sensibilité au niveau de la vésicule. Néphroptose double du 3ᵉ degré. Gargouillement gastrique. Battement épigastrique. Sténose des 3 segments. Epreuve de la sangle positive.* (Fig. 1, Pl. II).

Ce malade fut soumis au traitement de l'Entéroptose. Le résultat en fut satisfaisant, au moins à ce que j'en ai pu juger pendant trois semaines, ne l'ayant pas revu depuis. Le diagnostic était, en effet : *Entéroptose chez un uricémique (hépatisme uricémique). Origine alimentaire ?*

Obs. XI (97-198). — M. B..., 36 ans. — *Antécédents :* Vers l'âge de 18 ans, fut faible et alité pendant un mois ; fut sujet aux bronchites. Depuis l'an dernier, gêne, gonflement de l'abdomen ; il y a 15 jours, épistaxis, qu'il évalue à 2 litres, et tamponnement, puis faiblesse, anorexie ; il y a 5 jours, vomissements un soir et le lendemain matin, à la suite de l'ingestion d'une eau purgative. Depuis 3 à 4 ans, le malade boit 3 litres de vin par jour et de l'eau-de-vie à chaque repas. Amaigrissement de 12 kilogs depuis 5 ans (65 > 52,5^k). — *État actuel :* Anorexie ; se nourrit d'œufs et de soupes. Gêne abdominale, pesanteurs après les repas, urines colorées et peu abondantes, selles régulières ; sommeil bon. — *Ventre très flasque. Hépatoptose (foie souple, mince, tranchant, mobile). Néphroptose double du 3ᵉ degré. Corde colique sus-ombilicale. Clapotage gastrique.* (Fig. 2, Pl. II).

Le diagnostic que je propose est : *Entéroptose secondaire (hépatique) d'origine éthylique.* Le traitement de l'Entéroptose (laxatifs salins, douches froides, sangle, cure alcaline) donna, comme toujours chez les alcooliques, de brillants et rapides résultats ; dès le 3ᵉ jour, le malade se sentait transformé, le 8ᵉ jour, son poids avait augmenté de 1 kil. et demi.

Obs. XII (97-807). — M. B..., 35 ans. — *Antécédents :* Il y a 6 ans, hémoptysies ; il y a 1 an, entérite dysentériforme, peut-être d'origine paludéenne, qui dura 1 mois et depuis laquelle il va moins bien. — *État actuel :* Se croit atteint de tuberculose intestinale. Se plaint de faiblesse, lourdeurs après les repas, douleurs abdominales, surtout des deux côtés de l'ombilic et dans le flanc droit. Constipation ; parfois selles membraneuses. A maigri de 4 kilogs depuis 1 an (53 > 59^k). — *Hépatoptose ; néphroptose double du 3ᵉ degré. Sténose des 3 segments de l'intestin. Splénoptose. Épreuve de la sangle positive.* (Fig. 3, Pl. II).

Le diagnostic : *Entéroptose secondaire d'origine infectieuse, peut-être paludéenne,* fit conclure à l'indication du traitement de l'Entéroptose, auquel fut associée la quinine pendant les 3 premiers jours. Les résultats furent satisfaisants et se maintenaient encore 2 mois après.

De courtes réflexions sont, dès maintenant, nécessaires pour que nous puissions aller plus loin avec quelque chance d'être suivi.

Je m'arrêterai à peine à l'objection qu'il s'agit ici, d'observations de la pratique privée, par conséquent dépourvues de tout contrôle, ou de diagnostics non vérifiés par l'autopsie et, de ce fait, privés de toute sanction. Il faut bien pourtant que le médecin puisse connaître les maladies qu'on ne voit pas à l'hôpital et apprenne à savoir traiter les malades qui ne sont pas à l'article de la mort. Pour y arriver il n'a pas d'autre ressource que d'écrire. Le médecin écrit, d'abord pour lui-même, afin de préciser et classer les notions qu'il croit avoir acquises, et de marquer une étape dans le progrès de ses connaissances ; il écrit aussi pour les autres, dans l'espoir qu'ils voudront étudier les mêmes faits, de telle sorte que, de ce contrôle, puissent sortir, soit, — pour parler le langage actuel, — une « ordonnance de non lieu » si l'erreur est démontrée, soit le « renvoi à la commission d'enquête » si l'existence d'un fait nouveau paraît décidément probable. Ce que demande l'auteur, c'est simplement un crédit temporaire. Il a droit à ce crédit lorsque sa bonne foi ne peut être mise en doute. Est-ce que les faits de la pratique privée n'ont pas été déjà la source de précieux enseignements ? N'est-ce pas sur eux que s'appuyent, pour citer des exemples voisins de notre sujet, les notions aujourd'hui partout admises du syndrôme, de l'entéroptose, de l'extrême fréquence du rein mobile, de l'existence d'un diabète alcoolique, d'une neurasthénie hépatique, de dyspepsies, de névropathies, symptomatiques d'une précirrhose ou d'une prélithiase, etc., etc. ? Qui me démentira lorsque je dirai que ces notions n'ont été et ne pouvaient être acquises, ni dans les services d'hôpitaux, ni dans les salles d'autopsies ?

Voyons donc, comme si elles étaient entourées de toutes les garanties voulues de fidélité et d'authenticité, ce que nous apprennent ces douze premières observations.

Nous avons pris au hasard une série de mille malades dans
un centre d'observations où se rassemblent les maladies dites
de la nutrition, les maladies de l'estomac, de l'intestin et du
foie, les dyspepsies et les névropathies. Parmi ces mille malades,
et sans tenir compte de l'étiquette sous laquelle ils sont classés,
nous avons cherché systématiquement ceux dont le foie est
mobile ; sans tenir compte non plus des exigences résultant de
la description classique, nous avons adopté comme caractères
de la mobilité du foie un certain nombre de signes qu'une
théorie nouvelle, basée sur l'anatomie, nous avait enseignés ;
parmi ces malades, que nous considérions comme atteints de
foie mobile, nous avons séparé, en les groupant sous le nom
d' « hépatonéphroptose », ceux, au nombre de 84, qui, en même
temps qu'un foie mobile, avaient un rein mobile ; parmi ces
84 cas d'hépatonéphroptose, nous en avons mis à part 13, dans
lesquels la mobilité du foie, par ses caractères objectifs, se
conformait le plus strictement aux exigences de la théorie qui a
présidé à cette classification. Enfin, nous avons reproduit
l'observation des 12 malades chez lesquels le foie mobile se présentait avec ce caractère de variété, que le bord du foie révé-
tait la forme d'un lobe angulaire saillant dont on pouvait
nettement percevoir les deux côtés.

Nous nous sommes, en agissant ainsi, conformé à la règle
de Descartes, lorsqu'il proposait, disait-il, de « diviser chacune
des difficultés qu'il examinerait en autant de parcelles qu'il se
pourrait et qu'il serait requis pour les mieux résoudre ».

La valeur, au point de vue taxonomique, d'un caractère de
classification, se juge, en nosologie comme en botanique,
d'après le degré de constance avec laquelle on voit l'accompagner un ensemble d'autres caractères. Si cet ensemble de
caractères groupés autour du signe choisi se retrouvent dans la
plupart, sinon dans tous les cas, au point que ces cas aient l'air
d'appartenir à la même famille, on est en droit de penser que
le caractère pris pour base de classification est d'ordre supérieur. Or, en nosologie, dire d'un caractère de classification

qu'il est d'ordre supérieur, c'est dire qu'il a une valeur pathogénique de premier ordre. Mais alors? la subordination des
caractères, n'est-ce pas toute la médecine? Combien donc il
importe d'avancer avec prudence dans l'analyse de leur édifice
hiérarchique, de leurs lois d'arrangement, de leur taxonomie!

Le caractère tiré de l'aspect du foie, tel que nous l'avons
spécifié et choisi, est-il un caractère valable de classification?

Les 12 malades que, sous la dénomination d'hépatonéphroptose, nous avons groupés ensemble et dont nous avons
reproduit les observations, appartiennent certainement tous
à la même famille par l'allure générale de leur syndrome.

Sous quel nom, en effet, eût désigné leur maladie le
système de classification actuellement en vigueur?

Comme, chez ces malades, la séméiologie classique n'eût
décelé, n'eût même cherché, ni foie mobile, ni rein mobile, ni
sténose intestinale, le diagnostic, basé sur le symptôme en
apparence le plus saillant, eût été le suivant : 4 cas eussent
été désignés sous le nom d'entérite membraneuse (Obs. V,
VII, VIII, XII), 3 sous celui de dyspepsie nerveuse (Obs. I, IX,
X), 2 seraient de la dyspepsie simple (Obs. III, XI), 1 de la
neurasthénie gastrique (Obs. 1), 1 de la dyspepsie intestinale
(Obs. II), 1 enfin de la gastralgie (Obs. VI). Or, est-ce que
tous les cliniciens ne sont pas d'accord aujourd'hui pour interpréter ces différents états symptomatiques comme des variétés
d'une même affection digestive sans localisation anatomique,
tout au moins sans localisation ayant une valeur causale? Et
même est-ce que les dissidences sur le choix des caractères
de variété de cette affection digestive, ne sont pas purement
superficielles, alors qu'elles portent simplement sur la question de savoir s'il s'agit d'un trouble de la sensibilité, d'un
trouble de la motilité ou d'un trouble de la secrétilité? Les
auteurs accumulent, au prix d'efforts d'une difficulté et d'une
patience inouies, les recherches cliniques pour trouver la clef
des variétés dans la variation, soit des réactions sensitives, soit

de la capacité, soit du chimisme du tube gastro-intestinal. Mais comme c'est en définive le système nerveux qui préside à tous ces phénomènes, c'est la déviation fonctionnelle préalable du système nerveux qui est incriminée, c'est la prédisposition névropathique originelle qui est mise en cause. Tous les auteurs sont d'accord à cet égard. Cette doctrine est commode entre toutes, car elle répond à tout et il est aussi difficile de la ruiner tout à fait que de la faire rigoureusement triompher.

Nos 12 malades forment donc un groupe « naturel » au point de vue de la classification nosologique. Ils sont tous atteints de ce qu'on désigne sous le nom de névropathie digestive essentielle.

Mais s'il s'agit d'une névropathie digestive essentielle, pourquoi alors les termes d'entéroptose, d'hépatisme, sous lesquels nous les avons désignés ?

C'est ici qu'on voit à quel point la doctrine vraiment commode de la névropathie essentielle, primitive, est profondément enracinée dans notre système de philosophie médicale. On conçoit encore que l'on puisse se contenter de l'interprétation névropathique dans des maladies où l'on ne trouve aucune localisation, bien que cette absence de caractérisation puisse fort bien ne témoigner que d'une absence ou d'une insuffisance d'information. Mais que, — si, par aventure, une localisation nouvelle, imprévue, est tout à coup démontrée dans ces mêmes maladies, — l'hypothèse de maladie névropathique reste encore debout et que la localisation en soit considérée comme une conséquence, voilà qui dépasse certainement les limites du crédit qu'il est raisonnable d'accorder à une solution pathogénique. N'oublions pas que celle-ci, toute hypothétique, ne pouvait être déjà qu'une solution d'attente, une solution provisoire.

Or, voici précisément qu'en cherchant bien et déterminant avec soin tous les caractères présentés par ces malades, on trouve, non-seulement un foie mobile et des reins mobiles, qui n'eûssent jamais été soupçonnés avec la séméiologie classique, mais avec eux une sténose intestinale et, en même temps que ces localisations, un groupe de signes subjectifs, dont la coexistence implique certainement, entre ces phénomènes, une étroite relation pathogénique.

Dans 8 cas, amaigrissement plus ou moins rapide, avec perte de 15 kil. en un mois (Obs. X), de 10 kil. en trois mois (Obs. II), de 5 kil. en six mois (Obs. VII), de 4 kil. en un an (Obs. XII), de 8 kil. en dix-huit mois (Obs. V), de 14 kil. en deux ans (Obs. I), de 12 kil. en cinq ans (Obs. XI). Des 4 malades, où ce signe n'est pas noté, l'un (Obs. IV), et c'est le seul, présente les signes de rhumatisme chronique d'Hebeerden, signe de déclin, les trois autres (Obs. VI, VIII, IX), ont une affection qui est encore manifestement à son début.

C'est, dans 9 cas sur 12, un retrécissement plus ou moins étendu du calibre du gros intestin, une entérosténose rendue manifeste par l'aspect de cordons étroits que revètent les segments du côlon. Des 3 cas où ne se rencontrent pas ces cordons, il en est un (Obs. VII), où leur présence est peut-être masquée par la dilatation de l'iléon, et dans les deux autres (Obs. II et III), il semble que la maladie n'ait pas encore atteint la phase dans laquelle s'observe la diminution de calibre de l'intestin.

Quant aux signes subjectifs, chez tous ces malades, ils sont bien de même nature.

Chez 9 malades, les fonctions intestinales sont troublées : 5 ont des crises d'entéralgie pseudomembraneuse (Obs. IV, V, VII, VIII, XII), 2 ont de la diarrhée après les repas (Obs. I, VI), 1 a de la constipation interrompue par des débâcles (Obs. X), 1 de la diarrhée à cinq heures du matin (Obs. II). Chez tous, sauf un (Obs. II), il y a des troubles gastriques survenant, soit de suite après le repas (Obs. III, V, IX, XI), soit deux à trois heures après (Obs. I, IV, VII, VIII, X, XII), ou cinq heures après (Obs. VII) ; chez 8 sur 12 existent des troubles du sommeil, chez les uns, vers 2 à 3 heures du matin (Obs. I, III, IV, V, VI, VIII), chez 1 d'entre eux, à quatre heures du matin (Obs. II), chez 1 à cinq heures (Obs. II). 4 se plaignent de la diminution dans l'état des forces (Obs. I, II, VII, VIII), 4 également d'hypochondrie ou d'asthénie nerveuse (Obs. I, IV, IX, X).

Ce n'est pas ici le lieu de discuter l'interprétation pathogénique de ces divers symptômes, contentons-nous de relever la coexistence si frappante, avec l'hépatonéphroptose, de la sténose intestinale, de l'amaigrissement, des troubles de la fonction intestinale, de la fonction gastrique, et du sommeil, tous symptômes plus constants encore, ayant par conséquent une importance pathogénique plus grande, que les troubles subjectifs de l'innervation.

Nous voyons d'ailleurs, par l'étude des anamnestiques, ces troubles apparaître manifestement à une date bien postérieure à celle d'apparition des troubles digestifs. Dire d'un névropathe que, puisqu'il est névropathe, c'est qu'il y était prédisposé, c'est commettre une vraie pétition de principe. Le tempérament se juge d'après les anamnestiques et ici la chronologie des anamnestiques montre ces malades predisposés, non pas à une névropathie, mais à une affection digestive. Ce sont des troubles digestifs purs qui ont précédé de plusieurs années la phase actuelle dyspeptique et névropathique. Comme étiologie, nous trouvons, chez 6 malades, la puerpéralité (Obs. I, IV, VI, VII, VIII, IX), chez 2 malades, l'impaludisme (Obs. III, XII), dans 2 cas, des excès, soit d'aliments (Obs. X), soit de boissons alcooliques (Obs. XI), chez 1 malade une secousse psychique (Obs. II), chez 1 la dysenterie (Obs. V); dans 4 de ces cas, la ménopause rallume ou aggrave la maladie constitutionnelle.

Ou alors, faut-il admettre, en dépit de la similitude si frappante du syndrome, que dans chaque variété étiologique il s'agit d'une maladie différente, maladie de l'intestin chez celui-ci, de l'estomac chez celui-là, chez celles-ci de l'utérus, etc., ou tout au moins que, chez les uns, la maladie est fondamentalement nerveuse et les troubles de la nutrition

45

consécutifs, chez les autres, qu'elle est essentiellement digestive
et secondairement névropathique.

Or, le traitement qui est une pierre de touche, puisque
c'est lui qui, en somme, est le but et la fin de toutes les recherches, de toutes les classifications, force à conclure dans le
même sens que celui indiqué par l'étude de la chronologie
anamnestique. Chez tous ces malades, il s'agit d'une affection
primitivement digestive, et ensuite névropathique. Ces malades
sont tous soulagés par un seul et même traitement, celui qui
vise d'abord et simultanément l'estomac, l'intestin et le foie ;
chez tous, enfin, on observe un bénéfice remarquable de l'application simultanée d'un agent thérapeutique ayant pour effet de
ramener à son état normal l'équilibre statique de l'abdomen et
des viscères qui y sont contenus. Ce sont les viscères de l'appareil digestif. Cette dernière indication qui, il est vrai, n'est
connue que depuis quelques années, était-il permis de la
soupçonner, avec une interprétation névropathique de la maladie ?
Est-il admissible, que si, en y répondant, on soulage les malades,
ainsi que c'est prouvé aujourd'hui, c'est parce que l'on recourt
à un moyen de combattre les névroses ? et pourtant, c'est un
remède dont l'efficacité est à ce point capitale que, sans son
adjonction, les autres sont frappés d'impuissance.

Or, malgré tous ces enseignements nouveaux dans les .
névropathies digestives, c'est toujours la même doctrine de
névropathie primitive, essentielle, d'asthénie congénitale, qui
règne en maîtresse et qui suffit à tout expliquer, jusques et y
compris le prolapsus des viscères (G. Sée, Potain, J. Simon,
Malibran, Tuffier, Mathieu, Reynier, etc.).

En vérité, si l'on voit encore tant d'auteurs se cramponner
à la doctrine névropathique, cela tient tout d'abord à l'éducation ·
médicale de notre génération qui a vu éclore tant de découvertes en névropathologie, cela tient ensuite à ce que, dans
cette maladie dont nous nous occupons, se rencontrent souvent
des symptômes de psychopathie, en ce qu'il y a une prédominance marquée pour le sexe féminin ou sexe nervosique, et,

chez les femmes, une préponderance très accentuée, dans
l'étiologie de la maladie elle-même ou de ses exacerbations,
de la fonction utérine, puberté, puerpéralité, ménopause, etc. ;
à ce que deux des symptômes fondamentaux, l'insomnie et la
faiblesse sont considérés, le premier comme un symptôme
nerveux, le second comme un symptôme utérin. L'efficacité
même de la sangle ne paraît, pour beaucoup d'auteurs, expli-
cable que par son action sur la statique utérine. Bref, c'est
toujours le « tota mulier in utero » auquel on asservit la
pathologie féminine, comme c'est toujours l'interprétation
nerveuse de tous les symptômes complexes qui subjugue la
séméiologie.

Ce n'est pas ici le lieu de nous appesantir plus longuement sur la discussion de cette doctrine, si pauvre en indications thérapeutiques, si décevante dans ses conséquences pratiques, nous aurons cent fois l'occasion d'y revenir, notons
seulement que sur nos 12 malades, il n'en est que 4 vraiment
névropathes, que 3 sur 12 appartiennent au sexe masculin,
que, sur les 9 femmes, il en est 6 (Obs. II, III, IV, V, VII, IX),
dont la maladie reconnaissait une toute autre origine que les
actes de la vie utérine, celle-ci étant intervenue, chez 3 d'entre
elles (Obs. II, V, VII), seulement comme cause d'aggravation
d'un principe morbide chronique, préalablement installé ;
notons encore que l'insomnie des 8 malades sur 12, avait le
caractère spécifique de l'insomnie digestive, et en particulier
gastro-intestinale, le réveil après deux heures du matin, dont
j'ai cru pouvoir écrire qu'il « a pour origine le trouble fonctionnel du côlon transverse » (1) ; que, chez deux des plus
psychopathes, il n'y avait pas d'insomnie ; que la faiblesse,
chez aucune des 4 malades où on l'observa, ne s'accompagnait
de douleurs de reins. Notons cet enseignement tiré des résultats de la thérapeutique que, dans tous les cas, l'insomnie céda,
sans l'emploi d'hypnotiques, à l'emploi du régime approprié

_____

(1) F. GLÉNARD. Exposé sommaire du traitement de l'enteroptose.
Lyon medical, mai 1884.

et des laxatifs, en vertu de la proposition suivante : « le laxatif
est le vrai somnifère du dyspeptique » (1) ; de même la faiblesse céda, sans l'emploi de toniques, à l'action d'une sangle
abdominale, car « dans la splanchnoptose, les symptômes
asthéniques sont des symptômes d'hypotase abdominale » (2).
Remarquons enfin que, en présence d'un état morbide que
l'on hésite à classer, soit dans les névropathies indéterminées,
soit dans les dyspepsies indéterminées, « le principe de la
subordination des fonctions est, en dehors de la notion étiologique qui prime tout, celui qui doit présider à la classification
nosologique, lorsque la localisation est indécise ; cette subordination doit être établie d'après les lois générales de la
biologie » (3). Or, « l'appareil digestif est la base de toute vie
dans l'échelle des êtres, tandis que les centres nerveux ne sont
qu'un appareil de perfectionnement » (4).

Donc, en classant ces malades atteints d'hépatonéphroptose
parmi les affections digestives et non les affections nerveuses,
on sera d'accord avec la biologie plus largement appliquée,
avec la séméiologie subjective plus rigoureusent interprétée,
avec la séméiologie objective plus complètement interrogée,
avec la clinique, enfin, mieux comprise dans son allure générale, dans son but et dans ses exigences (5).

(1) F. GLÉNARD. *A propos d'un cas de neurasthénie gastrique. Entéro-
néphroptose traumatique.* Province médicale, mars 1887.

(2) F. GLÉNARD. — De l'Entéroptose. Lyon médical, mars 1885.

(3) F. GLÉNARD. — Introduction à l'ouvrage de MONTEUUIS. *Les déséquilibrés du ventre.* Paris, Baillière, 1894.

(4) F. GLÉNARD. — *Ibid.*

(5) Il est bien entendu que je ne fais ici qu'effleurer cette grosse question ; une telle disgression à propos de 12 observations qui pourront paraître
mal choisies (elles ne l'ont pas été d'ailleurs) comme types de demonstra-
tion, ne se justifie en cette place que pour préparer le diagnostic d'Enté-
rop ose que j'ai substitué dans ces 12 cas aux diagnostics classiques. Mais
parlons franc, j'ai visé surtout en écrivant ces pages une étude remarquable
parue il y a quatre jours dans la S· maine médicale, sous le titre : L'entérocolite mucomembraneuse : symptômes, étiologie et traitement (*).

Dans cette étude fort complète et très remarquable, l'auteur auquel sa
situation de médecin à Plombières donne une compétence toute spéciale,
veut bien faire une large part à mes travaux, dont il adopte toutes les

(*) DE LANGENHAGEN. — *Sem. méd.* 5 janvier 1898.

Interprété comme une affection digestive, le tvpe de maladie, que nous avons déterminé d'après la coexistence de la mobilité du foie et des reins, présente encore une foule de problèmes dont la solution est des plus urgentes : la perturbation digestive est-elle la conséquence ou la cause de la mobilité des viscères ? des deux viscères mobiles, le foie et le rein, quel est celui dont le défaut de fixité a le plus d'importance pathogénique ? En d'autres termes, devons-nous décrire cette maladie comme « maladie du foie mobile », ou « maladie du rein mobile », ou enfin « dyspepsie avec mobilité du foie et du rein ? » Le traitement en dépend. Suivant la solution adoptee, il faudra recourir à l'intervention du chirurgien pour fixer le

---

conclusions sauf deux. Il accepte la notion de la « coexistence constante » de l'Enteroptose dans tous les cas serieux d'entérocolite, il a observe la stenose du côlon, la ptose des reins, celle du foie ; il a constate avec moi la necessité de supprimer du regime le vin, le lait, les legumes, celle de recourir aux laxatifs quotidiens, aux alcalins, à l'hydrotherapie, a la sangle dont il dit : « On ne saurait croire combien elle soulage les malades », et, à propos de chacun de ces laits, il veut bien, avec une extrême bonne grâce, me laisser ma priorite. Mais il combat mon interpretation au sujet de la relation qui existe entre l'Enteroptose et la Neurasthenie « J'ai une tendance à croire, dit-il, que l'Enteroptose n'est qu'un *syndrome* dont l'existence peut être constatee dans un certain nombre d'affections diverses et qu'elle n'a pas la valeur absolue, que Glenard revendique pour elle, d'une entite. Loin donc de vouloir faire, à son exemple, de l'enteroptose le phenomene initial dont decoulent tous les autres, dyspepsie, colite, neurasthenie, je crois plutôt que le point de depart de tous ces accidents doit être cherche dans un trouble primitif du système nerveux ou même dans une disposition generale de l'economie... », et il ajoute : « . . bien des auteurs en effet ont fait remarquer à Glenard que la nevropathie ou neurasthenie des Enteroptoses peut aussi bien — etant donnes la depression generale de l'organisme et l'affaiblissement universel des tissus qui s'en suit — être la cause que la consequence de l'enteroptose, et il se peut fort bien que Glenard ait pris pour l'effet principal ce qui n'est qu'un effet accessoire, à savoir le retentissement secondaire, indeniable, de l'enteroptose une fois creee, sur la nevropathie antérieure, et l'aggravation ainsi realisce des symptômes nerveux et de l'asthénie generale ».

Je ferai remarquer à mon savant et aimable contradicteur que : 1° j'ai distingue l'Enteroptose, en Enteroptose primitive, traumatique, qui est une entite morbide, et l'Entéroptose secondaire, qui est un syndrôme, une phase de diathese, au meme titre que la gravelle au diabète, que : 2° je distingue nettement parmi les symptômes nerveux de l'Enteroptose, ceux qui sont simplement nevropathiques, de ceux qui sont neurastheniques, attribuant les premiers à l'Enteroptose, les seconds à un trouble fonctionnel mal connu du foie ; enfin que ; 3° je place sous la dependance de l'hepatisme, de la diathèse hepatique, avec ses causes multiples, hereditaires ou acquises, l'enteroptose secondaire et les dernières periodes de l'enteroptose primitive. (Voir F. GLENARD, *passim*, entre autres : *Etude sur le foie et l'hépatisme.* Lyon medical et Revue des maladies de la Nutrition, 1895. — *Sur l'appendicite et l'enterocolite.* Bull. Acad. Med. 20 avril 1897.

foie ou le rein, ou tous les deux, ou bien borner la thérapeutique à soigner l'affection digestive par les moyens médicaux.

Mais, s'agit-il bien, sous cette affection digestive, de ce que
l'on entend communément par « maladie du foie mobile »,
« maladie du rein mobile ? »

Il est certain, en premier lieu, que ce ne sont pas les
types objectifs classiques de la mobilité du foie ou de celle du
rein ; rien, dans les plaintes du malade, n'eût permis de
soupçonner leur existence : ni sensation de tumeur ou de
« boule migratrice » dans le côté droit de l'abdomen, ni
douleurs spécifiques. Il a fallu, pour les trouver, que l'on
procédât systématiquement, de parti-pris à leur recherche.
Et encore, si l'on se fût borné, pour cette recherche, à l'exploration suivant les procédés classiques, on n'eût pas constaté
leur mobilité ; il a fallu, pour la déceler, que l'on recourût à
une technique spéciale, combinant, avec un mouvement d'inspiration profonde du malade, une position et un mouvement
des deux mains spécialement appropriés à cette recherche.
Ce ne sont donc pas les types classiques, mais ce n'en sont
pas moins des organes mobiles. Leur mobilité est moins grande,
moins accentuée, par conséquent, est l'ectopie qui en est le
signe concomitant nécessaire. C'est un *degré* de mobilité
moins prononcée ; il y a donc des *degrés de mobilité* du foie,
comme du rein.

En tous cas, nos malades présentent bien le syndrôme
clinique, que nous avons relevé dans l'analyse des 40 malades
triés parmi les 80 cas de « foie mobile » publiés, et que je
rappelle ici : allure névropathique, asthénie, avec, dans les
deux tiers des cas, des troubles digestifs et, en particulier,
gastrointestinaux, de même que la prédominance, quoique
un peu moins grande, du sexe féminin, nous retrouvons
mêmes limites d'âge, même influence de la puerpéralié. La
symptomatologie objective que nous avons adoptée pour
grouper ces malades, présente, sur la symptomatologie classique, cette supériorité incontestable que, sans avoir éliminé

aucun de nos cas, nous retrouvons dans tous le même syndrôme, alors qu'avec la symptomatologie classique, nous
n'avons pu retenir que 40 sur 84 cas, et que, parmi les cas
éliminés, se trouvaient hypertrophie, cancer, kystes, cirrhose,
etc., c'est-à-dire des maladies radicalement différentes. Bien
plus, dans les deux tiers seulement de nos 40 cas publiés,
retenus comme cas de maladie du foie mobile, nous trouvons
signalés les troubles gastro-intestinaux, alors qu'ils ne man-
quent chez aucun de nos 12 malades. Il s'agit donc, dans notre
description, d'un « foie mobile » nouveau, tant par ses signes
objectifs si différents et pourtant si précis, que par son cortège
symptomatique si rigoureusement constant et univoque. Ceci
ne nous autorise-t-il pas à poser une question plus générale :
la maladie avec foie mobile est-elle la « maladie du foie mobile? »
est-ce la mobilité du foie qui est cause de cette maladie ?

Mais, ce syndrôme, c'est aussi celui de la maladie dite du
« rein mobile » ; notre embarras est grand entre le choix de
l'une ou de l'autre de ces maladies. Et, voici pour l'aggraver
encore : c'est la coïncidence remarquable chez 10 sur 12 de nos
malades, de la sténose du gros intestin, signe d'autant plus
suggestif que la maladie, nous l'avons reconnu, est essentiellement une affection digestive, que les relations des symptômes
digestifs avec le tube gastrointestinal sont certainement plus
étroites qu'avec le foie ou le rein, et enfin que, parmi les
symptômes digestifs, relevés chez nos malades, le plus constant
est l'irrégularité des fonctions intestinales.

Quelle relation existe donc entre la mobilité du foie, celle
du rein et la sténose du côlon ? Il est un caractère plus général
que l'on peut abstraire, au lieu du caractère commun de
mobilité, qui, pour l'intestin, n'est pas un caractère anormal,
c'est celui de prolapsus, puisque tous ces organes sont abaissés
au-dessous de leur situation normale, que tout un ensemble
de symptômes subjectifs (pesanteur, faiblesse, tiraillement,
délabrement) traduisent des sensations, telles que les donnerait
le soutien défectueux des organes, sensations que l'on impu-

tait au nervosisme alors qu'on ne connaissait pas encore la notion de prolapsus ; enfin, le caractère de prolapsus se trouve confirmé par l'efficacité, chez ces dyspeptiques, des moyens destinés à relever les viscères abdominaux. Est-ce que les signes objectifs de mobilité présentés par le foie, le rein et l'intestin ne doivent pas être interprétés comme des signes de ptose, de splanchnotose.

Existe-t-il, entre ces trois ptoses, une relation de cause à effet ? En ce qui concerne la ptose du foie, nous avons vu, après avoir démontré que le foie mobile était un foie ptosé, que « les seules causes de mobilité ne sont et ne peuvent être que la diminution de tension abdominale ou la diminution de tension intrahépatique » (1) ; ailleurs, que « l'hypotase abdominale est d'origine viscérale et non pariétale » (2). C'est donc la sténose du côlon qui serait la cause du prolapsus du foie ; nous sommes donc en droit, si nous voulons traduire, dans la dénomination de la maladie, le processus tel qu'il se montre à nous, de substituer, au terme trop compréhensif de splanchnoptose, celui plus précis d'entéroptose, qui fait prévaloir le rôle pathogénique de l'intestin sur celui du foie dans la combinaison des ptoses, et hiérarchise ainsi les indications thérapeutiques.

Voilà pourquoi nous proposons le terme d'Entéroptose pour synthétiser le processus des maladies à viscères mobiles. Au reste, déjà, dans les observations de « foie mobile » publiées, nous en avons trouvé sept (LIX, LXIII, LXIX, LXXIII, LXXVI, LXXVIII, LXXIX), dans lesquelles le mot et la chose étaient déjà acceptés.

Les questions qui restent à trancher et que je ne veux pas aborder ici, les ayant longuement traitées ailleurs et devant y revenir bientôt sans en esquiver aucun des côtés, sont les suivantes : Quelle place donner à la néphroptose ? Comment expliquer les cas dans lesquels la sténose du côlon ou la ptose du foie existent isolément ? Comment concevoir le processus de

(1) Voyez plus haut : F. GLÉNARD, *Moyens de suspension du foie.*
(2) Ibid.

sténose du côlon ? Quel rôle attribuer à l'amaigrissement, si marqué chez 8 sur 12 de nos malades ? Quelle filiation patho- génique établir entre l'étiologie et le syndrôme ? Dans quelle classe nosologique placer l'entéroptose ?

Mais je dois dire dès maintenant — pour excuser le terme « hépatisme » que, dans 7 de ces 12 observations, j'ai fait figurer au diagnostic — que je conçois la maladie comme une affection chronique, diathésique, parfois héréditaire, fort sou- vent acquise du foie, que cette affection du foie a exercé son retentissement sur le tube gastro-intestinal, que l'entéroptose s'est ainsi installée graduellement au point de réaliser, à un moment donné, une phase, une maladie de la diathèse, et que la ptose du foie en a été la conséquence.

Quant à la cause de l'affection du foie, de l' « hépatisme », nous la retrouvons chez nos malades, soit dans la puerpéralité qui peut retentir sur le foie par un double mécanisme, celui de l'Entéroptose primitive ou celui de l'infection, soit dans une maladie infectieuse, soit dans l'impaludisme, l'alcoolisme, etc. Le syndrôme si spécial, si caractéristique, dont nous pouvons emprunter le nom à sa cause immédiate, sa cause seconde, l'entéroptose, est la traduction symptomatique de cette phase de l'affection devenue diathésique du foie, c'est cette affection du foie, passée au rang de cause première, que nous désignons sous le terme d' « hépatisme ». Ce sont là des causes classiques de maladies du foie, on concevrait même difficilement qu'une même maladie, pouvant reconnaître ces divers moments étio- logiques, pût avoir une autre localisation que celle du foie pour justifier sa chronicité, et l'on se demande si réellement le foie mobile n'est qu'une simple dislocation et non le signe même de l'affection hépatique à sa phase entéroptosique.

Combien une telle interprétation ne se trouve-t-elle pas fondée lorsqu'on voit, dans les observations de foie mobile publiées, combien il est difficile de distinguer la « maladie du foie mobile » d'autres maladies du foie, en particulier de la lithiase biliaire. Et même, dans nos 12 observations, pourtant

si naturellement classées, n'en avons-nous pas 9 dans lesquelles
il semble bien qu'une maladie réelle du foie a de loin préparé
l'entéroptose, n'en est-il pas une dans laquelle, sous le nom de
prélithiase, nous avons décelé les signes prémonitoires d'une
maladie du foie ? En vérité le foie ptosé est un foie malade.
Nous le démontrerons plus tard.

Une fois faite cette déclaration de principes, une fois démontré que notre groupement nosologique, basé sur les signes
objectifs du foie, tels que nous les avait fait connaître la théorie
anatomique de sa mobilité, est légitime, nous pouvons, avec
l'espoir d'être suivi, poursuivre l'étude des 80 cas dans lesquels, sur notre millier de malades, nous avons relevé de
l'hépatonéphroptose.

a'. — *Hépatonéphroptose de la première variété, avec sensibilité
du foie à la pression.*

Des 12 cas d' « hépatonéphroptose » (sur 80 relevés parmi
un millier de malades) dont nous avons formé notre première
variété, nous devons rapprocher un groupe de 10 cas (10 femmes)
ne différant des précédents que par un seul caractère : la sensibilité à la pression. Ils présentent tous les signes par lesquels
nous avons caractérisé le foie mobile théorique : bord supérieur
abaissé ; bord inférieur abaissé, aminci, tranchant, déjeté en
arrière, souple, mobile de haut en bas et d'avant en arrière ;
ils présentent en outre le signe de la première variété, saillie
angulaire dont les deux côtés sont perceptibles. Mais, en un
point de ce foie — et, dans 9 cas sur 10, en un point exactement et rigoureusement localisé à l'incisure ombilicale, dans
un seul cas d'une façon plus diffuse, — la pression éveillait
une légère douleur. En l'absence d'enseignement suffisant
donné par la séméiologie classique sur la signification de cette
douleur provoquée, il était nécessaire d'étudier ces malades à
part, pour se rendre compte si le syndrome, comparé à celui
des cas où le foie est indolent, recevait, de cette légère
déviation au type, une modification quelconque, dans son
allure, pouvant lui être légitimement imputée.

Voici d'abord les diagrammes des 6 premières observations, ici réunies en tableau, ceux des quatre suivantes devant être insérés à part :

Pl. III. — Diagrammes d' « hépatonéphroptose » avec sensibilité du foie à la pression chez la femme.

(Observations personnelles).

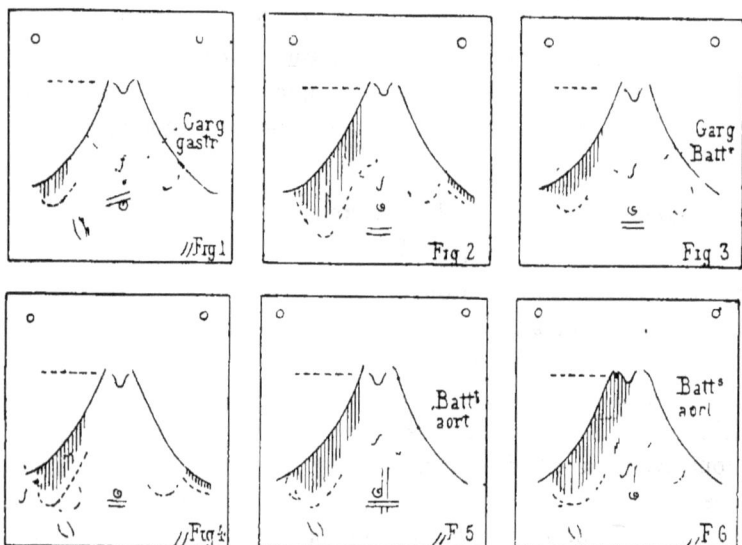

[La lettre *s* indique que le point correspondant est sensible, et seul sensible à la pression. Dans la fig. 4, la sensibilité s'étend à tout le lobe prolabe.

Pour les autres notations, voir la legende de la planche I, p. 690].

Voici les observations que, en raison de leur intérêt plus grand, j'ai résumées avec moins de discrétion que les premières :

Obs. XIII (97-189). — Mme P..., 30 ans. — *Antecedents* : 3 enfants, de 6 ans, 4 ans et 16 mois. A 22 ans, etant anémique (²) à la suite d'excès d'équitation, fit une cure efficace à Salies. Peu apres sa première couche, paraissent les symptômes suivants : anorexie, mal de cœur, brulures d'estomac, constipation, urticaire ; le foie est trouvé

gros, l'estomac dilaté. Une cure de Vichy, il y a 6 ans, dissipa cet
état morbide. Elle fit une seconde cure un an après, une troisième il
y a 3 ans ; puis, ayant eu son deuxième enfant et se plaignant de ne
pouvoir marcher, d'avoir de la constipation, elle fut envoyée à
Plombières pendant ces deux dernières années. Cet hiver, retour
des douleurs (pongitives) du côté du foie, et de l'urticaire. — *État
actuel* : Tous les 8 jours, pendant 2 à 3 jours, douleur épigastrique
avec crampes d'estomac, survenant 1 à 2 heures après le repas,
durant 5 à 6 heures, et ne cédant que lorsque la malade provoque des
vomissements. A jeun, sensation de plaie à l'estomac. Appétit
conservé. Selles noirâtres. Sommeil bon. Amaigrissement de 6 kilogs
depuis 1 an (45 > 39^k). La marche est rendue difficile, à cause des
douleurs de reins et de l'hypogastre qu'elle provoque. La malade ne
peut se passer de la ceinture, qui lui a été conseillée il y a 4 ans, et
sans laquelle elle éprouve à la marche des douleurs du rein droit, de
la fatigue, des tiraillements. — *Hépatoptose, sensible à la pression.
Sensibilité plus marquée au niveau de l'incisure ombilicale du foie.
Néphroptose bilatérale du 3ᵉ degré. Sténose des 3 segments du côlon.
Gargouillement gastrique à la pression.* (Fɪɢ. 1, Pʟ. III).

Le traitement de l'Entéroptose (à la sangle fut ajoutée une
pelote hypogastrique en forme de croissant) fut assez efficace
pour que la malade eut repris 1 kilog de son poids en 15 jours.
Les crampes d'estomac ne reparurent pas. Le diagnostic ne
peut être douteux : *Entéroptose d'origine puerpérale, prélithiase biliaire.*

Obs. XIV (97-267). — Mᵐᵉ C..., 24 ans. — *Antécédents :* Vers
l'âge de 15 à 16 ans, eut une gastrite, souvent du subictère conjonc-
tival et parfois des coliques. Première couche il y a 16 mois. Au début
de la grossesse, coliques « à se rouler » ; ces violentes coliques
reparurent à 4 ou 5 reprises depuis cette époque, la dernière il y a
3 semaines. — *État actuel :* Peu d'appétit, vomissements glaireux et
bilieux le matin, depuis 8 à 10 jours. Pesanteur après les repas.
Constipation. Sommeil bon. Règles régulières (retard de 3 semaines,
peut-être début de grossesse). Un faux pas durant la marche provoque
une douleur de l'hypochondre droit. Amaigrissement, faiblesse,
parfois oppression. Névralgie trifaciale droite. — *Abdomen très
maigre, très flasque ; hépatoptose très mince, très souple. Sensibilité au niveau de l'incisure. Néphroptose double, du 3ᵉ degré à
droite, du 1ᵉʳ degré à gauche. Splénoptose, Corde colique sous-
ombilicale.* (Fɪɢ. 2, Pʟ. III).

Le diagnostic n'est pas discutable : *Entéroptose compliquée de coliques hépatiques (non calculeuses ?), d'origine puerpérale.* L'efficacité du traitement de l'Entéroptose et, en particulier, de la cure de Vichy est, dans des cas pareils, incontestée. Ici l'hépatoptose a certainement précédé les coliques, l' « affection colliquative » du foie (on ne peut dire la « lithiase », la présence ou la formation de calculs étant ici très douteuses), car cette affection du foie n'aurait pu, en si peu de temps, causer une splanchnoptose aussi généralisée ; il est même très vraisemblable qu'un trouble fonctionnel du foie existait depuis longtemps et que la gastrite de la 15ᵉ année en était sans doute déjà la traduction.

Obs. XV (97-699). — Mᵐᵉ F..., 40 ans. — *Antécédents :* Réglée à 11 ans 1/2. Bien portante jusqu'à l'âge de 32 ans, sauf une menstruation habituellement douloureuse. Se marie à 32 ans. A 32 ans, endométrite. 6 mois après, 1ᵉʳ accouchement ; version. Depuis, resta faible, souffrit de douleurs gastriques et abdominales et d'étouffements la nuit. 2ᵉ enfant il y a 3 ans ; état nauseeux, vomissements de bile, faiblesse pendant les trois premiers mois ; après l'accouchement, persistance de la faiblesse et d'une sensation d' « inertie de l'estomac ». Cet hiver, à la suite de fatigues, reparurent des crises d'étouffement la nuit, avec crises d'estomac. — *État actuel :* Anorexie. La malade, dont l'état de santé s'aggrave depuis 6 semaines, est « desespérée » ; elle se plaint de pesanteurs d'estomac, survenant de suite après les repas ; depuis 3 ans, elle suit un régime exclusif de viandes grillées, purées, vin blanc etendu d'eau. Constipation. Insomnie à partir de 2 heures du matin. Lassitude rapide, tiraillements d'estomac à la marche. Amaigrissement de 11 kilogs (65 > 54ᵏ) depuis 6 ans. Règles régulieres, suppression au dernier mois (grossesse possible). — *Ventre très maigre. Hépatoptose. Sensibilité au niveau de la vésicule. Battement aortique. Nephroptose bilaterale du 4ᵉ degré. Corde sous-ombilicale. Gargouillement gastrique.* (FIG. 3, PL. III).

Comme diagnostic, il semble qu'on ne puisse contester le suivant : *Entéroptose puerpérale, compliquée de prélithiase biliaire* (hépatisme à crises gastriques).

Obs. XVI (97-195). — Mᵐᵉ de T..., 39 ans — *Antécédents :* Père rhumatisant, mort à 81 ans ; mere morte de Basedow. Bien portante pendant sa jeunesse, à part une susceptibilité intestinale qui se traduisait par de la diarrhée à la moindre émotion. Elle a eu 3 enfants, le premier il y a 17, le dernier il y a 11 ans, et 2 fausses couches. Malade depuis sa dernière couche. Il y a 11 ans, cautérisations. 2 cures à St-Sauveur; puis, douleurs rhumatismales, crises de cystalgie, et 2 cures à Aix. Aggravation de l'état général depuis 1 an : Apres 6 semaines de diarrhée, langue blanche, teint jaunâtre, la maladie avait l'aspect suivant: digestions difficiles, brulure œsophagienne, constipation, faiblesse, bourdonnements. La diète lactee et légumineuse fit empirer la situation. — *Etat actuel :* Fatigue après tous les repas, poids, lassitude, mal d'estomac, avec douleurs dans le dos, les bras, les reins, ou douleurs intestinales avec brisement des jambes. Appétit conservé. Régime de viandes grillées, œufs. Constipation rebelle. Urines chargées; souvent sable urique. Règles régulières, abondantes. Faiblesse à la marche. Amaigrissemont de 12 kilos depuis 3 ans (62 > 50ᴸ). — *Ventre très flasque, maigre. Hépatoptose. Foie sensible, et la sensibilité persiste après l'exploration. Néphroptose bilatérale du 3ᵉ degré. Splénoptose. Sténose des 3 segments du côlon.* (Fig. 4, Pl. III).

Tel était, il y a 4 ans, l'état de cette malade, que j'ai revue cette année, pour la quatrième fois. Le traitement (de l'Entéroptose) fut assez efficace pour que la malade, à partir de la 6ᵉ semaine, après la première cure, restât 8 mois sans malaises, mais obligée à suivre un régime strict et à se purger tous les ours. La 2ᵉ année, elle se plaignait, depuis un mois, de douleurs dans le côté droit, surtout au niveau de la vésicule biliaire, de l'angle inférieur de l'omoplate droite, de l'épaule droite; il n'y a plus ni pesanteurs d'estomac, ni insomnie. Gonflement de l'articulation sterno-claviculaire, nodosités des doigts. La 3ᵉ année, ayant persévéré dans l'usage des laxatifs, de la sangle et du même régime, elle déclare s'être bien portée, être plus forte. La 4ᵉ année, après une bonne santé interrompue seulement, à deux reprises, par 3 à 4 jours de sensation de gonflement à l'hypochondre droit et de tiraillements au niveau de l'omoplate droite, la malade revient pour compléter sa guérison. Elle a repris 3 kilogs.

Chez cette malade le diagnostic peut être ainsi porté : *Entéroptose puerpérale chez une rhumatisante. Hépatisme à phases congestives, pendant lesquelles le foie devient plus épais et plus sensible*. Les signes de la splanchnoptose et, en particulier, de l'hépatoptose ont persisté. C'est par une sorte de « compensation » que se rétablit la santé, et la source de cette compensation paraît résider dans une aptitude fonctionnelle du foie améliorée par la thérapeutique ; l'état diathésique n'en persiste pas moins et ici il ne semble pas douteux que le trouble fonctionnel du foie n'en soit le substratum pathogénique. Cette diathèse est donc de l' « hépatisme », la malade quitte la phase entéroptosique pour entrer dans la phase rhumatismale de son hépatisme et l'on peut fort bien dire que, si l'hérédité est la cause première de cet hépatisme, si la puerpéralité est ensuite intervenue pour aggraver la disposition originelle, hérédité et puerpéralité ont imprimé la déviation constitutionnelle par l'intermédiaire du foie.

Obs. XVII (96-728). — Mme L..., 36 ans. — *Antécédents :* Deux enfants de 15 et 13 ans ; bonnes couches. Il y a 9 ans, fièvre typhoïde bénigne ; il y a 8 ans, début de l'amaigrissement ; il y a 2 ans, parurent, à la suite d'excès de fatigues, des troubles gastriques, de la cephalalgie, tous les jours, vers 3 heures du soir ; de la faiblesse, de l'insomnie, de l'hypochondrie ; dépression le matin, au reveil. La faiblesse augmenta, malgré un régime alimentaire léger et du lait comme boisson aux repas. Grippe il y a 3 mois. Depuis 1 mois, diarrhée tous les jours, et parfois avec coliques, après chaque repas. L'an dernier, aménorrhee pendant 5 mois. — *État actuel :* Tiraillements intestinaux, coliques et diarrhée 3 heures après les repas ; cephalalgie presque constante. Appétit conservé. Faiblesse très grande, lassitude au moindre effort ; la malade passe une partie de la journée au lit, malgré une grande énergie morale. Reveil et insomnie à partir de 4 heures du matin. Règles irrégulières, retardant de 10 jours, parfois supprimées. Amaigrissement de 13 kilogs depuis 8 ans (62 > 49^k). — *Hépatoptose. Sensibilité du lobe épigastrique. Néphroptose droite du 3e degré. Battement epigastrique (aortique). Sténose des 3 segments du côlon.* (Fig. 5, Pl. III).

Tel était, l'an passé, l'état de cette malade que je revis, cette année, pour la seconde fois. Le diagnostic était encore ici celui de : *Entéroptose (d'origine peut-être infectieuse) à sa 3e période.* Le traitement de cette maladie fut. appliqué. Amélioration rapide ; dès le 14ᵉ jour avaient cessé les malaises qui, jusque là, survenaient 3 heures après les repas, et la malade avait repris 1 kilog. ; quatre mois après, elle pesait 4 kilogs de plus (53 k.) et allait bien, étant plus forte, ne souffrant plus, mais suivant strictement son régime carné, et prenant tous les matins 7 grammes d'un mélange de sulfate de soude et magnésie.

Cette année, on constate les mêmes signes objectifs ; la santé s'est maintenue satisfaisante, le poids est de 52 kilogs, mais il existe de nouveau parfois des tiraillements et de la pesanteur abdominale vers 5 heures du soir ; sommeil bon, mais réveil à 4 heures du matin. Le traitement par les laxatifs salins et le régime ont été continués toute l'année ; la sangle, qui facilitait la marche et « soutenait », a été à tort supprimée, à csuse d'une douleur dans la cuisse droite qui lui fut attribuée. Il restait encore à remplir à nouveau l'indication d'une cure alcaline propre à réveiller l'action compensatrice qui peut être attribuée à une stimulation de la fonction hépatique.

Obs. XVIII (97-242).— Mᵐᵉ A..., 53 ans.— *Antécédents*: 3 enfants. Après la première grossesse, pendant laquelle elle eut de fréquents vomissements, la malade resta faible, fut bientôt atteinte de migraines et de vomissements et fit deux cures à Vichy il y a 22 et 21 ans. Améliorée à la suite des deux autres grossesses, elle eut, dans les années suivantes, des hémorrhagies causées par un fibrôme qu'on traita par l'électricité. A 47 ans, ménopause et, à la suite, extrême faiblesse, troubles digestifs, qui furent combattus par une cure à Pougues, des lavages d'estomac et un regime auquel la malade attribue la plus grande part survenue dans l'amélioration. Il y a 1 an, crise très violente avec douleurs du foie, de l'estomac et de l'abdomen, sans ictère. Il y a 6 mois et pendant tout l'hiver, crises fréquentes qualifiées de coliques hépatiques, avec diarrhée bilieuse et subictère. — *Etat actuel*: Lenteur des digestions, éructations, pesanteurs. Ne peut digérer ni le lait, ni le vin ; se nourrit de purées de pommes de terre et d'œufs. Coustipation opiniâtre. Insomnie à partir de 2 heures du matin. Amaigrissement. Poids : 45 kilogs. Faiblesse et vertiges ; douleurs lancinantes de l'hypochondre. Crises (hépatiques?) fréquentes, la dernière il y a 10 jours, survenant à 2 heures du matin, et caractérisées par de l'angoisse, des douleurs gastriques, des vomissements alimentaires acides ; ces coliques entretiennent un état paroxystique chaque fois durant 48 heures et s'accompagnent de 6 à 8 selles diarrhéiques. — *Hépatoptose. Sensibilité au niveau de l'incisure. Néphroptose double du 3e degré. Battement aortique. Sténose du cœcum et de l'S iliaque.* (FIG. 6, PL. II).

Cette malade, que j'ai observée chaque année, depuis cinq ans, était chaque fois améliorée pour une période de 6 à 8 mois, après la cure alcaline de 3 semaines qu'elle associait au traitement de l'Entéroptose, dont les autres indications (sangle, laxatifs, régime) étaient, du reste, remplies pendant le reste de l'année. Ici la guérison, qui eut dû survenir après la troisième année, a été enrayée par plusieurs atteintes d'influenza et peut-être par un impaludisme larvé. Quoiqu'il en soit, le diagnostic est bien : *Entéroptose puerpérale compliquée d'hépatisme pseudolithiasique.* Les signes objectifs furent toujours trouvés les mêmes, avec cette modification que le bord inférieur du lobe épigastrique du foie se montrait, suivant les années, tantôt plus, tantôt moins abaissé, tout en ayant conservé sa souplesse, restant aminci, avec un bord déjeté en arrière.

Voici maintenant les quatre dernières observations de cette série de 9 malades chez lesquelles l'hépatonéphroptose s'accompagnait de sensibilité à la pression du foie. Pour ces 3 malades je donne, à titre de spécimen, les diagrammes successifs relevés chez chacune d'elles à des intervalles d'une à plusieurs années, au cours de mon observation.

Obs. XIX (97-6,0). — Mme P..., 39 ans. — Cette malade présentait en 1893, époque à laquelle je la vis pour la première fois, l'histoire suivante : — *Antécédents* : Quatre enfants âgés de 12, 10, 8 et 4 ans. Deux mois après sa première couche, abcès multiples du sein, puis « fièvre cérébrale suivie de gastrite aiguë », durant sept semaines, pendant lesquelles crises épigastriques et vomissements à la moindre ingestion ; traitement au champagne et à la morphine. Depuis lors et pendant 10 ans, ces crises épigastriques reparurent une trentaine de fois chaque année, survenant sans cause ou provoquées par la moindre contrariété, et terminées chaque fois par de la diarrhée ; à ces crises, depuis 6 ans, se sont ajoutées des douleurs de la région hépatique et, depuis 2 ans, de la dyspepsie, des pesanteurs, de la faiblesse ; depuis 1 an, perte de l'appétit ; depuis 6 mois, amaigrissement ; jamais d'ictère. Il y a 15 ans et il y a 6 ans, congestion pulmonaire et cures au Mont-Dore. — *Etat actuel :* anorexie ; se nourrit de képhir, viande crue, panades. Après les repas, battements de cœur, étouffements, constriction œsophagienne, surexcitation et, 1 heure 1/2 après, sensation de vide, pesanteur, altération des traits. Constipation habituelle interrompue par la diarrhée qui succède aux crises épigastriques ; sommeil médiocre, réveils fréquents ; lassitude ; points de côté et douleurs de dos à la marche. Amaigrissement de 16 k. 5 depuis 12 ans (71 > 54,5), dont 9 k. 5 depuis 1 an. Règles abondantes tous les 20 jours — (1893) : *léger exorbitisme. — hépatoptose, cholécystocèle, sensibilité à la pression de la vésicule, et la douleur, qui irradie au-dessus des seins, rappelle celle du début des crises épigastriques.— 6 jours après : le cholécystocèle a disparu et l'on retrouve a la place une languette hépatique souple, mince, dont la pression provoque une sensation douloureuse à l'épigastre, identique au « mal d'estomac » dont se plaint la malade ; Néphroptose bilatérale du 3e degré ; clapotage* (fig. 1 et 2, ci-dessous).

J'ai revu cette malade tous les ans depuis cinq ans. Le diagnostic fût, en 1893 : *Entéroptose avec pseudolithiase biliaire d'origine puerpérale, névropathie consécutive, peut-être prémonitoire du goître exophthalmique ;* le traitement approprié (sangle, alcalins, laxatifs, régime, douches froides) est appliqué. Voici la suite de l'observation :

1894, juillet. — La malade, après quatre mois de bonne santé à la suite du traitement précédent, eut une rechûte ; mais ce n'est plus de l'estomac qu'elle se plaint, elle n'a eu que deux à trois crampes, c'est de l'état nerveux ; le poids du corps a augmenté de 4 kilos (55 > 59) ; les symptômes du goître exophthalmique sont devenus plus nets, œil brillant, pouls à 120 et dur, souffle systolique intense à la pointe, sensation de gonflement du cou. — *Hepatoptose ; la pression au niveau de l'incisure ombilicale du foie éveille une douleur identique à celle des crampes d'estomac ; néphroptose double du 3e degré, rein gauche sensible ; battement aortique* (fig. 2). Le même traitement que l'année précédente fut mis en œuvre ; on y a joint l'électrisation.

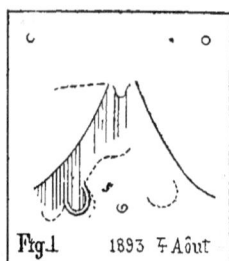

Fig. 1   1893 7 Août

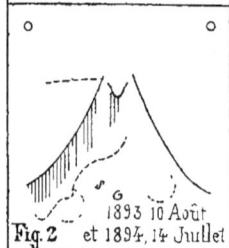

1893. 10 Août
Fig. 2   et 1894, 14 Juillet

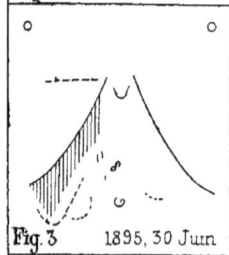

Fig. 3   1895, 30 Juin

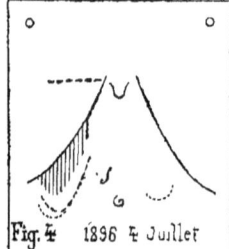

Fig. 4   1896 5 Juillet

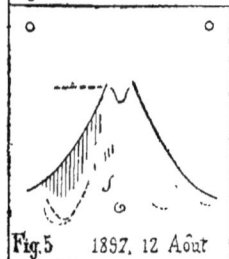

Fig. 5   1897, 12 Août

1895, juillet. — Le poids augmenta de 6 kil. après le traitement (59 > 65) ; les symptômes du goitre exophthalmique ont pris le premier plan. Il n'y eut que de rares crampes d'estomac. La malade a pris des douches froides toute l'année, s'est soumise pendant quinze jours à l'électrisation qui a calmé les battements du cœur. En avril, à la suite de surmenage, aggravation, la malade a reperdu 6 kil. (65 > 59) : fatigue générale, excitation, battements de cœur, digestions difficiles, insomnie. — *Foie ptosé, épais, sensible ; néphroptose double ; rein gauche sensible à la pression* (fig. 3). — Même traitement.

1896, juillet. — La santé de Mme P... est très améliorée ; elle a continué des douches froides et l'électricité durant six mois ; à quatre reprises, elle a eu des crises gastro-abdominales de peu de durée. — Ayant tenté de supprimer la sangle, les douleurs de l'abdomen et des reins causées par sa suppression l'obligèrent à la reprendre. Selles régulières, digestions lentes, pouls 84, souffle systolique intense. — *Hépatoptose souple, sensible ; néphroptose double* (fig. 4).

1897, août. — La santé a été bonne, sauf, à six reprises, à la suite de voyages en chemin de fer, crises violentes de douleurs à l'épigastre, au bas ventre et aux reins. Les douches froides et l'électricité ont été continuées toute l'année. L'appétit, les digestions, le sommeil, les selles, tout est normal. Les battements de cœur et le souffle cardiaque persistent ; à peine exorbitisme. — *Foie à lobe flottant; sensible à la pression au niveau de l'incisure ombilicale. Néphroptose double du 3e degré ; légère splénoptose* (fig. 5).

Que d'enseignements comporterait la discussion de cette intéressante observation ! Quelle relation établir entre le foie mobile et les symptômes de lithiase ? Quel rapport entre l'état du foie, mobilité, trouble fonctionnel, et le goître exophthalmique ? Faut-il faire l'hépatopexie ou la sympathicotomie, ou simplement attendre, comme je le crois ? Mais, pour le moment, la question n'est pas là. Notons seulement ici que, au lieu d'une « maladie de foie mobile », nous rencontrons un syndrome très complexe dans lequel on discerne une maladie de Basedow avec pseudolithiase hépatique, greffées sur un fonds entéroptosique. Notons encore ici la transition insensible du foie ptosé au foie à lobe flottant.

Obs. XX (97-802). — Mme T..., 39 ans. — Je vis cette malade pour la première fois en 1892. Son observation à cette époque est ainsi relatée. — *Antécédents :* cinq enfants âgés respectivement de 13, 11, 9, 4 et 2 ans 1/2 ; bonne sante antérieure. Quinze jours après chacune des trois dernières couches, au moment où elle quittait le lit, crise de coliques hépatiques; crise également avant chacune des deux dernières ; la dernière crise, en septembre 1891, fut suivie d'ictère, et depuis lors la malade se plaint de maux d'estomac. — *Etat actuel :* peu d'appétit; après le repas de midi, gonflement, oppression jusqu'à sept heures du soir ; pas de dyspepsie de tel ou tel aliment ; tendance à la constipation ; sommeil bon. Amaigrissement de 10 kil. depuis un an (62 > 52). — (1892). *Hépatoptose sensible à l'incisure. Néphroptose double du 3e degré. Splénoptose. Sténose des trois segments du côlon* (fig. ci-dessous, fig. 1).

Le diagnostic n'est pas douteux : *lithiase biliaire avec entéroptose d'origine puerpérale.* Traitement approprié (cure alcaline, sangle, laxatifs, régime, douches froides, etc.). Cette malade revînt, depuis 1892, tous les ans à Vichy, je la vis en 93, 94 et 97. Voici, résumée, la suite de l'observation :

1893. — Sept mois de bonne santé, sauf au quatrième mois, légères crises de 30 minutes, à la suite d'émotions ; la malade reprend 1 kil. Au printemps, retour des sensations d'oppression après le repas de midi, tous les deux à trois jours. La malade ne peut se passer de la sangle. Selles régulières. — *Mêmes signes objectifs.*

1894. — Même histoire : en décembre, crises à peine ébauchées ; en mars, oppression après le repas de midi. — *Etat actuel :* oppres-

sion ; la fatigue provoque une douleur de l'hypochondre droit et
à la pointe de l'omoplate droite. La malade
peut se passer de la sangle durant l'été. —
*Mêmes signes objectifs. On ne perçoit l'arête
du bord inférieur du foie que sur le côté
interne du lobe droit prolabé. Sensibilité de
l'épigastre à la pression* (fig. 2).

1897. — Cette malade n'a plus eu de crise,
même légère, depuis deux ans. Le poids du
corps a augmenté de 5 kil. (52,5 < 57). —
*Mêmes signes objectifs. Bord inférieur du
foie parallèle au rebord costal* (fig. 3).

Notons, dans cette observation, la
relation de succession qui existe entre
les trois variétés de ptose du foie (bord
inférieur du foie formant un angle dont
les deux côtés ont leur arête perceptible,
— lobe dont le côté intérieur est seul
perçu, — bord inférieur du foie rectiligne). Il semble bien également qu'il y
a un rapport entre la forme du foie et la
phase de la maladie, celle-ci s'améliorant
en passant de la première à la troisième
variété de forme, c'est-à-dire de phase.
Remarquons enfin la disparition des symptômes d'Entéroptose,
malgré la persistance des signes objectifs ; cette contradiction
évoque l'idée d'une compensation dont l'origine est vraisemblablement dans le foie et dont la cause peut être imputée
au traitement, ici classique, par la cure alcaline, traitement
auquel la malade continua à se soumettre chaque année.

Obs. XXI. (97-634). — Mme S..., 48 ans. — Voici quelle était,
en 1895, l'histoire de cette malade que je vis alors pour la première
fois. — *Antécédents :* six enfants dont l'aîné a 17 et le cadet 12 ans ;
elle avait, dit-elle, toujours eu l'estomac faible et un petit appétit. Il y
a dix ans, à la suite d'une fausse couche de cinq mois causée par
un saut brusque, elle eut un ictère de huit jours de durée, puis

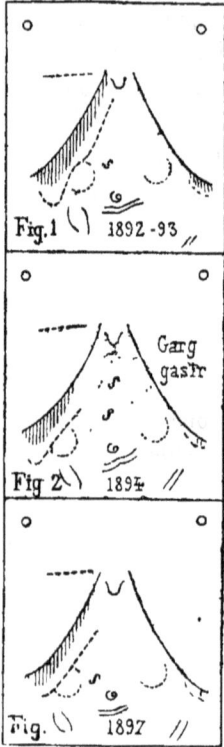

« traîna » durant trois mois ; depuis huit ans, névralgies, migraines tous les mois, à l'époque menstruelle et, le matin, vomissements glaireux. L'an passé (1894), première crise hépatique ; ces crises furent fréquentes, duraient trois jours, s'accompagnaient de vomissements, de douleurs vives, surtout à l'angle de l'omoplate droite ; la dernière, il y a huit jours. — *Etat actuel :* appétit médiocre, digestions difficiles ; se nourrit de viande, œufs, lait ; jamais de vin : insomnie à deux heures du matin ; constipation ; amaigrissement de 12 kil. l'an passé (78 > 66). Règles tous les vingt-cinq jours, accompagnées de vomissements. — *1895. Hépatoptose souple, un peu sensible. Néphroptose unilatérale droite du 3° degré* (fig. ci-jointe, fig. 1).

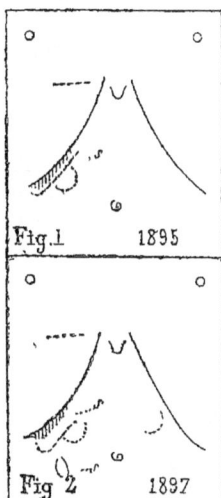

Fig. 1   1895

Fig. 2   1897

Ici le diagnostic *lithiase biliaire avec Entéroptose d'origine puerpérale,* n'est pas discutable ; le traitement était tout indiqué ; l'amélioration fut manifeste, dès la seconde semaine : selles plus régulières, digestions meilleures, marche facilitée par la sangle, etc. Je ne revis la malade que deux ans après, lors de sa troisième cure.

1897. — Les crises, qui avaient cessé depuis deux ans, ont reparu à la suite d'une fausse couche et depuis elles surviennent aux époques menstruelles. La malade a perdu 4 kil. (62 kil.) ; de nouveau, digestions difficiles, éructations, constipation ; insomnie à partir de deux heures du matin. — *Hépatoptose sensible à la pression ; néphroptose double du 3° degré à droite, du 1er degré à gauche ; boudin cœcal étroit et sensible* (fig. 2).

Obs. XXII (97-39). — Mme S..., 48 ans. — Cette malade que j'ai été appelé à soigner à diverses reprises à Vichy où elle vient chaque année depuis 1890, se présentait à cette époque dans l'état suivant. — *Antécédents :* la malade avait toujours joui d'une bonne santé à part une impressionnabilité anormale, aggravée par une vie de soucis ; elle avait eu deux enfants en 1870 et 1872, lorsque vers 1884, à 35 ans, elle fut atteinte d'une « toux nerveuse » toux grasse, durant huit à neuf mois chaque année, été ou hiver, matin ou soir, quelquefois à deux heures du matin, sans rapport avec le repas, que

deux cures à Saint-Honoré n'améliorèrent pas, et qui, après cinq ans,

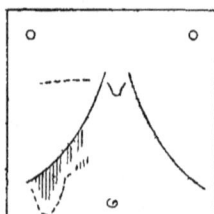

Fig. 1   1890 17 Mai

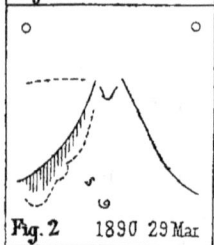

Fig. 2   1890 29 Mai

céda brusquement, en février 1889, dès l'apparition d'une première crise hepatique. Cette crise, qui survint à la suite d'une émotion, fut suivie d'une série de crises, se répetant trois à quatre fois par semaine, à quatre heures du soir ou deux heures du matin, jusqu'en septembre 89, ou une crise plus violente, durant quatre à cinq jours, s'accompagnant d'émission de calculs, termina la série; retour des crises six mois après (mars 1890), et pendant quinze jours, tous les jours de quatre à huit ou neuf heures du soir, à la suite de chagrins; enfin, dernière crise il y a huit jours, la nuit, pendant une menstruation; on ne trouva pas de calculs. — (1890). *Etat actuel:* digestion, sommeil, selles, à l'état normal; quelque faiblesse, prurit général le soir en se couchant.— *Hépatoptose indolente, légèrement rénitente a la pression, abdomen flasque et très prolabé* (fig. ci-jointe, fig. 1). — Douze jours plus tard : *hépatoptose rénitente, indolente, avec lobule antécholécystique mince tranchant, sensible* (fig. 2).

Ici le diagnostic *lithiase biliaire avec hépatoptose, d'origine émotive, toux diathésique (hépatique?) prémonitoire de la lithiase, chez une prédisposée nervosique.* Le traitement classique fut appliqué (cure alcaline, laxatifs salins, bains chauds).

1891. — Ni crise, ni indigestion cette année, mais retour de la toux (hépatique), durant décembre et janvier. — *Etat actuel :* dou-

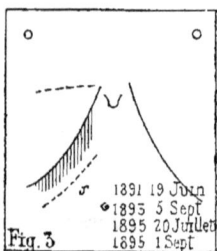

Fig. 3   1891 19 Juin
◦ 1893 5 Sept
1895 20 Juillet
1895 1 Sept

leurs de l'hypochondre droit, impressionnabilité, réveil a quatre heures du matin. — *Hépatoptose à bord aminci, tranchant, un peu rénitent, un peu sensible* (fig. 3).

1893. — N'a pas repris de crise. En décembre 91, fracture de la malléole gauche; en décembre 92, sciatique droite. — *Etat actuel:* nul symptôme, sauf nervosisme, douleur legere du sciatique droit et du genou droit, dyspnée d'effort, faiblesse; urines normales. — *Foie abaissé, très souple, mince, tranchant, sensible à la pression* (fig. 3).

Fig 4   1897.1 Juin

Fig 5   1897 9 Juin

Fig. 6   1897 17 Juin

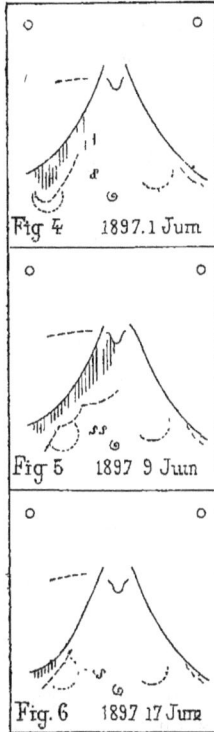

1895 – 1896. — Légères douleurs erratiques, lassitude rapide, impressionnabilité. — *Foie abaissé, très souple, tranchant, sensible.* (fig. 3).

1897. — Après six mois de bonne santé, bronchite en décembre, et, un mois après, anthrax du dos (urines aglycosiques aux divers examens) amaigrissement de 9 kil. (61 > 52,3); règles supprimées la dernière fois, retardaient de dix jours déjà chaque mois (ménopause?) — *Etat actuel* : appétit, digestions normales ; constipation ; faiblesse ; insomnie à 2 heures du matin et la malade doit se lever et se promener pour pouvoir se rendormir ; depuis 8 jours, bronchite et sueurs profuses. — *Hépatoptose sensible à l'incisure ; néphroptose double ; splénoptose légère.*

L'*hépatoptose* qui s'accompagnait d'une *néphroptose double* dont la présence n'avait pas été constatée les années précédentes, se traduisit sous un aspect différent à chacune des trois explorations pratiquées à huit jours d'intervalle l'une de l'autre (fig. 4, 5, 6). Peut-être faut-il interpréter ce processus qui s'accentue du premier au second examen, puis diminue du second au troisième, comme traduisant l'évolution d'une bronchite grippale, qui datait de huit jours lorsqu'arriva la malade, s'aggrava encore les huit jours suivants et, enfin, céda au traitement approprié à partir du début de la troisième semaine. Le traitement de l'affection digestive fut également efficace.

a″. — *Hépatonéphroptose de la première variété, avec rénitence du foie à la pression.*

Pour en terminer avec la série des cas d'hépatonephroptose de la première variété, c'est-à-dire de la variété dans laquelle le bord inférieur du foie forme un angle saillant dont les deux côtés sont perceptibles, ajoutons à nos 12 cas dans lesquels le foie était indolent, à nos 10 cas où il présentait un point sensible à la pression, 4 cas dans lesquels le foie présente bien la plupart des attributs du foie mobile, abaissement des bords supérieur et inférieur, mobilité antéropostérieure et verticale, arête tranchante déjetée en arrière ; mais il est de consistance rénitente, il est sensible, et enfin son bord inférieur est épaissi. Ces 4 cas diffèrent donc des 22 autres par la consistance et l'épaisseur du bord du foie, mais ils ont avec les 10 cas qui les précèdent ce caractère commun de présenter un point sensible à la pression. Nous devons donc les exposer avant de tirer des conclusions sur la valeur séméiologique de la sensibilité à la pression du foie dans l'hépatonéphroptose.

Obs. XXIII. (97-708). — Mme M... 35 ans. — *Antécédents :* trois enfants âges de 14, 6 et 2 ans. La malade bien portante jusque là, resta faible après sa première couche et eut une métrite qui fut cautérisée ; il y a deux mois, première crise hepatique très douloureuse, que suivirent une deuxième dix jours apres une troisieme, vingt jours après la seconde, il y a un mois ; depuis cette troisieme crise qui s'accompagna d'ictere, selles blanches, et nécessita une piqure de morphine, elle a des crises tous les quatre jours ; les premieres avaient lieu la nuit ; les suivantes à n'importe quelle heure. — *Etat actuel :* anorexie ; se nourrit de lait, tapioca, tout autre aliment provoquant des crises ; constipation ; insomnie a partir de trois heures du matin ; amaigrissement de 10 kil (71 > 61,2), depuis quatre mois ; dernieres crises hier, a midi, et cette nuit à trois heures ; piqure de morphine chaque fois. — *Foie ptosé epais, pâteux, sensible; nephroptose double du 3e degré; sténose du cœcum et du côlon transverse* (fig. ci-jointe).

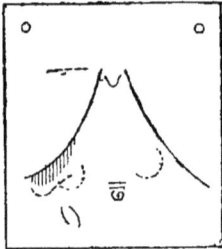

C'était de la *lithiase biliaire avec entéroptose d'origine* (peut-être) *puerpérale*. Le traitement (cure alcaline, laxatifs salins quotidiens, régime carné, douches froides), fut d'une rapide efficacité. Les crises cessèrent à partir du cinquième jour ; le seizième jour la malade pouvait manger de tout ; le vingtième jour, le poids avait augmenté de 3 kil. (61,2 < 64,2)

et la malade pouvait reprendre son corset abandonné depuis longtemps. La guérison fut obtenue sans que l'on eut appliqué la sangle. Celle-ci sera certainement indiquée plus tard.

Obs. XXIV. (97-441). — Mme P..., 38 ans. — *Antécédents :* bien portante jusqu'à l'âge de 33 ans, sauf tendance à la constipation et, vers 14 ans, violente indigestion. Trois enfants âgés de 17, 15 et 10 ans. Onze mois après son deuxième enfant, trois semaines après une vive frayeur causée par un incendie, apparaissent des douleurs de l'hypochondre droit qui durent cinq jours, puis, une violente crise qui, en l'absence d'ictère, fut attribuée à une péritonite. La malade garda trois semaines le lit et conserva, dit-elle, dans le côté, une tumeur qu'elle pouvait prendre dans la main. Le médecin diagnostiqua un rein flottant, envoya la malade à Balaruc, où elle prit une colique hépatique, toujours sans ictère, mais avec expulsion de calculs. Depuis lors, pendant six ans, les crises se répètent tous les trois à six mois ; la dernière il y a dix ans. La malade suivit pendant huit années la cure de Vals. Depuis quinze ans, bronchite chronique (?). — *Etat atcuel :* appetit bon ; pesanteurs après les repas ; selles régulières ; sommeil bon ; sueurs nocturnes ; règles régulières ; toux et expectoration chaque matin, bacilles de Koch. P. 43 kil. (54 il y a 18 ans). — *Hépatoptose, foie épais rénitent, sensible au niveau de la vésicule et de l'épigastre ; néphroptose du 4e degré ; splénoptose* (fig 1 et 2 ci-jointes).

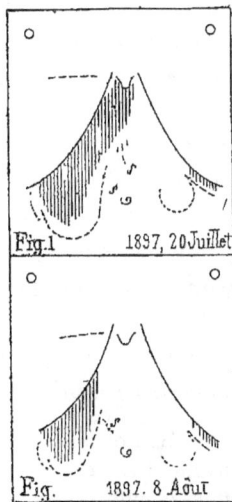

Fig. 1   1897, 20 Juillet

Fig.   1897. 8 Aout

Le diagnostic est ici : *lithiase biliaire avec hépatoptose et congestion du foie chez une tuberculeuse.* Le traitement répondant à ces multiples indications modéra les signes et symptômes congestifs développés sur un foie préalablement ptosé, et permit une suralimentation associée à l'usage de la créosote.

Obs. XXV (97-181). — Mme L..., 62 ans. — *Antécédents :* Bonne santé jusqu'à 50 ans, sauf à 28 ans, une congestion pulmonaire, à 32 ans une sciatique ; deux enfants de 37 et 29 ans. A 50 ans,

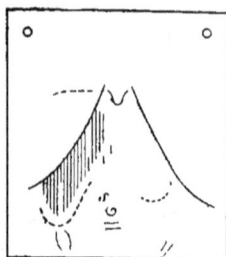

ménopause, chagrins et trois crises hépatiques à peu d'intervalles, ans vomissements, ni même nausées, mais avec douleurs de l'hypochondre droit ; depuis 9 ans, nodosités d'Heberdeen ; il y a quatre ans, intermittence scardiaques. — *Etat actuel :* peu d'appétit ; tendance à la constipation ; gravelle urique. — *Hépatoptose ; nephroptose gauche du 3° degre ; stenose des trois segments du côlon.*

Le diagnostic n'est-il pas : *lithiase biliaire, arthritisme (hépatisme) uricémique, développé à l'occasion de la ménopause ?* ou plutôt : hépatisme *(car le foie, subjectivement malade et douloureux il y a 12 ans, est encore aujourd'hui objectivement malade et sensible à la pression, bien que cette localisation ne soit plus soupçonnée par le malade),* uricémique *(gravelle ; néphroptose unilatérale gauche),* chez une rhumatisante *(sciatique, il y a 30 ans, peut être déjà symptomatique),* dont la phase lithiasique *(coliques hepatiques),* déterminée il y a 12 ans, par la ménopause, a été remplacée, depuis 9 ans, par la phase de rhumatisme chronique *(nodosités d'Heberdeen)?*

Obs. XXVI (97-574). — Mᵐᵉ L. ., 30 ans. — Son observation, relevée en 1896, porte les renseignements suivants : *Antécédents :* jusqu'à la puberté, eut des migraines avec vomissements toutes les quatre à six semaines, accidents qui cessèrent lorsqu'elle fut réglée. Quatre enfants, le dernier il y a 5 ans 1/2 ; tachycardie après les trois premières couches ; crampes violentes d'estomac pendant quatre à cinq heures, phlébite et trois mois de lit après la quatrième couche, et depuis a souvent des palpitations de cœur. L'an passé, bronchite sérieuse ; il y a six mois, entérite glaireuse dysentériforme, et, à partir de ce moment, crises tous les quinze ou vingt jours, avant les règles, se caractérisant par l'amertume de la bouche le matin, et, une heure et demie après le repas de midi, des douleurs au niveau de la vesicule biliaire, à l'angle de l'omoplate droite, et quelquefois à l'épaule, douleurs qui persistent une ou deux heures. Dernière crise il y a trois semaines. — *Etat actuel:* appétit conservé, alimentation de tapioca, œufs, champagne ; brulure, vertiges, poids epigastrique après les repas ; constipation ; sommeil bon ; vertiges ; faiblesse, tintements d'oreilles fréquents. — *Hépatoptose tres souple, tres dejetee en arriere, sensible surtout au niveau de l'incisure ombilicale ; nephroptose double* (fig. 1).

Fig. 1   1896

Fig. 2   1897

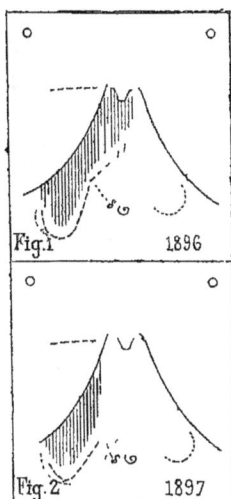

1897. — La malade reprît une crise avec vomissements biliaires et diarrhée la sixième semaine après son traitement ; c'était le début d'une grossesse qui fut bonne, sauf, au cinquième mois et au huitième mois, une crise légère ; une autre au retour de couches. Depuis lors bonne santé, la malade a repris 7 kil. (63 < 70,5). — *Etat actuel :* Appétit et digestions satisfaisants ; douleur légère de l'hypochondre droit deux heures et demie après le repas de midi ; après chaque menstruation, amertume de la bouche le matin, anorexie et selles diarrhéiques. — *Foie déformé, épais, à peine rénitent, un peu sensible ; néphroptose double du 3ᵉ degré* (fig. 2).

Le diagnostic ne doit-il pas être, dans ce cas, formulé de la façon suivante : *Pseudolithiase biliaire avec Entéroptose d'origine puerpérale, chez une prédisposée hépatique ?*

Avec ces 4 derniers cas se clot la liste des 26 observations dans lesquelles, sur 1.000 malades, examinés systématiquement, nous avons relevé les signes objectifs d'une « *hépatonéphroptose de la première variété* ». Il est impossible de ne point être frappé des analogies que présente le syndrôme de ces 4 derniers cas, avec celui des 10 cas qui les précèdent, et qui se rapprochent d'eux par ce caractère commun que le foie est sensible à la pression ; mais, ce qui frappe encore davantage, c'est la différence radicale qui est constatée, au point de vue symptomatique, entre ces 14 cas et les 12 premiers, dans lesquels le foie ptosé était indolent. Il y a dans ces faits un point trop intéressant de séméiologie, l'enseignement qu'ils comportent est trop important au point de vue de la nosographie du « foie mobile », pour que nous ne présentions pas quelques observations.

Le « foie mobile » dont nous n'avons pu recueillir, dans la littérature médicale des trente années qui nous séparent de sa découverte, que 80 cas, desquels même il n'y a que 40 cas à

retenir, serait un bien mince chapitre d'une pathologie bien
spéciale, et les développements que nous donnons ici à son
histoire seraient bien peu justifiés dans une étude de la palpation du foie, si son étude, reprise sur les bases nouvelles que
nous avons proposées, ne nous le montrait au contraire comme
la pierre angulaire d'une des plus grosses questions de séméiologie et de pathologie générales qui se puissent rencontrer.

Rappelons ici que ces nouvelles bases d'étude du foie
mobile sont les suivantes : 1° *définition* exacte, c'est à dire
s'appliquant à tout le défini et rien qu'au défini, de ce qu'on
peut et doit entendre, en clinique et en anatomie aussi bien
qu'en nosologie, par « foie mobile », « mobilité du foie »,
« maladie du foie mobile » ; 2° *analyse* scrupuleuse, dans
chacun des cas relevant de cette définition, de tous les caractères trahissant une déviation, si légère soit-elle, au type
adopté ; 3° *inventaire* rigoureux, après recherche systématique et méthodique, dans le milieu de maladies où doit se rencontrer le foie mobile, de tous les cas depuis les plus accentués
jusqu'aux plus effacés, rentrant dans la définition précédente.

Or, voici ce que nous entrevoyons :

La *définition* du foie mobile théorique, basée sur l'anatomie, et à laquelle, d'ailleurs, nous préparaient certains faits
d'observation relevés chez les malades atteints de rein mobile,
nous a fait chercher et trouver, à l'aide d'une technique de
palpation appropriée et spéciale, un type de « foie mobile
nouveau », identique au foie mobile théorique, et pour lequel
nous avons proposé la dénomination d' « hépatoptose ». Ce
type est fréquemment rencontré. Le type du foie mobile
classique n'est que l'expression rare et exceptionnelle, et déjà
plus ou moins dénaturée, pervertie, d'un fait d'ordre beaucoup
plus général, la « *Ptose du foie* ».

L'*analyse* des caractères objectifs du nouveau « foie mobile »,
pratiquée dans des conditions où l'étude de chacun de ces
caractères peut être rigoureusement isolée et leur valeur exactement pesée, nous montrera que la ptose du foie n'est que

l'un des côtés d'une question beaucoup plus vaste et nous permettra d'introduire en séméiologie hépatique les caractères d'un type objectif nouveau du foie, les caractères tirés du type des « *Foies souples* » *accessibles à la palpation.*

L'*inventaire* des maladies dans lesquelles se rencontrent les « foies souples » accessibles à la palpation nous prouvera que ce sont précisément ces mêmes maladies dans lesquelles se rencontrent egalement le plus de foies hypertrophiés, indurés, tuméfiés, les maladies dites de la nutrition, et que, en dehors d'elles, les autres maladies à « foie souple » sont précisément celles dont la classification est encore indéterminée et qui, par leur allure, côtoient le plus près les maladies de la nutrition ; de telle sorte que, par les foies souples, ces maladies indéterminées rentreraient dans le cadre des maladies de la nutrition, et que les foies souples devraient être interprétés comme une des modalités objectives de cette affection du foie, commune aux maladies de la nutrition et à certaines maladies indéterminées, que j'ai désignés sous le nom d'*hépatisme.*

On conçoit que, si les choses se passent ainsi, si le foie mobile classique n'est qu'une variété extrêmement rare d'un foie mobile non encore connu et extrêmement fréquent, que je décris sous le nom d' « hépatoptose » ; si l'hépatoptose n'est qu'une des variétés des « foies souples » accessibles à la palpation ; si les foies souples accessibles à la palpation sont des foies malades rentrant dans le cadre de l' « hépatisme », on conçoit quel puissant intérêt présente le foie mobile au point de vue de la pathogénie générale et combien sont captivants, au point de vue du diagnostic, les moindres traits de cette partie de son histoire qui repose en entier sur la palpation.

Mais il suffit déjà qu'une telle question ait pu être posée pour qu'elle ne puisse plus être éludée. Rien en pathologie ne s'oppose à la solution que nous faisons entrevoir, pas même l'existence d'une autre solution quelconque. Il est vrai que la

question ne pouvait être posée plus tôt puisqu'elle repose
essentiellement sur des types objectifs du foie que, en l'absence
d'une technique spéciale de palpation , la séméiologie ne
savait pas reconnaître.

Dans un chapitre que j'ai consacré plus haut à l'étude de
« l'Évolution actuelle de l'arthritisme vers l'hépatisme », j'établissais que, pour que cette Évolution fût complète, il y avait
trois étapes à franchir et, pour atteindre chaque étape, un
moyen spécial à employer.

La première étape, c'est la connaissance de l'étroite *relation*
qui existe entre les maladies de la nutrition, les dyspepsies et
les névropathies, d'un côté, et de l'autre, une affection du foie.
Le moyen, c'est la « palpation systématique » du foie chez tous
les malades, moyen qui permet au moins de constater qu'il y
quelque chose d'anormal du côté du foie.

La deuxième étape, c'est la notion d'un *rapport de causalité*
entre les maladies de la nutrition, les dyspepsies et les névropathies d'un côté, et de l'autre, l'affection du foie qui les
accompagne, l'affection du foie étant la cause des maladies de
la nutrition. Le moyen, c'est la « palpation méthodique », qui, à
côté des types de foie hypertrophié ou de foie tuméfié, seuls
reconnus et interprétés par la séméiologie actuelle, sait distinguer les divers types de foies souples, reconnaît ensuite l'adaptation de chacun des divers types objectifs à chacun des divers
syndrômes, et enfin s'aperçoit que les foies souples sont les
types objectifs spéciaux aux phases silencieuses, phase prémonitoire, phase intercalaire des maladies de la nutrition,
et que l'éclosion de ces maladies, leur passage à la phase
bruyante est toujours précédée de la localisation hépatique
anormale et palpable.

Enfin, la troisième étape, c'est la notion d'un *processus
morbide évolutif* siégeant dans le foie, obéissant à des lois
déterminées, en rapport avec la cause ou les causes simultanées qui ont provoqué ou aggravé l'affection du foie, et reliant

entre eux, par voie de succession régulière ou de complication
prévue, les divers types objectifs du foie. Le moyen, c'est la
« palpation systématique et méthodique du foie chez des
milliers de sujets et surtout, chez un même sujet, à des
intervalles réitérés se comptant par des mois et par des
années ».

Parmi les maladies de la nutrition, celles qui se prêtent à
l'acquisition la plus rapide des trois notions précédentes, sont
pour la première, le Diabète avec ses gros foies ; pour la seconde,
l'Entéroptose et la Gravelle avec leurs foies souples ; pour la
troisième, l'Alcoolisme, avec sa succession de syndrômes et de
types hépatiques variés.

La première étape une fois franchie, c'est la chute des doctrines de l'Arthritisme et de l'Herpétisme ; après la seconde étape,
c'est la lutte ouverte entre le Dystrophisme (1) et l'Hépatisme ;
la conquête de la troisième est le triomphe de l'Hépatisme.

La première étape semble franchie par l'école actuelle. J'ai
montré plus haut, par une bibliographie compendieuse mais
cependant suffisante, que, depuis 1892, tous les travaux, publiés
par les maîtres les plus autorisés ou sous leur inspiration,
concluaient à la fréquence extrême des troubles hépatiques
objectifs dans les maladies de la nutrition. C'est la confirmation absolue, je n'ai pu m'empêcher de le faire remarquer, des
faits que j'avais avancés dans mes nombreuses publications de
1885 à 1892, mais c'est la seule étape qui ait été franchie.

---

(1) J'écris « *Dystrophisme* » et non Dystrophie, le terme dystrophisme
étant plus conforme à la nomenclature, et traduisant mieux l'idée doctrinale
qui est celle d'une disposition au mouvement nutritif vicieux « in posce »
plutôt que de ce mouvement vicieux « in actu ». D'un autre côté, le terme
dystrophisme peut être jugé préférable au terme *Bradytrophisme* pour le
motif suivant : c'est que le défaut des oxydations, qui est un des caractères
fondamentaux des maladies de la nutrition (Bouchard), n'implique pas
nécessairement un ralentissement absolu de la nutrition (bradytrophie) ; le
défaut d'oxydation peut être dû (Gautrelet) soit à un défaut de désassimila-
tion, et alors c'est la bradytrophie, soit à un excès d'assimilation et, dans
ce cas, le mouvement nutritif, quoique très actif, parfois même d'une activité
exagérée, ne parvient pas à tout oxyder à point. Ce n'est plus de la bradytrophie, ce n'est qu'une bradytrophie relative ; il peut exister même de la
tachytrophie. Le terme dystrophie ne paraît-il pas plus conforme aux
exigences d'une bonne définition ?

Pourquoi en est-on resté là? La réponse est bien simple.
C'est que des trois moyens d'enquête que je me suis permis de
recommander, il n'en est qu'un seul, le premier, auquel on ait
encore eu recours, c'est la « palpation systématique » du foie
chez tous les malades ; et, la meilleure preuve, c'est que les
nombreux foies trouvés maintenant grâce à la palpation systématique sont tous désignés, par les auteurs qui y ont eu
recours, sous le nom de « gros foies », et l'on ajoute même que
« dans les deux tiers des cas de ces gros foies il s'agit de
congestion, dans l'autre tiers, d'hypertrophie de l'organe ».
Il n'est question nulle part que l'on ait observé un autre type
objectif quelconque. Cela tient à ce que la palpation systématique, lorsqu'elle se borne à la technique classique, ne peut en
effet que, ou bien méconnaître les types objectifs autres que
ceux qui se traduisent par une augmentation de volume, ou
bien les confondre avec des gros foies. Seule une technique
nouvelle, celle que je désigne sous le nom de « palpation
méthodique » parce qu'elle plie méthodiquement ses procédés
aux exigences anatomiques des types objectifs de foie dont
elle veut vérifier systématiquement l'existence ou l'absence,
seule cette technique nouvelle permet de distinguer des trois
types : foie normal, foie gros, foie petit, auxquels se réduit la
séméiologie hépatique habituelle, les types de : foie déformé,
abaissé, à ressaut, sensible sans changement de volume ou
de situation, qui sont la conquête de cette nouvelle technique
de palpation.

Il s'agit donc aujourd'hui d'accumuler nos efforts pour
arriver à la seconde des trois étapes de l'évolution de l'arthritisme vers l'hépatisme, de cette évolution dont la troisième
étape a pour conclusion, d'incalculable portée en pathologie
générale, celle de renverser l'ordre hiérarchique, c'est-à-dire
pathogénique, qui subordonne l'Hépatisme au Bradytrophisme,
et dont la conséquence, d'importance pratique capitale, est de
retourner l'echelle des indications thérapeutiques.

Sous le nom d' « *Hépatisme* », qu'il me soit permis ici de

47

le rappeler, je propose une doctrine des maladies chroniques de la nutrition basée sur l'observation clinique, c'est-à-dire : 1° sur la séméiologie objective du foie, à l'aide de la palpation systématique et méthodique de cet organe dans les maladies de la nutrition chez des milliers de sujets, et, chez un même sujet, à des intervalles variés de son existence ; 2° sur la symptomatologie générale de ces maladies, à l'aide d'une classification naturelle des symptômes, établissant leur subordination hiérarchique ; 3° sur la marche et sur les relations, entre elles, de ces maladies dans leur ordre de succession chronologique ; 4° sur l'étiologie dans ses rapports avec la pathogénie ; 5° sur la thérapeutique, dans les indications, tant empiriques que rationnelles, qui en forment la base. Cette doctrine peut être ainsi formulée :

Les maladies de la nutrition forment un groupe naturel qu'on doit désigner sous le nom de **famille** *hépatique* (*Hépatisme*), caractérisée par l'existence d'une affection chronique du foie acquise ou héréditaire, et secondairement, comme conséquence, par une dystrophie acide [insuffisance absolue (bradytrophie) ou relative (tachytrophie) des combustions].

La famille hépatique comprend deux **genres** : l'*hépatisme cholémique* et l'*hépatisme uricémique ou hépatonéphrétisme* (au second genre correspond l'ancien Arthritisme, l'Herpétisme répondant à un genre mixte). Les **espèces**, ce sont la goutte, le diabète, l'obésité, les lithiases, le rhumatisme chronique, l'Entéroptose, la chlorose, certaines névropathies et dyspepsies dites essentielles, etc. et enfin, les diverses **variétés** de l'une ou l'autre des espèces, ce sont les « noms de maladies » tels que l'entérite membraneuse, la migraine, l'eczéma, la constipation ou la diarrhée chroniques, les neurasthénies, etc., etc.

Le foie, d'après cette doctrine, serait donc appelé à jouer, dans la classification des maladies de la nutrition, le même rôle que, en botanique, l'embryon dans la classification des familles végétales, c'est à dire, si j'osais m'exprimer ainsi, un

« rôle cotylédonaire ». Ce n'est pas là une simple affaire de nomenclature. Dire en pathologie que les maladies de la nutrition sont les espèces constitutives d'une même famille, la « famille hépatique », c'est dire que le caractère ordinal de toutes les maladies réside dans une perturbation fonctionnelle du foie et que cette perturbation fonctionnelle du foie est la clef de leur pathogénie, leur cause, et qu'au-dessus de cette cause (que j'ai appelée cause secondaire ou endogène) il n'y a plus de place que pour les causes venant du dehors, les causes premières, cosmiques ou exogènes.

Or, je prétends que le « foie mobile », tel que nous le comprenons et l'avons défini, est le nœud de la question. En tant que « foie souple » accessible à la palpation, il joue, au point de vue objectif, dans la pathologie hépatique, un rôle comparable à celui que joue, dans la pathologie cardiaque le souffle valvulaire décelé par l'auscultation ou, en pathologie pulmonaire, la matité thoracique révélée par la percussion.

L'étude des faibles degrés du foie mobile nous donnera la clef de l'hépatisme, de même que nous a donné la clef de la splanchnoptose, l'étude des faibles degrés de la mobilité du rein.

Peut être, après ces considérations, trouvera-t-on justifiés les développements en apparence si exagérés que nous donnons ici à la question qui semblait si stérile, de la mobilité du foie. A vrai dire, si notre étude de la palpation du foie ne nous avait rien appris de nouveau, nous ne l'aurions pas ici publiée.

Dès les premiers pas que nous faisons dans cette voie, dès que du terrain théorique nous nous transportons sur le terrain pratique, dès nos premières observations cliniques, combien ne sommes-nous pas encouragés à poursuivre !

N'est-ce pas digne de remarque que, prenant pour point de départ les observations de foie mobile publiées, frappés par le caractère artificiel du groupe ainsi constitué, nous tournant alors vers l'anatomie pour trouver une lumière et recevant comme réponse la notion du foie mobile théorique, n'est-il pas digne de remarque que précisément nous trouvons en clinique un foie mobile nouveau, identique au foie théorique, un foie mobile nouveau dont nous concevons que le foie mobile classique puisse n'être que le degré ultime plus ou moins dénaturé ou l'imitation plus ou moins grossièrement ébauchée.

N'est-ce pas digne de remarque que ce nouveau foie mobile clinique, qui est bien réellement un foie mobile puisque, à la garantie que nous donne son identité avec le foie mobile théorique, nous avons ajouté celle que lui assure sa concomitance avec un rein mobile ; n'est-ce pas digne de remarque que ce nouveau foie mobile soit rencontré si fréquemment dans un milieu où se groupent, empiriquement, avec les maladies de la nutrition, ces maladies innommées, parce qu'elles ne sont pas encore classées, telles que les dyspepsies et les neurasthénies, et que précisément ce soit dans ces maladies innommées qu'on trouve le nouveau foie mobile.

N'est-il pas remarquable enfin que nos 12 premières observations, groupées ensemble par l'identité d'un type objectif spécial du foie et comprenant tous les cas sans exception dans lesquels sur 1000 malades se retrouvait ce type, forment également, d'après l'ensemble de leurs symptômes, un groupe clinique parfaitement naturel et que, par exemple, on ne rencontre parmi eux ni diabète, ni goutte, ni lithiase ?

Puisqu'il en est ainsi, nous pourrions concevoir l'ensemble de ces symptômes comme la traduction de l'anomalie objective du foie.

Mais en même temps que de l'anomalie objective du foie, en même temps que de ce nouveau foie mobile, nous devons tenir compte de l'existence simultanée, chez nos 12 malades, du rein mobile et de la sténose intestinale que nous y avons constatés. Nous avons été amenés ainsi à nous demander, après avoir dégagé la notion de splanchnoptose, quel rôle jouait, dans la splanchnoptose, la ptose du foie, compagne inévitable de sa mobilité. Or, dans 9 cas sur 12, il nous a paru vraisemblable, par l'étude des antécédents anamnestiques et étiologiques de nos malades, que le foie puisse être accusé d'avoir, par son trouble fonctionnel, inauguré la série des manifestations morbides.

Qu'il en soit ainsi, que l'état fonctionnel anormal du foie domine ainsi la pathogénie au point qu'il soit non seulement la cause principale des symptômes actuels, mais l'origine même de la maladie, ancienne déjà, dont ces symptômes sont aujourd'hui l'expression, il est bien évident qu'il y a lieu de se demander si la ptose du foie ne constitue pas elle-même le signe objectif de son état fonctionnel anormal, et si les caractères spéciaux de cette ptose ne correspondent pas à l'allure spéciale de l'appareil symptomatique.

Faisons varier isolément, l'un après l'autre, si nous le pouvons, chacun de ces caractères spéciaux, toutes autres conditions objectives étant d'ailleurs respectées et nous verrons bien si à cette variante objective correspond une variante symptomatique.

Or, c'est ce que nous avons fait, et vraiment l'enseignement qui s'en dégage est curieux et instructif.

A côté des cas d'hépatonéphroptose de la première variété, c'est à dire dans lesquels le foie présente tous les attributs du foie mobile théorique et en outre ce caractère que le bord inférieur pend sous forme d'un angle dont les deux côtés sont accessibles à la palpation, j'ai formé un groupe de tous les cas, relevés dans le même millier de malades, où un des caractères du foie mobile théorique se trouvait, le seul, manquer, le caractère de l'indolence à la pression.

Ces cas furent trouvés au nombre de 10, dont nous rapprocherons un petit groupe de 4 cas, dans lesquels, en outre du caractère de sensibilité à la pression, se rencontrait une légère augmentation de la densité du tissu hépatique (dont la souplesse est un caractère fondamental du foie mobile théorique). Comme sur l'ensemble des 26 cas d'hépatonéphroptose de la première variété, il en est 14 dans lesquels le foie était sensible et seulement 4 où son tissu était rénitent, et que ces 4 cas se trouvent seulement parmi les foies sensibles, nous pouvons considérer le caractère de la rénitence comme subordonné à celui de la sensibilité et comparer en bloc le groupe des 14 foies sensibles à celui des 12 foies indolents.

Les premières constations qui s'imposent chez ces 14 malades, ce sont :

L'attribution exclusive du type morbide au sexe féminin ;

L'existence chez tous les malades sauf 2 (obs. XV et XVII), de douleurs hépatiques subjectives se traduisant, soit par des crises violentes, qualifiées de coliques hépatiques, chez 8 malades sur 14 (obs. XIV, XVIII, XX, XXI, XXII, XXIII, XXIV, XXV), soit par une douleur habituelle (obs. XIII) ou intermittente (obs. XVI, XIX, XXVI) du foie. Chez les 2 malades qui n'éprouvaient pas de douleurs hépatiques, existaient, dans 1 cas (obs. XV), des crises d'estomac, dans l'autre (obs. XVII), des coliques avec diarrhée après les repas.

On ne peut donc nier que ces 14 malades, groupés par l'identité des signes objectifs tirés du foie, n'appartiennent également à un même groupe naturel par leur allure générale symptomatique, une fois celle-ci dépouillée du masque sous lequel elle est cachée et qui eût pu tromper, trompe encore trop souvent, sur la véritable nature de la maladie.

Le *diagnostic classique* eût été, en effet, le suivant : 7 cas eussent été imputés à la lithiase biliaire (obs. XIV, XVIII, XX, XXI, XXII, XXIII, XXIV) ; dans trois autres cas, où l'on eût été conduit par les symptômes à palper aussi le foie, on eût conclu, dans 1 cas, à la dilatation d'estomac avec congestion secondaire du foie (obs. XIII), dans 1 cas, à une maladie de Basedow avec tuméfaction hépatique (obs. XIX), enfin, dans 1 cas, à une dyspepsie avec hypertrophie du foie (obs. XXVI). Quant aux 4 derniers cas, dans lesquels le foie n'eût été ni exploré, ni incriminé, 1 cas eût été étiqueté : neurasthénie avec dilatation d'estomac (obs. XV), dans 1 cas, on eût parlé

de neurasthénie gastrique (obs. XVI), dans 1 cas, de neurasthénie intestinale (obs. XVII), enfin, dans 1 cas, de gravelle et
d'arthritisme (obs. XXV) et si, dans ces 4 cas, en palpant
l'estomac, on eût trouvé la sensibilité hépatique, on n'eût pas
manqué de la localiser au pylore, et non dans le foie, qui est
pourtant son siège réel.

Dans trois de ces cas (obs. XIII, XV, XVI), il n'est pas
douteux qu'une Ecole plus spéciale n'eût eu recours au pompage
de l'estomac et aux repas d'épreuve et que, aux diagnostics précédents de dilatation d'estomac avec congestion du foie, dilatation d'estomac avec neurasthénie, neurasthénie gastrique,
n'eûssent été substitués les diagnostics de spasme pylorique ou
d'hyperchlorhydrie, ou d'hypersthénie gastrique. Il est même
probable qu'une autre Ecole spéciale eût discuté l'opportunité
d'une intervention chirurgicale chez la malade de l'obs. XV.

Quoi qu'il en soit, la séméiologie classique, se fut prononcée
d'emblée, 7 fois en faveur d'une maladie du foie compliquée
d'affection digestive, 3 fois pour une affection digestive ou
nerveuse compliquée de maladie du foie et, dans 2 des
4 derniers cas, elle n'eût pu moins faire que de noter dans les
anamnestiques, soit la congestion du foie de l'un, soit les
coliques hépatiques de l'autre. Ces malades forment donc
bien réellement un groupe naturel.

Combien est différent, en apparence, le tableau symptomatique de ces 14 derniers malades du tableau présenté par les
12 premiers ! Chez ceux-ci, c'était une affection gastrointestinale ; chez ceux-là, c'est une affection hépatique. En discutant
la pathogénie des premiers, nous nous demandions laquelle
des deux maladies dont ils étaient atteints, maladie digestive,
maladie nerveuse, était la cause de l'autre. La discussion, chez
les derniers, porte sur la question de savoir laquelle des
maladies qui se trahissent simultanément chez eux, maladie
hépatique et maladie digestive chez les uns, maladie hépatique
et maladie nerveuse chez les autres, maladie hépatique, maladie

digestive, maladie nerveuse, tout à la fois, chez quelques-uns, laquelle de ces maladies commande à l'autre.

Une telle différence de syndrôme semble toute naturelle à la séméiologie classique. La séméiologie classique n'avait pas à explorer le foie chez les malades de la première série, puisque ceux-ci ne présentaient aucun symptôme hépatique classique ; elle l'a exploré chez les malades de la seconde, puisqu'ils se plaignaient du foie et elle l'a trouvé, chez ces derniers, « tuméfié ou hypertrophié ». Rien donc d'étonnant que les derniers ne ressemblent pas aux premiers.

Mais nous, qui avons exploré *systématiquement* le foie chez tous les malades et qui, chez tous les malades de chacune des deux séries, l'avons trouvé dépassant le rebord costal ; nous qui l'explorons *méthodiquement* et qui nous sommes convaincus que, chez chacun des malades de ces deux séries, il s'agit d'une même modalité objective du foie, non pas d'une tuméfaction, d'une congestion ou d'une hypertrophie, mais d'une hépatoptose ; nous qui trouvons cette hépatoptose identique, chez les malades de l'une et de l'autre série, dans tous ses caractères sauf un, nous ne pouvons moins faire que de nous demander si la différence des syndrômes dans les deux séries n'est pas en rapport étroit avec la différence de ce seul caractère et si, en somme, les deux syndrômes ne sont pas simplement les deux variétés d'une même maladie de foie, peut-être à une phase différente, l'une se trahissant par des symptômes surtout gastrointestinaux, l'autre par des symptômes surtout hépatiques.

Hépatoptose indolente et Hépatoptose sensible

La question qui se pose en clinique et dont la solution, au point de vue de la pathologie générale, a une portée qu'on ne saurait méconnaître, est la suivante :

Etant donné l'*essai d'un système de classification* nouveau des « maladies de la nutrition », basé sur l'état objectif du foie et justifié par les notions nouvelles, tant de la fréquence extrême d'une localisation hépatique dans ces maladies, que de l'existence, méconnue jusqu'ici, de types objectifs nouveaux du foie.

Etant donné l'*essai de détermination objective* d'un de ces types nouveaux du foie, l' « hépatoptose », d'une variété de ce type, l' « hépatonéphroptose », d'une sous-variété d'hépatonéphroptose caractérisée par l'aspect angulaire que présente le lobe droit du foie ptosé, et, dans cette sous-variété d'hépatonéphroptose, de deux modalités, l'une à foie indolent, l'autre à foie sensible à la pression.

Etant donné l'*essai de spécification clinique* de cette variété d'hépatonéphroptose, dont nous avons trouvé 26 cas sur 1.000 malades, et de ses deux modalités, l'une indolente comprenant 12 de ces cas, l'autre sensible à la pression avec les 14 autres cas, et la constatation que les deux modalités de l'hépatonéphroptose à saillie angulaire du foie forment bien, chacune isolément, un groupe naturel de maladies analogues, mais qu'elles diffèrent l'une de l'autre, en ce que le syndrôme du groupe des 12 malades à foie indolent se présente sous l'aspect d'une maladie gastro-intestinale, tandis que le syndrôme du second groupe des 14 malades est celui d'une maladie du foie.

Comment se peut-il faire que des malades, foncièrement identiques par une anomalie objective du foie aussi rigoureusement spécifiée, se présentent avec un appareil symptomatique apparemment tout différent ?

Ou bien les caractères objectifs tirés du foie n'ont aucune valeur dans la classification des maladies de la nutrition, ou bien c'est la classification nosologique sous l'empire de laquelle nous vivons, celle qui repose sur certains caractères symptomatiques de ces maladies, qui est arbitrairement et artificiellement édifiée.

Telle est donc la question qui se pose :

L'affection hépatique du second groupe est-elle radicalement différente de l'affection gastro-intestinale du premier groupe ?

Or déjà il nous a été facile de montrer, pour établir la caractéristique gastro-intestinale du premier groupe et celle hépatique du second groupe, que l'origine du désaccord des auteurs sur l'interprétation diagnostique des différents cas de chacun de ces deux groupes, désaccord aboutissant à séparer les malades du premier groupe sous les étiquettes de diarrhée pseudomembraneuse, de dyspepsie nerveuse, de neurasthénie gastrique, de gastralgie, etc., et ceux du second groupe· sous les rubriques de lithiase biliaire, dilatation d'estomac, neurasthénie gastrique, etc., que les origines du désaccord venaient d'une simple méconnaissance de la subordination hiérarchique des caractères. Cette méconnaissance était due à ce que les caractères symptomatiques n'avaient pas tous été inventoriés et surtout à ce qu'ils n'avaient pas été « pesés » suivant leur degré de fixité.

Reprenons la comparaison, non plus maintenant des malades d'un même groupe, mais d'un des groupes de malades avec l'autre groupe, des 14 malades à hépatoptose sensible et syndrôme hépatique de notre second groupe, avec les 12 malades à hépatoptose indolente et syndrôme gastro-intestinal de notre premier groupe.

Récapitulons les signes et symptômes du second groupe dans le même ordre que nous l'avons fait pour le premier.

Dans 14 cas sur 14, nous retrouvons un *amaigrissement* plus ou moins rapide dans la période qui précède l'observation, de 10 k. en 4 mois (obs. XXIII), de 7 k. en 6 mois (obs. XXVI), de 6, 9, 10, 12 k. en 1 an (obs. XIII, XIX, XX, XXI), de 12 k. en 3 ans (obs. XVI), de 13 k. en 8 ans (obs. XVII); chez une malade (obs. XXII), que je vis chaque année pendant 7 ans, l'amaigrissement (9 k. 5) de la dernière année survint au moment de la ménopause, comme un signe, non d'aggravation, mais plutôt d'évolution de la diathèse. Enfin, chez une autre malade (obs. XXV) arrivée à la phase rhumatismale (nodosités d'Heberdeen) de sa diathèse, après la phase lithiasique (nous

nous expliquerons plus tard sur ce point), le poids du corps était resté stationnaire depuis l'amaigrissement survenu 10 ans auparavant.

L'amaigrissement se présente donc, chez ces 14 malades, dans des conditions identiques et avec une fréquence encore plus grande que chez les 12 malades de la première série.

Parmi les signes objectifs autres que le foie mobile et le rein mobile, nous trouvons encore chez nos 14 malades la *sténose intestinale ;* alors qu'elle était rencontrée dans 9 cas sur 12 de la première série, dans cette seconde série nous la trouvons signalee dans 9 cas sur 14 ; dans les 5 cas où elle n'est pas rencontrée, il semble bien que l'affection chronique soit hésitante sur la phase dans laquelle elle va entrer (l'Entéroptose secondaire étant une phase de l'affection chronique du foie). Nous voyons, en effet, dans l'obs. XIX, la maladie tendre à se caractériser exclusivement par le syndrôme de Basedow ; dans l'obs. XXI elle reste à la phase lithiasique, elle tend à la phase rhumatismale dans l'obs. XXII, elle y entre dans l'obs. XXVI ; dans l'obs. XXIV, c'est une détermination pulmonaire tuberculeuse surajoutée qui substitue son syndrôme à celui de l'affection digestive.

Dans 6 cas sur 14, est notée la *splénoptose,* que nous n'avions trouvée que dans 1 cas sur 12 de la première série. La splénoptose, dont on ne peut expliquer la fréquence dans la seconde série, contrastant avec sa rareté dans la première, ni par une intensité plus grande de l'amaigrissement, ni par une différence du poids initial des malades, ni par une complexité étiologique particulière, paraît être ici en relation avec les conditions qui entretiennent l'hyperesthésie hépatique et comme le reliquat des alternatives de congestion et de décongestion du foie et de la rate qu'impliquent ces conditions. Il semble, d'après les deux obs. XIX et XXII, dans lesquelles la splénoptose n'a été observée que plusieurs années après les autres ptoses, qu'il y ait, en même temps, une question de temps, c'est-à-dire d'évolution morbide à invoquer.

Les symptômes subjectifs, dans cette seconde série, présentent également un tableau des plus intéressants à résumer et à comparer au tableau des symptômes subjectifs dans la première série.

Chez 13 malades sur 14, les *fonctions intestinales* sont troublées : 12 ont de la constipation, opiniâtre chez 10 d'entre eux ; une (obs. XVII) a de la diarrhée avec coliques, 3 heures après les repas. La malade qui, seule, a des fonctions intestinales régulières (obs. XXIV) est celle dont l'affection est compliquée de tuberculose pulmonaire. Dans la première série, 9 seulement sur 12 avaient des troubles intestinaux : 6 de la constipation avec débâcles membraneuses ou diarrhéiques, 2 de la diarrhée après les repas, 1 de la diarrhée à 5 heures du matin. Dans ces 3 derniers cas, c'était évidemment de la diarrhée paradoxale, c'est-à-dire encore de la constipation.

Chez 11 malades sur 14 de la seconde série, indépendamment des crises paroxystiques, il y a des *troubles gastriques* habituels survenant après les repas, sous forme de pesanteurs (obs. XIV, XV, XVI, XVIII, XXI, XXIV, XXVI) ou d'étouffement, de gonflement (obs. XIX, XX), ou de crampes d'estomac avec douleurs épigastriques (obs. XIII, XXIII) ; 7 malades étaient obligés à un régime rigoureux (obs. XV, XVI, XVII, XVIII, XIX, XXI, XXVI) ; chez les 3 autres malades, une (obs. XVII) avait, 3 heures après les repas, des coliques et de la diarrhée, les deux autres, qui jadis avaient été atteintes de coliques hépatiques (obs. XXII, XXV), étaient à une phase ultérieure de leur maladie, la phase rhumatismale.

Dans la première série, nous avions trouvé des troubles gastriques chez 11 sur 12 de nos malades. Chez 7 malades sur 11 ces troubles survenaient à un intervalle de 2 à 3 heures après le repas, tandis que, sur les 11 malades de la seconde série, il en est 10 qui souffrent de l'estomac non-seulement 2 à 3 heures après (pesanteurs), mais aussi de suite après le repas (gonflement). Or c'est là un symptôme hépatique. Notons encore que 7 malades du second groupe avaient dû se réduire

spontanément à un régime strict d'œufs et viandes grillées, ou
même de purées, de lait, tandis que, dans le premier groupe,
ce régime dût être prescrit, le malade n'y étant pas acculé par
la vivacité de la douleur.

Chez 8 malades sur 14, existent des *troubles du sommeil,*
avec insomnie à partir de 2 heures du matin dans 6 cas
(obs. XV, XVI, XVIII, XXI, XXII, XXIII), à partir de 4 heures
dans 1 cas (obs. XVII), réveils fréquents dans 1 cas (obs. XIX).
Parmi les malades de la première série, 8 sur 12 avaient le
sommeil troublé et, à 2 heures du matin dans 6 cas, entre
4 et 5 heures dans 2 cas.

Enfin, 9 malades sur 14 se plaignaient de *faiblesse* et lassitude habituelles (obs. XIII, XIV, XV, XVI, XVII, XVIII, XIX,
XXII, XXVI). Dans la première série, 4 malades seulement
sur 12 se plaignaient de diminution dans l'état des forces. Chez
4 seulement sur 14, dans la seconde série (4 sur 12 dans la
première), on note un certain état de nervosisme ; parmi ces
4 malades figure celle qui présentait le syndrôme de Basedow.

Mais poursuivons le parallèle au point de vue de l'étiologie
et de la chronologie anamnestique.

Comme *étiologie,* nous trouvons dans la seconde série,
chez 10 malades sur 14, la puerpéralité (obs. XIII, XIV, XV,
XVI, XVIII, XIX, XX, XXI, XXIII, XXVI), chez 1 malade
prédisposée la ménopause (obs. XXV), chez 2 une secousse
psychique (obs. XXII, XXIV), chez 1 enfin une fièvre typhoïde
(obs. XVII). Chez 6 seulement de ces 14 malades, on peut
admettre une prédisposition individuelle antérieure à la cause
intervenue, prédisposition aux troubles gastrohépatiques dans
4 cas (obs. XIV, XXI, XXIV, XXVI, et aux troubles nerveux,
seulement dans 2 cas (obs. XVI, XXII).

Chez nos malades de la première série, nous avons noté
également le rôle étiologique de la puerpéralité, mais chez
3 femmes seulement sur 9 à titre de cause première : chez les
malades de la seconde série, des 10 femmes sur 14 où se

rencontre l'étiologie' puerpérale, 9 fois la puerpéralité était réellement la cause première, une seule fois préexistait une disposition hépatique vicieuse. Alors que, dans la première série, 3 fois sur 9 la cause déterminante avait été la ménopause, dans la seconde série 1 cas seulement sur 14 relève de ce moment étiologique. Dans la première série nous avions trouvé, parmi les autres causes premières, une fois la frayeur, une fois la dysenterie, une fois la fièvre paludéenne ; 3 fois existait une prédisposition hépatique ; dans la seconde série nous retrouvons une secousse psychique dans 1 cas, une fièvre typhoïde dans 1 autre cas ; dans 1 seul cas, se rencontre une prédisposition hépatique morbide.

Rappelons que tous les malades de la seconde série appartiennent au sexe féminin et que, dans la première série, nous comptions 9 femmes et 3 hommes sur 12 malades.

De ce parallèle, d'abord entre les 14 malades de la seconde série, ensuite entre les 14 malades de la seconde série et les 12 malades de la première, il paraît résulter, de toute évidence, que, non-seulement les malades de la seconde série forment un groupe naturel par la localisation hépatique subjective, mais que malades de la seconde et de la première série de l'hépatonéphroptose sont de la même famille : par la coexistence, dans les deux séries, de signes objectifs concomitants tels que l'amaigrissement et la sténose intestinale ; par l'analogie des symptômes tirés des grandes fonctions de la vie végétative, état des digestions, état des excrétions, état du sommeil, état des forces. Cette analogie des symptômes n'est pas seulement frappante parce qu'ils impliquent le trouble des mêmes fonctions, mais parce que ce trouble paraît, dans les deux séries, de nature très voisine : ce sont les mêmes aliments qui sont mal tolérés, seule diffère l'heure de début des malaises causés par le repas ; c'est, dans les deux séries, la même insuffisance d'excrétion intestinale, masquée seulement dans la première série par l'expulsion de mucosités et de selles aqueuses ; même heure de l'insomnie, entre 2 et 4 heures du matin ; même faiblesse, en partie justiciable de la sangle, etc. Comment n'être pas frappe également de la similitude des éléments étiologiques, de celle des indications thérapeutiques et des résultats obtenus par le même traitement? et encore n'avons-nous pas jusqu'ici fait intervenir, ainsi que nous le ferons plus tard, les résultats si concordants et si probants que nous fourniraient les données urologiques.

Ainsi donc, les choses se passent comme si les 26 malades de ces deux séries avaient la même affection morbide fonda-mentale, comme si les 14 malades de la seconde série ne différaient des 12 malades de la première que par l'addition d'un élément causal, c'est-à-dire pathogénique secondaire, comme si les variétés individuelles étaient simplement le fait, soit de la complexité des causes, soit des moyens appliqués jusque là pour combattre l'affection, soit de la phase même d'évolution de cette affection morbide.

Or, il n'est pas possible de n'être pas frappé de la coïnci-dence qui existe, dans les deux séries de malades, entre l'appareil symptomatique fondamental, d'un côté, et, de l'autre, un type objectif fondamentalement le même chez tous les malades, l'hépatonéphroptose à lobe de forme angulaire dont les deux côtés sont accessibles à la palpation. Il n'est pas possible de ne pas être frappé d'une seconde coïncidence, celle qui existe entre l'allure franchement hépatique, qui distingue le syndrôme des malades de la seconde série de celui des malades de la première dont l'allure est névropathique, et, dans la seconde série de malades, la sensibilité du foie à la pression, alors que le foie est indolent chez les malades de la première série. Combien enfin est remarquable ce fait, concor-dant si bien avec la subordination possible de la rénitence à la sensibilité, que, dans les 4 cas de foie sensible à la pression où nous avons trouvé la densité du foie augmentée, nous constatons la même maladie que dans les cas de foie sensible et souple, mais que 2 de ces malades étaient observées à l'issue d'une de leurs crises douloureuses (obs. XXIII, XXVI) et que les 2 autres, dont la dernière crise hépatique était de date ancienne, traversaient une phase congestive (obs. XXIV, XXV) du foie au moment de l'observation !

Comment nier que ces coïncidences ne traduisent pas une relation de cause à effet et que cette modalité spéciale du foie, la sensibilité à la pression au niveau de l'incisure cholécystique, ne soit la cause des symptômes douloureux paroxystiques? Une de nos malades (obs. XIX) fournit sur ce point les éléments d'une véritable démonstration expérimentale ; à trois reprises, et à une année d'intervalle entre les deux dernières reprises, l'observation relève le même fait : « *Sensibilité à la pression de la vésicule, et la douleur qui irradie au-dessus des seins rappelle celle du début des crises épigastriques* » ; — à un autre examen : « *au niveau de l'incisure..., languette hépatique souple, mince, dont la pression provoque une sensation douloureuse à l'épigastre, identique au mal d'estomac dont se plaint la malade* », et enfin : « *... la pression au niveau de l'incisure cholécystique du foie éveille une douleur identique à celle des crampes d'estomac* ». Ce qui démontre bien l'origine hépatique des crises douloureuses et permet de soupçonner l'analogie pathogénique qui existe entre les « crampes d'estomac », le « mal d'estomac », les « crises épigastriques » d'un côté, et, de l'autre, les « coliques hépatiques ». Est-ce que ces différentes désignations, *par la malade,* de la douleur paroxystique dont elle souffre, doit nous suffire pour nous faire attribuer une localisation différente à son mal, alors que tout nous prouve qu'il s'agit du même trouble fonctionnel? Est-ce que, au contraire, ces différentes désignations d'un même mal ne traduisent pas simplement les différentes interprétations proposées à la malade *par le médecin* lui-même, par celui qui a été appelé à la soulager ?

Mais si l'on admet, comme cause des douleurs paroxystiques, cette modalité spéciale de la perturbation fonctionnelle du foie qui s'accompagne de sensibilité à la pression au niveau

de l'incisure cholécystique, c'est également à cette modalité
spéciale qu'on devra imputer la légère déviation notée dans
le syndrome fondamental de l hépatoptose sensible, par rapport
à celui de l'hépatoptose indolente ; à l'hyperesthésie hépatique
seraient imputées en dehors des crises douloureuses : l'obligation pour la malade de se soumettre spontanément à un
régime au lieu d'en recevoir la prescription ; l'apparition
précoce de symptômes gastriques, une demi-heure à une heure
après le repas, en outre de ceux qu'elle signale 2 à 3 heures plus
tard, c'est-à-dire les symptômes de gonflement, d'étouffement
qu'on note chez elle, en outre de ceux de pesanteur ou tiraill-
lement ; la suppression des garderobes, au lieu de la diarrhée
paradoxale ; la fréquence plus grande de la splénoptose ;
tous caractères par lesquels l'hépatoptose sensible diffère de
l'hépatoptose indolente.

Si enfin l'on admet que la variation d'un seul des caractères de l'hépatoptose, c'est-à-dire la substitution de la sensibilité à l'indolence dans un point précis du bord du foie,
puisse entrainer une telle variation d'allure dans l'aspect des
symptômes fondamentaux, on ne peut moins faire que de
considérer les caractères qui, dans ces symptômes fondamentaux, sont communs aux deux variétés, indolente et sensible,
de l'hépatoptose, comme la traduction de ceux des caractères
objectifs du foie, qui sont communs aux deux groupes de
malades. Ces caractères objectifs sont, par définition, ceux de
la ptose du foie, nous avons vu que la ptose du foie est l'un
des éléments d'un processus plus général, celui de la splanchnoptose, que le processus de la splanchnoptose a pour élément
pathogénique primordial l'entéroptose ; que l'entéroptose (ici
secondaire) implique elle-même une perturbation fonctionnelle
préalable du foie, perturbation du foie qui, elle, est primitive et
immédiatement en rapport d'effet avec la cause première.

Nous pouvons donc, après avoir dégagé les modalités
symptomatiques qui relèvent de l'hyperesthésie du foie dans
l'hépatoptose, distinguer les caractères de variété qui, dans

DIAGNOSTIC CLASSIQUE
(symptomatique)
Posé chez 26 malades présentant de l'Hépatonéphroptose

Dans 7 cas (obs. XIV, XVIII, XX, XXI, XXIII, XXIV).. Lithiase biliaire.
— 5 — (obs. IV, V, VII, VIII, IX)..... Entérite mucomembraneuse.
— 3 — (obs. I, IX, X)............ .... Dyspepsie nerveuse.
— 2 — (obs. XVI, XXVI) . ... Neurasthénie gastrique.
— 2 — (obs. XIII, XV) .... Dilatation d'estomac.
— 2 — (obs. III, XI)...... .... Dyspepsie gastrique simple.
— 1 — (obs. II)..... .... Dyspepsie intestinale.
— 1 — (obs. XVII)................... Neurasthénie intestinale.
— 1 — (obs. VI)................. ..... Gastralgie.
— 1 — (obs. XIX).. . ... Maladie de Basedow.
— 1 — (obs. XXV)............... ... Rhumatisme et gravelle.
26 cas.

Etiologie classique : constitutionnelle, héréditaire, soit névropathique,
so t bradytrophique.

DIAGNOSTIC PROPOSÉ
(pathogénique et étiologique)
Pour ces mêmes 26 malades

A. **Espèce :** ENTÉROPTOSE.
(maladie)

  a) *variété :* HÉPATONÉPHROPTOSE.

  `a')` *sous-variété :* HÉPATOPTOSE A LOBE ANGULAIRE (26 cas) ·

    à *foie indolent* (12 cas) | à *foie sensible* (14 cas)
et syndrome (entéroptosique), de forme (période), ou allure (phase) :

gastrointestinale névropathique (obs. I à XII)	*hépatique* (obs. XIII à XXVI)
dans 3 cas (III, VI, XI)... gastrique.	dans 6 cas (XX, XXI, XXII, XXIII,
— 1 — (II) ... . intestinale.	XXIV, XXV).... lithiasique.
— 5 — (IV, V, VII, VIII,	— 4 — (XIV, XVIII, XIX, XXVI). pseudolithiasique.
XII) ... .. mucomembraneuse.	— 1 — (XVI) .... congestive.
— 5 — (I, IX, X).... névropathique.	— 3 — (XIII, XV, XVII).... prélithiasique.
12 cas.	14 cas.

B. **Famille :** HÉPATISME.
(diathèse)

  B'. *Genre :* b. CHOLÉMIQUE (22 cas).
(tempérament)

    b'. URICÉMIQUE (4 cas : obs. IV, V, XVI, XXV).

C. **Classe**
(cause première)

C. INFECTIEUSE .... { puerpéralité (1) (obs. VIII, XIII, XXVI).
impaludisme (obs. III, XII).
dysenterie (obs. V). (2)
fièvre typhoïde (obs. XVII).

C'. TOXIQUE........ { puerpéralité (obs. XIV).
ménopause (3) (obs. I, II (4), V, VII, XVIII, XXV).
excès alimentaires (obs. X).
excès alcooliques (obs. XI).

C". TRAUMATIQUE.. { puerpéralité (obs. IV, VI (5), IX, XV (version), XVI,
XVIII (6), XIX, XX, XXII (chute et avortement), XXIII).

C'". ÉMOTIVE....... { frayeur (obs. II, XXIV).
chagrin (obs. XXII).

Avec prédisposition... { *héréditaire* (obs. IV, XIII, XVI).
acquise (obs. I, VII, IX, X, XII, XIV, XXI, XXII, XXVI).

Sans prédisposition... { (obs. II, III, V, VI, VIII, XI, XV, XVII, XVIII, XIX,
XX, XXIII, XXIV).

Une telle interprétation, si différente de l'interprétation classique, et dont les tableaux précédents sont bien faits pour mettre en relief les caractères distinctifs, doit, ainsi que nous le verrons, trouver une éclatante confirmation dans l'étude de plus en plus approfondie des maladies de la nutrition. Comme c'est, ainsi que nous le voyons, la palpation systématique et méthodique du foie dans ces maladies, et, en particulier, l'analyse des cas de foie mobile et de la subordination hiérarchique des symptômes, basée sur leur degré de fixité, qui nous pousse à cette interprétation, nous sommes donc bien en droit de dire que le foie mobile, la ptose du foie, et surtout les degrés faibles, jusqu'ici méconnus, de cette ptose, sont la pierre angulaire d'une des plus grosses questions de séméiologie et de pathologie générales qui se puissent rencontrer.

Ce n'est pas ici le lieu de rechercher quelle est la cause de la sensibilité du foie et, en particulier, de cette localisation si caractéristique et si étroitement limitée du point sensible au

---

(1) La puerpéralite se trouve ici mentionnee sous les trois classes : infectieuse, toxique. traumatique Dans les observations que j'ai relevees, on peut incriminer , suivant les cas , tantôt une complication infectieuse pendant les couches, tantôt une dislocation viscera e par decompression brusque après l'accouchement, tantôt enfin la viciation du processus de nutrition generale sous l'influence de la gestation Dans le premier cas, les accidents ont éclaté peu apres l'accouchement, dans le second, c'est deux a quatre semaines après, que les malades ont vu poindre la maladie ; enfin, dans le troisième cas, c'est pendant la grossesse ou a son debut que sont apparus les premiers accidents.

(2) Dans cette observation V, la menopause aggrave une affection hépatique latente causee jadis par la dysenterie

(3) L'influence de la menopause est si manifeste, qu'il faut interpreter son mode d'action nocive. On peut admettre, pour expliquer son role qui, chez nos 6 malades, en a trouve 5 ayant une predisposition hepatique, soit un état congestif général, mettant en jeu la congestibilite anormale du foie, soit la suppression de dépuration menstruelle. Dans les deux cas, ne peut-on admettre une autointoxication ?

(4) Dans l'observation II, la frayeur parait bien avoir ete la cause première, chez une predisposee hepatique. La menopause devient la cause déterminante de l'aggravation.

(5) Chez le malade de l'observation VI, il y eut, avant l'eclosion des accidents, une fissure à l'anus, d'origine puerperale, qui lut operee.

(6) Cette malade de l'observation XVIII, dont la santé s'altera à la suite d'un accouchement, ne vit se caracteriser la maladie qu'au moment de la menopause.

niveau de l'incisure, ni de chercher quels sont les rapports
entre cette sensibilité à la pression, d'un côté, et, de l'autre, la
ptose du foie, ou enfin entre la ptose du foie et les autres types
objectifs de détermination hépatique.

En ce qui concerne les rapports entre la sensibilité à la
pression et la ptose du foie, notons seulement, en passant,
ceci : de même que la rénitence du tissu hépatique à la pression
paraît subordonnée à la sensibilité à la pression, de même que
la sensibilité à la pression paraît ajoutée à la ptose, de même
l'acte de la crise douloureuse implique l'existence d'une maladie
à paroxysmes, et la maladie paroxystique l'existence d'une
affection préalable de l'organe dont le trouble fonctionnel
domine la pathogénie, c'est-à-dire, du foie. Rien n'autorise à
admettre, comme le fait l'Ecole actuelle, que maladie paroxystique, paroxysmes, hyperesthésie, rénitence, tous phénomènes
qui ont leur siège dans le foie ptosé, soient une conséquence
de la ptose. Tout porte à croire, au contraire, à mon avis, ou
bien que ptose et affection paroxystique du foie sont le fait
d'une coïncidence, un foie ptosé pouvant devenir malade,
aussi bien qu'un foie en équilibre statique normal, ou bien
encore que la ptose et l'affection paroxystique du foie sont
nées simultanément sous l'empire de causes complexes,
puisque, en clinique, on les peut rencontrer isolées l'une de
l'autre.

Il semble bien, d'un autre côté, que la maladie paroxystique
du foie (caractérisée localement par la sensibilité du foie à la
pression au niveau de l'incisure) exige, pour que les paroxysmes
se manifestent sous forme de crises, l'intervention d'une cause
occasionnelle spéciale ; en effet, cette localisation caractéristique anatomique se rencontre chez la malade, à chacun des
examens du foie pratiqués chez elle à des intervalles de temps
parfois considérables, et cependant, pourtant, les unes ne
doivent prendre leur première crise que bien longtemps après
le premier examen, tandis que les autres ont pris la dernière
plusieurs années auparavant.

Quoiqu'il en soit, l'aptitude aux crises est due non pas à la ptose du foie, mais à la modalité hyperesthésique de cette ptose, et nous verrons que cette modalité hyperesthésique est fonction d'hépatisme et non fonction de ptose, que, par conséquent, les crises ne sont pas dues à la mobilité du foie ptosé. Pas plus, d'ailleurs, que les fameuses crises dites du rein mobile ne sont, pour moi, des crises dues à la mobilité ou ptose du rein. Il n'est pas douteux, comme, chez ces malades présentant de l'hépatonéphroptose, on n'eût discerné que la néphroptose, le diagnostic de l'hépatoptose étant moins connu, il n'est pas douteux que les crises n'eussent été qualifiées de « crises du rein mobile ».

Les crises du rein mobile sont, à mon avis, de même que les crises du foie mobile, des crises d'hépatisme paroxystique, dues vraisemblablement à des spasmes annulaires du colon sous-pylorique ou du pylore, peut-être de l'orifice duodénojéjunal, spasmes ayant leur point de départ dans le foie et plus précisément dans cette région cholécystique du foie qui est sensible à la pression du doigt explorateur. Ce sont des crises identiques à celles que l'on sépare, avec raison, des crises de la colique calculeuse, sous le nom de « colique hépatique nerveuse », « hépatalgie », « névralgie hépatique » (1), dénominations auxquelles je propose de substituer, pour ne pas préjuger leur origine nerveuse hypothétique, la dénomination d' « hépatisme paroxystique ».

Cette affection paroxystique du foie n'est-elle donc pas la lithiase biliaire ?

Or, il ne semble pas que les crises douloureuses notées chez nos 14 malades de la seconde série soient vraiment des crises calculeuses ; chez deux seulement (obs. XXII, XXIV) ont été retrouvés des calculs et encore, dans un cas (obs. XXII), s'agissait-il de calculs phosphatés que j'ai vus moi-même. Nous voyons, en outre, par la description des crises, par leur allure

---

(1) Voyez: Andral (1827), Trousseau (1860), Budd (1846), Henoch (1854), Frerichs (1861), Furbringer (1892), Talma (1892), Pariser (1893), etc.

si variable, tantôt gastrique, tantôt intestinale, tantôt hépatique, par leur cause occasionnelle (menstruelle, prandiale,
émotive), pàr leur mode de début et de terminaison, par l'heure
de leur éclosion, leur durée parfois si courte, leur fréquence
parfois si grande, nous voyons combien elles s'écartent du vrai
type de la colique calculeuse (1). N'est-ce pas une objection
à faire à la nature calculeuse des crises, que ce fait de crises
éclatant brusquement (obs. XIV, XX, XXII), avant qu'aucun
symptôme ait pu faire prévoir, s'ils eussent existé, la formation,
antérieure évidemment, de calculs à expulser? D'ailleurs la
doctrine infectieuse de la lithogénie (2) ne doit-elle pas
conduire à faire interpréter la formation de calculs comme
une complication à laquelle sont dès lors exposés, aussi bien
l'hépatisme paroxystique que les autres variétés d'affection
du foie?

Enfin, en ce qui concerne la ptose elle-même, nous pouvons
remàrquer, par les observations que j'ai relevées des malades
observées à des intervalles de plusieurs années, que les syndrômes se succèdent et que cette succession paraît être bien
plus le fait de la durée, de la persistance de l'hépatisme et de
son influence progressive sur la nutrition, que d'une évolution
anatomique, objective du foie ; en effet, nous voyons se
succéder la phase rhumatismale de l'hépatisme à la phase
entéroptosique dans l'obs. XVI, la phase neurasthénique à la
phase pseudolithiasique (obs. XIX), la phase pseudolithiasique
à la phase nervosique (obs. XXII), la phase rhumatismale à la
phase lithiasique (obs. XXV), sans que le type objectif du foie
cesse d'être l'hépatoptose. Nous entrevoyons que, pour voir une
transformation radicale du type objectif, ou bien il faut un
intervalle plus long d'observation du malade, ou bien l'inter-

---

(1) F. GLÉNARD. *Pseudolithiase biliaire.* In Monteuuis, *Les déséqui-*
librés du ventre. L'Entéroptose. Paris, Baillière, 2e éd., 1897, p. 267-274.
— *Crises d'hydronéphrose,* In Legerot. *De l'hydronéphrose intermittente.*
Th. Lyon 1894, p. 39-65.

(2) Voyez: Galippe (1886), Naunyn (1891), Gilbert et Dominici (1894),
Hanot et Étienne (1895), Fournier (1896), Mignot (1897), Hartmann (1898).

vention d'une cause accidentelle, ou bien enfin un autre principe morbide déposé dans le foie par une autre cause que celle qui est, la première en date, entrée en jeu chez nos malades.

Ceci nous prouve, dans tous les cas, quelle étroite parenté unit entre elles les différentes phases syndrômiques de l'hépatisme, en dépit de la différence apparemment si profonde qui les sépare dans la manifestation de leurs symptômes subjectifs superficiels. Nier que cette parenté soit réalisée par le foie, c'est vraiment nier l'évidence. Si déjà nous trouvons des arguments en faveur de l'Hépatisme dans l'étude d'un des points les plus cachés de son domaine, que sera-ce lorsque nous en parcourrons les sommets ?

Il ne semble pas que ce soit outrepasser les bornes d'une saine critique que de poser, dès maintenant, et d'enregistrer, comme une conquête, les conclusions suivantes, répondant à la question que nous nous sommes posée plus haut :

La différence, apparemment radicale, qui sépare le syndrôme hépatique de l'hépatoptose sensible du syndrôme gastro-intestinal de l'hépatoptose indolente, et cause ainsi les erreurs de localisation et par conséquent de diagnostic, est imputable à une classification vicieuse, artificielle, des symptômes. Cette différence ne repose que sur des caractères superficiels.

*Les caractères fondamentaux du syndrôme, à en juger par leur fixité, sont les mêmes dans l'hépatoptose sensible que dans l'hépatoptose indolente, ce sont les caractères d'***Entéro-hépatoptose.*** La maladie, dans les deux cas, a la même origine, est de même nature, elle est justiciable de la même thérapeutique.*

*L'hépatoptose sensible est une variété de l'hépatoptose indolente ; les paroxysmes douloureux qui, dans l'hépatoptose sensible, s'ajoutent aux symptômes de ptose qui lui sont communs avec l'hépatoptose indolente, sont le fait de la ***sensibilité du foie à la pression.***

Rien ne s'oppose donc à ce que l'on considère comme une **classification naturelle,** *une classification nosologique basée, chez les malades atteints d'hépatonéphroptose à lobe hépatique angulaire, non pas sur l'un des quatre symptômes gastrique, intestinal, hépatique ou nerveux, mais bien sur les* **caractères physiques du foie.**

Une classification nosologique ne peut avoir de valeur qu'à la condition d'être utile à la thérapeutique. A la subordination hiérarchique des caractères, déterminés par l'observation d'après leur degré relatif de fixité, doit être rigoureusement adaptée leur subordination pathogénique, c'est-à-dire, en définitive, la hiérarchie des causes qui, à partir de la cause première, s'engendrent les unes les autres, pour aboutir au complexus symptomatique réalisant la maladie. Dire d'une classification qu'elle est pathogénique, c'est dire qu'elle est étiologique. Or, la thérapeutique a pour base la science des causes. Seule, peut être considérée comme *naturelle*, en nosologie, la classification pathogénique et étiologique.

En donnant au foie une valeur « cotylédonaire » de classification, dans les maladies dites de la nutrition, nous voyons que la classification basée sur les modalités objectives de cet organe est réellement séduisante par sa simplicité et sa valeur pratique. L'épreuve que nous avons faite de la valeur de ce caractère, en prenant pour exemple une des modalités objectives les plus obscures du foie, la « ptose » à son degré le moins accentué, telle que nous l'avait indiquée la théorie du foie mobile, nous paraît convaincante. Partant de ce détail objectif infime, nous avons vu, non seulement que les malades, chez lesquels on le rencontrait, présentaient le même syndrôme fondamental, mais que ce syndrôme se retrouvait chez tous les malades qui, sur un millier de sujets systématiquement examinés, présentaient le signe de cette ptose. Non seulement cela, mais tous les malades groupés ensemble d'après ce seul signe, quelle que fut d'ailleurs l'allure apparente de l'appareil symptomatique, présentaient les mêmes indications thérapeutiques fondamentales et trouvaient dans le même traitement, inspiré de la nouvelle classification, le soulagement de misères fort anciennes, jusque-là rebelles à toute intervention.

Ceci est vrai, tout au moins, pour la variété d'hépatoptose que nous avons distinguée, celle qui s'accompagne de néphroptose et dans laquelle le bord accessible du foie, avec son arête caractéristique, se présente sous forme d'un angle saillant dont on perçoit nettement les deux côtés.

Or, si la classification est naturelle, si l'attribution au foie de la valeur que j'appelle « cotylédonaire » est fondée, les deux autres variétés de ptose hépatique, dans l'hépatoptose, devront se traduire par un syndrôme très voisin de celui des malades de la première variété. Peut-être même la distinction de ces deux autres variétés, que nous avons dû faire par excès de prudence dans ce voyage d'exploration sur une terre inconnue, ne sera-t-elle pas justifiée, mais, n'aurait-elle que le seul avantage de nous permettre de contrôler la légitimité de notre classification, une telle distinction serait déjà amplement justifiée.

Voyons donc la seconde variété :

b. — Hépatonéphroptose de la 2me variété (12 cas)

Dans cette variété d'hépatonéphroptose, le lobe droit du foie est pendant, mais la palpation ne peut nettement discerner, par son arête caractéristique, que le bord interne de l'angle formé par le foie. Ce bord a une direction convergente de bas en haut et de dehors en dedans, vers le rebord costal, et l'intersection des deux lignes a lieu vers l'extrèmité antérieure de la 9e côte droite.

Sur 1.000 malades, 12 cas de cette variété ont été rencontrés, 9 avec le foie indolent, 3 avec le foie sensible ; ces 12 cas appartiennent au sexe féminin.

La planche ci-dessous présente les diagrammes des trois types principaux de cette variété.

Diagrammes d' « Hépatonéphroptose » de la 2ᵐᵉ variété

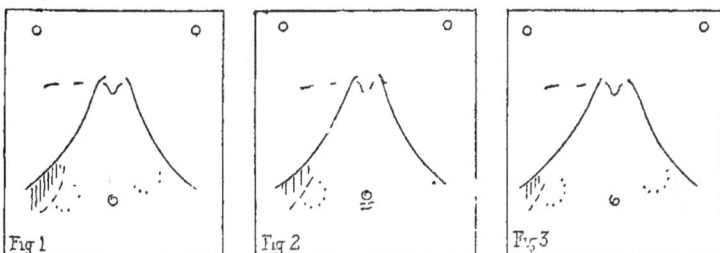

Avec foie indolent (9 cas):.

Obs. XXVII (97-493) — Mᵐᵉ B..., 29 ans, malade depuis 4 ans.— *Etat actuel:* Digestions difficiles, pesanteurs d'estomac. Crises de coliques mésogastriques (« entre l'estomac et le ventre », « comme un arrêt »), durant un à deux jours, et suivis de 15 jours de fatigue, deux à trois fois par an. Appétit vif; constipation habituelle ; sommeil bon avec cauchemars. A la marche, douleur épigastrique qui cesse par le décubitus dorsal ; règles régulières tous les vingt jours. — *Antécédents :* Deux enfants (6 et 4 ans), aggravation depuis le deuxième. Dès l'âge de 14 ans (instauration des règles), tous les 8 ou 15 jours, crampes d'estomac et étouffements ; puis, pendant 12 années, à diverses reprises, point douloureux dans l'hypocondre droit ; il y a 4 ou 5 ans fut porté le diagnostic de rein mobile, il y a 6 mois fut conseillée une sangle Glénard, qui, bien qu'exerçant une constriction insuffisante, l'a soulagée et a prévenu le retour des coliques. — *Malade maigre. Hépatoptose* (type la fig. 1) ; *néphroptose du 3ᵉ degré à droite, du 1ᵉʳ degré à gauche ; sténose des 3 segments du côlon; battement épigastrique; gargouillement gastrique à la pression.*

Au diagnostic ici porté : *Entéroptose à forme gastrique paroxystique, de cause puerpérale, chez une prédisposée hépatique (d'origine « pubertaire »),* fut opposé avec succès le traitement classique de l'Entéroptose (laxatifs salins quotidiens ; régime carné ; alcalins et cure alcaline ; sangle (avec pelotes iliaques).

Obs. XXVIII (97-646). — Mᵐᵉ T..., 30 ans, malade depuis 15 mois. — *Etat actuel :* douleurs de reins très vives, le matin au réveil, dans le lit, et souvent douleur de la jambe droite ; douleurs dans les aines ; vertiges, sang à la tête, gonflement après les repas ;

ne suit pas de régime ; constipation rebelle, selles muqueuses ; sommeil bon; appétit bon. Irascibilité, propension aux larmes, extrémités toujours froides ; règles régulières, gravelle urique. — *Antécédents :* 3 enfants et 4 fausses couches, la première grossesse il y a 10 ans, la dernière fausse couche il y a 15 mois ; il y a 15 mois, péri- typhlite qui tint la malade 2 mois au lit et un mois sur la chaise- longue ; la fausse couche survint au 10ᵉ jour, la maladie date de cette époque. Pas d'amaigrissement. — *Hépatoptose* (type de la fig. 1), *néphroptose bilatérale du 3ᵉ degré ; sténose des 3 segments du côlon ; gargouillement gastrique.*

Diagnostic : *Entéroptose à forme névropathique, d'origine mixte, puerpérale et inflammatoire (pérityphlite), avec gravelle.* L'amélioration apportée par le traitement (de l'Entéroptose) fut rapide ; en particulier, les douleurs de reins et les douleurs iliaques se dissipèrent dès les premiers jours.

Obs. XXIX (97-376). — Mᵐᵉ G..., 25 ans, malade depuis 6 mois. *Etat actuel :* « Mal d'estomac », gonflement, etouffement de suite après les repas ; appétit ; sommeil bon ; selles regulieres ; fai- blesse, lassitude rapide ; regles régulières. — *Antécédents :* 2 enfants, il y a 3 ans et 6 mois ; début de la maladie 1 mois apres la dernière couche, par une indigestion ; deuxieme indigestion 1 mois apres. A cette epoque, « endometrite mucopurulente » qui fut soignée et guérie ; diete lactee pendant trois mois, cessée il y a 1 mois ; amai- grissement de 8 kilos (56 > 48). — *Hépatoptose* (type de la fig. 2) ; *néphroptose du 3ᵉ degre à droite ; sténose des 3 segments du côlon.*

Au diagnostic porté : « dyspepsie douloureuse chez une lymphatique nerveuse » peut être substitué celui de : *Enté- roptose puerpérale à forme* (période) *gastrique ; prélithiase biliaire.* L'amélioration apportée par le traitement fut rapide, la sangle fut de suite appréciée.

Obs. XXX (96-809). — Mᵐᵉ C..., 30 ans, malade depuis 8 ans. — *Etat actuel :* digestions difficiles, mal de cœur, appetit mediocre, constipation; sommeil bon ; faiblesse, amaigrissement de 4 k. (56>52) depuis 8 ans. — *Antécédents :* 4 enfants (8, 7, 5, 2 ans), application de forceps au 7ᵉ mois de la 1ʳᵉ grossesse, et, depuis cette époque, faiblesse et dyspepsie — *hépatoptose* (type de la fig. 2) *néphroptose droite du 4ᵉ degré ; splenoptose legère ; sténose du cæcum et du côlon sigmoïdal ; gargouillement gastrique.*

Diagnostic : *Entéroptose puerpérale à forme gastrique.* Le

peu d'intensité des symptômes, en dépit des signes objectifs si accentués, doit être attribuée à ce que la malade était soumise au traitement de l'Entéroptose, c'est-à-dire prenait chaque matin des laxatifs salins, suivait un régime carné et portait une sangle. Toutefois la sangle exerçait une constriction insuffisante (elle formait « bénitier » et n'était pas assez haute, 12 cent. au lieu de 14). La cure alcaline et les alcalins n'avaient pas encore été conseillés.

Obs. XXXI (97–753). — Mme C..., 59 ans. — Cette malade que je suis appelé à soigner chaque année depuis 4 ans présentait en 1894, lorsque je la vis la première fois, l'histoire suivante. — *Antécédents :* 5 enfants ; ménopause il y a 5 ans et début d'une dyspepsie grave pour laquelle elle vient à Vichy depuis 4 ans, depuis 1891 ; en 1891, bien que soumise à une diète lactée exclusive, elle avait des éructations nidoreuses et 15 à 20 selles chaque nuit. La cure de Vichy associée aux lavages d'estomac fut efficace, elle y revint 3 années et c'est la 4e année, en 1894, que je la vois. — *Etat actuel :* (1894) digestions pénibles et longues, éructations nidoreuses ; alimentation de viandes grillées, œufs et lait ; la malade se lave l'estomac tous les jours ; appétit bon. Tous les 15 jours diarrhée critique de 15 selles, surtout la nuit ; sommeil bon, parfois nausées et pituite la nuit. Sensation de chute de l'estomac, faiblesse des jambes, souvent lourdeur de l'hypocondre droit. Poids : 50 k. — *Abdomen large et très flasque ; hépatoptose* (type de la fig. 2) ; *néphroptose double du 3e degré ; gargouillement gastrique et clapotage à jeûn* (fig. 1 ci-jointe).

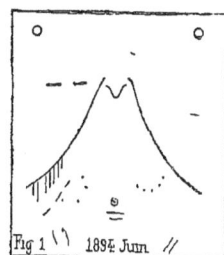

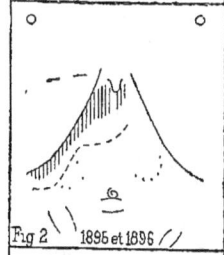

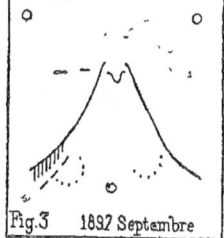

Fig 1   1894 Juin

Fig 2   1895 et 1896

Fig. 3   1892 Septembre

Le diagnostic : *Entéroptose à forme gastrique, avec ptose et dilatation d'estomac, d'origine ménopausique (?)*, comportait le traitement suivant : cure alcaline, laxatifs salins, suppression du lait, douches froides, sangle élastique ; dès le début du traitement, il fut permis de réduire les lavages d'estomac à un par semaine.

1895. — A partir du 6ᵉ mois après la cure précédente, la malade alla bien, put supprimer les lavages, elle continua le régime, le port de la sangle (dont elle apprécia l'efficacité) et les laxatifs salins tous les deux jours. Il n'y eut plus de crise de diarrhée. Poids : 50 k. — *Hépatoptose, néphroptose double du 3ᵉ degré ; boudin cœcal étroit, gargouillant ; corde sous-ombilicale ; cordon ; gargouillement gastrique.* (fig. 2 ci-jointe). — Cure alcaline, douches écossaises.

1896. — La malade alla bien pendant huit mois, fit alors au 8ᵉ mois un seul lavage ; il y a quatre semaines, à la suite d'un refroidissement, douleur légère sur le trajet du sciatique gauche. Elle a gardé la sangle et pris un laxatif salin tous les cinq jours, la langue est saburrale. — *Lobe souple, flottant, un peu sensible du foie ; néphroptose double ; pas de sténose intestinale. Sensibilité à la pression de l'échancrure ischiatique.* Poids : 50 kil. (fig. 2 ci-jointe). — Cure alcaline ; douches chaudes ; un lavage d estomac tous les cinq jours ; laxatif tous les trois jours ; régime, etc.

1897. — Bonne santé cette année ; pas de lavage ; elle a continué les laxatifs salins tous les 3 jours, gardé la sangle. Le poids du corps a augmenté de 4 k. 1/2 (50 < 54,5). — *Hépatoptose très souple ; néphroptose double ; pas de sténose* (fig. 3 ci-jointe).

Obs. XXXII (97-658). — Mᵐᵉ II..., 26 ans, malade depuis 2 ans. — *Etat actuel :* douleurs de l'estomac et de l'hypochondre gauche vers 2 à 3 heures du soir, depuis 2 ans ; il y 1 an, deux crises, qualifiées de coliques hépatiques, survenues l'après-midi, avec douleur de l'hypochondre droit, à la place de celle de l'hypocondre gauche, qui a disparu. Appétit bon, parfois pesanteurs après le repas ; selles régulières ; sommeil bon ; règles régulières ; pas d'amaigrissement (poids : 51,5). — *Antécédents :* deux enfants (4 et 2 ans), hémorrhagie après la 2ᵉ couche et, depuis lors, faiblesse des reins et de l'estomac. La malade, qui habite Tunis, est depuis longtemps sujette à un état fébrile et prend fréquemment de la quinine. — *Hépatoptose* (type de la fig. 2) ; *néphroptose du 3ᵉ degré a droite ; sténose des trois segments ; splénoptose légère.*

Diagnostic : *Entéroptose puerpérale, à forme gastrique et pseudolithiasique ; peut-être prédisposition hépatique par impaludisme.* Traitement approprié (la sangle supprima, dès le premier jour de son application, faiblesse et douleurs de reins).

Obs. XXXIII (97-44). — Mᵐᵉ N..., 30 ans, malade depuis 4 ans. — *Etat actuel :* la malade, maigre, d'aspect maladif, très

impressionnable, découragée de lutter en vain contre sa maladie, se
plaint de dégoût pour les aliments, de malaises digestifs pendant tout
l'intervalle des repas, avec maximum à 4 heures du soir, et sensation
de « serrement » ; la malade ne suit aucun régime ; constipation
alternant avec une diarrhée qui survient de suite après le repas et
s'accompagne de mal de cœur. Le lait augmente la diarrhée. Sommeil bon ; règles régulières. Etat des forces passable (la malade porte
depuis 5 ans une ceinture de flanelle très serrée) ; amaigrissement de
2 k. 5 (50 > 47,5). — *Antécédents :* 5 enfants (de 8 à 1 an) ; un mois
après chaque couche, sensation de faiblesse d'estomac ; avant son
mariage, elle eut à trois reprises de l'embarras gastrique pendant
quelques jours. Il y a 4 ans, à la suite d'une frayeur (accident de
voiture) embarras gastrique et subictère durant 4 mois ; il y a 1 an,
nouvel accident, nouvelle frayeur, subictère durant 1 mois, et depuis,
digestions difficiles. — *Abdomen très ridé, très excavé ; hépatoptose*
(type de la fig. 3); *néphroptose du 3e degré à droite, du 1er à gauche ;
sténose des 3 segments coliques ; mobilité de l'extrémité antérieure
de la 10e côte.*

Le diagnostic portait : dyspepsie, diarrhées fréquentes,
crises hépatiques légères ; malaises consécutifs à des émotions
et impressionnabilité. Ne doit-il pas être traduit, au point de
vue de la pathogénie et de la classification, de la façon
suivante : *Entéroptose puerpérale à forme gastro-intestinale,
chez une prédisposée hépatique, dont l'hépatisme a été aggravé
par des secousses psychiques (frayeurs)?*

Comme type de traitement, qu'il me soit permis de donner
à la suite de l'observation. Par le résultat obtenu, le traitement sert de contrôle à la valeur du diagnostic d'« Entéroptose »
porté chez cette malade.

Le traitement de l'Entéroptose fut appliqué, il dut être surveillé
de près, en raison de l'émotivité de la malade qui, dès le moindre
malaise, s'affolait et voulait retourner chez elle. Après trois semaines,
elle se déclara « ressuscitée » ; elle fut soumise : 1° les premiers jours
au régime azoté strict (viande crue, œufs crus, auxquels, le 15e jour,
furent ajoutés la viande rôtie et le jambon) ; 2° à la cure alcaline, et
au mélange bicarbonate de soude (2 parties) et magnésie (1 partie)
[une cuillerée à café après chaque repas] ; durant les huit premiers
jours, la malade prit également, avant les repas, une cuillerée à café
de la solution : HCl., 4 gr. ; teinture de Beaumé, 2 gr. ; sirop de
limon, 50 gr. ; 3° à la sangle élastique, avec pelotes ; 4° à l'hydro-

thérapie ; 5° aux laxatifs salins tous les matins. Il parut à la malade,
qui apprécia la valeur de chacun de ces agents du traitement, que
l'eau de la « Grande-Grille », [associée pendant les huit derniers jours
(200 gr. par jour) à l'eau de l' « Hôpital » (250 gr.), qu'elle avait prise
à l'exclusion de tout autre pendant les deux premières semaines
(500 gr. par jour)], et la sangle avaient contribué pour la plus grande
part à sa « résurrection ». Le poids du corps avait pourtant diminué
de 1 k. (poids : 46,5), comme c'est du reste la loi lorsqu'on obtient
des malades la substitution du régime azoté strict, seul indiqué, au
régime que leur théorie oppose aux prescriptions médicales. La
guérison est à ce prix, l'autorité et l'assiduité du médecin sont ici
indispensables (1).

Obs. XXXIV (97-258). — Mme D..., 35 ans, malade depuis
4 ans. — *État actuel :* douleurs d'estomac, avec sensation de « serrement » après les repas, survenant par périodes, depuis 3 à 4 ans ;
appétit médiocre, pas de régime ; constipation habituelle ; tous les
ans crise d'hémorrhoïdes non fluentes. depuis une fissure à l'anus
qu'elle eut il y a 13 ans à la suite d'une couche ; sommeil bon ; pas
de faiblesse ni d'amaigrissement (poids : 50,2). Migraines fréquentes ;
règles régulières. — *Antécédents :* 1 enfant il y a 13 ans, fissure
anale après la couche. — *Hépatoptose* (type de la fig. 3) ; *néphroptose
bilatérale du 3° degré ; sténose du cæcum.*

Le diagnostic classique de « dilatation d'estomac avec
constipation » doit faire place à celui d' « *Entéroptose, à
forme gastrique, d'origine peut-être puerpérale ; début d'hépatisme prélithiasique.* Ici l'Entéroptose était « compensée ».
Malgré l'existence des signes objectifs de ptose, mais parce
qu'aucun symptôme rationnel ne les traduisait, la sangle ne
fut pas prescrite.

(1) Un heureux hasard me permet de compléter, au moment du tirage
de cet article, l'observation de cette malade qui, aujourd'hui même (12 mai
1898), vient me demander de diriger sa seconde cure à Vichy :
    Après être restée faible, avec leucorrhee, durant un mois, à la suite de
sa cure de l'an passé, elle reprit rapidement 5 kil. de son poids (46,5 < 51)
et se porta bien durant trois mois. Survint une atteinte de grippe qui
l'obligea à réduire, durant cinq jours, son alimentation au lait et aux
potages, en novembre 1897. Depuis lors, elle va bien, mange de tout (sauf
les corps gras), a des selles régulières, spontanees ; elle n'eut à aucune
reprise ni degoùt des aliments, ni etat nauseeux, ni teint subicterique.
Elle a garde la sangle, dont elle apprécie les services. P. 51. — Mêmes
signes objectifs (l'entéroptose est compensée).

Obs. XXXV (97-604). — Mme de R..., 40 ans, malade depuis 6 ans. — *Etat actuel:* crampes d'estomac survenant par périodes, et depuis 8 jours, chaque jour après chaque repas ; douleur oppressive en dedans du sein gauche ; pesanteurs, ballonnement ; appétit conservé; constipation habituelle; urines parfois troubles et colorées; sommeil bon ; règles régulières ; amaigrissement de 4 k. (63,5 > 59,4) depuis 6 semaines. — *Antécédents:* 3 enfants qu'elle a perdus tous trois de méningite il y a 5 ans (leur père tuberculeux mourut la même année); chagrins de famille il y a 6 semaines. Il y a 7 ans péri-typhlite et parametrite. Depuis sa dernière couche il y a 6 ans, suivie de prolapsus utérin, la malade porte un pessaire. — *Hépatoptose légère* (type de la fig. 3) ; *néphroptose bilatérale du 3e degré; splénoptose; sténose du cæcum.*

Avec le diagnostic d'« *Entéroptose puerpérale à forme gastrique ; début d'hépatisme prélithiasique d'origine émotive,* le traitement était tout indiqué. Il fut assez rapidement efficace pour que la malade reprit 4 k. de son poids en trois semaines.

Avec foie sensible.

3 malades (3 femmes) présentaient un type de l'hépatoptose de la 2e variété, avec néphroptose, identique à celui des 9 malades précédentes. Seule existait cette différence que le lobe droit du foie prolabé était sensible à la pression.

Obs. XXXVI (97-328). — Mme M..., 25 ans, malade depuis 2 ans. — *Etat actuel:* crises hépatiques, la première durant 6 heures, il y a 2 ans, 6 mois après sa 1re couche, la seconde il y a 8 mois, 1 mois après sa 2e couche, puis les suivantes tous les mois et, ces derniers temps, tous les 15, tous les 8 jours. Appétit médiocre, pas de dyspepsie, mais « étouffement et vertige » après le repas ; constipation habituelle qu'elle combat par les laxatifs ; hémorrhoïdes ; sommeil bon ; règles régulières. — *Hépatoptose sensible à la pression* (type de la fig. 1) ; *néphroptose bilatérale du 3e degré ; cordon sigmoïdal.*

Le diagnostic qu'on peut proposer est ici le suivant : *Entéroptose à forme hépatique, avec pseudolithiase biliaire, d'origine puerpérale.*

Obs. XXXVII (97-298). — Mme S..., 28 ans, malade depuis 6 ans. — *Etat actuel:* vomissements acides la nuit vers 1 heure du

matin, parfois de 9 heures du soir à 6 heures du matin ; état nauséeux
le matin au reveil : sensation fréquente d' « etouffements » ; peu d'appétit, « tiraillements » d'estomac ; selles regulieres, regles regulieres ;
eczéma du cuir chevelu. — *Antecedents : 2 enfants (7 et 4 ans) et une
fausse-couche. Il y a 10 ans fievre paludeenne pendant 4 ans, tous les
8 jours durant 13 a 14 heures (la malade habite Oran) — Hepatoptose
(type de la fig. 2) sensible ; néphroptose bilaterale du 3° degré ;
sténose cœcale et sigmoidale.*

Le diagnostic était évident : *Entéroptose puerpérale, avec
hépatisme paludéen, à la phase gastrique* (l'état nauséeux à
jeûn, les vomissements sont des symptômes hépatiques). Au
traitement de l'Entéroptose fut associé le sulfate de quinine.

Obs. XXXVIII (97-725). — M⁽ᵉ⁾ D..., 30 ans, malade depuis
7 ans. — *Etat actuel :* la malade se plaint de crises douloureuses du
flanc droit, suivies de douleurs vives a l'estomac et aux reins, douleurs « à se rouler », comparables à celles de l'accouchement, et
s'accompagnant de vomissements et d'urines colorees ; survenant,
depuis 7 ans, tous les mois, parfois tous les 3 jours, sans rapport avec
la menstruation ; la dernière crise il y a 4 jours ; peu d'appétit ;
frequemment, apres le repas, parfois même le matin au reveil, douleur
du flanc droit et de l'épigastre ; selles irregulieres, parfois diarrhee
bilieuse ; regles regulieres. — *Antecedents. 2 enfants (7 et 5 ans 1, 2);
la maladie date de la premiere couche qui fut prematuree, à 7 mois 1/2,
à la suite d'une chute un mois avant. Pourtant, deja avant, cette
malade était sujette aux maux d'estomac avec cephalalgie. Hepatoptose (type de la fig. 2) sensible a la pression ; nephroptose bilatérale du 3° degre ; corde colique sous-ombilicale.*

Ici, le diagnostic peut être ainsi porté : *Entéroptose puerpérale, à forme hépatique avec pseudolithiase biliaire, chez
une prédisposée hépatique.*

Telles sont les 12 observations d'hépatonéphroptose de la
2ᵐᵉ variété, que nous avons relevées sur une série de
1000 malades.

Elles ont été groupées ensemble d'après cet unique
caractère, que le lobe droit du foie forme un angle dépassant
le rebord costal, et que seule l'arête du côté interne de cet
angle est perceptible par la palpation, tandis que, dans les
observations de la première variété, l'arête des deux côtés de

l'angle était perceptible; dans les deux variétés du reste, coïncide la présence d'une néphroptose.

Si l'état objectif du foie est réellement un caractère de classification, les malades de la 2me variété doivent présenter une étroite ressemblance avec ceux de la 1re; si cet état prime tout autre caractère, la très légère déviation qui sépare, au point de vue objectif, la 2me variété de la 1re, doit se traduire par une légère déviation de l'appareil symptomatique.

Or, il en est bien ainsi! Voyons d'abord les traits communs :

C'est, en première ligne, l'attribution exclusive ·au *sexe féminin;* puis c'est l'*allure générale* qui ait fait porter par l'Ecole actuelle les diagnostics suivants :

Dyspepsie, dans 5 cas (obs. XXIX, XXX, XXXIV, XXXV, XXXVIII) ;

Lithiase biliaire, dans 3 cas (obs. XXXII, XXXVI, XXXVIII) ;

Entérite muqueuse chez une arthritique, dans ´1 cas (obs. XXVIII) ;

Dilatation d'estomac, dans 1 cas (obs. XXXI) ;

Neurasthénie gastrique, dans 1 cas (obs. XXXIII) ;

Maladie du rein mobile, daus un cas (obs. XXVII).

Il s'agit donc bien toujours, soit d'une affection gastro-intestinale, plus ou moins névropathique, soit de lithiase biliaire. Dans les cas de dyspepsie ; on se fût évertué, par l'étude de chimisme, à préciser la variété de chlorhydrie, à décider s'il s'agit d'un spasme pylorique, d'une hyper — ou hyposthénie, d'une hyper — ou hypopepsie. Si l'on eût pensé à chercher et qu'on eût réussi à trouver la mobilité du rein chez toutes les malades, on les eût classées dans la « maladie du rein mobile », les paroxysmes observés eussent été considérés comme des crises du rein mobile, par incarcération, hydronéphrose ou reflexe nerveux; à la cause imputée au nervosisme, on eut peut-être substitué celle de l'... « infériorité des tissus (!) » qui, à l'égard du terme splanchnoptose, joue le même rôle que l'expression : neurasthénie à l'égard du terme : névropathie.

Dans aucun cas on n'eût décelé la ptose du foie, car, à ce degré, peu marqué, l'hépatoptose échappe aux procédés classiques de palpation.

Quoi qu'il en soit, et sans que je veuille ici revenir sur cette discussion, les 12 malades de la 2ᵉ variété d'hépatonéphroptose ont la même allure générale que les 26 malades de la 1ʳᵉ variété.

Ils ont la même *étiologie* : dans 9 cas sur 12, la puerpéralité, associée dans 1 cas à un état inflammatoire (obs. XXVIII). En dehors de ces 9 cas, nous trouvons 2 fois l'impaludisme (obs. XXXII, XXXVII), 1 fois la ménopause (obs. XXXI). Chez 3 malades existait une prédisposition hépatique (obs. XXVII, XXXII, XXXIII), et, chez la dernière (obs. XXXIII), la frayeur avait été une cause déterminante.

Dans tous les cas, efficacité du même traitement, alors que les traitements antérieurs avaient échoué, puisque, de ces 12 malades, 2 souffraient depuis 8 ans (obs. XXX, XXXI), 1 depuis 7 ans (obs. XXXVIII), 2 depuis 6 ans (obs. XXXV, XXXVII), 3 depuis 4 ans (obs. XXVII, XXXIII, XXXIV), 2 depuis 2 ans (obs. XXXII, XXXVI), 1 depuis 15 mois (obs. XXVIII), 1 depuis 6 mois (obs. XXIX).

Chez tous également, nous trouvons de la maigreur, de la sténose intestinale, des troubles gastriques, des troubles intestinaux, mais ces caractères ne se présentent plus avec la même identité d'expression dans la 2ᵉ variété d'hépatonéphroptose que dans la 1ʳᵉ.

Il n'y a d'*amaigrissement* que chez 4 malades, et il est noté de 8 kilos en 6 mois (obs. XXIX), de 4 kilos en 8 ans (obs. XXX), de 4 kilos en 6 semaines (obs. XXXV), de 2 k. 500 en 4 ans (obs. XXXIII), tandis que les 8 autres étaient et sont restées maigres sans perdre encore de leur poids.

La *sténose intestinale*, se rencontre chez tous les malades, mais elle n'est étendue aux trois segments du côlon que chez 6 malades ; elle est limitée à deux segments (cœcum et S iliaque) chez 2 malades (obs. XXX, XXXVII), à un seul chez

4 malades (cœcum, obs. XXXIV, XXXV ; transverse, obs. XXXVIII; S iliaque, obs. XXXVI).

La *splénoptose* existe seulement dans 1 cas (obs. XXXV).

Quand à la *sensibilité du foie à la pression*, qui distingue objectivement les 3 dernières observations des 9 premières, dans lesquelles il était indolent, nous remarquerons que dans 2 cas (obs. XXXVI, XXXVIII), il existe des signes de « pseudo-lithiase », dans 1 cas des signes d'hépatisme (obs. XXXVII). Cette hyperesthésie était, non pas limitée à l'incisure cholé-cystique, mais diffuse dans toute la partie accessible du foie.

Voyons maintenant les symptômes subjectifs :

Les *troubles intestinaux* sont notés chez 9 malades sur 12. [Constipation dans 6 cas (obs. XXVII, XXVIII, XXX, XXXIV, XXXV, XXXVI) ; crises diarrhéiques dans 2 cas, XXXI, XXXVIII) ; alternance dans 1 cas (XXXIII)] ; dans 3 cas les selles sont régulières (obs. XXIX, XXXII, XXXVII); c'est dans 2 de ces 3 cas que se trouve l'étiologie paludéenne.

Les *troubles gastriques* existent chez 10 malades sur 12, pesanteurs chez 5 malades (obs. XXVII, XXX, XXXI, XXXII, XXXV) ; gonflement chez 4 autres (obs. XXVIII, XXIX, XXXVI, XXXVII) ; chez 2 enfin, sensation de constriction (obs. XXXIII, XXXIV).

La *faiblesse* se rencontrait chez 6 malades (obs. XXVII, XXIX, XXX, XXXI, XXXII, XXXIII). Le *nervosisme*, chez 2 malades seulement (obs. XXXVIII, XXXIII). Aucune ne se plaignait de *troubles du sommeil*.

Il est donc manifeste qu'il existe une coïncidence entre la légère déviation objective du type de ptose du foie, dont nous avons fait notre 2ᵉ variété, relativement au type de la 1ʳᵉ variété, d'un côté, et, de l'autre, la différence légère de modalité que nous constatons dans l'appareil symptomatique de ces deux variétés ; nous pouvons donc préciser d'autant mieux la hiérarchie de subordination des caractères, en disant que les caractères de 1ᵉʳ ordre dans la symptomatologie de la ptose du

foie, abstraits d'après la comparaison des deux premières
variétes de l'hépatonéphroptose, sont : l'attribution au sexe
féminin, l'étiologie puerpérale, les troubles des fonctions
gastriques et intestinales, la faiblesse, et enfin l'efficacité du
traitement basé sur l'interprétation d'Entéroptose, et conclure :

*La comparaison des malades présentant la 2ᵉ variété de
l'hépatonéphroptose, avec les malades de la 1ᵉ variété, confirme
la valeur, au point de vue de la classification nosologique, du
caractère tiré de la ptose du foie ; elle justifie l'introduction,
dans la séméiologie des maladies de la nutrition, d'un type
objectif nouveau de l'hépatoptose, qu'avait fait prévoir l'étude
du « foie mobile théorique », et que l'exploration systématique
et méthodique du foie retrouve fréquemment dans la clinique.*

Nous pourrions conclure encore que l'hépatoptose de la
2ᵉ variété parait réaliser une phase morbide de l'entéroptose,
moins accentuée que dans l'hépatoptose de la 1ᵉ variété et faire
ressortir les signes qui trahissent déjà le changement d'allure
que nous allons trouver dans la 3ᵉ variété. Ce changement
d'allure doit être toujours jugé possible, car les malades ne se
peuvent, ainsi que l'a remarqué Féréol (1) à propos de l'Entéroptose, classer comme les papillons. La classification nosologique, c'est entendu, ne doit avoir d'autre but, en dehors
de son but thérapeutique, que de fournir aux médecins des
repères pour que le progrès de nos connaissances ne soit pas
entravé par l'étude d'une même maladie sous des noms
différents ; la « maladie », dans le groupe de celles que nous
étudions, est, ne l'oublions pas, la phase d'une affection
diathésique ; les phases se succèdent insensiblement chez le
même sujet dans le cours de son existence et ce que nous
appelons « espèce » morbide, c'est le point culminant de chaque
phase, c'est la période intermédiaire aux transformations d'une
espèce dans l'autre. C'est là ce qui nous oblige, pour ne pas

(1) FÉRÉOL. *Rapport sur l'Enteroptose* Bull. soc. med. hóp. 1886.

dévier dans notre classification des maladies, à subordonner aussi rigoureusement la hiérarchie des caractères, de telle sorte que les caractères du genre, ceux de la famille nous servent de guide, lorsque ceux de la variété ou ceux de l'espèce viennent à nous manquer.

Mais les conclusions relatives à la parenté des espèces viendront avec plus d'autorité lorsque nous aurons étudié la 3ᵉ variété de l'hépatoptose. Il nous faut encore pour cela, disséquer les faits et aligner des observations de malades, besogne aussi fastidieuse pour l'auteur que pour le lecteur. Toutefois s'il fallait encore justifier cette méthode, la seule possible, celle adoptée par tous les cliniciens, je n'aurais qu'à rappeler qu'il s'agit ici, non pas seulement d'une classification de faits déjà connus, mais de faits nouveaux, introduits en séméiologie par une technique nouvelle d'exploration, et que, dès maintenant, on peut, à la lecture de ces observations, trouver des indications thérapeutiques formelles et un traitement utile, chez des malades, où jusqu'ici les indications ne présentaient aucune validité, le traitement aucune efficacité.

c. — *Hépatonéphroptose de la* 3ᵐᵉ *variété (42 cas)*

Au moment d'aborder la longue série des observations d'hépatonéphroptose de la 3ᵉ variété, je ne puis m'empêcher de rappeler que je plaide ici, non pas seulement la cause du « procédé du pouce », non pas seulement celle de l'exploration systématique et méthodique du foie dans les maladies indéterminées, ou encore, la cause de la valeur séméiologique d'un nouveau type d'hépatoptose; mais je plaide surtout en faveur d'une doctrine générale nouvelle, la doctrine de l'*hépatisme*, c'est-à-dire en faveur d'une classification nouvelle des maladies de la nutrition dans lesquelles, en cherchant le principe hépatique de la pathogénie, on est sûr de le rencontrer, obligé d'en tenir compte, contraint de le mettre en première place.

Cette doctrine, cette classification qui en est la conséquence, groupent ensemble des états morbides jugés jusqu'ici, soit comme appartenant à des espèces différentes, soit
comme étant reliés entre eux par un vague caractère familial,
exprimé par l'idée d'arthritisme, ou par un caractère, commun
il est vrai, mais, par le fait même de sa banalité, sans valeur
de classification, le caractère tiré de l'atonie gastrique. Or, il
s'agit d'états morbides, dans lesquels on n'explorait pas l'abdomen, dans lesquels l'exploration classique de l'abdomen ne
découvrait aucun signe objectif. Eh bien ! pourtant ces signes
existent, l'exploration systématique et méthodique le découvre
facilement. En les interprétant, en les appelant à concorder
avec les symptômes subjectifs, les anamnestiques, l'étiologie,
à fixer la pathogénie, on est frappé des clartés qu'ils pro-
jettent, des indications thérapeutiques qu'ils suggèrent. L'efficacité du traitement qui en est déduit force la conviction.
La classification qui les place en première ligne est donc
naturelle, la doctrine de l'*hépatisme* est donc féconde.

Poursuivons.

Alors que, dans la première variété d'hépatonéphroptose,
le bord inférieur du foie formait un angle saillant dont les
deux côtés, caractérisés par leur arête, étaient accessibles à
la palpation ; alors que dans la 2me variété, seul le côté
interne de l'angle était accessible, et que le bord tranchant
du foie se dirigeait, suivant une ligne convergente, en dedans et en haut vers le rebord costal, et l'intersequait au
niveau de l'extrémité antérieure de la 9me côte ; dans la 3me
variété, le bord inférieur du foie ne forme pas d'angle, mais
suit une ligne droite parallèle au rebord costal, ou même
divergente de ce rebord , à mesure qu'elle se rapproche de
l'axe du corps.

Il est bien entendu d'ailleurs que ces foies de la troisième
variété ont, avec ceux des deux premières variétés, les caractères communs à tous les foies ptosés : bord supérieur abaissé ;

bord inférieur abaissé, aminci, tranchant, déjeté en arrière, souple, mobile de haut en bas et d'avant en arrière.

Sur les 1.000 malades, chez lesquels fut recherchée l'hépatonéphroptose, cette 3me variété se rencontra dans 42 cas, comprenant 34 femmes et 8 hommes. Dans 22 cas (18 femmes et 4 hommes), le foie était indolent, dans 20 cas (16 femmes et 4 hommes), il différait de la ptose théorique, 17 fois par l'existence de sensibilité à la pression (13 femmes, 4 hommes), 3 fois par une densité du foie supérieure à celle du foie normal (3 femmes).

Voici d'abord les diagrammes des trois principaux types de cette variété d'Hépatoptose. Dans quelques unes des observations de malades relevant de cette variété et observés plusieurs années consécutives, nous intercalerons les diagrammes successifs que, chez le même malade, nous avons relevés.

Diagrammes d' « Hépatonéphroptose » de la 3ᵉ variété

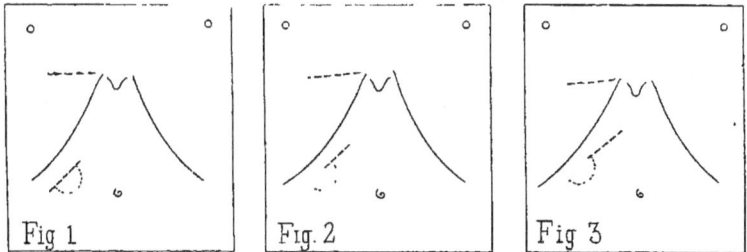

Fig 1   Fig. 2   Fig 3

Avec foie indolent (22 cas) :

Les dix-huit premières observations (XXXIX à LVI) appartiennent au sexe féminin.

Obs. XXXIX (96-799). — Mˡˡᵉ B..., 28 ans. — J'ai soigné cette malade en 1891 et 1896.

1891. — *Antécédents* : Depuis 3 ans, à la suite de graves *soucis* (vocation religieuse contrariée), la malade souffrait de l'*hypochondre droit*, surtout à la marche et au moment de chaque menstruation ; depuis 2 ans, elle éprouvait, en outre, des *maux d'estomac* après l'ingestion des farineux, des maux de cœur après l'ingestion des graisses, des brûlures après l'ingestion du vin (le lait était bien digéré) ; lorsque, il y a 4 mois, à la suite de chagrins, elle fut atteinte d'un *ictère* qui dura trois semaines, et, il y a 2 mois, d'une *crise hépatique*, qui l'alita durant 8 jours. « Le foie, écrit son médecin, était sensible, et descendait jusqu'à l'os iliaque. » — *Etat actuel* (1891) : douleurs de l'hypochondre droit et des reins, surtout au moment des règles ; appetit médiocre ; selles regulières ; tiraillements, fringale et cephalalgie après les repas. — *Hépatoptose sensible au niveau de la vésicule; nephroptose du 3e degré à droite ; sensibilité du flanc droit à la pression ; pas de sténose.*

Le diagnostic porté fut : *Lithiase biliaire d'origine émotive chez une prédisposée hépatique* (ou ? névropathique).

1896. — Le traitement de 1891 fut assez efficace (cure alcaline, douches froides, laxatifs), pour que la malade eut, à la suite, une bonne santé durant cinq ans. En février 1896, elle est atteinte de *grippe*, et reprit, à la suite, de violentes coliques avec douleurs de l'hypochondre droit, tous les jours pendant 1 heure, vers 3 ou 4 heures du soir durant un mois. Ces coliques s'accompagnaient de vomissements et de subictere. La dernière, il y a un mois. — *Etat actuel :* faiblesse, douleurs du côté droit, constipation (combattue par les laxatifs). — *Hépatoptose* (type de la fig. 1) *très souple, indolente ; néphroptose bilatérale du 4e degré.*

Le diagnostic fut ainsi rectifié : *Entéroptose secondaire avec hépatisme pseudo-lithiasique d'origine infectieuse, chez une prédisposée hépatique de cause émotive.* Au traitement précédent, fut ajoutée la sangle, dont le bénéfice fut manifeste et apprécié de suite par la malade.

Il est certain, dans cette observation, que l'Entéroptose a été secondaire à l'hépatisme, que c'est par conséquent une maladie jouant le rôle de phase de diathèse. C'est du reste le cas pour la plupart de ces malades, chez lesquelles on trouve la ptose du foie en même temps que celle des reins, tandis que, dans l'Entéroptose primitive, l'Entéroptose traumatique par exemple, la ptose du foie est fréquemment absente.

Obs. XL (97-784). — Mme G..., 35 ans, malade depuis 2 ans. — *Etat actuel :* douleurs du côté droit, surtout à la marche, nervosisme, bourdonnements d'oreilles, douleur hypogastrique ; appétit bon ; dyspepsie par périodes ; constipation ; sommeil agité ; faiblesse ;

règles régulières. — *Antécédents* : 2 enfants il y a 14 et 8 ans ; chagrins de famille il y a 2 ans. — *Ligne blanche distendue ; hépatoptose* (type de la fig. 1); *néphroptose du 3e degré à droite, battement épigastrique.*

Diagnostic : *Entéroptose à forme névropathique, d'origine peut-être puerpérale, avec hépatisme aggravé par une cause émotive.*

Ici la distension de la ligne blanche, la néphroptose, le battement épigastrique, la faiblesse impliquent le diagnostic d'Entéroptose (secondaire). L'efficacité de la sangle le confirma.

Obs. XLI (96-800). — Mme D..., 35 ans, aggravée depuis 3 ans. — *État actuel :* Crampes d'estomac, douleurs cardiaques et étouffements, appétit médiocre, défaillances, ballonnement abdominal après les repas ; constipation ou diarrhée ; insomnie médionocturne ; faiblesse à la marche ; amaigrissement (poids : 48,5), règles régulières. — *Antécédents :* 2 enfants (de 13 et 11 ans); depuis la première couche, faiblesse, et 4 ans après, début des maux d'estomac, oppression. Traitement ferrugineux. Diagnostic de « rein flottant » en 1889. En 1890, le rein flottant ne fut pas retrouvé et la malade fut soumise à la diète lactée (2 litres par jour) pendant 2 ans. En 1893, changement brusque de régime et début des crampes d'estomac. — *Hépatoptose* (type de la fig. 1); *néphroptose du 3e degré à droite, du 1er degré à gauche ; sténose des 3 segments coliques ; gargouillemeut gastrique à la pression.*

Le diagnostic est évident : *Entéroptose, d'origine puerpérale, à forme gastrique.*

Obs. XLII (97-349). — Mme F..., 25 ans, malade depuis 2 ans et demi. Je fus appelé à soigner cette malade en 1896 et en 1897.

1896. — *Antécédents :* Il y a 3 ans, avant son mariage, ayant de la constipation habituelle, elle fut, à la suite d'un violent effort de défécation, saisie brusquement d'une douleur abdominale, avec vomissements, et, depuis lors, dyspepsie, nausées, vomissements fréquents après les repas. Il y a 2 ans et demi, grossesse, et, au 7e mois, lourdeur hépatique et vomissements de bile ; accouchement, suivi, à deux reprises, de douleurs vives du côté droit. — *État actuel:* Lourdeurs d'estomac, 3 heures après le repas; dyspepsie du lait, qui provoque des vomissements bilieux ; constipation et parfois, depuis 2 ans, selles glaireuses ; douleurs hypogastriques depuis un accident de voiture, il y a 2 ans. Pas d'amaigrissement. Règles régulières. — *Hepatoptose ; néphroptose du 1er degré.* La malade porte, depuis 1 an, une sangle qui combat la douleur hépatique.

1897. — La santé fut bonne, sauf, à chaque menstruation, depuis 6 mois, douleurs hépatiques avec vomissements de bile et selles glaireuses ; appétit vif ; pas de dyspepsie, mais céphalalgie fréquente vers 4 heures du soir ; sommeil bon ; douleur rétrolombaire et inguinale à droite. (La malade ne porte plus la sangle depuis 2 mois). Amaigrissement de 8 k. (68 > 60). — *Hépatoptose* (type de la fig. 1) ; *néphroptose du 3e degré à droite; sténose du cœcum et de l'S iliaque.*

Le diagnostic n'est-il pas le suivant : *Entéroptose avec prélithiase biliaire, d'origine traumatique, aggravée par la puerpéralité, chez une prédisposée hépatique ?*

Obs. XLIII (97-528). — Mme D..., 40 ans, malade depuis 7 ans, aggravée depuis 4 ans. — *Etat actuel :* Pesanteurs 3 heures après les repas, céphalalgie, dyspepsie des sauces, salades, crudités, du lait, du vin ; constipation combattue par des pilules ; insomnie médionocturne ; amaigrissement de 5 k. depuis plusieurs années (58 > 53); règles régulières. — *Antécédents* : 3 enfants, il y a 18, 8 et 7 ans, pleurésie pendant la dernière grossesse, accouchement au 8e mois d'un enfant mort, version, et depuis lors, Mme D... fut malade ; une cure à Vichy, l'an passé, fut très efficace. — *Hépatoptose* (type de la fig. 1); *néphroptose bilatérale du 3e degré.*

Diagnostic : *Entéroptose puerpérale (traumatique) à forme gastrique.*

Obs. LXIV (97-185). — Mme C..., 35 ans, malade depuis 4 ans. Cette malade présentait, en 1895, époque ou je la vis la première fois, l'histoire suivante : *Antécédents :* Mariée depuis 11 ans, ni enfants ni fausses-couches ; était habituellement constipée et présentait les attributs de nervosisme. Il y a 11 ans, peu à près un choc violent sur la région thoracique droite, en avant, elle fut atteinte de douleurs au niveau de l'angle de l'omoplate droite, et depuis, vomissements bilieux et glaireux, le matin, surtout au printemps ; en 1892, mort subite de son père, soucis de famille, aggravation de son nervosisme ; en nov. 94, elle eut une crise hépatique, la douleur scapulaire s'aggrava depuis ; les vomissement cessèrent en 1895 ; il y a 8 jours, 2e crise hépatique, de 11 heures du soir à 2 heures du matin. — *Etat actuel* (1895) : Hypochondrie, nervosisme, douleur scapulaire aggravée par la marche, étouffements, palpitations après les repas ; se nourrit d'œufs et cotelettes depuis 2 ans, intolérance du lait; constipation; sommeil bon ; faiblesse à la marche ; règles régulières ; amaigrissement de 3 k. depuis 6 mois (46,5 > 43,5). — *Foie inaccessible à la palpation, mais la pression de bas en haut de l'hypochondre droit durant l'inspiration éveille la douleur scapulaire habituelle. Néphroptose bilatérale du 4ᵉ degré à droite, du 1ᵉʳ à gauche ; corde transverse.* — Traitement de l'entéroptose (sangle, laxatifs, régime carné, cure acaline, douches froides).

1896. — La santé a été meilleure ; une seule crise, 8 jours après l'essai d'un changement de régime ; le moral est bon ; les forces sont revenues ; le poids a augmenté de 2 kil. (poids : 45,2) ; mais la douleur scapulaire persiste, quoique atténuée, et il y a, à plusieurs reprises chaque jour, de la sialorrhée. La malade a gardé la sangle, continué les laxatifs, suivi le régime et fait, tous les trois mois, chez elle, une cure d'eau de Vichy chauffée. — *Néphroptose double du 3ᵉ degré à droite, du 1ᵉʳ à gauche.*

1897. — A part de légères crises, à 8 jours d'intervalle, en février la malade s'est bien portée. Depuis 1 mois, elle ne suit plus de régime ; depuis 2 mois, les selles sont spontanées ; il n'existe plus ni phobie, ni angoisse ; il y a 6 mois, la malade put quitter sa ceinture (poids : 45,7). — *Hépatoptose* (type de la fig. 1); *néphroptose du 3ᵉ degré à droite; corde transverse sous ombilicale.*

Le diagnostic peut être ainsi formulé : *Entéroptose, à forme névropathique et allure pseudolithiasique, d'origine émotive, peut-être traumatique, chez une prédisposée hépatique.*

Cette observation prouve bien que : 1° la ptose du foie est secondaire aux troubles fonctionnels de cet organe et, par conséquent, un stigmate d'affection du foie; 2° les douleurs hépatiques sont le fait non de la ptose du foie, mais du principe morbide qui existe dans cet organe, puisque la malade ne souffre plus de son foie, devenu un foie ptosé ; 3° la sténose intestinale a une étroite relation avec la ptose (diminution de tension intrahépatique) du foie); 4° le traitement de l'Entéroptose permet la disparition des symptômes subjectifs morbides, en dépit de la persistance des signes objectifs.

Obs. XLV (96-790). — Mᵐᵉ de C..., 51 ans, aggravée depuis 1 an. — *Antécédents :* 4 enfants, 2 jumeaux il y a 6 ans, 1 il y a 5 ans, 1 il y a 4 ans ; à l'âge de 14 ans, violentes douleurs intestinales, pendant 1 mois (appendicite), suivies, pendant 5 ans, de constipation qui s'aggrava et se compliqua de fissure après la 1ʳᵉ couche ; après la 4ᵉ couche (il y a 4 ans), crampes violentes d'estomac, et, depuis lors, douleurs gastriques. — *État actuel :* Maux d'estomac, pesanteurs ou crampes, digestions difficiles, dyspepsie du vin, vomissements après les repas ; appetence de la viande ; constipation ; migraines fréquentes avec vomissements de bile ; sommeil bon ; faiblesse pour la marche ; pas d'amaigrissement ; regles régulières. — *Ligne blanche écartée. Hépatoptose* (type de la fig. 1) ; *néphroptose du 3ᵉ degré à droite, sténose du cæcum.*

Diagnostic : *Entéroptose à forme gastrique, d'origine puerpérale, chez une prédisposée intestinale d'origine infectieuse (?) (appendicite ?).*

Obs. XLVI (97-582). — Mᵐᵉ B..., 57 ans, aggravée depuis 5 ans. — *État actuel :* Se plaint d'une douleur retrolombaire du côté gauche, survenant par crises violentes, avec sensation de brûlure, extension de la douleur en avant et en bas vers l'aine, durant 2 à 6 heures, suivie d'une sensation de gonflement. Ces crises surviennent vers 3 à 4 heures du soir, et se renouvellent toutes les semaines en hiver, tous les mois en eté, elles s'accompagnent parfois de vomissements ; urines tres claires apres la crise ; la dernière crise, il y a 8 jours ; une émotion les provoque ; le décubitus dorsal, quelquefois le repas les previennent. Appétit bon, tiraillements d'estomac, constipation habituelle combattue par les laxatifs, urines sans sucre ni albumine, sommeil bon ; sueurs, douleurs erratiques non articulaires (poids : 51 k.). — *Antécedents :* Un enfant il y a 32 ans, et 1 fausse-couche 2 ans apres. A la suite de la fausse-couche, maux d'estomac ; on constate une métrite et l'on conseille une ceinture. Il y a 10 ans, appendicite et un mois de lit, menopause à cette époque. Il y a 5 ans, survint la 1ʳᵉ de ses crises de l'hypochondre gauche.— *Abdomen gros, dépressible. Hépatoptose* (type de la fig. 1) ; *néphroptose bilatérale du 3ᵉ degré (reins sensibles à la pression); stenose des trois segments ; clapotage gastrique.* — Le traitement (cure alcaline, laxatifs salins, sangle, douches chaudes) supprima la douleur de l'hypochondre gauche.

Le diagnostic, difficile à préciser, pourrait être ici le suivant, en l'absence bien regrettable de renseignements urologiques plus précis : *hépatisme* (hépatoptose) *du genre uricémique* (pseudonéphrétisme), chez une *entéroptosique* (ptoses, constipation, faiblesse ; efficacité de la sangle) *d'ori-gine puerpérale, aggravée par une appendicite au moment de la ménopause.*

Obs. XLVII (97-424). — Mme M..., 35 ans, malade depuis 7 ans. — 1895. *Antécédents :* 3 enfants de 13, 7 et 4 ans ; depuis sa 2e couche, il y a 4 ans, douleurs pongitives de l'hypochondre gauche, à l'occasion, soit de la menstruation, soit d'une marche ou d'une promenade en voiture ; il y a 3 mois, elle fut réveillée une nuit à 11 heures du soir par un vertige, avec sensation de mort imminente, impossibilité d'agir ; cet état dura quelques minutes et revint ensuite plusieurs fois par jour durant 6 mois, à intervalles irréguliers, s'accompagnant de pâleur de la face, de sensations de froid et sueurs des extrémités ; pendant cette période, anorexie, ballonnement abdo-minal, tendance à la diarrhée, urines aqueuses. Diète lactée, sirop d'éther furent conseillés. Ces accidents ne reparurent pas depuis 6 semaines. — *État actuel :* (1895) douleur pongitive de l'hypochondre gauche, survenant à intervalles variés ; menace de syncope lorsque la malade se fatigue ; anorexie ; amertume de la bouche ; diarrhée ; poids : 55 k. ; hyperacidité des urines et diminution d'ensemble des éléments. — *Néphroptose bilatérale du 3e degré, sensible à gauche, et la pression du rein rappelle la douleur spontanée dont se plaint la malade à l'hypochondre gauche.*

Le diagnostic pouvait être interprêté : *néphrétisme pseudo-lithiasique, avec Entéroptose larvée d'origine puerpérale.* Le traitement fut le suivant : sangle, laxatifs salins, cure alcaline (Grande-Grille à doses réfractées), douches froides.

1896. — Après 6 mois de santé satisfaisante, la malade se plaignit de nouveau de vertiges et de néphralgie gauche ; appelé par son médecin à la revoir, je conseillai : boisson lactée (suppression du vin) ; sulfate de quinine et arséniate de strychnine ; eau d'Evian entre les repas. Les malaises cessèrent durant 4 mois, puis, le 5e mois, je la revis à Vichy, se plaignant depuis 1 mois d'avoir peu d'appétit, un sommeil médiocre, quelques douleurs de reins et, à diverses reprises, de la douleur avec gonflement du pied gauche, et de la poussière urique dans les urines, mais elle n'avait plus eu, ni vertige, ni menace de syncope. Elle a gardé la sangle dont elle apprécie les services. — *Abdomen dur, ne permettant de sentir qu'une pointe de néphroptose à droite et à gauche, le rein gauche étant sensible à la pression.* — Traitement : cure alcaline, massage suivi de douche froide, douches ascendantes.

1897. — La malade va beaucoup mieux ; les douleurs de l'hypochondre gauche ont presque disparu ; à diverses reprises, roideurs douloureuses au niveau des genoux et des chevilles ; appétit bon ; selles régulières, sommeil bon, quelques lourdeurs de l'estomac après les repas ; sable urique seulement après un écart de régime ; la sangle continue à rendre service ; le poids a augmente de 6 kil. (55 < 61).— *Hepatoptose legère* (type de la fig. 1); *nephroptose bilaterale du 1er degré ; rein gauche a peine sensible à la pression.*

Le diagnostic se modifiait ainsi, avec l'évolution de la maladie : *hépatonéphrétisme d'origine puerpérale, phase rhumatismale, avec entéroptose larvée, d'origine puerpérale.*

Dans ce cas encore, la ptose du foie apparait bien comme un stigmate diathésique. La phase diathésique de rhumatisme a succédé à la phase Entéroptosique, malgré la persistance des signes objectifs. C'est bien évidemment l'évolution d'un principe morbide hépatique qui préside à l'évolution du syndrôme.

Obs. XLVIII (97–399). — Mlle C..., 35 ans.

1896. — *État actuel :* faiblesse, cephalalgie occipitale le matin ; douleur de l'hypochondre gauche, quelquefois avec nausées, et survenant si elle se fatigue ; regles peu abondantes et douloureuses ; appétit médiocre, pas de régime, eructations apres les repas (jadis régurgitations); constipation (combattue par des pilules); hemorrhoides ; urines peu abondantes ; amaigrissement, (poids : 40,8). — *Antécédents :* obese dans son enfance. — *Sensibilite a la pression de l'épigastre et de l'hypochondre droit ; nephroptose du 1er degre a droite.* La malade porte une ceinture qui est efficace contre la douleur de l'hypochondre gauche.— Traitement : cure alcaline et ferrugineuse, régime, laxatifs salins, douches froides — le poids augmente de 2 kil. en 3 semaines.

1897. — La sante fut bien meilleure ; depuis un mois seulement, ont reparu la cephalalgie, les eructations ; la malade a reperdu 2 kil. (poids : 42 k.) depuis 1 mois. Elle dut quitter sa ceinture. — *Hepatoptose* (type de la fig. 1); *nephroptose du 3e degre a droite ; sensibilite du cœcum à la pression.* — Même traitement.

Le diagnostic, encore ici, est très imprécis. Comment le traduire autrement qu'en disant : *hépatisme originel* (obésité de l'enfance, constipation habituelle, sensibilité du foie à la pression en 1896, ptose hépatique en 1897), *avec Entéroptose secondaire larvée.*

La ptose du foie joue encore ici le rôle d'un stigmate d'affection du foie. Lorsqu'on la rencontre chez un sujet apparemment bien portant, on est donc en droit de se dire qu'il est en puissance de diathèse hépatique, qu'il est dans une période intercalaire entre deux maladies ou phases de sa diathèse.

Obs. XLIX (97-309). Mme T..., 53 ans, malade depuis 11 ans.

Cette malade, que je vis pour la première fois en 1892, se présentait alors avec l'histoire suivante :

1892. — *Antécédents :* bonne santé durant les quarante premières années de sa vie, à part des migraines avec vomissements à l'époque de la menstruation ; 4 enfants (23, 21, 19 et 15 ans) et bonnes couches ; déchirure du périnée à la dernière couche. Il y a 6 ans (1886), se déclara un état maladif avec maux d'estomac, battements de cœur, phobies, hypochondrie. Il y a 3 ans, en septembre 1890, pendant un séjour au Tréport, métrorrhagie durant 17 jours et, pendant 6 mois, pertes rouges fréquentes ; la malade devint obese (77 k.) ; un teint bistré, des éphélides apparaissent. En juin 1891, laparotomie, hystéropexie, restauration du périnée, pour combattre le prolapsus de l'utérus, de la vessie et du rectum ; suppression des règles pendant 3 mois, puis règles régulières. Le 10 novembre 1891, colique hépatique suivie d'ictère ; 2e crise il y a 1 mois (juin 1892) ; 3e crise il y a 15 jours. — *État actuel :* gonflement de l'estomac après les repas ; tiraillements d'estomac à la marche ; constipation ; sueurs et prurit ; faiblesse. Amaigrissement de 16 kil. (77 > 61) depuis 6 mois. — *Abdomen gros, étalé ; sensibilité du foie à la région de la vésicule ; épreuve de la sangle positive.* (La malade porte une ceinture insuffisante).

Le diagnostic fut : *Entéroptose d'origine puerpérale, avec pseudolithiase biliaire, déterminée par l'approche de la ménopause, et peut-être par une laparotomie, chez une prédisposée hépatique* [migraines menstruelles, puis neurasthénie (hépatique), puis obésité et éphélides])

Le traitement approprié fut institué (cure alcaline ; régime ; laxatifs salins ; douches froides ; sangle élastique de 20 centimètres de hauteur). Le 13e jour, état de crise d'estomac, — (de congestion de foie (?): migraines, sueurs, puis douleurs lancinantes à l'épigastre, aux flancs, dans la région dorsale ; sensation de froid général ; ralentissement du pouls) —, durant 48 heures et à ce moment : *bord inférieur du foie abaissé, épais, sensible ; épigastre sensible ; cæcum sensible.*

Le vingt-sixième jour, amaigrissement de 2 kil., et alors : *hépatoptose indolente ; néphroptose du 3° degre à droite, du 1er à gauche*.

1893. — La malade a joui d'une bonne santé, et n'eut pas de crise : elle a continué l'usage des laxatifs salins quotidiens, a gardé sa ceinture ; elle ne peut s'écarter de son régime, sans avoir de la somnolence et de la céphalalgie. Pas de menstruation depuis 1 an. Elle a perdu 11 kil. de son poids (61 > 50).— *Hépatoptose souple, indolente ; néphroptose bilaterale du 3° degre ; battement epigastrique, gargouillement gastrique ; pas de stenose*.

1894. — Pas de crise ; sante satisfaisante. La malade a continué les laxatifs et gardé la sangle. Ces derniers temps, reveil à 2 heures du matin avec gonflement gastrique, oppression (poids : 49 kil.). — *Hépatoptose ; néphroptose bilaterale du 3° degre à droite, de 1er à gauche.*

1895. — Pas de crise, malgré, il y a 2 mois (juin) la perte d'un fils de 18 ans (phtisie d'origine aviaire?) : depuis quelques jours, céphalalgie, gonflement, oppression (calmée par la pression de la région mésogastrique), appétit conserve, selles spontanees ; la malade a interrompu l'usage des laxatifs depuis 15 jours. — *Hépatoptose ; néphroptose bilaterale du 4° degre ; boudin cæcal dur ; gargouillement gastrique.*

1896. — Après 10 mois de bonne sante, retour des mêmes malaises supprimés par la cure de 1895 ; sable urique. La malade a continué les laxatifs (eau de Montmirail) et porte la sangle.— *Mêmes signes objectifs.*

1897. — Cette année, la malade ne se plaint plus des fonctions digestives, à part une sensation de gonflement apres les repas ; la constipation est bien moindre, mais sont survenues des douleurs erratiques, des sueurs, des bouffees, et l'auriculaire droit est le siege d'un gonflement articulaire douloureux. — *Abdomen tres flasque ; hépatoptose* (type de la fig. 2); *nephroptose bilaterale du 4° degre; battement aortique.* Comme traitement, a la cure alcaline fut associe le massage sous l'eau chaude termine par une courte douche froide.

Dans cette observation, nous prenons sur le fait le mécanisme de la ptose du foie. Celle-ci se présente comme le reliquat d'une congestion paroxystique ayant tuméfié et abaissé le foie ; simultanément paraît la néphroptose, puis bientôt la gastroptose (gargouillement gastrique à la pression, battement épigastrique) ; l'hypotase abdominale, d'origine puerpérale, favorise ce processus. A la phase hépatique proprement dite, et pseudolithiasique de la diathése, qui a été précédée de la phase adiposique, succèdent avec les années, la phase Entéroptosique, puis la phase uricémique (hépatonéphrétisme) et rhumatismale.

Le diagnostic porté à la dernière phase observée chez cette malade serait donc devenu le suivant : *rhumatisme chronique hépatique* ou *hépatisme uricémique à la phase rhumatismale avec Entéroptose larvée d'origine puerpérale, chez une prédisposée hépatique*.

Obs. L (96-744). — Mˡˡᵉ E..., 30 ans ; maladie aggravée depuis 5 ans. — *Antécédents :* il y a 5 ans, après 1 an de chagrins et d'insomnies, causés par la perte de sa mère, 1ʳᵉ crise caractérisée par douleurs de reins, frissons, vomissements ; 2ᵉ crise il y a 2 ans suivie de mauvaise santé durant 2 mois ; il y a 6 semaines, 3ᵉ crise ; à diverses reprises, sable urique, douleurs rhumatoïdes. — *État actuel:* appétit médiocre, pas de régime ; aigreurs, régurgitations ; constipation depuis six semaines ; sommeil médiocre ; céphalalgie au moindre refroidissement ; douleurs habituelles de la région lombaire, du flanc droit, de la vessie et de l'hypochondre droit ; la douleur vésicale devient lancinante pendant la marche. Amaigrissement de 10 kil. depuis 6 mois (75 > 65, la malade était obèse); forces assez bonnes. — *Hépatoptose* (type de la fig. 1); *néphroptose bilatérale du 3ᵉ degré; splénoptose; sténose des 3 segments du côlon*.

Ici le diagnostic suivant peut être proposé : *Entéroptose secondaire à l'Hépatisme* (hépatoptose, douleurs hépatiques subjectives) *uricémique* (gravelle, rhumatisme), *avec néphrétisme pseudolithiasique, d'origine émotive, chez une prédisposée hépatique* (obésité). Le traitement de l'Entéroptose fut institué (cure alcaline, régime, laxatifs, sangle, douches et bains) et dès la 3ᵉ semaine les fonctions digestives étaient améliorées, la cystalgie avait disparu.

Obs. LI (97-299). — Mᵐᵉ G..., 53 ans, malade depuis 13 ans. Cette malade que j'ai été appelé à soigner la première fois il y a 13 ans, en 1885, la dernière fois l'an dernier, en 1897 et, dans l'intervalle, pendant 8 années, durant 1 mois chaque année, présente dans son histoire de tels enseignements que son observation doit être publiée.

1885. — Agée de 40 ans, elle avait jusque-là joui d'une bonne santé (sauf avant son mariage, quelques maux d'estomac), et avait mis au monde et allaité 7 enfants, elle mangeait beaucoup, avait de la constipation ; il y a 1 mois 1 2, étant restée durant une demi-heure les pieds dans l'eau froide, le premier jour d'une menstruation, sans que du reste les règles fussent supprimées, elle éprouva la nuit suivante, à minuit, une sensation d' « obstruction », durant les huit jours suivants une sensation de constriction à la gorge et, le 8e jour, à 3 heures du soir, fut prise brusquement d'une violente douleur avec sensation de brulure à l'hypochondre gauche en avant, et à l'épigastre, avec borborygmes, sans vomissements. Depuis cette époque, aggravation. — *État actuel :* (1885) douleur épigastrique : brulure œsophagienne ; pesanteurs, éructations après les repas. Depuis 1 mois 1/2 la malade ne se nourrit que de bouillon et de lait ; appétit médiocre ; constipation ; faiblesse ; sommeil bon ; amaigrissement. — *Laparoptose ; éventration ; battement épigastrique ; corde transverse, pas de néphroptose.*

Le diagnostic fut posé ainsi : *Entéroptose* à forme gastrique, *d'origine puerpérale probable* (7 enfants, 7 nourritures, éventration), *déterminée par une métastase fluxionnaire au moment d'une menstruation.* Le traitement de l'Entéroptose fut appliqué ; après 3 semaines, la malade était transformée, avait recouvré l'appétit, pouvait digérer la viande, et même les légumes, sans malaises, appréciait en particulier les bienfaits de la sangle.

1886. — La malade se porta bien, mais ne put se passer ni des laxatifs qu'elle a pris tous les jours de l'année, ni du régime, ni de la sangle. Elle se plaint d'une sensation de battement a l'estomac. Poids : 65 kil. — *Abdomen flasque, ridé ; néphroptose droite du 3e degré ; grosse corde transverse dure.*

1887. — Après 8 mois de bonne santé, retour des malaises : brulure d'estomac, tremblement de l'abdomen et des membres ; faiblesse après les repas ; amertume de la bouche ; peu d'appétit, langue saburrale et jaune ; amaigrissement de 5 kil. (65 > 60). — *Néphroptose double, du 3e degré à droite, du 1er à gauche ; battement épigastrique ; clapotage.*

1888. — La malade, sauf pendant les 6 semaines qui suivirent sa cure à Vichy, se porta bien. Elle a gardé sa ceinture, elle a continué le sulfate de soude tous les matins et l'aloès tous les soirs. Elle mange de tous les aliments, sauf le lait et les graisses. Le poids a augmenté de 6 kil. (60 < 66).— *Néphroptose du 3ᵉ degré à droite, du 1ᵉʳ degré à gauche.*

1890. — Se croyait guérie, mais, depuis 6 mois, constipation rebelle à tout remède; ces derniers temps, embarras gastrique. Amaigrissement de 6 kil. depuis 6 mois (66 > 60). — *Néphroptose bilatérale du 3ᵉ degré à droite, du 1ᵉʳ degré à gauche; boudin cœcal isolable.* En l'absence de tout symptôme subjectif d'Entéroptose, je conseille à la malade de tenter la suppression de la ceinture, qu'elle porte sans interruption depuis 5 ans. Cette suppression s'effectue sans malaises.

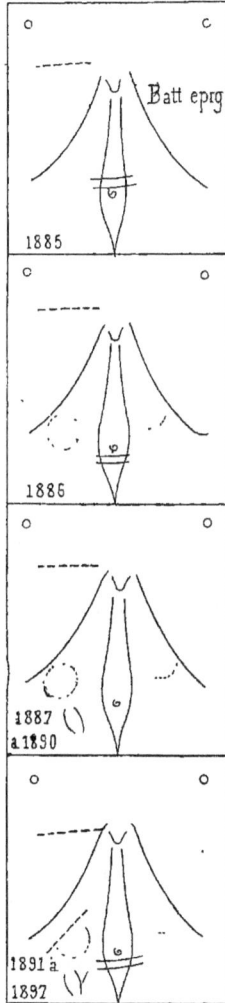

1891. — [Après une année de bonne santé, début depuis 8 jours'des symptômes de congestion hépatique (état nauséeux, bouche mauvaise, amère, soif, constipation, dyspepsie). La malade a pu ne pas reprendre sa ceinture. — *Hépatoptose souple; néphroptose du 4ᵉ degré à droite, du 1ᵉʳ à gauche; corde transverse flottante.* Le poids du corps, à la fin de la cure, se relève de 2 kil. (59 < 61).

1892. — Bonne santé, la malade peut ne plus suivre de régime; selles spontanées régulières; suppression menstruelle tous les deux mois. — *Hépatoptose; néphroptose du 4ᵉ degré à droite, da 1ᵉʳ degré à gauche.*

1893. — Ménopause il y a 8 mois; il y a 6 mois embarras gastrique (grippe?) pendant trois semaines. Depuis quelque temps, embarras gastrique médio-nocturne. — *Abdomen flasque; hépatoptose; néphroptose du 3ᵉ degré à droite, du 1ᵉʳ à gauche; corde transverse; boudin cœcal.* Poids : 63 kil.

1894. — Bonne santé, sauf ces derniers jours quelques maux d'estomac; elle a pu reprendre l'usage du vin à ses repas. — *Mêmes signes objectifs.* La malade non-seulement se passe de ceinture, mais ne peut plus la supporter.

1897. — La malade se porte bien depuis 3 ans. Le poids du corps a augmenté de 7 kil. (66 < 73); gros appétit, pas de régime obligé;

tendance à la constipation ; parfois sensation d'abattement après les repas. — *Abdomen flasque ; hépatoptose* (type de la fig. 1) ; *néphroptose du 3° degré à droite, du 1er à gauche ; corde transverse, boudin cæcal ; gargouillement gastrique à la pression ; battement épigastrique.*

Combien, au point de vue des signes objectifs, est remarquable dans cette observation, l'apparition successive d'abord de la sténose intestinale ; puis, 1 an après, la néphroptose droite, puis, après 2 ans, la néphroptose double ; la 6 année, l'hépatoptose. Celle-ci ayant une valeur de stigmate de troubles hépatiques anciens, n'y a-t-il pas lieu de penser que le foie a été affecté d'abord, qu'il a causé l'entérosténose par voie réflexe, que la néphroptose s'est constituée, puis l'hépatoptose, par le fait de l'hypotase abdominale (contraction préalable puis sténose intestinale), puis que l'équilibre viscéral s'est réglé avec un intestin décalibré.

Pendant ce temps, l'appareil symptomatique évolue vers la guérison par adaptation de l'organisme à une transposition viscérale nouvelle et surtout par l'amélioration, sous l'influence de la cure, de l'affection primitive du foie. La malade reste cependant hépatique (diathésique), et de temps à autre, la menace de rechute intervient qui la sollicite à revenir au traitement jusque-là efficace.

Comment désigner cet état morbide autrement qu'en disant : *hépatisme avec Entéroptose larvée?* et ne doit-on pas en tenant compte de l'observation de la malade précédente. (Obs. L), prévoir et prévenir la phase rhumatismale qui va succéder à la phase entéroptosique ?

Obs. LII (97-359). — Mme P..., 38 ans, malade depuis 10 ans, — *Antécédents :* 4 enfants (17, 16, 11 et 9 ans), a allaité les 3 premiers ; au 7° mois de sa 3° grossesse, crise nocturne avec perte de connaissance et morsure de la langue, et, depuis lors, ces crises reparurent a diverses reprises et, en particulier, au moment de la menstruation, jadis avant les règles, maintenant après, et toujours à 2 h. du matin, avec perte de connaissance et morsure de la langue ; les crises durent 15 minutes. — *État actuel :* outre ces crises, peu d'appétit, tendance à la constipation, faiblesse, et depuis quelques mois, neurasthénie cérébrale ; obsession des crises. — *Laparoptose; hépatoptose* (type de la fig. 1) ; *néphroptose bilatérale du 3° degré.*

Quel rapport peut-on concevoir entre les crises épileptiformes et l'Entéroptose ? Entre les crises, l'entéroptose, et l'hépatisme (cet hépatisme qui se trahit ici par l'hépatoptose, l'heure des crises à 2 heures du matin, leur rappel à l'époque de la menstruation, celle-ci étant une cause périodique de congestion du foie chez les hépatiques) ? Il était rationnel de tenter le traitement de l'Entéroptose et de l'hépatisme, associé au bromure, à la valériane et aux douches froides. Durant cette cure survint une période menstruelle, la crise se réduisit à une « absence » mentale de quelques minutes à 2 heures du matin ; quelques·jours plus tard, et pour la première fois depuis 10 ans, l'heure de la crise fut déplacée : elle eut lieu à 5 h. 1/2 du soir au lieu de 2 heures du matin. Je n'ai point eu de nouvelles de cette malade depuis l'époque dé son traitement (il y a 10 mois). Si le traitement a été efficace, il n'a pu l'être qu'à partir de la 7e semaine après la cure.

Le diagnostic suivant pouvait être posé : *Entéroptose puerpérale, avec hépatisme à crises épileptiformes.*

Obs. LIII (96-736). — Mᵐᵉ B..., 44 ans.
Antécédents : Très bonne santé jusqu'à 40 ans, pas d'enfants, ni de fausse couche, pas d'antécédents héréditaires notables. Tendance habituelle à la constipation ; usage habituel de l'absinthe avant les repas. Il y a 4 ans, leucorrhee, vaginisme, traitement efficace par les cautérisations ; depuis 8 mois, les règles ne durent qu'un jour par mois. Il y a 6 mois, la malade prit une nuit une première crise avec perte de connaissance et contractures ; deux autres crises analogues, une même nuit, il y a 3 mois; une quatrième crise le matin à 8 heures, il y a deux mois ; la dernière fois, précédée d'une aura ophthalmique gauche, et depuis lors cet œil est le siège de douleurs. — *Etat actuel :* la malade se plaint de lassitude générale, de céphalée lancinante, de douleurs dans l'œil gauche. Elle est triste, impressionable, obsédée par la crainte du retour des crises ; appétit médiocre ; visage vultueux et gêne gastrique après les repas; constipation; phos·

phaturie ; sommeil médiocre; faiblesse ; oppression, battements de cœur, et poids gastrique, lorsqu'elle marche. Le poids du corps a augmenté de 12 kil. (47,59j depuis trois à 4 ans. — *Abdomen gros, dépressible, pannicule épaix : hépatoptose* (type de la fig. 2), *mince, indolente ; néphroptose droite du 3e degré, rien d'anormal au cœur.*

Comment interpréter cette maladie ? Il s'agissait bien évidemment d'une maladie de la nutrition : la constipation habituelle, l'augmentation rapide du poids (12 kil.) à partir de 40 ans, en même temps que la diminution du flux menstruel ; l'état congestif de la tête et la gêne après les repas, d'un côté, de l'autre le stigmate hépatique, permettaient d'admettre un trouble de la nutrition ayant son siège dans le foie ; peut-être faut-il incriminer comme cause, soit un léger degré d'éthylisme, soit l'approche prématurée de la ménopause, les crises, le nervosisme seraient certainement secondaires. Les indications furent remplies de stimuler, la fonction hépatique (cure alcaline), d'approprier le régime à l'aptitude fonctionnelle de l'estomac (suppression du vin et des farineux), d'exciter les secrétions intestinales (laxatifs salins et séné), de favoriser le flux menstruel (bains de siège froids de 1 minute), de tonifier le système nerveux (douches froides, exercice), de parer à l'hypotase abdominale et aux ptoses (sangle). Ces indications peuvent être considérées comme non seulement symptomatiques, mais aussi pathogéniques. En fait, à la suite de ce traitement appliqué durant trois semaines, la malade se déclarait plus forte, moins surexcitée, n'avait plus de malaises après les repas, ne se plaignait plus de cephalée. Quatre mois après, elle m'écrivit que sa santé était restée bonne, que l'exercice au grand air, qu'elle n'avait pas interrompu, avait été très efficace, que la sangle lui rendait service et qu'une seule crise à peine ébauchée avait éclaté trois semaines avant.

Le diagnostic pourrait donc être posé : *Entéroptose secondaire, à forme neurasthénique, avec crises épileptiformes, par hépatisme diathésique, d'origine soit éthylique, soit ménopausique.*

Obs. LIV (96.776). — Mme C..., 34 ans. — *Antécédents :* migraines depuis une quinzaine d'années et, pendant 3 ans avant son mariage, maux d'estomac ; une grossesse il y a 12 ans, bonnes couches; il y a 6 mois ménorrhagie et 15 jours au lit. — *Etat actuel :* migraines et, le plus souvent, vers 11 heures du matin, vomissements quatre ou cinq fois par semaine ; la malade peut prendre son repas de suite après avoir vomi ; appétit médiocre ; selles régulières, sommeil·bon ; lassitude rapide à la marche, qui provoque céphalalgie et vomissements et trouble la digestion ; règles régulières. Amaigrissement de 3 kil. (62,5 > 59) depuis 1 àn. — *Laparoptose; hépatoptose* (type de la fig. 3); *néphroptose bilatérale du 3e degré à droite, du 1er à gauche ; corde transverse ; gargouillement gastrique à la pression.*

Diagnostic : *Entéroptose secondaire, à forme migraineuse, d'origine hépatique* (migraines, maux d'estomac) ; *de cause non élucidée.*

Obs. LV (97.319). — Mme M..., 45 ans. — *Antécédents :* 4 enfants (l'aîné 24, le cadet 14 ans), péritonite après la première couche et dix-huit mois malade, puis constipation pendant 10 ans ; il y a 5 ans, amaigrissement et malaise général ; il y a 4 ans, anthrax et glycosurie de 20 grammes, qui disparut pendant 2 ans et fut retrouvée de 8 grammes cette année. — *Etat actuel :* malade d'apparence robuste ; glycosurie légère ; constipation, insomnie de 2 à 5 heures du matin ; bouche sèche et amère la nuit ; forces assez bonnes ; pas d'amaigrissement; règles régulières. — *Abdomen très flasque, hépatoptose* (type de la fig. 3); *néphroptose droite du 3e degré; splénoptose.*

C'est ici le premier et le seul cas de glycosurie que nous ayons observé avec l'hépatonéphroptose ; il est bien difficile de ne pas rattacher cette glycosurie au trouble fonctionnel du foie que traduit le ptose et de ne pas faire dater l'hépatisme de cette couche suivie de péritonite, de 18 mois de maladie, de 10 ans de constipation ; la puerpéralité jouant dans toutes les observations un rôle étiologique si important, nous dirions donc, ici : *hépatisme glycosurique, avec Entéroptose secondaire larvée d'origine puerpérale.* Le traitement (cure alcaline, laxatifs salins, douches froides, régime), eût sa clasique efficacité. La sangle, qui n'était ici indiquée par aucun symptôme subjectif, ne fut pas appliquée.

Une telle observation semble prouver, une fois de plus, à quel point la phase traversée par la perturbation fonctionnelle diathésique du foie influe sur la symptomatologie, puisque l'Entéroptose, si manifeste par les signes objectifs, ne se trahit ici par aucun signe objectif.

Le réveil à 2 heures du matin, si commun dans l'Entéroptose, est un symptôme intestinal d'origine hépatique et il est causé, dans l'Entéroptose elle-même, lorsqu'elle a atteint sa troisième période, par le trouble fonctionnel du foie.

Obs. LVI (97.597).— Mᵐᵉ II..., 47 ans. — *Antécédents :* 5 enfants, bonnes couches, était sujette aux migraines qui se sont dissipées depuis 6 ans ; il y a 20 ans, fièvre rhumatismale, contractée dans un logement humide, cure à Wiesbaden ; il y a 5 ans, douleur articulaire au gros orteil droit et incapacité de la marche durant 8 jours, cure à Kissingen ; il y a 1 an, extirpation d'une tumeur bénigne du sein. — *État actuel :* constipation (combattue par les laxatifs) ; appétit bon ; digestion bonne ; règles régulieres — *xanthélasma* (depuis plusieurs annees) ; *teint coloré ; abdomen gros, prolabe, panicule épaix ; hépatoptose légère, indolente* (type de la fig. **3**) ; *néphroptose bilatérale du 3ᵉ degré ; splénoptose.*

Dans cette observation il s'agit d'une goutteuse ; la goutte a succédé aux symptômes d'hépatisme, tels que : migraines, constipation, xanthélasma ; l'hépatisme paraît avoir été aggravé par le séjour dans une résidence humide ; il y a, d'ailleurs, un stigmate hépatique et le diagnostic peut être formulé ; *hépatisme rhumatismal goutteux, aggravé, chez une prédisposée hépatique, par le séjour dans l'humidité ; Entéroptose secondaire larvée.*

Ici, encore, nous trouvons la démonstration de l'influence exercée par la nature du trouble fonctionnel du foie (dépendant, lui-même de la nature de l'élément étiologique), sur le caractère de l'appareil symptomatique. Bien qu'existent les signes objectifs de l'Entéroptose, les signes subjectifs sont absents, sauf la constipation. Comment expliquer cette contradiction autrement que par une « compensation » et où en placer, ailleurs que dans le foie, qui est anormal, les éléments effectifs? Ici non plus, la sangle ne fut pas appliquée.

Les quatre dernières observations d'hépatonéphroptose de la 3ᵉ variété, avec hépatoptose indolente, que je vais maintenant résumer, appartiennent au sexe masculin.

Obs. LVII (97.194). — M. C..., 38 ans. — Voici l'observation de ce malade en 1896, année où je le vis la première fois. — *Antécédents :* depuis 18 ans, à la suite d'abus du santal (?) qu'il s'administrait contre une blennorrhagie, pendant deux périodes de 4 à 6 semaines, chaque année, gastralgie 3 heures après le repas ; aggravation depuis 2 ans de la douleur qui, en 1894, revint tous les jours durant 5 mois, avec constipation rebelle, et amaigrissement graduel de 9 kil. (65>56,3) ; en mars 1895, peut-être syphilis. Depuis 6 mois (depuis janvier 1896), la douleur d'estomac est plus vive ; éructations, remplacées depuis un mois par des vomissements vers 10 heures du soir ; la douleur cesse dès que le malade s'étend sur le dos. Une sangle Glénard, que le malade applique *au-dessus* de l'ombilic (!), le rend plus fort pour la marche et lui permet de se tenir plus droit ; les médicaments conseillés sont inefficaces. — *Etat actuel* : appétit conservé, régime de viandes grillées, œufs ; sensation de « torsion » à l'estomac 3 heures et demi

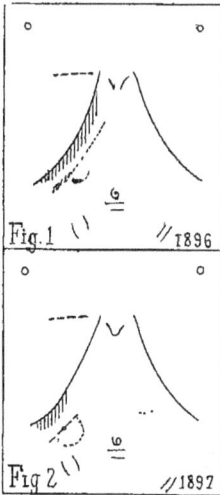

Fig. 1 — //1896

Fig. 2 — //1897

après le repas, ou, s'il est debout, de pesanteurs, et, vers 5 heures du soir, régurgitations glaireuses, éructations, hypochondrie ; laryngite peut-être syphilitique ; constipation ; sommeil bon. — *Hépatoptose sensible à la pression. Néphroptose du 1ᵉʳ degré à droite ; sténose des trois segments ; large clapotage gastrique.*

Le traitement appliqué fut celui de l'Entéroptose secondaire à forme gastrique, c'est-à-dire : régime, laxatifs salins quotidiens, cure alcaline, sangle à l'hypogastre (et non à l'épigastre), douches froides. Il donna des résultats rapidement satisfaisants.

1897. — Le malade continua à se bien porter. Son poids augmenta de 6 kilogs (56,3 <65) ; il put, 4 mois après sa cure, supprimer la sangle. Il suivit un traitement ioduré contre sa laryngite qui fut jugée syphilitique. Il recourait aux laxatifs salins et à l'eau de Vichy dès le moindre malaise gastrique. Depuis 6 semaines, menace de rechute, le malade a reperdu 2 kil. (P. 62). — *Hépatoptose indolente, néphroptose du 3ᵉ degré à droite, du 1ᵉʳ à gauche, sténose des trois segments* — Mêmes signes, sauf la sténose, qu'on ne retrouve plus trois semaines après un traitement analogue à celui de l'an passé.

Le diagnostic doit être ainsi posé : *Entéroptose secondaire (hépatique ?) à forme gastrique, d'origine médicamenteuse (?)*

Il est à remarquer que les symptômes paroxystiques (sensation de torsion de l'estomac 3 heures après le repas), coïncident avec la sensibilité à la pression du foie ptosé et n'existent plus lorsque le foie est devenu indolent.

Obs. LVIII (97.354). — M. S..., 51 ans. — Ce malade que j'ai observé en 1890, 1891, 1892 et 1897, présentait en 1890 l'histoire suivante : — 1890. *Antécédents :* à l'âge de 20 ans, étant gros mangeur, irrégulier dans les heures de ses repas, mais n'ayant jamais fait d'excès alcoolique, il eut une période de dyspepsie grave, depuis laquelle ses fonctions digestives ne se sont jamais rétablies complétement et l'ont toujours obligé à surveiller son régime. Il y a 4 ans, à la suite de quelques excès de boissons que motivèrent un changement de profession (il se fit cafetier), les troubles digestifs s'aggravèrent, et parurent des douleurs épigastrique ; depuis 4 ans, depuis 1 an surtout, amaigrissement et le malade devint « nerveux », se laissant surexciter par la moindre impression. — *État actuel* (1890) : amaigrissement de 6 kil. depuis 1 an (58 > 52 ; il y a 4 ans : 68 kil.), peu d'appétit, dyspepsie des graisses et des crudités, alternatives de diarrhée et de constipation ; insomnie entre minuit et 1 heure. — *Hépatoptose ; corde transverse, boudin cœcal ; clapotage.* — (Traitement : laxatifs salins quotidiens, cure alcaline, douches froides).

1891. Après une amélioration de sa santé durant 6 mois sous l'influence du traitement de 1890, le malade, dont le poids s'était accru de 1 kilog., retomba. — *État actuel* (1891) : douleur de l'hypochondre droit, anorexie de la viande, constipation, hémorrhoïdes, borborygmes et douleurs intestinales ; insomnie. P. 51 k. — *Bord du foie abaissé, tranchant, un peu rénitent, sensible ; clapotage sous ombilical.* — (Traitement : le même ; lavage d'estomac).

1892. La santé resta bonne durant 11 mois ; les lavages d'estomac (ce malade en fit 80 dans le cours de l'année), enrayaient chaque menace de rechute. Il y a un mois, légère crise de l'hypochondre droit. — *État actuel (1892) :* ballonnement à la moindre ingestion de liquide ; douleurs constantes de l'hypochondre droit ; érections nocturnes, douleurs de reins : herpès balanopréputial. — *Hépatoptose légère, bord du foie souple, tranchant, un peu sensible à la pression. gros boudin cœcal sensible. Absence de réflexes patellaires*, sans autre signe de tabès. — (Au traitement précédent on ajoute cette année l'application d'une sangle pelvienne).

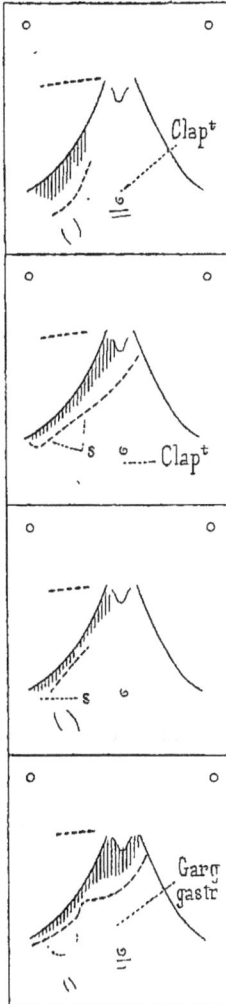

1897. Ce malade, dont la santé s'est améliorée beaucoup au point de vue des fonctions digestives, est allé chaque année, depuis trois ans, faire une cure à Lamalou, à cause de son pseudo tabès. — *État actuel :* il se plaint encore de douleurs de reins et de pertes séminales qui le réveillent la nuit ; fonctions digestives en bon état ; tendance à la constipation. A la marche, lorsqu'il quitte la ceinture (dont il apprécie les bons effets), il éprouve une sensation de chute du foie. — *Hépatoptose à bord mince, tranchant, souple, indolent ; néphrop tose du 3e degré à droite ; gargouillement gastrique.*

Est-ce qu'ici le diagnostic le plus rationnel n'est pas le suivant ; *Entéroptose à la phase neurasthénique* (ou mieux : *myélasthénique*) *secondaire à un hépatisme d'origine « bromatique »* (excès alimentaires), *aggravé par l'Ethylisme ?* On voit manifestement chez ce malade le nervosisme succéder à l'affection digestive, puis devenir une neurasthénie, après avoir présenté un syndrôme hépatique proprement dit.

Obs. LIX (97.215). — M. S..., 38 ans. — Voici un malade que, depuis sept ans, je revois tous les ans. Son observation, en 1891, lors de ma première intervention, était la suivante : — *Antécédents* (1891) : Malade depuis 8 mois. Début par des douleurs du côté droit, qu'on

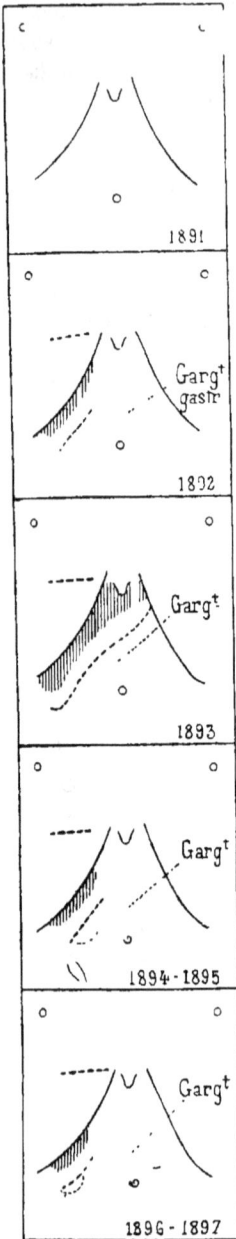

désigna sous le nom de « congestion aiguë du foie », avec vertiges, faiblesse, anorexie, constipation, insomnie, et, depuis lors, mauvaise digestion, incapacité de travail. Depuis 12 ans, excès de boisson (2 litres de vin par jour) et, tous les dimanches et lundis, se mettait en état d'ivresse ; jamais de pituite, pas d'amaigrissement. — *Etat actuel*, Digestion difficile, tiraillements d'estomac, vertiges ou lourdeurs de tête et battements de cœur, hypochondrie après les repas ; langue saburrale ; urines peu abondantes et colorées ; insomnie après 1 heure du matin. Poids 59 k. — *Rien d'anormal à la palpation.* — Traitement : laxatifs salins quotidiens, douches froides, cure alcaline, régime. Le malade perd 3 kilogs (59 (∨56), recouvre l'appétit et le sommeil, n'a plus de vertiges, l'insomnie ne dure plus qu'une heure, à 2 heures du matin.

1892. — Le malade se porta bien durant quatre mois, d'Août à Novembre, eut deux rechutes, la première de un mois de durée, en novembre, la seconde de trois mois de durée, de janvier à mars, puis il retomba en mai. — *Etat actuel*: Lassitude, vertige ; appétit, sommeil, bons ; dyspepsie, éructations ; constipation ; le poids a augmenté (56 < 57 k). — *Hépatoptose avec bord du foie souple, tranchant, indolent.* — Même traitement. Le malade reperd 2 kilogs (57-55 kilogs).

1893. — La santé a été bonne, à part la faiblesse et la constipation ; il n'y a plus de vertiges (poids 55 k.). — *Hépatoptose. Foie très souple, à bord tranchant, indolent.*

1894. — Après 8 mois de bonne santé, retour de l'état de malaise général, avec lassitude, irritabilité, battements de cœur. — *Hépatoptose; néphroptose droite du 3e degré ; sténose du cæcum.* (Poids 49,5 k.). Même traitement, auquel on ajoute l'application de la sangle pelvienne.

1895. — Une atteinte d'influenza en février ramène quelques troubles digestifs et de l'hypochondrie. Le malade porte la sangle, seulement quand il se livre à quelque exercice pénible (poids 52 k.). — *Hépatoptose ; néphroptose du 3° degré à droite ; gargouillement gastrique.* — Même traitement.

1896. — Le malade s'est marié depuis 3 mois (je l'y avais autorisé l'an passé) ; l'état général est bon, à part la constipation et quelque hypochondrie (poids 56 k.) — *Hépatoptose ; néphroptose du 3ᶜ degré à droite, du 1ᵒʳ à gauche ; gargouillement gastrique.*

1897. — L'appréhension d'une rechûte me ramène le malade, actuellement bien portant. Il a gardé sa ceinture qui le rend plus fort, dit-il (poids 56 k.). — *Mêmes signes à la palpation.*

C'est encore dans ce cas le diagnostic suivant qui doit être posé : *Entéroptose neurasthénique, secondaire à un hépatisme d'origine éthylique.*

Remarquons ici que l'hépatoptose a précédé la néphroptose. D'après mes observations, il semblerait que cette interversion de processus soit spéciale à l'intoxication alcoolique du foie ; on pourrait l'interpréter en disant que, sous l'influence de l'alcool le foie a été non seulement tuméfié, mais hypertrophié, avant d'être ptosé.

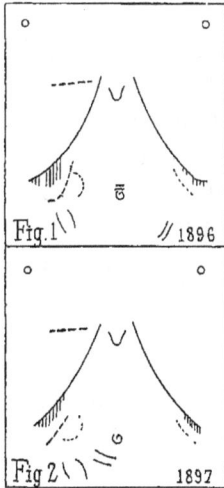

Obs LX (97.586). — M. T..., 40 ans. — Ce malade, que j'ai observé à deux reprises, à un an d'intervalle, présentait, en 1896, l'histoire suivante. — *Antécédents* : A été opéré, il y a 10 ans, d'une carie à la jambe ; fit excès de travail et d'alimentation. Depuis 2 ans, sensation de brûlure à l'estomac, à gauche du méso gastre, surtout 2 à 3 heures après les repas, régime sec inefficace, amaigrissement de 25 kilogs. (90 > 65). — *Etat actuel* : Appétit conservé ; 2 à 3 heures après les repas, brûlures de l'estomac, oppression, sensation de tiraillement des yeux, insomnie, constipation, urines colorées, hypochondrie. — *Hépatoptose ; néphroptose du 3° degré à droite ; splenoptose, stenose des trois segments, gargouillement gastrique à la pression.* — Traitement de l'Entéroptose (sangle, laxatifs, régime carné, lavage d'estomac, cure alcaline, hydrothérapie).

1897. – La santé a été meilleure cette année. Le poids du corps a augmenté de 5 kil. (poids 70 k.); à partir du 6e mois après le traitement, le malade put supprimer les laxatifs, mais il ne pourrait se passer de la sangle ; il a pu reprendre l'usage des légumes verts, mais pas celui des graisses. — *Hépatoptose ; néphroptose du 3° degré ; splenoptose ; sténose du cœcum et du transverse, et c'est dans la corde transverse (au moment ou on la palpe) qu'il localise le siège de sa douleur, de sa brûlure d'estomac.*

Le diagnostic est le suivant : *Entéroptose, secondaire à un hépatisme d'origine mixte (surmenage cérébral et excès d'alimentation).*

Combien est suggestive cette observation, que la pression du colon transverse sténosé provoque des sensations de brûlure identiques à celles spontanées que le malade localise dans son estomac, et ne doit-on pas être, en présence de faits semblables, qu'il suffit de connaître pour les retrouver fréquemment en clinique, très réservé dans l'interprétation gastrique des symptômes subjectifs que le malade localise dans son estomac ?

L'étude des 22 observations d'hépatonéphroptose de la 3ᵉ variété, dans lesquelles le foie ptosé, à bord inférieur rectiligne et parallèle au rebord costal, est indolent à la pression, présente, dans sa comparaison avec les 38 observations des deux premières variétés, les enseignements les plus précieux, tant au point de vue de la séméiologie hépatique qu'à celui de la pathologie générale. Toutefois, avant de faire ressortir ces enseignements, exposons encore brièvement nos 20 derniers cas d'hépatonéphroptose, dans lesquels se rencontre également une ptose du foie de la 3ᵉ variété, mais avec ce caractère particulier que la palpation trouve, dans les unes, le foie sensible à la pression, dans les autres, la densité de son tissu légèrement augmentée.

Dans le résumé de ces observations, je me bornerai, comme dans les précédentes, à exposer en outre, des antécédents étiologiques ou morbides, les symptômes et signes actuels permettant de comparer au diagnostic, c'est-à-dire à la classification, à la nomenclature que je propose, le diagnostic classique, celui que pose l'Ecole actuelle. C'est la meilleure manière d'établir un parallèle entre la doctrine nouvelle que je défends, celle de l' « hépatisme », et les doctrines régnantes de l'arthritisme, de l'herpétisme, du nervosisme ou du... gastricisme.

Je ne dirai rien du traitement, bien que son efficacité dans tous les cas puisse être invoquée comme un argument en faveur de la doctrine pathogénique dont il est le corollaire, je n'en dirai rien, sinon que les indications fondamentales, suivant lesquelles il a été dirigé, furent dans tous les cas les mêmes, conformément à la doctrine hépatique (cure alcaline chaude et alcalins, laxatifs quotidiens, régime carné, sangle (1).

Hépatonéphroptose de la 3e variété avec sensibilité
du foie, à la pression (17 cas).

L'hépatonephroptose de la troisième variété (bord inférieur du foie rectiligne et parallèle au rebord costal), avec sensibilité à la pression, a été observée chez 13 femmes et 4 hommes, sur 1.000 sujets atteints de maladies de la nutrition.

Voici les observations relevées chez les femmes :

Obs. LXI (96-709). — Mme L .., 27 ans. — *Antécédents :* un enfant il y a 5 ans, qu'elle allaita durant 14 mois. Malade depuis le sevrage. Depuis 2 ans, — à cause de douleurs gastriques, étouffements, malaise général, — alimentation exclusive de potages. — *État actuel :* appétit conservé ; douleurs d'estomac après les repas, étouffements ; parfois coliques brusques, sueurs froides et douleurs vives du côté droit, la marche éveille cette douleur. Sommeil bon, tendance à la constipation, règles régulières, peu d'amaigrissement. P. 60 kil. — *Hépatoptose sensible à l'incisure ; néphroptose gauche du 3e degré.*

Diagnostic : *Prélithiase biliaire avec Entéroptose d'origine puerpérale.*

_____

(1) La sangle ne fut appliquée que dans les cas où elle était indiquée, non seulement par les signes objectifs, mais par les symptômes subjectifs de l'Entéroptose.

Obs. LXII. (96-702). — Mme F..., 22 ans. — *Antécédents :*
A 9 ans, rhumatisme aigu, avec purpura, consécutif à une scarlatine,
3 mois de lit. Seconde crise rhumatismale à 14 ans et trois semaines de
lit. Accouchement il y a 20 mois, et 8 jours après, puis toutes les trois
semaines, d'abord vers 3 à 4 heures du soir, puis vers 11 heures du
soir, crises violentes, avec douleurs en ceinture, gonflement, etc ,
terminées par des vomissements alimentaires. Cure à Vichy l'an
passé, et depuis lors les crises, qui ont disparu, sont remplacées par un
mal d'estomac avec douleur à la pointe de l'omoplate droite tous les
jours vers 3 heures du soir. — *État actuel :* appétit vif, alimentation
d'œufs, légumes verts, viandes rôties ; pesanteur, douleur parfois
aigüe 1 à 2 heures après les repas ; réveil à 11 heures du soir avec
nausées, parfois vomissements ; constipation opiniâtre. Lassitnde
rapide. Pas d'amaigrissement. P. 65 k. — *Hépatoptose sensible à la
pression ; néphroptose du 3° degré à gauche ; boudin cœcal.*

Diagnostic : *Entéroptose, avec pseudo-lithiase biliaire, d'origine puerpérale, chez une prédisposée hépatique d'origine
infectieuse.*

Obs. LXIII (96-699). — Mme J..., 36 ans. — *Antécédents :* Bonne
santé antérieure, sauf fièvre muqueuse à 14 ans ; mariée à 33 ans.
Accouchement il y a 18 mois et, 12 jours après, vers 3 heures du soir,
première crise d'indigestion, de 2 heures de durée, avec douleurs à
l'estomac, à l'hypochondre droit et dans le dos, et vomissements ; ces
crises reparurent depuis une à deux fois par semaine, et l'une d'elles
dura 4 jours pendant lesquels la malade ne pouvait ni redresser le
tronc, ni boire, ni manger ; amaigrissement de 15 kil. cet hiver
(73 > 58,5). — *État actuel :* dernière crise, il y a 3 semaines ; appétit ;
dyspepsie des graisses, des crudités, du vin ; constipation ; sommeil
médiocre ; marche difficile, à la moindre secousse douleur oppressive
à l'épigastre. — *Hépatoptose souple, un peu sensible. Sensibilité à la
pression au niveau de l'épigastre et de l'incisure ombilicale. Néphroptose droite du 3° degré.*

Diagnostic : *Pseudo-lithiase biliaire, avec Entéroptose,
d'origine puerpérale.*

Obs. LXIV (97,252) Mme E..., 27 ans. — *Antécédents :* trois
enfants (4, 3 ans et 18 mois), malade depuis sa dernière couche ;
traitée d'abord pour une ulcération du col utérin, elle éprouva bientôt
les troubles digestifs dont elle se plaint. — *État actuel:* peu d'appétit ;
gonflement d'estomac de suite après le repas ; oppression ; état nauséeux le matin ; constipation depuis sa couche ; sommeil bon ; règles

régulières ; amaigrissement (P, 49,5). — *Hépatoptose sensible à
l'incisure ; néphroptose double du 3° degré.*

Diagnostic: *Prélithiase biliaire, avec Entéroptose, d'origine
puerpérale.*

Obs. LXV (96-727). — Mme B...., 32 ans. — *Antécédents :* eut
un accouchement il y a dix ans, et la maladie date de cette époque :
affection gastrique, qui s'aggrava il y a 6 ans sous l'influence de la
douleur de son veuvage ; il y a 3 ans la maladie se compliqua de
crises avec vomissements alimentaires, durant 4 heures, avec douleur
tordante, étouffement, gonflement, etc. ; ces crises étaient ramenées
par la moindre émotion. Une cure à Vichy l'an passé en diminua la
fréquence ; la dernière crise il y a un mois. — *Etat actuel :* appétit
passable ; dégoût de la viande ; aigreurs, parfois vomissements glaireux le matin ; amaigrissement de 2 kil depuis 1 an (46 > 44 kil.,
48 kil. il y a 10 ans).— *Hépatoptose sensible ; néphroptose du 3° degré
à droite, du 1er à gauche.*

Diagnostic : *prélithiase biliaire, avec Entéroptose, d'origine
puerpérale.*

Obs. LXVI (97-547) Mme P..., 40 ans. — *Antécédents :* née au
Brésil qu'elle habita 18 années ; quelques douleurs d'estomac avec
oppression dans son enfance, puis, aux époques menstruelles, douleurs lombaires et abdominales ; à l'âge de 18 ans, à la suite de chagrins, ictère durant 6 mois, et, pendant les 12 mois suivants, état
subictérique ; eut, en même temps que ce symptôme, tristesse, douleurs
épigastriques, pesanteurs d'estomac. Mariée à 20 ans, elle eut pendant sa grossesse vomissements et vertiges et garda la chaise-longue
durant 8 mois ; un mois après la couche, à la suite d'un saut, prolapsus utérin, métrorrhagie ; sevrage au 8° mois, puis, 7 mois après,
à la suite d'un refroidissement, crise avec vomissements durant de x
jours ; 2° grossesse (il y a 16 ans), la mort de son enfant, qu'elle alla -
tait, provoqua un état de nervosisme. Survint, il y a 12 ans, une
3° grossesse qui fut normale ; il y a 8 jours, pendant une époque
menstruelle, crise de douleurs hépatiques sans vomissements, durant
3 jours.— *Etat actuel :* douleurs constantes de l'hypochondre droit, qui
augmentent après les repas ; appétit variable ; pesanteurs après les
repas ; tendance à la constipation. Insomnie après 2 heures du matin,
règles régulières ; marche facile ; parfois douleurs des articulations
des doigts et de l'épaule du côté droit, du sciatique gauche.— *Hépatoptose sensible à l'incisure ; néphroptose du 3° degré à droite et à
gauche, celle du côté gauche sensible à la pression ; corde transverse ;
sensibilité du flanc gauche à la pression.*

Diagnostic : *Pseudo-lithiase biliaire, peut-être d'origine psychique, ch'z une prédisposée hépatique, aggravée par la puerpéralité. Entéroptose larvée. Prodrômes de la phase rhumatismale de l'hépatisme.*

Obs. LXVII (97-632) Mme B..., 48 ans. — *Antecédents :* ni enfants, ni fausse couche, bonne santé antérieure, sauf quelque anémie ? (règles pâles et pertes blanches). Il y a 5 ans, chute, qui n'eut pas de suites, sur un parquet ; il y a 3 ans, cholérine avec vomissements et coliques assez violentes ; il y a 1 ans, à la suite de demêlés conjugaux, survint brusquement de l'excitation nerveuse avec crises, symptôme d'agitation, claquements de dents, vertiges ; gonflement intestinal et éructations après les repas ; amaigrissement léger; l'hydrothérapie, l'arsenic, l'air de la campagne furent efficaces. Les règles furent supprimées des le début de la maladie. — *Etat actuel :* état nerveux ; appétit, sommeil bons ; selles régulières — *hépatoptose sensible ; néphroptose du 3e degré à droite.*

Diagnostic : *neurasthénie hépatique d'origine psychique, peut-être liée à la ménopause. Entéroptose larvée.*

Le traitement de l'Entéroptose, en particulier la sangle, rendirent service à la malade.

Obs. LXVIII (97-8). — Mme G..., 47 ans. — *Antecédents :* mere morte de néphrite à 60 ans, père mort d'une affection cardiaque à 70 ans. Etait sujette aux migraiues. 4 couches normales (enfants de 24, 21, 18 et 14 ans). Il y a 12 ans, à la suite d'une émotion, crampes d'estomac, subictere, et, le 8e jour, hematemese ; la malade n'a jamais du garder le lit. — *Etat actuel :* se plaint de douleurs fréquentes en ceinture et dans la région dorsale, parfois vertige ; crampes d'estomac presque chaque semaine. Appétit bon, pas de dyspepsie, tendance à la constipation, sommeil bon ; regles régulieres, pas d'amaigrissement (P. 49 kil). — *Hépatoptose ; sensibilite a la pression sous l'appendice xyphoide ; nephroptose du 3e degré a droite, du 1er à gauche ; gargouillement gastrique ; corde transverse sous ombilicale ; cœcum étroit.*

Diagnostic : *prélithiase biliaire. d'origine psychique, chez une prédisposée hépatique (migraines, crampes d'estomac). Entéroptose larvée.*

Obs. LXIX (97-548). — Mme R..., 40 ans. — Voici quelle etait, en 1893, l'histoire de cette malade que j'ai vue à quatre reprises depuis cette époque. — *Antécédents :* bonne santé antérieure ; un enfant il y a 9 ans ; depuis lors, fréquemment mal d'estomac et digestions lourdes ; il y a 3 ans, douleurs de l'hypochondre droit et de l'épaule droite, examen médical négatif ; il y a 1 an, aux bains de mer, début d'une fièvre peut-être paludéenne et depuis, tous les 15 jours, accès fébriles, parfois frissons, à deux reprises douleurs de courbature qui alitent la malade durant 24 heures ; souvent gravelle dans les urines ; parfois urticaire. — *Etat actuel* (1893) *:* appétit bon ; digestions lourdes ; parfois aigreurs ; constipation ; sommeil médiocre ; règles régulières ; fréquemment douleurs de l'hypochondre droit. — *Sensibilité du foie à la région épigastrique et la douleur à la pression retentit à la région mammaire droite.*

Diagnostic : *hépatisme (congestibilité du foie), d'origine puerpérale, peut-être aggravé par l'impaludisme ; uricémie, rhumatoïdisme consécutifs.* — Traitement approprié.

1894. — Les douleurs du côté droit furent remplacées, après 3 mois, par une sensation de brûlure d'estomac : toutes les 6 à 8 semaines, douleur de l'hypochondre droit qui se termine le soir vers 9 heures par une crampe d'estomac durant 2 à 3 heures, et, ces derniers temps, tous les 2 ou 3 jours, retour des crampes d'estomac — *Etat actuel :* pesanteurs et éructations après les repas, battements de cœur et angoisse au milieu de la nuit, douleurs de l'hypochondre droit et de l'épaule droite ; éphélides, xanthômes. — *Néphroptose du 3e degré à droite ; sténose des trois segments.*

Second diagnostic : *prélithiase biliaire, Entéroptose.*

1895 : deux mois après sa cure, puis en février, crise de 8 jours de durée, avec vésicule très distendue ; enfin, en avril, crise violente, suivie d'un ictère de six semaines (P. 47 kil.) — *Abdomen très flasque, très ridé ; foie sensible au niveau de l'incisure ; néphroptose du 3e degré à droite ; sténose des trois segments.*

Troisième diagnostic : *lithiase biliaire avec Entéroptose.*

1897. La malade, qui revint à Vichy en 1895, n'a pas eu de crise depuis 2 ans ; le poids du corps a augmenté de 8 kil. (47 < 55). Encore parfois, battements cardiaques et angoisse la nuit ; sable urique. — *Hépatoptose, profonde, souple, sensible ; bord du foie tranchant, aminci ; néphroptose du 3e degré à droite.*

Diagnostic : *Hépatisme lithiasique uricémique, avec Entéroptose larvée.*

Combien, au point de vue doctrinal, est intéressante une pareille observation, dans laquelle on voit le syndrôme subir des transformations successives (phase gastrique, phase entéroptosique (névropathique des auteurs), phase hépatique proprement dite, phase arthritique), parallèles aux modalités objectives qui se succèdent dans le foie (congestion du lobe gauche ; congestion du lobe moyen ; ptose). Seul le « procédé du pouce » a pu déceler les signes objectifs anormaux de ce foie, que la palpation classique eût chaque fois déclaré normal. On voit également l'hépatoptose comme le dernier acte du processus de ptose.

Obs. LXX (96-736). — Mme B..., 27 ans. — *Antécédents :* il y a 7 ans, appendicite, 3 à 4 semaines de lit, fièvre, vomissements, longue convalescence ; deux enfants (5 et 2 ans), qu'elle a nourris. Depuis 2 à 3 ans, douleur presque constante de l'hypochondre droit ; fréquemment urticaire ; amaigrissement de 7 kil., 5 depuis 1 an (67,5 > 58). — *Etat actuel :* douleurs de l'hypochondre droit, peu d'appétit ; pesanteurs, éructations surtout 2 à 3 heures après le repas ; 1 à 2 selles diarrhéiques, souvent décolorées, chaque jour ; règles régulières. hypochondrie, idées de suicide, d'incurabilité. — *Hépatoptose sensible ; néphroptose du 3ᵉ degré à droite, du 1ᵉʳ à gauche ; gargouillement gastrique ;* elle porte une ceinture qui facilite la marche.

Diagnostic : *Neurasthénie hépatique, avec Entéroptose, d'origine puerpérale.*

Obs. LXXI (97-673). — Mme A..., 48 ans. — Cette malade que j'ai vue deux années de suite, en 1896 et 1897, présentait en 1896 l'histoire suivante. — *Antécédents :* bien portante jusqu'à son mariage, elle eut 20 mois après une fièvre typhoïde, puis, l'année suivante, une fausse couche suivie d'une métrite du col utérin, avec faiblesse et dyspepsie. Cautérisation, hydrothérapie. Puis, pendant 4 ans, cures à Vichy et les trois années suivantes cures à Royat. Il y a 5 ans, douleurs articulaires au poignet droit ; parfois gravelle urique. — *Etat actuel* (1896) : la malade se plaint de faiblesse, impressionnabilité ; peu d'appétit, digestion lente ; tendance à la constipation. — *Hépatoptose, bord du foie très souple, indolent, à lobe tombant dans la fosse iliaque ; boudin cœcal, corde transverse.*

1897. — Après 8 mois d'amélioration, retour des malaises digestifs. — *Hépatoptose, un peu sensible* (et la légère douleur provoquée retentit dans la région retrosternale et à la pointe de l'omoplate droite); *néphroptose du 3° degré à droite.*

Diagnostic : *Hépatisme uricémique (gravelle), à forme névropathique, avec Entéroptose d'origine puerpérale.*

Obs. LXXII (96-777). — Mme d'Y..., 30 ans. — *Antécédents :* chloro-anémie dans l'adolescence, migraines depuis 10 ans, trois grossesses, il y a 9, 6 et 5 ans ; du 3e au 6e mois de la seconde grossesse, douleurs d'estomac continues, avec douleur de l'hypochondre droit, vomissements incoercibles ; dégoût de toute nourriture ; injections de morphine ; lavements alimentaires ; cessation brusque de la douleur le 6e mois. Mêmes symptômes pendant le 2e mois de la troisième grossesse. Il y a 3 ans, à l'occasion de chagrins, retour des maux d'estomac et 2 crises de 3 jours de durée à 6 mois d'intervalle, caractérisées par : coliques, vomissements de bile, pincements d'estomac, suivis, pendant 3 jours, de vomissements et d'anorexie, ces crises débutant vers 10 h. du soir ; un purgatif les terminait ; pas de calcul, mais urines rouges et selles grises ; il y a 1 an, cephalée et diminution graduelle de la vue de l'œil gauche (diagnostic pose : névrite optique et embolie de l'artère centrale'. — *État actuel :* cephalée constante ; appétit, digestion, selles, règles sont réguliers, peu d'amaigrissement (P. 48 kil.). — *Abdomen très maigre, ridé ; ligne blanche écartée ; bord du foie abaissé, souple, tranchant, sensible ; néphroptose du 3e degré à droite ; sténose du cæcum et de l'S iliaque ; battement aortique*

Diagnostic : *Lithiase biliaire, avec Entéroptose, d'origine puerpérale, chez une prédisposée, peut-être héréditaire.*

Obs. LXXIII (97-71). — Mme B..., 28 ans — *Antécédents :* peu après son mariage, il y a 10 ans, vaginisme, congestion, utérine, constipation opiniâtre, sable urique, nostalgie ; cure à Vichy ; la première grossesse survint il y a 8 ans ; amélioration de la santé ; trois autres grossesses il y a 6, 5 et 1 an ; déchirure du périnée après la première ; périnéorrhaphie après la troisième ; après la quatrième, 2 crises, qualifiées de nephrétiques, une 3e crise il y a 4 mois. — *État actuel :* appétit bon, pas de dyspepsie, sommeil bon, constipation, fréquentes douleurs à l'hypochondre droit, parfois douleurs d'estomac. Pas d'amaigrissement (P. 51,6). — *Hépatoptose sensible à l'incisure ; néphroptose du 2e degré à droite, du 1er à gauche, cæcum et S iliaque sténosés.*

Diagnostic : *Hépatisme uricémique, lithiase urique, avec Entéroptose d'origine non élucidée, peut-être puerpérale.*

Voici maintenant les 4 observations d'hépatonéphroptose de la 3ᶜ variété, avec sensibilité du foie de la pression, que nous avons relevées chez les hommes :

Obs. LXXIV (97-345). — M. S..., 38 ans. — *Antécédents :* syphilis il y a 6 ans. Traitement mercuriel, auquel il attribue l'origine de ses troubles digestifs ; l'an passe blennorrhagie, abus de copahu, aggravation des maux d'estomac ; à partir de mai 1894, début de l'amaigrissement et perte, en 15 mois, de 16 kil. (80 > 64). — *État actuel :* digestions difficiles, flatulence, éructations ; malaises le plus accentués 4 heures après les repas ; appetit bon ; sommeil bon, si le régime est suivi (pas de farineux) ; tendance à la constipation ; quelques coliques — *Foie abaissé, bord souple, mince, tranchant, sensible à l'épigastre ; néphroptose du 3ᵉ degré à droite ; cæcum en boudin isolable.*

Diagnostic : *Hépatisme, à phase gastrique, d'origine médicamenteuse ; Entéroptose secondaire* (le diagnostic classique posé avait été : dyspepsie atonique). Après trois semaines de traitement (cure alcaline, hydrothérapie, régime), le malade va bien ; son poids a augmenté de 5 kilogs.

Obs. LXXV (97-415). — M. B..., 32 ans, docteur. — *Antécédents :* fils de mere arthritique. Il y a 8 ans, a 24 ans, excès de travail, excès veneriens, repas irreguliers et debut de la maladie actuelle par des palpitations, de l'insomnie, avec constipation, gonflement de l'estomac après les repas, douleur épigastrique assez vive pour nécessiter l'usage de la morphine ou du chloroforme, et, en 9 mois, amaigrissement de 20 kil ; il y a 6 ans il reprit en un mois 6 kil. Jusqu'a il y a 2 ans, fréquentes coliques, accompagnees d'enterite membraneuse. — *État actuel :* appetit vif, regime carné, boisson de lait aux repas ; malaises gastriques après le repas du matin, intestinaux après le repas du soir ; ne dort que de 1 heure a 5 heures du matin ; constipation depuis 6 ans ; il porte une ceinture Glenard, sans laquelle il ne peut marcher.— *Hépatoptose souple, sensible a l'incisure, nephroptose du 1ᵉʳ degré à droite ; corde transverse, cæcum etroit : gargouillement gastrique.*

Diagnostic : *Hépatisme à forme gastro-intestinale, d'origine nerveuse (?), avec Entéroptose secondaire.*

Obs. LXXVI (97-122). — M. V. ., 44 ans. *Antécédents :* malade depuis 9 ans. A la suite de surmenage physique et moral, digestions difficiles, douleurs d'estomac, puis constipation, hemorrhoïdes ; depuis 4 ans, etat « neurasthenique », avec douleurs de l'épine dorsale, de la nuque, du cerveau, du sacrum » ; il y a 3 ans, et il y a 2 ans, crise hépatique suivie d'ictère, durant 15 jours la première fois, 8 jours la seconde. Depuis 7 ans amaigrissement de 7 kil. (69,5 > 62,5). — *Etat actuel*. peu d'appétit ; pesanteurs et éructations après les repas ; sommeil médiocre ; constipation, souvent selles glaireuses ; fatigue par la station debout ou par la marche ; se plaint de deux tumeurs dans le côté droit, l'une sous les côtes, l'autre dans le flanc droit, celle-ci sensible à la pression. Les divers médecins qui l'ont vu sont restés indécis sur la localisation et la nature de ces tumeurs.— *Hépatoptose sensible à l'incisure : néphroptose du 3ᵉ degré à droite* (c'est sa tumeur supérieure), *boudin cœcal* (sa tumeur inférieure sensible).

Diagnostic : *neurasthénie hépatique, postlithiase biliaire d'origine peut-être psychique ; Entéroptose secondaire*.

Obs. LXXVII (96-697). —- M. H..., 29 ans. — *Antécédents :* il y a 7 ans, il tomba d'un parapet sur un rocher ; ce fut le côté droit qui porta, il fut relevé à moitié mort et considéré comme perdu, eut une hématurie de 5 à 6 jours et 1 mois 1/2 de lit ; depuis lors il resta pâle, anémique ; un an après, congestion hépatique (teint subictérique, anorexie, faiblesse, constipation, cephalalgie) durant trois semaines et, depuis lors, pareille maladie revient une à deux fois par ans, la dernière il y a 2 mois. Trois cures à Vichy en 92, 93, 94. — *Etat actuel :* teint très pâle ; appétit bon ; pas de dyspepsie ; selles régulières, sommeil bon ; urines sans albumine (P. 59 k.) — *Bord du foie abaissé, aminci, tranchant, souple, un peu sensible ; néphroptose double du 2ᵉ degré, le rein droit un peu plus sensible que le gauche.*

Diagnostic : *Hépatisme d'origine traumatique, Entéroptose larvée.*

Voici enfin les trois derniers cas par lesquels se termine cette longue énumeration des 80 malades atteints d'hépatonéphroptose que nous avons rencontrés sur notre millier de sujets appartenant au groupe des maladies de la nutrition.

Hépatonephroptose de la 3ᵉ variété avec augmentation de densité du foie à la palpation.

Trois cas seulement de cette sous-variété ont été rencontrés, et, dans les trois cas, chez des femmes.

Obs. LXXVIII (97-799). — Mᵐᵉ B..., 29 ans. — *Antécédents :* bonne santé antérieure, sauf légère anémie de 16 à 19 ans ; mariée à

26 ans (il y a 3 ans), eut deux couches, dont la première gémellaire ; à la deuxième grossesse, il y a 1 an, insertion vicieuse du placenta (?). Séjour dans l'Annam, à partir d'octobre 1896 ; là, à la suite d'une frayeur et d'excès de fatigues, elle est a;teinte le 1ᵉʳ avril 1897, d'une congestion du foie avec diarrhée profuse de 10 à 20 selles par jour, dont le paroxysme fut atteint le 20 mai ; le foie depassait le rebord costal de deux travers de doigt. La malade, amaigrie de 7 k. (54>47), revint à Port-Saïd en juin, la diarrhée persista, avec 2 à 4 selles par jour, résistant à toute médication (régime, ratanhia, tannin, bismuth, diascordium, sulfate de soude, naphthol, salol ; seul l'élixir parégorique était un peu efficace).La malade rentre en France et vient a Vichy demander la guérison. — *État actuel :* Diarrhée de 2 à 4 selles par jour; anorexie ; alimentation de lait (2 litres par jour), œufs, côtelette, purées, jus de viande ; de suite après le repas, coliques transverses, douleurs sourdes à l'estomac ; sommeil irrégulier ; faiblesse. Poids 47 kil. — *Abdomen proéminent, élastique ; sténose du cœcum et de l'S iliaque ; néphroptose bilatérale du 3ᵉ degré ; hépatoptose rénitente, bord tranchant.*

Le diagnostic n'était pas douteux : *Entérite chronique, de cause hépatique* (cause seconde), *d'origine tellurique* (cause première), *chez une Entéroptosique* (Entéroptose secondaire, ou puerpérale ?) Le traitement déduit de cette pathogénie, surveillé de très près, ainsi qu'il est nécessaire, et répondant aux indications tirées de l'état du foie (cure alcaline, sulfate de soude 7 gr. tous les matins, diète azotée exclusive), de l'anorexie (Hcl avant les repas), de la splanchnoptose (sangle), de la dépression générale (hydrothérapie froide), amena en 25 jours une guérison qui se maintenait encore 2 mois après, la malade ayant continué l'usage du sulfate de soude, de la viande crue, et ayant repris chez elle, un mois après la cure, 250 gr. par jour d'eau de Vichy chauffée (Grande-Grille), avant les repas. La sangle, mal supportée les 2 premiers jours, fut ensuite appréciée comme rendant la malade plus forte ; le 20ᵉ jour, le foie, toujours en ptose, avait repris une consistance souple, était légèrement sensible à la pression.

Obs. LXXIX (97-544). — Mᵐᵉ B..., 43 ans. — *Antécédents :* à l'âge de 3 ans, fievre typhoïde ; à l'âge de 17 ans, début d'une affection digestive, avec lourdeur gastrique et céphalée apres les repas, qu'elle soulageait en provoquant des vomissements. Mariee à 25 ans, elle a 3 enfants âgés de 7, 5 et 2 ans ; pendant la nourriture du pre mier, état neurasthenique, qui se dissipa et reparut il y a 4 mois à la suite d'une frayeur. — *Etat actuel :* découragement, idées noires, phobies ; peu d'appétit ; étouffements, céphalalgie après les repas, dyspepsie du lait. Tous les matins, état nauséeux, faciès vultueux, pituite spumeuse ; constipation ; réveil à 4 heures du matin avec malaise général, crampes des orteils, bâillements ; règles irrégulières, supprimées depuis 4 mois, onychophagie. Amaigrissement de 18 k. 5 depuis 2 ans (73,5 > 55) ; langue sale — *hépatoptose rénitente, indolent* (type de la fig. 1); *néphroptose du* 3ᵉ *degré à droite ; corde transverse.*

Le traitement (cure alcaline, laxatifs salins, douches froides, amers, bromure), transforma rapidement cette malade physiquement et moralement. Il confirme donc le diagnostic qui résulte de l'histoire de la malade : *neurasthénie hépatique d'origine puerpérale, avec Entéroptose larvée, chez une prédisposée (nervosique ? ou hépatique ?).* Après trois semaines de traitement la consistance du foie était devenue normale.

Obs. LXXX (97-749).— Mᵐᵉ W..., 38 ans.— *Etat actuel :* se plaint de son état nerveux et d'une céphalalgie temporale gauche gravative, constante presque depuis 10 ans, s'aggravant si elle baisse la tête ou si elle a une emotion ; elle la combat en prenant 2 à 3 doses de 1 gramme d'antipyrine par jour. L'appétit est bon, la malade recherche les crudités ; gonflement, somnolence, pesanteurs après les repas ; constipation habituelle ; insomnie medio-nocturne ; peu de forces pour la marche. Amaigrissement de 6 kil. en 3 mois (71 > 65) — *Antécédents :* bonne santé antérieure, sauf tendance à la constipation. Six enfants (l'aîné 16, le cadet 11 ans) qu'elle allaita ; bonnes couches, sauf, apres la première, abcès de la vessie (?) et plusieurs semaines de lit. Il y a 10 ans, au 7ᵉ mois de l'allaitement de son 4ᵉ enfant, elle dût sevrer à cause d'un état de névrose, avec irritabilité, boule hystérique, cephalalgie constante intolérable, insomnie. douleurs d'estomac, vomissements incessants ; seule, l'antipyrine (3 à 4 doses de 1 gramme chaque par jour), la soulagea. Sa santé était devenue, satisfaisante, à part la cephalalgie qui persista depuis, lorsque, il y a 6 mois, elle fut atteinte, sans cause appreciable, d'une diarrhée de 5 à 6 selles par jour, survenant de suite apres les repas et vers 2 heures du matin, avec glaires et membranes ; en même temps anorexie et amaigrissement graduel de 6 kil. Le séjour au bord de la mer la remit des le 4ᵉ jour, et le poids. qui avait diminué de 6 kil., reprit de 1 kil. ; mais la céphalalgie, qui avait disparu durant la diarrhée, reparut des que celle-ci eut cessé. — *Abdomen mou ; pannicule épais ; Hepatoptose rénitente, sensible, et la sensibilité à la pression irradie au sternum ; néphroptose bilatérale du 3° degré ; stenose des 3 segments ; battement épigastrique.*

Le diagnostic ne doit-il pas être posé ainsi : *neurasthénie hépatique, d'origine puerpérale, avec L'entéroptose larvée ?* Est-ce que les indications n'étaient pas de combattre, dans le foie, cette céphalée neurasthénique, dont le caractère symptomatique était si bien révélé, non seulement par les anamnestiques, mais par le fait de son alternance avec la diarrhée. Celle-ci n'était-elle pas également un symptôme hépatique ?

Avec les 42 observations que nous avons résumées et groupées sous la rubrique d' « hépatonéphroptose de la 3° variété », se clot la liste des 80 cas, sur un millier de chronicitants, systématiquement explorés à ce point de vue, dans lesquels fut rencontrée l'hépatonéphroptose.

Rappelons que, sous le nom d' « hépatonéphroptose » nous voulons signaler l'existence simultanée, chez un même malade, d'un foie mobile et d'un rein mobile. Nous croyons avoir démontré d'ailleurs, et notre doctrine est généralement acceptée aujourd'hui, que le caractère de mobilité, dans les viscères abdominaux, implique nécessairement ceux d'ectopie et d'abaissement et, en plus, pour le foie, celui de déformation ; que, de ces divers caractères, solidaires l'un de l'autre, c'est, non pas le caractère de mobilité ou celui d'ectopie, ainsi que les auteurs l'ont interprèté jusqu'à ce jour, mais celui d'abaissement, de ptose, qui le seul ait une valeur clinique. Nous avons déterminé les signes diagnostiques de la ptose des différents viscères : la ptose de l'estomac, celle de l'intestin, accompagnée ou non de sténose de cet organe, n'étaient pas connues cliniquement, nous en avons fait l'histoire ; la ptose du rein n'était connue que dans son etat le plus accentué et le plus rare, nous avons montré, en indiquant la technique de palpation à l'aide de laquelle il était facile de les reconnaitre, qu'il existait trois autres variétés de ptose du rein, moins accentuée mais tout aussi nette que celle connue, et d'une extrême fréquence. Cet enseignement a été partout contrôlé et partout vérifié dans son exactitude.

. Abordant l'étude de la ptose du foie, nous avons constaté que, dans le nombre infime d'observations relevées jusqu'à ce jour (80 cas) et décrites sous la rubrique de « foie mobile », s'étaient glissées, dans près de la moitié des cas (48 %), des erreurs sur la nature de la maladie hépatique et, dans plus du tiers des cas (35 %), où le diagnostic fut vérifié par l'autopsie, une erreur de localisation, la tumeur considérée comme un foie mobile n'étant pas constituée par le foie. Nous en avons conclu à l'insuffisance des repères diagnostiques indiqués par la séméiologie classique, nous avons alors déduit, de l'anatomie topographique et des connexions du foie, les signes objectifs théoriques de sa mobilité ; à l'aide de ces signes objectifs, pour la constatation desquels nous avons appliqué une technique spéciale nouvelle de palpation qui seule pouvait les mettre en évidence, nous avons recherché sytématiquement la mobilité du foie chez un millier de malades.

Parmi le nombre relativement grand de foies que nous avons rencontrés, réalisant les conditions objectives du foie mobile théorique, c'est-à-dire ptosé, nous avons mis à part les cas, au nombre de 80, dans lesquels, avec la ptose du foie, coïncidait la ptose du rein. C'était, pensions-nous, augmenter les garanties de diagnostic de ptose du foie.

Enfin, comme il s'agissait d'un type objectif du foie absolument nouveau, puisque seule la nouvelle technique de palpation permettait de le reconnaître sur le vivant, nous avons dû chercher quelle était sa valeur clinique et vérifier si un groupemement des malades, basé sur ce seul caractère, réunissait entre eux des malades semblables, si ce type nouveau de ptose du foie était vraiment un caractère de classification nosologique, si cette classification était naturelle.

Pour y arriver, nous avons, parmi ces 80 cas, séparé trois groupes secondaires, trois variétés d'hépatonéphroptose suivant la forme et la direction de la ligne décrite par le bord inférieur du foie : première variété, dans laquelle cette ligne se brise pour circonscrire un lobe pendant, dont les deux bords sont accessibles sous forme d'arête tranchante ; deuxième variété, où la ligne du foie est également brisée, mais dans laquelle le lobe circonscrit ne présente d'arête tranchante que sur son bord interne ; troisième variété, avec bord du foie rectiligne. Dans chacune de ces variétés nous avons étudié à part les foies présentant, soit une sensibilité à la pression, soit une consistance, plus accentuées que la sensibilité ou la consistance normales.

Or, nous avons vu par l'analyse, puis la comparaison des deux premières variétés, comprenant, la première 26 cas, la seconde 12 cas, que :

1º Les traits symptomatiques fondamentaux sont les mêmes chez ces 38 malades, groupés, sans élimination aucune, d'après le seul caractère de ptose du foie et du rein. Ce sont les suivants : affection de l'appareil digestif avec trouble des fonctions gastrique, hépatique et intestinale ; trouble du sommeil ; faiblesse ; amaigrissement ; diminution du calibre de l'intestin ; efficacité chez tous d'un même traitement (sangle, laxatifs quotidiens, régime carné, alcalins) C'est le syndrôme de l'Entéroptose.

2º Les traits symptomatiques superficiels, qui donnent au syndrôme entéroptosique l'allure, tantôt gastro-intestinale, tantôt hépatique, tantôt neurasthénique, sont en rapport avec l'état de sensibilité à la pression et de consistance du foie. Le foie est donc l'arbitre de la symptomatologie.

3º Les caractères, tant superficiels que fondamentaux du syndrôme, chez les malades présentant cette ptose du foie, nouvellement acquise à la clinique, sont identiques aux caractères que l'on rencontre chez 48 % des malades classés, en littérature médicale, sous la rubrique de « foie mobile ». La ptose nouvelle du foie appartient donc à la même famille et les caractères objectifs qui ont servi à la classer sont plus pathognomoniques que ceux adoptés pour caractériser la maladie dite du « foie mobile » puisque tous nos cas, sans élimination, et non 48 % seulement comme avec la sé-

méiologie classique, appartiennent au même groupe naturel.
La ptose du foie, telle que je la décris, est donc le vrai type
nosologique de la maladie dite du « foie mobile ».

Voilà ce que nous a appris l'étude des deux premières
variétés de l'hépatonéphroptose. Il s'agit de voir maintenant
si la comparaison, avec ces cas, des 42 malades de la troisième
variété, confirmera encore la valeur clinique du nouveau type de
ptose du foie comme base de classification nosologique.

Tout d'abord quels diagnostics eussent été posés, sont
actuellement posés par l'Ecole actuelle chez ces 42 malades ?

DIAGNOSTIC CLASSIQUE
(symptomatique)
posé chez 42 malades présentant de l'hépatonéphroptose (3ᵉ variété)

Dans 10 cas	(obs. XLIV, XLVIII, LI, LVII, LVIII, LIX, LX, LXVII, LXX, LXXIX).....	neurasthénie gastrique.
Dans 9 cas	(obs. XXXIX, XLIX, LXII, LXIII, LXV, LXVI, LXIX, LXXII, LXXVI)......	lithiase biliaire.
Dans 4 cas	(obs. XL, XLII, LXI, LXXVII)	congestion du foie.
— 4 —	(obs. XLVI, XLVII, L, LXXIII)	lithiase urique.
— 3 —	(obs. XLIII, XLV, LXXIV)..	hyperchlorhydrie.
— 2 —	(obs. LII, LIII)	neurasthénie épileptiforme.
— 2 —	(obs. LIV, LXXX).........	migraine.
— 1 —	(obs. XLI)	rein flottant.
— 1 —	(obs. LV)...............	glycosurie arthritique.
— 1 —	(obs. LVI)	goutte.
— 1 —	(obs. LXXI)............	gravelle.
— 1 —	(obs. LXIV)............	métrite.
— 1 —	(obs. LXVIII)...........	ulcère gastrique.
— 1 —	(obs. LXXV)........	entérite membraneuse.
— 1 —	(obs. LXXVIII)..........	entérite chronique.

42 cas.

Si nous comparons cette énumération avec celle des
diagnostics classiques posés dans les 38 cas d'hépatonéphroptose avec lesquels nous avons constitué la première et la

seconde séries de cet état morbide, le fait qui attire de suite
notre attention est le suivant : C'est, à côté des syndrômes
neurasthénique, gastro-intestinal ou hépatique, qui seuls, à
eux trois, se partageaient nos 38 premières observations,
l'apparition de syndrômes nouveaux : lithiase urique, gravelle,
goutte, glycosurie, migraine, métrite, rein flottant, 11 cas
sur 42 observations, c'est-à-dire 26 °/₀. C'est, en outre, le
nombre relativement considérable (24 °/₀ au lieu de 7 °/₀ dans
les deux premières variétés) des cas dans lesquels tout autre
diagnostic que celui de neurasthénie est impossible à formuler.
Enfin, c'est, dans les cas à syndrôme hépatique, dont la proportion est de 32 °/₀, la même que dans la série des 38 premiers cas, cette forme spéciale d'hépatisme qu'on ne peut
désigner autrement que sous la dénomination de congestion
chronique du foie (4 cas sur 42 malades).

Qu'est-ce à dire? sinon que le nosologiste, perdant pied,
manquant d'orientation au milieu de malades, comme ceux
de nos 42 observations, dont il soupçonne bien la parenté
pathologique, mais dont la pathogénie lui échappe, se résout
à étiqueter chaque spécimen suivant le symptôme le plus
saillant, mettant, sur le même premier rang, des symptômes
qui, évidemment, sont : chez ce malade, des caractères de
variété (comme la migraine, l'entérite membraneuse ou la
congestion du foie, etc.) chez celui-là des caractères d'espèce
(comme la lithiase urique, la gravelle, la goutte), chez ce
troisième des caractères de famille (comme la neurasthénie), ou
encore, chez cet autre, des caractères de complication (tels que
l'ulcère gastrique ou la métrite), ou enfin, chez ce dernier, un
caractère qui le rejette violemment dans un autre cadre
nosologique, le caractère tiré de la mobilité du rein. C'est le
comble de la confusion et la négation de toute subordination
hiérarchique des caractères.

Or, examinons de plus près nos observations.

Dans 12 cas, le syndrôme est exclusivement hépatique
(obs. XLVII, XLVIII, XLIX, LI, LV, LVI, LXVI, LXVII,
LXVIII, LXIX, LXXIX, LXXX).

52

Dans 27 cas, il existe une combinaison des symptômes hépatiques et des symptômes entéroptosiques. Tantôt c'est l'hépatisme qui a précédé l'entéroptose (13 cas : obs. XXXIX, L, LIII, LIV, LVII, LVIII, LIX, LX, LXXIV, LXXV, LXXVI, LXXVII, LXXVIII), tantôt c'est l'entéroptose qui a précédé l'hépatisme (2 cas : obs. XLIV, XLVI), tantôt enfin, hépatisme et entéroptose semblent être nés simultanément de la même cause, dans les mêmes conditions, au même moment (12 cas : obs. XLI, XLII, LII, LXI, LXII, LXIII, LXIV, LXV, LXX, LXXI, LXXII, LXXIII).

Dans 3 cas, c'est le syndrôme classique de l'Entéroptose pure (obs. XLI, XLIII, XLV).

Nous ne pouvons moins faire que d'être frappés de voir le foie, l'*hépatisme*, jouer un rôle si important, soit dans les antécédents, soit dans l'état actuel des malades présentant les signes de la 3e variété de l'hépatonéphroptose ; dans plus de la moitié des cas (25 sur 42) il absorbe à lui seul ou domine le syndrôme. Plus que cela, si nous analysons les cas dans lesquels existait une prédisposition hépatique, cas au nombre de 12 (obs. XXXIX, XLII, XLIV, XLV, XLIX, L, LVI, LXII, LXVI, LXVIII, LXXII, LXXIX) et si nous remarquons que 3 de ces cas (obs. XLII, LXII, LXXII) font partie de ces 12 cas dans lesquels nous admettions l'éclosion simultanée des symptômes entéroptosiques et hépatiques, nous serons portés à agrandir, pour l'hépatonéphroptose de la 3e variété, la prépondérance de l'hépatisme sur l'entéroptose.

Notons en second lieu que les formes d'*hépatisme uricémique*, rencontrées ici dans 8 cas (obs. XLVI, XLVII, XLIX, L, LVI, LXIX, LXXI, LXXIII), existaient : chez 4 malades n'ayant aucun symptôme entéroptosique (hors les signes objectifs), chez 1 des malades (obs. XLVI) où l'entéroptose avait précédé l'hépatisme, chez 1 (obs. L) où c'était l'hépatisme qui avait précédé l'entéroptose, chez 2 enfin (obs. LXXI, LXXIII) où les deux processus semblaient être nés simultanément. Il n'est donc pas douteux que le caractère tiré de la forme uricémique de l'hépatisme n'occupe un degré hiérarchiquement plus élevé, au point de vue de la classification, que le caractère tiré de la ptose viscérale.

En troisième lieu, si, groupant sous la rubrique d'*hépatisme paroxystique* tous les cas, au nombre de 12, dans lesquels la souffrance du foie se traduisait par des crises douloureuses intermittentes plus ou moins vives, et que nous distinguons, suivant les formes de la douleur, sous les noms d'hépatisme prélithiasique (5 cas : obs. XLII, LXI, LXIV, LXV, LXVIII), pseudolithiasique (5 cas : obs. XXXIX, XLIV, LXII, LXIII, LXVI), et lithiasique (2 cas : obs. LXXII, LXXVI), nous cherchons quelle relation existe entre l'hépatisme paroxystique et l'état de la sensibilité du foie, nous vérifions que, dans tous ces 12 cas, le foie était sensible à la pression. C'est la confirmation de la loi que nous avons dégagée plus haut et d'après laquelle l' « hépatisme à douleurs paroxystiques » de l'estomac ou du foie s'accompagne toujours de sensibilité du foie à la pression. Tous les malades dont le foie est sensible à la pression n'ont pas de paroxysmes douloureux, mais il est à remarquer que les 8 malades dans ce cas (sur 20 dont le foie était sensible), présentaient tous un syndrôme neurasthénique manifeste (neurasthénie hépatique).

Enfin, et fait important, si nous dressons exactement la formule diagnostique de ceux de nos malades classés par la nosologie actuelle sous la rubrique de lithiase urique, gravelle, goutte, glycosurie, migraine, métrite, rein flottant, voici ce que nous trouvons :

Interprétation pathogénique de 11 cas d'Hépatonéphroptose, à syndrôme anormal, de la 3ᵉ variété

DIAGNOSTIC CLASSIQUE	DIAGNOSTIC PROPOSÉ
Lithiase urique, obs. XLVI...	Hépatisme uricémique, chez une enteroptosique d'origine puerpérale, aggravée par une appendicite au moment de la ménopause.
id. obs. XLVII..	Hépatonéphrétisme, phase rhumatismale, avec enteroptose larvée, d'origine puerpérale.

Lithiase urique, obs. L..... Entéroptose secondaire à un hépatisme
                             uricémique, avec néphrétisme pseudo-
                             lithiasique, d'origine émotive, chez
                             une prédisposée hépatique.

       id.   obs. LXXIII. Hépatisme uricémique, lithiase urique,
                             avec entéroptose d'origine non éluci-
                             dée, peut-être puerpérale.

Gravelle....... obs. LXXI .. Hépatisme uricémique, à forme névro-
                             pathique, avec entéroptose d'origine
                             puerpérale.

Goutte......... obs. LVI.... Hépatisme rhumatismal goutteux, ag-
                             gravé, chez une prédisposée hépatique,
                             par le séjour dans l'humidité. Entéro-
                             ptose secondaire larvée.

Glycosurie .... obs. LV.... Hépatisme glycosurique, avec entéro-
                             ptose secondaire larvée, d'origine
                             puerpérale.

Migraine ...... obs. LIV.... Entéroptose secondaire, à forme migrai-
                             neuse, d'origine hépatique, peut-être
                             héréditaire.

       id.   ...... obs. LXXX.. Neurasthénie hépatique, à forme migrai-
                             neuse, d'origine puerpérale, avec en-
                             téroptose larvée.

Métrite........ obs. LXIV .. Prélithiase biliaire, avec entéroptose,
                             d'origine puerpérale.

Rein flottant... obs. XLI ... Entéroptose, d'origine puerpérale, à
                             forme gastrique.

Ce parallèle, entre le diagnostic classique et le diagnostic
proposé, est identique à celui que nous avons dressé
pour les cas où le diagnostic classique conclue, soit à la
neurasthénie, soit à une affection gastrique ou intestinale.
Nous ne reviendrons pas sur la démonstration que nous avons
faite à l'occasion des 38 observations relevant des deux
premières variétés de l'hépatonéphroptose.

Seulement, ce que nous relevons ici, c'est, d'un côté,
l'absorption du syndrôme entéroptosique par le syndrôme
hépatique, de l'autre côté, la transposition, au second plan, du
syndrôme hépatique fondamental, par l'accession, au premier
plan, de symptômes accessoires. C'est au médecin à ne pas
s'y laisser prendre.

Au surplus, comparons les divers traits du syndrôme chez

nos 42 malades, avec ceux que nous avons notés dans nos 26 cas d'hépatonéphroptose de la première variété et dans nos 12 cas de la seconde.

L'*amaigrissement* a été noté dans 20 cas sur 42 (au lieu de 22 sur 26 de la 1re variété et de 4 sur 12 de la seconde), il a été de 25 kil. dans 1 cas (obs. LX), de 20 kil. (obs. LXXIV), de 18 kil. (obs. LXXIX), de 16 kil. (obs. XLIX), de 15 kil. (obs. LXIII), de 10 et 9 kil. (obs. L, LVII), de 8 et 7 kil. (obs. LXXX, LXX, LXXV, LXXVIII), de 6, 5 et 3 kil. (obs. LVIII, XLIII, LIV, LIX), etc. 3 malades (obs. LI, LIII, LXIX), avaient augmenté de poids avant que leur maladie s'aggravât.

La *sténose intestinale* s'est rencontrée chez 23 malades sur 42 (au lieu de 18 sur 26 de la 1re variété, et de 12 sur 12 de la seconde), 6 fois étendue aux trois segments du côlon (obs. XLI, XLVI, L, LVII, LX, LXXX), 3 fois au côlon transverse et au cœcum (obs. LXIII, LXVIII, LXXV), 4 fois au cœcum et à l's iliaque (obs. XLII, LXXII, LXXIII, LXXVIII), 4 fois au cœcum seul (obs. XLV, LXII, LXXIV, LXXVI), 6 fois au seul côlon transverse (obs. XLIV, LI, LIV, LXVI, LXXI, LXXIX).

Si nous ne tenons compte que des cas où le transverse était sténosé, car la sténose de cet intestin a une valeur de classification beaucoup plus grande que celle des autres segments du côlon, nous trouvons 15 cas sur 42, au lieu de 17 sur 26 dans la première variété, et 7 sur 12 dans la seconde.

Quant à la *splénoptose,* elle existait chez 3 malades (obs. LV, LVI, LX). Dans les 26 premières observations (1re variété), nous en avions trouvé 6 cas, 1 cas dans les 12 suivantes (2e variété).

En ce qui concerne les symptômes subjectifs :

Les *troubles intestinaux* existaient chez 34 malades sur 42 : c'était de la constipation chez 28 malades, chez 3 desquels il y avait de l'entérite membraneuse (obs. LXXV, LXXX) ou glaireuse (obs. LXXVI) ; la constipation alternait avec de la diarrhée chez 3 malades (obs. XLI, XLII, LVIII) ; 3 malades seulement avaient de la diarrhée (obs. XLVII, LXX, LXXVIII).

Dans la 1re variété, il y avait 22 fois des troubles intestinaux sur 26 cas, et dans la 3e, 9 sur 12.

Les *troubles gastriques* (dyspeptiques) sont notés dans 28 cas sur 42, le matin à jeún dans 1 cas (obs. LXV), de suite après le repas dans 11 cas, 3 heures après dans 16 cas. La proportion des troubles gastriques était, dans la 1re variété, de 22 sur 26, et, dans la 2e, de 10 sur 12.

Les *troubles hépatiques subjectifs* existaient, au moment de l'examen, chez 15 malades sur 42 (hépatisme congestif 3 cas, prélithiasique 5 cas, pseudolithiasique 5 cas, lithiasique (?) 2 cas). Nous les avions trouvés chez 14 sur 26 malades de la 1re variété (congestif 1 cas, prélithiasique 3 cas, pseudolithiasique 3 cas, lithiasique 7 cas), et chez 4 malades sur 12 de la 2e variété (prélithiasique 3 cas, pseudolithiasique 1 cas).

Les *troubles du sommeil* se rencontrèrent chez 18 malades sur 42, avec insomnie à partir de 2 heures du matin chez 8 malades, à partir de 11 heures du soir dans 1 cas (obs. LXII), de minuit dans 1 cas (obs. LVIII), de 5 heures du matin dans 1 cas (obs. LXXV), à heure irrégulière dans 7 cas. Dans la 1re variété, ils existaient chez 16 malades sur 26, et dans la 2e, aucun malade ne s'en plaignait.

La *faiblesse* fut notée chez 21 malades sur 42, alors que ce symptôme se présenta chez 13 sur 26 malades de la 1re variété, chez 6 sur 12 de la seconde.

Enfin, le *nervosisme* existait, dans la 3e variété, chez 14 malades sur 42 ; nous l'avions trouvé manifeste chez 8 malades sur 26 de la 1re série, chez 2 sur 12 de la 2e.

Si nous comparons maintenant l'*étiologie*, chez nos 42 malades de la 3e variété, à celle que nous avons relevée dans les deux premières variétés, voici ce que nous observons :

Sur nos 42 cas, il y a 34 femmes et 8 hommes ; il y avait 23 femmes et 3 hommes sur les 26 malades de la 1re variété ; les 12 malades de la 3e variété étaient toutes du sexe féminin.

L'étiologie a été la suivante : puerpéralité dans 15 cas, dont 5 avec prédisposition hépatique antérieure ; ménopause, menstruation, allaitement ou sevrage, dans 6 cas ; chagrins

dans 6 cas, avec prédisposition hépatique dans 2 cas ; traumatisme dans 3 cas, avec hépatisme antécédent dans 2 cas ;
éthylisme, 2 cas ; excès alimentaires, 1 cas ; impaludisme,
1 cas ; surmenage nerveux, 2 cas. Dans les 6 autres cas,
l'étiologie exacte n'a pu être élucidée, l'hépatisme remontait
à l'enfance ou même était héréditaire.

L'étiologie des malades de la 3ᵉ variété d'hépatonéphroptose
présente l'analogie la plus étroite avec celle que l'on rencontre
dans les premières variétés, mais ce qu'on remarque c'est,
dans beaucoup de cas de la 3ᵉ variété, l'association de plusieurs
causes et, bien plus que dans les deux premières variétés, la
difficulté de préciser au juste quelle a été, parmi ces causes,
celle dont l'influence pathogénique a été la plus grande. C'est
enfin le grand nombre des cas dans lesquels existait une prédisposition hépatique, celle-ci impliquant évidemment une cause
préalable d'hépatisme.

Si à cette analogie nous joignons celle des symtômes fondamentaux, il est impossible de ne pas considérer tous les
malades groupés par le seul signe objectif de l'hépatonéphroptose comme faisant partie de la même famille. Le tableau
récapitulatif ci-dessous le prouve jusqu'à l'évidence.

Symptômes fondamentaux de 80 cas d'Hépatonéphroptose

	1ᵒ VARIETE 26 cas	2ᵉ VARIETE 12 cas	3 VARIETE 42 cas	TOTAL 80 cas
Amaigrissement	84 pʳ 100	33 pʳ 100	45 pʳ 100	54 pʳ 100
Sténose du côlon transverse...	65 pʳ 100	58 pʳ 100	35 pʳ 100	52 pʳ 100
Splénoptose	23 pʳ 100	8 pʳ 100	7 pʳ 100	12 pʳ 100
Troubles intestinaux	84 pʳ 100	75 pʳ 100	80 pʳ 100	79 pʳ 100
id. gastriques.....	84 pʳ 100	83 pʳ 100	66 pʳ 100	77 pʳ 100
id. du sommeil....	61 pʳ 100	0 pʳ 100	42 pʳ 100	34 pʳ 100
Troubles hépatiques subjectifs.	53 pʳ 100	33 pʳ 100	40 pʳ 100	42 pʳ 100
Faiblesse.............	50 pʳ 100	50 pʳ 100	50 pʳ 100	50 pʳ 100
Nervosisme	30 pʳ 100	16 pʳ 100	33 pʳ 100	26 pʳ 100

Tous ces malades sont donc bien de la même famille.

Ce n'est pas que depuis longtemps les observateurs n'aient été frappés, en dépit des dénominations si différentes qu'ils imposèrent à ces maladies, des traits de ressemblance qu'elles présentaient par leur étiologie, leur histoire pathologique, leurs indications thérapeutiques, il a bien fallu trouver une cause à ces analogies, en fournir une explication, leur découvrir un substratum commun et c'est ainsi qu'a été abstraite la notion d'une disposition morbide originelle commune à tous ces malades. Pour désigner cette disposition morbide ou « diathèse », ils choisirent celle de ses manifestations qu'ils considéraient comme la plus fréquente, la détermination articulaire, et imposèrent à la diathèse le nom d' « arthritisme ». C'était une constatation qu'on pouvait prendre pour ce qu'elle valait, ce n'était pas une explication. L'explication, on l'a trouvée plus tard dans une insuffisance des combustions organiques, une nutrition retardante, ce qu'on a appelé la « bradytrophie ». Comme la cause de cette bradytrophie restait inconnue, on l'a déclarée originelle. Telle est la doctrine actuelle.

Ainsi donc les manifestations très diverses par lesquelles se traduit la maladie dans nos 42 cas d'hépatonéphroptose de la 3e variété (bord du foie rectiligne), auraient pour cause commune une même disposition de tous ces organismes aux déterminations articulaires (*arthritisme*), la cause et en même temps la preuve de cette disposition permanente résiderait dans un ralentissement de la nutrition (*bradytrophie*), le ralentissement de la nutrition serait inné, et par conséquent héréditaire.

Ne voit-on pas de suite quels sont les points faibles d'une pareille interprétation ? une fois admise la nécessité d'une disposition, d'une diathèse communes, ne voit-on pas que le choix de celui des caractères qui est le plus propre à la personnifier, et qui est ici l'aptitude aux déterminations articulaires, dépend de la rigueur avec laquelle tous ses caractères ont été inventoriés et pesés ? Une fois reconnue l'insuffisance des combustions organiques, ne voit-on pas que le choix de la cause, capable de provoquer et de maintenir cette insuffisance des combustions, dépend à son tour de la rigueur avec laquelle sont analysées les causes susceptibles de créer un mouvement vicieux et définitif des humeurs ? Dire qu'un organisme est en puissance de diathèse parce que cette diathèse est innée, c'est répondre par la question, c'est reporter aux ascendants l'inconnue du même problème.

Pourtant notre génération s'endort avec tant de quiétude sur cette notion d'arthritisme, qu'il y a lieu d'en rechercher les causes. J'en puis découvrir trois : premièrement, c'est que cette notion d'arthritisme consacre une acquisition dont la pathologie a droit d'être fière, celle de la notion de diathèse ; en second lieu, on ne sait quel caractère placer, pour désigner cette diathèse, au-dessus de celui tiré de l'aptitude aux déterminations articulaires (l'aptitude aux manifestations herpétiques, celle aux localisations congestives, ayant en vain tenté de s'y substituer) ; en troisième lieu, on ne veut concevoir, ni l'action directe d'une cause cosmique sur le mouvement nutritif, ni la répercussion, sur le mouvement nutritif, du trouble fonctionnel d'un organe donné, ni, quand même il en serait ainsi, la possibilité pour cet organe de retentir directement à une cause cosmique et de conserver définitivement, pour créer un mouvement nutritif définitivement vicieux, l'empreinte morbide tracée par une cause cosmique passagère.

Or, ces diverses conceptions, auxquelles se refuse la pathologie générale actuelle, sont précisément celles que proclame, comme l'expression de la réalité, la doctrine que j'ai proposée et que je défends ici, la doctrine de l'**hépatisme**.

C'est bien un mouvement nutritif vicieux qui trahit la diathèse, mais c'est un trouble fonctionnel du foie qui a causé et qui entretient ce mouvement nutritif vicieux, et ce sont les causes cosmiques qui ont déterminé ce trouble fonctionnel du foie.

J'ai à maintes reprises énuméré les arguments sur lesquels se fondait la doctrine de l'hépatisme, je n'y reviendrai

ici que pour montrer quelle clarté apporte cette doctrine et
quelle force elle puise dans l'interprétation pathogénique de
nos observations d'hépatonéphroptose de la 3ᵉ variété.

A celui qui protesterait, je répondrai combien il était
mal documenté puisque, chez aucun de ces malades il n'avait
constaté, ni la ptose du foie, ni celle du rein, puisqu'il ne
savait pas, avant que nous l'eussions démontré, qu'une
maladie avérée du foie peut se présenter sous le masque d'une
affection gastro-intestinale ou d'une simple névropathie, ou,
comme nous l'avons vu, sous celui de la goutte, de la gravelle,
de la migraine ou d'une affection utérine ; enfin et surtout,
parce que n'ayant pas « pesé » les caractères, il n'a attaché
aucune importance à ceux fondamentaux tirés de l'état des
fonctions digestives, des fonctions intestinales, du sommeil,
des forces, des variations de poids du corps, etc., tous
symptômes que leur « poids » dans la balance séméiologique
nous a obligés à mettre en première ligne.

A celui qui, poussé à bout, dira que le trouble fonctionnel
du foie est une conséquence de l'altération des humeurs ou
des localisations coexistantes, je dirai d'étudier avec soin la
chronologie des symptômes, la succession des signes, de
chercher laquelle de sa doctrine ou de la mienne donne les
plus précieux enseignements pour l'enquête étiologique, les
indications prophylactiques ou thérapeutiques, la classification
nosologique.

Mais alors, et c'est là le fait remarquable, puisqu'il s'agit
toujours de malades groupés ensemble par le seul fait que
tous ont de l'hépatonéphroptose, alors que dans les deux
premières variétés tous les syndromes étaient concordants
pour affirmer la prépondérance pathogénique du caractère de
« ptose », dans la 3ᵉ variété c'est le caractère plus général
de trouble fonctionnel du foie qui règle la symptomatologie.
Non seulement nous trouvons d'autres espèces morbides que
l'Entéroptose, mais encore nous rencontrons de ces états
intercalaires où il n'est plus possible de déterminer la maladie,   -

sinon par des symptômes insignifiants ou, même moins, par
le simple énoncé de l'état diathésique — et toujours c'est
l'hépatisme.

N'est-ce pas une preuve que l'état du foie domine la
pathogénie dans l'hépatonéphroptose, que la ptose du rein ne
joue qu'un rôle insignifiant? N'est-ce pas une preuve que
le nouveau type de ptose du foie que nous décrivons a une
valeur séméiologique importante? Cette valeur séméiologique
n'est-elle pas encore accrue de ce fait que le syndrôme, dont
nous avons vu l'aspect varier dans ses traits superficiels,
suivant que le lobe pendant des deux premières variétés
présente une arête accessible sur ses deux côtés (1ʳ variété)
ou seulement sur son côté interne (2ᵉ variété), suivant que le
foie est indolent ou sensible à la pression, varie maintenant
dans quelques-uns de ses traits fondamentaux, en même
temps qu'à la place de la ligne brisée de son bord inférieur on
trouve, comme dans la 3ᵉ variété, une ligne droite, et devient
surtout un syndrôme hépatique au lieu d'être surtout un
syndrôme ptosique.

*L'analyse des 42 observations d'hépatonéphroptose de la
3ᵉ variété confirme la valeur séméiologique, — déjà affirmée par
l'analyse des 26 observations de la 1ʳ variété et des 12 observations de la seconde —, de la ptose du foie, quelle que soit sa
forme, c'est-à-dire du foie souple, accessible à la palpation
(type nouveau).*

*La ptose du foie est signe d'hépatisme, la forme de ptose
est signe d'espèce dans l'hépatisme. La ptose de la 1ʳ et
de la 2ᵉ variétés est signe pathognomonique d'Entéroptose,
celle de la 3ᵉ variété, sans être exclusive de l'Entéroptose, peut traduire d'autres espèces de l'hépatisme telles
que la goutte, le rhumatisme chronique, la lithiase urique, la
migraine, etc., etc.*

Ces affirmations que je n'eusse pas osé formuler, si chacun
n'en pouvait vérifier la légitimité par la lecture des quatre-

vingts observations dont je viens de donner le résumé, concordent à merveille avec mes conclusions antérieures.

Dans une étude sur le « processus d'évolution hépatique dans le diabète », c'est-à-dire dans une des maladies chroniques où le foie présente les aspects objectifs les plus variés, je concluai :

« Tout foie (*les foies souples comme les foies indurés*), perçu par la palpation chez le vivant, est un foie anormal ».

« Le foie des diabétiques est le siège d'un processus évolutif constant et les variétés objectives *(les foies souples comme les foies indurés)* observées chez les diabétiques ne sont que les phases de ce processus ».

« L'objectivité du ressaut (*en particulier dans les foies souples, accessibles par le seul procédé du pouce,* c'est-à-dire *ptosés*) est le stigmate, le relief d'une affection hypertrophique ancienne du foie et implique une susceptibilité, une vulnérabilité anormales de cet organe (*ce qui est le caractère fondamental de l'hépatisme*) ». (1)

Dans une étude sur les injections aqueuses du foie, je montrai l'appui donné par l'anatomie expérimentale à cette formule :

« La perturbation objective du foie varie du reste avec les divers syndromes : ce sont les formes..., les formes stigmatiques de déformation, d'abaissement ou de ressaut (*types de foies souples*) dans les phases intercalaires aux maladies diathésiques *(maladies de l'hépatisme)* ou dans leurs périodes d'accalmie ». (2)

Enfin, dans le chapitre que j'ai consacré à la théorie du

(1) F. GLÉNARD. *Des résultats objectifs de l'exploration du foie chez les diabétiques* Communic. a l'Acad. Méd. 21 avril 1890. Lyon Médical 20 avril 1890 et tirage à part: Paris, Masson, 1890. 72 pages avec 342 diagrammes lithographiés de foies et 8 tableaux synoptiques.

(2) F. GLÉNARD. 1895. *Rev. Mal. Nutr.* et *Lyon Médical:*

foie mobile et où je montre que le foie mobile est nécessairement un foie en même temps abaissé et déformé, j'écrivais :

« Dans un grand nombre de cas de déformation ou de
mobilité *(ptose du foie)*, c'est une maladie actuelle ou antécé
dente du foie qui ajoute sa cause de perturbation aux changements de situation et de forme du bord de cet organe, attribués
à tort au seul défaut de soutien, avec ou sans constriction du
corset ». (1)

L'analyse des quatre-vingts observations d'hépatonéphroptose est l'absolue confirmation de ces aphorismes. Et nous
sommes autorisés à dresser, comme nous l'avons fait pour les
26 cas de l'hépatonéphroptose de la 1re variété, et afin de les
comparer avec notre premier tableau, les tableaux suivants
qui synthétisent, sous forme d'une nouvelle classification nosologique, les enseignements fournis par l'analyse des 12 observations d'hépatonéphroptose de la 2e variété et des 42 de la
3e variété.

(1) F. Glénard. 1897. *Rev. Mal. Nutr.*

Classification nosologique de 12 cas de « Maladies de la nutrition »
avec hépatonéphroptose de la 2ᵉ variété

DIAGNOSTIC CLASSIQUE
(symptomatique)

Dans 4 cas (obs. XXVII, XXX, XXXIV, XXXV)........ Dyspepsie.
— 3 — (obs. XXXII, XXXVI, XXXVIII) .... Lithiase biliaire.
— 2 — (obs. XXIX, XXXIII) .... Dyspepsie nerveuse.
— 1 — (obs. XXVIII)........... .... Neurasthénie.
— 1 — (obs. XXXI)........................... Dilatation d'estomac.
— 1 — (obs. XXXVII)....................... Hyperchlorhydrie.

  12 cas.

DIAGNOSTIC PROPOSÉ
(étiologique et pathogénique)

A. **Espèce** : ENTÉROPTOSE.
  (maladie)

  a) *variété :* HÉPATONÉPHROPTOSE.

  a') *sous-variété :* HÉPATOPTOSE DE LA 2ᵉ VARIÉTÉ (12 cas) :

    à *foie indolent* (9 cas) | à *foie sensible* (3 cas)

et syndrôme (entéroptosique), de forme (période), ou allure (phase) :

gastrique, névropathique	*hépatique*
(obs I à IX)	(obs X à XII)
dans 8 cas (XXVII, XXIX, XXX, XXXI, XXXII, XXXIII, XXXIV, XXXV) .... gastrique.	dans 1 cas (XXXVII)... .... congestive.
— 1 — (XXVIII)......... névropathique.	— 2 — (XXXVI, XXXVIII) . pseudolithiasique.
9 cas.	5 cas.

B. **Famille** : HÉPATISME.
  (diathèse)

  B'. *Genre :* b. CHOLÉMIQUE (11 cas).
  (tempérament)
              b'. URICÉMIQUE (1 cas : obs. XXVIII).

C. **Classe**
  (cause première)

  C. INFECTIEUSE .... | appendicite (obs. XXVIII).

  C'. TOXIQUE .... | ménopause (obs. XXXI).

  C". TRAUMATIQUE.. { puerpéralité (obs. XXVII, XXIX, XXX (forceps), XXXII, XXXIII, XXXIV, XXXVI, XXXVII, XXXVIII).

  C"'. ÉMOTIVE....... | chagrins (obs. XXXV).

  Avec prédisposition... { *héréditaire* (obs. XXVII).
  (hépatique)   *acquise* (obs. XXXII, XXXIII, XXXIV, XXXV, XXXVII).

  Sans prédisposition... | (obs. XXVIII, XXIX, XXX, XXXI, XXXVI, XXXVIII).

Un simple coup d'œil sur ce tableau synoptique des 12 cas
d'hépatonéphroptose de la 2ᵉ variété, comparé avec celui des
26 cas de la 1ʳᵉ variété, montre que ces 38 malades appartiennent bien au même groupe nosologique.

Voyons maintenant le tableau des 42 cas de la 3ᵉ variété.

**Classification nosologique de 42 cas de « Maladies de la nutrition »
présentant une hépatonéphroptose de la 3ᵉ variété**

A. Classe
(cause première)

A. INFECTIEUSE....
- perpuéralité (obs. LV).
- impaludisme (obs. LXXVIII).
- dysenterie (pas).
- fièvre typhoïde (pas).

A'. TOXIQUE........
- puerperalite (obs. XLV, XLVII, LII, LXI, LXII LXIII, LXXII, LXXIII, LXXIX, LXXX).
- menopause (obs. XLVI, LI, LIII).
- excès alimentaires, excès alcooliques (obs. LVIII, LIX).
- excès médicamenteux ? (obs. LVII, LXXIV).
- habitation humide (obs. LVI).

A". TRAUMATIQUE..
- puerperalite (obs. XLI, XLIII (version), LXIV, LXV, LXIX, LXX, LXXI).
- traumatisme (obs. XLII, XLIV, XLIX (laparatomie), LXXVII).

A"'. ÉMOTIVE ......
- chagrins (obs. XXXIX, XL, LIV, LXVI, LXVII, LXVIII).
- frayeur (pas).
- colère (pas).
- surmenage (obs. LXXV, LXXVI).

Avec prédisposition...
(hépatique)
- héreditaire (obs. XLVIII, XLIX, L, LIV, LXVI, LXVIII, LXXII, LXXV).
- acquise (obs. XL, XLII, XLIV, XLV, XLVI, LI, LIII, LIV, LVI, LX, LXII, LXX, LXXI, LXXVIII, LXXIX).

Sans prédisposition...
- (obs. XXXIX, XL, XLI, XLIII, XLVI, XLVII, LII, LV, LVII, LVIII, LIX, LXI, LXIII, LXIV, LXV, LXVII, LXIX, LXXII, LXXIV, LXXVI, LXXVII, LXXX).

B. Famille : Hépatisme.
(cause seconde ou diathèse)

C. Branches :
(tempérament)

HEPATISME CHOLEMIQUE	URICEMIQUE	MIXTE
	obs. LI LXIX (malades guéris, mais restant hépatiques diathésiques).	

C. Genre : HÉPATOPTOSE.
C'. Sous-genre : HÉPATONÉPHROPTOSE.
C". Variété : HÉPATOPTOSE A BORD INFÉRIEUR DU FOIE RECTILIGNE.

D. Espèces :
(maladies)

1° ENTÉROPTOSE, à syndrôme (entéroptosique) de forme ou allure	hépatique { congestive (LXXVII). prelithiasique (XLII, LXI, LXIV, LXV) pseudolithiasiq. (XXXIX, XLIV, LXII, LXIII) lithias (LXXII,LXXVI).		
	gastrointestinale (XLI, XLIII, XLV, LVII, LXXIV, LXXV, LXXVIII).		
	renale	....	XLVI, L, LXXIII.
	nevrop thique (XL, LIV, LVII).	....	LXXI.
	neurasthe iq e (LVIII, LIX, LX, LXX, LXXVI).		
2° NEURASTHENIE	simple ...	....	LXXIX, LXXX.
	epilep til me	....	LII, LIII.
3° RHUMATISME	....	XLVII, XLIX.	
4° LITHIASE URIQUE	XLVIII.		
5° GOUTTE	LVI.		
6° GLYCOSURIE	....	LV.	
7° { PRÉLITHIASE BILIAIRE...........	....	LXVIII.	
{ PSEUDOLITHIASE BILIAIRE..........	....	LXVI.	

Si nous comparons entre eux les trois tableaux qui groupent chacun, dans un ordre naturel de subordination hiérarchique, les caractères de l'une des trois variétés d'hépato-néphroptose, nous constatons bien l'identité des deux premiers tableaux, englobant les 38 cas de nos deux premières variétés ; mais nous voyons que le troisième tableau, groupant les 42 cas de la troisième variété, diffère des deux premiers par deux traits importants : l'élévation de l'hépatoptose au rang de caractère générique ; la création d'embranchements.

Dans les 38 cas des deux premières variétés d'hépatoné-phroptose, l'appareil symptomatique était univoque : le syndrôme subjectif de l'Entéroptose cadrait, dans tous les cas, avec le syndrôme objectif et l'on pouvait admettre que l'hépatoptose n'était qu'une variété de la splanchnoptose, et les caractères de sensibilité et de densité du foie des caractères de sous-variété.

Mais il n'en est plus de même dans les 42 cas de la troisième variété d'hépatonéphroptose. Ici, nous ne retrouvons le syndrôme subjectif spécifique de l'Entéroptose que chez 29 malades ; des 13 autres, 11 se répartissent en 7 espèces différentes, 2 ont perdu, par le fait de la guérison de leur maladie, jusqu'aux caractères symptomatiques propres à les classer comme espèce morbide : il ne leur reste que les caractères de classe et de genre, c'est-à-dire, les caractères diathésiques.

Qu'est-ce à dire, puisque le syndrôme objectif de la splanch-nopsose peut, dans certains cas, ne pas se traduire par son appareil symptomatique habituel, sinon que, dans ces cas, existent quelques caractères d'ordre évidemment supérieur au caractère de ptose, puisqu'ils sont capables d'en tranformer l'expression symptomatique ? Et n'oublions pas que, en matière de classification nosologique, subordination hiérarchique veut dire subordination *pathogénique* et que, par conséquent, le caractère d'ordre supérieur joue le rôle d'une cause vis-à-vis du caractère qui, relativement à lui, est inférieur.

Où chercher ces caractères d'ordre supérieur ? ce ne peut être que dans le foie, puisqu'il s'agit de la famille hépatique.

Or, précisément, nous voyons ces cas de symptomatologie paradoxale ne se rencontrer que dans la troisième variété de l'hépatonéphroptose, celle dans laquelle le bord inférieur du foie ptosé a une direction rectiligne.

Il est donc évident, d'abord, que l'hépatoptose est un caractère générique, puisqu'elle est commune à plusieures espèces et que la diversité des espèces a son origine dans le foie, ensuite que, dans l'hépatoptose de la 3e variété, ce sont les caractères combinés de souplesse et d'accessibilité du foie qui priment ceux de ptose. *L'hépatoptose est donc bien un genre nosologique.*

Pourtant, sur les 42 malades dont le foie présente ce caractère d'un bord inférieur rectiligne, il n'en est que 13 dont le syndrôme ne soit pas celui de l'Entéroptose, les 29 autres ont une symptomatologie identique à celles des 38 malades des deux premières variétés d'hépatonéphroptose. Il existe donc un caractère d'ordre encore supérieur, non seulement à celui de la direction rectiligne du bord inférieur du foie ptosé, non seulement au caractère même de ptose du foie, mais à celui même d'organe souple, anormalement accessible à la palpation.

Ce caractère d'ordre supérieur, que la logique la plus rigou-reuse nous oblige à chercher encore dans le foie, nous le trouvons exprimé, non plus par des signes objectifs appré-ciables à la palpation, mais par un ensemble tout spécial de signes cliniques ; ces signes spéciaux, fait remarquable, se se rencontrent chez tous ceux des malades qui, par exception, ne présentent pas le syndrôme sub'ectif de l'Entéroptose. Ce sont les douleurs articulaires (obs. XLVII, XLIX, LVI, LXVI, LXXI) ou musculaires (obs. XLVI, L), la sciatique (obs. LXVI), les douleurs lombaires unilatérales à gauche (obs. XLVI, XLVII, XLVIII), une neurasthénie spéciale (obs. LII LIII, LXXIX, LXXX), la gravelle (obs. XLVII, XLIX, L, LXXI, LXXIII), les sueurs profuses (obs. XLVI, XLIX) l'anorexie (obs. XLVII, XLVIII, L, LII, LIII, LXXIX), la

diarrhée habituelle (obs. XLVII), l'efficacité de la diète lactée
(obs. XLVII), l'obésité dans l'enfance (obs. XLVIII), ou
acquise (obs. LIII), auxquels nous ajouterons, ainsi qu'en
témoignent plusieurs observations, les nodosités d'Heberdeen,
la sérinurie, l'oxalurie, le réveil à 4 heures au lieu de 2 heures
du matin, l'inefficacité de la sangle, etc., tous symptômes qui
ne rentrent pas dans le cadre de la maladie Entéroptose, etc.
Mais, ce sont là les caractères dont l'ensemble constitue la
symptomatologie de ce qu'on a appelé l' « arthritisme », précisément à cause de la fréquence relative qu'on note chez ces
malades, des déterminations douloureuses articulaires.

Les 13 malades qui, seuls, sur 80 cas d'hépatonéphroptose,
ne présentent pas la symptomatologie de l'Entéroptose, revêtent
tous les attributs de ce tempérament que l'Ecole actuelle
désigne sous le nom d', « arthritique ». Or, comme parmi les 67
autres cas d'hépatonéphroptose, présentant tous la symptomatologie de l'Entéroptose, il en est encore 5 revêtant en même
temps les attributs de l'arthritisme et que tous les 80 sont
cependant des hépatiques, il est évident que l'arthritisme n'est
qu'une modalité, une conséquence de l'hépatisme. Comment,
par quel terme, traduire cette autre modalité, qui se rencontre
dans 62 cas sur 80 (80-13-5) d'hépatonéphroptose? Je l'ai
désignée sous le nom d' « *hépatisme cholémique* » parce que le
caractère le plus constant, celui qui parait entraîner le plus de
caractères secondaires, c'est l'oligocholie, et par conséquent
la cholémie ! Mais, d'un autre côté, et par analogie, si, dans
l'hépatisme à symptômes arthritiques, nous cherchons à caractériser l'intoxication déterminée par le trouble fonctionnel du
foie, nous voyons qu'un caractère au moins aussi constant que
celui tiré des douleurs articulaires est le caractère de la viciation
de l'excrétion rénale, et, en particulier, la gravelle. L'origine
hépatique de la gravelle, et, en général, des troubles néphrétiques fonctionnels, ne fait aucun doute. Chaque jour, la clinique
en apporte des preuves nouvelles. Au lieu de dire arthritisme
hépatique, on voudra bien dire avec moi : « néphrétisme hépatique », « hépatonéphrétisme », *hépatisme uricémique* ».

Mais, ce n'est pas tout Du fait que les signes de l'uricémie peuvent, dans quelques cas (9 sur 67) (obs. IV, V, XVI, XXV, XXVIII, XLVI, L, LXXI, LXXIII), se rencontrer chez des malades présentant le syndrôme entéroptosique de l'hépato-néphroptose, et que, d'un autre côté, il est de nos malades (obs. LII, LIII, LV, LXVI, LXVIII, LXXIX, LXXX), à intoxication mixte, qui ne présentent pas le syndrôme de l'Entéroptose, nous devons tirer un nouvel argument en faveur de la sul or-dination de l'hépatoptose à la déviation, soit cholémique, soit uricémique de l'hépatisme. Ce sont les cas, au nombre de 15, que nous devons classer dans l'hépatisme mixte. Enfin , la démonstration serait complète si nous trouvions des malades ne présentant plus que les attributs de l'hépatisme diathésique, sans qu'il soit possible de decider à quelle espèce morbide ils appartiennent. Or, deux de nos cas d'hépatonéphroptose réalisent ce désidératum. Ce sont ceux des observations LI et LXIX. Dans ces deux cas, après plusieurs annees de symp-tômes graves, la diathèse ne se traduit plus que de loin en loin, par des symptômes fuyants de cholémie ou d'uricémie.

Concluons donc encore, et c'est là ce qui justifiera notre classification :

L'étude taxonomique des caractères, relevés chez 80 malades présentant de l'hépatonéphroptose, démontre que: 1" les « variétés d'aspect d'une même maladie » de la nutrition (l'Entéroptose, p. e.) dépendent des variations de sensibilité et de cons stance du foie, que: 2 les « maladies différentes d'un même genre » (hépatoptose, p. e) dépendent de la forme du foie (bord infé-rieur brisé ou rectiligne, s'il s'agit d'hépatoptose), que: 3° les « genres différents d'un même embranchement » (hépatoptose, hypertrophie, atrophie) dépendent du degré et de la durée d· la viciation fonctionnelle du foie (cholémique, uricémique), que: 4° les modes différents de viciation fonctionnelle du foie, c'est-à-dire les « diverses branches d'une même classe », dépen

dent des causes extérieures à l'organisme agissant directement
(infections, intoxications, émotions, traumatisme) ou indirec-
tement (hérédité par voie vasculaire ou nerveuse), sur la glande
hépatique, foyer central de la nutrition.

Si de telles conclusions, d'une si haute portée au point de
vue de la pathologie générale, d'un intérêt pratique si immédiat
au point de vue de la thérapeutique, peuvent être tirées de
l'étude de l'hépatoptose et, en général, de l'étude des foies
souples, accessibles à la palpation, reconnaîtra-t-on maintenant
que cette analyse si minutieuse des signes objectifs du foie et
des moyens de les diagnostiquer, est digne de toute notre
attention ?

Mais l'hépatonéphroptose n'est pas toute l'hépatoptose ;
voyons maintenant ce que nous apprend l'étude de l'hépatoptose
isolée de la néphroptose.

B. — Hépatoptose simple (sans néphroptose)

Je serai très bref sur ce chapitre, maintenant que nous
avons, par l'étude de l'hépatonéphroptose, déterminé ce qu'on
doit entendre en réalité par « foie mobile », au sens nosologique vrai, et prouvé que le vrai foie mobile était, malgré sa
souplesse, son indolence, malgré les caractères qui semble-
raient exclure toute maladie de cet organe, un foie pathologique, un foie dont la fonction était viciée, un foie dont la
viciation fonctionnelle était cause et non conséquence de la
mobilité.

Les types de ptose du foie, tels que les indique la théorie
du foie mobile vrai, tels que nous les avons rencontrés dans
l'hépatonéphroptose, se retrouvent fréquemment en clinique
sans ptose concomitante du rein.

Si, sur le même millier de malades, systématiquement
examinés à ce point de vue et parmi lesquels nous avons

trouvé déjà nos 80 cas d'hépatonéphroptose, nous groupons à part tous ceux, indemnes de néphroptose, dont le bord du foie est abaissé, aminci, déjeté en arrière et de consistance souple ou simplement rénitente, caractères objectifs ne pouvant être décelés que par le procédé du pouce et qui sont ceux de la ptose du foie, nous trouvons 234 cas (174 hommes, 60 femmes) que nous diviserons ainsi :

a. Hépatoptose, identique à l'hépatoptose théorique...... 186 cas.
b. Hépatoptose,   —   —   et hypérémiee
    (rénitente).. 27 —
c. Hépatoptose, à procidence du lobe épigastrique du foie. 21 —

234 cas.

Voyons quel syndrôme accompagnait ces différents cas :

a. Dans les 186 cas (139 hommes, 47 femmes) de ptose hépatique, identique à la ptose du foie de l'hépatonéphroptose, nous trouvons représentés les types des trois variétés de la ptose, tels que les rappelle la figure ci-jointe.

Diagrammes des 3 variétés de l'Hépatoptose conforme à la théorie

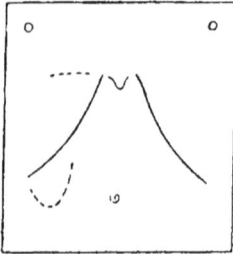

Hepatoptose de la 1ʳᵉ variété   Hépatoptose de la 2ᵐᵉ variété   Hepatoptose de la 3ᵐᵉ variété

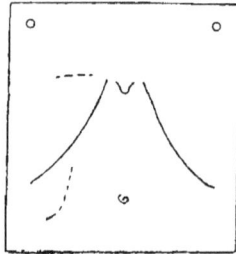

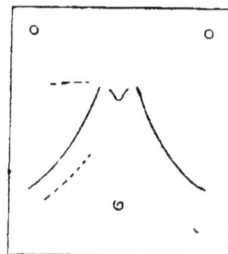

La première variété se rencontrait avec 9 cas (2 hommes, 7 femmes), la seconde avec 28 cas (22 hommes, 6 femmes), enfin la troisième avec 149 cas (114 hommes, 35 femmes), Rappelons que les chiffres correspondants, dans nos 80 cas d'hépatonéphroptose, étaient 26, 12 et 42, et que sur ces 80 cas, il y avait 11 hommes et 69 femmes.

Or, les 9 cas de la première variété présentaient tous le syndrôme de l'Entéroptose, tandis que, chez les 177 des deux autres variétés, ce syndrôme n'était représenté que 12 fois.

Sur les 186 cas, l'hépatoptose était indolente à la pression dans 88 cas (75 hommes, 13 femmes), et sensible dans 98 cas (63 hommes, 35 femmes). On se souvient que, dans nos 80 cas d'hépatonéphroptose, le foie était indolent dans 43 cas (7 hommes, 36 femmes), et sensible dans 37 cas (4 hommes, 33 femmes).

Voici, enfin, quel était le syndrôme dans les 186 cas d'hépatoptose, identique à la ptose théorique :

Syndrômes de l'Hépatoptose, conforme à la théorie, sans Néphroptose concomitante (*186 cas*)

	Sur 88 cas avec Hépatoptose indolente	Sur 98 cas avec Hépatoptose sensible
Dyspepsie	dans 26 cas	dans 34 cas
Diabète	— 23 —	— 10 —
Lithiase biliaire. .	— 12 —	— 36 —
Gravelle.	— 9 —	— » —
Enteroptose	— 8 —	— 11 —
Névropathie	— 4 —	— 4 —
Goutte	— 5 —	— 3 —
Rhumatisme.	— 1 —	— » —
	88 cas	98 cas

Quant à l'étiologie, nous trouvons toutes représentées, dans nos 186 cas, les causes relevées dans l'hépatonéphroptose, mais avec une très grande prédominance de l'intoxication alcoolique et de l'infection paludéenne. Nous trouvons, en effet, ces deux dernières causes dans 56 cas (alcoolisme 33 cas, impaludisme 23 cas), alors qu'elles étaient à peine signalées dans l'hépatonéphroptose.

b. Notre second groupe de cas d'hépatoptose, sans néphroptose, comprend 27 cas (20 hommes, 7 femmes) où l'hépatoptose était conforme à l'hépatoptose théorique, mais n'en differait que par une consistance moins souple du foie, par de la rénitence. Ces foies sont distincts des foies hypertrophiés, tant par leur volume, qui est normal, que par la forme tranchante et amincie de leur bord libre, et par l'abaissement de leur bord supérieur ; ils sont distincts de la cirrhose par une consistance beaucoup moindre, par la minceur et l'arête tranchante de leur bord inférieur. Dans ces foies, l'arête du bord inférieur n'est accessible que par le procédé du pouce. Ils sont intermédiaires à la ptose pure et à l'hypertrophie ; il en est qui relèvent soit de la précirrhose, soit de la prélithiase, en tous cas ils sont hypérémiés. S'il s'agit de prélithiase, seul le lobe droit est ptosé, s'il s'agit de précirrhose, le lobe gauche est également abaissé et perceptible.

Voici quels en étaient les syndrômes cliniques :

Syndrômes de l'hépatoptose hypérémiée, sans néphroptose (27 cas)

Dyspepsie...................	dans 6	cas
Lithiase biliaire.............	— 6	—
— avec ictère........	— 1	—
Diabète....................	— 6	—
Rhumatisme chronique.....	— 3	—
Gastralgie paroxystique.....	— 2	—
Dilatation vraie de l'estomac.	— 1	—
Goutte....................	— 2	—
	27	cas

c. Enfin, vient le troisième groupe de 21 cas, dans lesquels l'hépatoptose ne diffère de la ptose théorique que par une procidence anormale du lobe gauche ou épigastrique du foie. Les diagrammes ci-joints en donnent une idée suffisante.

Diagrammes de l'Hépatoptose (sans Néphroptose), avec procidence
ou « ressaut » du lobe épigastrique.

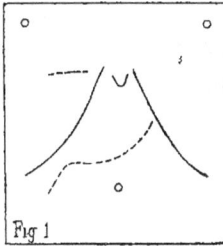

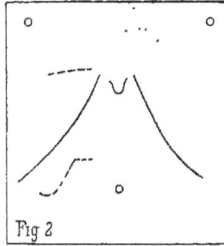

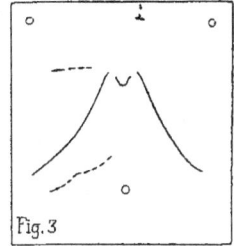

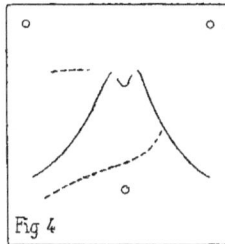

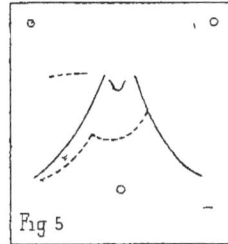

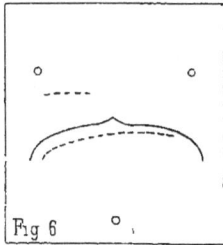

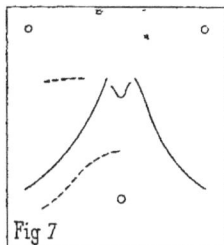

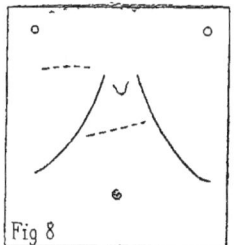

Fig 1

Fig 2

Fig. 3

Fig 4

Fig 5

Fig 6

Fig 7

Fig 8

Ces 21 cas se trouvaient répartis entre 15 hommes et
6 femmes. Fait remarquable, et qui prouve bien l'importance
de la forme du foie dans l'hépatoptose, c'est que, sur ces 21
cas, 2 seulement présentaient le syndrôme clinique de l'Entéroptose et ces 2 cas étaient précisément ceux dans lesquels le
lobe droit présentait la forme anguleuse de ces deux premières
variétés de l'hépatonéphroptose, dans lesquelles se trouvait
constamment le syndrôme entéroptosique (fig. 1 et 2).

Bien que dans le diagramme de la fig. 6, on ne puisse pas parler de procidence du lobe épigastrique, ce type de foie mérite néanmoins de figurer à côté des autres, parce que le fait de pouvoir, par la palpation, accéder à l'arête du bord inférieur du lobe gauche et le faire « sauter » implique une anomalie objective de même ordre que la procidence. Parmi les 21 cas dont il est question, il en était 3, dont le diagramme est reproduit fig. 8 et dans lesquels la ptose ne se trahissait que par l'accessibilité de l'arête du foie sur une ligne droite traversant obliquement la région épigastrique, caractère suffisant pour affirmer l'hépatoptose (non entéroptosique).

Les syndromes de ces 21 cas étaient les suivants :

Syndromes de l'hépatoptose, sans nephroptose, avec arête accessible (ou) du lobe épigastrique

Dyspepsie	dans 7	cas
Lithiase biliaire	— 6	—
Rhumatisme chronique...	— 3	—
Enteroptose	— 2	—
Gravelle	— 2	—
Diabète	— 1	—
	21	cas

Les remarques à faire après ce rapide aperçu de 234 cas d'hépatoptose sans néphroptose, sont les suivantes :

La grande prédominance du sexe masculin, 70 pour 100, dans l'hépatoptose simple, alors que cette proportion n'était dans l'hépatonéphroptose que de 13 pour 100.

Le rôle très important de l'alcool et de l'hématozoaire paludéen dans l'étiologie de l'hépatoptose simple, rôle expliquant pour une grande part la prepondérance du sexe masculin et prouvant bien, puisque ce sont des agents sclérosants, que la ptose du foie est bien une phase d'un processus hépatique.

La proportion, de beaucoup la plus grande, des cas dans lesquels se rencontre le type de la 3ᵉ variété de ptose, qui est plutôt indice d'hépatisme, que d'espèce dans l'hépatisme.

La valeur pathognomonique du type de la ptose de la 1re variété, puisque tous les cas d'hépatoptose (sans néphroptose), présentant ce type, se traduisent par le syndrôme de l'Entéroptose, qui est le vrai syndrôme du « foie mobile ».

La valeur, enfin, de la théorie que j'ai proposée du foie mobile vrai, puisque l'Entéroptose qui est le syndrôme propre à ce type de foie et peut se rencontrer dans les trois variétés de types que permet la théorie, ne se retrouve pas dans la variété d'hépatoptose (ptose du lobe épigastrique seul) qu'exclue cette même théorie du foie mobile.

Concluons donc :

L'analyse de 234 cas d'hépatoptose simple (sans néphroptose) confirme la valeur séméiologique de ta ptose du foie, — c'est-à-dire des foies souples à bord inférieur accessible à la seule palpation par le procédé du pouce, aminci, mobile, déjeté en arrière, — dans le diagnostic de l'hépatisme, et la valeur spécifique, dans le diagnostic de la « maladie du foie mobile », c'est-à-dire de l'Entéroptose, des types de ptose prévus par la théorie de la mobilité du foie.

Personne ne contestera que, si tout cela est vrai, et rien n'est facile comme de le vérifier, la palpation des foies souples n'acquière une importance pratique considérable. Il importe d'autant plus, ne fût-ce que pour acquérir le droit d'avoir une opinion à cet égard, de se familiariser avec la technique de cette palpation. Actuellement, avec les procédés classiques d'exploration. on ne peut percevoir, à la palpation, de pareils foies que s'ils sont hypérémiés, c'est-à-dire rénitents, et alors on les considère comme des foies hypertrophiés. Nous sommes donc obligés de conclure que les cas de « foie mobile », relevés dans la science et diagnostiqués cliniquement (il n'y en eut que 38, nous l'avons vu, sur 80 cas), étaient sans doute des cas d'hypertrophie vraie du foie ou de ptose hypertrophiée. que l'hypertrophie ait précédé ou suivi la ptose. Or, il nous reste à examiner, dans notre collection, un certain nombre de cas qui rendent cette hypothèse absolument vraisemblable et nous permettent en même temps de trouver son cadre naturel au type objectif désigné sous le nom de « lobe flottant du foie ».

C. — Hépatoptose hypertrophiée. — Lobe flottant du foie.

Dans le millier de cas que nous avons pris pour champ d'études de la ptose du foie, nous avons rencontré l'hépatoptose, conforme à la définition que nous en avons donnée d'après la théorie, dans 80 cas où elle était associée à la ptose du rein, dans 234 cas où elle était isolée; soit en tout : 314 cas d'hépatoptose sur 1000 malades. (1)

En dehors de ce total de 314 cas, nous relevons chez ce même millier de malades, 127 cas d'hypertrophie du foie (84 hommes et 43 femmes) ; puis 87 cas (47 hommes, 40 femmes) dans lesquels le foie était, soit tuméfié, avec empâtement plus ou moins prononcé et inaccessibilité de l'arête du bord inférieur, soit simplement sensible à la pression derrière le rebord costal à la fin d'un mouvement d'inspiration. Enfin, dans 5 cas, le foie avait un volume inférieur à la normale.

Cela fait déjà un total, sur le millier de malades, de 533 cas dans lesquels le foie présentait une anomalie objective, très nette à percevoir et à déterminer par l'emploi combiné de la palpation classique et du « procédé du pouce ».

Mais ce n'est pas tout. J'ai mis de côté, pour y arriver maintenant, toujours dans ce même millier de malades, un groupe de 13 cas, dont 1 correspondrait au foie mobile classique, 5 au « lobe flottant du foie », 7 à la distension de la vésicule biliaire, ce que j'ai proposé d'appeler le « cholécystocèle ». Dans tous, le diagnostic objectif était, grâce au « procédé du pouce »,

_____

(1) Rappelons que, chez ce même millier de malades, la nephroptose sans hépatoptose se rencontre chez 94 malades (88 femmes, 6 hommes). Parmi ces 94 cas de nephoptose se trouvent compris 5 cas de nephroptose unilatérale gauche (5 femmes). Dans 2 cas, classés à part, existait de l'hydronephrose. Quant à l'Enteroptose sans ptose du foie, ni du rein, on en comptait 36 cas (7 hommes et 29 femmes).

d'une netteté parfaite. Je m'occuperai ultérieurement des 7 cas de cholécystocèle dans un chapitre spécial.

Voici l'histoire des 6 autres cas :

Dans le premier cas, avaient été posés les deux diagnostics de cirrhose hypertrophique et de kyste du foie, parce que la palpation classique par la face antérieure de l'abdomen percevait la masse hépatique rénitente, mais sans pouvoir atteindre l'arête vive du bord du foie ; or, il s'agissait de toute évidence d'une ptose du foie. D'abord, s'il se fût agi d'une hypertrophie ayant autant abaissé le bord du foie, le foie aurait projeté en avant la région épigastrique ; or, celle-ci était déprimée ; toutefois, le bord était épaissi, c'était le fait de la congestion chronique, mais bientôt, par le procédé du pouce, une fois dissipée sous l'influence d'une thérapeutique appropriée l'hypérémie qui épaississait ce bord, on trouvait, déjeté en arrière, le bord du foie tranchant, aminci et très souple, qu'on pouvait suivre dans toutes ses sinuosités ; on distinguait parfaitement le rein gauche et la rate qui, par la palpation classique, avaient été confondus avec le foie, et, derrière le lobe droit, en plaçant la malade dans le décubitus latéral gauche, on trouvait le rein droit ptosé et mobile ; mais cette ptose du foie est si différente de toutes les autres, précisément par son « gabarrit » et par sa forme en contradiction avec la théorie du foie mobile, qu'il est impossible de l'interpréter autrement que comme une ptose compliquée d'élongation, non des ligaments mais du tissu du foie, par le fait des congestions successives dont cet organe avait été le siège.

Voici du reste l'observation :

Obs. (1896-1898). — Mme C..., 36 ans. — Mère gastralgique, névropathe, père goutteux ; dans son enfance, santé délicate et, de la puberté à son mariage, dyspepsie, obligation de supprimer de son alimentation le lait, les farineux, les acides, les crudités ; aux changements de saison, elle était sujette à des séries d'indigestions, avec migraine, teint subictérique. Quatre grossesses il y a 9 ans, 8 ans, 5 ans 1/2, et 3 ans 1/2 ; pendant les grossesses, la santé était toujours satisfaisante, sauf à la dernière, durant laquelle le teint fut jaunâtre, les digestions lourdes, pénibles surtout vers 4 heures du soir, il y avait de la faiblesse, de l'oppression. Au troisième mois, on trouve, en outre, le foie et la rate hypertrophiés. La diète lactée, exclusive durant 5 semaines et le calomel suppriment les troubles digestifs et la malade put reprendre une alimentation mixte. La couche fut bonne, mais laissa après elle une faiblesse persistante, à laquelle se joignirent bientôt du nervosisme et une sensation persistante d'« ereintement », puis des vertiges ; le poids du corps tomba de 11 kil. (60 > 49). Il n'y eut pas de retour de couches et les règles ne reparurent plus. L'application d'un pessaire, pour combattre le prolapsus utérin alors constaté, apporta quelque soulagement. Un séjour à la montagne (1895) fut peu efficace.

1896. — Je vis cette malade chez elle, en consultation, en mars 1896. Le diagnostic de son médecin incriminait une cirrhose ; je proposai, en raison des caractères objectifs du foie, des antécédents et du syndrome, celui de ptose avec congestion chronique du foie, et, comme traitement, à la place de la diète lactée et des viandes blanches, un régime de viandes rôties, viande crue, œufs, usage de laxatifs salins quotidiens, des alcalins et de la sangle. — Mon avis ne prévalut qu'à moitié. La malade fut envoyée à Brides, qu'elle quitta 8 jours après, y ayant été atteinte d'un catarrhe gastrique, avec angoisse, faiblesse extrême, subictere. Le diagnostic porté fut celui de congestion du foie : traitement par la diète lactée. Retour à l'état chronique antécédent ; mais, depuis lors, congestion du foie tous les mois, à l'époque où eussent du paraître les règles.

1897. — Séjour durant l'hiver à Cannes, où l'une des congestions hépatiques fut qualifiée de colique hépatique, peu douloureuse du reste, mais avec expulsion d'un calcul crayeux, friable. L'été suivant, la malade fait un séjour à Evian, où, à l'occasion d'un nouveau paroxysme hépatique, fut porté le diagnostic de kyste du foie. A la diète lactée fut substituée la diète mixte, plus propre, disait-on, à fortifier la malade en vue de l'opération supposée nécessaire. Le poids du corps avait encore diminué de 2 kilogs (49 > 47). A son retour, le diagnostic de kyste est écarté, la malade est remise à la diète lactée pendant un mois. La faiblesse augmente, ainsi que nausées, angoisses, surtout le matin.

1898. — Je revis cette malade en consultation au mois de mars. Elle ne quitte presque plus la chaise longue, est horriblement maigre, décharnée, le poids est tombé encore de 10 kilogs (47 > 37) : état neurasthénique, angoisse, frilosité, digestions difficiles avec maximum 2 heures après le repas (faiblesse ou sensation de vide dans la tête, agitation, « contractions » de l'estomac) : insomnie à partir de 4 h. du

matin avec faiblesse, frilosité, énervement. Constipation opiniâtré.
La malade n'a jamais eu de selles gris3s. Oligurie de 8 à 900 gr.
aménorrhee persistante depuis 4 ans. — Je maintiens le diagnostic :
*Entéroptose d'origine puerperale à la phase cachectique, avec
aménorrhée datant de 4 ans, chez une
prédisposée hépatique, d'hérédité hépatique,
goutteuse et cholémique.* Et comme diagnostic
objectif : *Hépatoptose avec congestion chronique, et point sensible à la pression, à
l'incisure ; néphroptose double, splénoptose.*

La malade vint à Vichy fin mai, dans le
même état. Son poids est de 37 k. (33 k. sans
vêtements). Le traitement est institué : cure
alcaline, régime carné, laxatifs salins quotidiens, douches froides, auxquelles la malade
se rendait d'abord en voiture, puis bientôt à
pied. L'appétit, le sommeil' les digestions, les
forces s'améliorent graduellement ; le poids,
qui n'avait cessé de décroître depuis 4 ans,
remonte de 1 kilog. Le foie, débarrassé de
la congestion qui en masquait les limites
exactes, devenait peu a peu plus souple et
d'accès plus facile. Le diagnostic objectif
était devenu d'une absolue netteté, par le
procédé du pouce (voir la fig. ci-jointe). Deux
mois après, l'etat est encore satisfaisant. Mais
le poids du corps n'augmente pas et la malade, obsédée par l'idee de suivre un régime
susceptible de l'engraisser rapidement, se
laisse soumettre à l'isolement avec traitement
de Weir Mitchell. Elle est actuellement au
quatrième mois de ce traitement, dont l'efficacité a été rendue possible par la cure
préalable à Vichy, et elle continue à reprendre du poids (P. 48 k. le
25 décembre 1898).

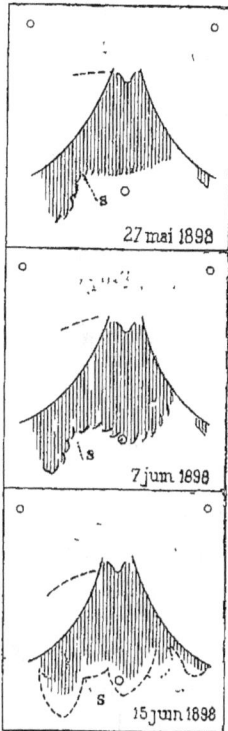

27 mai 1898

7 juin 1898

15 juin 1898

Hépatoptose hypertrophi-
que, néphroptose double,
splénoptose.

Je ferai remarquer combien est instructive, au point
de vue de la palpation, l'étude de ces trois diagrammes
successifs, pris à quelques jours d'intervalle ; à mesure que
s'améliore l'état général et que diminue la congestion
surajoutée, le foie s'abaisse par sa ligne supérieure, son bord
inférieur devient accessible au procédé du pouce, le rein se

détache (au palper) du foie, en un mot le type de ptose reprend ses caractères spécifiques qui avaient été masqués par la congestion.

Est-ce qu'un pareil foie ne doit pas être considéré comme un type du « FOIE MOBILE CLASSIQUE ». Est-ce qu'on peut nier qu'il s'agisse ici d'une hépatoptose ? est-ce que ce type d'hépatoptose ne confirme pas la théorie que je défends, et d'après laquelle le foie mobile est un foie déformé, aplati, affaissé ? Est-ce que, pour être à ce point ptosé, au processus de ptose n'a pas dû s'ajouter un processus hypertrophique ? nous voyons ici enfin que le foie est ptosé parce qu'il est malade et nous sommes autorisés à écrire :

Le type du « foie mobile » classique est une **hépatoptose hypertrophiée** (ou une hépatomégalie ptosée).

Parmi les cinq autres cas, deux ont été relevés chez des femmes, trois chez des hommes. Dans ces cinq cas, il s'agissait de ce qu'on a appelé la maladie du « lobe flottant » du foie, mais, et, ces observations en apportent la preuve, dans les cas de lobe flottant il s'agit de lobe hypertrophié et non de lobe ptosé.

Tout d'abord, c'était bien le foie, car le « procédé du pouce » percevait sur le bord interne de la tumeur une arête tranchante caractéristique de cet organe. Dans deux de ces cinq cas, chez les deux femmes, l'omission de la recherche de ce caractère avait laissé porter, chez l'une, le diagnostic de rein mobile, chez l'autre, celui de distension de la vésicule biliaire. Rappelons que sur les 6 cas publiés de « lobe flottant du foie », il y a eu 6 erreurs de diagnostic, redressées par la laparotomie.

En second lieu, c'était bien une hypertrophie, car voici quels étaient les signes distinctifs de l'hypertrophie et de la ptose :

1° Le lobe flottant était accessible et son contour nettement perceptible par la palpation classique à travers la paroi abdominale antérieure.

Or, avec le lobe flottant du foie mobile, c'est-à-dire le lobe ptosé, le plus souvent on ne perçoit aucune rénitence par la palpation classique ; en tous cas, on ne délimite pas la tumeur à l'aide de la palpation antérieure seule ; il faut recourir au « procédé du pouce », car le bord du foie est déjeté en arrière.

2° Le lobe flottant avait une consistance supérieure à la normale, ce qui n'est pas le cas pour le lobe ptosé.

3° L'arête caractéristique de son bord interne formait le faîte d'un angle à large ouverture, tandis que l'angle eut dû être très aigu ; autrement dit, le bord du foie était épaissi au lieu d'être aminci.

4° La mobilité antéropostérieure (le ressaut), quoique très grande, se trahissait par un déplacement de toute la masse du lobe, au lieu de se caractériser par un plissement du lobe sous lui-même.

5° Le bord supérieur du foie était à sa place normale dans le thorax, au lieu d'être abaissé.

6° Le lobe ne se laissait pas remonter dans l'hypochondre, tandis que le lobe ptosé peut y être refoulé.

Et enfin, la meilleure de toutes les preuves, c'est que ce lobe flottant était le relief d'une hypertrophie totale du foie, ainsi que le prouvaient, chez 4 d'entre eux, les diagrammes relevés les années précédentes, ainsi que le prouvait encore le syndrôme des malades qui était celui d'une affection hypertrophique et non celui d'une ptose du foie. Les deux femmes étaient diabétiques ; des trois hommes l'un avait une hypertrophie alcoolique, l'autre une lithiase biliaire d'origine paludéenne, le troisième une lithiase biliaire avec ictère vert foncé dont il est mort.

Voici l'observation très sommaire des 4 malades chez lesquels ont pu être relevés des diagrammes successifs :

Obs. (97-374). — Mme B..., 59 ans. — Père mort d'athérome généralisé ; hémoptysie congestive dans sa jeunesse, à 27 ans hémorrhoïdes. 3 enfants et bonnes couches Les a tous nourris durant 25 mois chacun. A 45 ans, rhumatisme de l'épaule droite et glycosurie de 17 grammes, avec soif et polyurie, en 1889 ; à

juin 1890

mai 1895

août 1896

juillet 1897

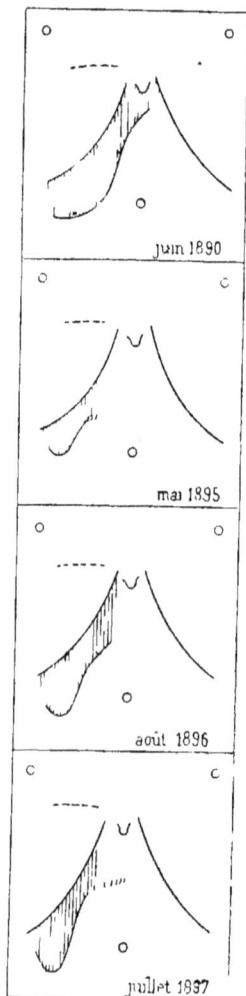

51 ans, deux anthrax énormes operés, et 5 mois de lit. — En 1890, glycosurie de 50 grammes et sciatique ; ménopause = *foie hypertrophié a bord tranchant, rénitent, a peine sensible*. — En 1895, glycosurie de 10 grammes, traces d'albumine, gravelle, nodosités phalangiennes, nervosisme = *hypertrophie lobaire épaisse, rénitente, sensible*. — En 1896, douleurs hépatiques, par crises, paresie de la jambe droite ; fourmillement des bras, glycosurie de 37 grammes, pas d'albumine = *foie hypertrophié, épais, rénitent, sensible*. — En 1897, douleurs rhumatismales, glycosurie de 30 grammes = *foie à lobe droit hypertrophié, épais, indolent, très mobile* (fig. ci-jointe).

Ce qu'on peut traduire en disant : *hépatisme uricémique d'origine héréditaire, peut-être aggravé par la lactation trop prolongée ; phase glycosurique ; début de la phase rhumatismale*.

Obs. (97-260). — Mme D..., 56 ans, 2 enfants il y a 34 et 30 ans. — En 1880, début des douleurs hépatiques, avec constipation. — En 1884, péritonite (appendicite ?), 50 jours de lit ; ménopause. — En 1892, douleurs hépatiques intermittentes, glycosurie de 12 grammes, gravelle, sciatique, eventration, hernie ombilicale (P. 86 k.) = *hypertrophie du lobe droit, qui est saillant, épais, rénitent, mobile, indolent*. — En 1893, douleurs hépatiques sourdes, glycosurie de 6 grammes, douleurs articulaires = *hypertrophie du lobe droit, épais, flottant ; sensibilité au niveau de la vésicule et de l'épigastre*. — En 1894, légères crises hépatiques, douleurs constantes sourdes du foie, douleurs articulaires, glycosurie de 26 grammes = *lobe droit hypertrophié, saillant, épais, rénitent, peu sensible*. — En 1895, sciatique, hematurie, glycosurie de 32 grammes nodosités phalangiennes = *foie gros, épais, un peu rénitent ; sensibilité au niveau de la vésicule et de l'épigastre*. En 1897,

septembre 1892

juillet 1893

juillet 1894-1895

juillet 1897

anorexie, faiblesse, glycosurie de 52 grammes, albuminurie (P. 70 k.) — (fig. ci-jointe).

Le diagnostic est donc : *Hépatisme uricémique, d'origine préménopausique* (?), *aggravé par une maladie infectieuse; phase glycosurique, avec pseudolithiase et rhumatisme.*

Est-ce que, dans ces deux observations, on ne voit pas nettement l'hypertrophie (bilobaire : lobes droit et carré) se transformer en hypertrophie monolobaire, en « lobe flottant? ». En vérité, c'est la méconnaissance de la localisation lobaire possible des processus hypertrophiques du foie qui fausse l'interprétation nosologique de cas pareils.

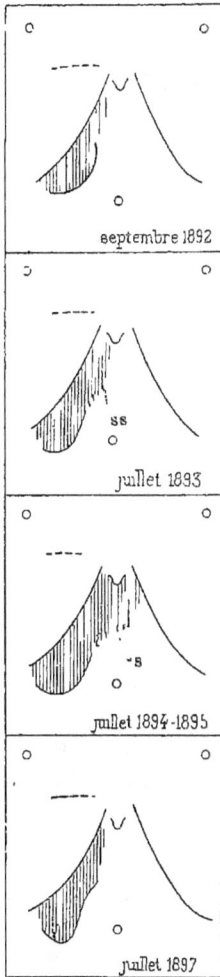

Obs. (97-584). — M. D..., 68 ans. — Excès alcooliques et pituite le matin à partir de l'âge de 25 ans; prurigo; en 1893, sueurs profuses, faiblesse, anorexie, constipation, puis ictère pendant 2 mois avec hypertrophie du foie, cautères à l'épigastre. — En 1894, constipation, douleur du bras gauche. — *Foie à lobe droit, saillant, érigé' visible à travers la paroi qu'il soulève, rénitent, à arête épaisse, très flottant, à lobe gauche hypertrophié.* — En 1895, sciatique, glycosurie légère. = *Foie hypertrophié, presque souple, un peu sensible à l'incisure.* — En 1896, glycosurie de 10 grammes. = *Foie hypertrophié, mince, rénitent, tranchant, assez flottant; sensibilité au niveau de la vésicule.* — En 1897, santé

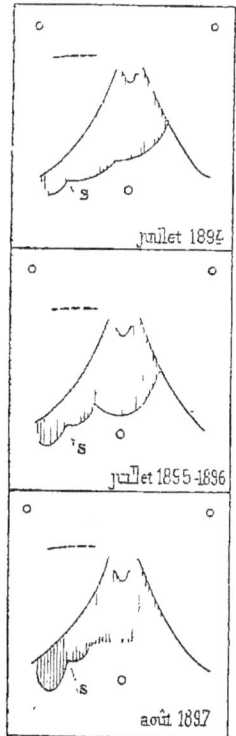

juillet 1894

juillet 1895-1896

août 1897

bonne, glycosurie de 10 grammes = *Foie à lobe droit hypertrophié, rénitent, flottant.*

Diagnostic : *Hépatisme uricémique, d'origine alcoolique, à la phase rhumatismale et glycosurique.*

Obs. (97-56). — M D..., 61 ans. — Deux atteintes de rhumatisme articulaire aigu a 35 et à 52 ans ; bronchite à 50 ans ; gravelle ;

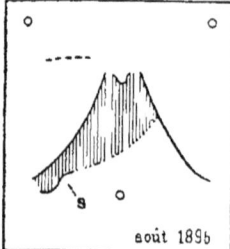

août 1896

en 1890, à 54 ans, quelques atteintes d'embarras gastrique ; en 1893, chagrin, légère crise hepatique et ictere de 8 jours. — En 1896, crises hépatiques violentes, à trois reprises, ictere doré de 10 semaines. = *Foie hypertrophié, rénitent, à bord tranchant, un peu sensible.* — En 1897, après quatre mois de bonne sante, nouvelle crise hepatique pendant 8 jours, ictere foncé, insomnie, prurit, amaigrissement. = *Foie rénitent, à lobe droit hypertrophié, épais, assez mobile, indolent.*

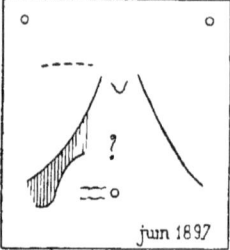

juin 1897

L'ictere persista jusqu'à la mort, qui survint quelques mois apres.

Diagnostic : *Hépatisme d'origine infectieuse (aggravé par le chagrin), à la phase lithiasique.*

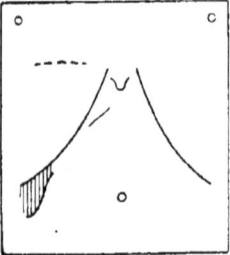

Obs. (97-797). — M. D..., 56 ans. — Fievres intermittentes d'Afrique à partir de l'âge de 14 ans, jamais d'alcoolisme, deux crises hepatiques a 51 et 54 ans — En 1897, troubles digestifs legers (P. 84 k.) (57 k. il y a 15 ans). = *Foie a lobe droit hypertrophié, tranchant, à peine rénitent, un peu sensible, mobile.*

Diagnostic : *Hépatisme d'origine paludeenne, a la phase lithiasique.*

La conclusion à tirer de ces faits, relativement à la nature du « foie mobile classique » et du « lobe flottant du foie » n'est pas douteuse. Elle est d'autant moins douteuse que ces faits concordent rigoureusement, soit avec les résultats de notre étude théorique et anatomopathologique sur la déformation du foie, soit avec les observations cliniques relatives aux rapports qui existent entre certaines déformations du foie et les maladies de la vésicule biliaire.

Les résultats de notre étude sur la déformation du foie, (1) nous avaient fait formuler les conclusions suivantes :

« Dans les cas où existe un sillon transversal de constrictions de la face antérieure du foie (sillon imputé au corset ou aux cordons, et dont la pédiculisation d'un lobe flottant serait le degré plus accentué), le foie était préalablement abaissé avant que s'imprimât sur son tissu le rebord costal refoulé par le corset » (F. Glénard).

Et plus loin :

« Les constatations anatomiques prouvent que, dans les types de déformation du foie s'écartant de la « déformation théorique », une cause s'est ajoutée aux « causes théoriques de déformation et que cette cause est une maladie actuelle ou antécédente du foie » (F. Glénard).

Quant aux observations cliniques relatives aux rapports de certaines déformations avec les maladies de la vésicule, ce sont celles de Riedel (2), confirmés par Faure (3), par Terrier et Auvray (4). Ces derniers auteurs s'expriment ainsi : la « coïncidence d'un rein mobile et d'un lobe flottant du foie est constatée dans quelques observations (obs. de Pichevin et de Faure (5). Plus intéressantes à signaler sont les lésions concomitantes observées du côté de la vésicule biliaire et qui, ainsi que Riedel l'a fait remarquer en 1888, doivent être regardées comme la cause de toute une catégorie de lobes flottants du foie. On a vu en effet, assez souvent, au contact d'une vésicule biliaire hypertrophiée, quelle que soit la cause de cette hypertrophie (et le plus souvent elle réside dans l'oblitération du canal cystique par un calcul), la portion voisine du foie la

(1) Voyez plus haut : *Déformation du foie*, p. 588.
(2) RIEDEL. — Berl. Klin. Woch. 1888, n°ˢ 29 et 30.
(3) FAURE. — *L'appareil suspenseur du foie*. Paris, Steinheil, 1892, page 87.
(4) TERRIER et AUVRAY, — *Le foie mobile et son traitement chirurgical*. Rev. chir. 10 août 1897, page 626.
(5) On a vu, par les 80 observations d'hépalonéphroptose, que j'ai relevées sur un millier de malades, et parmi lesquelles se rencontraient 38 cas de la 1ʳᵉ et de la 2ᵉ variétés d'hépatoptose, c'est-à-dire de vrai lobe flottant, combien cette coïncidence est fréquente.

suivre dans son accroissement et acquérir un volume considérable... Du reste ce qui prouve nettement l'influence de la
maladie de la vésicule, c'est que, lorsque celle-ci est traitée
chirurgicalement, le lobe flottant disparaît ».

Je confirme pleinement, de mon côté la justesse d'une
pareille appréciation, d'après ce que j'ai observé ; toutefois
qu'il me soit permis d'y ajouter ceci, c'est que le lobe flottant
d'origine cholécystique se distingue des autres types de lobe
flottant, par ce fait qu'il est formé le plus souvent aux dépens
du lobe moyen du foie. Le diagnostic clinique de cette localisation lobaire ne présente que peu de difficulté lorsque, au
procédé classique de palpation, on associe le procédé du pouce,
et si l'on tient compte de sa situation plus rapprochée de la
ligne médiane que ne le serait celle d'un lobe flottant formé
aux dépens du lobe droit. Les figures ci-jointes donnent des
spécimens de ce type de lobe flottant, parmi ceux que j'ai
relevés dans ma pratique :

Types du « lobe flottant » d'origine cholécystique

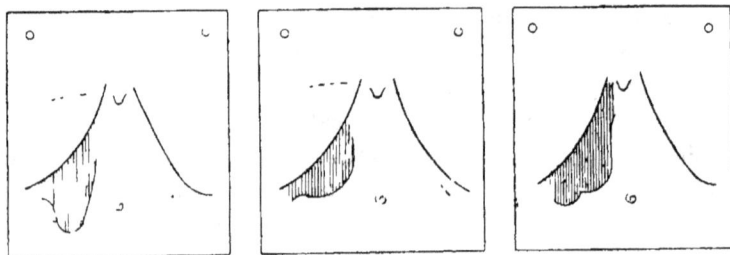

Cette localisation lobaire de la déformation du foie se
retrouve dans les hypertrophies de cette organe, et j'ai signalé
ailleurs (1) la prédilection de l'hypertrophie du lobe moyen
dans la lithiase biliaire, par opposition à la prédilection de
l'hypertrophie du lobe droit dans le diabète, du lobe épigastrique dans la maladie alcoolique du foie ; mais, dans ce lobe
flottant d'origine cholécystique, ne s'agit-il pas aussi d'une

(1) GLÉNARD. — Foie des diabetiques, 1890.

hypertrophie ? On n'en peut douter, puisque une fois supprimé le calcul qui a entrainé cette déformation (1), le lobe déformé « rentre dans le rang », et n'avons nous pas saisi sur le vif, dans les observations que j'ai résumées plus haut, l'origine hypertrophique du lobe flottant formé aux dépens du lobe gauche du foie ? en vérité, ce qui obscurcit la question qui paraît si simple de l'origine des lobes flottants, c'est à ce qu'il me semble la méconnaissance de deux faits suivants : 1° il existe tout une série d'hypertrophies dans lesquelles le tissu du foie reste souple ou est simplement rénitent au lieu d'être dur ; 2° le processus hypertrophique, comme tous les autres processus d'ailleurs, peut se localiser à l'un des trois lobes du foie.

Et je ne crains pas d'écrire :

Le « *foie mobile classique* » *et le* « *lobe flottant du foie* » *sont le fait d'une* **hypertrophie** (*non cirrhotique*), *totale ou partielle, actuelle ou antécédente, du foie.*

La théorie, l'anatomie pathologique, la clinique, la thérapeutique sont concordantes pour affirmer la justesse d'une semblable proposition.

Je n'insiste pas ici sur la conséquence thérapeutique qui est la suivante : *jamais d'hépatopexie, ni totale, ni partielle, jamais de résection,* mais, et dans le seul cas d'hypertrophie du lobe moyen (lobe flottant cholécystique), si d'ailleurs persistent les signes de lithiase, cholécystotomie et évacuation des calculs biliaires ; une fois guérie la maladie qui a causé l'hypertrophie, celle-ci se dissipera et, s'il en reste un stigmate, il se traduira par une ptose avec élongation du ou des lobes du foie qui auront été le siège de cette hypertrophie. La ptose résiduelle servira ainsi, par la direction, inconciliable avec la ptose théorique, qu'elle imprime au bord inférieur du foie, au diagnostic rétrospectif de l'hypertrophie dont le foie a été le siège.

(1) Voyez *in* TERRIER et AUVRAY. — Loc. cit. *Cholécystotomies applicables à toute une série de lobes flottants*, rev. chir. p. 733.

§ IV

Classification des divers types d'Hépatoptose

Pour pouvoir aborder le court chapitre qu'on va lire, pour rendre acceptable, puis inévitable, la classification des divers types d'hépatoptose à laquelle je vais m'arrêter, j'ai dû écrire les 400 pages qui précèdent, analyser et critiquer 165 observations, dont 80 publiées dans le cours de ces trente dernières années et 85 personnelles, faire appel à la séméiologie, à l'anatomie normale et pathologique, à la physiologie pathologique, à la nosologie, à la pathologie générale.

Combien fut plus simple l'histoire de la néphroptose !

L'histoire de la néphroptose est simple parce que le rein ptosé ne présente pas d'autres signes objectifs que l'ectopie et la mobilité, parce qu'il s'abaisse en entier sans se déformer, parce que ses variétés ne sont que des degrés différents d'un même processus ptosique, parce que la cause de la mobilité du rein, la cause des symptômes généraux qui accompagnent cette mobilité sont placés en dehors du rein, en un mot, parce que le *rein ptosé est un organe sain.*

Tout autres sont les conditions de l'hépatoptose.

Le foie ptosé présente à considérer, non-seulement des signes d'ectopie et de mobilité, mais encore des signes concomitants, au moins aussi importants que ceux-là par leur fréquence et leur valeur clinique, et qui sont relatifs aux anomalies de volume, de forme (direction et épaisseur du bord inférieur du foie), de consistance, de sensibilité de cet organe.

Le foie ptosé, au lieu de se déplacer en bloc comme le rein, ne s'abaisse que par une ou plusieurs de ses parties, jamais en totalité, une de ses parties restant fixée à son siège normal ; en s'abaissant il se déforme, s'aplatit, s'affaisse sur lui-même, s'allonge d'un côté, se raccourcit de l'autre.

Le foie ptosé se présente ainsi sous des aspects variés, qui peuvent dépendre non-seulement des localisations différentes d'un même processus de ptose, et des processus éventuellement connexes de congestion, d'hyperesthésie, d'hypertrophie, mais encore peuvent résulter de processus ptosiques différents, ici de la ptose par diminution de tension sanguine intrahépatique, là, de la ptose par distension ou perte d'élasticité du tissu, consécutives à une hypertrophie antérieure.

Le foie ptosé porte en lui-même la cause de son ectopie et de sa mobilité; dans le foie ptosé réside la cause des symptômes généraux qui accompagnent la ptose du foie; les causes d'ectopie avec mobilité étant variées, l'appareil symptomatique pouvant revêtir des allures multiples, c'est aux variétés d'aspect du foie ptosé qu'il faut demander les éléments du diagnostic différentiel entre l'une ou l'autre des maladies pouvant se traduire par une ptose du foie.

L'histoire de l'hépatoptose est compliquée, parce que *le foie ptosé est un organe malade.*

Le foie ptosé est un foie malade.
Le foie est ptosé parce qu'il est malade.

Rappelons sommairement les arguments sur lesquels s'appuyent ces deux si importantes propositions.

Le foie ptosé est un foie malade :

Les arguments sont les suivants :
— Etiologie hépatique ;
— Symptomatologie hépatique ;
— Efficacité d'un traitement hépatique (régime, alcalins, purgatifs au diurétiques).
— Parallélisme du syndrôme avec les signes objectifs accessoires de la ptose,
relativement à la forme : dans la ptose du lobe droit, syndrôme entéroptosique, avec entérosténose et prédominance du sexe féminin, congestion préalable ; dans la ptose du lobe moyen, syndrôme lithiasique; dans la ptose du lobe épigastrique, syndrôme gastrointestinal, et, dans ces deux derniers

types de ptose, prédominance du sexe masculin, hypertrophie préalable ;

relativement à la sensibilité : dans le cas d'hyperesthésie en un point du foie ptosé, syndrôme douloureux paroxystique de l'appareil digestif (syndrômes prélithiasique, pseudolithiasique, gastrique) ;

relativement à l'épaisseur du bord du foie : si le bord du foie ptosé, au lieu d'être aminci, a une épaisseur normale ou augmentée (hépatomégalie ptosée), syndrôme des affections hypertrophiques du foie.

Le foie est ptosé parce qu'il est malade :

En voici les preuves :

— Préexistence, aux signes objectifs de la ptose, d'un syndrôme hépatique, avec ou sans signes subjectifs du côté du foie.

— Préexistence, au processus de ptose, d'un processus congestif ou hypertrophique du foie.

— Prédominance, attestée par la durée plus grande et la symptomatologie plus diffuse, des symptômes généraux trahissant une affection générale du foie, sur les symptômes spéciaux trahissant une maladie particulière de cet organe.

Quoi de plus probant en faveur de cette doctrine que je soutiens, c'est-à-dire en faveur de la réalisation, dans la ptose du foie, non du simple changement de situation et de forme d'un organe sain, mais de la déviation pathologique d'un organe malade et parce qu'il est malade, quoi de plus probant que l'évolution du processus hépatique et la succession des syndrômes chez ceux de mes malades à hépatoptose, qu'il m'a été donné d'examiner durant plusieurs années ?

Reportons nous aux observations et nous voyons :

Dans les obs. XIV, XXXIX, XLIV, XLVIII, le trouble fonctionnel du foie, les symptômes subjectifs locaux du côté de cet organe précèdent l'existence des signes d'hépatoptose.

Dans l'obs. XLIX, la congestion du foie précède l'hépa-

toptose ; avec celle-ci survient la néphroptose, puis apparaît
la gastroptose.

Dans l'obs. LXIX, c'est d'abord une congestion du lobe
gauche, puis une congestion du lobe droit, avec néphroptose
et sténose intestinale, puis congestion du lobe moyen et enfin
hépatonéphroptose. — Parallèlement se succédent les syndrômes gastrique, puis entéroptosique, hépatique proprement
dit, et enfin hépatique diathésique.

Dans l'obs. LI, nous voyons se succéder la sténose intestinale (qui est un symptôme hépatique), puis la néphroptose
droite, la néphroptose double et enfin l'hépatonephroptose.

Dans les obs. XXII et LIX, l'hépatoptose précède l'hépatonéphroptose ; or, dans les deux cas, la ptose du foie était le
reliquat d'une hypertrophie, causée dans le premier par la
lithiase d'origine émotive, dans le second par la tuméfaction de
nature alcoolique.

Dans quelques unes de nos observations, on observe le
processus d'évolution hépatique, non seulement d'un type
objectif à l'autre, mais d'une variété de ptose à une autre variété.

C'est ainsi que dans l'obs. XX, on voit se succéder la 1ʳᵉ,
la 2ᵉ et enfin la 3ᵉ variété d'hépatoptose, et, parallèlement,
s'améliore la santé générale : la phase entéroptosique fait
place à la phase hépatique diathésique.

Dans l'obs. XXII, on note également le passage, en
quelques jours, de la 1ʳᵉ à la 2ᵉ variété d'hépatoptose ; puis
survient la variété de ptose du lobe épigastrique, qui marque
une aggravation de la maladie, la ptose épigastrique impliquant
une hypertrophie antécédente de ce lobe, ainsi que l'avait
montré la théorie de l'hépatoptose.

Enfin dans l'obs. XIX, on assiste à la transition insensible
de l'hépatoptose au foie à lobe flottant ; là, un processus
hypertrophique du foie est intervenu pour causer l'hypermégalie ptosée, qui caractérise le lobe flottant.

La succession des syndrômes que nous avons vu évoluer
parallèlement à l'évolution des signes objectifs de la ptose
hépatique se réalise dans l'ordre suivant, qui, par sa régu-

larité, prouve bien que, au-dessus de la notion de ptose, doit
être placée la notion du trouble fonctionnel du foie ; au-dessus
de la notion de maladie, celle d'affection hépatique, de diathése.

Dans les obs. XVI, XXIV, XLVII, XLIX, LXIX, nous
voyons la phase diathésique de rhumatisme chronique survenir,
dans tous les cas, comme la dernière étape syndrômique du
processus. cette phase rhumatismale succédant à la phase entéroptosique (obs. XVI, XLVII, XLIX, LXIX), la phase entéroptosique succédant à la phase hépatique proprement dite (XLIX,
LXIX), la phase hépatique proprement dite, ayant été, dans
un cas (XLIX), précédée de la phase adiposique.

Cette règle dans la succession des phases, cette subordination d'une phase à l'autre, telles que nous les rencontrons
chez nos malades groupés d'après le signe hépatoptose, nous
les avons déjà notées et signalées, et c'étaient la même règle,
la même subordination, chez les malades groupés d'après le
symptôme glycosurie. Chez ces derniers, le type objectif
principal sous lequel se rencontrait le foie était le type
hypertrophique. (1)

Or, de même que, chez les hépatoptosiques, nous trouvons
fréquemment des antécédents d'hypertrophie hépatique, de
même, les hypertrophies hépatiques du diabète, nous les avons
vues souvent, avec le temps, se transformer en hépatoptose.

Les observations de « lobe flottant du foie », que nous
avons résumées, sont un flagrant témoignage de cette transformation.

Est-il une meilleure preuve que l'hypertrophie et l'hépatoptose sont, au même titre que la congestion ou l'hyperesthésie simple, des phases d'un processus hépatique, et que ce
processus, d'essence variable, préside à l'évolution des maladies de la nutrition, que le principe de ces maladies réside
dans le trouble habituel de la fonction hépatique, la diathèse
hépatique, l'hépatisme ?

Il doit donc être entendu, lorsqu'il s'agit de classer les
diverses variétés d'hépatoptose que, sous ce nom, se trouve

(1) F. GLÉNARD — *Foie des diabétiques* loc. cit. 1890.

désignée la phase ptosique de processus hépatiques variés, relevant de causes différentes, et reliés entre eux par ce caractère commun que les malades ont une affection chronique du foie et présentent le syndrôme d'une « maladie de la nutrition ».

Les diverses classifications proposées varient nécessairement suivant qu'on introduit ou non dans les données du problème, soit la notion de ptose, soit la notion d'hépatisme. De là trois groupes naturels :

1° *Classification antérieure aux notions de ptose et d'hépatisme.*

C'est celle qui prévalait jusqu'en 1885, époque à laquelle fut proposée la notion de ptose.

A ce moment, on ne connaissait que le foie mobile de Cantani dont le type était le suivant : tumeur dans le flanc droit, s'étendant au milieu de l'abdomen, dépassant à gauche la ligne médiane et en bas l'ombilic jusqu'à deux travers de doigt du pubis, formant une voussure parfois visible de la moitié droite de l'abdomen ; indolente, lisse, élastique, de la grosseur d'une tête d'enfant ; pouvant être circonscrite par la palpation et par la percussion, etc., etc.

Comme la mobilité était l'attribut essentiel et caractéristique, peu à peu dans le cadre du foie mobile de Cantani rentrèrent les hypertrophies, les cirrhoses avec mobilité.

Pour certains auteurs, c'était l'ectopie qui primait tout. Aussi voyons-nous avec eux le cadre du foie mobile s'enrichir des déplacements par collections liquides du voisinage, cyphoscoliose, etc., etc.

En dehors du cadre du foie mobile, les anatomistes décrivaient le « foie déformé » et considéraient le corset comme la seule cause de déformation de cet organe ; il décrivaient le « foie à lobe flottant » qu'ils regardaient comme relevant de la tératologie. Les cliniciens ne tenaient pas compte du premier ; quant au second, ils le confondaient toujours avec le rein mobile, ou un kyste du foie. Rappelons que dans aucun des cas, où, après laparotomie, on constata un lobe flottant, le diagnostic exact n'avait été posé avant l'opération.

En résumé, voici quelle était la classification de ces divers types du foie avant 1885 :

Classification clinique du foie mobile avant 1885

CARACTÈRES TIRÉS DE L'ECTOPIE ET DE LA MOBILITÉ MANUELLE

Foie ectopié
$\begin{cases} \text{fixe} = \text{foie déplacé par tumeurs du voisinage.} \\ \text{mobile} \begin{cases} \textbf{foie mobile.} \\ \text{(par relâchement des ligaments suspenseurs et de la paroi abdominale).} \end{cases} \end{cases}$

Dans cette classification ne rentrent donc ni le foie déformé (par le corset), ni le foie abaissé, ni le foie à lobe flottant.

2° Classifications postérieures à la notion de Ptose (1885).

La première de ces classifications est celle de Landau. Nous en avons parlé suffisamment plus haut pour n'avoir pas à insister ici. J'écrivais alors : « L'on voit, pour la première fois dans l'histoire du foie mobile, être appliqués dans son travail ces deux principes fondamentaux de ma doctrine de la splanchnoptose, à savoir : l'exclusion implicite de toute lésion organique dans le diagnostic de viscère mobile et la notation de l'ectopie totale du viscère mobile, d'un côté, et, de l'autre, des faibles déplacements de cet organe ». C'est ainsi que Landau dit avoir observé « 14 cas de foie mobile prononcé *et environ 30 cas de simple abaissement du foie* ».

Dans le tableau suivant je résume sa classification :

Classification théorique de Landau (1885)

D'APRÈS L'ECTOPIE ET L'ORIENTATION

Foie tournant
$\begin{cases} \text{sans dislocation} \ldots\ldots\ldots\ldots\ldots \begin{cases} \text{antéversion} \begin{pmatrix} foie\ du \\ corset \end{pmatrix} \\ \text{rétroversion.} \\ \text{latéroversion oblique} \end{cases} \\ \text{avec dislocation} \begin{cases} \text{fixe}\ldots\ldots\ldots\ldots & \text{ibid.} \\ \text{mobile} = \textbf{foie mobile} & \text{ibid.} \\ \text{(par éventration)} \end{cases} \end{cases}$

Sont donc encore exclus du cadre du « foie mobile », désignation réservée au seul cas de « foie tournant avec dislocation mobile », le foie déformé par le corset et le foie à lobe flottant.

Si le simple abaissement du foie est mentionné, c'est pour être mis en dehors des cas de foie mobile, et Landau ne paraît pas admettre de relation pathogénique entre le simple abaissement, qu'il semble ne mentionner que par égard pour la nouvelle doctrine de la ptose, et la mobilité du foie.

Voici maintenant deux classifications anatomiques, celle de Faure et celle de Hertz.

J'ai insisté plus haut sur l'importance des travaux de Faure dans l'étude de l'hépatoptose.

Classification anatomique de Faure (1892)
D'APRÈS LA PTOSE

1° Hépatoptose **(foie mobile)**
(par relâchement de l'appareil suspenseur du foie et entéroptose).

2° **Foie à lobe flottant** $\begin{cases} \text{congénital.} \\ \text{par maladie de la vésicule biliaire.} \end{cases}$

Il n'y a donc, pour Faure, qu'une espèce d'hépatoptose et qu'un moment pathogénique, la ptose, dont le caractère prime celui de mobilité. Pour lui, le foie à lobe flottant est d'une nature différente. Il laisse de côté le foie dit « du corset », refusant avec raison, au corset, la possibilité d'abaisser le foie.

La classification de Hertz est d'un tout autre ordre ; néanmoins elle se rapproche comme la précédente de la classification clinique, puisqu'elle est fondée sur l'anatomie, mais elle ne tient compte, parce qu'elle est anatomique, que des types les plus prononcés. Hertz reconnaît d'ailleurs ne pas avoir appelé le concours de la clinique et s'être basé sur les seuls résultats de ses dissections.

Classification anatomique de Hertz (1894)
D'APRÈS LE MODE DE DÉFORMATION

Foie déformé (par le corset) $\left\{ \begin{array}{l} \text{cordé long} \left\{ \begin{array}{l} \text{sans prolapsus} \\ \text{du rein} \end{array} \left\{ \begin{array}{l} \text{et lobe droit pédiculé} = \textbf{foie mobile} \\ \text{et lobe droit non pédiculé} \end{array} \right. \\ \text{avec prolapsus du rein} \end{array} \right. \\ \text{cordé court, projeté en avant, avec prolapsus du rein.} \end{array} \right.$

Ce qui dans cette classification est conforme à la clinique, c'est l'idée de prolapsus impliquée par la concomitance possible d'un prolapsus du rein ; c'est l'impossibilité admise d'une ectopie totale du foie, ainsi que le prouve l'explication du foie mobile classique par son identité avec le lobe flottant du foie ; c'est la nécessité d'une déformation pour réaliser la mobilité du foie ; c'est la parenté du lobe flottant avec le foie mobile. Mais ce que contredit la clinique, c'est qu'il n'y ait pas de déformation sans constriction du corset, ni de mobilité sans lobe flottant du foie.

L'anatomiste qui, dans toutes les autopsies, trouve le bord inférieur de foie abaissé, n'a pas de motif pour admettre que cet abaissement ne soit une conséquence précisément de l'autopsie, et qu'il puisse avoir existé sur le vivant. D'un côté, pense-t-il, la mort entraine la diminution de tension sanguine intrahépatique, la section de la paroi abdominale cause la diminution de tension intraabdominale ; de l'autre, il croit, puisqu'il ne connait pas le procédé du pouce, que le simple abaissement n'existe pas cliniquement. Il en résulte que seules peuvent être enregistrées, par l'anatomo-pathologiste, les déformations très accentuées du foie.

Par ordre de date vient ensuite la classification de Hayem.

Classification théorique de Hayem (1895)
D'APRÈS LE MODE DE DÉFORMATION

Foie déformé (par le corset)
$\begin{cases} \text{Constriction sus hépatique} = \textbf{foie mobile.} \\ \text{Constriction hépatique} = \textbf{foie à lobe flottant.} \\ \text{Constriction sous hépatique.} \end{cases}$

J'ai insisté plus haut sur les arguments qui autorisent à considérer cette classification comme théorique. Ici encore nous voyons bien la déformation être considérée comme nécessaire à l'existence de la mobilité ; nous voyons bien le foie à lobe flottant être classé à côté du foie mobile ; mais nous voyons aussi que l'ectopie totale est jugée nécessaire à la réalisation du foie mobile, nous voyons que le corset est incriminé comme la seule cause de déformation du foie.

3º Classification reposant sur les notions de ptose et d'hépatisme.

C'est la classification actuelle et il me sera bien permis d'applaudir au progrès qu'elle réalise sur les classifications précédentes.

Classification clinique de Terrier et Auvray (1897)
D'APRÈS LA FORME

Hépatoptose (foie mobile)   (Partielle = **foie à lobe flottant** (d'origine
(par vice de la nutrition)   {   cholécystique).
                       (Totale = **foie mobile.**

Cette classification, en premier lieu, abstrait le caractère de ptose au lieu de celles de mobilité ou de déformation, ce qui est conforme à la clinique ; en second lieu, elle affirme la parenté du foie à lobe flottant avec le foie mobile... « Les termes de foie partiellement mobile, d'hépatoptose partielle et de lobe flottant, disent Terrier et Auvray (1), peuvent être employés indistinctement l'un pour l'autre. Dans l'hépatoptose totale, le foie émigre en masse ; il y a une véritable luxation du foie, avec mobilité anormale... dans l'hépatoptose partielle, la masse hépatique restant en place, une de ses parties seule s'hypertrophie, se pédiculise plus ou moins sous des influences diverses, pour donner naissance à un lobe anormal qui est mobile, alors que la portion principale de la glande est fixe ». C'est bien ainsi que parle la clinique, et nous ne ferons ici de restriction qu'au sujet du foie « émigré en masse », « véritablement luxé », dont l'existence semble inconciliable avec les données anatomiques, et dont les exemples cliniques, ou bien sont suspects parce qu'ils n'ont pas été contrôlés par l'autopsie, ou bien, après vérification par l'autopsie, se sont trouvés n'être pas des foies mobiles.

Dans leur classification, Terrier et Auvray ne font pas de place aux faibles degrès de ptose, mais ils écrivent : « on la regarde (l'hépatoptose totale) généralement comme une affection rare ; cette opinion est vraie si l'on ne considère que le degré le plus avancé de la maladie, celui qui s'accompagne d'un cortège symptomatique grave, dans lequel nous verrons une indication aux interventions sanglantes. Mais pour qui sait déceler les faibles degrès de mobilité du foie, l'affection doit être notée comme très fréquente et nous dirions assez volontiers avec Glénard : « il en sera bientôt de l'hépatoptose

(1) TERRIER & AUVRAY. loc. cit.

comme du rein mobile ; les cas en seront si fréquemment observés qu'on ne les publiera plus... ».

Enfin, troisième citation que je suis heureux d'emprunter à ces auteurs : « l'hépatoptose parait être la conséquence des troubles généraux de la nutrition qui se révelent, ici par l'entéroptose seule, ailleurs par l'entéroptose accompagnée d'affaiblissement et d'allongement des ligaments du foie, avec hernies, varices, déviations utérines, etc. Que ces troubles soient le fait d'une viciation primitive des humeurs, congénitale ou héréditaire, parfois acquise (théorie de l'arthritisme et de l'herpétisme), ou bien que ces troubles de la nutrition soient « le fait d'une perturbation fonctionnelle du foie, tantôt héreditaire, tantôt et souvent acquise, primitive, amenant la viciation secondaire des humeurs (théorie de l'hépatisme, Glénard) », nous ne saurions nous prononcer dans ce travail en faveur de l'une ou l'autre de ces théories ». (Terrier et Auvray).

Je considère comme un point capital que la question ainsi posée soit déjà acceptée par ces auteurs.

Après avoir rendu justice au progrès réalisé par la classification commentée de Terrier et Auvray, sur celles qui l'ont précédée, je vais essayer à mon tour d'en présenter une, en tenant compte des notions, acquises par le dépouillement de mes observations, et du but de toute classification, qui, pour être utile au diagnostic et à la thérapeutique, doit être étiologique, pathogénique et séméiologique tout à la fois, s'il est possible.

Il m'importe de rappeler ici que, si j'ai, dès 1885, dégagé le caractère de ptose, des divers caractères présentés par les viscères mobiles de l'abdomen, le foie, comme le rein, comme l'intestin, et prononcé le mot d'hépatoptose (1), ce n'est qu'en 1887 que, grâce à l'application du nouveau procédé du pouce, il m'a été donné de connaitre les faibles degrès de ptose du foie (2), en 1889 seulement, de comprendre le rôle du foie

(1) F. GLÉNARD. — De la Dyspepsie nerveuse. Entéroptose. — Lyon medical, 1885, mars.

(2) F. GLENARD. — Neurasthénie gastrique. Province médicale 1887.

comme support de la diathèse (1) et, en 1890, de présenter le mot et la doctrine de l'hépatisme (2). Ce sont les observations, publiées dans le cours du travail que je consacre aujourd'hui à l'hépatoptose, qui me fournissent les détails de la classification qu'on va lire.

Classification clinique de Glénard (1898)

D'APRÈS LE MODE D'ACCESSIBILITÉ A LA PALPATION ET LA FORME

FACE ANTÉRIEURE DU FOIE

perçue par palpation classique — *bord inférieur* plus ou moins *épaissi*

- perçu par palpation classique
  - ligne régulière .... → **hypertrophie totale** (types classiques) palpation classique
- arête mousse ou angulaire, fixité
  - ligne brisée
    - lobe droit *exemple : foie du diabète*
    - lobe moyen *ex.: foie de la choléli- thiase.*
    - lobe gauche *ex.: foie de la gastrite* → **hypertrophie partielle** (types récents) palpation classique
- perçu seulement par « procédé du pouce » — arête anguleuse, mobilité, ligne toujours brisée
  - *monolobaire* — bi ou trilobaire
    - lobe droit **[Foie mobile]**
    - lobe moyen **[lobe flottant]**
    - lobe gauche → **hypertrophie ptosée** (types classiques à diagnostic erroné) palpation classique et « procédé du pouce » combinés

perçue seulement par «procédé du pouce» — *bord inférieur aminci* perçu seulement par « procédé du pouce »

- ligne brisée et non parallèle au rebord costal
  - lobe droit avec entérosténose *ex : foie de l'entéroptose* (prédom. du sexe féminin)
  - sans entérosténose *ex : foie de l'urolithiase* (préd. du sexe masculin)
  - lobe moyen *ex.: foie de la choléli- thiase (stigmate)*
  - lobe gauche *ex.: foie de la précir- rhose (stigmate)*
- ligne régulière (et parallèle au rebord costal) *ex.: foie de l'hépatisme (stigmate)* (ptose, ou reliquat d'hypertrophie ou de congestion)

→ **hépatoptose simple** (types nouveaux) « procédé du pouce »

Cette classification est clinique, parce qu'elle repose exclusivement sur des caractères tirés du mode d'accessibilité à la

(1) F. GLÉNARD. — De l'*Entéroptose*. Presse médicale Belge 1889.

(2) F. GLÉNARD. — *Foie des diabétiques*. Communication Académie de Médecine et Lyon médical, 1890.

palpation, du siège du bord inférieur du foie, de son épaisseur, de sa forme, de la localisation prédominante dans tel ou tel lobe du foie, et enfin de l'éventualité d'une sténose intestinale concomitante. A l'égard de ce dernier caractère je dois rappeler encore une fois les aphorismes suivants que j'ai proposés :

« Lorsque le foie est hypérémié, augmenté de volume, ou cirrhosé, jamais on ne trouve ces cordons que j'ai signalés comme caractéristiques de la sténose du gros intestin ».

« En présence d'un foie, dont on doute s'il s'agit d'un foie hypertrophié ou d'un foie ptosé, l'existence simultanée de la sténose intestinale doit faire conclure à une ptose, son absence à une hypertrophie du foie ». (1)

Dans ma classification, j'ai dû faire figurer à l'un des extrêmes le type classique de l'hypertrophie du foie et à l'autre le type nouveau de l'hépatoptose simple, parce que l'hypertrophie partielle et l'hypertrophie ptosée sont comme les types intermédiaires entre l'hypertrophie vraie et la ptose vraie ; mais d'ailleurs, quoi de plus légitime, puisque la ptose du foie peut être un stigmate de son hypertrophie !

C'est bien là qu'apparaît la différence radicale qui sépare le foie mobile du rein mobile. Il est impossible avec le foie de circonscrire un domaine clinique avec son seul caractère de mobilité. Si l'on peut à la rigueur conserver la rubrique de « rein mobile », celle de « foie mobile » doit disparaître. Elle ne répond à rien de clinique et ne peut qu'entretenir de fâcheuses erreurs. La mobilité n'est rien, l'affection du foie trahie par cette mobilité est tout, c'est cette affection du foie qu'il faut préciser, non seulement par les caractères objectifs plus importants qui accompagnent la mobilité, mais par les signes tirés des autres organes, les symptômes généraux, l'étiologie, la marche de la maladie, les résultats de la thérapeutique, etc., bref par tout cet ensemble de caractères dont le concours indispensable fait, de tout diagnostic d'une maladie

_____

(1) F. GLÉNARD. — *Séméiologie générale du foie, in : études sur le foie et l'hépatisme*, Paris, Masson, 1895, et *injections aqueuses dans le foie*, Lyon médical, 1895.

du foie, un problème compliqué, difficile, exigeant toute la sagacité du clinicien.

La classification que je viens de dresser me permettra de réduire aux propositions suivantes les conclusions de cette longue étude sur la mobilité du foie :

CONCLUSIONS
RELATIVES A LA MOBILITÉ DU FOIE

1° Le « foie mobile » classique, le « foie du corset », le « foie déformé », par le fait que leur bord inférieur est accessible à la palpation classique, sont des foies hypertrophiés.

2° Le caractère de mobilité, dans un foie anormal, n'est pas un caractère de classification, car il se rencontre dans les maladies les plus disparates de cet organe. L'expression « foie mobile » doit être supprimée de la nosologie.

3° Le « foie mobile » vrai, en donnant à ce terme la signification rigoureuse exigée par la nomenclature nosologique, présente un bord inférieur souple, abaissé, aminci, déjeté en arrière et inaccessible à la palpation classique ; il n'est connu que depuis l'application, à l'exploration du foie, du « procédé du pouce ». C'est ce qu'on doit appeler la « Ptose du foie », ou « Hépatoptose », en abstrayant le caractère de prolapsus de ceux de mobilité et de déformation qui lui sont toujours associés.

4° L' « hépatoptose » vraie — par opposition à l'hépatoptose fausse, ou foie mobile classique, qui est une hypertrophie totale ou partielle, ou une hypertrophie ptosée — présente des variétés suivant la forme linéaire du bord inférieur du foie, suivant la situation de ce bord (sous le rebord costal, dans l'hypochondre ou dans le flanc), suivant la sensibilité à la pression ou l'indolence, la rénitence ou la souplesse de ses différents points.

5° La ptose du foie est due à l'aplatissement, soit latéral, soit antéropostérieur de cet organe sous l'influence, tantôt d'une réduction du contenu (masse intestinale) de la cavité de l'abdomen, et de la diminution de la tension sanguine intrahépatique, tantôt d'une hypertrophie ou d'une hyperémie, ou d'une stéatose préalables, qui, après s'être dissipées, ont laissé comme stigmate résiduel un abaissement et une déformation de la glande hépatique.

6° Dans tous les cas, le foie ptosé est un foie malade, le foie est ptosé parce qu'il est malade, soit que cette maladie préalable ait provoqué la ptose indirectement par l'intermédiaire de la sténose intestinale, ou directement, sans que cette sténose fut nécessaire, soit que la ptose du foie s'accompagne ou non de la ptose d'autres viscères.

7° Comme la pathogénie de chacun des états objectifs classés dans le tableau de l'hépatoptose est différente, les divers types d'hépatoptose ne doivent pas être considérés comme des degrés d'un même processus, dont l'hépatoptose vraie serait le premier degré et l'hypertrophie totale le dernier, c'est-à-dire d'un processus d'autant plus aggravé que les signes objectifs sont plus accentués : nous savons au contraire que la ptose vraie peut être un stigmate d'hypertrophie.

8° Le caractère tiré de la ptose du foie dans l'hépatoptose est un caractère générique. Les malades qui présentent ce caractère appartiennent tous à la même famille (Hépatisme). Les variétés de la ptose du foie sont des caractères spécifiques. Les malades qui présentent les signes de la même variété sont atteints de la même espèce morbide.

9° Les contradictions entre la fréquence assignée par les auteurs au foie mobile et celle que j'attribue à l'hépatoptose (20 pour 100 dans les maladies de la nutriton), entre la prédominance attribuée par eux au sexe féminin, et celle que je trouve pour le sexe masculin (25 pour 100 chez les hommes, 15 pour 100 chez les femmes), ne sont qu'apparentes. Les auteurs n'admettent comme foie mobile que l'hypertrophie partielle ou l'hypertrophie ptosée, une des causes les plus fréquentes de ces hypertrophies est la lithiase biliaire, la lithiase biliaire est de beaucoup plus fréquente chez la femme que chez l'homme.

J'admets comme hépatoptose tous les foies souples abaissés ou déformés, mais, parmi eux, si l'on distingue ceux qui relèvent du processus de ptose, de ceux qui sont un stigmate d'hypertrophie, on retrouve, pour les premiers, cette prédominance du sexe féminin, si marquée dans toutes les maladies ptosiques.

10° De même que la connaissance, grâce au « Procédé néphroleptique », des premiers degrés de la mobilité du rein, et la notion de ptose qui en a été dégagée, ont ouvert le domaine nouveau de la « splanchnoptose », de même la connaissance, grâce au « Procédé du pouce, » de la ptose vraie du foie, et la notion de sa valeur pathogénique, constituent, pour la doctrine nouvelle de l' « Hépatisme », un des piliers les plus solides de ses fondations.

II

DE LA CONSISTANCE ET DE LA SENSIBILITÉ
DU FOIE A LA PALPATION

Il n'est pas d'organe présentant une aussi grande variété
de modalités objectives que le foie, il n'en est certainement
pas dont les modalités objectives aient été aussi dédaignées
par la clinique. A quoi se borne, en effet, la séméiologie
hépatique classique ? elle note, relativement au volume, si le
foie est gros, normal ou petit ; elle appelle foie gros ou hypertrophié tout foie qui dépasse le rebord costal, sans se préoccuper de savoir si cet état anormal n'est pas simplement le fait
d'une déformation ou d'un prolapsus de l'organe ; relativement
à la consistance, la séméiologie classique ne distingue que le
foie plus ou moins dur, ou le foie de consistance inégale ; elle ne
distingue pas la consistance dûe à l'épaisseur du foie, lorsqu'il
est déformé, de sa consistance lorsqu'il est hypertrophié ; elle
ne peut atteindre, elle ne connait donc pas le foie souple.
Relativement à la sensibilité, elle ne relève dans les observations
cliniques que le fait de l'existence ou de l'absence de sensibilité
locale à la pression. Enfin en ce qui concerne le bord inférieur
du foie, elle note s'il est tranchant ou arrondi.

La séméiologie classique ne tient compte, ni de la situation,
ni de la mobilité du foie, ni de l'épaisseur de son bord inférieur. De la consistance d'un foie hypertrophié et induré elle
conclue toujours à une sclérose. Elle ignore la possibilité de
localisation, restreinte à tel ou tel lobe du foie, des anomalies,
soit de la consistance, soit de la sensibilité de cet organe ; elle
admet que l'hyperesthésie ou l'induration, constatées en un
point, sont généralisées à tout le foié ; elle constate bien
parfois des brisures dans la ligne du bord inférieur du foie,
mais elle ne les croit susceptibles, pas plus dans leur forme

que dans leur situation relative, d'aucune application au diagnostic.

Alors que le poumon et le cœur ont été étudiés, et au plus grand profit de la clinique, avec une minutie telle qu'il semble impossible de déceler quelque signe nouveau dans ces organes, à l'égard du foie, on en est encore resté aux notions qui avaient cours il y a une centaine d'années. Cela tient à trois raisons : la première, c'est que l'histoire clinique du foie sort à peine de la période historique dans laquelle cet organe passait pour ne jouer qu'un rôle très effacé dans l'organisme ; la seconde raison, c'est que les maladies dans lesquelles il présente la gamme la plus riche de modalités objectives sont les maladies de la nutrition, or ce sont des maladies qu'on ne voit guère à l'hôpital, et l'hôpital est le foyer d'élaboration de tout ce qui s'écrit sur le foie ; enfin, troisième raison de l'état si arriéré de nos connaissances en séméiologie hépatique, c'est que l'on demande trop à la percussion, pas assez à la palpation et que la palpation n'a réellement fait aucun progrès.

Or, je prétends démontrer que le foie est l'organe le plus important de ceux qui président à la nutrition, tandis que l'estomac et l'intestin lui sont subordonnés dans la plupart de leurs manifestations morbides ; je prétends démontrer que les maladies de la nutrition, et plus spécialement les maladies de l'estomac et celles de l'intestin, sont des maladies du foie ; que la palpation est la vraie méthode d'exploration de cet organe, et enfin, que la technique de palpation est suffisamment enrichie par les procédés nouveaux que j'ai décrits pour qu'on puisse faire d'aussi rapides conquêtes dans le domaine de la palpation qu'il en a été fait dans celui de l'auscultation.

Parmi les signes objectifs qu'on peut déceler dans le foie, il en est deux qui sont du ressort exclusif de la palpation, ceux relatifs à la consistance et ceux relatifs à la sensibilité du foie à la pression. Je ne traiterai ici de la consistance et de la sensibilité du foie à la palpation que dans leur expression purement objective, sans vouloir encore en exposer la valeur séméiologique.

Ces deux signes sont nécessairement enregistrés en même temps, et leur combinaison est, dans ses variétés, ainsi que nous le verrons, du plus haut intérêt pratique. Un foie souple et sensible a une signification toute différente de celle d'un foie souple et indolent ; un foie dur et indolent ne comporte pas le même diagnostic, ni le même pronostic, qu'un foie dur et sensible.

§ I

De la consistance du Foie

La **Consistance** ou densité du foie à la palpation peut être appréciée par deux moyens : 1° par le degré de résistance du tissu hépatique à la pression ; 2' par le degré d'élasticité que l'on constate en faisant « sauter » le bord du foie, lorsque ce procédé d'exploration a pu être appliqué.

Le premier de ces moyens est seul décrit, en clinique, à ce jour ; on ne considère, au point de vue de la densité, que deux espèces de foie, le foie plus ou moins dur, le foie de consistance inégale. Si le foie est de consistance inégale, parfois avec points fluctuants, le diagnostic différentiel se pose entre le kyste et le cancer ; s'il est dur, de consistance ligneuse, cartilagineuse, c'est un signe, soit encore de cancer, ou de kyste multiloculaire, ou encore d'abcés, soit de dégénérescence amyloïde, soit de cirrhose hypertrophique ; quant au foie souple, ou foie de consistance normale, la technique classique de palpation ne permet pas de l'atteindre avec les doigts, même lorsqu'il dépasse le rebord costal.

Or, en dehors des foies de consistance inégale, cancéreux ou kystiques, la désignation des foies accessibles à la palpation classique, — qui sont par conséquent de consistance augmentée et toujours considérés comme hypertrophiés, — la désignation de ces foies en foies plus ou moins durs, comme s'il ne pouvait être question que de degrés d'un même processus sclérosant, est tout à fait insuffisante et peut être cause d'erreurs de diagnostic.

Voici un malade chez lequel on constate un foie hypertrophié et induré ; on conclue à une cirrhose hypertrophique. Mais quel n'est pas l'étonnement lorsqu'on voit des foies pareils, à l'occasion desquels on avait porté le pronostic le plus sombre, non seulement pouvoir vivre des années, mais se concilier avec un état de santé relativement satisfaisant ! bien plus, lorsqu'on les voit s'assouplir, souvent pour faire place à un foie de volume normal à bord souple et tranchant, avec amélioration générale de l'état de santé du sujet ! De pareils foies se rencontrent surtout dans la pratique privée, car la maladie qui accompagne ces gros foies durs est une maladie de la nutrition, et c'est une maladie de la nutrition qui n'oblige pas le malade à s'aliter ou à rester chez lui, et qui, d'ailleurs, est constatée rarement dans la couche de société qui abrite ses maux à l'hôpital. Et encore ces gros foies ne sont-ils connus que des médecins qui se sont fait une loi d'examiner systématiquement le foie de leurs malades, car ils ne trahissent leur état anormal par aucun des symptômes hépatiques classiques. C'est surtout dans le diabète ou la lithiase urique, ou la goutte, parfois dans la dyspepsie, qu'on les rencontre. Depuis que j'ai appelé l'attention sur ces faits cliniques, ils ont été confirmés par la plupart des observateurs. (1)

Voici, dans un sens tout opposé, un autre malade, chez lequel la palpation abdominale antérieure ne trahit aucune anomalie de densité ou de sensibilité du flanc ; on en conclue que le foie a un volume normal. Que pourtant, chez ce malade, l'on vienne à rechercher, par le procédé du pouce, si l'arête caractéristique du bord du foie n'est pas perceptible au-dessous du rebord costal, on trouve avec étonnement cette arête traver-

(1) F. GLÉNARD. *Évolution de l'arthritisme vers l'hépatisme.* Rev. Nutr, *passim.*

sant obliquement de haut en bas le flanc dans toute sa hauteur ;
le foie présentait donc chez ce malade une souplesse inférieure
à la souplesse normale.

Enfin, entre ces deux extrêmes, il existe des cas où le foie
déborde les côtes et paraît moins souple qu'à l'état normal, il
est profondément situé, on en conclue à un « empâtement »,
un « engorgement », une « tuméfaction », une « congestion »
du foie ; mais, si l'on recourt au procédé du pouce, on trouve
son bord parfaitement souple, tranchant et l'on vérifie qu'il
s'agit simplement du lobe épais d'un foie déformé ; on rencontre fréquemment ces foies dans les dyspepsies, et pourtant
dans les dyspepsies, il n'a jamais été question, jusqu'ici, que
de foies tuméfiés.

On peut éviter en grande partie ces erreurs d'interprétation, en attribuant au degré de consistance du foie autre
chose que la simple traduction d'un degré de sclérose. Mon
insistance à cet égard est d'autant plus motivée que M. Féréol
a pu dire dans un Rapport à l'Académie : « M. Glénard affirme
pouvoir distinguer fort bien deux nuances, la rénitence et la
dureté, mais il semble que ce sont là des finesses un peu
extrêmes et qui permettent quelque doute, puisqu'il faut s'en
rapporter au tact de l'opérateur sans aucun contrôle possible ».(1)

Au point de vue de la consistance palpable, je considère
qu'on doit distinguer, du foie normal qui est souple, le foie
de consistance anormale, suivant qu'il est *mou, rénitent,
dur* (ligneux, cartilagineux) ; le foie normal et le foie mou sont
des foies souples, les deux derniers, des foies indurés.

Le **foie mou**, d'une mollesse que Frerichs a comparée à
celle du chiffon, a une consistance analogue à celle du paquet
intestinal, c'est dire que la palpation abdominale antérieure,
lorsqu'un pareil foie déborde les côtes, ne peut le discerner de
ces viscères. Cette mollesse peut être due à deux causes, soit

---

(1) FEREOL.— Sur un Mémoire de M. le docteur F. Glénard concernant
les résultats objectifs de l'exploration du foie dans le diabète. Rapport à
l'Académie de Médecine. *Bulletin.* Séance du 17 juin 1898, p. 605.

qu'il s'agisse d'un *lobe aminci et allongé du foie*, soit qu'il
s'agisse d'une réelle *flaccidité du parenchyme*. La constatation
de la présence du foie mou en dehors de ses limites normales
n'est possible, lorsque ce foie est indolent, qu'à l'aide du *procédé
du pouce* ; ce procédé permet en même temps de distinguer la
mollesse due à la flaccidité, de celle due à la minceur de la
lame hépatique. Il faut chercher, par le procédé du pouce,
l'arête du bord libre du foie, qui est toujours tranchante dans
le foie souple ; cette arête sera trouvée, plus ou moins profondément située, dans la direction d'une des bissextrices du triangle formé par l'intersection de la ligne médiane et du rebord
costal. Si le bord du foie est mince et qu'on le fasse flotter
comme une soupape, on concluera à un foie déformé (ou hépatoptose) ; si ce bord est épais, que le pouce ne puisse pas
pénétrer sous la face postérieure du foie et qu'il soit peu mobile, on concluera à une hypertrophie souple du foie, et, s'il
s'agit d'un foie indolent, c'est probablement une dégénérescence graisseuse.

On trouve, dans l'étude du foie normal, la preuve que le
tissu du foie, lorsqu'il est en lame mince, ne peut être distingué
des autres viscères abdominaux, et même, que son bord tranchant peut, dans ces cas, échapper au procédé du pouce. Normalement, en effet, le lobe gauche du foie empiète de deux à
trois travers de doigts sur l'épigastre, et l'oubli de cette position anatomique est tellement justifié par l'absence de tout
signe palpable, que, lorsque ce lobe épigastrique est hyperesthésié, c'est dans l'estomac et non dans le foie qu'on localise
la douleur qui y est provoquée par la pression. Le procédé du
pouce ne trouve l'arête du lobe épigastrique que lorsque celui-ci
est assez abaissé près de l'ombilic et a acquis assez d'épaisseur pour qu'on puisse, sans le recourber en arrière, déprimer
suffisamment sous lui, pour y insinuer le pouce, la paroi abdominale antérieure.

Le **foie rénitent** présente une consistance qu'on peut
comparer, soit à celle d'un muscle contracté, soit à celle d'une
boule de bois recouverte de drap. C'est à dire qu'il a conservé

un certain degré d'élasticité à la pression, mais ce peut être, soit un *lobe épais et allongé* du foie, soit un *foie hyperémié*. C'est encore le *procédé du pouce* qui tranchera facilement la question. Il faut chercher, pour le faire « sauter », le bord tranchant du foie ; s'il est profondément placé (et il est trouvé presque verticalement dirigé) et qu'il soit très mobile et assez mince, il s'agit d'un foie déformé ; s'il est placé immédiatement sous la paroi, assez résistant au ressaut, et plus ou moins épais, tout en restant tranchant, c'est vraisemblablement une hyperémie du foie. (1)

Entre l'hypertrophie rénitente du foie hyperémié et l'hypertrophie molle du foie stéatosé, il y a un intermédiaire qu'on rencontre fréquemment chez le diabétique, c'est l'hypertrophie du foie de souplesse normale. Il est probable que ce type est dû à la combinaison de l'hyperémie avec la stéatose.

Enfin, le **foie dur** est celui dont la consistance a perdu toute élasticité ; il donne une sensation de résistance analogue à celle d'un os, d'un cartilage, d'un morceau de bois. On ne peut, je crois, mieux donner une idée de la distinction entre le foie dur et le foie rénitent, qu'en comparant, à la sensation donnée par la pression de la face antérieure du tibia, celle du foie dur, et, celle du foie renitent, à la sensation qu'on éprouve en comprimant la masse musculaire voisine, le tibial antérieur, lorsqu'on fait contracter ce muscle en relevant fortement la pointe du pied. Si l'on tente de faire « sauter », par le *procédé du pouce*, le bord d'un foie dur, lorsqu'il est tranchant (car souvent on le trouve arrondi), on sent qu'il saute dûrement et que le mouvement de ressaut se transmet à toute la masse du foie, au lieu de se limiter à une zóne plus ou moins restreinte de son bord libre. La *cirrhose* n'est pas douteuse ; le foie dur peut n'être pas hypertrophié et son bord ne se rencontrer qu'à

(1) F. GLÉNARD. — Etudes sur les modifications de l'aspect physique et des rapports du foie cadavérique par les injections aqueuses dans les veines de cet organe. *Lyon Médical*, 1895, T. LXXIX, N⁰⁵ 23, 24, 27, 28.

la fin de l'inspiration derrière le rebord costal ; comme il n'est pas atrophié non plus, puisqu'on en atteint le bord, on eût conclu, sans l'intervention du procédé du pouce, à un foie normal et à une dyspepsie, tant que l'ascite ne se serait pas montrée ; de même il peut arriver que, d'après les données de la percussion, seule applicable dans des cas pareils avec la technique usuelle, on soupçonne le foie d'être cirrhosé, alors que le procédé du pouce permet de faire·sauter derrière le rebord costal, quelquefois fort au-dessous de lui, un foie parfaitement souple.

Une fois évitées les erreurs de diagnostic, dont nous venons de faire mention, on peut dire, en thèse générale, qu'une maladie sérieuse du foie s'accompagne toujours d'une anomalie, en plus ou en moins, dans la densité de son tissu et réciproquement.

Mais il s'en faut beaucoup que le degré de consistance du foie suffise à préciser un diagnostic, que la dureté, par exemple, soit signe de sclérose. Mes expériences d'injections aqueuses dans les veines du foie cadavérique prouvent que la tension vasculaire exagérée peut donner au foie une consistance absolument ligneuse (1) et nous savons d'ailleurs que sa souplesse exagérée peut être due à l'aplatissement, à l'amincissement des parties accessibles à la palpation.

Pour interpréter nosologiquement un diagnostic objectif, quelque précis soit-il, quand il s'agit d'un organe comme le foie, il faut le concours des signes objectifs relevés par la palpation de la masse intestinale ; l'intestin est le « miroir du foie », comme on a dit de la langue qu'elle est le « miroir de l'estomac ». Il faut de plus le concours de toute la symptomatologie subjective, il faut encore celui des anamnestiques et surtout de l'étiologie. Rien n'est difficile et ne demande autant d'attention et d'analyse, que le diagnostic et le pronostic d'une maladie du foie, lorsque celle-ci n'est pas arrivée à la période ultime (ou nosocomiale), et ce sont de pareils foies qu'on voit le plus souvent dans le cabinet de consultation.

(1) F. GLÉNARD et SIRAUD. — *Loc. cit.*

§ II

De la sensibilité du Foie

Si, en présence d'un foie de souplesse normale, on peut conclure qu'il n'est le siège d'aucune affection grave, en revanche l'absence de sensibilité à la pression peut se concilier avec les états morbides les plus sérieux, les dégénérescences les plus irrémédiables. On peut même dire que l'indolence du foie, lorsqu'il est le siège d'un processus de sclérose, est un signe de gravité plus grand que lorsque le même foie a conservé quelque sensibilité.

L'appréciation des degrés de sensibilité du foie est encore plus difficile à formuler que celle des degrés de densité ; ceux-ci peuvent être comparés à des sensations éveillées par le palper d'objets usuels. Quand il s'agit de la sensibilité provoquée, c'est le malade qui, presque seul, fournit les éléments d'appréciation, le médecin n'ayant pour repère que le degré de pression qu'il a exercée, pour comparer ce degré de pression avec la sensibilité qu'il a provoquée ; il s'agit d'un repère subjectif, devenant objectif par l'impression que traduit de malade. On devra donc toujours tenir compte de l'état général du système nerveux.

L'étude de la sensibilité du foie présente un intérêt d'autant plus grand que, dans bien des cas, la douleur provoquée à la pression dans la région du foie est le seul signe par lequel sa présence se traduise à la palpation et que cette sensibilité est l'indice d'une phase active d'un processus, qu'il s'agisse du début de l'exacerbation ou de la transformation processive d'une localisation hépatique. De tous les signes que peut rechercher la palpation, c'est certainement celui de la sensibilité à la pression dont les enseignements peuvent faire le plus progresser la connaissance du foie.

De même que le foie normal est parfaitement souple, de même il est parfaitement indolent à la pression.

La douleur provoquée par la pression du foie n'a aucun rapport régulier avec les douleurs spontanées dont peut se plaindre le malade; c'est à chaque instant, en clinique, que l'on cherche en vain à provoquer une sensation douloureuse sur un point quelconque de la région du foie, alors que pourtant le malade se plaint de souffrir de son côté droit; c'est chaque jour que l'on rencontre des malades ne se plaignant en aucune façon de leur foie, dont on n'examine cet organe que par rigueur analytique et chez lesquels on découvre, au grand étonnement du médecin et encore plus du malade, que le foie est sensible à la pression, parfois hyperesthésié ; il en faut être prévenu pour procéder toujours avec ménagement à cette recherche, qui sans cela, et dans les cas les plus imprévus, risquerait d'être fort douloureuse.

La *recherche de la sensibilité hépatique* se confond avec la recherche du foie lui-même et ce sont les sensations subjectives provoquées localement ou à distance par cette exploration qui constitueront les caractères de dysesthésie du foie. L'excès de sensibilité du foie est indépendant de son volume, de sa forme, de sa consistance, et c'est souvent par le seul caractère d'une douleur provoquée que se trahit la présence du foie, qu'il s'agisse d'un foie hypertrophié et trop mou pour être distingué de l'intestin par la palpation, ou d'un foie de situation et de volume normaux, et échappant de ce fait à toute autre appréciation qu'à celle tirée de la sensibilité. En outre, le foie peut être indolent à la pression de sa face antérieure, et sensible au ressaut de son bord ; il peut enfin être sensible seulement en un point de sa surface. De tout cela résulte la nécessité, avant de dire qu'un foie est indolent, d'avoir systématiquement recherché le caractère tiré de la sensibilité : 1° par la *palpation classique* de la paroi antérieure de l'hypochondre : 2° par le *procédé du pouce* qui cherche la sensibilité au ressaut, soit qu'il puisse faire sauter le bord du foie dans le flanc ou au-dessous du rebord costal, soit qu'il puisse seulement atteindre ce bord à la fin d'une inspiration derrière la dernière côte, où seule le trahit une sensation éveillée ; à ces deux modes de recherche, spéciaux à la palpation, doit être ajoutée l'exploration, que réalise la percussion : 3° par la *percussion des espaces intercostaux* dans la région thoracique du foie, qui permet parfois de déceler une sensibilité anormale de la partie convexe de cet organe ; 4° par le *tapotement léger de l'abdomen* dans les points où l'on soupçonne la présence du foie au-dessous du rebord costal, procédé qui peut compléter les données fournies par la pression, et parfois même éveiller des sensations caractéristiques (nausée, p. e.) de la localisation hépatique, alors que la simple pression n'avait rien appris ; 5° enfin par la *pression de l'intestin* sousjacent au foie, et en particulier du cœcum, ainsi que nous l'avons fait remarquer à l'occasion de la palpation de cet intestin. (1)

La sensibilité à la pression, dans une région où pourrait se trouver le foie, est parfois le seul signe de la présence de cet organe en cette région, mais encore faut-il au moins, dans les caractères de cette sensibilité, trouver la preuve qu'elle a bien une localisation hépatique. Or, de même que la constatation d'une arête linéaire dans le flanc est parfois le seul signe de la présence du foie, de même la nature des sensations provoquées, ou encore la forme de la zône sensible à la pression sont les seuls signes que la sensibilité provoquée a bien son siège dans le foie.

Il y a lieu de distinguer trois degrés de sensibilité du foie suivant qu'il est *indolent, sensible* ou *hyperesthésié;* il y aurait même une variété à faire de ces foies dans lesquels, quelque pression qu'on exerce, on ne peut éveiller aucune trace de sensibilité ; c'est ce qui se voit en particulier dans la cirrhose et j'ai dit que ce signe était fâcheux pour le pronostic. Le foie hyperesthésié se distingue du foie sensible en ce que la moindre pression y éveille de vives sensations ; dans des cas pareils, la localisation hépatique, en raison de la douleur que provo-

(1) F. GLÉNARD. — *Séméiologie cœcale de l'hépatisme.* Revue Nutrit. *passim.*

querait la recherche du bord du foie, ne peut être prouvée que par la forme de la zône sensible, nous y reviendrons bientôt.

On doit donc interroger la sensibilité du foie à l'exploration non seulement au point de vue de ses *manifestations locales* ou *à distance,* mais également au point de vue de la *topographie de la zône sensible.*

A. Les **sensations locales** éveillées par la pression du foie n'ont rien de caractéristique, de spécial au foie : c'est une douleur pongitive, une « piquée », ou une douleur contusive, la première s'observant plutôt dans la tuméfaction du foie lorsque les doigts le compriment, la seconde dans la ptose sensible du foie, lorsque l'on peut faire « sauter » le bord de cet organe. La douleur ainsi provoquée a très souvent le même caractère subjectif que les douleurs spontanées dont se plaint le malade et il se rend compte que l'on a bien mis la main sur son mal. J'ai dit que cette recherche devait être faite avec douceur, non seulement quand il y a de l'hyperesthésie, mais même quand le foie est apparemment indolent ; car on peut déceler une « sensibilité au ressaut » qui se traduirait en réelle douleur, si le pouce avait trop brusquement franchi le bord du foie ; quant à la sensibilité derrière la côte à la fin de l'inspiration, comme c'est le malade qui lui-même presse son foie sur le pouce en l'abaissant, il arrête ou ralentit son mouvement inspiratoire dès qu'il sent de la douleur. Une palpation trop peu ménagée aurait en outre l'inconvénient de provoquer la contraction des muscles abdominaux qui resteraient désormais tendus pour faire un rempart instinctif au foie et le déroberaient à toute tentative nouvelle d'exploration.

Il importe de dire, ici, que souvent le malade accuse à tort le médecin d'avoir exercé une trop forte pression ; c'est la sensibilité et non la pression qui a été trop forte. Pour en convaincre le malade, il n'y a qu'à exercer la même pression à l'hypochondre gauche et il se rend compte de son erreur.

B. Les **sensations à distance**, ont, en revanche, une réelle valeur, non seulement comme manifestation d'une sensibilité viscérale anormale, mais comme signe de localisation hépatique de cet excès de sensibilité. Elles ont également une grande valeur au point de vue de l'interprétation de certains symptômes subjectifs d'apparence extra-hépatique. qu'on rencontre dans les maladies du foie et qui peuvent par eux-mêmes en permettre un diagnostic précoce. Ces sensations à distance peuvent être la seule manifestation provoquée, localement le foie étant parfaitement indolent.

Les sensations à distance, éveillées par la pression du pouce en des points déterminés du bord du foie, sont, par ordre de fréquence :

La *douleur à l'épaule droite*, « vers l'épaule », « sous l'épaule », « à l'omoplate droite », « au-dedans de l'omoplate droite ». Cette douleur à l'épaule droite, dont la relation avec les maladies de foie est si connue, peut n'être pas toujours provoquée, même lorsqu'elle existe, par la pression du foie ; mais il est parfaitement intéressant de constater qu'elle peut être provoquée, lorsqu'elle n'existe pas. Dans un cas de cirrhose hypertrophique très réelle, mon malade avait eu deux mois auparavant une douleur vive de l'épaule et du côté droit et l'on ne trouva rien au foie ; puis tout se dissipa. Quelques jours après, retour de la douleur, et l'on ne put noter qu'une hyperesthésie extrême de l'hypochondre sans qu'aucun autre signe objectif permit de préciser autrement la présence du foie ; enfin, le foie se montra hypertrophié, dur et indolent, le malade mourut peu après avec des symptômes de péritonisme. L'hyperesthésie traduisait déjà l'hypertrophie avec consistance trop molle du foie pour qu'on put constater autrement cette hypertrophie ; certainement la douleur de l'épaule et celle du côté droit étaient bien déjà des symptômes hépatiques.

Chez une de mes malades, que j'avais soignée deux ans auparavant pour une affection hépatique d'origine paludéenne, parut une douleur de l'épaule droite d'une violence telle, pendant six semaines, que la malade ne pouvait ni se coucher, ni rester en place, jour et nuit, plus de quelques minutes ; le

membre supérieur était parésié, la tête constamment inclinée
sur l'épaule ; aucun palliatif, ni révulsifs, ni saignées locales
n'apportaient de soulagement, le diagnostic de méningite cervi-
cale avait été porté par un éminent clinicien, le pronostic était
fort grave, il n'y avait plus de ressource, pensait-on, que dans
la suspension. Je soumis à mon confrère avec lequel je fus
appelé en consultation, une interprétation hépatique de cette
douleur. Un traitement avec la diète lactée et le calomel amena
une rapide guérison.

Il ne me paraît pas douteux que la fréquence, chez les
arthritiques, de la localisation d'un rhumatisme monoarticulaire
à l'épaule droite, alors même qu'ils ont eu déjà d'autres
manifestations de rhumatisme, ne doive être attribuée à quelque
relation de l'épaule droite avec le foie, dont la fonction est si
souvent déviée, et très manifestement, dans l'arthritisme.

Une sensation également fréquente, produite par la pression
du foie, c'est l'*état nauséeux*. La pression « fait remonter quelque chose », « donne au cœur », provoque des « régurgitations
aigres », douleurs dont peut être rapprochée une sensation de
« serrement », de « constriction à la gorge », souvent manifestée,
ou enfin des sueurs instantanées. Parfois cet état nauséeux persiste pendant plusieurs heures après la palpation. La nausée provoquée par la pression se rencontre chez les malades pendant les
crises hépatiques, ce peut être le signe précurseur d'une crise.

La « *toux provoquée* » par la pression du foie est connue.
Naunyn a particulièrement insisté sur sa valeur diagnostique.
Chez un de mes malades, où la pression d'une tumeur épigastrique de localisation douteuse provoquait de la toux, il fut
facile plus tard de s'assurer, par des signes objectifs devenus
précis, que cette tumeur était une cirrhose hypertrophique du
lobe gauche du foie.

Il est évident que, si la toux, la nausée peuvent être provoquées par la pression du foie,— et ces deux sensations peuvent
être simultanées, — on devra vérifier, lorsque se présenteront spontanément ces symptômes, s'ils n'ont pas une origine
hépatique. Je crois à une « toux hépatique » que caracté-

riseraient sa sécheresse, son allure quinteuse, sa périodicité
quotidienne, son apparition surtout la nuit peu après le coucher
et enfin la nécessité, pour la guérir, d'associer à un traitement
local substitutif (inhalations d'air iodé) un traitement hépatique
(purgatifs). (1)

Des douleurs à distance souvent éveillées, avec ou sans la
coïncidence d'une sensibilité hépatique locale, sont les *douleurs
au sein,* au sein droit, au sein gauche (dans un cas d'hypertrophie), *dans la région du cœur;* une *douleur sternale;* une *douleur à l'hypochondre gauche* (dans un cas, cette douleur fut
provoquée par la pression d'un point très limité sous le bord du
foie au niveau du lobe de Spiegel). Ce sont là des localisations
douloureuses qui sont souvent spontanées dans les maladies
avérées du foie ; leur existence en dehors des signes hépatiques
classiques doit faire suspecter leur origine dans une perturbation du foie. Cela est d'autant plus vrai que le malade déclare
l'identité de la sensation provoquée avec celle qu'il éprouve
parfois spontanément. En juin 1898, j'observai un malade
atteint de lithiase biliaire et chez lequel l'existence simultanée
d'accès angineux faisait porter le pronostic le plus réservé. A
deux reprises et sans cause apparente avait éclaté brusquement
un accès de violente douleur précordiale, avec irradiation au
bras gauche, sensation de mort imminente, lividité de la face.
Le diagnostic d'angine de poitrine, confirmé en apparence par
une ébauche d'artériosclérose et d'induration aortique, paraissait indubitable. Or, chez ce malade, la pression, au niveau de
l'incisure cholécystique, à l'aide du « procédé du pouce », du
foie dont le bord inférieur était tranchant, souple et abaissé,
provoquait dans la région précordiale une douleur identique à
celle qu'il avait ressentie au moment de ses accès angineux. Il
était dès lors difficile de pas admettre qu'il s'agissait d'une
pseudoangine d'origine hépatique et le pronostic se trouvait
radicalement modifié !

Parmi les sensations subjectives que trahissent les malades

(1) F. GLÉNARD. — Toux hépatique. *Province médicale* 1890.

au moment où l'on comprime leur foie, se rencontrent très fréquemment celle de l' « *oppression* », l' « *étouffement* », la « gêne de la respiration », la « perte de l'haleine. » Une malade dit, au moment où l'on fait sauter le bord du foie, que « ça la cache », exprimant ainsi une gêne respiratoire ; une autre dit, au moment où l'on comprime le foie, qu'elle éprouve une sensation de barre (au sternum), d'étouffement, identique à celle qui l'amène devant le médecin pour s'en plaindre, ou encore à celle qu'elle éprouve lorsquelle se courbe on avant ; une troisième assimile complètement l' « étouffement », provoqué par la pression du foie lorsqu'on le palpe, à celui qu'elle éprouve pendant ses crises. Cette sensation s'accompagne parfois de *sécheresse de la langue*, de constriction de la gorge, est suivie de bâillement.

Chez un malade, la palpation du foie provoquait, au moment où l'on faisait « sauter » le bord d'un petit lobule déformé, une douleur au sein droit, « coupant la respiration » et « faisant mal à l'estomac ».

La sensation de « *mal à l'estomac* » est une de celles que l'on provoque souvent en palpant le foie. C'est certainement une de celles dont la manifestation est le plus suggestive au point de vue de l'interprétation des symptômes subjectifs spontanés. Tantôt la pression du foie retentit à l'épigastre, répond à l'appendice xyphoïde ; chez une malade dont le foie était hypertrophié, la palpation du foie ramenait la *même douleur* que celle qu'elle éprouvait six heures après le repas ; chez une autre, dont le foie débordait les côtes à l'épigastre, je réveillai la *même sensation de « talement »* que celle qu'elle éprouvait lorsqu'elle avait mangé des crudités ; chez une autre, la pression du bord tranchant du foie hypertrophié causait une douleur identique à ses crampes d'estomac. J'ai signalé, dans une étude sur la sensibilité épigastrique à la pression (1), des faits prouvant que la localisation de cette sensibilité était dans le lobe du

(1) F. GLÉNARD. — De la sensibilité épigastrique à la pression. *Rev. mal. nutr.*

foie et non dans l'estomac : c'est ainsi que l'on provoque une
douleur d'estomac, soit par la pression du bord du foie dans
l'hypochondre, soit dans la région épigastrique, dans des cas où
cette douleur n'est accusée par le malade qu'autant que l'on reste
dans les limites d'un lobe aberrant, dont les contours peuvent
être nettement déterminés par le ressaut de son bord.

C. Le **siège et l'aire exacte de la zone sensible**, de
cette zone dans laquelle la pression provoque des sensations
locales ou à distance, sont parfois les seuls signes qui permettent
d'affirmer la localisation hépatique d'une douleur provoquée.
Cette localisation est des plus évidentes lorsque la zone sensible
est rénitente ou dure, et qu'elle est circonscrite par un bord tranchant, que l'on peut franchir, « faire sauter » sur tout son parcours. Mais, dans le cas où il n'en est pas ainsi, à quels signes
reconnaître que la zone sensible répond réellement au foie et
non aux organes voisins, estomac, rein, intestin, etc. ?

Le signe que j'ai proposé, celui tiré de l'étude du contour
exact de la zone sensible, que jusqu'ici nul auteur n'avait jugé
digne d'être examiné, acquiert ici une valeur réellement fort
appréciable. L'idée m'en a été inspirée par ce fait d'observation
que la pression en certains points de l'abdomen, où nulle rénitence, nulle matité ne laissaient soupçonner la présence du foie,
éveillait des douleurs à distance, identiques à celles que parfois provoque la pression du foie, telles que toux, nausée,
baillement, étouffement, sueurs, etc., et, par cet autre fait, que,
chez le même malade, on peut produire la même sensation à
distance, soit par la pression du foie dont on perçoit le bord
sous le doigt, soit, quelques centimètres plus loin, par la
pression d'un point où il ne semble pas que l'on soit encore
dans le champ de cet organe. De là à vérifier si l'on n'aurait
pas, sans s'en douter, comprimé un lobe du foie, il n'y avait
qu'un pas. Or, cette vérification est facile ; dans le premier cas,
on observe que la zone sensible à la pression est séparée de la
zone indolente contiguë par une limite très nette, et que cette
limite a la forme d'une ligne régulière, courbe ou rectiligne,
mais dont la courbure concave en haut, dont la direction pour-

raient exactement correspondre à celles du bord du foie ; dans
le second cas, on constate que, si le bord du foie, qu'on a
fait sauter dans l'hypochondre, était, par la pensée, prolongé
à travers l'épigastre, il aurait exactement le même siège que
celui de la ligne de séparation entre la zône sensible et la zône
indolente.

Autre preuve : la zône sensible, placée entre le rebord costal
et la ligne inférieure la démarcation qui la sépare de la zône
indolente, remonte toujours jusqu'aux côtes, à moins que la
sensibilité ne soit réduite à la ligne formée par le bord du foie.
Lorsque la face antérieure du foie est sensible, la limite supérieure de la zône de sensibilité à la pression n'est pas plus que
le foie lui-même, qui en est le siège, séparée du rebord costal,
par la moindre intervalle, elle est toujours, au moins adja-
ceute à ce rebord.

Quand il s'agit d'hyperesthésie de l'hypochondre droit, on
n'hésite guère à localiser dans le foie la douleur provoquée par
la pression au-dessous du rebord costal. On n'est à l'abri d'erreur que si l'on précise en même temps les limites de la zône
sensible, car l'intestin peut être le siège de cette douleur provoquée. Il arrive même, lorsque le foie est hypertrophié et
hyperesthésié, que l'on attribue la douleur hépatique à l'intestin, en raison de l'étendue de la zône douloureuse et de
l'absence des caractères de matité ou de rénitence qui caractérisent l'hypertrophie du foie.

J'ai cité, entre autres, trois cas de foie hypertrophié et
hyperesthésié que j'ai observés chez des diabétiques (1) :
dans un cas, la zône hyperesthésiée de l'hypochondre était mate,
mais dans les deux autres elle était sonore à la percussion, la
percussion elle-même ne pouvait être faite qu'avec les plus
grands ménagements, tellement était vive la sensibilité de
la région. C'étaient tous trois des diabètes fort graves, deux
moururent dans l'année.

Chez le premier, la ligne de matité et celle de sensibilité à la

(1) F. GLÉNARD. — *Du foie chez les diabétiques.* Lyon médical et
Paris, Masson, 1890.

limite inférieure de la zône sensible dessinaient régulièrement la ligne courbe d'un foie hypertrophié ; la ligne supérieure, formant la limite des points où la succussion du thorax et la pression des espaces intercostaux éveillaient de la douleur, était placée au siège normal du bord supérieur du foie ; il n'était pas douteux que le foie ne fût hypertrophié.

Chez les deux autres, seul le dessin de la zône hyperesthésiée, dont la limite inférieure était à quatre travers de doigt du rebord costal et décrivait une courbe exactement parallèle à ce rebord, me fit affirmer l'hypertrophie du foie en dépit de la sonorité. Or, chez l'un, l'application de pointes de feu, sur la zône que je trouvai encore aussi hyperesthésiée le dixième jour que le premier jour de mon examen, amena en quelques jours une disparition complète de toute sensibilité. Je pus à loisir palper le foie que je trouvai avec la forme et les dimensions soupçonnées. Chez l'autre malade, où il n'y avait également que de l'hyperesthésie, sans matité, plutôt avec une sonorité exagérée, sans la moindre rénitence, la forme de la zône hyperesthésiée faisait seule le diagnostic d'hypertrophie. L'exploration du foie était rendue si difficile chez lui, que le très distingué médecin qui l'assistait et moi plaçâmes cette hyperesthésie tantôt dans l'intestin (la région était toujours sonore), tantôt dans le foie ; le plus souvent nos avis différaient, un point d'interrogation était le seul signe possible de conciliation. Enfin, un beau jour, le foie devint assez indolent pour permettre une prudente mais complète exploration ; il était hypertrophié, souple, sonore et son bord mince sautait sous le pouce à deux travers du rebord costal dans toute son étendue.

Si c'est l'*épigastre* qui est le siège de l'hyperesthésie, la localisation de la douleur provoquée ne laisse place à aucune hésitation et l'on n'aurait pas l'idée de douter un instant qu'il ne s'agisse de l'estomac. Or, j'ai exposé plus haut les raisons pour lesquelles je crois que l' « *hépatalgie épigastrique à la pression* », est infiniment plus fréquente que la gastralgie épigastrique. Je résume rai les arguments de la façon suivante :

Caractères, locaux et à distance, de la douleur provoquée, parfois identiques à ceux que provoque la pression du foie lorsqu'on perçoit le bord de cet organe sous l'hypochondre (toux, nausées, étouffement, etc.) ;

Sensations identiques provoquées par la pression de l'épigastre à celles dûes à la pression du foie dans l'hypochondre (mal d'estomac p. e.) ;

Délimitation exacte du contour de la zône sensible, en haut par le bord costal, en bas par une ligne régulière courbe ou droite qui correspondrait à la limite d'un lobe hépatique ;

Insensibilité de l'estomac (reconnu par le clapotement ou la sonorité), immédiatement au-dessous de cette ligne ;

Vérification, assez fréquente, par le procédé du pouce, qui trouve le bord du foie, l'arète tranchante de ce bord, exactement rétro-jacente à la ligne inférieure de démarcation de la zône sensible ;

Direction de la ligne sensible conduisant dans la région de l'hypochondre à une ligne qui correspond précisément au bord du foie dont on perçoit l'arète ;

Contradiction entre l'hyperesthésie de l'épigastre à la pression et la tolérance pour les aliments ingérés, ou même le soulagement de la douleur par leur ingestion ;

Et enfin, en ce qui concerne la localisation pylorique, attribuée par tous les auteurs à la douleur à la pression si fréquemment rencontrée vers l'extrémité de la 9ᵉ côte gauche, l'argument qui prouve au contraire la localisation hépatique est le suivant : constatation que le siège de cette douleur est le plus souvent au-dessus du siège anatomique du pylore, beaucoup plus superficiel, et que le maximum de sensation provoquée est obtenu, non pas par une pression directe d'avant en arrière, mais par une pression de bas en haut derrière le rebord costal ; là, par le procédé du pouce, en un point où il ne peut plus être question du pylore, on rencontre, à la fin du mouvement d'inspiration, ce même point sensible avec une fréquence encore plus grande.

Quant à un diagnostic différentiel de cette « hépatalgie

épigastrique » avec la douleur provoquée par la pression dans les cas réels d'ulcère rond, de gastrite phlegmoneuse, périgastrite, adhérence avec perforation de l'estomac avec les organes voisins, la fièvre, l'état général, les antécédents, ainsi que l'irrégularité de la zone douloureuse et la diffusion de la douleur distingueront les dernières; la première se reconnaîtra par ces caractères qu'elle est très vive, très circonscrite, comparée à celle d'une plaie ou d'une brûlure, que la pression en ce point provoque une décomposition des traits du visage et que souvent elle éveille une douleur diamétralement opposée, près de la colonne vertébrale.

L'absence des caractères spéciaux à la localisation hépatique (siège, limites, etc.) distinguera également la douleur due à la pression des plexus cœliaque ou aortique.

Il est utile de rappeler ici que la douleur provoquée par la pression de l'abdomen dans une région éloignée du foie peut, ainsi que nous l'avons fait remarquer en parlant de la palpation du cœcum, avoir son siège dans le foie hyperesthésié, comprimé par le refoulement d'une colonne gazeuse ou d'une anse intestinale sous sa face inférieure.

En outre des caractères de la sensibilité hépatique tirés de la nature des sensations provoquées localement ou à distance, et des limites de la zone sensible, il est un caractère que je dois encore signaler et qui m'a toujours paru pathognomonique de la localisation dans le foie d'une douleur provoquée.

La *persistance, après la palpation, d'une douleur locale* provoquée par l'exploration de l'abdomen dans la région du foie, est en effet caractéristique de la localisation hépatique. Dans les cas douteux, que je pouvais vérifier plus tard, elle m'a toujours paru suffire, lorsqu'elle existait, à conclure que l'organe douloureux à la pression était bien le foie, et non le rein, par exemple.

Cette douleur, qui devient spontanée, peut survenir alors même que, au moment de la palpation, le foie était trouvé indolent. S'il était sensible à la pression, cette sensibilité, alors même que le malade ne l'avait pas ressentie avant l'examen, peut persister quelquefois durant 24 heures, parfois même pendant une semaine. Le malade ne doute pas un instant que la faute n'en soit au médecin qui lui à donné une maladie de foie ; mais celui-ci sait que sa pression a été très discrète, que, sur cent foies qu'il aura palpés dans les mêmes conditions, il en est quatre ou cinq seulement dans lesquels la sensibilité revêt un pareil caractère, qu'elle traduit par conséquent un état anormal, et que, par suite, son malade est un hépatique. Il n'en est pas moins vrai que de tels faits justifient la recommandation de toujours procéder chez tous avec une grande délicatesse et de se contenter d'une seule constatation dans la même séance. C'est surtout dans la recherche du ressaut du foie qu'il faut tenir compte de ce précepte, car le malade ne peut atténuer la brusquerie du ressaut, alors que, s'il s'agit d'une pression, il avertit de suite le médecin ou se retire sous son doigt, ou enfin arrête son mouvement d'inspiration.

La sensibilité du foie à la pression, par la nature de ses symptômes subjectifs, conduit à l'interprétation hépatique de certains symptômes jusque là attribués au nervosisme ou à un trouble gastrique et, par certains de ses caractères objectifs, tranche, en faveur du foie, le diagnostic d'une localisation dont, en l'absence de tout autre signe ou symptôme hépatique classique on n'eût jamais soupçonné qu'elle pût être attribuée à cet organe. C'est le « procédé du pouce » qui nous enseigne tout cela.

Pour ne citer qu'un exemple nous rappellerons ici que, dans une étude précédente (1) portant sur 80 cas d'hépatonephroptose, nous avons trouvé, entre l'existence d'un point sensible à la pression directe du foie et la forme de gastralgie paroxystique du syndrome, une coïncidence remarquable. Comme, d'un autre côté, le syndrome coïncidant avec les foies indolents était celui de la névropathie ou de la dyspepsie gastro-intestinales, nous n'avons pas hésité à proposer de

_____

(1) F. GLÉNARD. *Hépatoptose indolente et Hépatoptose sensible à la pression*. Rev. nutr. 1898.

regarder l'hyperesthésie du foie comme la cause de cette gastralgie paroxystique.

De cette étude sur la consistance et la sensibilité du foie à la palpation nous devons légitimement tirer les conclusions suivantes :

Conclusions

RELATIVES A LA CONSISTANCE ET A LA SENSIBILITÉ DU FOIE

On doit distinguer quatre modalités de **consistance** *du foie à la palpation : la flaccidité, — la souplesse normale, — la rénitence, — la dureté.*

Il y a lieu d'accorder une place importante, en séméiologie hépatique, aux deux premiers caractères, méconnus jusqu'ici par les procédés classiques d'exploration du foie. Les foies souples ne sont accessibles à la palpation qu'à l'aide du nouveau « procédé du pouce ». Celui-ci permet de distinguer si le foie de souplesse normale, si le foie flasque dont la consistance est inférieure à la normale, sont des foies anormaux de volume (hypertrophie stéatique?) ou des foies déformés.

Il y a lieu de distinguer le foie rénitent du foie dur, car l'augmentation de consistance, loin de trahir toujours une étape de sclérose, signifie plutôt une hyperémie dans le foie rénitent, une sclérose dans le foie dur. Nulle conclusion diagnostique ne peut être tirée de la consistance du foie, quelle qu'elle soit, sans le concours des signes relatifs, non-seulement à la forme de l'arète (tranchante ou arrondie) du bord du foie, mais à la valeur du sinus de l'angle qui forme ce bord, et surtout au degré d'élasticité qu'il présente au « ressaut » par le procédé du pouce.

Le caractère tiré de la **sensibilité** *du foie à la pression acquiert une importance séméiologique de premier ordre, si l'on tient compte de ses manifestations locales, de ses irradiations, de sa topographie abdominale.*

Il prouve, grâce au « procédé du pouce », qui seul permet de localiser rigoureusement la pression à tel ou tel point précis du bord inférieur du foie, qu'on doit attribuer une pathogénie hépatique à nombre de symptômes subjectifs, jusqu'ici faussement interprétés comme signes d'affections gastriques, cardiaques, rhumatismales ou neurasthéniques.

En vérité, plus l'on étudie le foie, et remarquons que nous ne sommes pas même encore sortis du petit domaine de la palpation, plus on est atterré en constatant l'ébranlement dont son étude menace l'édifice, ainsi démontré si fragile, de la nosologie classique.

II

FORME DU BORD INFÉRIEUR DU FOIE

§ I

Localisation lobaire

De même que la séméiologie classique se borne à signaler si le foie est gros, petit ou normal, s'il est dur ou souple, s'il est sensible ou non, et laisse de côté toute la série de caractères, en apparence secondaires, en fait' et en pratique primordiaux, que nous avons décrits plus haut ; de même elle se borne, en les enregistrant, à attribuer à tout le foie, pris en bloc, ces seuls caractères superficiels qu'elle admette, sans se préoccuper de savoir s'ils n'obéissent pas à quelque localisation spéciale dans le foie et si la clinique ne pourrait tirer parti d'une localisation de ce genre pour le diagnostic pathogénique. On en est encore, pour la pathologie du foie, où l'on en était il y a dix ans pour la pathologie de l'estomac, dans laquelle les symptômes flatulence, aigreur, douleur, faisaient tous les frais de la classification ; de même pour le foie, ce sont encore aujourd'hui les symptômes ictère, ascite, douleur. Quel contraste avec la richesse des signes que l'on a inventoriés dans les maladies du poumon ou du cœur !

Mais voici le principe de l'exploration *systématique* qui défend de conclure à l'état normal du foie sans l'avoir palpé, voici le principe de la palpation *méthodique* qui interdit de se prononcer avant d'avoir cherché le bord du foie partout où il peut se trouver, voici enfin, l'étude détaillée des signes, tirés de la consistance ou de la sensibilité, qui nous ont permis, les premiers, de trouver de simples anomalies de forme là où l'on croyait toujours le foie hypertrophié, les seconds, de constater des anomalies de sensibilité, là où l'on croyait toujours le foie normal. Or, ces différentes notions qui, en somme, transforment nos connaissances sur la clinique du foie, et dont l'acquisition est un titre impérissable pour le « procédé du pouce », permettent plus encore.

La palpation systématique, la palpation méthodique, permettent d'utiliser comme signes les coïncidences différentes que l'on remarque, suivant telle ou telle partie du foie, entre les caractères de forme, de sensibilité et de densité. Comme exemples le plus fréquemment observés de localisation, dans un point du foie, de caractères objectifs combinés, je citerai de suite la sensibilité à la pression avec ou sans empâtement limitée à la partie moyenne du foie, la déformation avec dureté du tissu, ou le ressaut avec souplesse et indolence, limités à son extrémité droite, etc.

Si, d'un autre côté, on compare, suivant la forme qu'elle revêt dans les divers cas d'hypertrophie, la ligne de projection du bord inférieur du foie sur la paroi abdominale antérieure, on voit que la forme en apparence irrégulière et capricieuse de ces lignes obéit à certaines règles, que ces règles sont fixées par la forme anatomique du foie et qu'elles s'appliquent également aux localisations lobaires. C'est ainsi que la ligne du bord hépatique peut-être curviligne, rectiligne, en accolade ou brisée. Si elle est brisée, elle peut ne présenter qu'une brisure (*une incisure*), mais elle n'en présente jamais plus de deux, et le siège de cette ou de ces incisures est sensiblement le même, par rapport à la ligne dans son ensemble, dans tous les cas d'hypertrophie ou même de simple déformation du foie.

Lobes et incisures du foie.

Le foie *anatomique* est divisé en *quatre lobes : lobe droit, lobe gauche, lobe carré, lobe de Spiegel*, distribués ainsi que le montre la figure ci-dessous (fig. A).

Division lobaire du Foie

Foie « anatomique »
(quatre lobes)

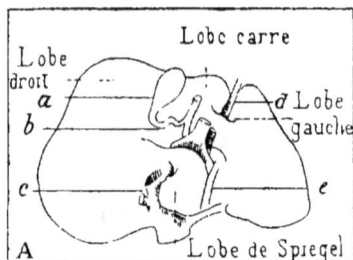

a, vésicule biliaire ; *b*, canal cystique ;
c, veine cave ; *d*, cordon de la veine
ombilicale ; *e*, cordon du canal veineux.

Foie « clinique » de la Percussion
(deux lobes)

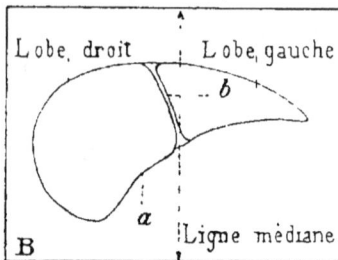

a, echancrure ou en oche de la vesicule (« me sure cholecystique ») ,
b, ligne d insertion hepatique du « ligament suspenseur » du foie.

Le *foie de la percussion* est divisé seulement en *deux
lobes : lobe droit, lobe gauche,* les deux autres placés sous la
face postérieure du foie étant considérés comme inaccessibles à
la percussion ; la limite de ces lobes est déterminée anatomiquement par l'insertion hépatique du ligament suspenseur,
la « grande faux ombilicale », et, cliniquement, car la percussion
n'apprend rien sur le siège de ce ligament, par la ligne médiane
(un peu déviée à droite) qui lui correspond à peu près (fig.
ci-jointe, B).

Mais le *foie de la palpation,* tel qu'apprend à le bien
connaître le « procédé du pouce », doit être divisé en *trois
lobes : lobe droit, lobe gauche, lobe médian.* Le lobe gauche
pourrait être encore désigné sous le nom de lobe *épigastrique*
en raison de son siège clinique, le lobe moyen, pour éviter
toute confusion avec le lobe gauche placé sur la ligne médiane,
sous le nom de lobe *carré,* parce que le lobe carré placé sous
la face inférieure du foie entre dans sa constitution, ou encore
sous le nom de lobe *cholécystique,* en raison de ses étroites
connexions anatomiques et pathologiques avec la vésicule
biliaire. J'ai adopté, dans mes observations, les termes de *lobe
droit, lobe carré* ou *cholécystique, lobe épigastrique.*

Cette division en trois lobes est justifiée par leur séparation
nettement tranchée, dans certaines hypertrophies, grâce aux

57

deux incisures que j'ai signalées. Or, ces incisures correspondent toujours, lorsqu'elles existent toutes deux, l'une, la
plus externe, à la limite du lobe droit et du lobe carré — et,
s'il y a une tumeur formée, soit par un calcul enchatonné, soit
par rétention liquide dans la vésicule, c'est dans l'angle de
cette incisure qu'on la trouve, d'où le nom que je propose de
lui donner de : *incisure cholécystique ;* — l'autre incisure,
celle qui est le plus rapprochée de la ligne médiane, correspond
toujours au ligament ombilical, d'où le nom sous lequel je la
désigne de : *incisure ombilicale*. C'est, en effet, l'anatomie qui
dispose du siège de ces incisures sur le bord du foie : le bord
du foie est extrêmement mince, et sans doute peu extensible,
dans la partie qui recouvre le fond de la vésicule, et, au point
où il est croisé par le ligament suspenseur, il trouve, dans ce
ligament qui le bride, un obstacle à sa libre expansion. Que
le bord du foie s'abaisse par hypertrophie ou par ptose, il
pourra arriver que les incisures, à peine dessinées à l'état
normal, se creuseront plus ou moins, et alors, de l'existence
d'une seule ou des deux incisures (plus ou moins creusées),
résulteront les formes de *foie bilobé, foie trilobé*.

« Le procédé du pouce, écrivai-je en 1890, rend possible, par
la rigueur avec laquelle il apprécie chaque détail, une localisation
très nette, à l'aide de la palpation, des signes objectifs aux
diverses parties du foie. C'est ainsi que, grâce à ce procédé, on
voit qu'on peut diviser la face et le bord inférieur du foie en
trois parties correspondant anatomiquement à trois régions du
bord inférieur du foie : la *région du lobe droit* s'étendant de
l'extrémité droite du foie à une ligne, verticale et parallèle à l'axe
du corps, passant par l'extrémité libre du cartilage de la 9ᵉ côte
droite ; la *région du lobe moyen* (ou carré, ou cholécystique)
s'étendant de cette ligne à la ligne parasternale droite ; enfin,
la *région du lobe gauche* (ou épigastrique) comprise entre la
ligne parasternale droite et une ligne parallèle passant par
l'extrémité libre du cartilage de la 9ᵉ côte gauche ». (1)

_____

(1) F. GLÉNARD. — *Des résultats objectifs de l'exploration du foie
des diabétiques*, communic. à l'Acad. de Médecine, et Paris, Masson, 1890.

Foie « clinique » de la palpation
(trois lobes)

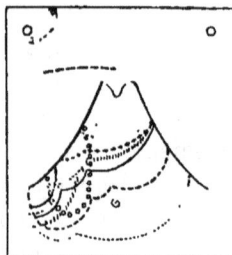

A — Diagrammes du bord inférieur du foie dans les types d'hypertrophie monolobaire, bilobaire, trilobaire.

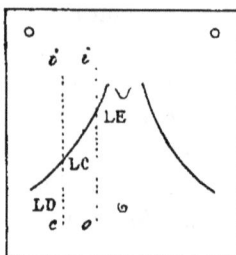

B — Topographie des lobes et incisures du foie hypertrophié.
L D, région du lobe droit, L C, région du lobe carré, ou moyen, ou cholécystique, L E, région du lobe gauche ou ép-gastrique — i c, ligne du siège de l'incisure cholécystique, i o, ligne du siège de l'incisure ombilicale.

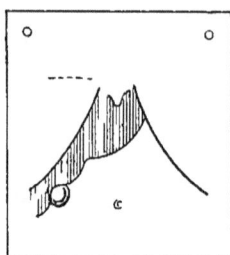

C — Situation de la vésicule biliaire distendue, dans l'incisure cholécystique

Voici, à cet égard, ce que m'a encore appris l'observation :

Lorsque, dans un foie à bord inférieur abaissé, la palpation ne décèle qu'une incisure, c'est l'incisure ombilicale, s'il s'agit d'un foie déformé ; c'est l'incisure cholécystique, si l'on a à faire à un foie hypertrophié.

Lorsqu'il n'y a qu'une incisure et qu'elle se trouve à gauche de la ligne médiane, ou bien, lorsque, une ou deux incisures existant à droite, il y en a encore une à gauche, cette incisure marque la limite qui sépare le foie de la rate, et c'est la rate hypertrophiée que l'on a confondue avec le lobe gauche du foie.

Indépendance réciproque des lobes du foie

Mais, ce n'est pas seulement la forme revêtue par le foie dans les cas d'hypertrophie, qui exige la distinction clinique en trois lobes, c'est surtout *l'indépendance de ces lobes, les uns à l'égard des autres.*

Cette indépendance est prouvée :

1º par l'existence de foies hypertrophiés dans lesquels il est facile de constater, suivant les cas, une *hypertrophie monolobaire, bilobaire* ou *trilobaire* : ceci prouve que le processus d'hypermégalie a envahi seulement un, ou deux, ou trois lobes. Les lobes choisis par l'hypertrophie monolobaire, p. e., peuvent être, indifféremment, le lobe droit, le lobe carré ou le lobe épigastrique, suivant la nature de la maladie ; l'hypertrophie bilobaire peut envahir les deux lobes contigus ou les deux extrêmes.

2° Par l'inégale densité des trois lobes, l'un pouvant être dur à la pression, l'autre rester souple.

3° Par l'inégale sensibilité, l'un pouvant être indolent, le lobe contigu hyperesthésié.

4° Par l'inégalité du bord libre, celui-ci pouvant être arrondi dans un lobe, tranchant dans l'autre.

5° Par l'évolution indépendante, tel lobe hypertrophié, rénitent, sensible, pouvant diminuer de volume, de sensibilité, de dureté, alors qu'un autre lobe, même le lobe contigu, qui présentait les mêmes caractères, peut les conserver sans modification.

L'importance clinique de cette localisation lobaire ne saurait être assez proclamée, car elle permet de constater une prédilection de telle ou telle maladie de foie, suivant sa cause, pour tel ou tel lobe ; elle permet de démontrer que l'invasion de la glande par le processus morbide n'est pas immédiatement étendue à sa totalité, mais procède lobe par lobe ; que le mode d'invasion des lobes ne suit pas les mêmes règles dans toutes les maladies ; qu'on peut saisir, à son début, le moment d'intervention d'un processus hépatique dans la pathogénie d'une maladie ; et enfin, qu'on peut prévoir la phase dans laquelle va entrer ce processus, suivant que tel lobe présente tel ou tel caractère à la palpation.

J'ai insisté longuement sur tous ces caractères dans une étude antérieure, en prenant pour exemple le foie des diabétiques. Le foie des diabétiques est remarquable entre tous par sa diversité d'aspect, par l'évolution, avec le temps, d'un type objectif à l'autre, de l'aspect physique d'un même foie, examinés à des mois ou des années d'intervalle. Dans ce travail, j'ai reproduit 342 diagrames de foies relevés chez 184 malades, parmi lesquels il en etait 91 dont le foie avait été examiné, et ses diagrammes successifs reproduits à des intervalles, de quelques jours seulement dans 47 cas, d'une ou plusieurs années dans 44 cas. C'est appuyé sur de pareils documents, que j'ai conclu à l'existence d'un processus d'évolution hépatique et formulé les propositions relatives, soit à l'allure de ce processus, soit à l'interprétation des divers types obectifs du foie. (1) .

Les lobes du foie sont donc fonctionnellement indépendants, l'expérimentation vient à l'appui de la clinique pour le prouver.

Si, ainsi que nous l'avons fait avec M. Siraud (2), on pratique des injections aqueuses dans les veines du foie laissé en place sur le cadavre :

«... On constate d'abord, pendant qu'il augmente de volume, que le foie ne se distend pas uniformément, simultanément dans toutes ses parties, sous l'influence de l'injection ; l'augmentation de volume débute par le lobe gauche. se continue dans le lobe droit, pour revenir ensuite au lobe gauche, qui n'atteint son maximum de développement qu'après que le maximum a été atteint dans le lobe droit ».

«... Si, au lieu d'injecter la veine cave, on injecte isolément chaque branche de la veine porte, on voit que la distension du foie se limite exactement au lobe irrigué par cette branche. La libre communication entre les divers ordres de vaisseaux, admise par tous les auteurs pour le foie, n'est donc vraie que pour chaque lobe isolément ; le lobe non injecté reste flasque et pendant, quelle que soit la turgescence obtenue dans le lobe injecté ».

---

(1) F. Glénard. — *Du Foie chez les diabetiques*. Acad. Med. et Lyon medical 1890 et Paris, Masson, 72 pages.
(2) F. Glénard et Siraud. — *Sur les modifications de l'aspect physique et des rapports du foie cadaverique par les injections aqueuses dans les veines de cet organe.* Lyon Med. et Revue des Mal. de la Nutr., 1895.

«... Le lobe carré peut au-delà d'un certain degré, participer à la turgescence, soit du lobe droit, soit du lobe gauche, sans pourtant servir de lien de communication entre ces deux lobes».

Et j'ajoutais plus loin :

«... La marche suivie, par la réplétion du foie, dans les diverses parties de cet organe est calquée sur celle que suivent les localisations lobaires dans l'évolution des maladies. Ne voit-on pas chez les malades qui, de dyspeptiques, deviennent hépatiques (en prenant ces deux termes dans leur sens classique), la dyspepsie s'accompagner de sensibilité épigastrique à la pression (lobe gauche du foie, et non face antérieure de l'estomac), puis de sensibilité au niveau du pylore (lobe médian du foie, et non pylore) puis de tuméfaction au lobe droit du foie? Ne sait-on pas que l'hypertrophie du lobe gauche du foie ne se voit qu'à une période beaucoup plus avancée de la maladie, et que, de toutes les hypertrophies, c'est celle dans laquelle le lobe gauche se trouve envahi qui est la plus rebelle et la plus grave ? « C'est surtout par le mode d'évolution à travers les lobes et par la prédilection, sans doute liée au mode d'évolution, pour telle variété de localisation ou de caractère que se distinguent les uns des autres les foies diabétique, alcoolique et lithiasique... l'hypertrophie à une prédilection pour le lobe droit dans le diabète, pour le lobe médian dans la lithiase biliaire, pour le lobe épigastrique, dans l'alcoolisme. (F.GLÉNARD, *Foies des diabétiques*, 1890) ». Nos expériences coïncident avec les conclusions tirées cinq ans auparavant des seules observations cliniques. En somme, j'ai la conviction que la clinique saura tirer de la séméiologie un enseignement aussi fructueux, pour la connaissance des maladies de la nutrition, des divers types de localisation lobaire dans le foie, qu'elle a su le faire, des diverses variétés de localisation du souffle, pour le diagnostic des maladies du cœur et des gros vaisseaux thoraciques ». (1)

(1) F. GLÉNARD. — *Ibid. Application clinique.*

§ II

Palpation de la vésicule biliaire

C'est dans l'étude du bord inférieur du foie que doit rentrer celle de la vésicule biliaire. La vésicule biliaire, est si je puis ainsi dire, un accident du bord du foie et le procédé du pouce, qui nous donne un moyen d'une si merveilleuse précision pour trouver le bord du foie et en noter les moindres accidents, quand ce bord est accessible, ou pour affirmer qu'il est normal quand on ne peut l'atteindre, ne peut laisser échapper à l'investigation la vésicule biliaire, pour peu qu'elle présente un caractère anormal.

En fait, grâce au procédé du pouce, la séméiologie objective de la vésicule biliaire est transformée. Alors que, par la palpation seule usitée jusqu'ici, on ne peut déceler la vésicule biliaire que dans les cas où elle est très hypertrophiée ou dilatée et forme sous la paroi une grosse tumeur accessible à la palpation antérieure ; alors que, pour en achever le diagnostic différentiel, on doit encore faire appel au concours de la percussion, voici que, par le procédé du pouce, il est permis et facile de caractériser des altérations infiniment moins prononcées, beaucoup plus fréquentes, et d'une importance capitale pour le diagnostic précoce des maladies du foie.

La vésicule biliaire est inaccessible à l'état normal, en tous cas elle ne se traduit à la palpation par aucun caractère de consistance ou de sensibilité qui diffère de celui des points l'avoisinant ; cela est aussi vrai pour le foie abaissé ou déformé, permettant d'atteindre sûrement le siège de la vésicule, au fond de l'incisure cholécystique, que pour le foie de volume normal dont on interroge la sensibilité derrière le rebord costal, au point d'élection où se trahirait la vésicule si elle était anormale-

ment grosse, c'est-à-dire, derrière le bord antérieur de la
9ᵉ côte gauche. Cela est aussi vrai, que l'on recoure au procédé du pouce, ou que l'on se borne au procédé classique de
palpation abdominale.

Lorsque la vésicule est anormale, elle peut se trahir à la
palpation sous les aspects suivants qui traduisent cette
anomalie :

1° Une grosse tumeur dure ou rénitente, accessible par la
palpation antérieure derrière la paroi abdominale, sous laquelle
elle fait parfois une saillie visible à la simple inspection =
cholécystocèle superficiel. (1)

2° Une tumeur petite, du volume d'une noix ou d'une
noisette, dure ou fluctuante, placée sous le bord du foie, où le
plus souvent elle n'est accessible que par le seul procédé du
pouce, qui seul, tout au moins, permet de ne pas la confondre
avec un néoplasme = *cholécystocèle larvé.*

3° Une grosse tumeur rénitente ou flasque, profondément
placée dans l'hypochondre, où, le plus souvent, elle n'est
accessible que par le procédé néphroleptique, qui seul, tout au
moins, permet de ne pas la confondre avec un rein mobile =
cholécystocèle profond ou *cholécystoptose.*

4° Un point sensible à la pression, limité à la largeur d'une
pièce de cinquante centimes, et placé souss le plan vertical
antéropostérieur, passant par l'extrêmité de la 9ᵉ côte droite,
soit derrière le rebord costal, soit à une distance variable au-
dessous de ce bord. Ce point est, suivant son siège exact,
déterminé soit par la palpation antérieure, soit par le procédé
du pouce = *point cholécystique.*

_____

(1) J'ai proposé le terme de « *cholécystocèle* » (calculeux ou non), pour
définir d'un mot les tumeurs formées par la vésicule biliaire distendue,
sans maladie organique des parois (cholécystome ?) Je crois que ce mot
doit être masculin, parce qu'il commence par une consonne (comme vari-
cocèle, qui est masculin) et non par une voyelle ou un h aspiré (oschéocèle,
hydrocèle, qui sont féminins),

La planche ci-jointe représente divers types de « cholécystocèle » parmi ceux que j'ai observés dans ma pratique :

Diagrammes des divers types de « cholécystocèle »

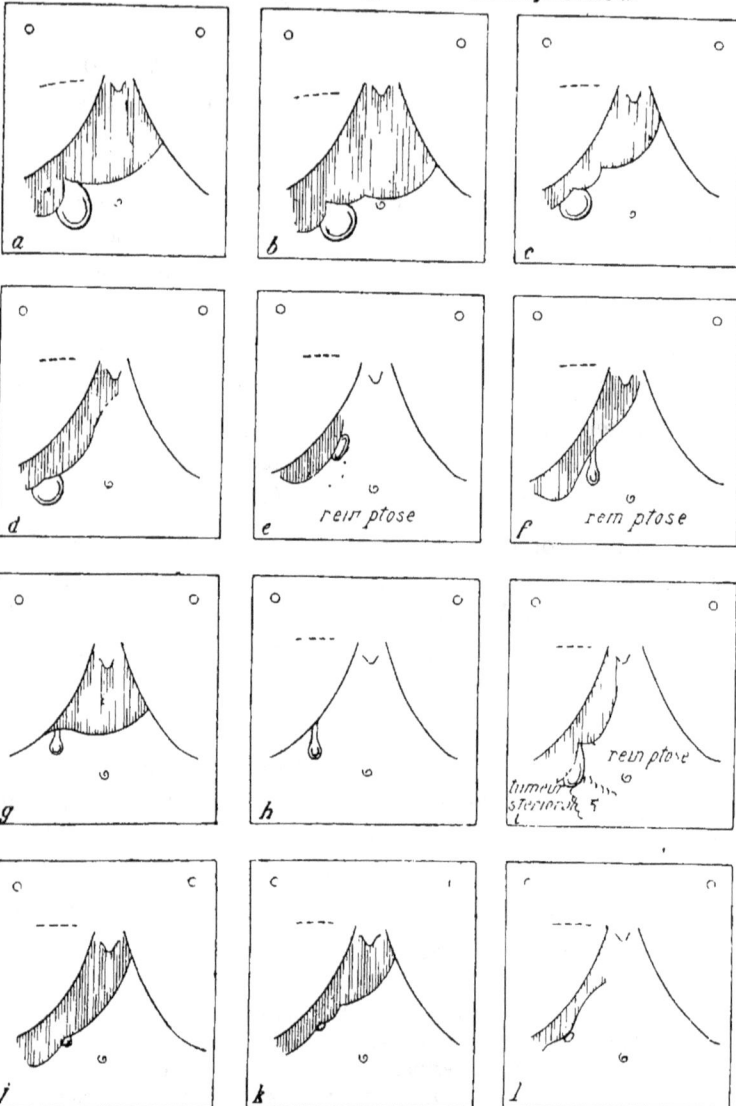

a. b. c. d. e. Cholecystocèle superficiel. — *f. g. h.* Cholecystocèle superficiel
    en « battant de cloche ». — *i.* Cholecystocèle profond (cholécystoptose). —
    j. k. l. Cholecystocèle larve.

Disons maintenant quelques mots de leur histoire au point de vue objectif :

1° *Cholécystocèle superficiel :*

Lorsque la tumeur est placée sous la paroi abdominale, et sur le même plan antérieur que la face antérieure du foie, le diagnostic en est facilité par le siège, qui est sur la ligne verticale passant par l'extrémité de la 9e côte gauche, par la forme en coin ou en poire faisant saillie là où devrait-être au contraire l'incisure cholécystique du foie, par la base d'implantation sur le foie ou, si celui-ci n'est pas hypertrophié, immédiatement en arrière du rebord costal.

Cette tumeur est parfois fluctuante, elle est le plus souvent rénitente, parfois d'une dureté ligueuse, alors même qu'elle résulte de la distension simple de la vésicule par du liquide : la tension intérieure ou la consistance parfois crayeuse de la bile sont cause de cette dureté. Le canal cystique est oblitéré par un calcul, un étranglement ou un bouchon de bile et de mucus épaissis.

En outre des éléments de diagnostic dont nous venons de parler, l'absence d'une arête latérale sur la face interne de la tumeur permet de la distinguer d'un lobe hépatique déformé ou hypertrophié.

Lorsque la tumeur est modérément élastique ou de consistance fluctuante, elle est en général mobile latéralement, on peut parfois constater qu'elle est reliée au foie par un pédicule et lui est appendu comme un battant de cloche. La présence de calculs serait trahie, s'ils étaient multiples, par la perception d'un bruit de cliquetis, comparé même à celui que donne le palper d'un sac de noix.

Le cholécystocèle antérieur peut atteindre le volume d'une tête d'enfant et envahir tout le flanc. Le diagnostic, parfois assez facile par élimination, ne peut, dans quelques cas, être tranché que par une ponction, qui permet, par la présence du liquide et son analyse (urée, crochets, etc.), de distinguer l'hydronephrose, le kyste à échinocoques, de l'hydropisie de la vésicule.

2° *Cholécystocèle larvé :*

Le « cholécystocèle larvé » est, dans l'acception rigoureuse du terme, un accident du bord du foie. Le procédé du pouce est, sauf exception, le seul moyen, non seulement de spécifier la nature vésiculaire de la tumeur, mais même de constater l'existence de cette tumeur. C'est pour cela que je la désigne sous le terme de « larvé ».

On doit distinguer les cas, suivant que la vésicule ne renferme que du liquide, ou bien qu'elle contient un calcul.

Dans le premier cas, la vésicule n'est accessible que sur une surface atteignant à peine celle d'une noix ou d'une noisette ; elle est, en général, de consistance molle ; avec la palpation classique par pression sur la paroi abdominale, elle glisserait sous le doigt et échapperait au palper, en admettant qu'elle fût reconnue en dépit de sa mollesse. Mais, avec le « procédé du pouce », la pulpe du pouce qui, placée sous le bord du foie, vient de parcourir et faire sauter en ses divers points le bord antérieur du lobe droit, arrive au niveau de l'incisure vésiculaire ; là, au lieu de percevoir nettement l'angle de cette incisure et de passer librement au rebord du lobe carré, le pouce constate une tuméfaction molle, il peut, avec la pulpe tournée en haut, la faire rouler en la contournant sur toute sa périphérie : le diagnostic est fait. Dans certains cas, le pouce sent se dissiper la petite « boule » sous l'influence de la malaxation légère qu'il exerce : la vésicule s'est vidée.

Qu'il s'agisse du second cas, de la présence de calculs, c'est le plus souvent un *calcul enchatonné.* Au lieu d'une petite boule molle et fluctuante, c'est une boule très dure, immobile, que la pulpe du pouce contourne en tous sens, et que ces caractères, joints à son siège au sommet de l'angle formé par l'incisure du foie à ce niveau, suffisent à faire diagnostiquer.

J'ai observé, entre autres, deux cas dans lesquels le procédé du pouce permit de rectifier le diagnostic : dans le premier, la présence d'un noyau très induré sur le bord du foie, où il était accessible par la palpation antérieure, avait fait porter le diagnostic de cancer du foie ; or, avec la pulpe du pouce placée en dessous de ce bord, il fut facile de s'assurer qu'il s'agissait d'un calcul enchatonné : sa forme, sa délimitation exacte, ne laissaient aucun doute ; on retrouvait dans les antécédents de la malade des coliques hépatiques, elle vécut plusieurs années encore (mars 1890). Dans le second cas, il s'agissait d'un homme, chez lequel une induration, mal limitée et du volume d'une noix, était perçue par la palpation antérieure dans la région de la vésicule biliaire : le diagnostic de lithiase biliaire fut porté. Or, chez ce malade, l'application du procédé du pouce ne permettait pas de circonscrire nettement la tumeur qui était irrégulière, adhérente à la face inférieure du foie, tout en ayant conservé une certaine mobilité ; d'apparence plutôt cylindrique que globulaire, dirigée transversalement ; un mince sillon la séparait du foie dont on pouvait faire sauter, au-dessus et en avant de la tumeur, le rebord mince, souple et indolent. Je conclus à un cancer de pylore. Le malade mourut un mois après : il présenta d'ailleurs bientôt les symptômes rationnels évidents du cancer (sept. 1889).

Alors que le « procédé du pouce » est le mode de palpation exigé pour le diagnostic des premières variétés de cholécystocèle, c'est, pour le cholécystocèle profond, le procédé d'exploration du rein, le « procédé nephroleptique » qui seul permet le diagnostic exact du cholécystocèle profond.

3° *Cholécystocèle profond :*

Le « cholécystocèle profond » est toujours une *cholécystoptose*, c'est-à-dire une tumeur formée par la vésicule, que distend la secrétion biliaire, mais une vésicule ptosée. Cette tumeur est rénitente ou flasque, couchée dans la fosse lombaire, près du rein ; parfois elle est perçue par la palpation antérieure, parfois, il faut employer, pour la découvrir, le procédé de recherche du rein ; c'est que, dans tous les cas, elle a été détachée de la fossette vésiculaire du foie et qu'elle est suspendue sous le hile de cet organe par son canal cystique et un court mésentère ne dépassant pas sur la vésicule la région de son abouchement avec le canal cystique. Le cholécystocèle profond coïncide très fréquemment avec une nephroptose et

l'entérosténose, tandis que ces signes objectifs sont rares avec
le cholécystocèle superficiel. Il semble que le mécanisme du
cholécystocèle profond soit le fait d'une coudure, au niveau de
son orifice de sortie, consécutive à la ptose de la vésicule.

Si, dans des cas pareils, on sent, par la palpation antérieure, un empâtement plus prononcé sous le foie, la nature
vésiculaire de cet empâtement ne peut être précisée. Le procédé
néphroleptique permet un diagnostic facile. Grâce à ce procédé
de palpation, on aborde la tumeur par son pôle inférieur et l'on
constate les caractères suivants qui sont pathognomoniques et
servent, en même temps, à distinguer la vésicule distendue du
rein mobile, qui est la seule anomalie avec laquelle elle puisse
être confondue :

Constatation d'un léger empâtement par la palpation antérieure sous le rebord costal.

Abaissement respiratoire suivant une trajectoire plus externe
et plus verticale que celle du rein ; pas de mouvement de bascule du pôle inférieur en dedans ; la tumeur descend directement d'en haut, et non obliquement, comme le rein, de la
ligne médiane.

La face antérieure devient plus superficielle, plus accessible
à mesure qu'on remonte le doigt sur elle, ce qui est le contraire
pour le rein.

Mouvements de latéralité plus prononcés que s'il s'agissait
d'un rein, surtout à ce niveau.

Possibilité d'insinuer le pouce de la main gauche (dans la
position requise pour le procédé néphroleptique), derrière le pôle
inférieur de la tumeur, ce qui n'a jamais lieu pour le rein. (1)

La forme régulière, parfois la fluctuation, l'absence d'arête
sur la face interne de la tumeur, évitent toute confusion avec
un lobe aberrant du foie.

Dans le cas de calcul enchatonné, le tissu voisin du foie
présente toujours un certain degré d'induration. Cette induration du tissu hépatique, dans le voisinage du cholécystocèle

_____

(1) Ce diagnostic differentiel a ete egalement etudie plus haut dans le
chapitre consacre au diagnostic du rein mobile.

larvé, est l'ébauche de l'hypertrophie du lobe moyen du foie
qui accompagne fréquemment le cholécystocèle superficiel.
Rappelons, à cet égard, ce que nous avons dit plus haut, à
savoir que cette hypertrophie monolobaire du foie constitue,
dans la plupart des cas, ce qu'on a appelé le « lobe flottant »
du foie. Nous avons ajouté qu'il existe une très grande solidarité entre la vésicule et le lobe carré (ou moyen) du foie, et
c'est pour ce motif, que j'ai proposé de désigner ce lobe sous le
nom de « *lobe cholécystique* ». Nous avons écrit, en outre, que
la tuméfaction ou l'hypertrophie isolée de ce lobe est, soit la
conséquence, soit la cause des cholécystites. Quand la cholé-
cystite guérit, le lobe redevient normal ou, tout au plus, reste
ptosé et souple.

4° *Point cholécystique* :

Le « point cholécystique » est une douleur produite par la
pression en un point très circonscrit de la région vésiculaire du
foie, soit que cette pression ait été exercée directement par la
palpation antérieure, soit qu'elle résulte de l'abaissement
pendant l'inspiration du bord du foie, caché derrière le rebord
costal, sur le pouce placé à l'affût au-dessous et en arrière
de la dernière côte; c'est, dans ce cas, le foie qui vient lui-même
se comprimer de haut en bas sur le pouce.

Il est souvent fort difficile de savoir si, dans ce cas, c'est
la vésicule elle-même ou le lobe carré du foie qui est sensible.
Les faits suivants, relatifs à la sensibilité de la vésicule à la
pression, permettront souvent d'élucider la question, d'après les
symptômes subjectifs provoqués.

Sensibilité de la vésicule à la pression

La vésicule, lorsqu'elle est nettement accessible, et spécifiée
comme vésicule par les doigts qui la palpent, est loin d'être
toujours sensible. Lorsqu'elle est sensible, les sensations provoquées revêtent, dans certains cas, un caractère qui permet
de les distinguer de celles provoquées par la pression du foie
lui-même. Nous avons vu plus haut quels pouvaient être les

caractères généraux des sensations locales ou à distance provoquées par la pression du foie. Voici, au sujet de la sensibilité
de la vésicule à la pression, les observations que j'ai pu faire :

Chez Mme A..., la pression exercée sur le calcul enchatonné, et strictement limitée à la pression de ce calcul, cause
une douleur dorsale au niveau de la ceinture ; — dans un
autre cas de calcul enchatonnè, la pression sur le calcul
réveillait une douleur spontanée dont la malade se plaignait
dans l'hypochondre gauche. Chez Mme B..., la pression limitée
rigoureusement à la vésicule « porte à la gorge » et donne des
nausées. — Chez Mme C..., qui souffre de coliques hépatiques
et se plaint surtout d'une douleur, pendant ces crises, au niveau
de l'apophyse épineuse de la 12ᵉ dorsale, la pression de la vésicule cause une douleur identique en ce point à la douleur spontanée. — Mme D... éprouve une douleur locale à la pression en
un point situé à 3 cent. au-dessous de la pointe de la 9ᵉ côte
droite ; à ce niveau, on peut faire sauter le bord du foie ; entre
ce bord et la dernière côte, la pression du foie est indolente ;
or, la douleur provoquée a le même siège que celle d'une
douleur spontanée ressentie pendant les accès de fièvre (crises
hépatiques larvées), dont se plaint cette dame. — Mme E...,
dont on isole très nettement la vésicule, se plaint d'éprouver
à la pression de cette vésicule une douleur au-dessous de la
clavicule (douleur du sein droit) identique à celle spontanée qui
prélude à ses crises d'estomac. — Mme F..., dont le foie
souple, abaissé et à bord tranchant, présente au niveau de la
région vésiculaire une petite languette aberrante, absolument
indolente à la pression, trahit, lorsque, par le pouce insinué
sous la languette, on presse la face inférieure du foie, une
douleur provoquée, un peu en dedans du point où presse le
doigt, et, en même temps, dans le dos ; cette douleur est, dit-
elle, identique à celle dont elle souffre « quand ses crises lui
prennent ». Je pourrais multiplier ces exemples.

Comparons ces sensations à celle qu'on provoque, en
pressant le bord inférieur du foie lui même (carcctérisé par
son arète tranchante, soit d'avant en arrière (palpation clas-

sique), soit de bas en haut pendant un mouvement d'inspiration (procédé du pouce), dans la région du lobe carré,
c'est-à-dire sur la ligne verticale passant par l'extrémité
de la 9e côte ; ne prenons, pour point de comparaison, que les
cas dans lesquels la douleur provoquée est strictement limitée
à l'arête du bord du foie, celui-ci étant situé derrière le
rebord costal ou à plus ou moins de distance de lui, et, dans
ce dernier cas, le tissu du foie étant indolent dans l'intervalle ;
c'est donc sur le foie lui-même que presse le doigt et non sur
une vésicule nettement distincte : or, quelles sensations accusse,
dans ce cas, le malade ? chez celui-ci, c'est une douleur à
l'hypochondre gauche qui est provoquée ; chez celui-là, une
douleur au mamelon droit ; chez ce troisième, c'est une
douleur à l'épigastre ; chez cet autre, une douleur au bord
interne de l'omoplate droite ; en voici un, où la pression éveille
une douleur identique à celle de la crampe d'estomac.

Il me semble que, du siège exactement limité, de cette
douleur, de l'indolence du tissu hépatique l'avoisinant à quelques
millimètres près, de la nature des sensations produites, nous
pouvons conclure à l'origine cholécystique des douleurs provoqués par la pression du bord du lobe carré du foie. On ne
conçoit guère, en effet, que s'il s'agissait d'une douleur ayant
son origine dans ce lobe lui-même et non une douleur par
retentissement de l'hyperesthésie de le vésicule, la sensibilité y fut réduite à un centimètre carré ou deux. D'ailleurs
les cas dans lesquels on est certain de presser la vésicule
et de la presser seule prouvent, par l'identité des douleurs
provoquées, que la douleur circonscrite du lobe carré a bien
en effet son origine dans la vésicule.

De ce que cette douleur locale à la pression se trouve quelquefois éveillée par la palpation classique à 2 ou 3 centimètres du rebord costal, alors que, au-dessus d'elle et jusqu'à
ce rebord, la région est souple et indolente, on a conclu qu'elle
siégeait dans le pylore (G. Sée, Mathieu), mais il est souvent
facile, avec le procédé du pouce, de reconnaître que le bord
souple et mince du foie abaissé court précisément à 2 ou 3

centimètres du rebord costal ; si cette constatation n'est pas
possible, parfois on la fera à une seconde séance d'exploration..
En outre, le siège de cette douleur est plus antérieur que le
siège du pylore ; enfin, comme je l'ai dit, c'est par une pression
de bas en haut et non d'avant en arrière qu'on la caractérise
le mieux ; elle peut siéger d'ailleurs de suite en arrière du
rebord costal et à son niveau, c'est-à-dire en un point où jamais
ne peut être rencontré le pylore. (1)

Cette petite étude me paraît des plus suggestives au point
de vue de l'interprétation des douleurs dorsale, scapulaire
droite, hypochondriaque gauche, de la lithiase biliaire et de la
pathogénie des crampes d'estomac Ce n'est pas ici le lieu d'en
donner une explication ; retenons simplement le fait suivant
que nous avons eu l'occasion déjà de relever, c'est que la
plupart des douleurs irradiées ou à distance qui accompagnent
les perturbations hépatiques, peuvent être réveillées par la
pression directe de tel ou tel point accessible du foie.

Je remarquerai, en terminant, que si la douleur provoquée
par la pression des lobes droit et épigastrique ressemble, par
certains caractères, à celle qui résulte de la pression du lobe
carré, elle en diffère par certains autres.

Voici sur ce point quelques observations : chez M. A.
(glycosurie, emphysème), la pression du lobe épigastrique produit de l'« étouffement », la pression du lobe droit cause une douleur épigastrique ; — chez M. B., suspect de cirrhose, la pression
du lobe épigastrique cause une douleur locale avec irradiation
au mamelon droit ; — M⁰ᵉ C., se plaint d'une douleur
qui « tire l'estomac en arrière », répond au dos, provoque des
sueurs et qu'elle qualifie d'intolérable ; or, la pression de bas en
haut sur le bord du foie, qui est renitent et transversalement
placé à l'épigastre, éveille une douleur qui rappelle celle dont
elle se plaint. — Chez Mᵐ C., le lobe épigastrique présente,
fort au-dessous de l'appendice xyphoide, une petite languette

_____

(1) Voir plus haut les chapitres sur la « sensibilité épigastrique à la
pression » et sur la « sensibilité du foie ».

dont on peut faire sauter le bord ; ce ressaut s'accompagne d'une douleur scapulaire gauche. — M. D., dont le foie déborde seulement à l'extrémité externe du rebord costal, éprouve, lorsque l'on presse sur ce lobe droit déformé, une douleur « qui remonte » et qui est identique à la douleur spontanée qu'il ressent 2 à 4 heures après le repas.

On ne peut méconnaître l'intérêt qui s'attache à ces observations et l'on doit conclure :

L'étude des caractères objectifs présentés par la vésicule biliaire et, en particulier, de la sensibilité provoquée par la pression, comparée à la sensibilité provoquée par la pression de chacun des trois lobes du foie, présente une réelle importance au point de vue de l'interprétation des symptômes subjectifs dans les affections du foie et de l'estomac. Les faits résultant de cette comparaison justifient l'adoption d'une localisation lobaire des caractères de sensibilité, analogue à la localisation lobaire des caractères de forme ou de consistance du foie.

Ces notions revêtent encore plus d'importance, si l'on étudie l'évolution comparée des caractères dans les différents lobes et leur substitution dans un même lobe. On voit que l'excès de sensibilité précède toujours le changement de consistance ; on voit que ces caractères se présentent dans chaque lobe successivement et suivant un ordre donné, variable avec la nature de la maladie. On voit enfin que le point cholécystique est un signe très précoce des dyspepsies, que souvent même il précède l'éclosion de tout symptôme, qu'il y a lieu, par conséquent, de se demander si le trouble dans la sécrétion biliaire, trahi par la sensibilité de la vésicule ou d'un point limité du foie au niveau de son lobe moyen, ne précède pas les troubles gastriques de la dyspepsie et n'en est pas la cause. Et c'est ainsi que nous sommes encore une fois ramenés à la doctrine de l'hépatisme préétabli, présidant aux maladies de la nutrition et, parmi elles, en particulier des dyspepsies ou de certaines dyspepsies.

IV

TECHNIQUE DE PALPATION DU FOIE

PAR LE

« PROCÉDÉ DU POUCE »

THÉORIE

Dans les cas complexes de tuméfaction de l'hypochondre droit, le seul caractère qui trancherait le diagnostic en faveur de la localisation hépatique serait la constatation nette de l'arête du bord inférieur du foie. Dans les cas complexes où, en l'absence de tuméfaction de l'hypochondre, on ne peut décider si le foie est sain ou malade, les seuls signes qui pourraient permettre d'établir un diagnostic positif seraient ceux tirés de la forme, de la sensibilité, de la consistance du bord du foie, si l'on pouvait le rendre accessible à la palpation.

Dans ces deux hypothèses, le diagnostic est le plus souvent impossible par la palpation classique. Pourquoi ?

Dans la première hypothèse, — parce que le bord du foie est placé trop profondément en arrière : ou bien le foie a subi un mouvement d'antéversion autour de son axe transversal, ou bien son lobe droit allongé et aminci s'est replié sous le foie par le fait de la pesanteur (dans le décubitus dorsal d'exploration), ou bien ce même lobe droit allongé et épais a rejeté en dedans et en arrière le bord, devenu vertical, du foie.

Dans la seconde hypothèse, — parce que le bord du foie est caché derrière le rebord costal.

Dans les deux cas la palpation classique, en déprimant la paroi abdominale, aggrave les difficultés, car elle refoule le foie contre les plans dépressibles de la fosse lombaire et du diaphragme.

Les conditions à remplir pour tourner ces difficultés sont
donc les suivantes, telles qu'elles résultent de notre étude
sur les moyens de suspension et la théorie de la mobilité du foie
(mobilité respiratoire, mobilité de tension, mobilité manuelle,
verticale, latérale, antéropostérieure), et la possibilité de
réaliser ces conditions se trouve heureusement vérifiée par
l'application clinique :

Schéma du « procédé du pouce »

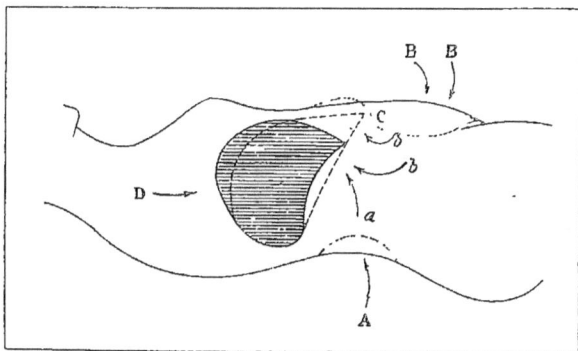

a. Rapprocher le foie en masse de la paroi antérieure
de l'abdomen, en le relevant par la région lombaire (A, *a*
figure ci-jointe).

b. Redresser le bord inférieur du foie en refoulant sous
lui la masse intestinale par pression du flanc droit (B, *b, b*).

c. Amener le foie à dépasser le plus possible le rebord
costal, par l'abaissement du diaphragme pendant un mouve-
vent d'inspiration (D).

d. Donner de la rigidité à l'hypochondre, dans lequel le
foie pourrait être refoulé pendant la palpation, et pour cela
utiliser le mouvement d'inspiration (D).

e. Donner de la rigidité à la fosse lombaire, pour le même
motif, et, pour y arriver, la maintenir soulevée et immobile
(A, *a*).

f. Palper sans déprimer, c'est-à-dire d'arrière en avant et
de bas en haut (c).

Or, toutes ces conditions sont à merveille réalisables et c'est au procédé qui, le seul, permette de les remplir simultanément, que j'ai donné le nom de « procédé du pouce ». On peut, si l'on veut, changer cette dénomination, mais, je crois que c'est celle qui résume le mieux l'esprit et l'innovation du procédé.

Les deux indications de rapprocher le foie en masse de la paroi abdominale antérieure (a) et de donner de la rigidité à la fosse lombaire (e) peuvent être réalisées à l'aide de la main gauche qui relèvera la région lombaire et la maintiendra soulevée et immobile.

Les indications de faire dépasser le plus possible au-dessous des côtes le bord du foie (c) et de donner de la rigidité à l'hypochondre (d) seront remplies en utilisant le mouvement d'inspiration.

Enfin, les indications de redresser le bord du foie (b) et de palper cet organe d'arrière en avant, sans le déprimer (f), seront remplies par l'artifice suivant :

Il s'agit, pour redresser le bord du foie, de déprimer et de maintenir déprimée la région de l'abdomen ou du flanc qui se trouve *au-dessous* de lui, et, pour le palper d'arrière en avant, de faire pénétrer profondément les doigts sous la face inférieure du foie, puis de palper en les ramenant vers le bord inférieur ; or, la main droite qui est seule disponible, car la gauche est occupée à maintenir relevée la région lombaire, ne peut remplir ce double rôle. Si elle est dirigée de bas en haut, de telle sorte que la pression soit exercée par la paume, et la palpation par les doigts, ceux-ci, qui doivent pénétrer sous le foie et le palper de bas en haut et d'arrière en avant, l'aborderont par leur face onguéale, et ne feront rien de bon : il manquera donc une main. Si la main droite se place de telle sorte que les doigts soient dirigés en bas et puissent s'insinuer par leur pulpe sous le bord du foie en formant crochet [position récemment recommandée de nouveau par Mathieu], alors le flanc droit ne sera plus déprimé, ni, par conséquent, le bord du foie redressé : il manquera toujours une main.

Or, c'est cette *troisième main* que, dans mon « procédé du pouce », le pouce gauche est chargé de remplacer, et il s'acquitte à merveille de cette fonction, car, 1° il est libre de ses mouvements, puisque les quatre derniers doigts de la main gauche suffisent parfaitement à relever la région lombaire ; 2° la pulpe a exactement la direction qui convient pour aborder la face inférieure du foie, si le médecin est assis sur le rebord du lit, comme il doit le faire pour toute palpation des organes de l'hypochondre (3) ; 3° il est « opposant », ce qui lui permet d'apprécier exactement, d'accord avec les autres doigts de la main gauche, restant en arrière à leur place, tout ce qui concerne la situation, la forme, l'épaisseur, la consistance, la sensibilité des organes intermédiaires ; 4° enfin il n'a à recueillir que des sensations de tact, les efforts de pression qui nuiraient à cette perception étant dévolus, soit aux quatre derniers doigts de la main gauche pour relever la légion lombaire, soit à la main droite pour déprimer le flanc droit et la région sous-hépatique (fig. ci-jointes).

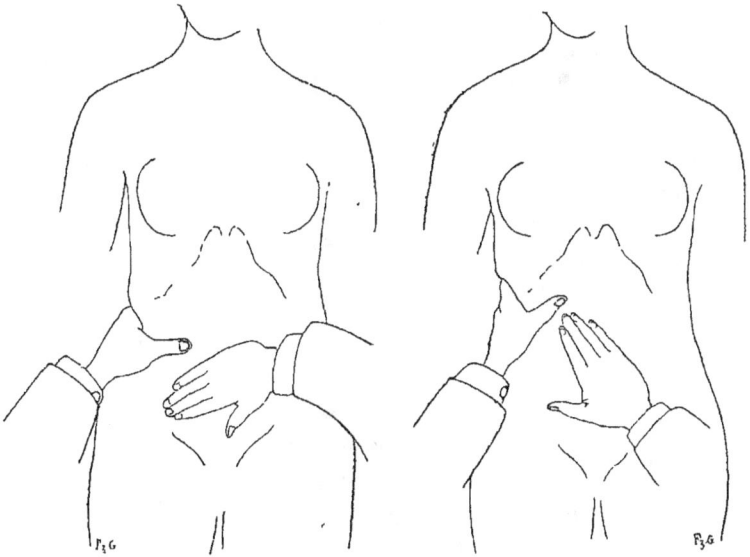

Position des mains du médecin dans le « procédé du pouce »

Je puis donc vraiment dire que le pouce gauche, dont la mission est la même dans la palpation du foie (procédé du pouce) que dans la palpation du rein droit, telle que je l'ai proposée (palpation néphroleptique), joue le rôle intelligent, et que cette méthode générale d'exploration de l'hypochondre est, non pas un procédé de palpation à une seule main, elle est plus qu'un procédé de palpation bi-manuelle, elle est réellement, si je puis ainsi dire, un *procédé de palpation à trois mains;* mais, alors que, pour déceler le rein mobile, le pouce doit se faire aider du médius de la même main, placé en arrière, pour pincer avec lui le pôle inférieur du rein, dans la palpation du bord hépatique c'est le pouce seul qui intervient; le terme « procédé du pouce » est donc strictement rigoureux pour désigner ce mode de palpation du foie.

C'est durant le mouvement d'expiration que le pouce cherchera en tâtonnant la région immédiatement *sous-jacente* au foie; cette région sous jacente aura été déprimée par la main droite pour que le pouce s'y place à l'« affût ». C'est durant le mouvement d'inspiration que le pouce gauche palpera et analysera, en glissant sa pulpe de bas en haut et d'arrière en avant, pendant que le foie sera, non plus refoulé dans l'hypochondre par une pression intempestive, mais au contraire, amené à sa rencontre, dirigé de haut en bas par la pression du diaphragme, et d'arrière en avant par la pression des quatre derniers doigts de la main gauche, relevant la région lombaire.

TECHNIQUE DU « PROCÉDÉ DU POUCE »

Le « *procédé du pouce* » *est un procédé de palpation du foie qui a pour but de rechercher le bord inférieur du foie et la crête de ce bord avec la pulpe du pouce gauche, lorsque leur perception échappe aux modes classiques d'investigation. Il consiste, en fouillant méthodiquement le flanc et l'hypochondre, en combinant l'abaissement du bord du foie (par le mouvement d'inspiration), avec sa projection en avant (par le refoulement, sous la face inférieure du foie, de la masse intestinale sous-jacente et par le relèvement de la fosse lombaire), à faire « sauter » le bord du foie en passant le pouce sur lui d'arrière en avant et de bas en haut.*

Ce procédé, dans lequel l'intervention du pouce gauche est non-seulement indispensable, en outre des quatre derniers doigts de la main gauche et du concours de la main droite, mais encore dans lequel le pouce gauche est le seul doigt qui puisse être appelé à palper le bord du foie, enrichit la séméiologie hépatique de *types cliniques nouveaux* et, dans les cas de tuméfaction complexe de l'hypochondre, de *caractères objectifs pathognomoniques* pour le diagnostic différentiel, soit entre les divers types objectifs du foie, soit entre le foie et les organes ou tumeurs avec lesquels on pourrait le confondre.

Passons maintenant à l'application.

Le médecin a procédé, conformément à toutes les règles, à la percussion et à la palpation, suivant la méthode classique ; mais, 1° il trouve une tuméfaction dans l'hypochondre, dont il ne peut affirmer s'il s'agit d'un lobe flottant du foie, d'un cholécystocèle ou d'une néphroptose ; 2° il trouve le foie anormal, cependant, il hésite sur le contour exact et l'épaisseur du bord du foie, ou bien il ne peut décider s'il s'agit d'une hypertrophie, d'une congestion ou d'une déformation ; 3° il constate que tout est normal dans l'hypochondre.

Alors il recourra au « procédé du pouce » pour s'assurer si c'est le foie, à quel type objectif du foie il a à faire, si le foie est réellement normal.

Le « procédé du pouce » est l'application de la fouille de l'hypochondre à la recherche du bord du foie.

Nous avons dit que, pour la fouille de l'hypochondre, le malade doit être placé dans le décubitus dorsal, jambes étendues, épaules à peine relevées par le traversin, abdomen découvert du sillon sous-mammaire au pubis ; le médecin assis à demi sur le rebord du lit, à droite ou à gauche, et faisant face au malade (figure ci-jointe).

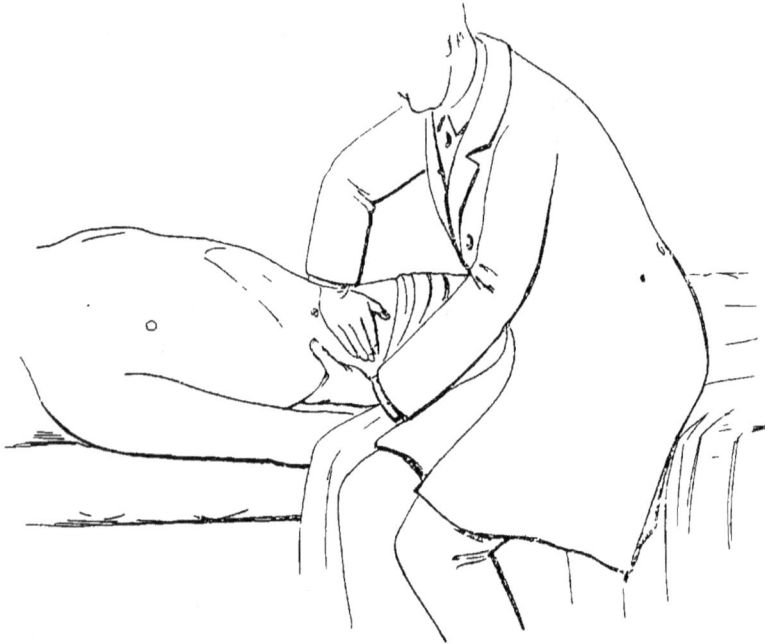

Position du médecin (et de ses mains) pour la recherche du bord inférieur du foie par le « procédé du pouce ».

Je ne reviendrai pas ici sur les motifs qui doivent faire préférer le décubitus dorsal soit à la station debout soit à la station assise du malade, soit à son immersion dans une baignoire. Le seul cas dans lequel la station debout m'ait paru présenter un avantage pour l'exploration du foie, c'est celui dans lequel il s'agit d'apprécier, par la percussion, l'éventualité d'une bascule de cet organe autour d'un axe transversal fictif. Quant au but de rendre le foie plus accessible à la palpation par l'abaissement que détermine la pesanteur, il est atteint au même degré et graduellement dans le décubitus dorsal par le mouvement d'inspiration, et l'on a de plus l'avantage de pouvoir comparer entre eux les résultats de la palpation pendant les diverses phases de cet abaissement, de cette descente de l'organe à la rencontre de la pulpe du pouce glissant en sens contraire. La palpation du foie, le corps étant immergé dans l'eau d'une baignoire, peut faciliter l'analyse des hypertrophies de cet organe, par la diminution de tension abdominale que produit assurément l'immersion.

Le « **procédé du pouce** », *appliqué à la recherche du bord du foie, comprend* **quatre temps** :

I. — **Premier· temps.**

Avec la main gauche soulever la région lombaire droite. (*a*)

Les *quatre derniers doigts de la main gauche* juxtaposés, appliqués dans la région lombaire de telle sorte que le médius soit placé dans toute sa longueur immédiatement au-dessous du rebord costal postérieur et que son extrémité atteigne l'angle costo-vertébral ; maintenir la région lombaire solidement soulevée ; le *pouce gauche* laissé en abduction, indépendant dans ses mouvements, de telle sorte qu'on puisse le placer sur le flanc (*b*).

> (*a*) Pour les indications de détails de ce « temps », voir les notes intercalées à la suite du « temps » identique de la palpation du rein mobile.
>
> (*b*) Pour répondre aux deux indications de : 1° rapprocher le bord du foie de la paroi antérieure ; 2° donner de la rigidité au plan sur lequel repose le foie abaissé ou déforme.

II. — **Deuxième temps** : *(a)*

Avec la main droite déprimer la paroi antérieure de l'hypogastre et de la fosse iliaque droite par leur partie la plus déclive, pour refouler du côté de l'hypochondre droit, sous le foie, la masse intestinale sous-jacente. (*b*)

Les quatre derniers doigts de la main droite juxtaposés, leurs extrémités dirigées obliquement en dehors et en bas

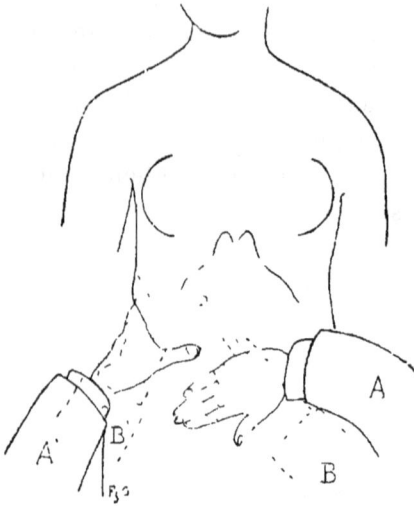

vers le pli de l'aine droite, qu'elles atteignent, la paume de la main appliquée au niveau de la ligne médiane un peu au-dessous de l'ombilic, de telle sorte que la main puisse glisser de cette position oblique à une position transversale, (c) ou même oblique en haut et en dehors, par un mouvement en arc de cercle, de bas en haut, de son extrémité autour de la paume comme centre (de A A' en BB', fig. ci-jointe).

(a) L'importance du rôle de la main droite est assez grand pour que, contrairement à ce qui a été fait pour la palpation du rein, où l'intervention de cette main est décrite comme un acte du premier temps, son rôle dans la palpation du foie soit fixé par un « temps » distinct. Ici, comme pour le rein, la main droite n'a d'autre fonction que de comprimer, nullement de palper.

(b) Pour repondre à l'indication, fort bien remplie par ce moyen, de redresser la face inférieure du foie, en augmentant au-dessous d'elle la tension de l'abdomen.

(c) L'obliquité de la direction en bas et en dehors, telle qu'elle est assignee à la main droite à la fig. ci-jointe est celle qui convient lorsque l'abdomen est proéminent. S'il est plat, la main droite devra se déplacer graduellement de cette position oblique a une position transversale ou même oblique en haut et en dehors, mais sans cesser, pendant ce deplacement, d'exercer une forte pression ; car il s'agit de refouler, de remonter, à partir du pli de l'aine, la masse intestinale sousjacente. Plus le ventre est plat et l'intestin réduit, plus il faut augmenter la surface et l'energie de pression, afin de rassembler et refouler davantage d'anses intestinales sous le foie. Suivant la direction supposee du bord du foie, qu'il s'agit de caractériser par le « ressaut » sur le pouce, on dirigera la pression de la masse intestinale par la main droite, de telle sorte que cette pression s'exerce perpendiculairement a la direction du bord du foie; celui-ci ne peut être qu'en haut ou en dehors de la région comprimée. Il faut que le refoulement de la masse intestinale soit toujours opere de telle sorte que le point culminant du relevement compensateur de l'abdomen au-dessus de la région déprimée se trouve au niveau du bord présume du foie, afin que le pouce puisse plus facilement s'insinuer sous lui.

III. — Troisième temps.

**Avec le pouce gauche déprimer la paroi antérieure du flanc droit
au-dessous du siège présumé du bord du foie (a).**

La pulpe du pouce gauche regardant directement en
arrière, placée à une distance variable des extrémités de la
main droite (b), mais un peu au-dessous de la ligne supérieure
du sillon de dépression (c) formé par cette main sur le flanc ;
en tous cas, s'il y a quelque rénitence (d), placer le pouce
au-dessous ou en dedans (e) de cette région rénitente. Une
fois le point choisi par tâtonnement, maintenir le pouce solidement appliqué et alors tourner sa pulpe du côté du foie.

(a) Il faut placer le pouce au-dessous du bord du foie pour
faire sauter ce bord, s'il est possible, par un mouvement du
pouce d'arrière en avant, de bas en haut et de dedans en dehors,
car le bord du foie est toujours plus ou moins oblique en bas et
en dehors. Dans certains cas de déformation, il est presque
vertical et perpendiculaire à la ligne médiane.

(b) Alors que, dans la palpation néphroleptique, la pression de
la main droite et du pouce gauche doit s'exercer à peu près sur
le même point, au-dessous du rein, il n'en est plus ainsi pour le
procédé du pouce ; ici le rôle de la main droite n'est plus de
frayer seulement la voie au pouce, mais de refouler le paquet
intestinal sous le foie ; la distance des mains dépendra donc de
la masse intestinale à relever ; elle sera d'autant plus grande que
le paquet intestinal sera plus volumineux. Il n'y a d'exception que
pour le cas ou le foie ne dépasse pas le rebord costal.

(c) Comme déjà le foie est ramené en avant par le soulèvement de la région lombaire, il est évident que le bord du foie se
trouvera à la partie la plus saillante de la proéminence formée
par le refoulement de l'intestin sous le foie ; c'est donc un peu
au-dessous de cette partie saillante qu'il faudra placer le pouce
pour qu'il aborde le foie par sa face inférieure.

(d) L'application du procédé du pouce aura été précédée de
l'exploration par la palpation classique qui, déjà, aura esquissé
la topographie de la région, ou le défaut de souplesse permet de
soupçonner la présence du foie ; cette exploration sera de nouveau faite par le pouce gauche, dans les conditions nouvelles
créées au foie par la pression en sens inverse de la main gauche sous la région lombaire et de la main droite sur le flanc.
Le pouce explorera le flanc par pressions successives, en remontant de bas en haut, du flanc droit au rebord costal et de dedans
en dehors ; il cherchera, par le degré de résistance opposée à sa
pression, où finit l'intestin et ou commence le foie ; une fois
arrivé à la limite d'une région rénitente, et il peut être conduit
sans la rencontrer jusque sous le rebord costal, il s'arrête et
déprime profondément la peau d'avant en arrière.

(c) Quelle que soit la direction du bord du foie, c'est toujours de dedans en dehors ou en haut que le pouce devra tâcher de faire sauter le bord du foie, jamais de dehors en dedans ou de dehors en haut.

IV. — Quatrième temps.

Les mains étant solidement en place, commander au malade un mouvement de profonde inspiration, et, pendant ce mouvement, glisser la pulpe du pouce gauche de bas en haut et en dehors, et d'arrière en avant.

A. — *Le pouce ne perçoit aucun changement de consistance dans le flanc (a)*; il sent simplement l'abdomen se soulever sous lui ; qu'il fasse, sans changer de place, dévier la pression à droite, à gauche, ou qu'il déprime la paroi, la souplesse reste partout la même pendant toute la durée du mouvement d'inspiration. Alors, on devra, au mouvement d'expiration suivant, *remonter le pouce*, le placer à l'affût plus haut, et, de même, remonter également la zone de dépression de la main droite, si la masse intestinale n'a pas été refoulée jusqu'au point nouveau d'application choisi par le pouce. On arrivera ainsi graduellement, en changeant, *en mesure*, pendant trois à quatre mouvements d'expiration, la place du pouce gauche et de la main droite, on arrivera jusqu'au rebord costal.

Là enfin, à une dernière épreuve, *on fera pénétrer le pouce en arrière du rebord costal*, successivement dans les divers points de ce rebord (*b*), tant en profondeur que suivant sa longueur, et il sera placé à l'affût à chacun de ces points, et chaque fois à la fin d'un mouvement d'expiration, sa pulpe tournée en haut vers le fond de l'hypochondre.

a. — Si, à cette épreuve et pendant le mouvement d'inspiration, le pouce ne perçoit aucun empâtement, aucun ressaut, n'éveille, par la pression, aucune sensibilité subjective, et que d'ailleurs, la zone de la matité thoracique soit trouvée de dimensions normales, alors on pourra dire, mais alors seulement = ... **foie (objectivement) normal.** (*c*)

a'. — Le pouce, par sa pression (*d*), éveille chez le malade une sensation subjective douloureuse, soit localement, soit à distance = ... **foie sensible.** (*e*) a". — Le pouce fait « sauter » la crête du bord inférieur du foie, qui est aminci, mobile d'avant en arrière :

derrière le rebord costal = ... **foie à ressaut.** *(f)*

au-dessous du rebord costal, et parallèlement
à ce rebord = ... *ptose de la 3ᵉ variété*
dans le flanc et plus ou moins obliquement par
rapport au rebord costal = *ptose de la 2ᵉ variété*
} = **foie ptosé.** *(g)*

a'''. — Le pouce « frôle » dans le flanc une ligne formant arête, une crête linéaire presque verticalement placée, voisine de l'ombilic, à peine mobile, sans pouvoir pénétrer au-dessous, sans que la présence de la face antérieure du foie se traduise par une rénitence distincte de celle de l'intestin, sans empâtement, ni sensibilité anormale (la matité elle-même n'est pas nette) = ... **foie souple hypertrophié.** *(h)*

(a) Il est préférable, dans l'exposé de ce procédé, de commencer par l'hypothèse d'un échec dans la recherche du bord du foie, car ce serait une grave erreur de croire que, par le procédé dn pouce, on arrive toujours à trouver le bord du foie.

(b) Le bord du foie peut être en effet accessible vers un des points du rebord costal à l'exclusion des autres points. Cette localisation (lobaire) doit être notée.

(c) Le foie peut, tout en étant objectivement normal, être malade, soit dans son parenchyme, soit dans ses voies d'excrétion.

(d) C'est le foie qui, pendant le mouvement d'inspiration, vient se comprimer lui-même sur le pouce, immobile à l'« affut ».

(e) On doit réserver la désignation de foie mobile au foie ne présentant pas d'autre signe objectif, sinon nous dirions foie ptosé sensible, foie hypertrophié sensible, etc. Le foie sensible peut être congestionné en un de ses points (en général au niveau du lobe moyen) sans être accessible à la palpation classique. S'il est accessible, mais qu'on ne puisse percevoir l'arête de son bord inférieur, nous le désignons sous le nom de « foie tuméfié » (voir plus loin).

(f) De même le « foie à ressaut » est celui dont le bord, sautant derrière la côte, n'est par conséquent, ni hypertrophié, ni ptosé. *Le « foie à ressaut » peut être induré et même ligneux (!)*, dans la cirrhose préatrophique ; cependant, les procédés classiques de percussion et de palpation l'eussent fait déclarer normal. C'est un argument en faveur du procédé du pouce.

(g) Il s'agit toujours ici de ces foies qui ne sont pas perceptibles par la palpation classique.

(h) Ce type objectif dans lequel la consistance du foie est inférieure à la normale, correspond vraisemblablement à une variété de stéatose. On le rencontre chez 1 p. 100 des malades, et en particulier chez les alcooliques jeunes, sevrés de l'alcool, dont ils ont abusé ; leur syndrôme est un syndrôme dyspeptique.

B. — *Le pouce perçoit une augmentation de consistance qui s'accroît à mesure que l'inspiration devient plus profonde (a)*, par le fait de l'abaissement des viscères pendant l'inspiration.

Le pouce étudie alors, en se déplaçant de bas en haut, ou latéralement, à la rencontre de l'objet anormal, de la « ptose », quelle est sa profondeur, sa trajectoire, sa forme, son volume, sa consistance, sa sensibilité, puis, guidé par ces notions, il vérifiera la nature de l'organe suspecté, par la recherche de ses signes pathognomoniques.

a. — Le pouce fait « sauter » la crête linéaire du bord inférieur du foie, qui est aminci, avec mobilité antéropostérieure très grande = *ptose de la* 1ʳᵉ *variété* = ... **foie à lobe [flottant.** (b)

a'. — Le pouce ne perçoit pas de crête linéaire mais, pratiquant, de concert avec le médius gauche, placé en arrière le « procédé néphroleptique », il pénètre dans un « sillon » au-dessus de la tumeur ou bien fait sauter (troisième temps, dit de l' « échappement ») de bas en haut la ptose, en pinçant son extrémité inférieure = ... **néphroptose.** (c)

a''. — Le pouce ne perçoit pas de crête linéaire ; mais peut faire le tour du pôle inférieur de la tumeur ; pas d' « échappement » = ... **cholécystocèle.** (d)

a'''. — Le pouce ne perçoit pas de crête linéaire, il peut faire le tour du pôle inférieur de la tumeur, l' « échappement » est également constaté ; mais la tumeur diminue de volume par une malaxation prolongée = ... **tumeur stercorale.** (e)

a''''. — Le pouce ne perçoit ni crête linéaire, ni « sillon » supérieur, ni « échappement », ni extrémité inférieure ovoïde dont il puisse faire le tour = ... **foie tuméfié.** (f)

(a) Il s'agit toujours ici des cas dans lesquels la palpation classique, par la pression de la paroi abdominale antérieure, ne perçoit qu'une tuméfaction indécise, mal limitée, et, bien entendu, sans bord formant arête.

(b) C'est ici l'hépatoptose de la 1ʳᵉ variété et non le « lobe flottant » classique, qui est une hépatomégalie ptosée. J'en ai donné plus haut les caractères objectifs différentiels dans ma classification de l'hépatoptose.

(c) Voir, pour les détails du diagnostic, le chapitre consacré au diagnostic différentiel du rein mobile.

(d) Il s'agit ici du cholécystocèle souple, et en particulier de la cholécystoptose. Nous en reparlerons plus loin à l'occasion de la « palpation de la vésicule ».

(e) Voir aussi, sur ce sujet, le chapitre sur le diagnostic différentiel du rein mobile.

(f) J'ai démontré ailleurs (in : *injections aqueuses dans le foie)* que, dans le foie tuméfié, c'était non le bord inférieur du foie, mais sa face inférieure, qui, devenue bombée et convexe, était accessible à la palpation.

Tel est le « procédé du pouce » dont les enseignements, je le répète, devront être recherchés, — à moins que l'obésité, l'excès de tension de l'abdomen ou l'hyperesthésie de la paroi n'y fassent obstacle, — lorsque la palpation classique aura laissé hésitant sur le diagnostic objectif ou lorsqu'elle aura autorisé à croire que tout est normal. On lui devra, dans le premier cas, la notion de signes importants pour le diagnostic différentiel ; le pouce gauche recueillera ainsi les notions de sensibilité, densité , épaisseur du bord, notions aussi importantes pour le diagnostic de la maladie hépatique que l'était la sensation de ressaut pour le diagnostic de localisation dans le foie. En réitérant cette épreuve sur les divers points de la ligne formée par le bord du foie, on pourra apprécier les moindres sinuosités de cette ligne, et vérifier si les signes objectifs ont partout même valeur ou présentent des différences suivant les différents lobes du foie. Dans le second cas, alors que la palpation classique laisse croire que tout est normal, on devra au « procédé du pouce » des révélations de telle nature qu'on y puisera les motifs d'une extrême réserve dans le culte des pathogénies classiques.

On pourra parfois, dans des prétendues dyspepsies, faire sauter derrière le rebord costal l'arête d'un foie ligneux et indolent ou, vers la pointe de la onzième côte, trouver un moignon dur et de forme pyramidale, dont la présence inespérée sera un trait de lumière ; on pourra, dans de prétendues neurasthénies et chez l'homme (où le corset ne peut être incriminé), trouver le bord du foie parfaitement souple et indolent, verticalement placé à égale distance de l'ombilic et de l'épine iliaque droite ; cette constatation inattendue sera des plus suggestives. Enfin on réalisera facilement ce que Landau et Péan déclarent formellement irréalisable, (et les erreurs constantes de diagnostic leur ont jusqu'ici donné raison), on réalisera facilement, grâce au « procédé du pouce », le moyen de diagnostiquer les déformations du foie.

Mais, alors même que le pouce atteint et perçoit le foie, il peut ne pas déceler l'arête qui en caractérise le bord : cette arête peut en effet être effacée, soit par la tuméfaction simple de l'organe, soit, dans certaines hypertrophies, parce que le bord du foie s'arrondit. Ce n'est pas ici le lieu d'examiner sur quels éléments on s'appuiera pour parer à cette lacune du diagnostic. Parfois ces éléments feront eux-mêmes défaut ; pour l'hypochondre comme partout, peut-être plus que partout ailleurs, il est des cas d'une telle complexité qu'il faut s'avouer vaincu et n'attendre la solution, si elle est indispensable, que d'une ponction ou d'une incision exploratrices, mais j'ose affirmer que le « procédé du pouce » recule considérablement les limites auxquelles on doit se résoudre à cette extrémité.

Ce serait une erreur également de croire que le foie, lorsqu'il est malade, soit toujours accessible : il peut ne rien déceler, même à l'exploration par le pouce, alors pourtant qu'on se trouve en présence de l'ictère le plus franc ou de la crise hépatique la plus nette. Ceci doit singulièrement rendre circonspect dans l'affirmation relative à l'état du foie chez tel ou tel malade. On ne doit donc pas oublier que les signes objectifs anormaux, de même que l'ictère ou les douleurs spécifiques, ne trahissent que les plus caractérisées parmi les nombreuses perturbations dont un organe, aussi énorme, aussi complexe que le foie, doit pouvoir être certainement le siège. Mais au moins ne faut-il pas méconnaître celles qui se traduisent par des signes objectifs ! de celles-là, le procédé du pouce ne laissera échapper aucune.

Mais il semble aujourd'hui qu'il soit devenu inutile de

plaider en faveur de ce procédé, dont la cause parait gagnée. Il n'est pas de Traité des maladies du foie, pas de publication sur l'exploration abdominale, ou sur le diagnostic physique en général, dans lesquels ce procédé ne soit décrit ou au moins cité, et la pire critique qui en ait été formulée, c'est que, pour acquérir l'habileté voulue, c'était une éducation à faire (Mathieu). Je n'insiste donc pas.

Toutefois il est encore une application de ce procédé qu'il nous reste à faire connaître, c'est celle grâce à laquelle on peut présenter une nouvelle classification, beaucoup plus naturelle que celles connues jusqu'ici, des divers types objectifs du foie.

V

CLASSIFICATION

DES

TYPES OBJECTIFS DU FOIE

Je ne ferai pas l'historique des classifications antérieures, car aucune ne donne de place aux foies souples, puisque c'est le « procédé du pouce » qui les a fait connaître. Il n'existe de classification que pour les foies hypertrophiés, suivant que leur surface est lisse ou irrégulière (Bright), suivant qu'ils sont indolents ou douloureux (Murchison), suivant qu'ils s'accompagnent ou non d'ictère, d'ascite, d'hypertrophie de la rate, etc. Aucun auteur ne fait de distinction, parmi les gros foies, entre telle ou telle localisation lobaire de l'hypertrophie, car la possibilité de cette distinction est encore une conquête du procédé du pouce.

Dans l'état actuel de la science, et pour n'envisager la question qu'au point de vue purement objectif, on ne connaît en réalité, cliniquement, que quatre types de foie. Le tableau suivant résume les notions classiques à cet égard, et ce sont les signes objectifs extrahépatiques (ictère, ascite, œdème, etc.) qui achèvent le diagnostic anatomique.

Classification actuelle des types objectifs du foie
(auteurs classiques)

D'APRÈS LE VOLUME

La palpation abdominale antérieure	perçoit la face antérieure du foie	d'accès facile ; sur une étendue plus ou moins grande ; bien limitée	foie hypertrophié	a. Plus ou moins induré (cirrhose hypertrophique) b. sensible ou indolent. c Face antérieure. unie ou bosselée. de consistance homogène ou non d. Bord antérieur tranchant ou arrondi
		d'accès difficile ; sur une faible étendue ; mal limitée	foie tuméfié (gros foie)	
	ne perçoit pas la face antérieure du foie	la région thoracique du foie est sonore...	foie petit	
		la région thoracique du foie est mate ..	foie normal	

La classification que j'ai proposée (1) repose sur de tout autres bases. Je l'ai appliquée plus haut, dans le tableau que j'ai donné des divers types de l'hépatoptose, elle est également applicable au tableau des divers types objectifs de foie.

J'ai proposé de classer les signes tirés de l'exploration du foie suivant une hiérarchie basée sur leur degré de fixité. C'est le grand principe de la subordination des caractères. Si l'on compare les différents caractères objectifs, suivant les modifications qu'ils subissent entre les explorations successives d'un même foie pratiquées à des semaines ou des années d'intervalle, on voit que, s'il n'est aucun caractère qui soit absolument fixe, cependant le caractère tiré de la *sensibilité* varie plus rapidement et plus fréquemment que celui tiré de la *densité;* on voit que le caractère tiré de la densité est moins fixe que celui tiré du degré d'*accessibilité,* c'est-à-dire de la forme, du volume ou de la mobilité.

Suivant le mode d'accessibilité à la palpation, on peut dis-

(1) F. GLÉNARD. — *Du foie chez les diabétiques, 1890.* — *L'exploration bimanuelle du foie, 1892.*

tinguer, en outre des quatre formes connues du foie *hypertrophié*, du foie *tuméfié*, du foie *atrophié* et du foie *normal*,
quatre autres formes cliniquement méconnues avant l'introduction du procédé du pouce, qui seul peut les déceler avec
certitude, ce sont les formes que j'ai désignées sous les noms
de foie *ptosé*, foie *déformé*, foie *à ressaut*, foie *sensible sans
autre altération abjective*.

Le tableau suivant présente, sous forme synoptique, les
caractères de différentiation sur lesquels est fondée cette classification des types objectifs. (Voir le tableau page suivante).

On remarquera que le « procédé du pouce » intervient non
seulement pour démasquer ceux des types qui lui appartiennent
en propre, mais aussi pour confirmer le diagnostic des types
des foies normal, petit, tuméfié, hypertrophié, avec lesquels la
palpation classique, employée seule, peut encore confondre les
foies sensible, à ressaut, déformé, ptosé.

Avant de dire : foie normal, il faut avoir exclu tous les
types anormaux et, par conséquent, les avoir cherchés et
pouvoir affirmer qu'on ne les a pas rencontrés.

Les types objectifs du foie sont distingués, non plus
seulement d'après leur volume, apprécié par la hauteur de
l'intervalle qui sépare le bord inférieur du rebord costal, caractère qui est la source des erreurs les plus graves, mais d'après
la profondeur à laquelle il faut chercher ce bord pour le trouver,
c'est-à-dire d'après l'accessibilité de ce bord et, en définitive,
d'après le procédé de palpation nécessaire pour l'atteindre,
pour le rendre accessible.

Enfin, dans cette classification basée sur le mode d'accessibilité du bord du foie à la palpation, on voit que :

1° On a pu faire rentrer dans un ordre méthodique tous les
types objectifs, dont quatre sont cliniquement nouveaux.

Classification nouvelle des types objectifs du foie (Glénard. 1890)

SUIVANT LE MODE D'ACCESSIBILITÉ A LA PALPATION [1]

La palpation abdominale antérieure	perçoit la face antérieure du foie,	perçoit aussi le bord inférieur du foie................			*foie hypertrophié.*	— Bord tranchant ou arrondi ; pas de mobilité respiratoire, ligne de matité du bord super' a sa place ou remontée.
		mais ne perçoit pas le bord du foie. Le *procédé du pouce*	ne peut faire sauter le bord du foie......		*foie tuméfié.*	— Bord arrondi ; mal limité.
			fait sauter le bord du foie,	appliqué derrière la paroi antérieure de l'abdomen...	*foie déformé.*	— (ou allongé, ou hypertrophie ptosée); bord tranchant, peu de mobilité resp. ; ligne de matité du bord supér' peu abaissée.
				abaissé, aminci, déjeté en arrière, replié sous le foie.	*foie ptosé.*	— parallèle ou non au rebord costal ; grande mobilité respiratoire ; ligne de matité du bord supérieur abaissée.
	ne perçoit pas la face antérieure du foie. Le *procédé du pouce*	fait sauter le bord inférieur du foie derrière le rebord costal pendant l'inspiration......................			*foie à ressaut.*	— Bord tranchant, sensible ou indolent, souple ou induré.
		ne peut faire sauter, ne perçoit pas le bord inférieur du foie	mais éveille de la sensibilité derrière le rebord costal pendant l'inspiration (2)..		*foie sensible.* (3)	
			n'éveille aucune sensibilité ; la région thoracique du foie est	sonore............	*foie petit.*	
				mate.............	*foie normal.*	

(1) Les caractères tirés de la localisation — monolobaire (lobe droit, lobe moyen ou lobe carré ; lobe gauche ou lobe épigastrique), bilobaire ou trilobaire ; — de la densité (normal, ramolli, rénitent, dur, ligneux) ou de la sensibilité (indolent sensible, hyperesthésie) doivent être successivement relevés après celui qui est tiré du mode d'accessibilité.

(2) En outre de la sensibilité, le pouce peut trouver à la fin de l'inspiration un peu d'« empâtement » ; cet empâtement peut être indolent. Ce signe doit être noté. Il représente un type de foie intermédiaire au foie sensible et au foie tuméfié.

(3) C'est le foie sensible, à l'exclusion de tout autre caractère objectif anormal trahissant un changement de situation, de forme ou de densité. A ce type de foie appartient le signe « SENSIBILITÉ ÉPIGASTRIQUE A LA PRESSION » qu'on bien été bien à tort dans l'estomac : il a pour siège cette portion du lobe gauche du foie qui remplit normalement l'aire sous-xiphoïdienne. On doit distinguer du type de foie sensible le FOIE HYPERESTHÉSIE, que suffit à déceler la palpation abdominale antérieure de l'hypochondre : c'est donc une foie tuméfié ou hypertrophié ; mais il est trop sensible pour qu'on puisse le palper suffisamment ou même le percuter ; le siège hépatique de cette hyperesthésie est trahi par la forme de la ligne inférieure de la zone sensible, forme qui correspond à celle du bord inférieur du foie, et par l'existence de l'hyperesthésie sur tous les points qui séparent cette ligne de celle du rebord costal.

2° Les foies se trouvent classés en même temps par leur volume, leur forme, leur mobilité respiratoire.

3° Les types objectifs entre lesquels peut se commettre une erreur de diagnostic se trouvent placés l'un près de l'autre.

4° Le caractère de chaque type, tel qu'il a été choisi pour être abstrait des autres, est nettement spécifique, étant donné pour chacun son mode spécial d'accessibilité. Chaque type exclue les précédents.

Cette classification, qui est naturelle, semble donc obéir à tous les desiderata.

Il y a *huit espèces objectives* de foie bien caractérisées. A leur tour, ces espèces se laissent subdiviser *en variétés, sous variétés* par la notation de caractères secondaires dont les uns sont communs à toutes les espèces, tels que la densité, la sensibilité à la pression, la localisation lobaire, dont les autres ne sont perceptibles que dans certaines espèces, comme les caractères tirés de l'épaisseur, du dessin linéaire du bord du foie, ou enfin de l'homogénéité physique du tissu du foie.

Il est d'un très grand intérêt, soit qu'on veuille comparer le diagnostic de l'état objectif du foie dans les maladies différentes, soit qu'on veuille comparer un même foie avec lui-même à plusieurs explorations successives, chez un même malade, d'en consigner à chaque examen les signes distinctifs sur la feuille d'observation. Rien ne donne une idée plus rapide, plus nette de l'ensemble des caractères d'un foie que le procédé des diagrammes. Je me permets de recommander les suivants qui sont suffisamment clairs et surtout très expéditifs, ce qui est inappréciable pour la pratique privée, dans laquelle, du reste, ils ont été recueillis. (Planche ci-jointe).

Spécimen de diagrammes des divers types objectifs du foie

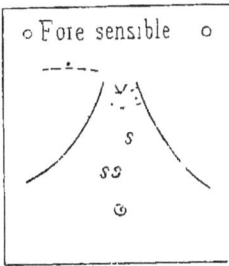

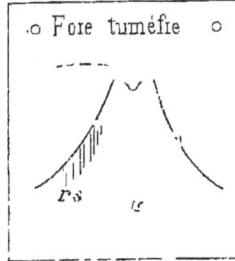

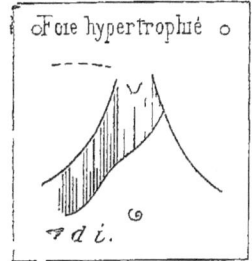

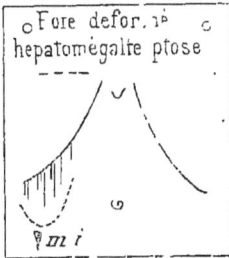

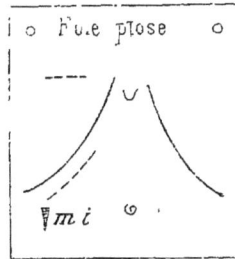

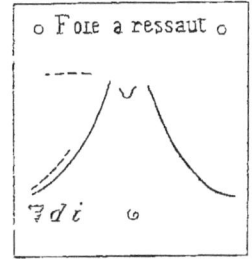

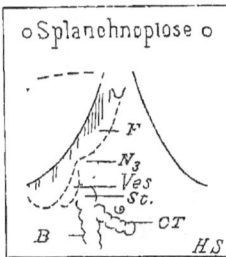

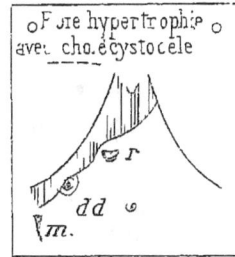

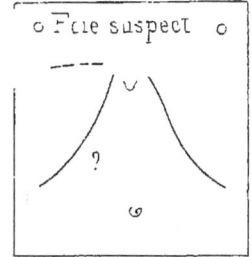

Les caractères secondaires de densité et de sensibilité seront consignés à l'aide de lettres placées au-dessous des points où ils auront été notés dans le foie (*d*, dur; *dd*, ligneux; *r*, rénitent; *m*, mou; — *s*, sensible; *ss*, très sensible; *i*, indolent). On peut encore avec avantage caractériser les nuances de la dureté du foie hypertrophié par des hachures qui seront simples, doubles ou triples, suivant que le foie sera rénitent, dur ou ligneux.

Il importe aussi de noter si le bord du foie est mince ou épais, tranchant ou arrondi ; une coupe de profil sera très

suffisamment indiquée par un u ou v noircis, placés à côté des
autres lettres indicatrices.

Enfin, l'on aura une approximation très suffisante de la
localisation des signes relevés sur le foie, en tenant compte
de leur rapport avec les repères tels que le rebord costal,
l'appendice xyphoïde, l'ombilic, le mamelon, l'épine iliaque
antérieure. On pourra ainsi s'épargner le travail de tracer sur
l'abdomen à l'aide du crayon dermographique les sinuosités
du bord hépatique.

On se rendra compte, en comparant l'un avec l'autre un
grand nombre de foies, ou en comparant entre eux les diagrammes d'un même foie exploré à des périodes différentes
d'un processus morbide, que la localisation des signes peut
être limitée à tel ou tel lobe, qu'il y a nettement trois lobes
jouissant d'une indépendance réciproque, et que, non seulement
le foie est le siège d'une évolution pathologique constante plus
ou moins lente, mais encore que cette évolution peut varier
suivant chaque lobe. Il sera d'une observation rigoureuse de
pouvoir spécifier la localisation lobaire de chaque signe, de
distinguer si la localisation est monolobaire, bi ou trilobaire.
Les lignes verticales de la démarcation des trois lobes, — appré-
ciés par le siège le plus commun des échancrures, notées sur
le bord du foie dans les hypertrophies, et par les localisations
de la sensibilité — sont, entre le lobe droit et le lobe moyen,
une ligne passant par l'extrémité antérieure de la 9° côte droite
et, entre le lobe moyen et le lobe gauche (lobe épigastrique),
une ligne passant à droite de l'appendice xiphoïde (ligne
parasternale droite).

On sera peut-être tenté de trouver exagérée une analyse
aussi minutieuse de détails, dont la notion peut n'avoir aucun
intérêt pratique ; d'abord... on n'en sait rien, — j'ose espérer
même que mes travaux, à cet égard, auront au moins éveillé
un doute précurseur de recherches sur ce sujet, — ensuite, et ce
point m'importe au plus haut titre, il s'agit, en ce moment,
de la question préalable de savoir si de pareils détails existent

et peuvent être discernés par la palpation. Je sais que mes diagrammes ont rencontré quelque incrédulité. Cela prouvait à coup sûr, la nouveauté de semblables constatations et, par conséquent, l'insuffisance de la méthode classique d'exploration du foie, incapable de les faire ou de les vérifier. Il était donc nécessaire de 'revenir sur la description du procédé du pouce et de la rendre plus claire à l'aide de figures et de schémas, afin de provoquer, en le facilitant, le contrôle, à l'aide de ce procédé de palpation, des faits dont la connaissance lui était attribuée.

VII

PALPATION DE LA RATE

DANS LES MALADIES DE LA NUTRITION

Le médecin n'est conduit à explorer la rate chez un malade que lorsqu'il s'agit de préciser la nature d'une hypertrophie du foie, de dépister l'étiologie paludéenne sous le syndrôme d'une maladie chronique ou la détermination splénique infectieuse sous le syndrôme d'une maladie aigue, ou enfin de localiser des sensations subjectives, soit de douleur, soit de tumeur, accusées par le malade dans son hypochondre gauche.

Un chapitre sur la palpation de la rate dans les maladies de de la nutrition ne paraît donc pas avoir de raison d'être. Mais, grâce à l'étude que nous venons de faire, grâce aux révélations que nous devons à la palpation systématique et méthodique du foie à l'aide de la palpation classique complétée par le procédé du pouce, chez tous les malades, et, chez un même malade, à des intervalles multipliés, nous savons maintenant que les maladies de la nutrition sont des maladies chroniques du foie : nous savons que les maladies chroniques du foie, par conséquent les maladies de la nutrition, peuvent indifféremment puiser leur origine dans une infection, une intoxication, un traumatisme, une perturbation nerveuse, etc., parmi ces causes se trouve l'hématozoaire du paludisme.

D'un autre côté nous savons que, sous le syndrôme des maladies de la nutrition, se cachent parfois des ptoses viscérales ; nous savons aussi qu'il existe en clinique une affection désignée sous le nom de « rate mobile », que la mobilité des viscères abdominaux est dûe à leur ptose, que la ptose présente des degrès plus ou moins accentués ; l'idée de splénoptose, de degrès de splénoptose, se trouve donc ainsi évoquée.

Il en résulte que, dans les maladies de la nutrition, il y a lieu d'explorer systématiquement et méthodiquement la rate, parce que ces maladies peuvent avoir une origine toxique ou infectieuse, parce que ce sont les maladies de foie, parce que ce sont des maladies à ptoses.

Procédés d'examen physique de la rate

Je passe rapidement sur l'*inspection*, qui dans le cas où la palpation trouvera une rate énorme, trahit une saillie asymétrique de l'abdomen dans l'hypochondre gauche et parfois, dans la région ainsi déformée, l'existence d'un réseau veineux plus ou moins développé, et sur l'*auscultation*, qui peut déceler, soit un bruit de frottement synchrone aux mouvements respiratoires dans la périsplénite, soit un bruit de souffle splénique dans certaines hypermégalies de la rate, et j'arrive à la palpation et la percussion.

La *palpation* consiste à déprimer la paroi abdominale antérieure de l'hypochondre gauche, soit de haut en bas avec la paume des doigts étendus et juxtaposés, soit de droite à gauche, par refoulement sous l'hypochondre des organes sous jacents, avec la paume des doigts étendus, le médecin étant placé à droite du malade, ou recourbés en crochet, le médecin étant placé à sa gauche.

Dans ces conditions :

a. — La main rencontre une tuméfaction anormale, et alors le médecin conclue, ou bien, si cette tuméfaction est fixe, si elle présente les caractères d'une localisation splénique et d'une augmentation de volume, à une *hypertrophie de la rate,* dont il précise la nature à l'aide des caractères tirés de la forme, de la consistance, de la sensibilité, ou bien, si cette tuméfaction est mobile, qu'elle revête la forme et le volume d'une rate normale et hypertrophiée et puisse être refoulée plus ou moins dans l'hypochondre gauche, il conclue à l'existence d'une *rate mobile*.

b. — La main ne rencontre aucune tuméfaction anormale ; c'est alors à la percussion que va être demandé le supplément d'information.

Qui ne voit de suite à quelle erreur expose une palpation ainsi pratiquée ? Est-ce que si l'hypertrophie, si la mobilité, c'est-à-dire l'abaissement de la rate sont peu prononcés, ces états objectifs anormaux n'échapperont pas, en fuyant refoulés dans l'hypochondre par la pression des doigts, à toute constatation palpable ?

C'est bien ce que prouve l'application du procédé du pouce.

Ce même procédé ajoute une preuve nouvelle à celles, que l'on connaît, des erreurs que laisse commettre la percussion.

La *percussion* de la rate ne permet d'apprécier que les limites apparentes, inférieures aux limites réelles, de cet organe. L'interposition d'une lame pulmonaire, dans une zône plus ou moins étendue, entre la rate et la paroi costale, d'un côté, de l'autre, la résonnance plus ou moins grande des organes creux tels que l'estomac et le gros intestin, résonnance de laquelle il s'agit de détacher la matité splénique, aggravent les chances d'erreur dans l'appréciation de ses dimensions exactes, à tel point que, là où la percussion rendrait le plus de services et serait seule à en pouvoir rendre, dans la diminution de volume de la rate, aucun clinicien ne se hasarderait à conclure de la diminution de la zône de matité à l'atrophie de cet organe.

Que, maintenant, nous nous conformions aux principes que nous avons exposés de la méthode d'exploration de l'abdomen, — dont l'application à la fouille de l'hypochondre droit et, dans cet hypochondre, à l'étude spéciale de chacun des organes qu'il renferme, nous a apporté tant de faits nouveaux, — que nous procédions à la fouille de l'hypochondre gauche et, en particulier, à l'exploration spéciale systématique et méthodique de la rate, et voici toute une série de faits nouveaux que nous allons mettre en lumière.

L'examen systématique de la rate dans les maladies de la nutrition décèle des anomalies objectives de cet organe dans nombre de cas ou la symptomatologie classique le jugeait indemne ; l'application méthodique du « procédé du pouce » à l'exploration de la rate permet d'enrichir la séméiologie de cet organe de deux types objectifs nouveaux : la *splénoptose* à ses premiers degrés, la *rate sensible ou rénitente sans hypertrophie.*

Cet examen systématique et méthodique pratiqué sur 1500 sujets atteints de maladies de la nutrition m'a donné le résultat suivant :

Fréquence des anomalies spléniques dans les Maladies de la nutrition (sur 1.500 cas)

			Totaux	p. 100 sur 1.500 sujets
Palpation	par le procédé classique	Hypertrophie de la rate..	27 cas	1,8
	par le procédé du pouce	Splénoptose	29 —	1,9
		Tuméfaction de la rate...	11 —	0,7
		Hypéresthésie splénique sans hypertrophie.....	13 —	0,8
			80 cas	5,33 °/₀

Une telle constatation justifie bien un chapitre sur la palpation de la rate dans les maladies de la nutrition, et surtout elle suggère un parallèle, d'abord entre la séméiologie objective de la rate comparée à celle du foie, ensuite entre l'importance pathogénique relative de ces organes dans ces mêmes maladies. Nous ne manquerons pas de le faire. Mais, auparavant, il importe de bien établir l'existence et les éléments de diagnostic des types objectifs nouveaux que je propose, et leur rapport avec les types connus.

L'application du « procédé du pouce » à l'exploration physique de la rate est basée sur les deux propositions suivantes que nous allons rapidement démontrer :

Toute augmentation de volume ou de mobilité de la rate, quelque légère qu'elle soit, s'accompagne d'abaissement du bord antéroinférieur de cet organe.

Tout abaissement du bord antéroinférieur de la rate, quelque léger qu'il soit, peut être décelé à l'aide de la palpation par le « procédé du pouce ».

DE LA MOBILITÉ DE LA RATE

§ 1

Des causes de la mobilité de la rate

—

A. situation normale de la rate — B. moyens de fixation de la rate

C. mouvements physiologiques de la rate

La rate dont la *forme* est celle d'un « ellipsoïde coupé suivant sa longueur », dont le *poids* est de 150 à 200 grammes, dont le *volume*, qui est peut être en rapport avec les dimensions du corps, se mesure par une *hauteur* de 10 à 12 centimètres, — correspondant généralement à la paume de la main du sujet, mesurée de l'articulation métacarpophalangienne du médius au premier sillon du poignet, — par une *largeur* de 6 à 8 centimètres et une *épaisseur* de 2 à 3 centimètres, est suspendue profondément dans l'hypochondre gauche.

A. — Situation normale de la rate.

La rate a une direction oblique dans le même sens que l'obliquité des côtes, mais moins prononcée.

Son *extrémité antérieure* arrive à 4 ou 5 centimètres du rebord des fausses côtes (A. Weill), un peu au-delà, sur le plan médian du corps, de la ligne costoarticulaire (ligne tirée de la pointe de la XIe côte, qui correspond en général à la ligne axillaire moyenne, à l'articulation sternoclaviculaire gauche).

Son *extrémité postérieure* est au niveau, tantôt de la neuvième, tantôt de la dixième vertèbre thoracique, dont elle est éloignée d'une distance comprise entre 2 et 4 centimètres. Elle se trouve sur une ligne droite unissant l'ombilic au bord supérieur de la dixième vertèbre dorsale.

Le *bord supérieur* se trouve au niveau de la neuvième côte.

Le *bord inférieur* répond à la onzième côte jusqu'à 4 ou 6 centimètres seulement de l'extrémité libre de celle-ci.

Elle est en rapport : par sa *face externe* convexe avec le diaphragme qui la sépare de la paroi costale ; — par sa *face interne* concave, où se trouve, à la réunion des deux tiers postérieurs avec le tiers antérieur, une scissure (hile de la rate), avec la grosse tubérosité de l'estomac en avant de la scissure, avec le rein en arrière de cette scissure ; — par son *bord postéroinférieur*, plus épaix en haut qu'en bas, avec le rein : — par son *bord antérosupérieur*, plus mince, avec l'estomac ; — par son *extrémité postérosupérieure* épaisse avec l'extrémité du lobe gauche du foie ; — par son *extrémité antéroinférieure*, terminée en pointe, avec le coude gauche du côlon et la portion du mésocolon transverse qui soutient ce coude et sur lequel elle repose.

La rate normale est donc inaccessible à la palpation.

'B. — Moyens de fixation de la rate.

Les moyens de fixation de la rate sont :

Le *ligament phrénosplénique,* formé par l'extrémité supérieure du repli péritonéal, dont les feuillets se détachent du bord postéroinférieur de la rate pour l'unir à la paroi postérieure de l'abdomen. C'est le vrai ligament suspenseur de la rate.

Le *ligament phréno (costo)-colique,* qui soutient le pôle inférieur de la rate et l'arrête principalement pendant les mouvements d'inspiration (Gerhard).

Le *ligament gastrosplénique.* Celui-là sert de soutien plutôt à l'estomac vide qu'à la rate (Jœssel) : il fait décrire à la rate en quelque sorte des mouvements pendulaires autour de la grosse tubérosité de l'estomac pendant les variations de siège dues aux variations de capacité de celle-ci (J. Meyer).

Je cite, pour mention, le ligament colorénosplénique, dont le rôle est à peu près nul dans la fixation de la rate.

De même a-t-on attribué un rôle dans la fixité de la rate à l'action de support exercée par le rein qu'elle côtoie par son bord inférieur. Trop de cas existent, de néphroptose gauche sans splénoptose, pour que cette opinion soit justifiée.

C. — Mouvements physiologiques de la rate :

A l'état physiologique, la rate peut changer de situation, se mobiliser dans certaines limites, sous les diverses influences de l'attitude du corps, des variations de volume de l'estomac et du côlon, des mouvements respiratoires.

a. Oblique dans la station debout, la rate se rapproche de la direction verticale dans le décubitus dorsal, de la direction horizontale dans le décubitus ventral. Dans le décubitus latéral droit, sa limite antérosupérieure peut se déplacer en avant d'une étendue de 2 cent. 1/2 en moyenne (J. Meyer) et même 4 cent. 1/2 (Gerhard).

b. Pendant la réplétion de l'estomac, la rate prend une direction plus verticale (Leichtenstern) ; si le côlon transverse est distendu, elle se rapproche de l'horizontale. Dans les deux cas, soit de distension de l'estomac, soit de distension de l'intestin transverse, l'extrémité postérosupérieure devient plus profonde (Gerhard, Leichtenstern, Picou).

c. Sous l'influence du mouvement d'inspiration, la rate se porte en bas et en avant ; la direction de l'organe se rapproche de l'horizontale pendant l'inspiration, et, pendant l'expiration, de la verticale (Gerhard).

Ces divers faits ont été contrôlés et confirmés tant par Picou, avec la méthode des aiguilles aimantées (1897), que par Bianchi, avec le phonendoscope (1897).

Par cette description : de la situation normale de la rate, dont le pôle inférieur est si voisin du rebord costal ; de ses moyens de fixation, qui rendent sa situation solidaire de celle de l'estomac et du côlon transverse, de sa mobilité, qui se traduit par son abaissement pendant le mouvement d'inspiration, et permet son écartement de la paroi, soit dans le décubitus latéral droit, soit lorsque l'estomac et le côlon sont vides et abaissés, on conçoit que la plus légère hypertrophie, la plus minime exagération du prolapsus rendront cet organe accessible à la palpation.

On conçoit également, dès lors, puisque la rate a, dans l'hypochondre gauche, une situation symétrique à celle du foie dans l'hypochondre droit, puisque les mouvements respiratoires et les variations de tension abdominale ont sur sa situation la même influence qu'exercent ces facteurs sur la situation du foie, on conçoit que nous soyons amenés à interroger la rate par un procédé identique à celui qui nous a rendu tant de services pour explorer le foie, lorsque la palpation classique, dans un cas comme dans l'autre, ne peut achever le diagnostic objectif. C'est ainsi que se présente à nous le « procédé du pouce ».

§ 2

« Rate mobile » et splénoptose

I. SPLÉNOMÉGALIE PTOSÉE (« RATE MOBILE » CLASSIQUE) — II. SPLÉNOPTOSE

À l'état pathologique, lorsque, par conséquent, la rate dépasse le rebord costal et est devenue, par ce fait, accessible à la palpation, elle peut constituer une tumeur mobile dans l'abdomen.

I. — « Rate mobile » classique

Sous le nom de « rate mobile », on désigne depuis Riolan (1672), Morgagni (1718), Lieutaud (1767), une tumeur mobile, formée par la rate hypertrophiée et se présentant, soit sous l'aspect d'un corps ovoïde, flottant dans la cavité abdominale, pouvant être circonscrit par les doigts et refoulé sous l'hypochondre gauche, soit sous les apparences d'une partie accessible de la rate hypertrophiée pouvant être mobilisée latéralement et verticalement par les mains qui la palpent.

Une centaine seulement d'observations de rate mobile ont été signalées dans la littérature médicale. Ce petit nombre de cas résulte de ce triple fait que, d'abord, la rate mobile est peu fréquente; que la rate, mobile antérieurement à l'examen, a pu être fixée dans sa position vicieuse par des adhérences avec les organes voisins; et, enfin, que l'étude clinique de la rate mobile, quelque peu négligée pendant longtemps, n'a trouvé un regaïn d'actualité que dans ces dernières années, grâce à l'indication de la splénectomie plus instamment formulée.

Mais ce qu'il importe de savoir, c'est que, de l'avis de tous les auteurs, la rate mobile classique est une rate hypertrophiée. C'est surtout dans les pays à malaria que se rencontre la rate mobile; les autopsies montrent que la rate, au moment où elle se déplace, est presque toujours déjà malade et hypertrophiée. Tout récemment encore, Pillet (1) a montré que les rates mobiles enlevées par Hartmann présentaient des lésions d'endartérite avec thrombus vasculaires, atrophie des corpuscules, transformation adipeuse et scléreuse du parenchyme, stase veineuse, etc. Enfin l'innocuité même de la splénectomie, pratiquée dans les cas de rate mobile, semble bien prouver (Pillet) que l'organe était déjà inactif.

Je n'ai, dans ma longue pratique, observé qu'un cas de « rate mobile », conforme à la description donnée par les auteurs et cette rate était, de toute évidence, une rate malade.

Voici cette observation, que j'ai relevée en 1885 :

Obs. — Mme O..., 45 ans. — *Antécédents* : grossesse et couche normales il y a 20 ans et depuis cette époque, mal d'estomac; depuis 5 ans, à la suite de fatigues et d'emotions, la malade s'est affaiblie et les symptômes actuels se sont graduellement fait jour. — *Etat actuel* : emaciation, teint pale exsangue, conjonctives et levres decolorees; anorexie, répugnance pour la viande; mal de cœur avant le repas, delabrement apres; la malade ne suit pas de regime; selles regulieres; sommeil mauvais, avec fréquents reveils; faiblesse, oppression et sensation de chute du ventre à la marche, la malade est obligée de marcher lentement et vacille sur ses jambes; règles tous

Splénomégalie ptosée
(« **Rate mobile** » classique)

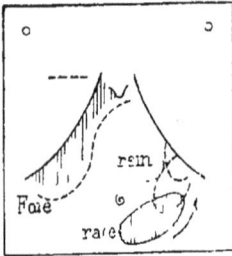

(1) PILLET. — *Anat. pathol. de la rate mobile.* Soc. biol. 1895.

les mois pendant 5 à 20 jours, de couleur pâle. — *Signes objectifs :*
éventration, ventre tombant. *Hépatoptose* à bord tranchant, épais,
indolent. Dans le flanc gauche, tumeur ovoïde, de la grosseur
du poing, de consistance elastique, indolente, très mobile, pouvant
être refoulée dans l'hypochondre, s'abaissant jusqu'à l'hypogastre dans
la station debout; au-dessus et au-dedans de la tumeur on perçoit
nettement le rein gauche abaissé et mobile ; la tumeur est donc
bien une *splénoptose.*

Le diagnostic fut donc : *Entéroptose (hépatonéphrospléno-
entéroptose), d'origine puerpérale, aggravée avec chloroanémie
et vraisemblablement affection fonctionnelle de la rate (?), (à
l'occasion de fatigues et d'émotions).*

Le traitement de l'Entéroptose fut institué : sangle avec
pelotes, régime alcalin, hydrothérapie. L'appétit, le sommeil,
l'état des forces ne furent réellement améliorés qu'à partir du
16e jour ; la sangle, qui rendit de suite la malade plus forte,
ne supprima les sensations de « délabrement, creux, vide » de
l'estomac, que lorsque furent ajoutées deux fortes pelotes sur
les flancs.

Hartmann (1) a cité une observation analogue ; c'est dans
des cas pareils que peut survenir la torsion du pédicule
signalée par Kurn (1862), Albert, Bland Sutton.

Je crois pouvoir conclure de ce rapide exposé :

La « raie mobile » classique est une **splénomégalie
ptosée.**

Existe-t-il une splénoptose pure, au sens rigoureux du
terme splénoptose, c'est-à-dire une ptose de la rate saine.

II. — Splénoptose

Pour déterminer le type objectif de la splénoptose vraie,
nous procéderons comme nous l'avons fait pour déterminer
le type de l'hépatoptose vraie.

Pour déterminer le type de l'hépatoptose vraie, nous

_____
(1) HARTMANN. — Quatre cas de rate mobile, gaz. hop. 26 nov. 1895.

avons d'abord établi, en nous basant sur l'anatomie, la forme
objective sous laquelle devait théoriquement se présenter le
foie pour être admis comme hépatoptose vraie ; nous avons vu
que le foie devait avoir le bord inférieur de son lobe droit
souple, indolent, abaissé, aminci et déjeté en arrière et en
dedans. Puis, ayant cherché et trouvé ce type chez nos
malades, nous avons mis à part, comme offrant des garanties
plus grandes d'un diagnostic exact, les cas, au nombre de 80,
dans lesquels l'hépatoptose était accompagnée de néphroptose.
Enfin nous avons fait appel à l'histoire clinique de tous les
cas d'hépatoptose, sans en éliminer aucun, pour fixer plus
rigoureusement encore la valeur spécifique du type objectif
que nous devions adopter.

De même, pour déterminer le type de la splénoptose vraie,
adressons nous aux formes objectives dans lesquelles la rate
est souple, indolente, abaissée, amincie, déjetée en arrière et
en dedans, mobile. C'est bien la splénoptose telle que nous
l'avons trouvée, grâce au « procédé du pouce ». Mettons à part
les cas dans lesquels elle est accompagnée de ptose du rein
ou, — puisque nous connaissons maintenant l'hépatoptose vraie
— de ptose du foie, et contrôlons, à l'aide du syndrome, la
valeur spécifique de la splénoptose ainsi déterminée.

Or, dans l'analyse des 27 cas de splénoptose, conforme à la
théorie, que nous avons rencontrés (sur 1.500 malades), un
fait nous frappe tout d'abord, c'est que *tous les cas de splénonéphroptose s'accompagnent d'hépatoptose,* bien plus, que *la
splénoptose isolée n'existe pas,* elle est toujours accompagnée
d'hépatoptose. Avant d'insister sur l'importance de ce fait,
analysons rapidement nos observations.

A. — Spléno- (hépato-) néphroptose.

Nos observations sont au nombre de 17, comprenant
15 femmes et 2 hommes. La rate se présentait sous l'aspect
traduit par l'un ou l'autre des trois diagrammes suivants :

Diagrammes des variétés de Splénoptose

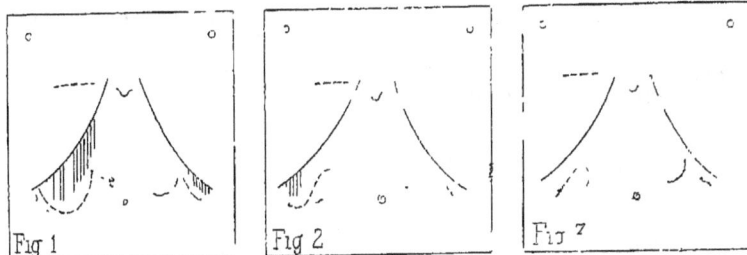

Il ressort évidemment de l'examen de ces diagrammes que non seulement la ptose de la rate est satellite de celle du foie, mais que les variétés de la splénoptose sont calquées sur celles de l'hépatoptose concomitante. Nous pouvons, pour la rate, comme pour le foie, distinguer une 1ʳᵉ variété de ptose avec ligne du bord splénique de forme courbe accessible dans toute son étendue sous le rebord costal, une 2ᵉ variété avec ligne courbe accessible seulement dans sa moitié interne, et enfin une 3ᵉ variété avec ligne droite parallèle au rebord costal.

Voici quel étaient les syndrômes. A l'interprétation classique, me permets de joindre celle que motive l'existence, méconnue dans tous ces cas, des signes objectifs et subjectifs de ptose.

a. — Spléno-(hépato-)néphroptose de la 1ʳᵉ variété: 7 cas
(6 femmes, 1 homme)

Diagnostic classique	*Diagnostic proposé*
Lithiase biliaire et maladie de Basedow	Entéroptose avec pseudolithiase, d'origine puerpérale : névropathie consécutive, avec goitre exophthalmique.
Lithiase biliaire avec névropathie.............	Entéroptose avec pseudolithiase biliaire, d'origine puerpérale.
Cirrhose hypertrophique (diagnostic qui fut porté dans ce cas)..........	Entéroptose avec pseudolithiase biliaire, d'origine puerpérale, aggravée par secousse psychique.
Lithiase biliaire	Entéroptose avec hépatisme prélithiasique, d'origine puerpérale.
Lithiase biliaire avec tuberculose.............	Lithiase biliaire, d'origine émotive chez une prédisposée hépatique devenue tuberculeuse.

Lithiase biliaire............ Lithiase biliaire, avec Enteroptose, d'origine puerpérale.

Dyspepsie nerveuse, d'ori- (Enteroptose secondaire a un hépatisme
gine infectieuse grippale ⟨   paludéen, aggrave par la grippe.

b. — Spléno- (hépato-) néphroptose de la 2ᵐᵉ variété : 3 cas (3 femmes)

Diagnostic classique   *Diagnostic proposé*

Neurasthenie gastrique... Entéroptose et préhthiase biliaire avec
hepatisme uricémique, d'origine puer-
pérale.

Lithiase biliaire avec dys-)
pepsie   nevropathique ⟨ Entéroptose, avec prehthiase biliaire,
douloureuse ....)   d'origine puerpérale.

Neurasthénie........... Enteroptose neurasthénique, d'origine
puerpérale traumatique (forceps).

c. — Spléno- (hépato-) néphroptose de la 3ᵐᵉ variété : 7 cas (6 femmes, 1 homme)

Diagnostic classique   *Diagnostic proposé*

Lithiase biliaire......... Enteroptose avec pseudolithiase biliaire,
d'origine puerpérale, chez une prédis-
posée par le paludisme.

Diabète................. Diabète hepatique. Origine ?

Nevropathie .... Enteroptose, d'origine puerperale.

Nevropathie............ Neurasthénie (hepatique) paludéenne.

Dyspepsie nerveuse...... Enteroptose, d'origine (hépatique) emo-
tive, chez une predisposee d'origine
puerperale.

Arthritisme............. Hepatisme uriemique, avec rhumatisme
goutteux, d'origine tellurique (habitat
humide).

Arthritisme............. Hepatisme uriemique avec albuminurie
et glycosurie legeres, d'origine non
elucidee.

Comment n'être pas frappé, après cette simple énumération, de voir que, non-seulement le type objectif de la
splénoptose est calqué, jusque dans ses variétés, sur celui de
l'hépatoptose, mais que le syndrome ptosique, presque constant
dans les deux premières variétés de splénoptose, ne se retrouve

qu'une fois sur 7 dans la 3ᵉ variété. Nous avions fait une observation identique au sujet de l'hépatoptose.

B. — Spléno-(hépato-) ptose sans néphroptose.

Dans 10 cas, où la splénoptose se rencontrait sans néphroptose, mais toujours, comme nous l'avons dit, avec l'hépatoptose, nous trouvons encore les variétés de splénoptose calquées sur celles de l'hépatoptose.

Les 10 cas de spléno- (hépato-) ptose sans néphroptose se distinguaient des 17 cas de splénonéphroptose, en ce que, chez les 10 malades que nous avons observés, la splénoptose était, chez tous, sensible ou légèrement rénitente à la pression. Nous considérons qu'il s'agissait d'un processus congestif surajouté à un état ptosique préalable.

Ces 10 cas comprenaient 7 hommes et 3 femmes.

a. — Première variété : 2 cas (2 femmes)

Diagnostic classique	Diagnostic proposé
Lithiase biliaire..........	Lithiase biliaire, provoquée par la ménopause.
Lithiase biliaire..........	Prélithiase biliaire, d'origine puerpérale.

b. — Deuxième variété : 2 cas (2 hommes)

Diagnostic classique	Diagnostic proposé
Lithiase urique..........	Lithiase urique, par hépatisme paludéen.
Dyspepsie...............	Entéroptose secondaire à un hépatisme paludéen.

c. — Troisième variété : 6 cas (4 hommes, 2 femmes)

Diagnostic classique	Diagnostic proposé
Dyspepsie névropathique.	Dyspepsie avec névralgies, par hépatisme paludéen.
id. ...	id.

Lithiase biliaire..........	Entéroptose secondaire à un hépatisme héréditaire ou originel.
id.	Entéroptose secondaire à un hépatisme d'origine peut-être paludéenne.
id.	Entéroptose avec pseudolithiase biliaire d'origine puerpérale chez une prédisposée paludéenne.
id.	Pseudolithiase biliaire (d'origine non élucidée).

Remarquons encore, après avoir parcouru cette liste de diagnostics, combien deviennent plus complexes les états morbides chez les malades présentant la spléno-(hépato-) ptose sans néphroptose ; cette complexité symptomatique correspond bien à une complexité étiologique. Nous voyons ici le paludisme, dont l'influence sur la rate est si spéciale, joindre ses effets à ceux des autres causes hépatiques de splanchnoptose. N'avions-nous pas fait une remarque analogue, en ce qui concerne la complexité étiologique et la variété syndromique dans les cas d'hépatoptose où n'existe pas de néphroptose concomitante ?

La conclusion s'impose. Mais avant de la formuler, et pour vérifier si nos cas de splénoptose ne seraient pas simplement de l'hypertrophie splénique souple, comparons aux syndrômes de la splénoptose ceux de la splénomégalie dont nous avons relevé 27 cas dans notre millier de sujets atteints de maladies de la nutrition.

§ 3

Splénoptose et Splénomégalie

Le nombre des cas de splénomégalie que nous avons relevés sur un total de 1.500 sujets atteints de maladies de la nutrition, a été de 27. De ces 27 malades, 24 avaient en même temps une hypertrophie du foie ; ces 24 malades présentaient l'un des diagrammes dessinés dans le tableau ci-dessous :

Diagrammes de splénomégalie avec hépatomégalie]

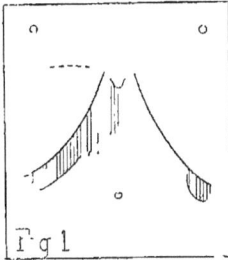

Fig 1

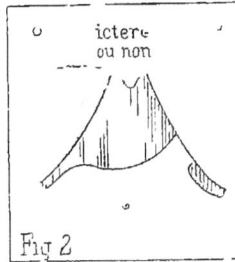

ictère
ou non

Fig 2

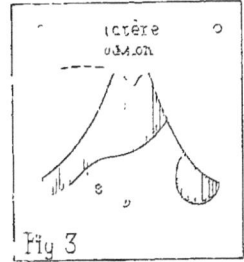

ictère
ou non

Fig 3

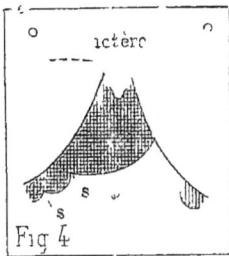

ictère

Fig 4

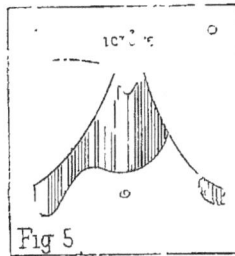

ictère

Fig 5

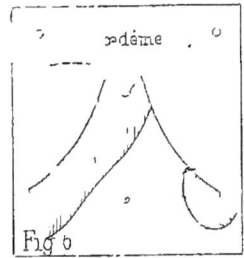

œdème

Fig 6

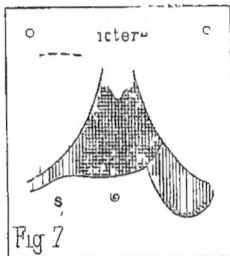

ictère

Fig 7

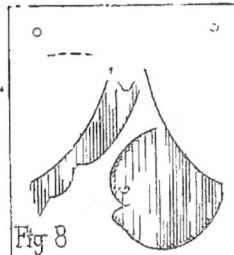

Fig 8

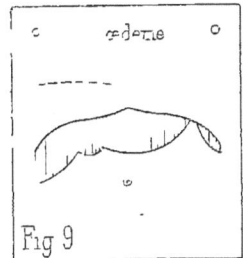

œdème

Fig 9

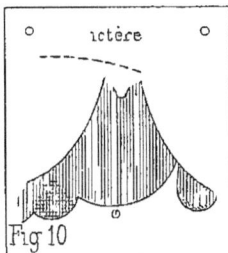

ictère

Fig 10

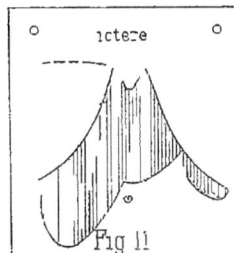

ictère

Fig 11

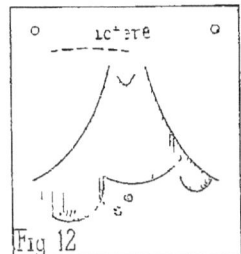

ictère

Fig 12

Voici maintenant, et très sommairement, quel était le
syndrôme et l'étiologie correspondant, chez ces 23 malades, à
l'un ou l'autre de ces types objectifs :

Fig. 1. — 4 cas (3 hommes, 1 femme).

M. 1 — 62 ans : glycosurie, asthme, origine éthylique.

M. 2 — 59 ans : ascite, origine alcoolique.

M. 3 — 46 ans : ictère, œdème, origine alcoolique.

Mme 4 — 36 ans : ictère, glabrerie, péliose, origine alcoolique.

Fig. 2. — 6 cas (4 hommes, 2 femmes).

M. 5 — 42 ans : Subictère, xanthélasma, hématémèses, origine alcoolique.

M. 6 — 50 ans : œdème, subictère, origine alcoolique.

M. 7 — 45 ans : glycosurie, dyspepsie, origine alcoolique.

M. 8 — 50 ans : diabète, origine alcoolique.

Mme 9 — 59 ans : diabète ; origine : hérédité goutteuse, ménopause

Mme 10 — 60 ans : ictère, fièvre intermittente hépatique, origine émotive.

Fig. 3. — 3 cas (3 hommes).

M. 11 — 53 ans : lithiase biliaire, puis glycosurie, rhumatisme goutteux, impaludisme.

M. 12 — 44 ans : ictère, dyspepsie, alcoolisme.

M. 13 — 52 ans : Dyspepsie, alcoolisme.

Fig. 4. — 1 cas (1 homme).

M. 14 — 26 ans : ictère, coliques hépatiques, origine traumatique.

Fig. 5. — 2 cas (2 hommes).

M. 15 — 50 ans : ictère, œdème, albuminurie, ex-mœlena, alcoolisme.

M. 16 — 34 ans : ictère, alcoolisme.

Fig. 6. — 2 cas (2 hommes).

M. 17 — 40 ans : œdème, alcoolisme, chagrins.

M. 18 — 35 ans : œdème, pétéchies, alcoolisme.

Fig. 7. — 1 cas (1 homme).

M. 19 — 21 ans : œdème, alcoolisme, « Atricisme ».

Fig. 8. — 1 cas (1 homme).

M. 20 — 40 ans · Pas de symptômes actuels (!), impaludisme.

Fig. 9. — 1 cas (1 homme).

M. 21 — 47 ans : œdème, alcoolisme.

Fig. 10. — 1 cas (1 homme).

M. 22 — 27 ans : ictère (maladie de Hanot). Surmenage psychique (?).

Fig. 11. — 1 cas (1 femme).

Mme 23 — 35 ans : lithiase biliaire, origine puerpérale (la malade a guéri).

Fig. 12. — 1 cas (1 femme).

. Mme 24 — 46 ans : dyspepsie, ictère, puerpéralité, impaludisme (la malade mourut).

Restent enfin 3 cas, que nous avons mis à part, les deux premiers, parce que l'hypertrophie splénique, de même, d'ailleurs, que l'hypertrophie hépatique concomitante, ne pouvaient être constatées que par le « procédé du pouce » ; le troisième, parce que l'on ne constatait du côté du foie aucun signe objectif anormal, bien que le malade fût un hépatique très franc (ictère, œdème).

Diagrammes de splénomégalie sans hépatomégalie

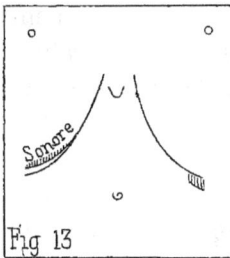

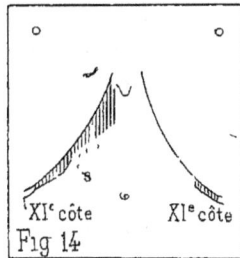

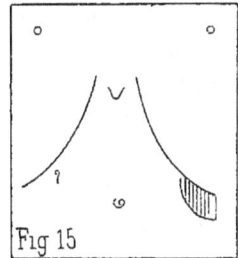

Voici quels étaient les syndrômes :

Fig. 13. — 1 cas (1 homme).

M. 25 — 52 ans : Diabète. Alcoolisme.

Fig. 14. — 1 cas (1 homme).

M. 26 — 68 ans : Diabète. Sénilité ?

Fig. 15. — 1 cas (1 homme).

M. 27 — 50 ans : Ictère, œdème, alcoolisme.

Quelle meilleure preuve donner que le type objectif, présenté par la rate dans les cas que nous classons comme splénoptose, est distinct du type que la rate présente lorsqu'elle est hypertrophiée, quelle meilleure preuve, que celle tirée de la différence des syndromes, de la différence de l'étiologie ?

Dans les 27 cas d'*hypertrophie*, pas une seule fois le syndrôme entéroptosique, deux fois seulement le syndrôme hépatolithiasique ; dans 26 cas sur 27, c'est de la cirrhose du foie, hypertrophique dans 24 cas, atrophique dans 1 cas. Dans 18 cas sur 27, c'est l'étiologie alcoolique ; dans 3 cas, l'étiologie paludéenne. Restent 6 cas pour lesquels nous trouvons 1 fois l'hérédité goutteuse et, comme cause occasionnelle, la ménopause, 2 fois une origine psychique, 1 fois l'infection puerpérale, 1 fois le traumatisme, 1 fois, peut-être, la cirrhose sénile.

Dans les 27 cas de *splénoptose* que nous avons cités, nous ne trouvons pas une fois le syndrôme cirrhotique ; en revanche, c'est 15 fois le syndrôme entéroptosique, avec lithiase dans 2 cas, pseudolithiase dans 5 cas, et prélithiase dans 4 cas, 4 fois le syndrôme lithiasique sans entéroptose, etc. Quant à l'étiologie, pas une seule fois l'alcoolisme, 6 fois seulement l'impaludisme. En revanche, c'est 11 fois la puerpéralité, 2 fois l'étiologie nerveuse psychique chez des prédisposés, dans 3 cas, une étiologie mixte.

Concluons donc :

En outre de la « rate mobile » classique, qui est une « **splénomégalie ptosée** », *il existe un type objectif (nouveau) de* « **splénoptose** » *conforme à la ptose théorique, et radicalement distinct des splénomégalies, soit par le syndrôme qui, dans 60 %, des cas, est le syndrôme de l'Entéroptose, soit par l'étiologie, qui est celle des ptoses en général, soit enfin par la nature du type objectif d'hépatisme qui l'accompagne et qui est celui de l'hépatoptose.*

Nous pouvons donc enregistrer, comme conquête du « procédé du pouce », une splénoptose vraie à côté d'une hépatoptose vraie, toutes deux radicalement distinctes, à tous les points de vue, de ce qu'on appelle rate mobile et foie mobile, et d'une portée doctrinale et clinique infiniment plus grande.

§ 4

Valeur séméiologique de la Splénoptose

La rate est le « foie de l'hypochondre gauche ». Cette hardie métaphore me sera pardonnée, car, de même que la rate se prête, par son anatomie topographique, sa physiologie, sa pathologie, à un parallèle trahissant une saisissante ressemblance avec le foie, de même elle se trouve placée, au point de vue de l'exploration physique, dans des conditions identiques à celles que nous avons si longuement étudiées dans le foie. C'est à ce point que notre étude antérieure sur l'exploration physique du foie nous a permis d'être très bref dans l'étude de la technique de palpation de la rate.

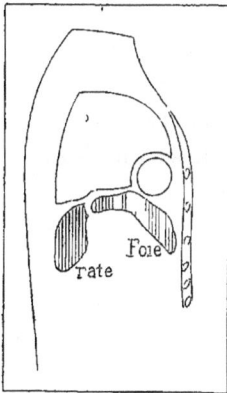

En ce qui concerne l'anatomie topographique, la figure ci-jointe m'épargnera par son seul aspect, de longs développements. On y voit la rate être, pour ainsi dire, un appendice du foie.

En physiologie, on peut bien dire que si la rate ne jouit que de quelques-uns des attributs fonctionnels du foie (fonction martiale, fonction hématopoiétique), du moins on ne connaît pas encore à la rate une fonction que ne remplisse également le foie. La rate, recevant une artère énorme, relativement à son volume, joue un peu, à l'égard du sang artériel, le rôle de filtre rempli par le foie à l'égard du sang veineux de la veine porte (Wurtz).

En pathologie, les maladies de la rate sont à ce point satellites des maladies analogues du foie qu'on peut presque

[Coupe antéropostérieure verticale, pratiquée entre la ligne médiane et le mamelon gauche, sur un sujet congelé (TESTUT)]

les considérer comme un symptôme hépatique. Fréquentes
sont les maladies du foie sans affection appréciable de la rate ;
rares, très rares, sont les maladies de la rate sans affection,
je ne dis pas seulement probable, mais évidente du foie.

En séméiologie physique, l'identité des signes est telle que
tout ce que nous avons dit, soit de la percussion, soit de la
palpation du foie s'applique rigoureusement à l'étude physique
de la rate. Ici encore, le « procédé du pouce » nous ouvre un
domaine clinique nouveau, inconnu, en nous faisant connaître
les rates souples, les faibles degrés de splénoptose, l'hyperesthésie de la rate sans hypertrophie ni déplacement, tous signes
qui échappent à la séméiologie classique.

De même que le foie normal, la rate normale est inaccessible à la palpation, de quelque façon qu'on s'y prenne, quelle
que soit l'attitude imposée au malade. La réciproque : toute
rate inaccessible à la palpation est normale, est, je le crois, vraie,
si du moins à la technique de palpation classique on ajoute
celle du « procédé du pouce », pour constater cette inaccessibilité. Pareille réciproque n'eût pas été vraie pour le foie, que
l'atrophie, une de ses plus graves maladies, peut rendre
inaccessible aux doigts. Mais l'atrophie de la rate ne semble
pas exister, pas encore cliniquement du moins.

De même que le foie, la rate ne peut s'hypertrophier ou se
déformer sans abaissement de son bord antéroinférieur et ce
bord ne peut s'abaisser sans devenir accessible à la palpation.

Mais, de même toujours que le foie, si la rate est légèrement abaissée, que ce soit par ptose ou par hypertrophie,
l'anomalie objective sera sûrement méconnue par la palpation
classique, et cela, pour les mêmes raisons qui font méconnaître les anomalies peu accentuées de l'état objectif du foie,
c'est-à-dire, soit par la flexion de l'organe sur lui-même, soit
par son refoulement contre les plans souples de l'hypochondre
ou de la région lombaire. Ici l'intervention du « procédé du
pouce » rend les mêmes services que dans l'exploration de
la glande hépatique.

Enfin, de même que le foie, la rate présente, à côté des

signes relatifs à sa situation, sa mobilité, sa forme, des signes
relatifs à sa consistance, à sa sensibilité, signes d'importance
capitale, dont la connaissance ne peut être acquise que par la
palpation ; le signe relatif à la sensibilité *(point splénique,*
analogue au *point cholécystique,* par le procédé du pouce) est
aussi important pour le diagnostic du paludisme, que la tuméfaction, sensible ou non de la rate.

Par toutes ces considérations, la palpation est, pour la
rate, comme pour le foie, encore plus que pour le foie, le vrai
mode d'exploration physique, le seul que le clinicien doive
s'efforcer de perfectionner, pour obtenir de lui tout ce qu'il
peut donner.

Mais, où se trahit la différence entre le foie et la rate, c'est
par la proportion relative, dans le groupe des maladies de la
nutrition, des anomalies objectives soit du foie, soit de la rate.

Il résulte de notre étude sur la palpation du foie que, sur
1.000 cas de maladies de la nutrition, on trouve, dans 60 p. 100
des cas, la déviation hépatique assez caractérisée pour se
traduire par des signes objectifs anormaux de la glande
hépatique, nettement perceptibles par la palpation.

Or, sur 1.500 cas de maladies de la nutrition, systématiquement interrogés au point de vue des signes objectifs relevés
par la palpation de la rate, nous avons noté les chiffres
suivants : .

Sur 1.500 malades, 80 présentaient une anomalie palpable
de la rate. C'est une proportion de 5,3 % pour les anomalies
spléniques, à opposer à celle de 60 % que nous avons trouvée
pour les anomalies hépatiques palpables.

Sur ces 80 malades, l'anomalie splénique était accompagnée
d'une anomalie hépatique palpable dans 75 cas. Dans 5 cas
seulement le foie était inaccessible à la palpation, or, remar-
quons-le, dans ces 5 cas, l'anomalie splénique ne se trahissait
que par la sensibilité à la pression c'est-à-dire, seulement par le
« point splénique ». Il est donc évident que si, d'un côté,
sur 100 malades présentant une anomalie splénique, il y

a 93 hépatiques, tandis que sur 100 hépatiques, il n'y a que 8 spléniques, il est évident que l'assertion se trouve justifiée aussi par la statistique, de la subordination de la rate au foie et, par conséquent, de l'absorption du « splénisme » par l' « hépatisme ».

Mais les analogies entre le foie et la rate reparaissent vite.

Parmi les signes objectifs présentés par la rate, nous retrouvons toutes les modalités que nous avons signalées dans le foie : sensibilité à l'exclusion de toute autre anomalie de volume ou de situation — tuméfaction — hypertrophie — ptose.

Or, les mêmes caractères, qui nous ont servi, pour le foie, à spécifier chacune de ces modalités objectives, sont applicables à la rate, c'est-à-dire les caractères tirés du mode d'accessibilité, de l'épaisseur, de la forme du bord, de la consistance, de la sensibilité de son parenchyme.

Or, fait encore remarquable, — et qui est bien de nature à confirmer la valeur spécifique des signes que nous avons adoptés pour notre classification objective, — dans la plupart des cas, la modalité objective du foie qui coexiste avec celle de la rate est de même nature : avec la rate hypertrophiée on trouve un foie hypertrophié ; avec la rate ptosée, la rate tuméfiée, un foie ptosé, un foie tuméfié.

Sur 27 cas d'hypertrophie de la rate, on trouvait, chez le même sujet, dans 23 cas, une hypertrophie du foie ; dans 2 cas, de la cirrhose sans hypertrophie ; dans 1 cas, pas de signe objectif hépatique, mais de l'ictère et de l'œdème.

Sur 29 cas de splénoptose, 27 fois la modalité anormale du foie était l'hépatoptose, 1 fois l'hypertrophie ; dans 1 cas, la palpation ne décelait rien d'anormal au foie.

'Dans 11 cas de tuméfaction de la rate, c'était la tuméfaction qui était aussi le type anormal du foie dans 7 cas, c'était l'hépatoptose dans 4 cas.

Enfin, sur 13 cas d'hyperesthésie sans changement de situation ni de volume, 11 fois l'hyperesthésie était accompagnée de tuméfaction du foie ou d'hyperesthésie simple du foie, 2 fois d'hépatoptose.

Cette similitude de lésion objective est encore une nouvelle preuve de la subordination pathogénique de la rate au foie.

De même que sont rares les cas dans lesquels la rate anormale n'est pas accompagnée d'un foie anormal, tandis que sont très fréquents les cas dans lesquels un foie est anormal sans que la rate soit le siège d'une anomalie quelconque, de de même sont rares les cas d'une modalité objective spéctale de la rate qui ne soit pas accompagnée d'une modalité de même espèce dans l'anomalie du foie.

Enfin, si nous recherchons les cas dans lesquels la ptose de la rate coïncide avec celle du rein, nous n'en trouvons aucun dans lequel, avec ces deux ptoses, ne coïncide celle du foie. Ainsi que nous l'avons dit, la splénonéphroptose ne se rencontre pas sans hépatoptose.

Rappelons ici que, au contraire, l'hépatonéphroptose existe fréquemment sans splénoptose. Sur les 80 cas d'hépatonéphroptose que nous avons analysés dans le chapitre de la palpation du foie, dans 10 seulement de ces cas se rencontrait la splénoptose.

La splénoptose, quel que soit son degré, implique tout d'abord une hépatoptose; nous avons vu que l'hépatoptose implique une affection préalable du foie, et que toute affection du foie tend à se répercuter sur la rate. Si nous ajoutons que la splénoptose est un épiphénomène assez rare de l'Entéroptose (Glénard (1), Freudeberg, Picou), nous serons amené à conclure que le prolapsus de la rate, la splénoptose vraie elle-même, implique une maladie antécédente et actuelle de cet organe, de même que l'hépatoptose vraie implique une affection préétablie du foie.

Nous avons vu d'ailleurs que, de l'avis commun des auteurs, la rate, au moment où elle se déplace, est presque toujours malade et hypertrophiée. Nous avons vu que les rates mobiles

_____

(1) 1 cas de Splénoptose sur 200 cas d'Entéroptose (GLÉNARD, Neurasthénie et Entéroptose. Soc. méd. Lyon 1896).

enlevées avaient toutes été trouvées malades, que la splénectomie, non seulement ne paraît pas nuisible, mais encore
semble avoir rendu service aux malades. Nous pouvons donc
écrire, bien que certains auteurs admettent une splénomégalie
primitive, peut-être parce que la maladie, très certainement
concomitante, du foie ne se traduisait pas par des signes
objectifs évidents, nous pouvons écrire comme conclusion à
cette étude de palpation de la rate :

Les anomalies objectives de la rate *(splénomégalie,
splénomégalie ptosée, splénoptose) sont en général calquées sur
celles du foie ; elles reconnaissent la même étiologie. La rate
n'est jamais malade sans que le foie le soit également. C'est
la maladie du foie qui entraîne celle de la rate. Les anomalies
objectives de la rate sont* **symptomatiques de l'hépatisme.**

Le hasard a voulu que ce mot **hépatisme** fût le premier
et le dernier de ce travail sur la palpation de l'abdomen dans
les maladies de la nutrition. Le *mot* est entré dans le langage
scientifique courant. Je suis convaincu que, lorsque l'*idée*
qu'il représente sera acceptée, une importante conquête aura
été réalisée dans la pathologie générale.

Les maladies de la nutrition seront interprétées comme
des manifestations de l'hépatisme et les termes d' « hépatosplénisme », comme celui d' « hépatonéphrétisme » serviront
à désigner le retentissement, sur la rate ou sur le rein, du
trouble primordial du foie. Ce trouble du foie, on le reconnaîtra,
peut avoir été engendré, soit directement, si l'hépatisme est
acquis, par une des causes premières cosmiques, soit peut-être
parfois indirectement, s'il est congénital, par une viciation
originelle, héréditaire, des humeurs ; mais, dans ce dernier cas,
n'est-on pas fondé plutôt à admettre une déviation parallèle
portant, non-seulement sur la crase humorale, mais sur la
fonction hépatique ? et alors, n'est-il pas plus vraisemblable

de croire que c'est encore le foie qui a commencé, puisque c'est le grand laboratoire des humeurs de l'organisme, puisque les humeurs se modifient incessamment, tandis que le foie, nous l'avons vu, dès qu'il a depassé un certain degré du processus morbide dont il est le siège, ne recupère jamais son intégrité initiale?

Il n'en coûte pas plus d'admettre une hérédité hépatique que d'admettre une hérédité de dyscrasie humorale. L'hépatisme congénital reconnaît les mêmes causes premières que l'hépatisme acquis, mais ces causes, au lieu d'intervenir chez l'individu lui-même, sont intervenues chez ses ascendants.

C'est par la palpation systématique, par la palpation méthodique avec ses procédés spéciaux, par la palpation pratiquée chez un même sujet à des intervalles variés durant des années consécutives; c'est par l'étude des ptoses viscérales et, en particulier, de l'hépatoptose, qui sert de transition aux formes objectives plus explicites de l'affection du foie et affirme la persistance et le processus évolutif de cette affection; c'est par l'étude de la subordination hiérarchique des types objectifs anormaux de foie, l'un par rapport à l'autre, et de la subordination des signes hépatiques par rapport aux signes tirés des autres viscères que sera dressée une pathogénie générale vraie. C'est par l'anamnèse exacte des syndrômes qui se sont succédés et des causes pathogènes qui sont intervenues chez un même sujet, que l'on reconstituera le processus morbide, que l'on établira la subordination hiérarchique des syndrômes, l'un par rapport à l'autre, et qu'on rapportera la maladie générale ou diathèse à sa véritable cause. Alors les notions, à l'exposition et à la diffusion desquelles cet ouvrage a été consacré, s'imposeront en pathologie générale.

Alors seront admises et indiscutées l'existence des espèces morbides telles que l'Entéroptose, tant secondaire que primitive, telles que la prélithiase, la précirrhose, la cirrhose à syndrôme dyspeptique, le diabète alcoolique, la goutte, la neurasthénie hépatiques, etc., etc., et enfin la doctrine de l'hépatisme qui en est la synthèse. L'on vérifiera alors que diagnostic, prophylaxie, thérapeutique, sans parler de la nosologie, auront bénéficié, grâce à ces notions nouvelles, d'un immense progrès, dans le domaine si vague, et devenu si nettement circonscrit, si lumineux, le domaine des « maladies de la nutrition ».

FIN

TABLE DES MATIÈRES

TABLEAUX SYNOPTIQUES

TABLE ANALYTIQUE

www.ingramcontent.com/pod-product-compliance
Lightning Source LLC
Chambersburg PA
CBHW060441240326

41598CB00087B/2037